# Atlas de Imagem da Mama com Correlação Clínica

# Atlas de Imagem da Mama com Correlação Clínica

**GILDA CARDEÑOSA, M.D.**
Professor of Radiology
Director of Breast Imaging
Department of Radiology
Virginia Commonwealth University Health System
Medical College of Virginia Hospitals
Richmond, Virginia

*Revisão Técnica*
**CARLA MARTINS DE GROSSI**
Mestrado em Radiologia pela UFRJ
Especialização em Ultrassonografia Geral pelo CBR
Especialização em Radiologia e Diagnóstico por Imagem pelo CBR

REVINTER

ISBN 978-85-372-0247-0



**Tradução:**
MARINA BOSCATO BIGARELLA
*Tradutora, RJ*

**Revisão Técnica:**
CARLA MARTINS DE GROSSI
*Mestrado em Radiologia pela UFRJ*
*Especialização em Ultrassonografia Geral pelo CBR*
*Especialização em Radiologia e Diagnóstico por Imagem pelo CBR*

**Nota:** A medicina é uma ciência em constante evolução. À medida que novas pesquisas e experiências ampliam os nossos conhecimentos, são necessárias mudanças no tratamento clínico e medicamentoso. Os autores e o editor fizeram verificações junto a fontes que se acredita sejam confiáveis, em seus esforços para proporcionar informações acuradas e, em geral, de acordo com os padrões aceitos no momento da publicação. No entanto, em vista da possibilidade de erro humano ou mudanças nas ciências médicas, nem os autores e o editor nem qualquer outra parte envolvida na preparação ou publicação deste livro garantem que as instruções aqui contidas são, em todos os aspectos, precisas ou completas, e rejeitam toda a responsabilidade por qualquer erro ou omissão ou pelos resultados obtidos com o uso das prescrições aqui expressas. Incentivamos os leitores a confirmar as nossas indicações com outras fontes. Por exemplo e em particular, recomendamos que verifiquem as bulas em cada medicamento que planejam administrar para terem a certeza de que as informações contidas nesta obra são precisas e de que não tenham sido feitas mudanças na dose recomendada ou nas contraindicações à administração. Esta recomendação é de particular importância em conjunto com medicações novas ou usadas com pouca frequência.

Título original:
*Clinical Breast Imaging – A Patient Focused Teaching File*


Livraria e Editora REVINTER Ltda.
Rua do Matoso, 170 – Tijuca
20270-135 – Rio de Janeiro – RJ
Tel.: (21) 2563-9700 – Fax: (21) 2563-9701
livraria@revinter.com.br – www.revinter.com.br

*Para Mary Jones e Roxanne Aton*

*Sua coragem é inspiradora, seu impacto, profundo. Vocês iluminam o caminho e motivam todos nós a trabalhar implacavelmente com paixão, força, comprometimento constante e humildade para fazer a diferença, um paciente por vez.*

*Obrigada.*

# Prefácio

Winston Churchill descreveu o ato de escrever um livro como uma aventura: "No início, é um brinquedo e uma diversão; em seguida, torna-se uma patroa e depois um mestre, e, por fim, um tirano. A última fase é a que você está prestes a reconciliar-se com a sua servidão, você mata o monstro e o lança para o público". É isso mesmo! Escrever um livro é um trabalho solitário que prende você e o consome a cada minuto em que está acordado e, frequentemente, o persegue em sonhos. No fim, quando "você mata o monstro e o lança para o público", você espera, ardorosamente, que aquilo que pensou precisava ser escrito e que a maneira que escolheu para apresentar suas idéias é útil, mas, mais importante, desafia outros a pensar de forma crítica sobre os conceitos apresentados.

O efeito da imagem da mama e o papel dos radiologistas no tratamento de mulheres com câncer de mama é rebaixado e, de várias maneiras, mal apresentado. Há um ceticismo e uma crítica constantes com relação às nossas contribuições para os cuidados com as pacientes e à importância do que já foi realizado: a identificação de rotina de pequenos linfonodos negativos, câncer invasivo em estádios 0 e I e carcinoma ductal *in situ* (CDIS). Anterior ao advento da mamografia de alta qualidade, algumas enfermidades da mama, como o CDIS, eram consideradas "raras", sendo limitado o nosso conhecimento destas doenças. Como um resultado direto de exames de mamografia, o CDIS é diagnosticado com frequência, e o nosso conhecimento, relativo à heterogeneidade da doença, aumentou. Relatos recentes de queda nas taxas de mortalidade por câncer são atribuídos, por muitos, aos tratamentos mais eficazes, ignorando ou afastando para uma posição secundária à nossa capacidade em detectar CDIS e lesões de estádios 0 e I em várias pacientes. O que amplia as possíveis opções de tratamento para as pacientes e as torna mais eficazes é, realmente, a detecção precoce e não a nossa capacidade de identificar pequenas lesões?

*Atlas de Imagem da Mama com Correlação Clínica* apresenta uma abordagem de senso comum sobre exame, avaliação diagnóstica e tratamento de pacientes com enfermidades da mama comumente encontradas por radiologistas de imagem de mama. O que é apresentado reflete a abordagem filosófica da imagem de mama, centrada na empatia pelas pacientes, que merecem uma avaliação completa e respostas rápidas, não esquecendo que, em primeiro lugar, somos médicos e clínicos, ainda que com treinamento focado em radiologia e imagem de mama. O conceito de imageamento clínico de mama está arraigado na firme convicção de que com o imageamento de mama oferecemos uma contribuição muito valiosa ao cuidado das pacientes – e, ainda assim, em virtude da nossa posição essencial em dar suporte aos achados clínicos e patológicos, com capacidade de imagem em expansão, podemos fazer muito mais para revolucionar os cuidados com as pacientes e a maneira pela qual este cuidado é oferecido. Devemos, primeiramente, reconhecer a nossa posição única, aceitar os desafios e enfrentar a jornada. A imagem clínica da mama é um movimento difícil de ser detido, porque é a coisa certa a ser feita.

Dividi arbitrariamente o livro em quatro capítulos: "Minha *Aunt* Minnie", "Exame das Mamas", "Imagem Diagnóstica da Mama" e "Tratamento". O Capítulo 2, "Exame das Mamas", aborda os casos examinados e as potenciais anormalidades detectadas nas mamografias. Como eu queria que cada paciente se destacasse de maneira independente, há uma repetição de conceitos básicos, mas o objetivo foi construir uma infraestrutura forte com a qual você possa avançar no cuidado para com as pacientes e no campo de imagem de mama. É importante, também, enfatizar que, apesar de este livro ser dividido em capítulos, a divisão é arbitrária. Apresentar mamografias sem a avaliação diagnóstica, quando há indicação de uma, faz pouco sentido para mim; não posso esbanjar valiosas oportunidades de ensinar e levar adiante a discussão até sua conclusão apropriada. Consequentemente, existe uma sobreposição: questões relacionadas com diagnóstico e com tratamento são discutidas no capítulo sobre o exame das mamas, e estudos sobre o exame são apresentados nos capítulos sobre diagnóstico e tratamento. Questões relacionadas com o tratamento são discutidas no capítulo sobre diagnóstico. Os diferenciais relacionados não deverão ser listas exaustivas, mas, sim, possibilidades razoáveis para um ou vários achados. É importante, ainda, reconhecer que as situações apresentadas aqui são, por necessidade, artificiais: diferentemente do que é apresentado aqui, na população examinada, a maioria das mamografias é normal; e, embora a incidência de câncer seja mais alta em uma população de pacientes diagnosticadas, muitas também são normais ou possuem alterações benignas em vez de câncer.

Em uma era em que a alta tecnologia domina o interesse dos residentes de radiologia, só posso encorajá-los a considerar seriamente a imagem de mama como uma oportunidade maravilhosa de fazer uma diferença significativa na vida das suas pacientes.

GILDA CARDEÑOSA

# Agradecimentos

No decorrer dos anos, recebi auxílio, apoio, encorajamento e inspiração de muitos colegas. Particularmente, gostaria de agradecer aos doutores Christine Quinn, Michael Linver, Ellen Mendelson, Gillian Newstead, Regina O'Brien, Edward Hendrick, G. W. Eklund, Peter Dempsey, Robert Schmidt, Cindy Lorino, Barbara Schepps, Martha Mainiero, Phillip Murphy, Stephen Feig, Jacqueline Hogge, Rebecca Zuurbier, Anne Roberts, Celia Parodi, Mirta Lanfranchi, Felix Leborgne, Deborah Hall, Teresa McCloud, John Pile-Spellman, William Chilcote, Arlene Libby, Gus Magrinat, Matthew Manning, Robert Murray, Peter Young, Ericka Coates, Jerome Gehl, Minta Phillips, Randy Jackson e Stuart Geller. Em especial, agradeço, também, a Rita Heinlein e Debra Deibel, duas mulheres excepcionais que foram fundamentais para os avanços sobre a importância da mamografia de alta qualidade nos planos nacional e internacional, e por seus cursos de destaque oferecidos a tecnólogos e médicos. Tem sido um privilégio trabalhar e aprender com elas, e agradeço-lhes a amizade. Por fim, serei eternamente grata às doutoras Ann S. Fulcher e Mary Ann Turner, presidente e vice-presidente do Departamento de Radiologia da Virginia Commonwealth University, por seu apoio e paciência durante o meu trabalho para concluir este projeto.

Como observação pessoal, agradeço o apoio de Amy Davis, Leigh Kuhnly, Cara Sams e Diana Shepherd, quatro mulheres muito especiais cujo inexorável comprometimento com os cuidados para com as pacientes é inspirador. Elas lutam generosamente nos bastidores, fazendo grande diferença para muitos de nós. Estou em dívida, também, com Kathleen M. Connelly, que, com o passar dos anos, por meio de muitos projetos e experiências pessoais, permaneceu firme e, sem nunca julgar, apoiou e acreditou no meu trabalho e em mim.

Quando questionado sobre quais as três coisas mais importantes que os pais devem fazer quando criam seus filhos, Alfred Schweitzer respondeu, "Exemplo, exemplo e exemplo". Foi o que minha mãe, Gilda Paniza Cardeñosa, deu-me várias vezes: eu devo a ela tudo que sou. Sempre com um sorriso no rosto e uma piada na ponta da língua, ela foi tenaz em seus esforços para que eu tivesse uma oportunidade na vida. Com uma incrível ética de trabalho e suas maneiras silenciosamente persistentes e engenhosas, ela me ajudou a realizar meus sonhos enquanto os outros zombavam deles como se fossem fantasias tolas. Apesar de não estar mais aqui, seu espírito vive e continua a ser guiado pelos fortes princípios e pela ética de trabalho que vertem em mim.

Finalmente, foi Lisa McAllister, da Lippincott Williams & Wilkins, quem tornou este sonho realidade. Espero que este livro seja tão útil quanto a crença que tenho em sua necessidade de ser publicado. Ela me apoiou muito, foi cortês e paciente para comigo, enquanto eu lutava e fazia minhas exigências para ter mais tempo. Serei eternamente grata a ela. Kerry Barrett e Louise Bierig foram fundamentais neste projeto. As suas sugestões e seu trabalho meticuloso estão refletidos no produto final a quem agradeço pelo comprometimento.

Por fim, agradeço a todos os outros, incluindo Nicole Walz, Ben Rivera, Angela Panetta, Doug Smock, Larry Didona, da Lippincott Williams & Wilkins, Max Leckrone e à equipe da TeachBooks, Inc., que trabalharam nos bastidores para realizar esta obra. Muito obrigada por todo o seu trabalho e sua dedicação.

# Sumário

1 Minha *Aunt* Minnie 1

2 Exame das Mamas 72

3 Imagem Diagnóstica da Mama 227

4 Tratamento 377

Apêndice: Classificação do Câncer de Mama pelo Sistema TNM e Estadiamento 493

Lista de Pacientes 495

Índice Remissivo 499

# Atlas de Imagem da Mama com Correlação Clínica

Capítulo 1

# Minha *Aunt* Minnie

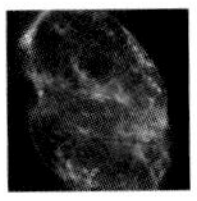
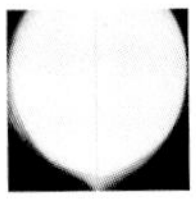
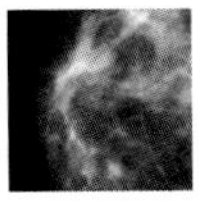
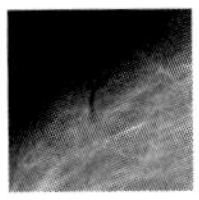

## TERMOS

- Calcificações amorfas
- Artefatos
- Parasitas calcificados
- Cistos
- Calcificação distrófica
- Ruptura extracapsular do implante
- Fibroadenolipomas
- Vazamento de gel (silicone)
- Cabelos
- Cateter de Hickman
- Fibroadenomas hialinizados
- Implantes
- Ruptura intracapsular do implante
- Queloides
- Lipomas
- Calcificações com centro transparente
- Linfonodos
- Leite de cálcio
- Artefatos com densidade negativa
- *Piercing* no mamilo
- Cistos oleosos
- Artefatos com densidade positiva
- Massa radiotransparente
- Calcificações com formato de bastonete
- Ceratose seborreica
- Pregas da pele
- Músculo esternal
- Calcificações vasculares
- Fragmento de fio-guia
- Fio-guia de localização

## INTRODUÇÃO

O termo "*Aunt* Minnie" é utilizado em radiologia para caracterizar lesões de aparência única e distinta. A maioria dos radiologistas residentes aprende sobre "*Aunt* Minnie" no início de suas carreiras. Enquanto planejava este livro, pensei que seria fácil montar um capítulo sobre "*Aunt* Minnie". Descobri que não é! Pelo menos no que diz respeito à mamografia, o conceito de "*Aunt* Minnie" é difícil de ser aplicado e foi uma luta decidir o que seria incluído neste capítulo. "*Aunt* Minnie" sempre tem a mesma aparência? Se para o mesmo agente houver alguma variação na aparência, ainda assim poderá ser chamado "*Aunt* Minnie" A sua "*Aunt* Minnie" é a mesma que a minha?

A essa altura você deve estar se perguntando por que estou me prolongando nesse assunto. Provavelmente é por via da rejeição! Para ilustrar, selecionei coisas que defino como "*Aunt* Minnie". Alguns de vocês podem não reconhecer minha "*Aunt* Minnie"; entretanto, as coisas representadas são distintas e deverão ser reconhecidas como benignas ou iatrogênicas. Elas raramente necessitam de avaliação adicional, acompanhamento em curto prazo ou intervenção.

## PARA DISCUTIR COM O PACIENTE

Ao abordar a discussão com "pacientes" (opondo-se a "caso"), considere os quatro D's. O primeiro é *dedicação*. Existe uma anormalidade em potencial? O segundo é *descrição* de um achado confirmado com base em informações completas (p. ex., avaliações adicionais, clínicas e por imagem). Sua descrição deverá guiar você e o ouvinte para um diferencial e para o provável diagnóstico que será proposto. O terceiro D é o seu *diferencial*. Quando considerar as possibilidades, lembre-se de que todos os achados possuem considerações benignas e malignas e você deverá listá-las de forma lógica. Evite ficar pulando de uma para a outra. Diga ao ouvinte o que você acha que a lesão pode ser, não o que ela não pode ser. Também tente ser específico; dizer que "é provável que isto seja maligno ou câncer" não é muito sagaz. O último D é o que você avalia ser o *diagnóstico*.

## PACIENTE 1

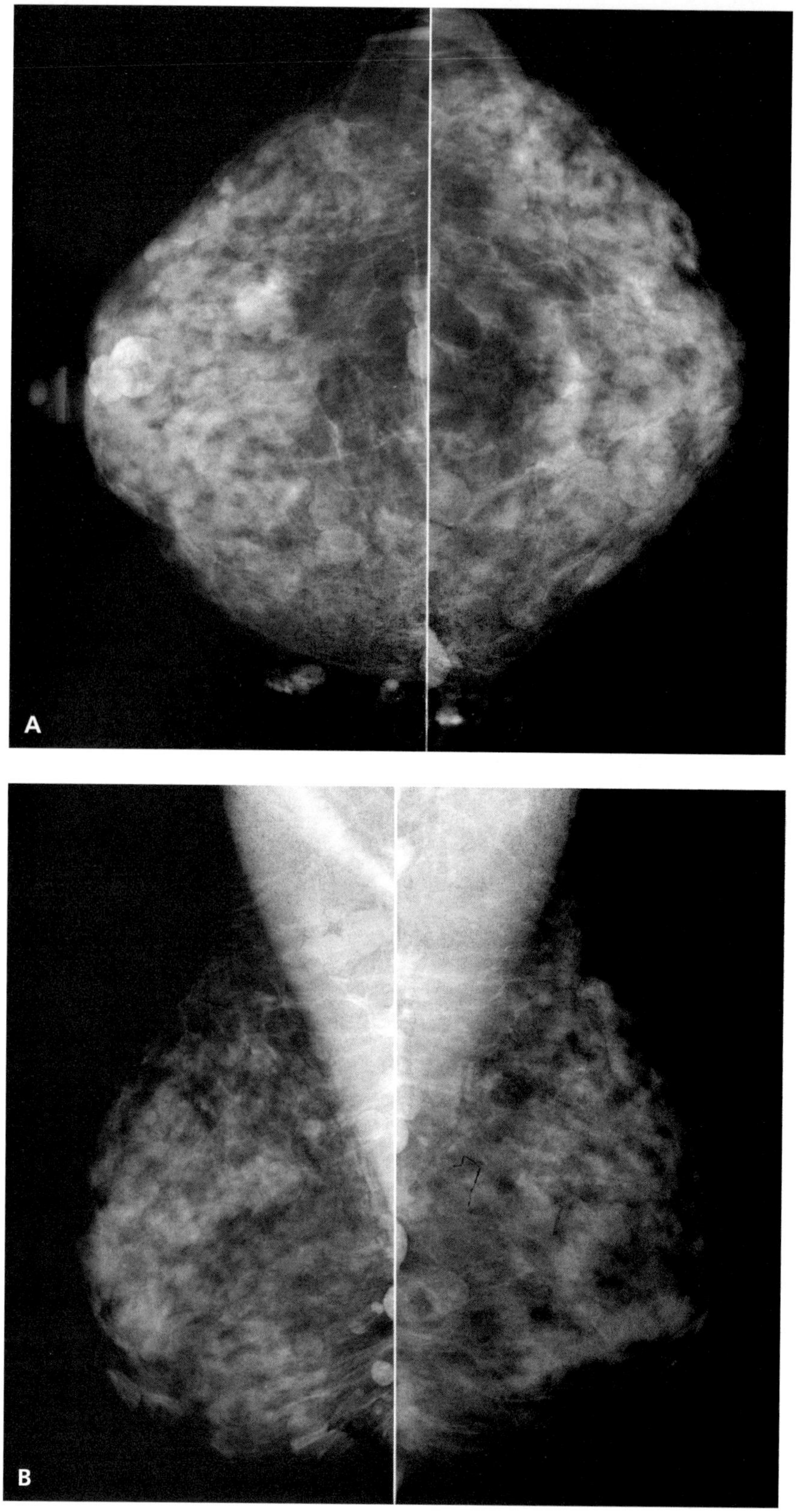

**Figura 1.1.** Mamografia de mulher com 42 anos de idade: incidências CC (**A**) e MLO (**B**).

## Qual é o seu diagnóstico? Se você não está certo, o que poderá fazer para ter certeza?

Várias massas estão se projetando bilateralmente no parênquima da mama. Em uma inspeção mais detalhada, pode-se visualizar ar como uma pequena radiotransparência, delineando parcial ou completamente as margens de muitas das massas (Fig. 1.1C, setas grossas). Aquelas que foram tangenciadas pelo feixe de raios X são visualizadas estendendo-se para fora da mama (Fig. 1.1C, setas finas). Lesões bilaterais na pele podem ser vistas em mulheres saudáveis ou, quando numerosas, naquelas com neurofibromatose. Essas pacientes podem ser um desafio. Estamos mesmerizados por achados benignos e negligenciamos achados mais sutis que potencialmente refletem câncer de mama. Portanto, não deixe que o benigno, o obviamente maligno ou achados clínicos o distraiam da revisão completa de uma mamografia. *Você deverá estar mais concentrado em procurar por sinais potenciais de câncer de mama inicial perto e entre os achados óbvios.* Se houver alguma dúvida sobre uma massa na pele, você poderá examinar o paciente e, caso ainda não tenha certeza, coloque um marcador metálico na lesão identificada e obtenha imagens adicionais com o marcador (e a lesão da pele) posicionado tangencialmente ao feixe de raios X.

Categoria 1 no padrão de classificação *breast imaging reporting and data system* (BI-RADS®): negativo. Categoria 2 no BI-RADS®: achado benigno é utilizado caso as lesões na pele sejam descritas no corpo do relatório. Recomenda-se fazer a próxima mamografia em 1 ano.

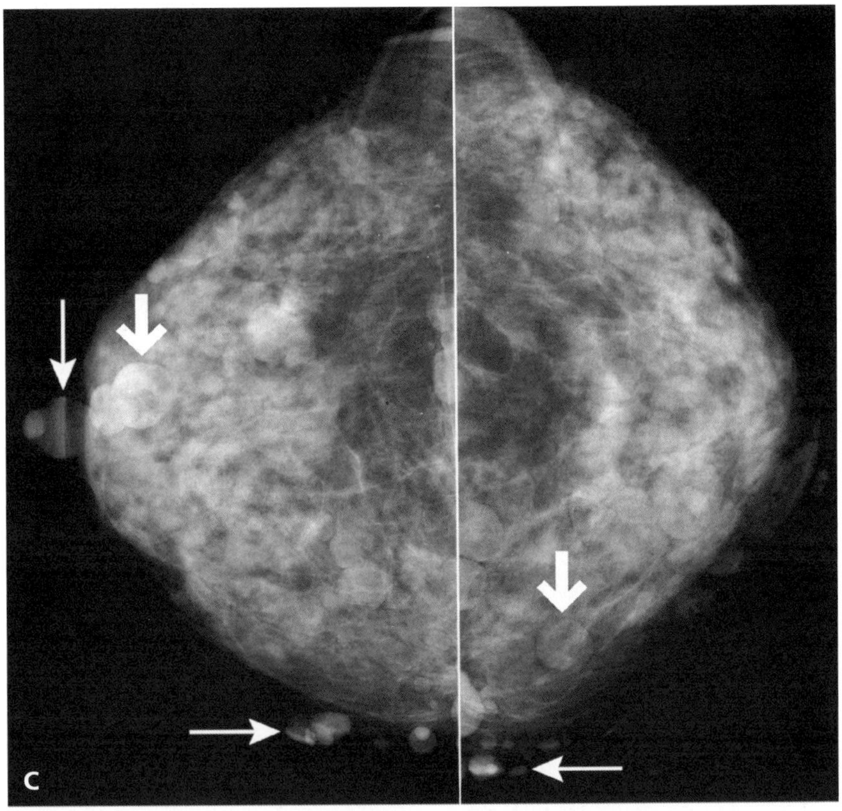


**Figura 1.1.** *(Continuação)* **(C)** Incidência CC (CC). Lesões na pele projetando-se para fora *(setas finas)* são facilmente identificadas. Lesões na pele sobrepostas ao parênquima *(setas grossas)* podem ser frequentemente identificadas por uma transparência bem definida (ar) delineando suas margens parcial ou completamente.

## PACIENTE 2

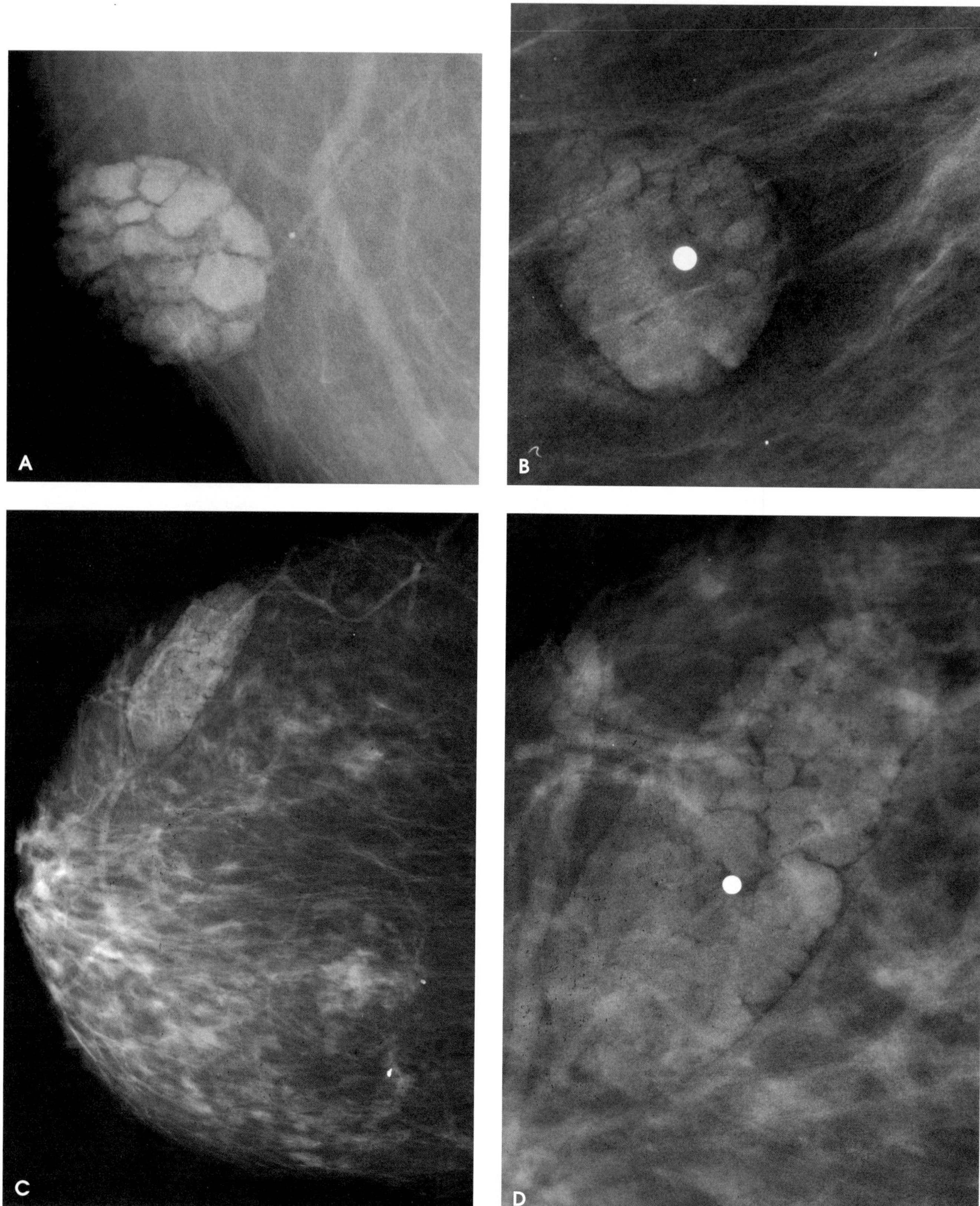


**Figura 1.2.** (**A**) Lesões na pele, seio direito. Incidência em visão ampliada. As reentrâncias da lesão estão nitidamente delineadas por ar. Uma porção da massa pode ser vista estendendo-se para fora da mama. (**B**) Lesões na pele, seio esquerdo. Incidência em visão ampliada. Marcador metálico posicionado na lesão da pele. Uma transparência fina e bem definida (ar) contorna as margens da massa, bem como algumas das reentrâncias da lesão. Incidências CC (**C**) em visão ampliada (**D**), da lesão da pele, lateralmente no seio direito. Marcador metálico posicionado na lesão da pele. As margens e as reentrâncias da lesão são bem definidas por uma transparência em volta (ar).

## Qual o diagnóstico destas três pacientes e como você pode ter certeza? O que mais você poderia fazer?

Ceratose seborreica: uma aparição característica em mamografia é demonstrada nas três pacientes. Quando sobrepostas ao parênquima da mama, as lesões da pele são frequentemente parciais ou completamente delineadas por uma fina radiotransparência (ar), como são as reentrâncias de uma lesão verrucosa. Quando estão posicionadas tangencialmente ao feixe de raios X, sua extensão para fora da pele é delineada pelo ar (radiotransparente). Embora os marcadores metálicos sejam frequentemente utilizados para marcar estas lesões, a aparência mamográfica das lesões verrucosas é característica. Os marcadores metálicos são mais úteis em lesões suaves da pele, porque essas têm maior probabilidade de simular uma lesão de mama quando sobrepostas ao parênquima da mama em duas visualizações-padrão (p. ex., incidências CC e MLO). Quando um tecnólogo utiliza um marcador, indica os motivos no histórico de saúde da paciente e anexa uma etiqueta adesiva nos filmes (p. ex., "marcador em verruga em mola" ou "marcador em nódulo") indicando a razão para a utilização do marcador.

As ceratoses seborreicas são tumores epidérmicos benignos comuns, distribuídos na pele que possui pelos. Eles não se desenvolvem em mucosas e são pouco frequentes antes dos 30 anos. São comuns, tipicamente múltiplos e continuam se desenvolvendo à medida que a paciente envelhece. Uma predileção familial com possível forma autossômica dominante de hereditariedade foi descrita. As ceratoses seborreias são tipicamente achatadas no início do seu desenvolvimento, mas com o tempo adquirem aparência mais verrucosa, polipoide e pediculada. Raramente a proliferação acelerada ou o aumento de tamanho em relação às lesões preexistentes pode ser indicação de malignidade interna (sinal de Leser-Trélat).

## PACIENTE 3

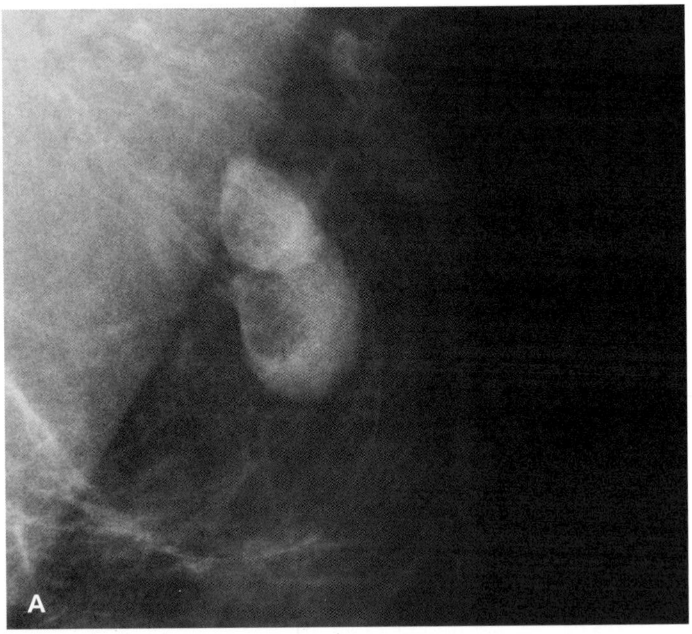


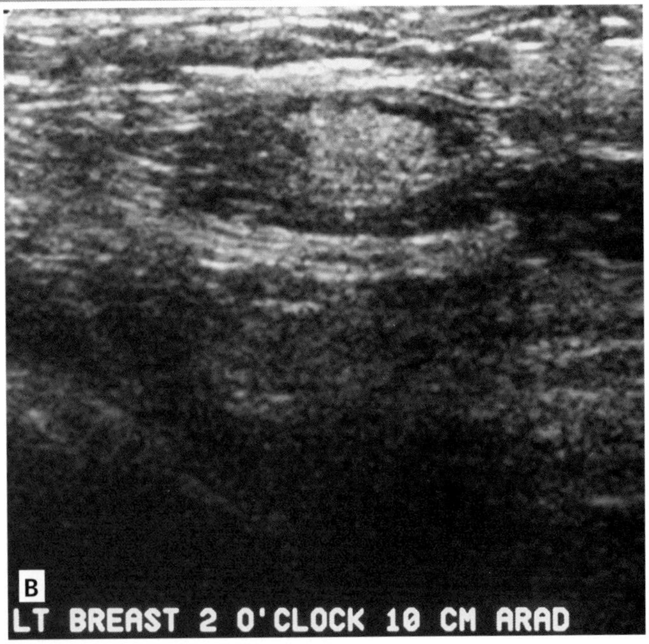


**Figura 1.3. (A)** Incidência MLO com visão ampliada de uma massa oval, de densidade mista (com conteúdo de gordura). **(B)** Imagem de ultrassonografia, corte antirradial (ARAD), de massa hipoecoica com foco ecogênico central correspondente à massa exibida em **(A)** na posição de 2 horas, a 10 cm do mamilo esquerdo. *(Continua.)*

## Quais são os achados dos linfonodos intramamários?

A aparência mamográfica de um linfonodo é variável (Fig. 1.3A, C). Comumente, linfonodos intramamários são bem limitados, ovais (reniformes), como massas de densidade mista (com conteúdo de gordura), localizados no quadrante superior externo. Todavia podem ser encontrados em qualquer lugar, incluindo quadrantes internos, e muitos variam em tamanho e densidade. Eles podem ter um componente gorduroso saliente relativo à porção de densidade da água e vice-versa. Raramente os linfonodos desaparecem para reaparecer em mamografias subsequentes. A aparência mamográfica de linfonodos "normais" geralmente é bastante característica a ponto de não ser necessária nenhuma outra imagem.

O ultrassom é utilizado agregadamente em pacientes cujos linfonodos são suspeitos, porém um hilo gorduroso não é claramente visualizado em uma mamografia. O ultrassom também é a primeira modalidade de imagem utilizada em pacientes com menos de 30 anos, grávidas ou lactantes, que apresentam um achado palpável. Na ultrassonografia (US) os linfonodos são tipicamente massas bem definidas com uma área cortical hipoecoica e um foco hiperecoico central ou excêntrico, correspondente à região do hilo gorduroso vista na mamografia (Fig. 1.3B, D, E, F, G, H). Se o *power* Doppler for utilizado, o fluxo sanguíneo é visto associado à região hiperecoica.

Nas imagens da ressonância magnética (RM) ponderada em T2, os linfonodos apresentam um sinal de alta intensidade. Seguidos pela administração de contraste, os linfonodos são caracterizados por rápida captação de contraste em imagens ponderadas em T1. Esta captação é seguida por um platô ou por um rápido *washout*. A impregnação pelo contraste pode aparecer com formato de halo quando a região hilar estiver localizada no centro (Fig. 1.3I, J). Às vezes podem-se visualizar vasos na região hilar.

Mamograficamente, se um linfonodo aumenta em tamanho e densidade, existindo perda associada de hilo gorduroso com margens indefinidas ou espiculadas, uma biópsia poderá ser indicada. Contudo, para muitas mulheres essas mudanças são reacionais e não refletem um processo maligno. Semelhantemente, na US, uma biópsia é considerada caso a área cortical esteja mais grossa e protuberante, frequentemente assimétrica e microlobulada, com diminuição simultânea e visível efeito de massa, ou perda completa da região hilar hiperecoica. Fluxo sanguíneo aumentado pode ser visto em alguns destes linfonodos.

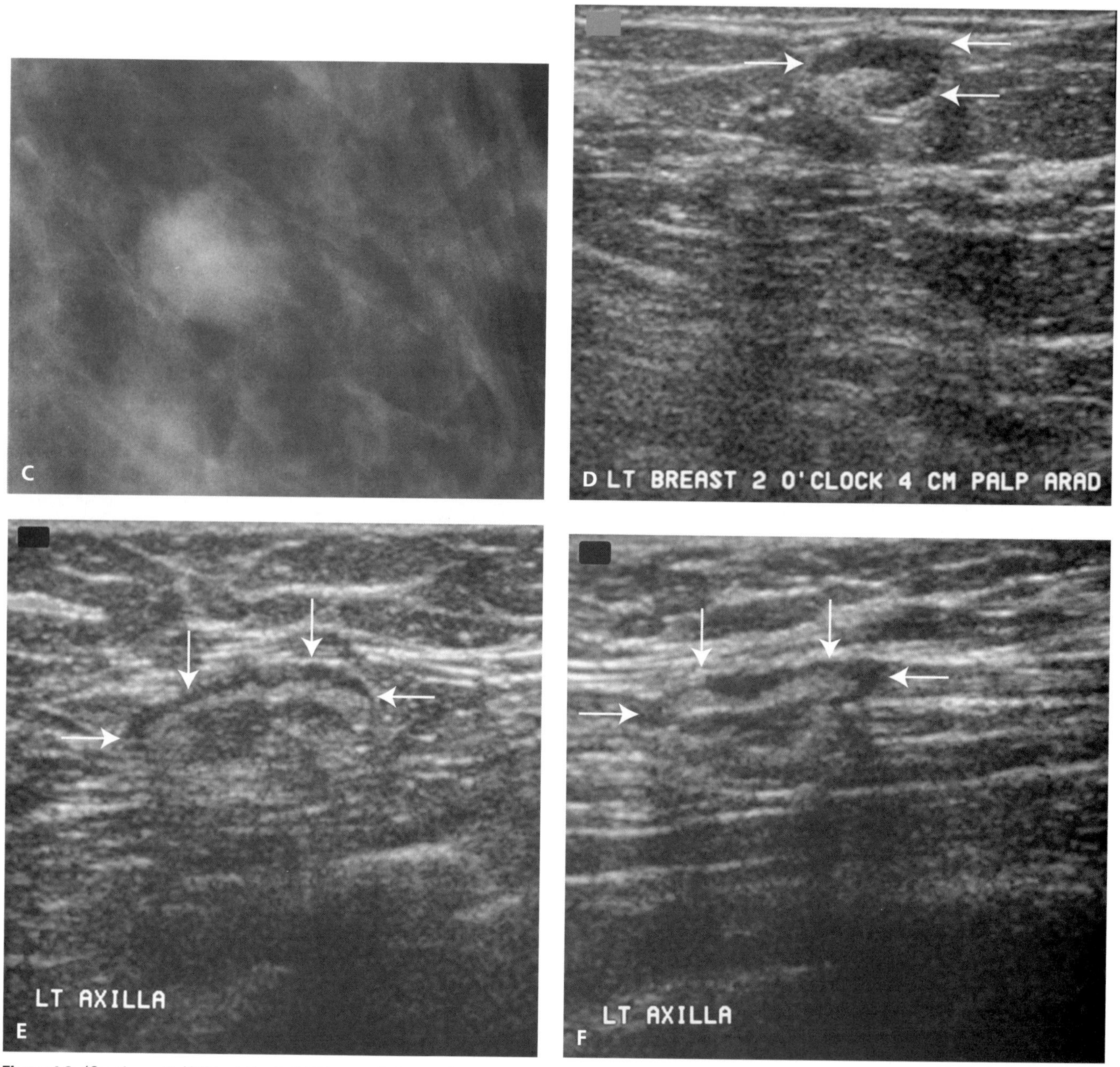


**Figura 1.3.** *(Continuação)* **(C)** Incidência MLO, com visão ampliada de uma massa arredondada do que parece ser um hilo gorduroso excêntrico. **(D)** Imagem de US, corte ARAD de massa hipoecóica palpável (PALP) *(setas)*, com foco excêntrico ecogênico correspondente à massa exibida em **(C)** na posição de 2 horas, a 4 cm do mamilo esquerdo. **(E)** Imagem de US, da axila esquerda, demonstrando um linfonodo oval *(setas)* caracterizado por fino córtex hipoecóico e área central ecogênica correspondente ao hilo gorduroso visto em mamogramas. **(F)** Imagem de US, axila esquerda, demonstrando uma massa oval *(setas)* com um fino córtex hipoecoico e área central ecogênica.

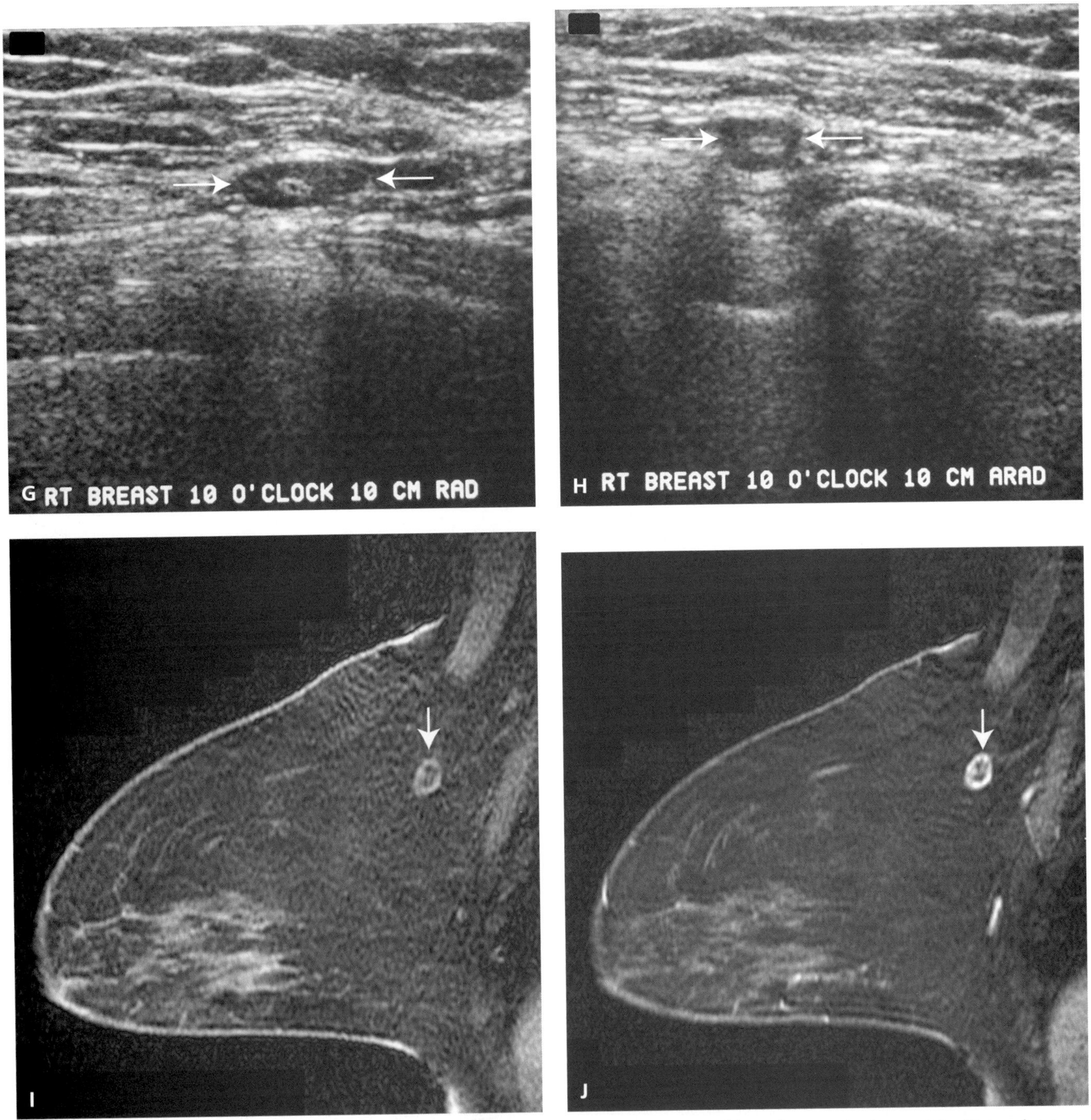


**Figura 1.3.** *(Continuação)* Imagens de US nos cortes radial (RAD) **(G)** e ARAD **(H)** de uma massa oval *(setas)* caracterizada por córtex hipoecoico e foco central ecogênico, na posição de 10 horas, a 10 cm do mamilo direito. **(I)** Imagem sagital ponderada em T1, pré-contraste, demonstrando uma massa com foco central de sinal de baixa intensidade. **(J)** Imagem sagital ponderada em T1, imediatamente após contraste, na mesma posição mostrada em **(I)**, demonstra rápida intensificação do halo cortical da massa.

## PACIENTE 4

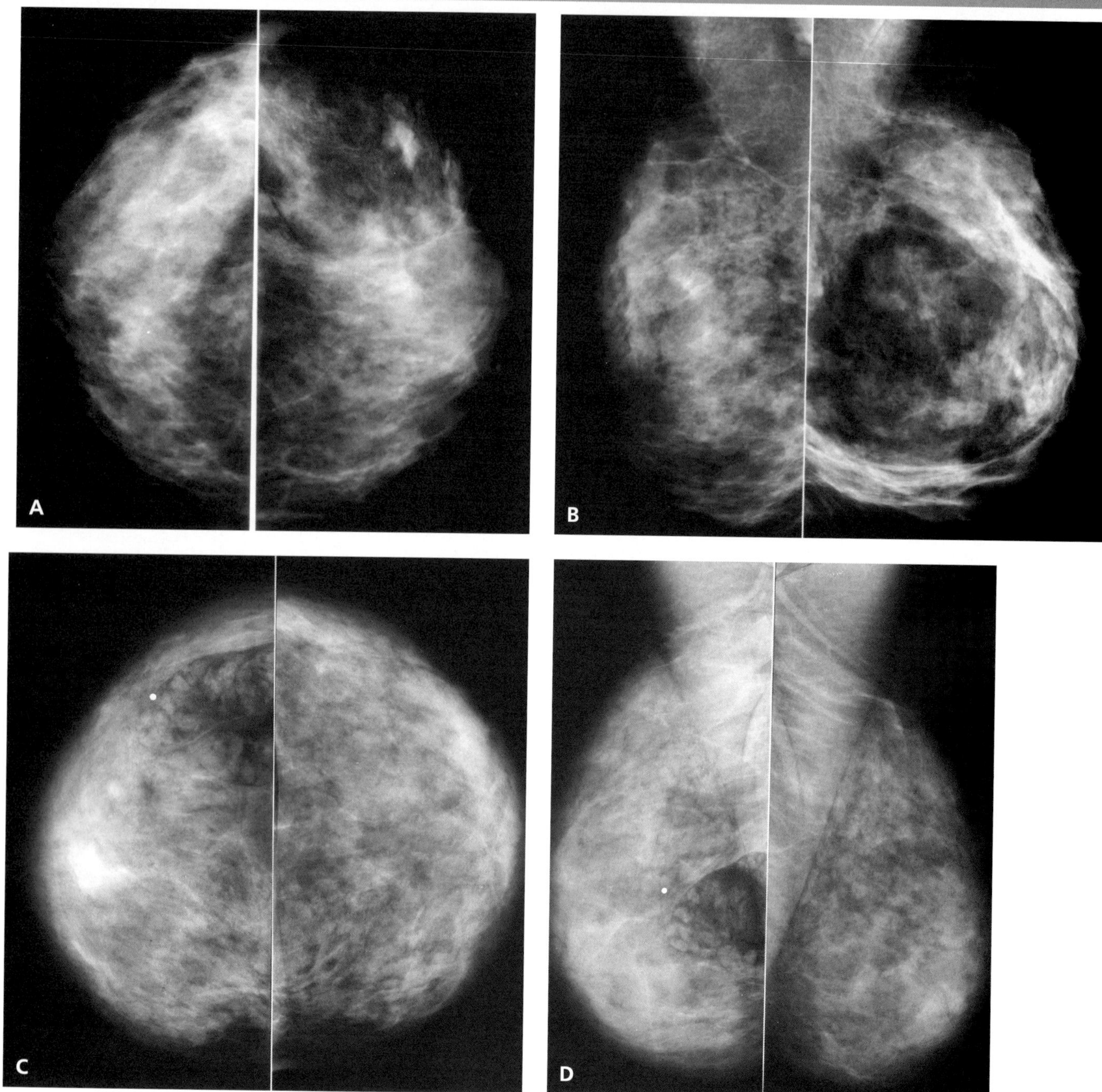


**Figura 1.4.** Estudo das mamas. Incidências CC **(A)** e MLO **(B)**. Estudo diagnóstico de outra paciente apresentando um "caroço" no seio direito. Incidências CC **(C)** e MLO **(D)** (marcador metálico marcando o achado palpável).

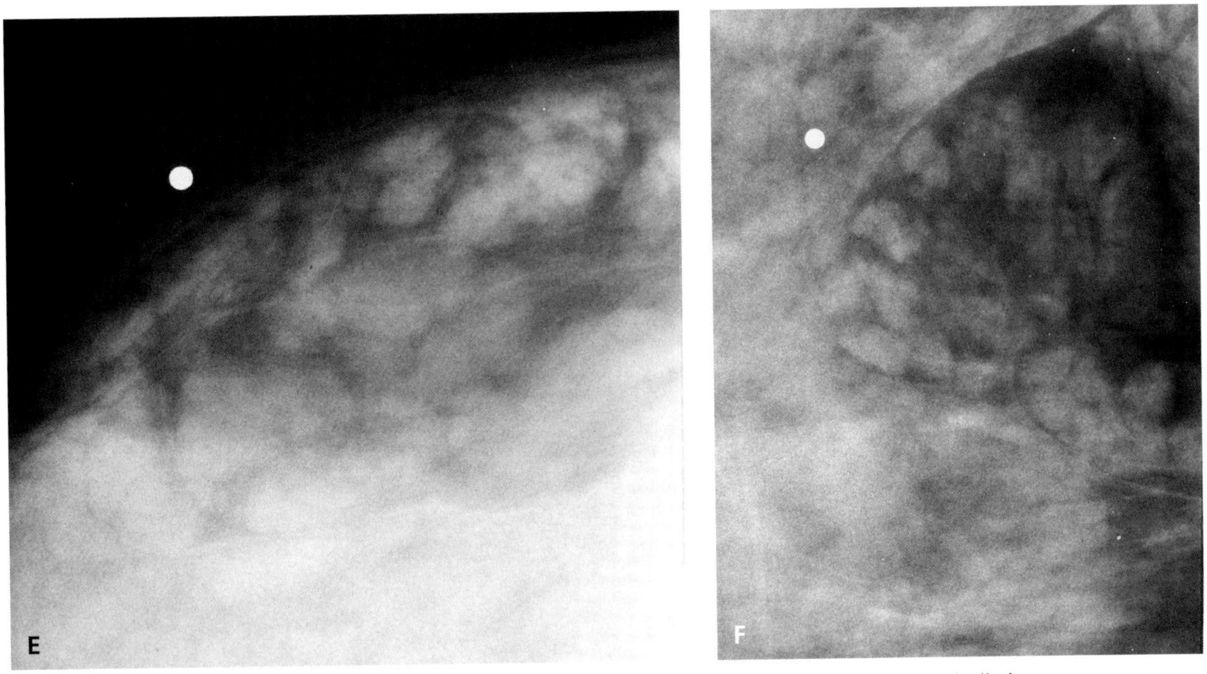

**Figura 1.4.** *(Continuação)* Incidência com compressão localizada CC **(E)** e MLO **(F)** do achado palpável no seio direito.

## Como você descreveria os achados? Qual é o seu diagnóstico?

Massas de densidade mista (com conteúdo de gordura) aparecem nas mamografias destas duas pacientes, consistentes com fibroadenolipomas (também chamados de hamartomas, *breast-within-a-breast*). Tecidos gordurosos, glandulares e fibrosos são envoltos e separados do restante do tecido mamário por uma pseudocápsula fibrosa. Conforme ilustrado por estas duas pacientes, a proporção de cada tipo de tecido varia de uma paciente para outra. Em algumas mulheres a maioria das lesões possui gordura, em outras há predominância de tecido glandular. Podem ser detectados em estudos de exame das mamas (Fig. 1.4A, B, seio esquerdo) ou, em algumas pacientes, podem se apresentar como um achado palpável (Fig. 1.4C, D, seio direito). Raramente ocorrem no tecido glandular de mamas acessórias na axila e aumentam de tamanho rapidamente.

Na US, fibroadenolipomas são distintos dos tecidos normais em volta e caracterizam-se por uma mistura de áreas hipo e hiperecoicas com rompimento da estrutura do tecido normal. As características acústicas posteriores dessas lesões variam e podem incluir nenhuma característica acústica posterior, reforço, sombra ou uma combinação de padrões (áreas de reforço e de sombra).

As combinações variáveis do tecido adiposo, do estroma fibroso e das estruturas lobulares podem ser visualizadas histologicamente e, ainda que separáveis do tecido mamário adjacente, hamartomas não possuem uma cápsula verdadeira. Raramente hamartomas mixoides e condroides são relatados histologicamente quando as lesões contêm músculos e cartilagens, respectivamente. Um hamartoma mixoide foi encontrado em um homem de 36 anos, apresentando-se como uma massa de crescimento lento no peito. O câncer de mama pode aparecer em fibroadenolipomas, portanto o tecido dessas lesões deve ser avaliado quanto ao desenvolvimento de qualquer massa, distorção ou calcificação tão profundamente quanto qualquer outro tecido mamário.

Categoria 2 no BI-RADS®: achado benigno. Recomenda-se fazer a próxima mamografia em 1 ano.

## PACIENTE 5

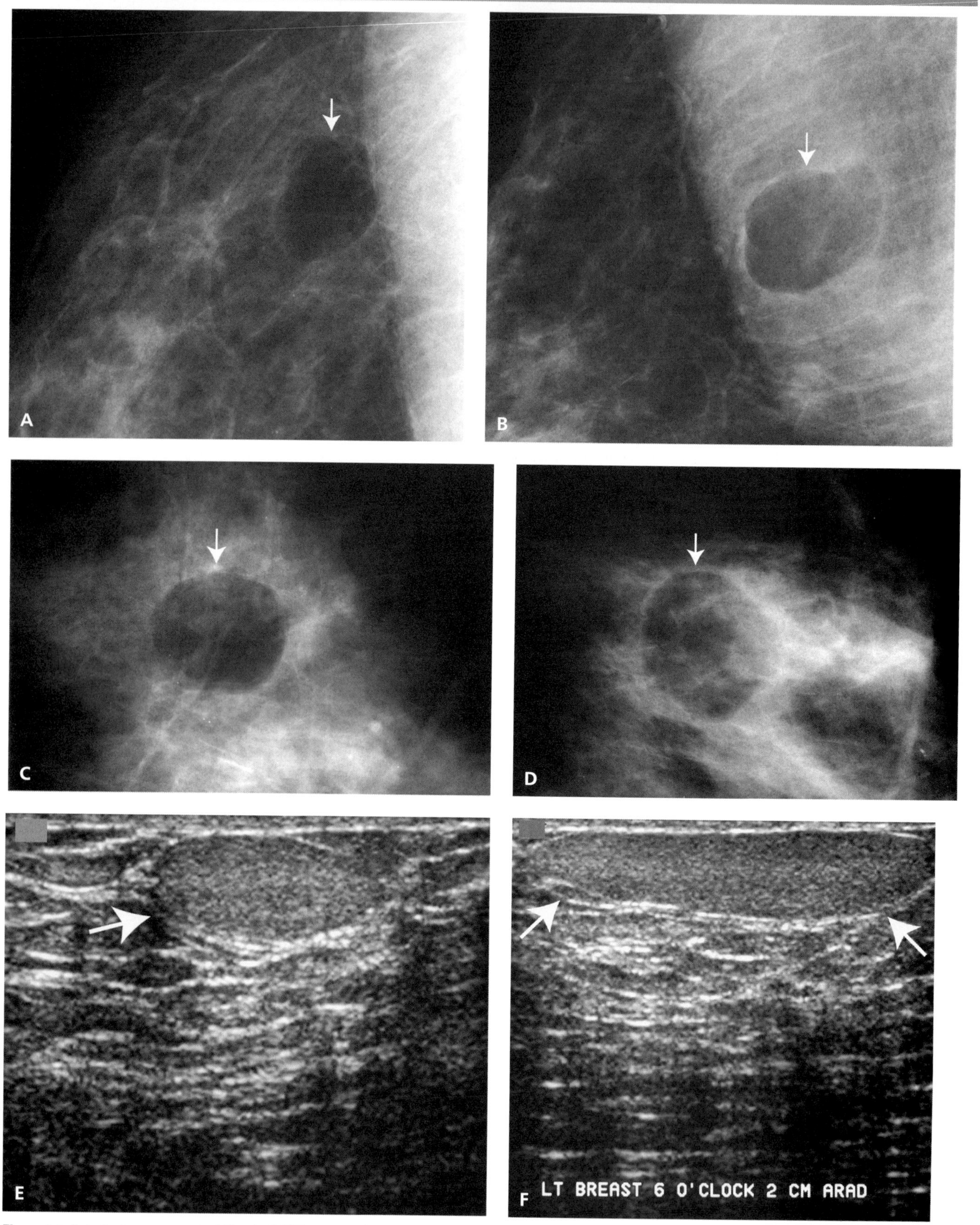


**Figura 1.5.** Estudo das mamas. Incidência CC **(A)** exagerada e incidência MLO **(B)**, imagem ampliada. Mamografia de outra paciente. Incidências CC **(C)** e MLO **(D)** com imagem ampliada. Imagens de US nos cortes radial **(E)** e ARAD **(F)** da massa palpável na posição de 6 horas, a 2 cm do mamilo esquerdo, radiotransparente na mamografia (não exibido).

## Como você descreveria os achados? Qual é o seu diagnóstico?

Massas radiotransparentes, bem limitadas (setas pequenas), com uma fina cápsula fibrosa consistente com lipomas, raramente sofrem calcificação. Diferentemente dos cistos oleosos, que possuem aparência sonográfica variável, mas com freqüência parecem cistos, os lipomas são massas bem limitadas, sólidas, levemente hipo ou isoecoicas na US (setas grandes). Em algumas mulheres, os lipomas podem ser levemente hiperecoicos e uma pequena quantidade de reforço acústico poderá ser notada posteriormente (Fig. 1.5E, F). Um leve efeito de massa no tecido em volta e nos ligamentos de Cooper também pode ser visto em alguns lipomas. Raramente os lipomas são vistos em meio ao músculo peitoral.

Categoria 2 no BI-RADS®: achado benigno. Recomenda-se fazer a próxima mamografia em 1 ano.

# PACIENTE 6

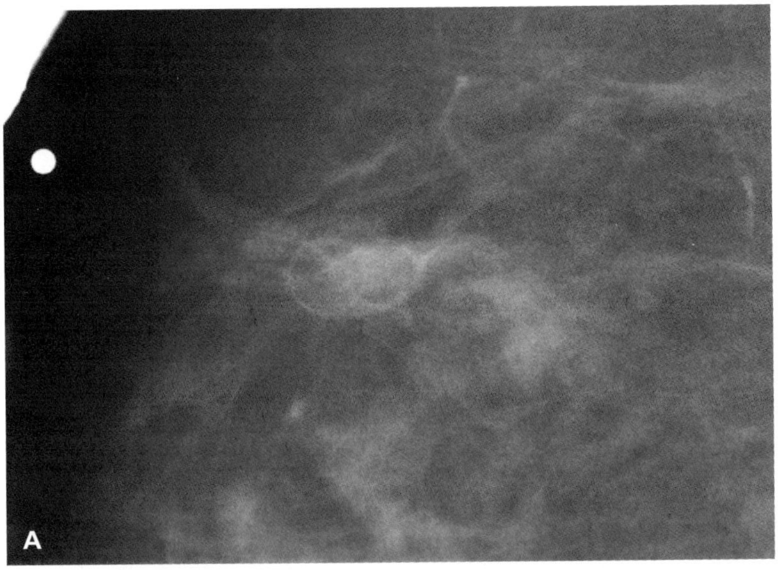


**Figura 1.6.** Estudo diagnóstico em uma paciente com 60 anos de idade apresentando um "caroço" em seu seio direito. *Spot* tangencial **(A)** do "caroço" com um marcador metálico colocado no ponto em questão. A paciente já havia feito uma mamoplastia redutora.

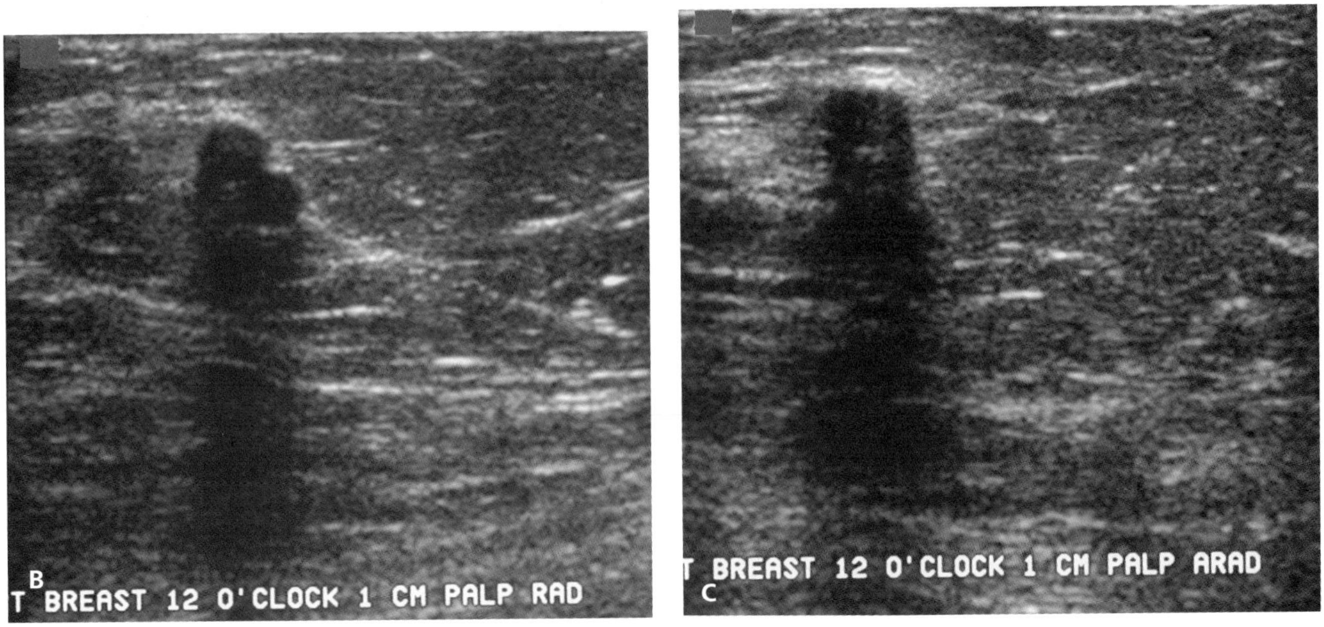


**Figura 1.6.** Imagens de US, cortes RAD **(B)** e ARAD **(C)** de achado palpável, seio direito.

### Como você descreveria os achados? Qual é o seu diagnóstico?

Duas massas adjacentes, radiotransparentes, bem limitadas, com 5 mm de diâmetro são visualizadas na mamografia, correspondendo ao "caroço" descrito pela paciente. Dado o histórico de mamoplastia redutora, essas massas são consistentes com cistos oleosos. O diagnóstico é estabelecido na mamografia. As massas radiotransparentes neste seio são benignas. A natureza benigna do achado palpável será discutida com a paciente e ela será reassegurada de que não é câncer de mama e que não se tornará canceroso. Um relatório definitivo é emitido para evitar uma cirurgia desnecessária.

Categoria 2 no BI-RADS®: achado benigno. Recomenda-se fazer a próxima mamografia em 1 ano.

No exame físico, encontrou-se uma massa distinta, consistente e lobulada que foi palpada na posição de 12 horas no seio, a 1 cm de distância do mamilo direito. Uma massa macrolobulada, quase anecoica, com sombra acústica significativa é vista na imagem, correspondendo ao achado palpável. Embora a US tenha sido incluída para fins ilustrativos, o diagnóstico foi feito com os achados da mamografia (ou seja, a US não é indicada quando uma massa radiotransparente é encontrada na mamografia). Cistos gordurosos podem ter aparência variável na US, variando entre um cisto simples até uma massa cística complexa, ou uma massa com sombra acústica posterior significativa, como vista aqui.

## PACIENTE 7

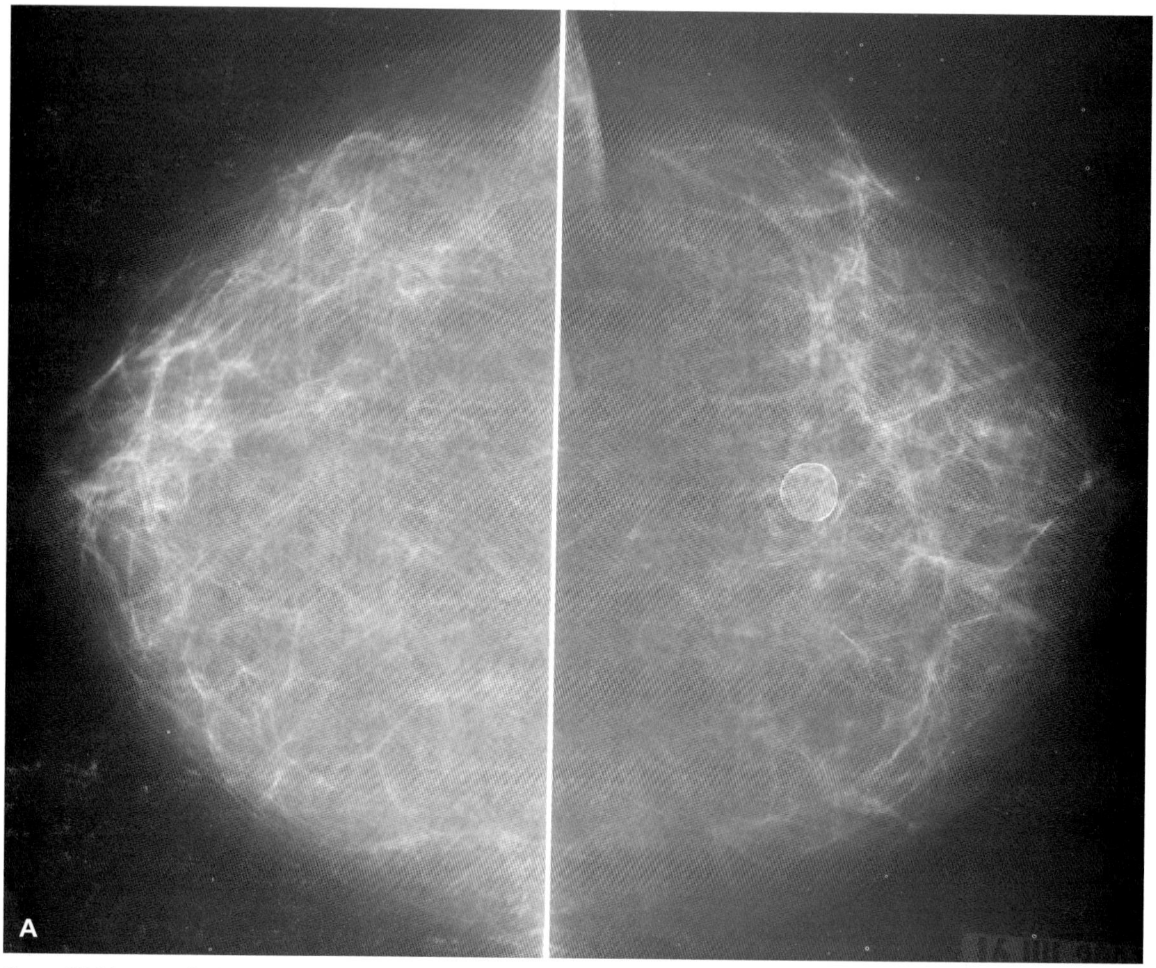


**Figura 1.7.** Mamografia de mulher com 49 anos de idade: incidência CC (**A**).

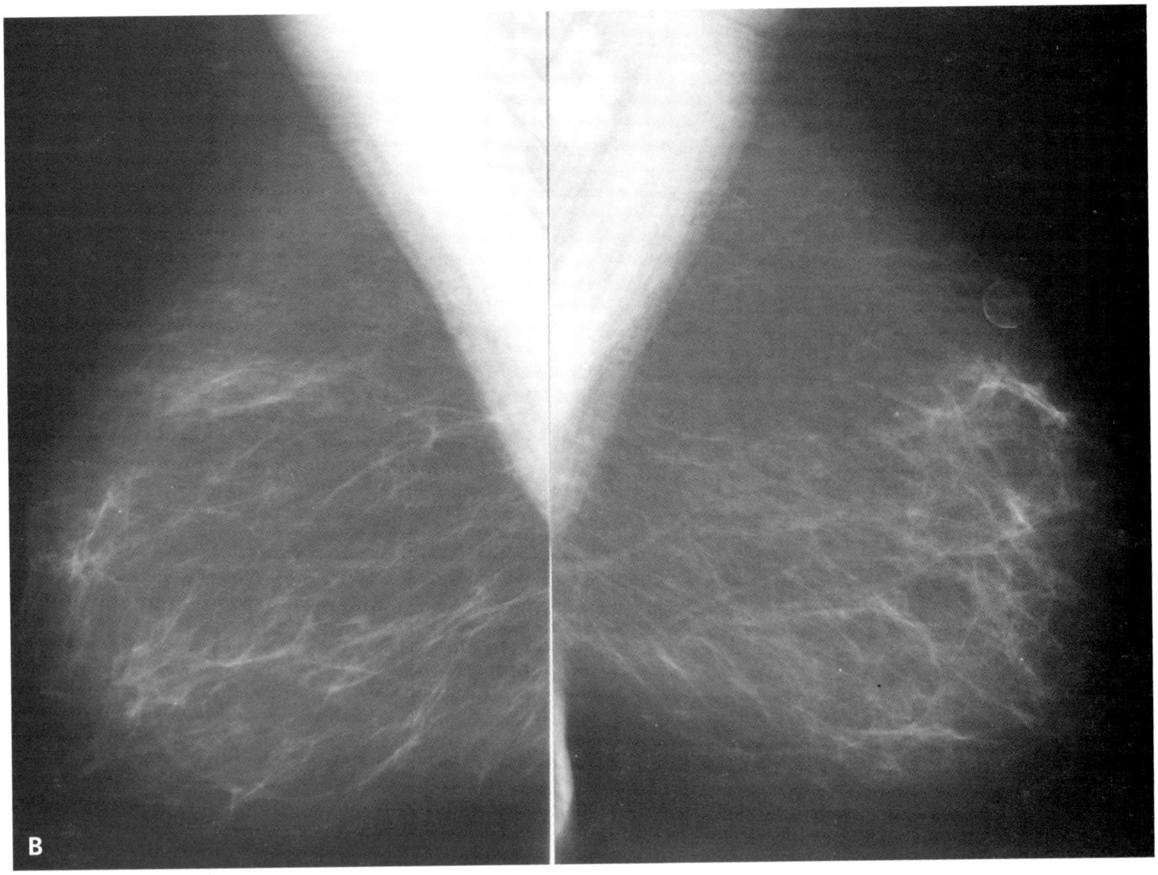

**Figura 1.7.** *(Continuação)* Incidência MLO.

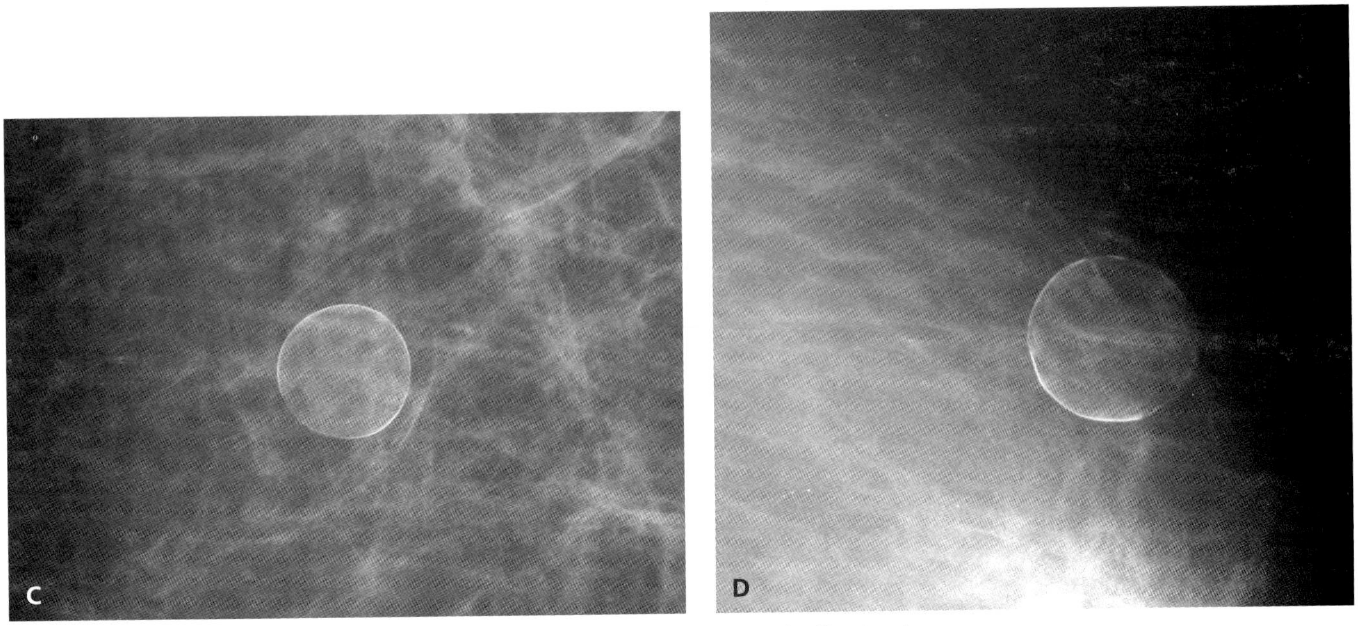

**Figura 1.7.** *(Continuação)* Incidências CC **(C)** e MLO **(D)** com visão ampliada, seio esquerdo. *(Continua.)*

## Como você descreveria os achados?

Estes são cistos oleosos com calcificações em formato de casca de ovo ou anelar. Os cistos oleosos geralmente se desenvolvem após um trauma ou cirurgia; contudo, a maioria das pacientes não recorda o trauma (e pode não se lembrar da cirurgia). Estas são massas redondas ou ovais, bem limitadas e radiotransparentes. Conforme ilustrado aqui, uma fina calcificação pode se desenvolver na parede do cisto. Com o tempo, essa calcificação poderá se estabilizar ou diminuir progressivamente de tamanho (Fig. 1.7E, F) e, em alguns casos, solucionar-se por completo.

Esteatocistoma múltiplo é uma condição autossômica dominante rara caracterizada pela presença de múltiplos cistos cutâneos que aparecem durante a adolescência e aumentam progressivamente com a idade, envolvendo tronco anterior, parte posterior, extremidades proximais e parte externa da genitália. Cistos oleosos múltiplos são vistos na mamografia.

Categoria 1 no BI-RADS®: negativa. Categoria 2 no BI-RADS®: achado benigno é utilizado caso os achados sejam descritos no corpo do relatório. Recomenda-se fazer a próxima mamografia em 1 ano.

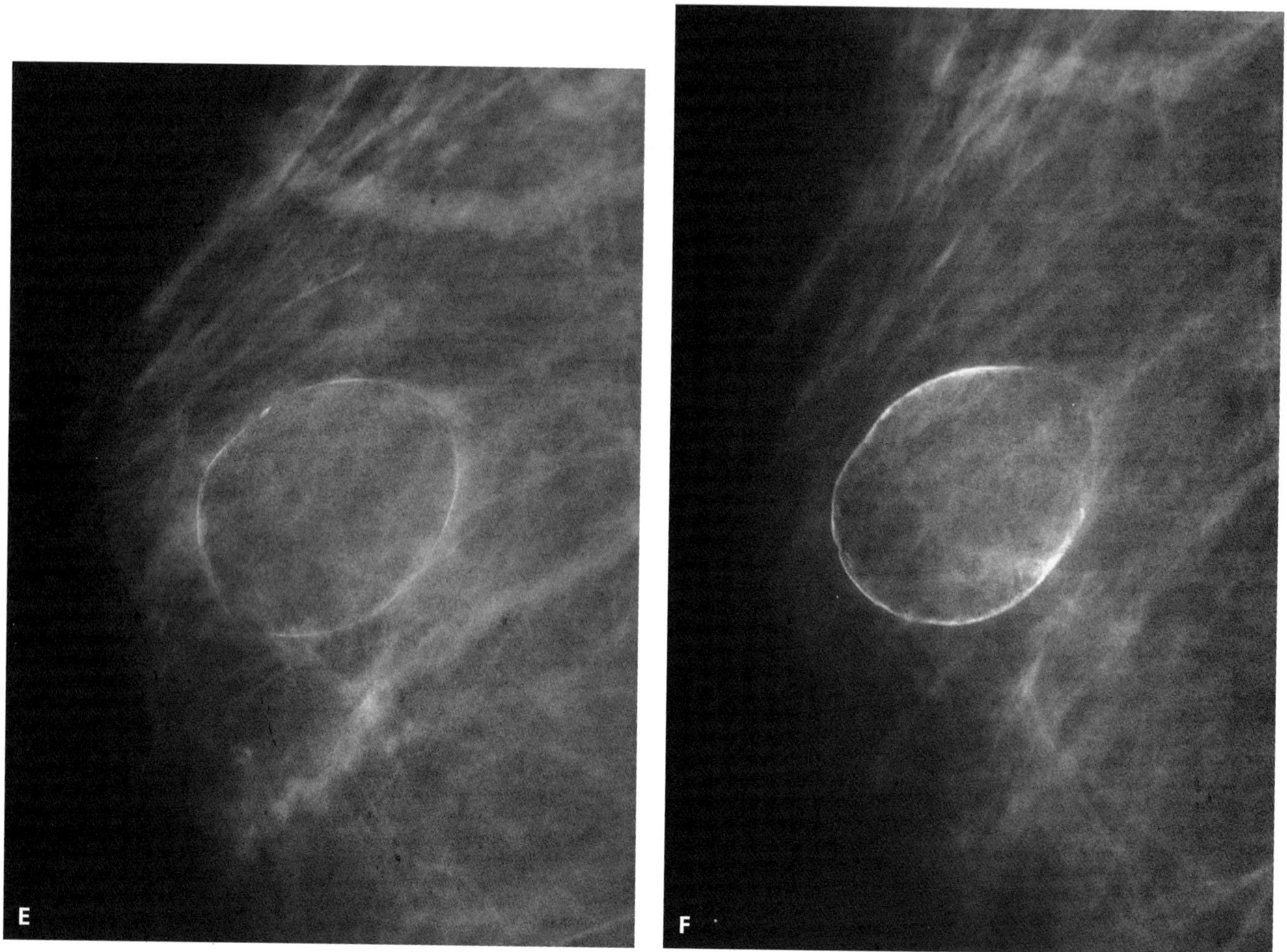


**Figura 1.7.** *(Continuação)* Mamografia de mulher com 46 anos de idade. Imagens ampliadas **(E, F)** da mesma área do seio direito, com um intervalo de 2 anos entre cada mamografia.

## PACIENTE 8

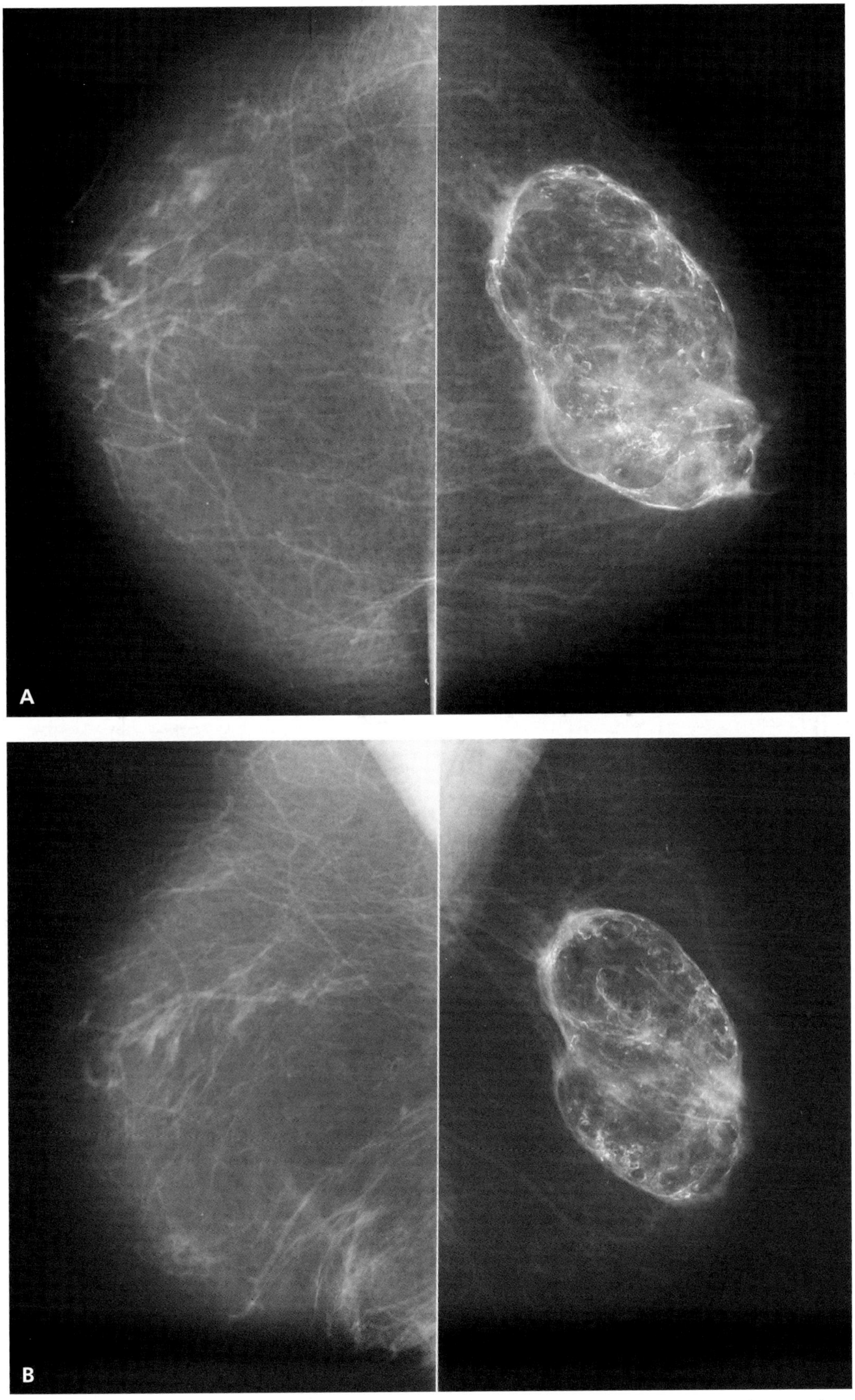


**Figura 1.8.** Mamografia de mulher com 63 anos de idade. Incidências CC **(A)** e MLO **(B)**, seio esquerdo. *(Continua.)*

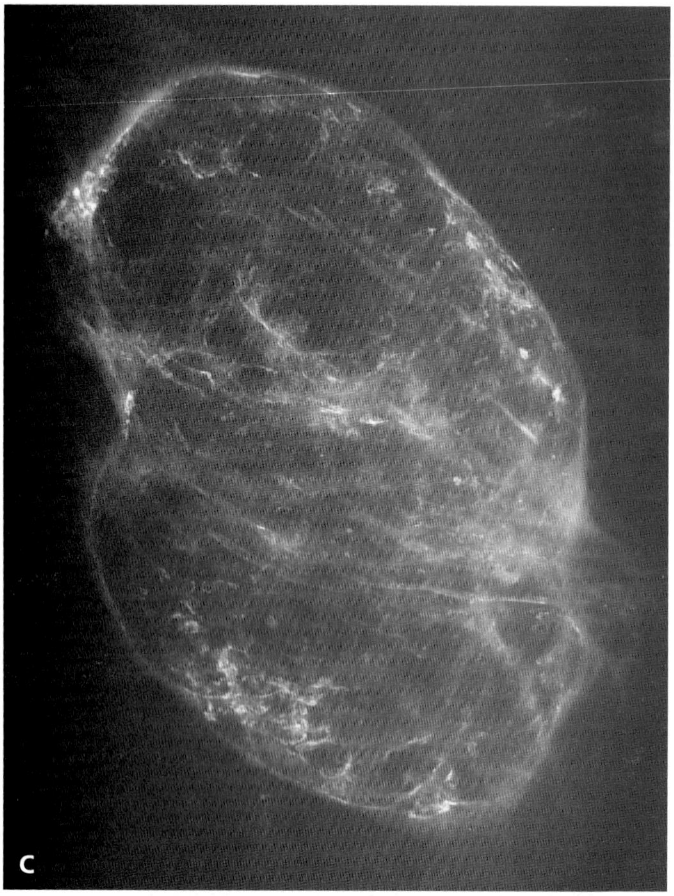

**Figura 1.8.** *(Continuação)* Incidência MLO **(C)**, seio esquerdo com visão ampliada.

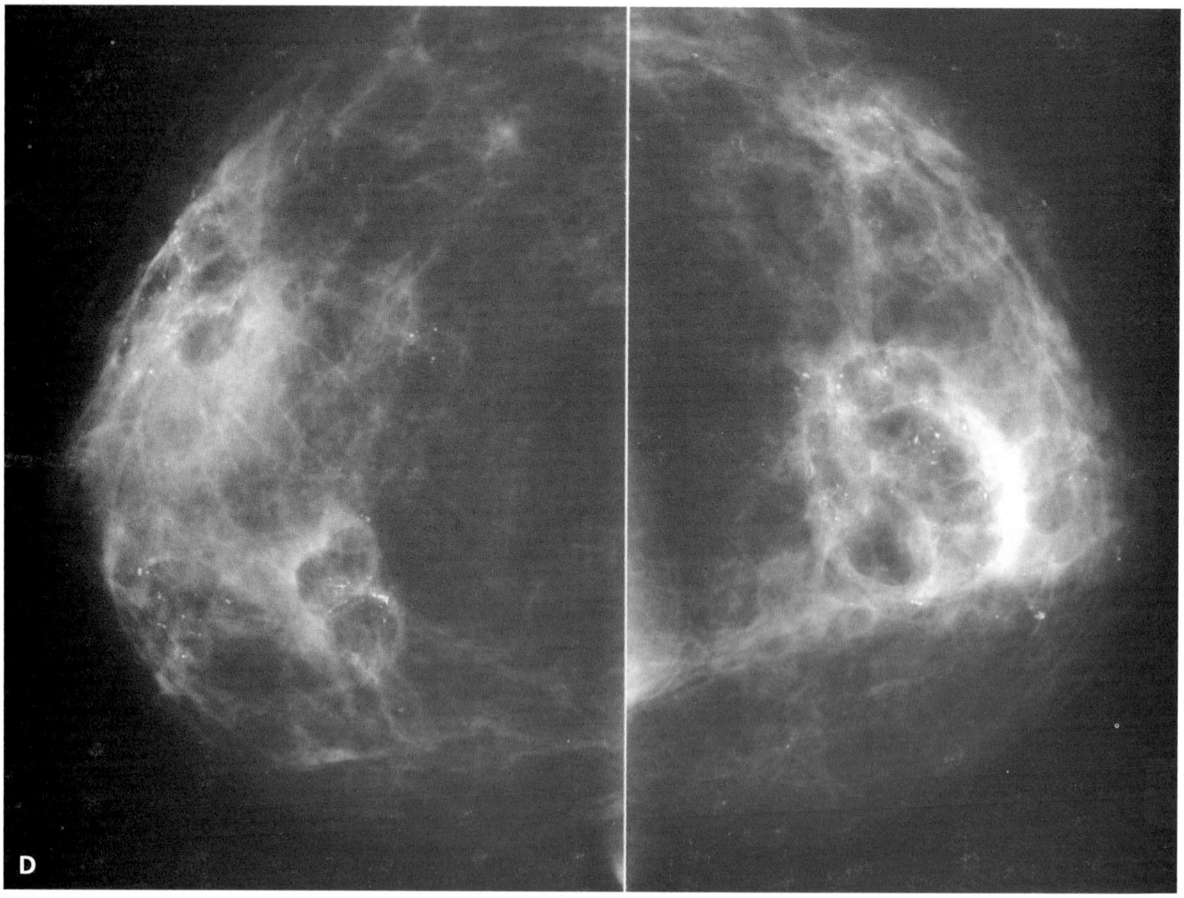

**Figura 1.8.** *(Continuação)* Mamografia de mulher com 40 anos de idade: incidência CC **(D)**.

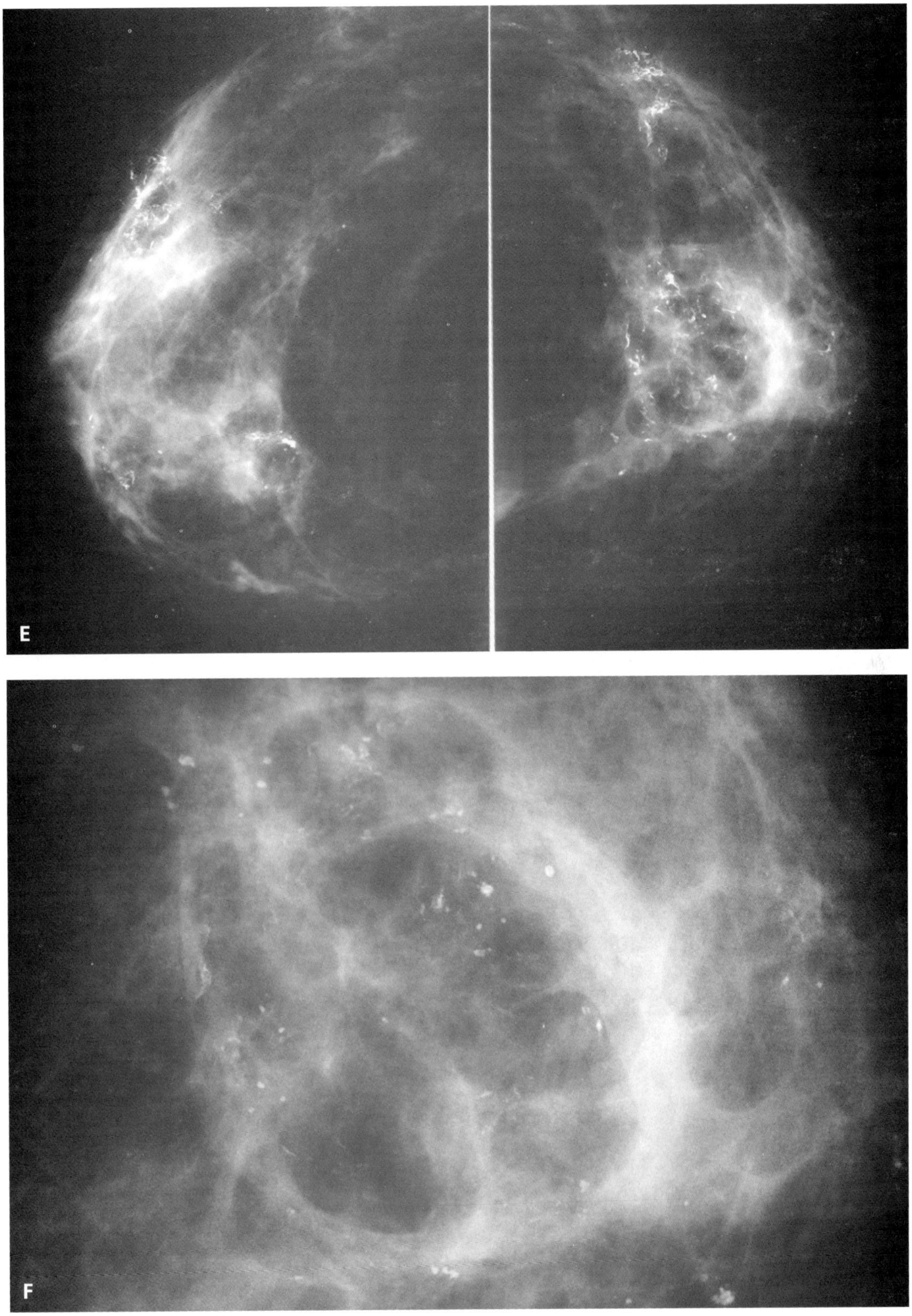


**Figura 1.8.** *(Continuação)* Incidência CC **(E)** após intervalo de um ano **(D)**. Incidência CC **(F)**, seio esquerdo, com imagem ampliada. *(Continua.)*

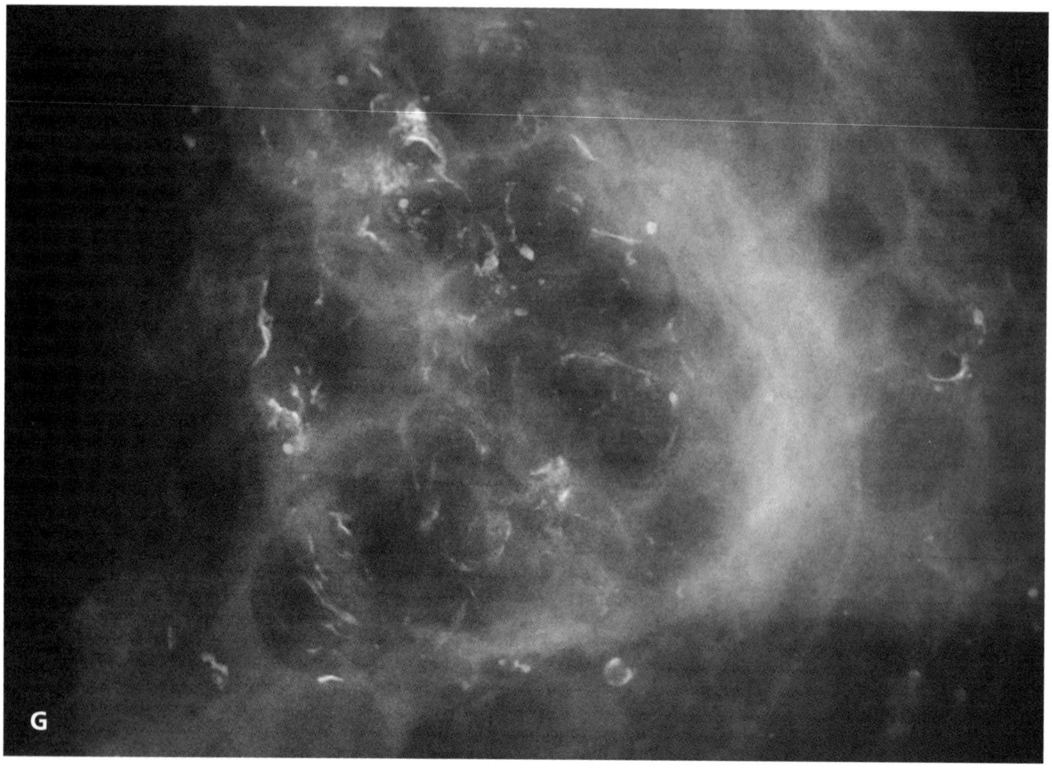


**Figura 1.8.** *(Continuação)* Incidência CC **(G)**, seio esquerdo, visão ampliada após intervalo de 1 ano **(F)**.

## Como você descreveria os achados? A quais procedimentos estas duas pacientes foram submetidas?

Uma massa radiotransparente com calcificação mural e curvilínea interna pode ser visualizada no seio esquerdo na Fig. 1.8A-C. A aparência de algumas das calcificações internas sugere a presença de pequenas massas transparentes em meio à massa dominante. Também se pode notar um tecido assimétrico inferiormente na incidência MLO direita, demonstrando um padrão em redemoinho (Fig. 1.8B). O seio esquerdo é menor que o direito. Os achados sugerem um histórico de mamoplastia redutora, que é confirmado no histórico da paciente.

Na segunda paciente, massas múltiplas de densidade mista e de tamanhos variados estão presentes bilateralmente (Fig. 1.8D). Algumas calcificações densas estão associadas a algumas massas (Fig. 1.8D, F). Um ano mais tarde, pode-se notar mais calcificações grosseiras associadas às massas de densidade mista (com conteúdo de gordura) (Fig. 1.8E). Agora, as calcificações são mais curvilíneas, aparentemente delineando um aglomerado de massas transparentes (Fig. 1.8G). Conforme as calcificações aumentaram, o tamanho global e o componente do tecido mole associado de algumas das massas diminuíram. A presença de múltiplos cistos oleosos bilaterais pode refletir uma história de trauma ou, conforme visto nesta paciente, mamoplastia redutora. Filmes de comparação, caso disponíveis, serão úteis para estabelecer as mudanças no tamanho global do seio após a cirurgia, bem como o desenvolvimento dos cistos oleosos.

## Que achados nas imagens estão associados à necrose gordurosa?

Em um quadro agudo, a necrose gordurosa seguida de mamoplastia redutora pode apresentar uma ou múltiplas massas de densidade mista; algumas podem ser espiculadas. À medida que o processo inflamatório associado à necrose gordurosa melhora, cistos oleosos de tamanhos variados, unitários ou múltiplos, uni ou bilaterais, podem permanecer. Ainda que alguns possam desenvolver calcificações anelares, a maioria desenvolve uma calcificação grosseira e curvilínea, conforme demonstrado nestas duas pacientes. Com o passar do tempo, podem se estabilizar, continuar com a calcificação ou solucionar-se por completo. Em algumas pacientes, esses se tornam palpáveis quando se calcificam em 1 ou 2 anos após a cirurgia. Quando palpáveis, é importante garantir à paciente que o achado palpável é benigno e não precisa de mais nenhuma intervenção. Também é importante que um relatório definitivo seja emitido.

Conforme os níveis de estrogênio diminuem, os elementos epiteliais nos fibroadenomas atrofiam-se e são substituídos por uma quantidade crescente de tecido fibroso. Mamograficamente, fibroadenomas hialinizados podem diminuir levemente de tamanho e tornarem-se mais densos, de forma que, em algumas mulheres, tornam-se mais aparentes, enquanto alguns sofrem calcificação, como demonstrado nesta paciente.

Categoria 1 no BI-RADS®: negativa. Categoria 2 no BI-RADS®: achado benigno é utilizado caso os achados sejam descritos no corpo do relatório. Recomenda-se fazer a próxima mamografia em 1 ano.

## PACIENTE 9

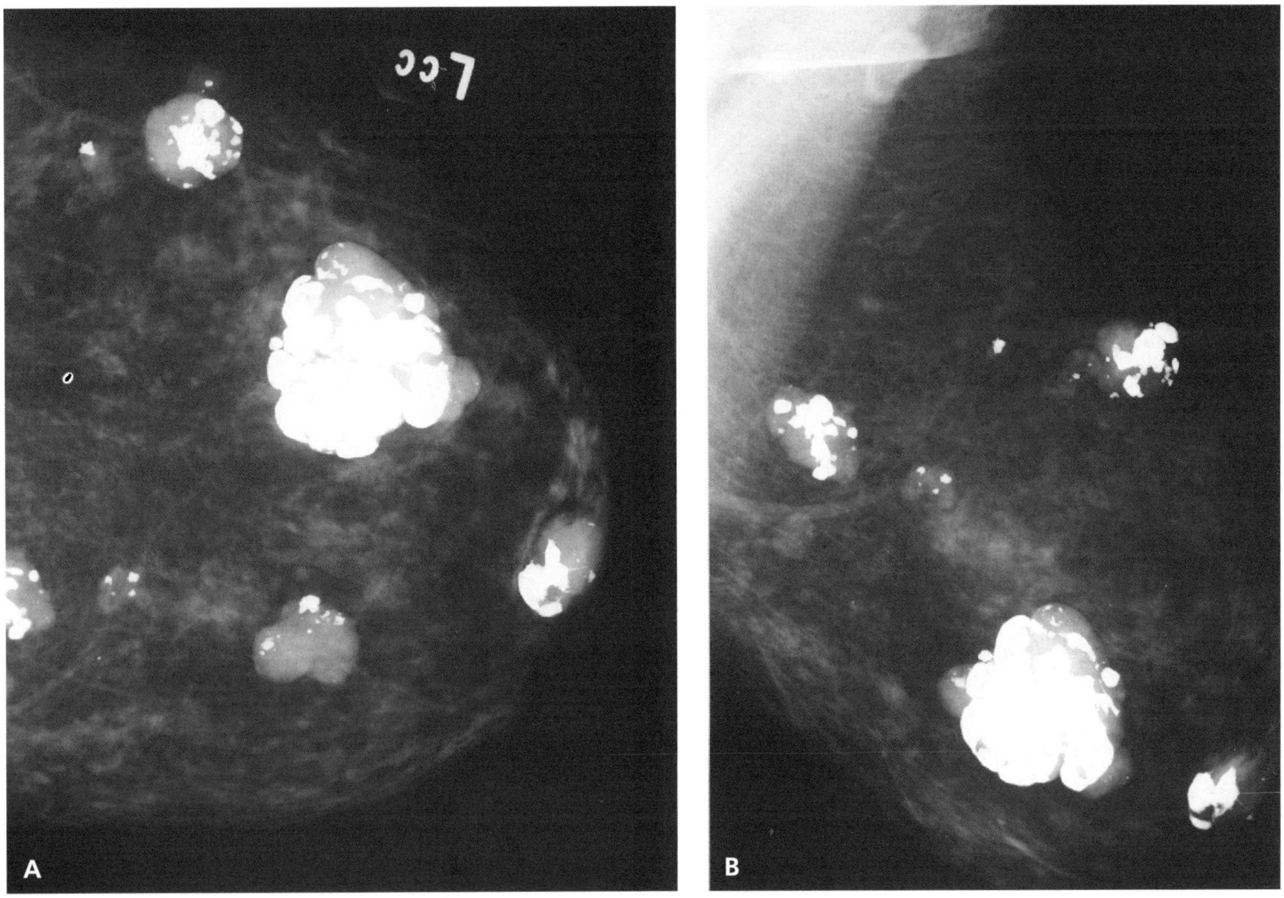

**Figura 1.9.** Mamografia de mulher com 70 anos de idade. Incidências CC **(A)** e MLO **(B)**, seio esquerdo.

### Qual é o diagnóstico e que categoria no BI-RADS® você atribuiria?

Massas múltiplas, bem limitadas e densas, algumas com macrolobulações e quantidades variadas de calcificações densas e grosseiras associadas estão presentes no seio esquerdo. São fibroadenomas hialinizados com calcificação distrófica associada (calcificações em formato de pipoca). Conforme os níveis de estrogênio diminuem, o componente epitelial nos fibroadenomas atrofia-se e é substituído por um tecido denso e fibroso hialinizado. Essas modificações podem caracterizar-se na mamografia por diminuição do tamanho, aumento da densidade e desenvolvimento de calcificações densas e distróficas em massas preexistentes e bem limitadas. Por desenvolverem-se em tecido fibroso hialinizado, essas calcificações variam de tamanho, forma e densidade (ou seja, não existe um espaço pré-formado moldando o desenvolvimento das calcificações). Também se pode notar uma massa oval, de densidade mista e bem limitada, sobreposta ao músculo peitoral na incidência MLO, consistente com o linfonodo.

Categoria 2 no BI-RADS®: achado benigno. Recomenda-se fazer a próxima mamografia em 1 ano.

## PACIENTE 10

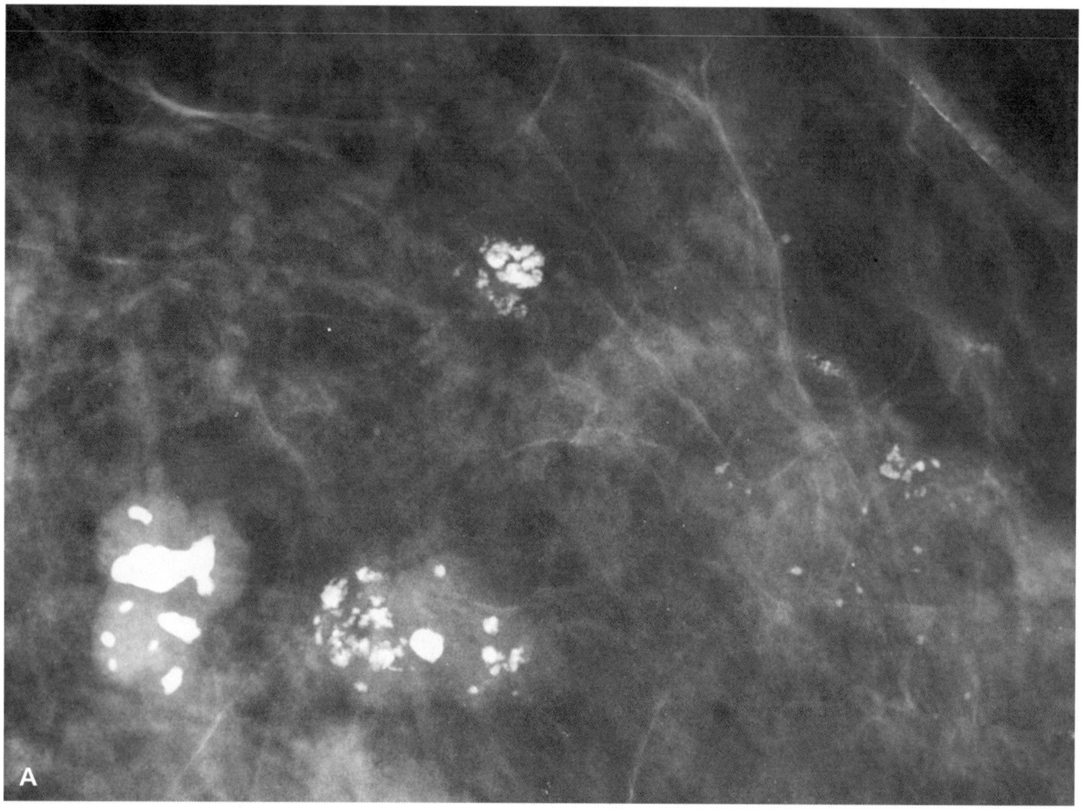

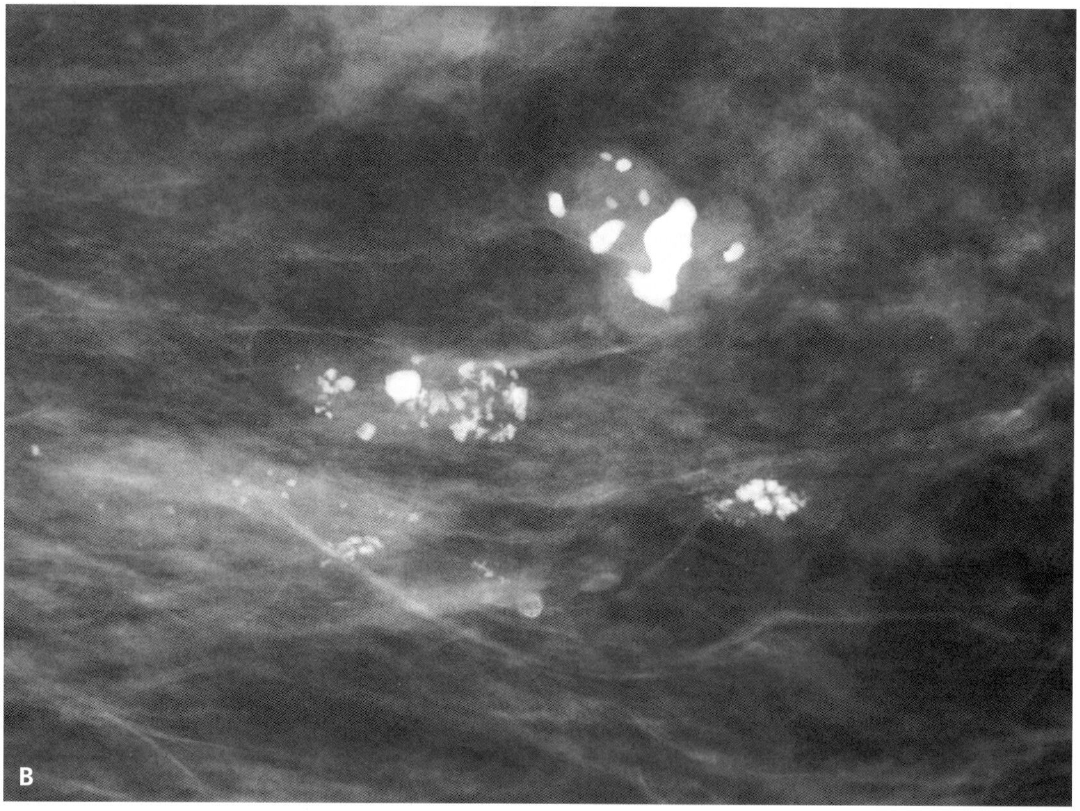

**Figura 1.10.** Mamografia de mulher de 65 anos de idade. Incidências CC **(A)** e MLO **(B)**, seio esquerdo, com imagem ampliada.

**Que observações você pode fazer? Você acha que esta mulher precisa ser chamada novamente para avaliação adicional?**

Duas massas macrolobuladas e densas, com margens parcialmente bem limitadas e calcificações densas e grosseiras, podem ser vistas na imagem do seio esquerdo. Um aglomerado de calcificações densas e agrupadas também está presente (Fig. 1.10C, seta), sem componente de tecido mole associado. Calcificações benignas espalhadas e calcificação arterial (Fig. 1.10C, ponta das setas) são incidentalmente notadas. Todos são fibroadenomas hialinizados. É importante reconhecer que uma massa nem sempre é vista associada às calcificações distróficas de um fibroadenoma (ou seja, um aglomerado de calcificações sozinho pode representar um fibroadenoma de hialina). Esses achados não necessitam de avaliação adicional ou acompanhamento em curto prazo. Entretanto, não se tranquilize pelos achados benignos óbvios, certifique-se de focar sua atenção no restante da mamografia.

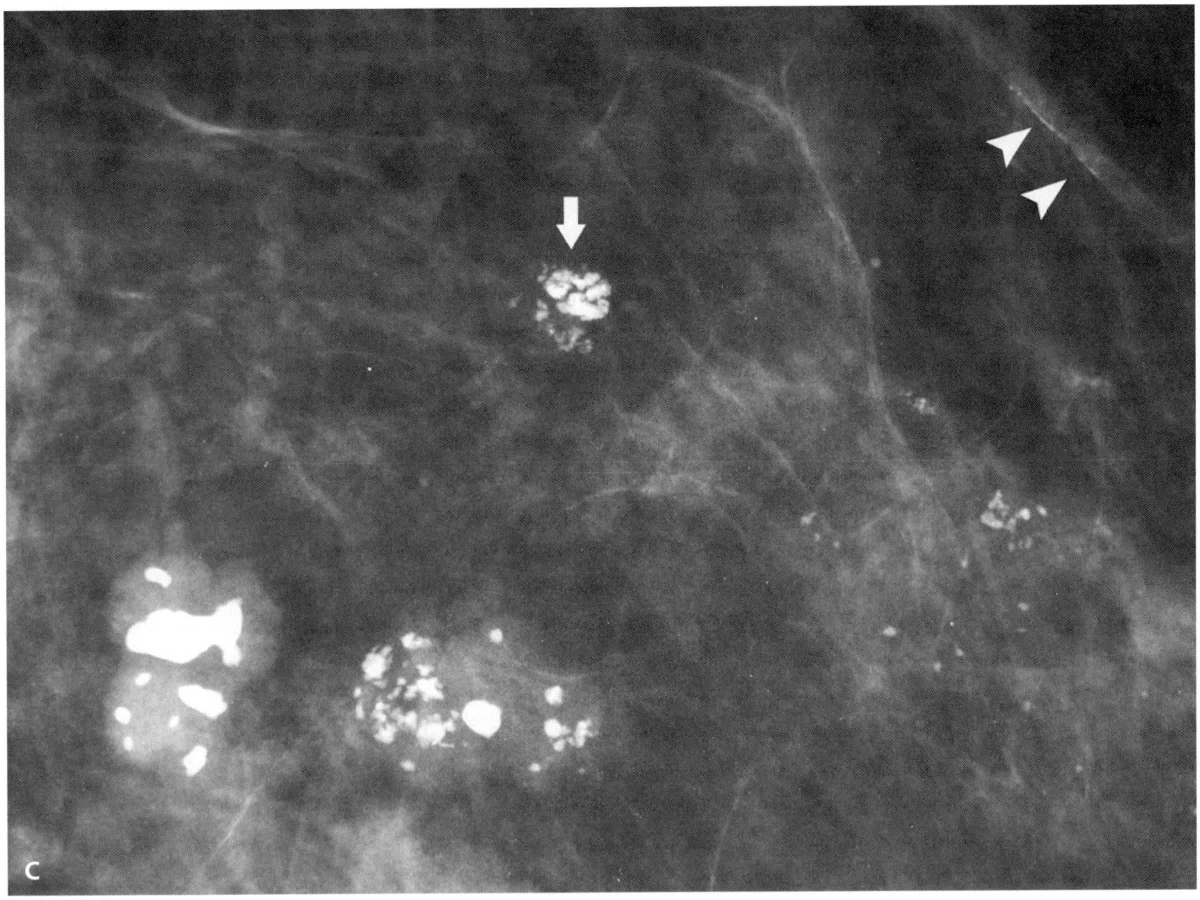


**Figura 1.10.** *(Continuação)* Incidência CC **(C)**, seio esquerdo. Massas macrolobuladas com calcificações grosseiras e densas, representando fibroadenomas hialinizados. Apesar de não haver componente de tecido mole, um aglomerado de densas calcificações agrupadas *(seta)* também representa um fibroadenoma hialinizado. Calcificação arterial *(ponta das setas)* está presente.

# PACIENTE 11

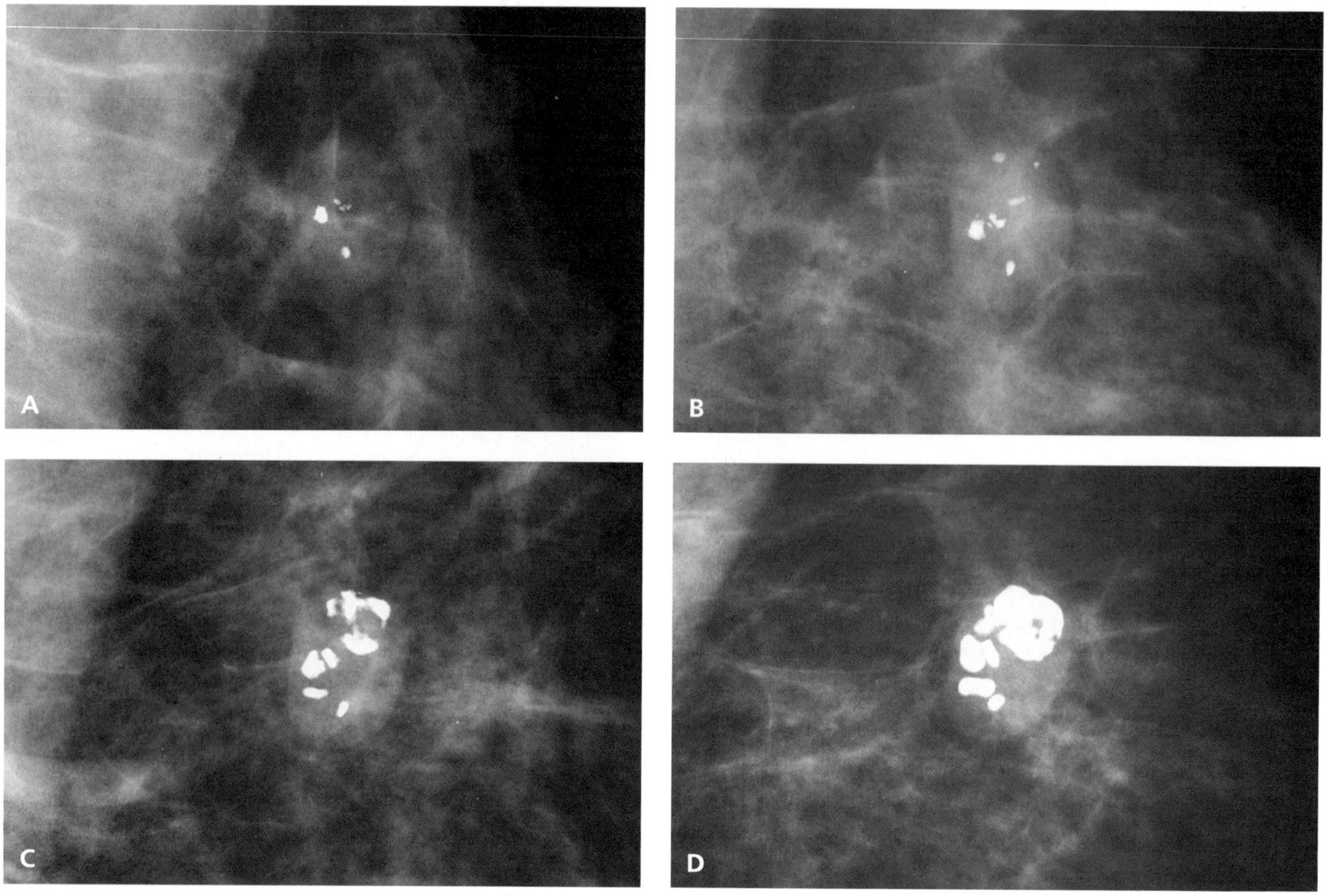


**Figura 1.11.** Mamografia de mulher de 43 anos de idade. Incidência MLO seio esquerdo **(A)** com imagem ampliada. Incidência MLO, seio esquerdo **(B)**, 1 ano após **(A)**. Incidência MLO, seio esquerdo **(C)**, 3 anos após **(A)**, com imagem ampliada. Incidência MLO, seio esquerdo **(D)**, 5 anos após **(A)**, com imagem ampliada.

## Qual é o seu diagnóstico?

Uma massa oval, parcialmente obscura, com margens bem limitadas e calcificações grosseiras densas associadas pode ser vista na imagem, na parte anterior do músculo peitoral. Em estudos subsequentes de exame das mamas, a massa diminuiu ligeiramente de tamanho, tornou-se mais densa e as calcificações aumentaram em número, tamanho e densidade. Esses achados são diagnosticados como fibroadenomas hialinizados com calcificações distróficas (ou seja, calcificações com formato de pipoca em desenvolvimento). Esse achado é benigno e não necessita de avaliação adicional ou acompanhamento em curto prazo.

## PACIENTE 12

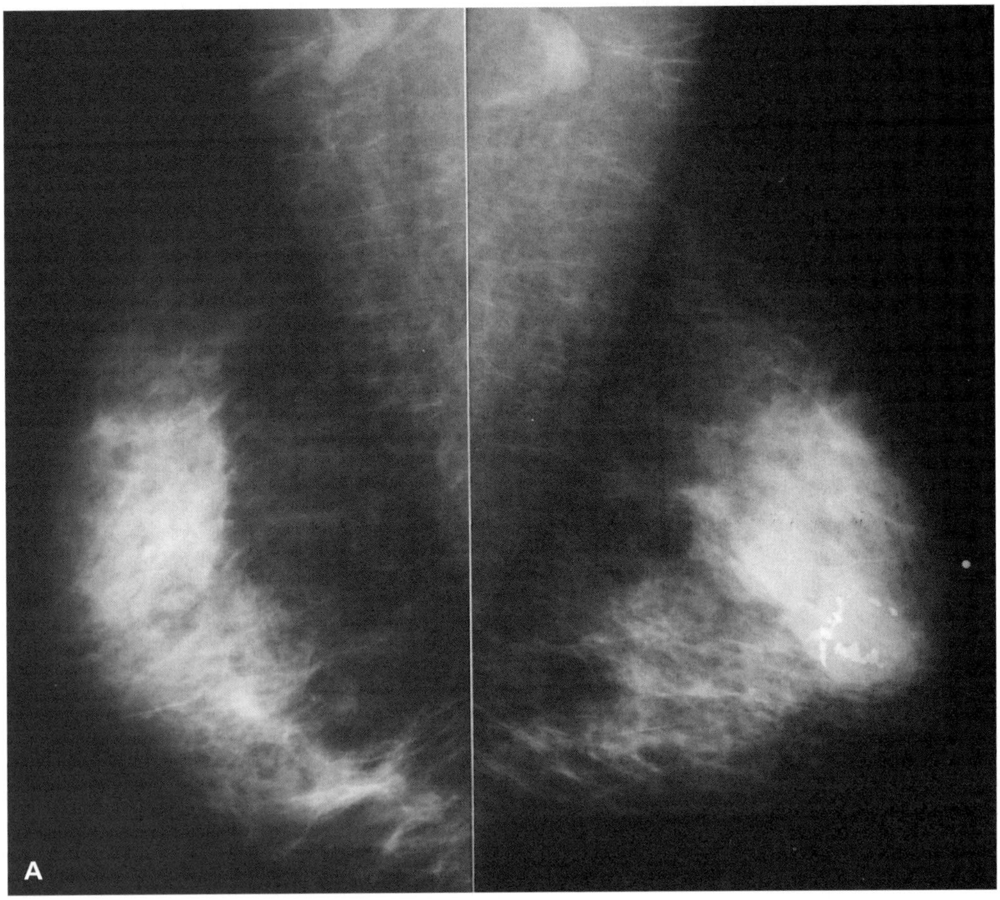


**Figura 1.12.** Estudo diagnóstico, paciente de 48 anos de idade apresentando um "caroço" no seio esquerdo. Incidência MLO **(A)** com marcador metálico no "caroço" descrito pela paciente no seio esquerdo. *(Continua.)*

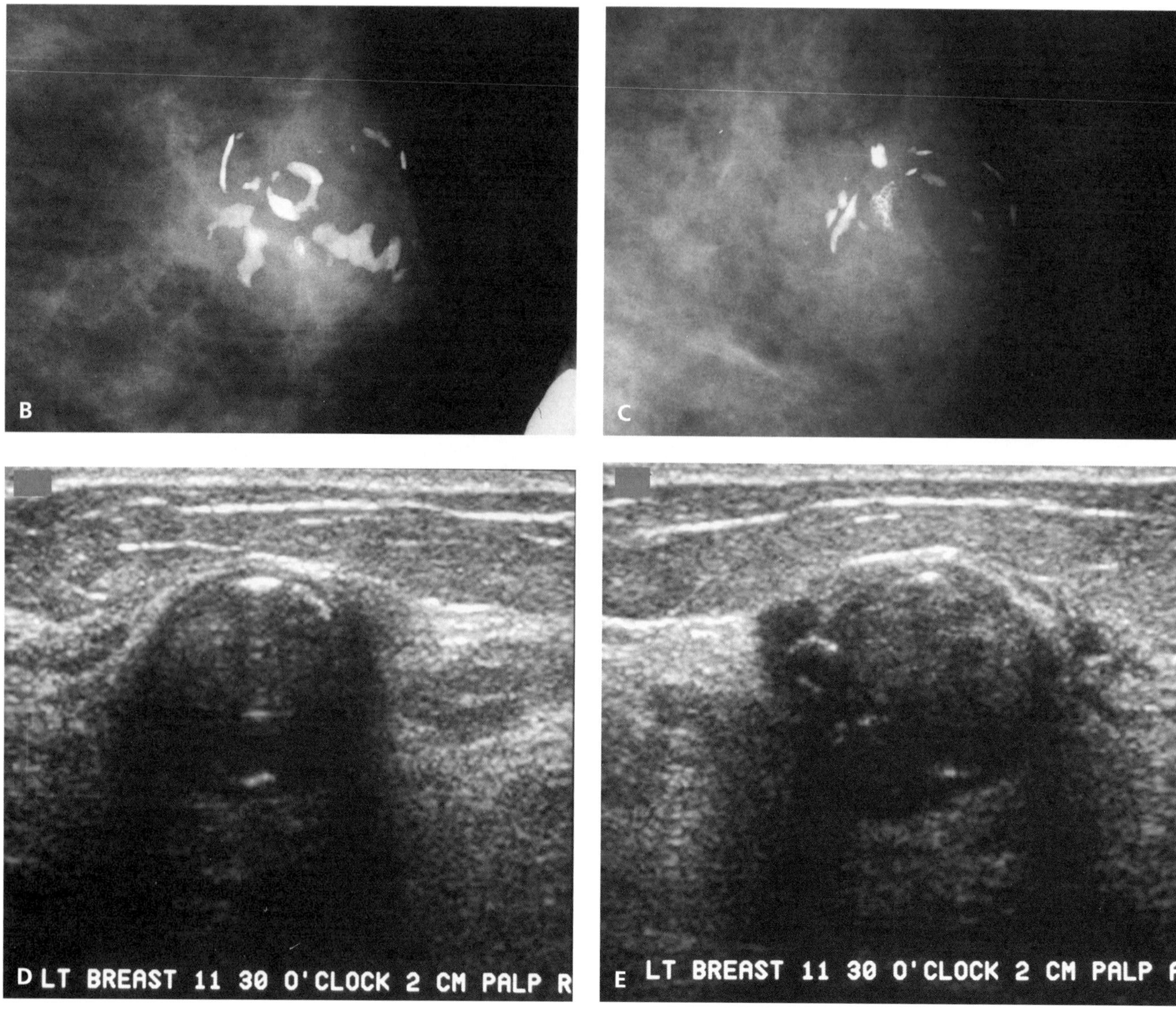


**Figura 1.12.** (*Continuação*) Incidência de compressão localizada **(B)** do achado palpável. Área subareolar esquerda **(C)**, 5 anos antes **(A, B)**, visão ampliada. Imagens de US, cortes RAD **(D)** e ARAD **(E)** do achado palpável (PALP).

## Como você descreveria os achados mamográficos e da ultrassonografia? Qual a sua recomendação para esta paciente?

Os linfonodos estão presentes em ambas as regiões axilares. Uma massa de 2 cm com margens obscuras e calcificações grosseiras associadas é visualizada na área subareolar esquerda na incidência medio-lateral oblíqua. No *spot* com compressão, as margens são irregulares e indistintas. Comparadas com o estudo feito 5 anos antes, a massa apresenta-se, agora, mais densa, e as calcificações estão maiores.

No exame físico, uma massa com mobilidade, consistência não macia e indolor é palpada na posição de 11 horas e 30 minutos no seio, a 2 cm do mamilo esquerdo. Na US, uma massa arredondada com ecotextura heterogênea e sombra acústica posterior é visualizada, correspondendo ao achado palpável. Várias áreas de hiperecogenicidade (Fig. 1.12F, G, setas), algumas curvilíneas e outras com sombra acústica posterior associada (Fig. 1.12F, G, ponta das setas), são notadas, fato consistente com as calcificações vistas na mamografia. Os achados da mamografia são diagnosticados como fibroadenoma hialinizado com calcificações distróficas associadas. Embora uma US seja mostrada aqui como complemento, o diagnóstico é feito com os achados da mamografia. Isso é explicado à paciente; garante-se a ela que o que sente é uma lesão benigna que não se transformará em câncer e que tem estado ali presente por 5 anos sem mudanças significativas. Um relatório definitivo deverá ser emitido, descrevendo o achado palpável como um fibroadenoma hialinizado, que não necessita de outra intervenção ou de acompanhamento em curto prazo.

Categoria 2 no BI-RADS®: achado benigno. Recomenda-se fazer a próxima mamografia em 1 ano.

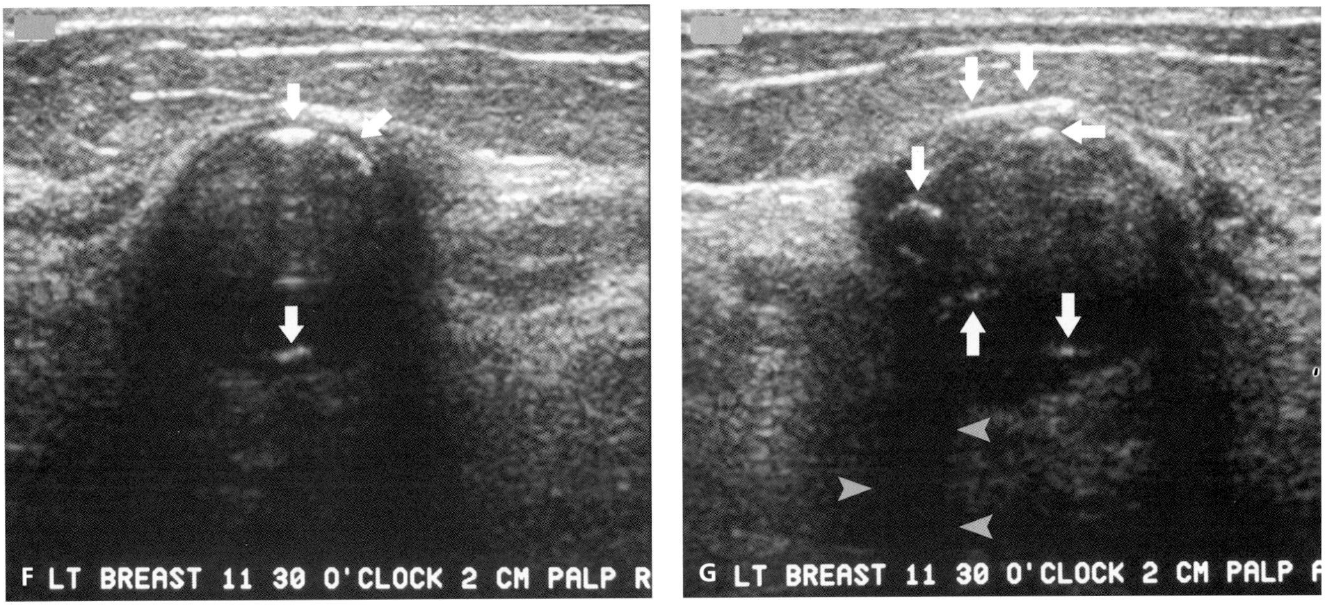


**Figura 1.12.** *(Continuação)* Imagens de US, cortes RAD **(F)** e ARAD **(G)** do achado palpável (PALP) no seio esquerdo, na posição 11:30h, a 2 cm do mamilo. Uma massa arredondada e hipoecoica com ecotextura heterogênea, calcificações densas *(setas)* e sombra acústica posterior é vista na imagem, correspondendo à área palpável indicada pela paciente. A sombra acústica posterior *(ponta das setas)* é vista intermitentemente associada a algumas das calcificações.

## PACIENTE 13

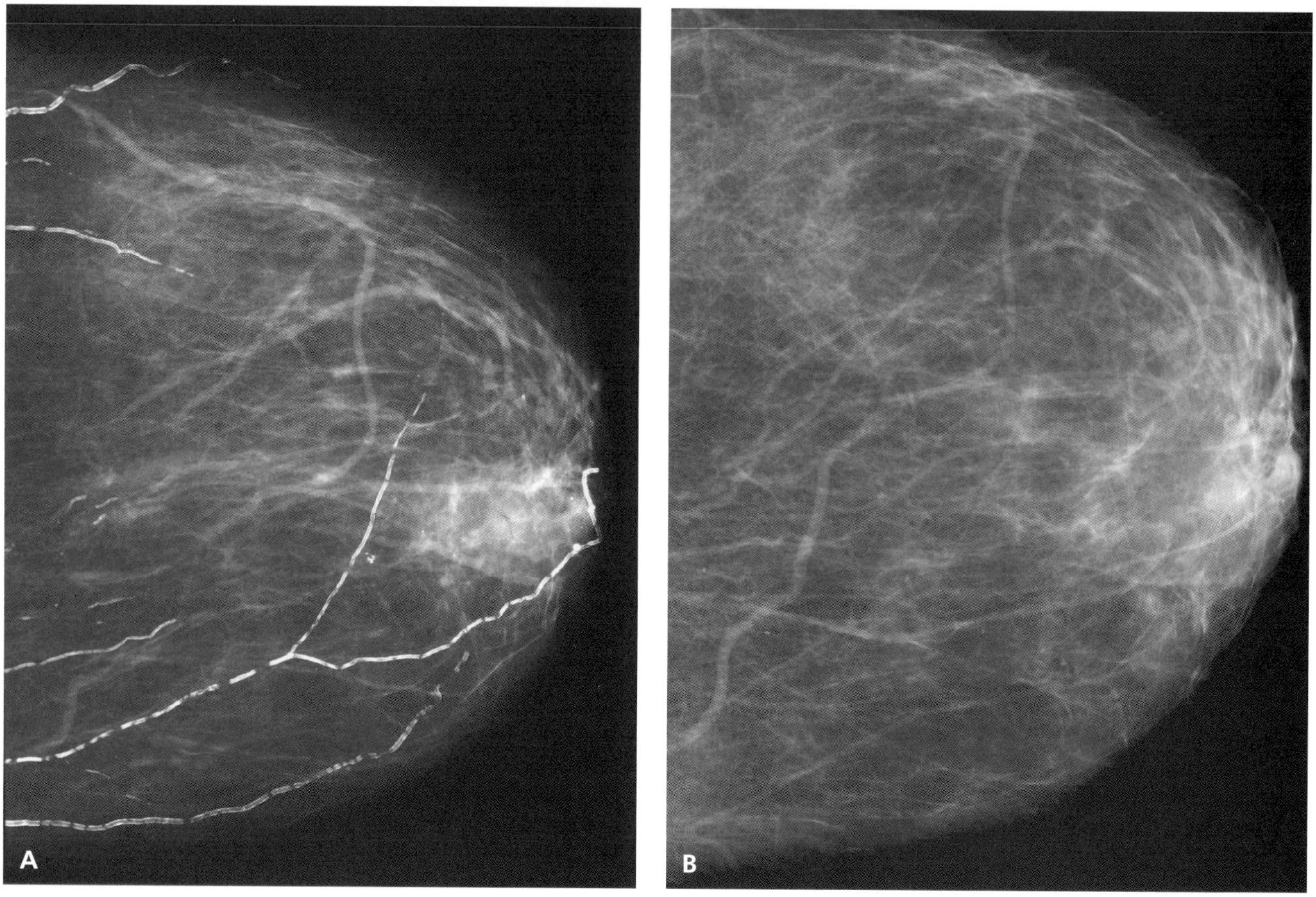


**Figura 1.13.** Mamografia de mulher de 63 anos de idade. Incidência CC **(A)**, seio esquerdo. Incidência CC **(B)**, seio esquerdo, 3 anos antes.

### Como você descreveria os achados?

Calcificações lineares, paralelas e com formato de trilhos representam calcificações vasculares (arteriais). Esta paciente desenvolveu calcificações vasculares densas em um período de 3 anos, sugerindo a possibilidade de haver diabete ou aterosclerose, que podem ser significantes. Nesta paciente, descrevo o desenvolvimento de calcificações vasculares no relatório mamográfico. É sensato entrar em contato diretamente com o médico responsável, principalmente se a paciente não fornecer nenhuma informação sobre as doenças cardíaca, diabética ou renal latentes (p. ex., que medicamentos está tomando?), para que se possam discutir os achados.

De acordo com o reportado, as calcificações arteriais são mais comuns em mulheres que já passaram pela menopausa e que não estão fazendo terapia de reposição hormonal (TRH). O rápido desenvolvimento das calcificações arteriais em algumas mulheres que estão no período da perimenopausa pode ser um indicativo para considerar-se o início da TRH; nesse caso, a mamografia também será útil na monitoração da eficácia da TRH. A prevalência de calcificações arteriais entre as mulheres aumenta com a idade. Entretanto, é importante ter conhecimento de que as calcificações arteriais são quatro vezes mais frequentes em pacientes diabéticas (as que fazem uso de insulina ou de agentes hipoglicemiantes orais) e três vezes mais frequentes em hipertensas (aquelas que usam anti-hipertensivos orais) se em comparação com pacientes que não têm essas doenças.

Calcificações arteriais em mulheres jovens, em particular na conjunção com engrossamento da pele (especificamente da pele das axilas) e microcalcificações da mama, também foram registradas naquelas com pseudoxantoma elástico (PXE). Essa é uma doença autossômica recessiva caracterizada por fragmentação, aglutinação e calcificação das fibras elásticas da pele, dos olhos e das artérias. Pápulas de pele amareladas e dobras desnecessárias na pele em locais flexurais (p. ex., axila e virilha) são achados cutâneos comuns. Estrias angioides na retina afetam quase 100% das pacientes após os 30 anos de idade e podem resultar em perda da acuidade visual. Doença vascular periférica, resultante da calcificação de artérias de tamanho médio, pode levar a claudicação, hipertensão, angina, infarto do miocárdio, acidente vascular cerebral (AVC) angina intestinal com consequente sangramento gastrointestinal e gravidez de risco, frequentemente resultando em aborto espontâneo. Embora mudanças na pele normalmente se desenvolvam durante a infância, a doença dificilmente é diagnosticada antes da terceira ou quarta década de vida, quando as complicações sistêmicas tornam-se mais aparentes.

Categoria 2 no BI-RADS®: achado benigno. Recomenda-se fazer a próxima mamografia em 1 ano.

# PACIENTE 14

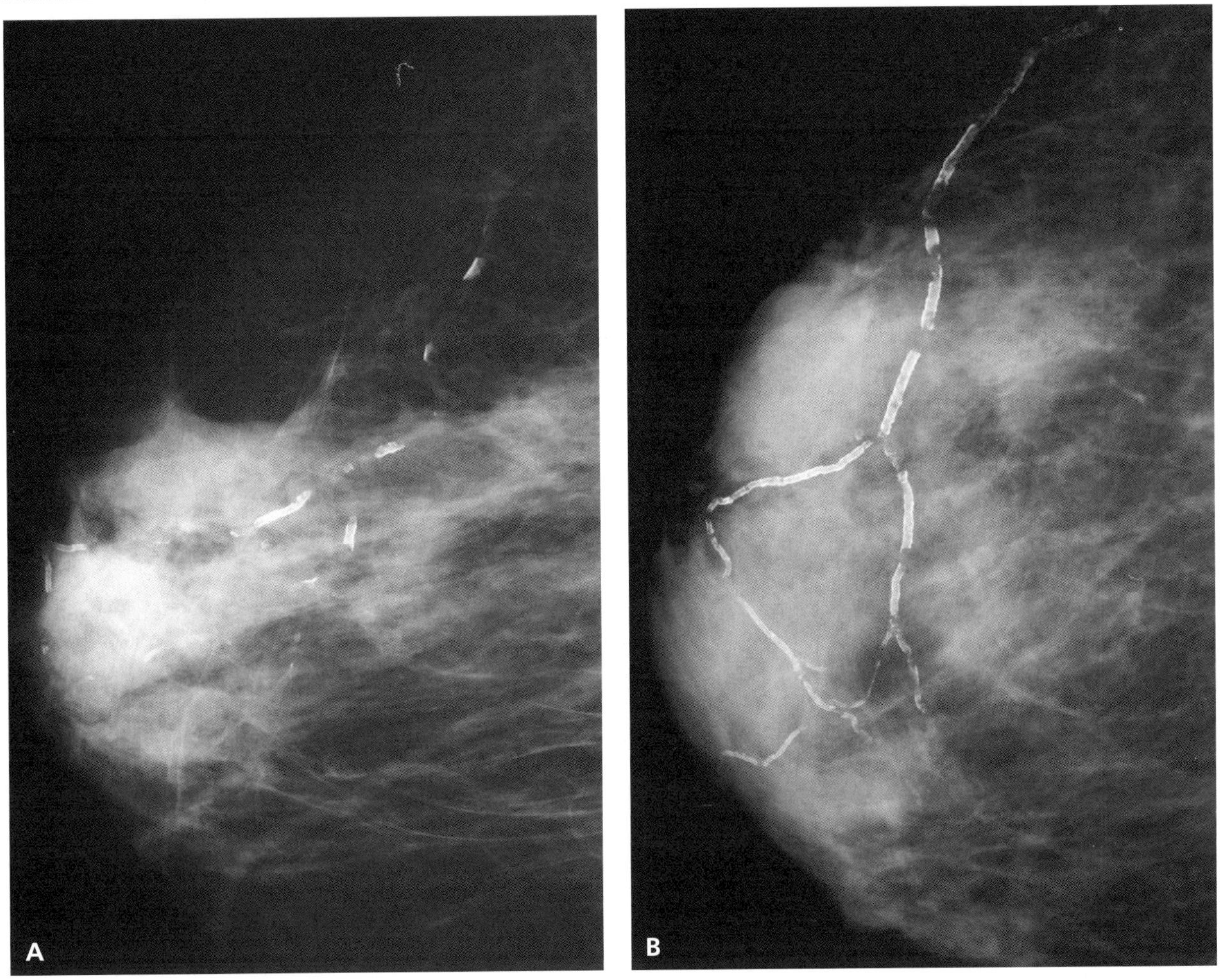



**Figura 1.14.** Mamografia de mulher de 55 anos de idade. Incidência MLO **(A)**, seio direito. Incidência MLO **(B)**, seio direito, 4 anos antes.

## Como você descreveria os achados?

Calcificações densas, lineares, paralelas, em formato de trilhos representam calcificações vasculares (arteriais). Nesta paciente, a calcificação arterial está diminuindo. Tipicamente, calcificações vasculares desenvolvem-se e podem ser visualizadas na mamografia conforme a mulher envelhece. Como ilustrado por esta paciente, se a(s) causa(s) latente(s) da aterosclerose é(são) tratada(s) com sucesso, as calcificações vasculares poderão sumir parcial ou completamente, mas esse é um caso raro.

De acordo com o reportado, as calcificações arteriais são mais comuns em mulheres que já passaram pela menopausa e que não estão fazendo TRH. O rápido desenvolvimento das calcificações arteriais em algumas mulheres que estão no período da perimenopausa pode ser um indicativo para considerar-se o início da TRH; nesse caso, a mamografia também será útil na monitoração da eficácia da TRH. A prevalência de calcificações arteriais entre as mulheres aumenta com a idade. Entretanto, é importante ter conhecimento de que as calcificações arteriais são quatro vezes mais frequentes em pacientes diabéticas (as que fazem uso de insulina ou de agentes hipoglicemiantes orais) e três vezes mais frequentes em hipertensas (aquelas que usam anti-hipertensivos orais) quando em comparação com pacientes que não têm essas doenças.

Calcificações arteriais em mulheres jovens, particularmente em conjunção com engrossamento da pele (especificamente da pele das axilas) e microcalcificações da mama, também foram registradas naquelas com PXE. Essa é uma doença autossômico-recessiva caracterizada por fragmentação, aglutinação e calcificação das fibras elásticas da pele, dos olhos e das artérias. Pápulas de pele amareladas e dobras desnecessárias na pele em locais flexurais (p. ex., axila e virilha) são achados cutâneos comuns. Estrias angioides na retina afetam quase 100% das pacientes após os 30 anos de idade e podem resultar em perda da acuidade visual. Doença vascular periférica, resultante da calcificação de artérias de tamanho médio, pode levar a claudicação, hipertensão, angina, infarto do miocárdio, AVC, angina intestinal com consequente sangramento gastrointestinal e gravidez de risco, frequentemente resultando em aborto espontâneo. Embora mudanças na pele se desenvolvam normalmente durante a infância, a doença dificilmente é diagnosticada antes da terceira ou quarta década de vida, quando as complicações sistêmicas tornam-se mais aparentes.

Categoria 2 no BI-RADS®: achado benigno. Recomenda-se fazer a próxima mamografia em 1 ano.

## PACIENTE 15

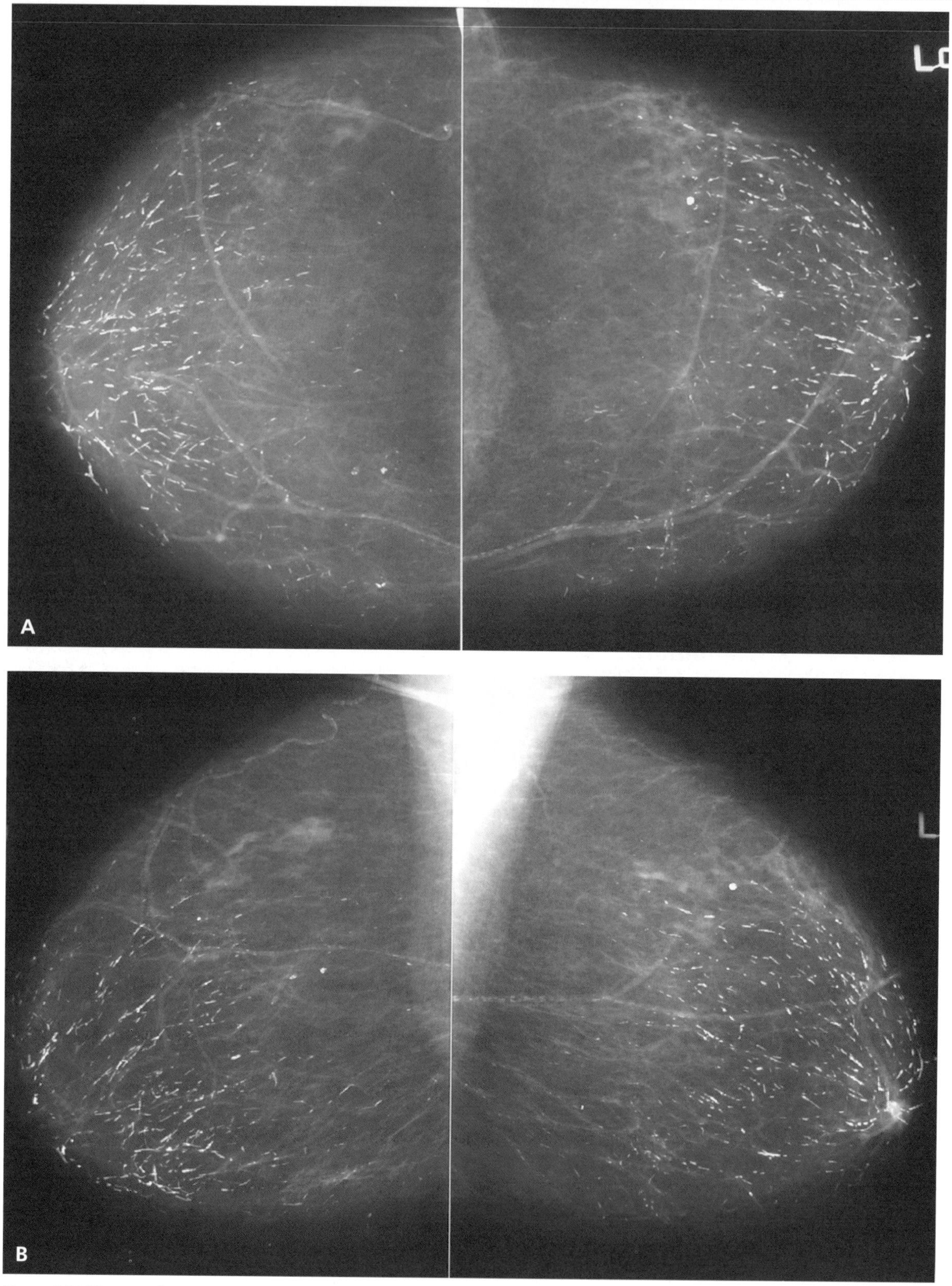


**Figura 1.15.** Mamografia de mulher de 80 anos de idade. Incidências CC **(A)** e MLO **(B)**.

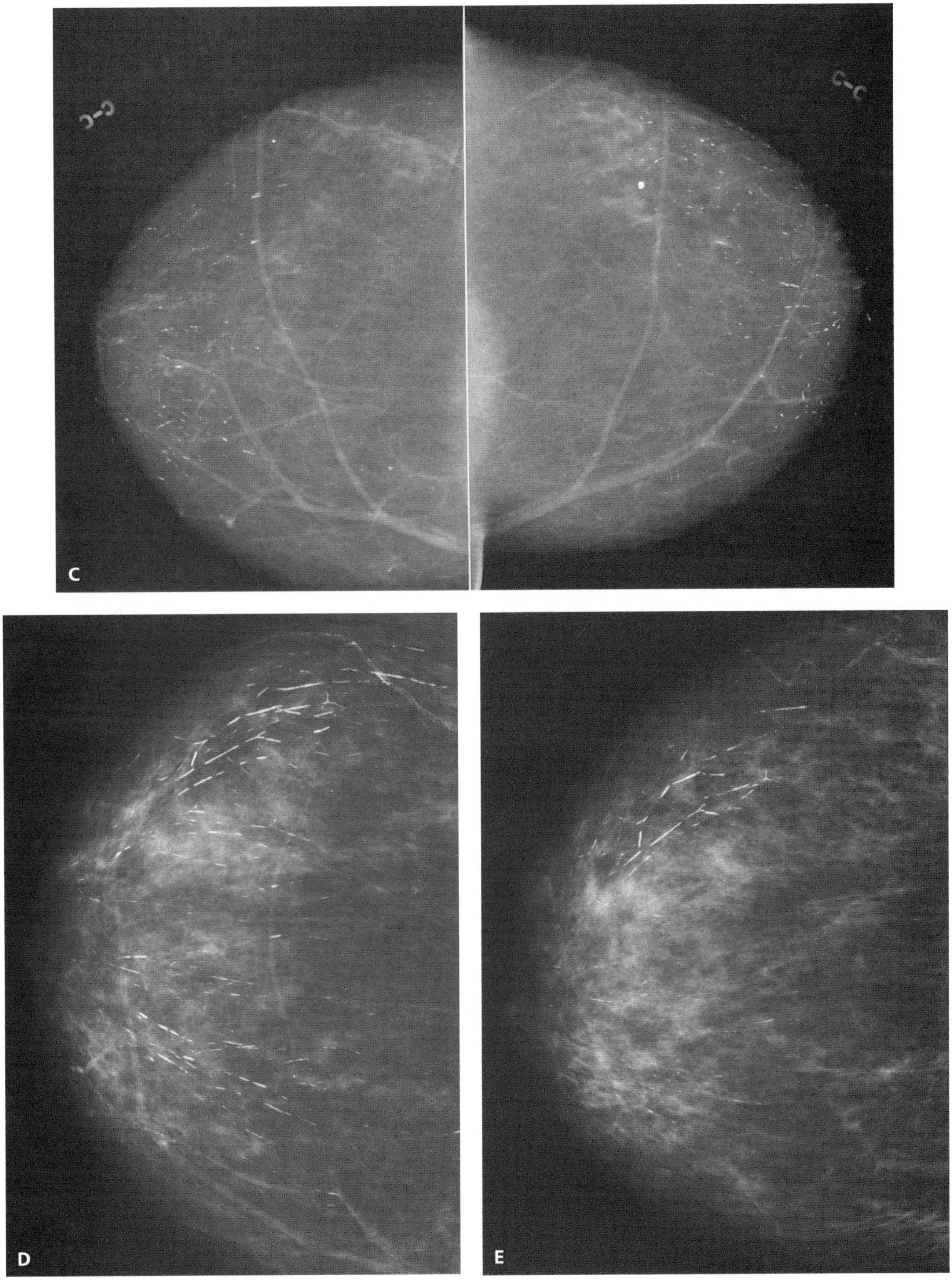


**Figura 1.15.** *(Continuação)* Incidência CC **(C)**, mamografia, 5 anos antes de **(A, B)**. Mamografia de mulher de 76 anos de idade. Incidência CC **(D)**, seio direito. Incidência CC **(E)**, seio direito, 2 anos antes de **(D)**.

## Como você descreveria os achados e o que recomenda que seja feito em seguida?

Calcificações grandes, com formato de bastonetes, estão presentes bilateralmente (Fig. 1.15A, B). Essas calcificações são tipicamente grosseiras, densas e com formato de bastonete. Conforme demonstrado, desenvolvem-se progressivamente (compare a Fig. 1.15A com a Fig. 1.15C), frequentemente orientam-se na direção do mamilo e em geral é um processo bilateral. Ramificações podem ser visualizadas, e quando as calcificações desenvolvem-se periductalmente, uma transparência central pode ser notada. Essas calcificações têm sido descritas como associadas à ectasia do ducto; uma variedade de termos foi utilizada para descrever o processo, incluindo mastite periductal, doença secretória, mastite tipo comedo, mastite de células plasmáticas e mastite obliterante. Também se nota o desenvolvimento progressivo das calcificações arteriais.

O desenvolvimento progressivo de calcificações grandes com formato de bastonetes é observado na incidência CC direita exibida na Fig. 1.15D. São calcificações benignas e não necessitam de avaliação ou intervenção adicionais. Também são notadas as calcificações vasculares. Uma mamografia anual é recomendada para estas duas pacientes. Entretanto, deve-se ter cuidado quando calcificações grandes com formato de bastonetes desenvolvem-se focalmente na paciente, principalmente se não estiverem orientadas na direção do mamilo e não existir nenhum outro tipo de calcificação nos seios. Raramente, carcinoma ductal *in situ* (CDIS) com necrose central aparece com calcificações que podem ser confundidas com algum outro tipo de calcificação apresentada aqui.

Categoria 1 no BI-RADS®: negativa. Categoria 2 no BI-RADS®: achado benigno é utilizado caso as calcificações sejam descritas no corpo do relatório. Recomenda-se fazer a próxima mamografia em 1 ano.

## PACIENTE 16

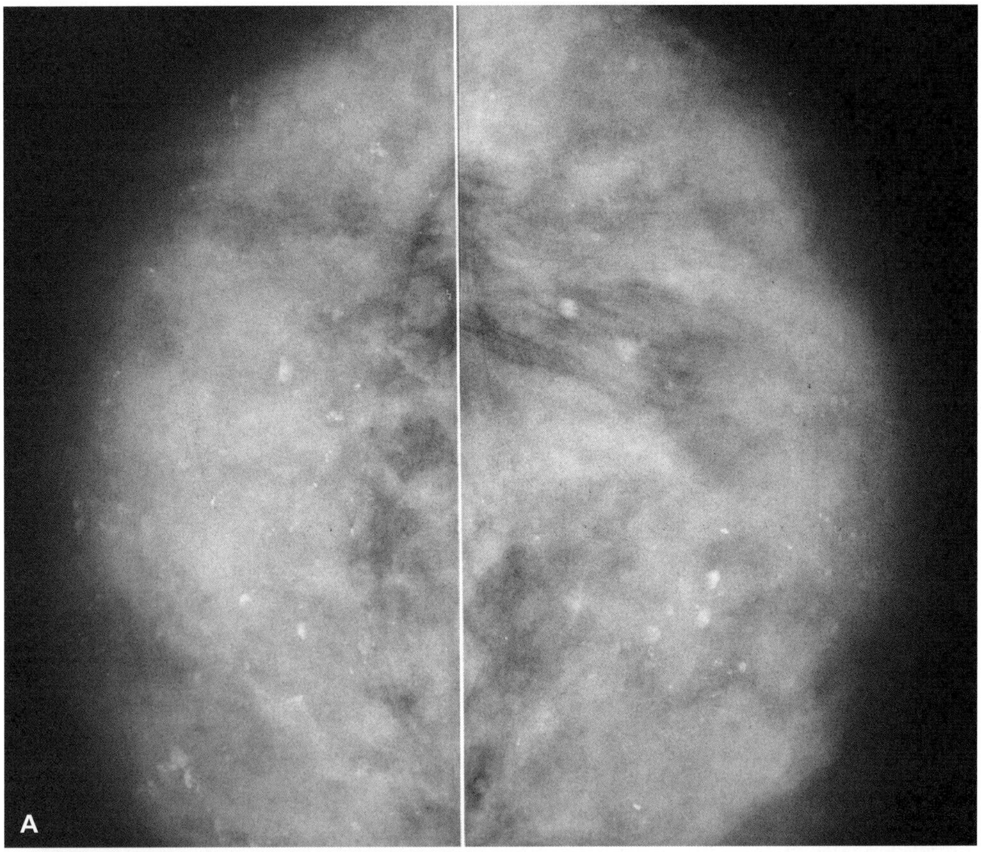


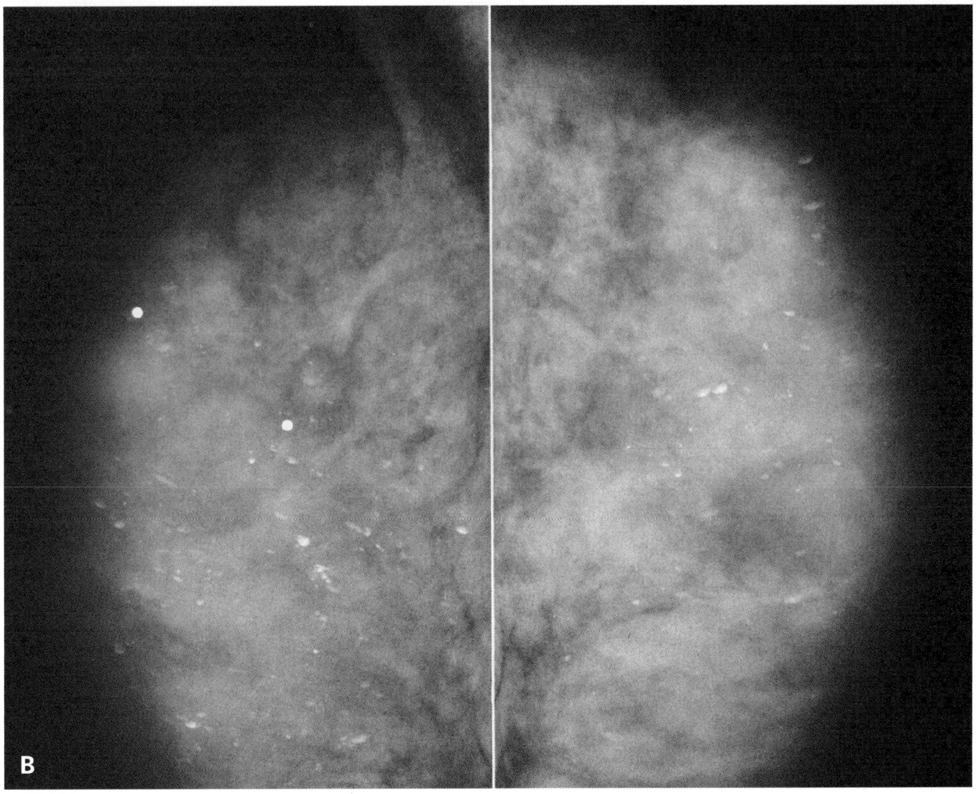


**Figura 1.16.** Mamografia de mulher de 42 anos de idade. Incidências CC **(A)** e MLO **(B)**. *(Continua.)*

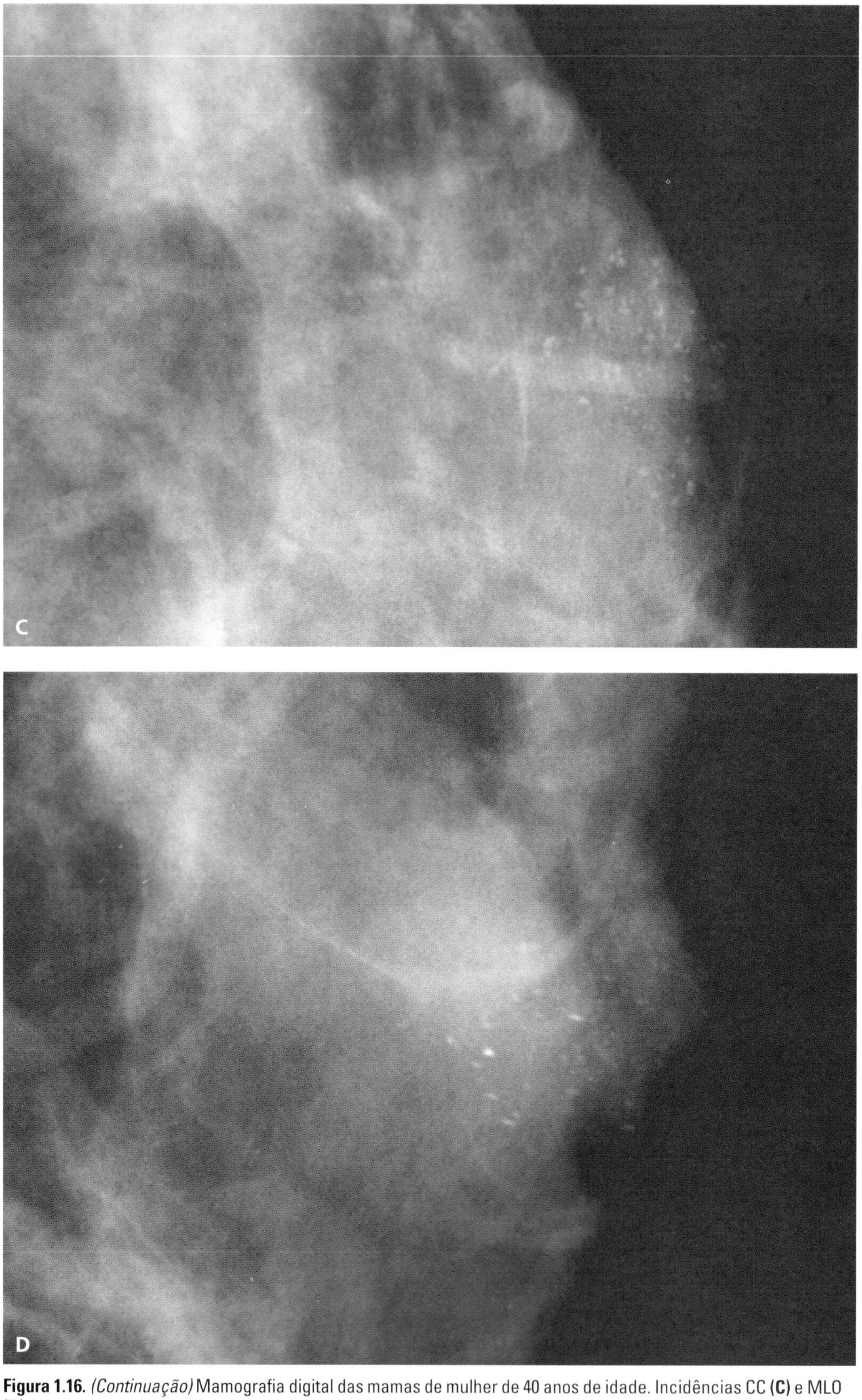


**Figura 1.16.** *(Continuação)* Mamografia digital das mamas de mulher de 40 anos de idade. Incidências CC **(C)** e MLO **(D)** do seio esquerdo, com imagem ampliada.

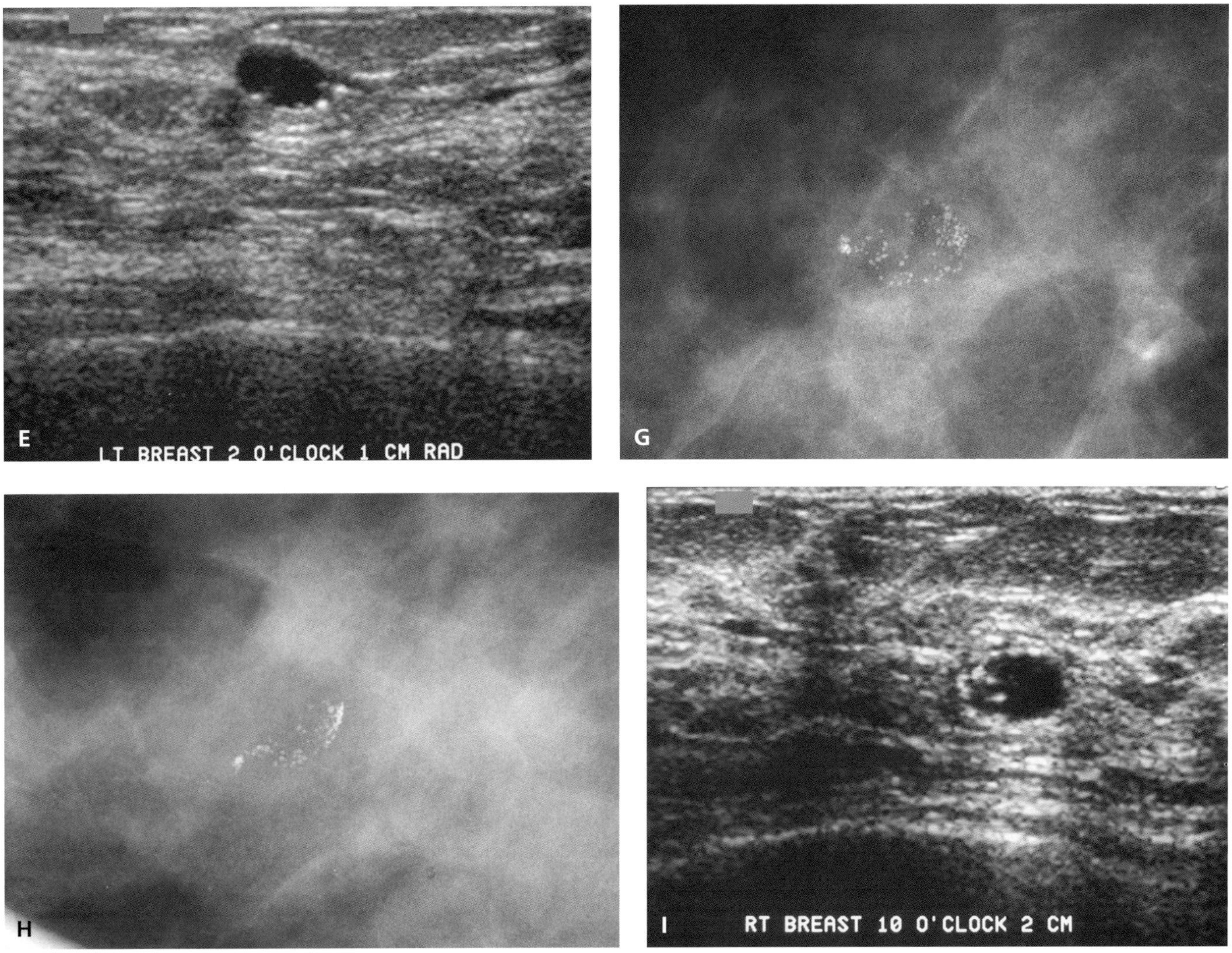


**Figura 1.16.** *(Continuação)* Imagem de US **(E)** corte radial (RAD), na posição de 2 horas, a 1 cm do mamilo esquerdo. Estudo de exame das mamas de mulher de 72 anos de idade. Incidências CC **(G)** e MLO **(H)** com visão ampliada. Imagem de US **(I)** na posição de 10 horas, a 2 cm do mamilo esquerdo. *(Continua.)*

**Para cada mamografia apresentada descreva os achados. Qual é o diagnóstico das três pacientes? Uma biópsia ou um acompanhamento a curto prazo são indicados?**

Calcificações amorfas de diferentes formas e tamanhos estão difusamente espalhadas pelo denso parênquima na incidência CC (Fig. 1.16A). Na incidência MLO, as calcificações são bem definidas e com maior densidade, se comparadas à incidência CC, e a maioria apresenta aparência curvilínea ou linear (Fig. 1.16B).

Um agrupamento de calcificações amorfas é visto lateralmente no seio esquerdo, na incidência CC (Fig. 1.16C). As calcificações individuais são mais bem definidas, mais densas e demonstram aparência mais linear na incidência mediolateral oblíqua (Fig. 1.16D). Na US (Fig. 1.16E), um aglomerado de cistos com menos de 1 cm aparece na imagem na posição de 2 horas, a 1 cm do mamilo (somente um dos que são exibidos), correspondendo à área de agrupamento de calcificações visualizadas na mamografia. Um foco ecogênico distinto (Fig. 1.16F, setas) e uma área linear de ecogenicidade (Fig. 1.16F, ponta das setas) são visualizados na porção dependente do cisto, correspondendo a algumas das camadas de calcificações identificadas na mamografia (Fig. 1.16F).

Um agrupamento de calcificações arredondadas e ovais aparece na imagem da incidência CC direita (Fig. 1.16G). As calcificações trocam de posição e sua distribuição geral sugere que estão contidas na massa arredondada não visualizada na incidência mediolateral oblíqua (Fig. 1.16H). Na US (Fig. 1.16I), um cisto aparece na imagem na posição de 10 horas do seio direito, a 2 cm do mamilo, que é a localização esperada das calcificações encontradas nas mamografias. Um foco ecogênico distinto (Fig. 1.16J, setas) e outro curvilíneo irregular de ecogenicidade (Fig. 1.16J, ponta das setas) aparecem no cisto, refletindo as calcificações vistas na mamografia (Fig. 1.16J). Conforme esperado, as calcificações estão contidas no cisto.

Estas três pacientes demonstram a variação na aparência do leite de cálcio. O diagnóstico é estabelecido pelas características das calcificações encontradas na mamografia. Essas características refletem cálcio em suspensão dentro dos microcistos, o que é menos comum em macrocistos. Calcificações amorfas são visualizadas na incidência CC. Nas incidências mediolateral oblíqua e lateral de 90 graus, as camadas de cálcio criam calcificações bem definidas e curvilíneas ("xícaras de chá"). O aspecto mamográfico característico desse tipo de calcificação, e portanto, um diferencial entre as incidências CC e lateral de 90 graus, apesar de também poder ser visualizada na incidência mediolateral oblíqua em muitos pacientes. Caso este diagnóstico esteja em questão na mamografia, a paciente é chamada de volta para confirmar o diagnóstico com uma incidência lateral de 90 graus. Esse processo pode ser difuso e bilateral, unilateral e focal. Apesar de ser mais comum o cálcio aparecer em suspensão, em algumas pacientes aparecem calcificações individuais (frequentemente com formato um pouco geométrico) em suspensão que podem ser visualizadas alternando suas aparências entre as incidências CC e mediolateral oblíqua ou lateral de 90 graus. Se uma US é feita, as mudanças nos cistos, algumas contendo calcificações associadas, são com frequência identificáveis.

Categoria 1 no BI-RADS®: negativa. Categoria 2 no BI-RADS®: achado benigno é utilizado caso as calcificações sejam descritas no corpo do relatório. Recomenda-se fazer a próxima mamografia em 1 ano.

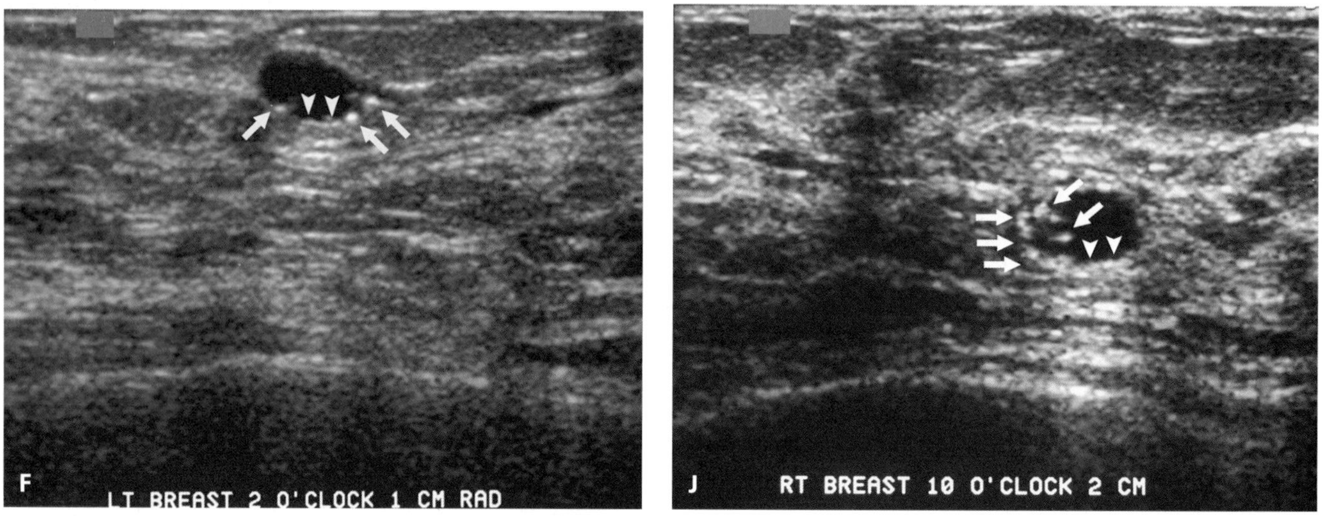


**Figura 1.16.** *(Continuação)* Imagem de US **(F)** corte radial (RAD), na posição de 2 horas, a 1 cm do mamilo esquerdo. Um entre vários cistos com menos de 1 cm no quadrante superior externo do seio esquerdo. Foco ecogênico *(setas)* e foco linear de ecogenicidade *(ponta das setas)* são notados na porção dependente do cisto. Isso é um leite de cálcio. **(J)** Imagem de US **(J)** na posição de 10 horas, a 2 cm do mamilo esquerdo. Um cisto com calcificações *(setas)* e foco curvilíneo de ecogenicidade sugerindo cálcio fora da suspensão na porção dependente do cisto (*ponta das setas*).

# PACIENTE 17

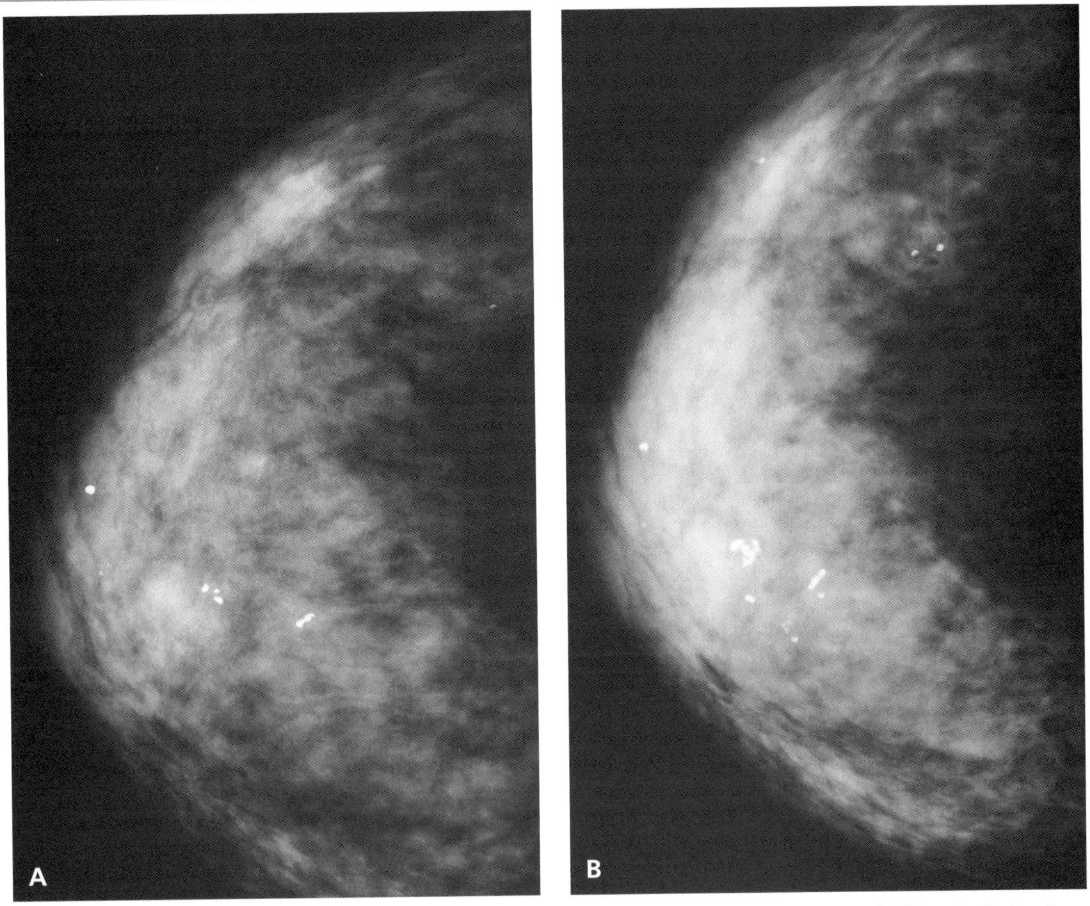


**Figura 1.17.** Mamografia de mulher de 67 anos de idade. Incidência CC **(A)**, seio direito. Incidência CC **(B)**, seio direito, 2 anos após **(A)**. *(Continua.)*

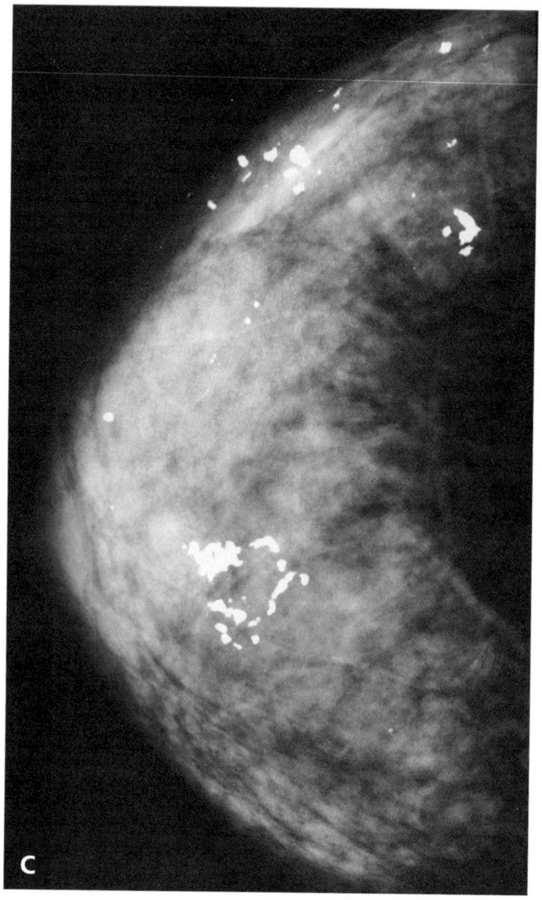

**Figura 1.17.** *(Continuação)* Incidência CC **(C)**, seio direito, 4 anos após **(A)**.

## Como você descreveria os achados? Qual é o seu diagnóstico?

Esta paciente ilustra o desenvolvimento progressivo de calcificações distróficas. Essas calcificações desenvolvem-se no tecido fibroso do estroma, e não em espaços ou estruturas anatômicas pré-definidas (p. ex., ácinos, ductos ou vasos). Conseqüentemente, variam em tamanho, forma e densidade. Quando são difusas e bilaterais, podem refletir a presença de processos latentes metabólicos (p. ex., insuficiência renal, hiperparatireoidismo), inflamatórios ou degenerativos. Quando estão concentradas em um ponto, podem ser associadas a fibroadenomas hialinizados, papilomas com esclerose e necrose gordurosa (pós-trauma, pós-cirúrgico). Na maioria das mulheres, nenhuma etiologia é identificada.

Categoria 1 no BI-RADS®: negativa. Categoria 2 no BI-RADS®: achado benigno é utilizado caso as calcificações sejam descritas no corpo do relatório. Recomenda-se fazer a próxima mamografia em 1 ano.

# PACIENTE 18

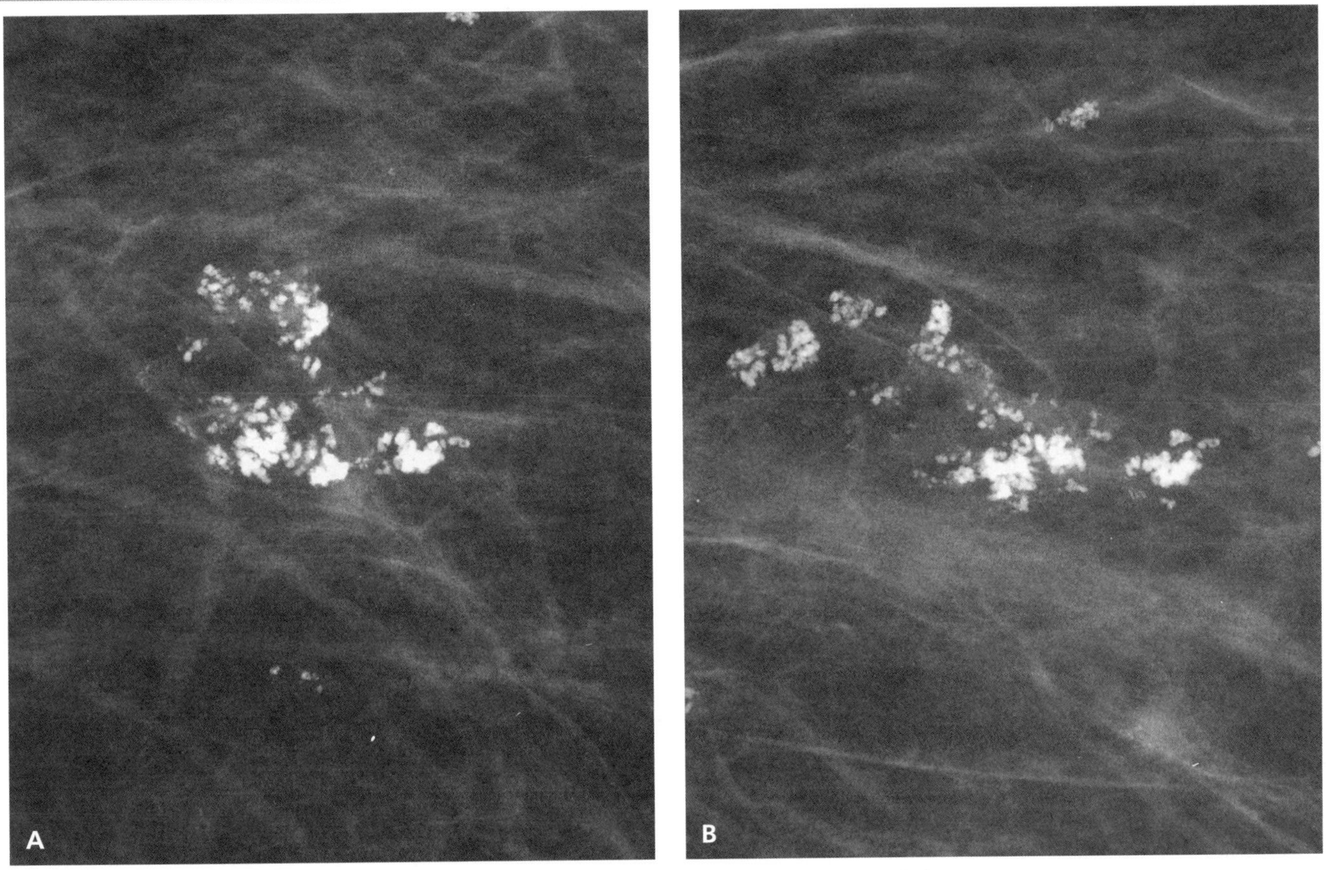


**Figura 1.18.** Mamografia de mulher de 72 anos de idade. Incidências CC **(A)** e MLO **(B)** com visão ampliada.

## Qual é o diagnóstico mais provável?

Um foco de calcificações distróficas grosseiras é notado na mamografia desta paciente. Embora nenhuma massa seja visualizada, é provável que essa calcificação reflita um fibroadenoma hialinizado. O importante é que é benigno e não necessita de avaliação adicional, acompanhamento a curto prazo ou intervenção.

Categoria 1 no BI-RADS®: negativa. Categoria 2 no BI-RADS®: achado benigno é utilizado caso as calcificações sejam descritas no corpo do relatório. Recomenda-se fazer a próxima mamografia em 1 ano.

## PACIENTE 19

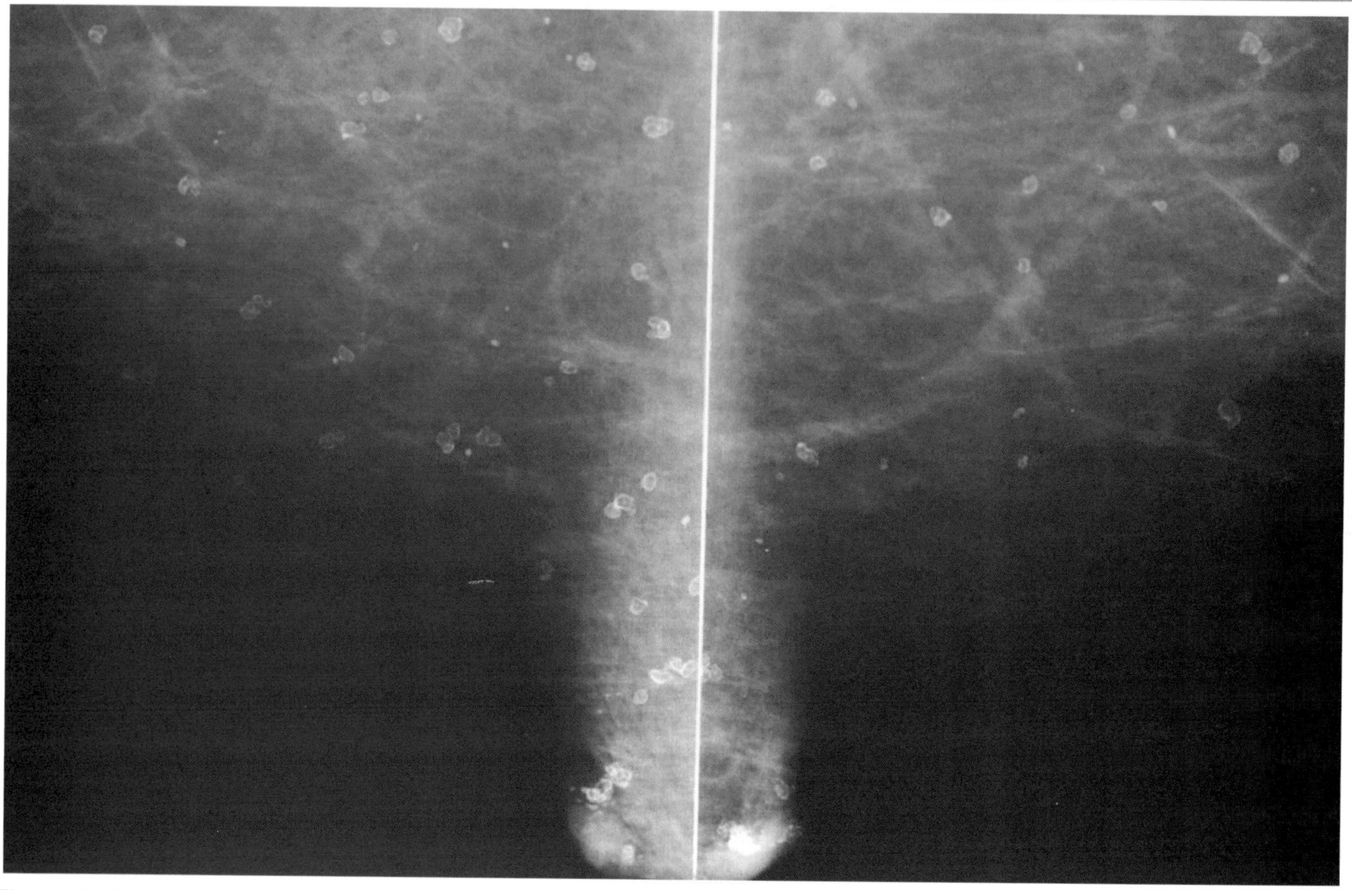

**Figura 1.19.** Mamografia de mulher de 53 anos de idade. Incidência CC com imagem ampliada.

### Como você descreveria os achados? Você acha que uma avaliação adicional é indicada?

Um aglomerado de calcificações arredondadas e ovais e com centro transparente pode ser visualizado no aspecto póstero-medial dos seios. Essas são calcificações em uma localização comum e não necessitam de avaliação adicional. Independentemente do tamanho, as calcificações com centro transparente são benignas.

Categoria 1 no BI-RADS®: negativa. Recomenda-se fazer a próxima mamografia em 1 ano.

## PACIENTE 20

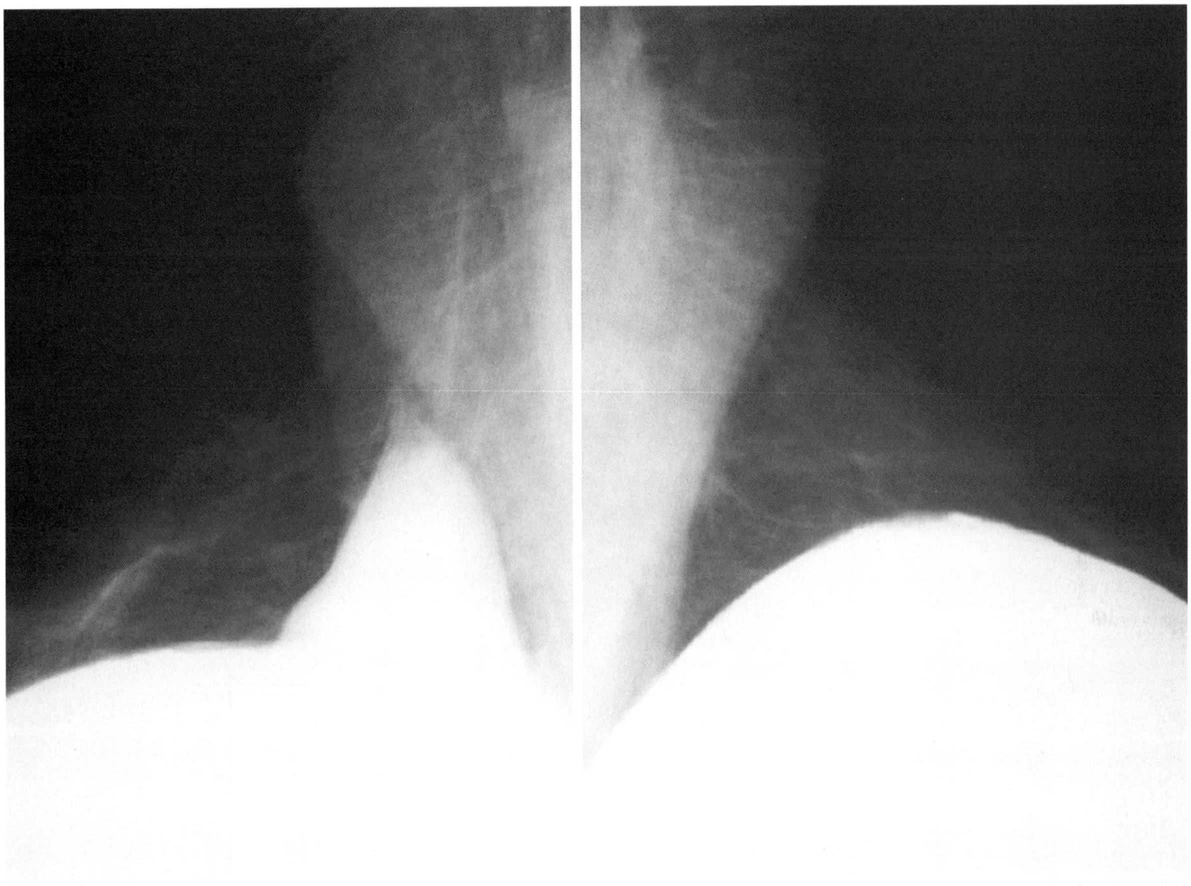

**Figura 1.20.** Mamografia de mulher de 54 anos de idade. Incidência MLO em visão ampliada.

### Qual é a sua impressão?

Implantes de silicone estão presentes em uma localização subglandular. Uma densidade triangular aparece na imagem, estendendo-se superiormente a partir do implante direito, ao longo da borda anterior do músculo peitoral. Isto está consistente com silicone e uma ruptura do implante extracapsular. O silicone derramado é visualizado como um material de alta densidade que pode assumir uma variedade de formatos e tamanhos. Em algumas mulheres, o silicone é visualizado como massas arredondadas de alta densidade ou com formatos triangulares no seio, já que em outras aparece dentro do sistema linfático, estendendo-se para a axila.

### O que é vazamento de gel?

Com relação aos implantes de silicone, considere três diferentes conceitos: vazamento de gel, ruptura do implante intracapsular e ruptura do implante extracapsular. O vazamento de gel é um fenômeno natural associado aos implantes de silicone. O revestimento do implante, feito de silicone, é uma membrana semipermeável que permite a saída ou o vazamento do silicone naturalmente. Esse vazamento pode ser de alto ou baixo grau, dependendo da quantidade de ligação cruzada de elastômeros do silicone. O vazamento de gel não aparece em mamografias ou US. Nas imagens de RM, o vazamento de gel é caracterizado por um preenchimento das dobras ("buraco da fechadura") presente de outra forma em implantes intactos. Isso contrasta com extravasamento de silicone resultante do rompimento do revestimento do implante.

### Quais são os tipos de ruptura existentes? Como são diagnosticadas?

Depois que um implante é colocado no corpo, uma cápsula fibrosa forma-se em volta dele. Caso ocorra a ruptura do revestimento do implante e houver uma cápsula fibrosa "nativa" intacta, o silicone extravasado é contido por essa cápsula (isto é, ruptura do implante intracapsular). Esse tipo de ruptura do implante não é aparente na mamografia; pode ser identificada na ultrassonografia e é facilmente diagnosticada com RM. Caso a cápsula natural da paciente seja rompida, a ruptura do implante pode resultar na extensão extracapsular do silicone extravasado. Esse tipo de ruptura pode ser diagnosticada por mamografia, US e RM.

## PACIENTE 21

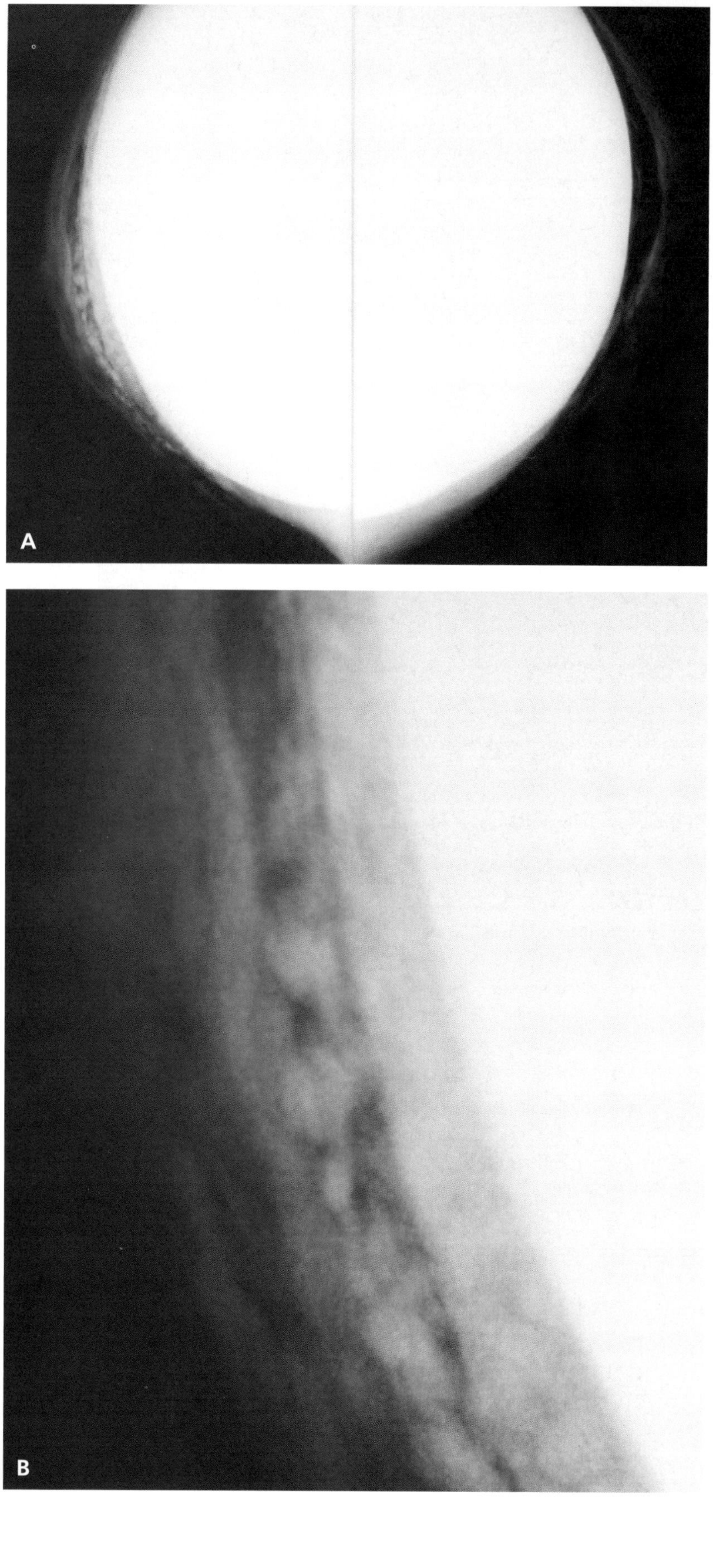

**Figura 1.21.** Mamografia de mulher de 40 anos de idade. Incidência CC **(A)**. Incidência CC **(B)**, seio direito, visão ampliada.

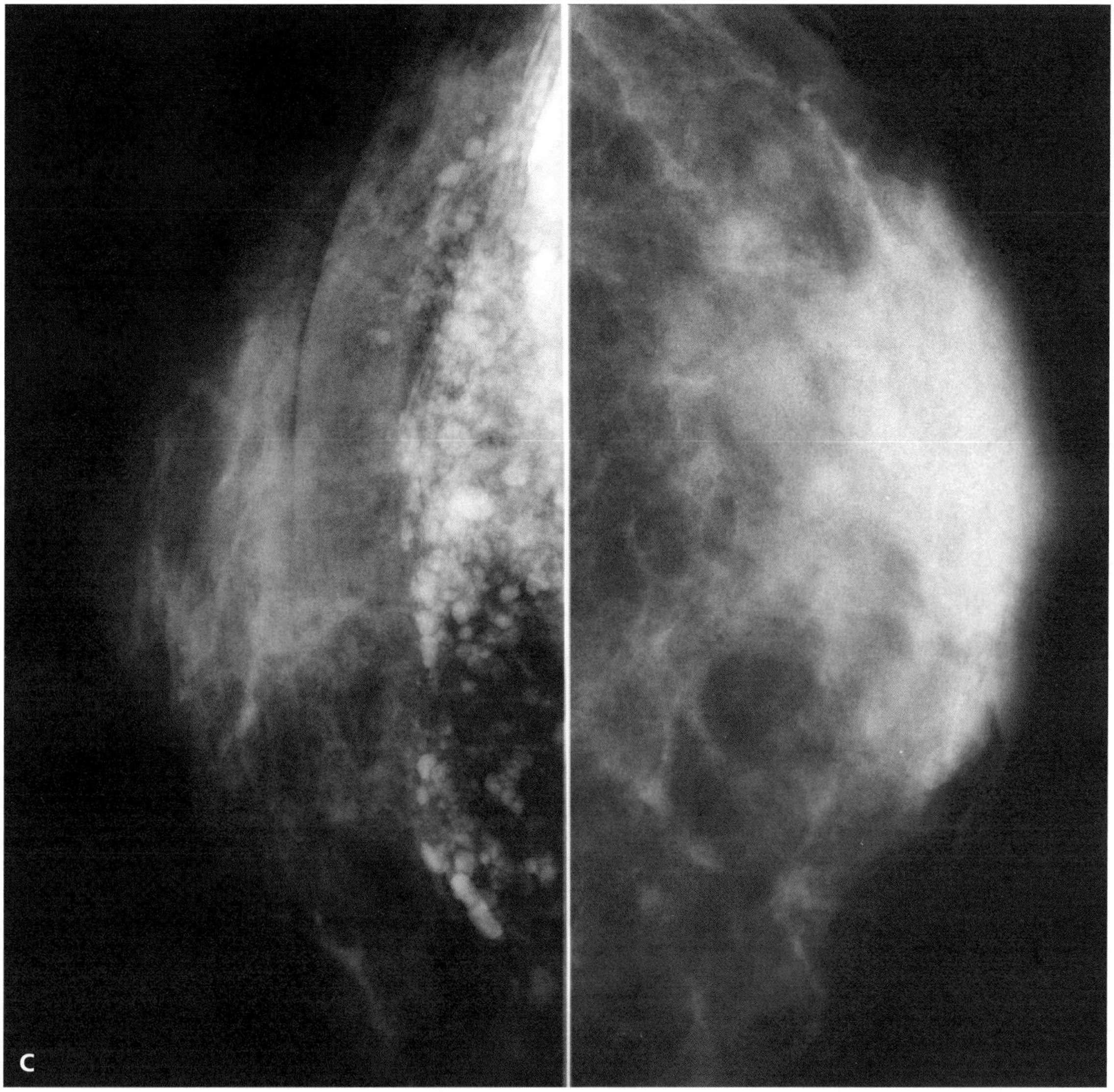


**Figura 1.21.** *(Continuação)* Implante deslocado posteriormente **(C)**, incidência CC.

## Qual é o seu diagnóstico?

Glóbulos de silicone arredondados e de alta densidade aparecem nesta imagem na margem do implante de silicone, na parte mediana à direita. Estas são imagens do deslocamento do implante (Fig. 1.21C). Este achado é consistente com a ruptura extracapsular do implante.

## PACIENTE 22

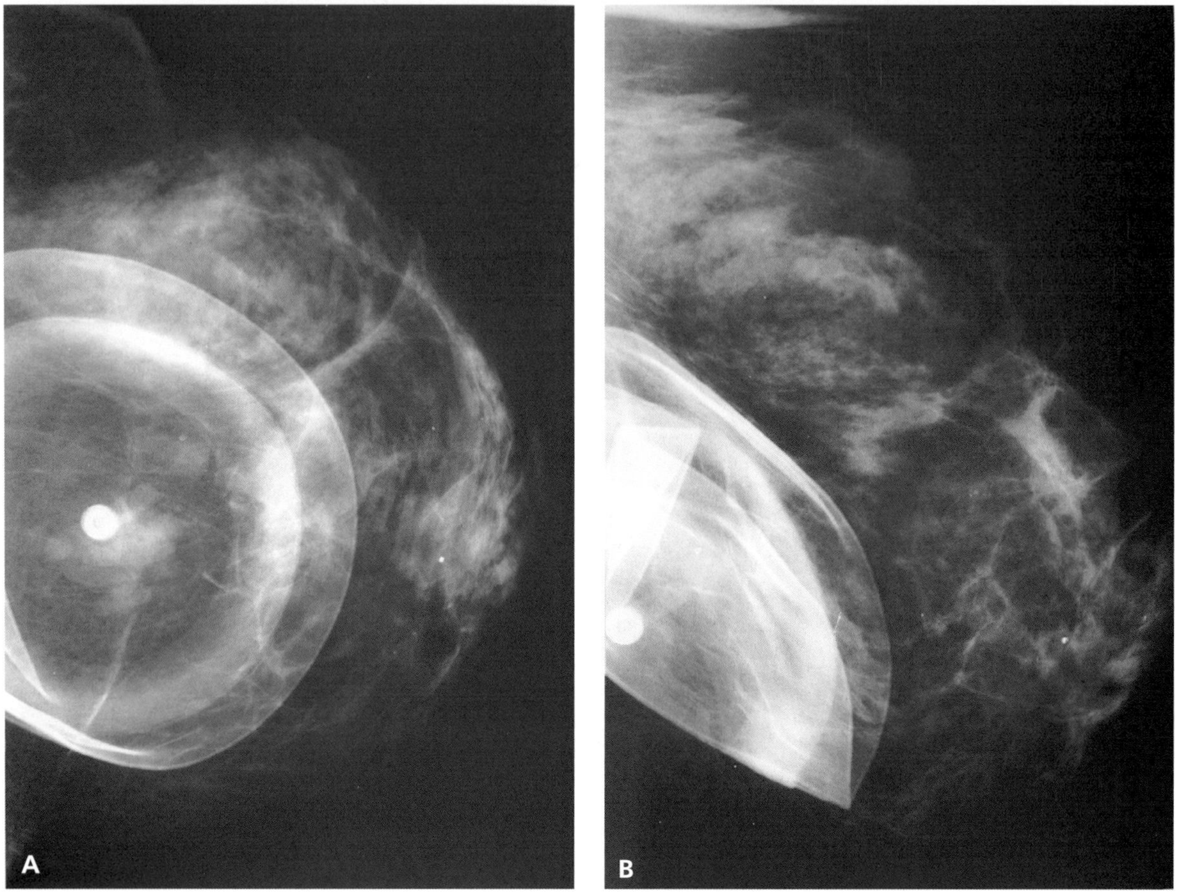

**Figura 1.22.** Mamografia de mulher de 75 anos de idade. Incidências CC **(A)** e MLO **(B)**, seio esquerdo.

### Qual é a sua impressão?

Implantes salinos estão presentes em uma localização subglandular. A dobra significativa no implante na incidência oblíqua e a falta de opacidade na incidência CC são consistentes com o colapso parcial (quase completo) do implante salino.

## PACIENTE 23

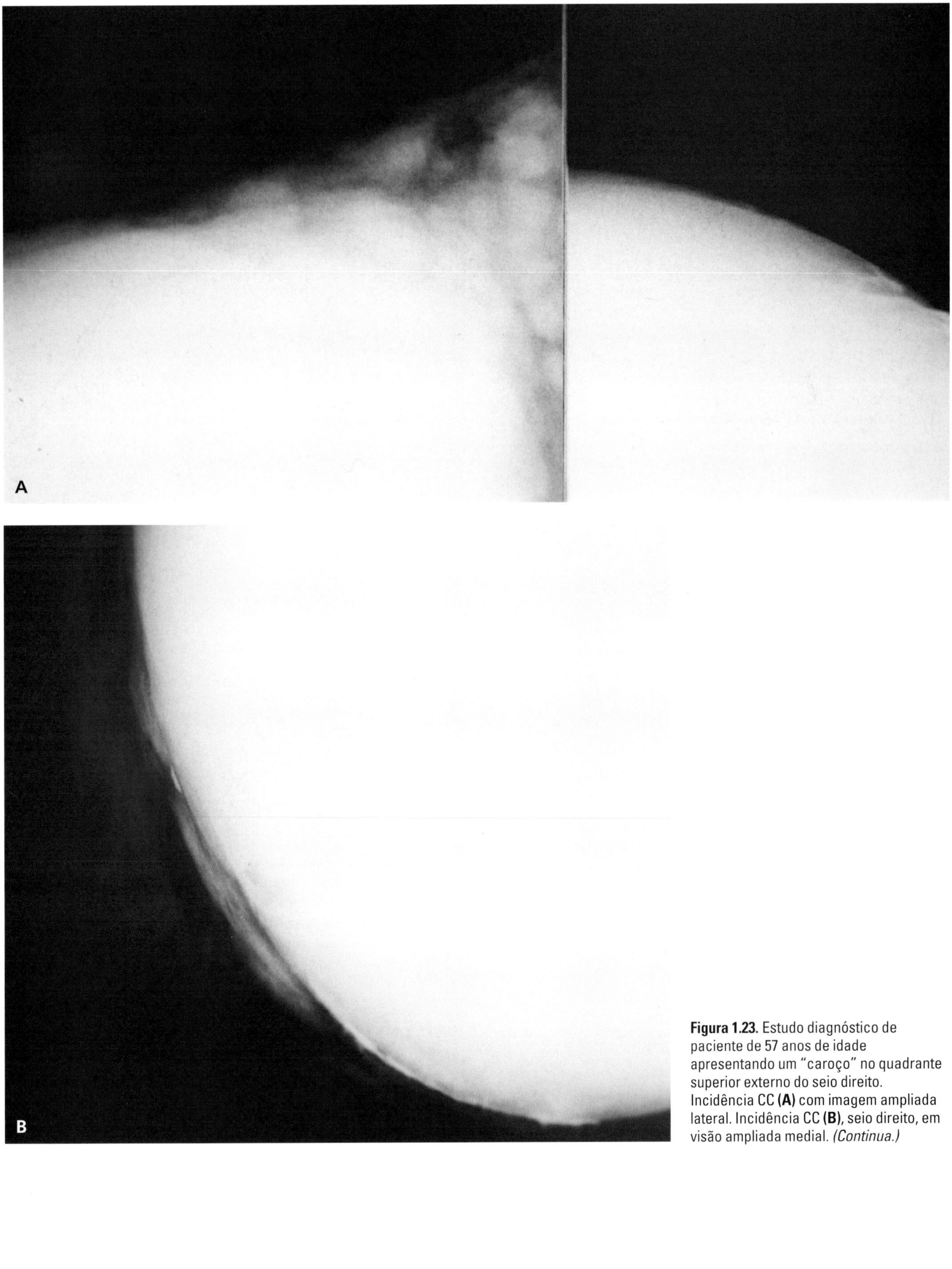

**Figura 1.23.** Estudo diagnóstico de paciente de 57 anos de idade apresentando um "caroço" no quadrante superior externo do seio direito. Incidência CC **(A)** com imagem ampliada lateral. Incidência CC **(B)**, seio direito, em visão ampliada medial. *(Continua.)*

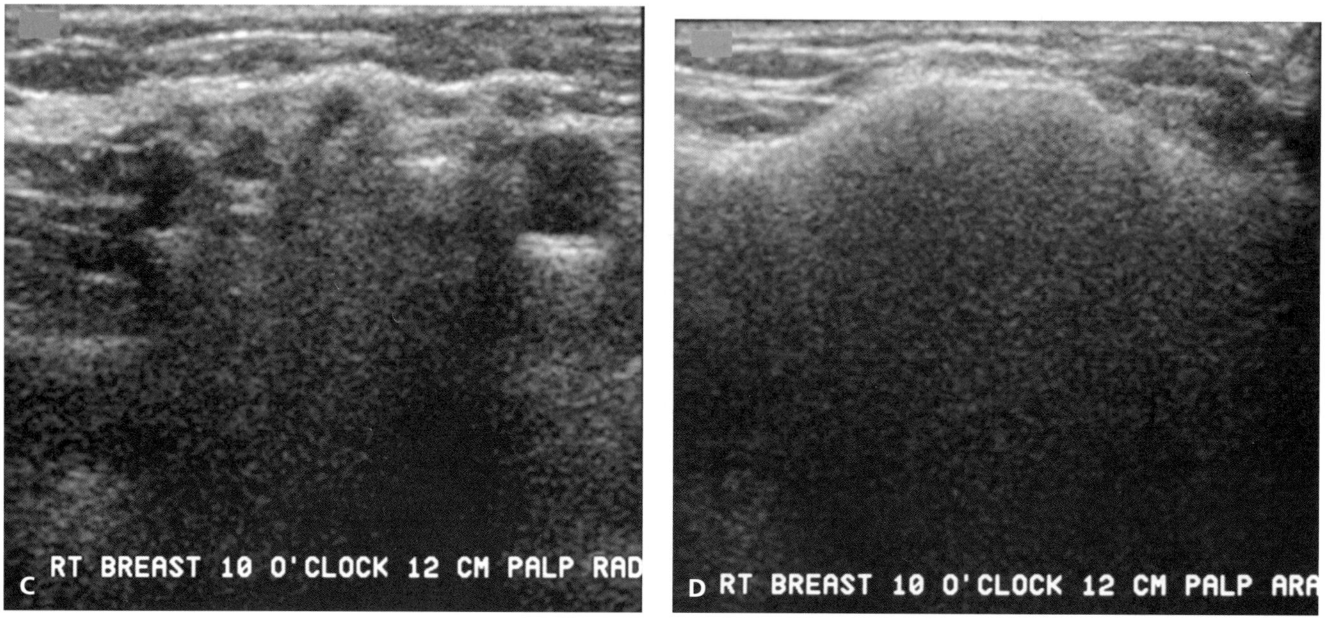


**Figura 1.23.** *(Continuação)* Imagem de US **(C)**, corte RAD no local do achado palpável (PALP), na posição de 10 horas, a 12 cm do mamilo direito. Imagem de US **(D)**, corte ARAD no local do PALP, na posição de 10 horas, a 12 cm do mamilo direito.

## Como você descreveria os achados nas imagens? Qual é o seu diagnóstico?

Glóbulos de alta densidade adjacentes ao implante direito (setas, Fig. 1.23F) são diagnosticados como uma ruptura de implante extracapsular. Na US, massas arredondadas, irregulares e hipoecóicas (setas, Fig. 1.23G), algumas com margens angulares e halo ecogênico, aparecem na imagem no local onde a anomalia foi palpada, na posição de 10 horas no seio direito, a 12 cm do mamilo. A aparência de "tempestade de neve" do silicone extravasado também é demonstrada em algumas das imagens obtidas durante o estudo da US (Fig. 1.23D); um foco ecogênico, curvilíneo e irregular é visto na imagem, caracterizado por sombreamento associado a ecos especulares de grande intensidade.

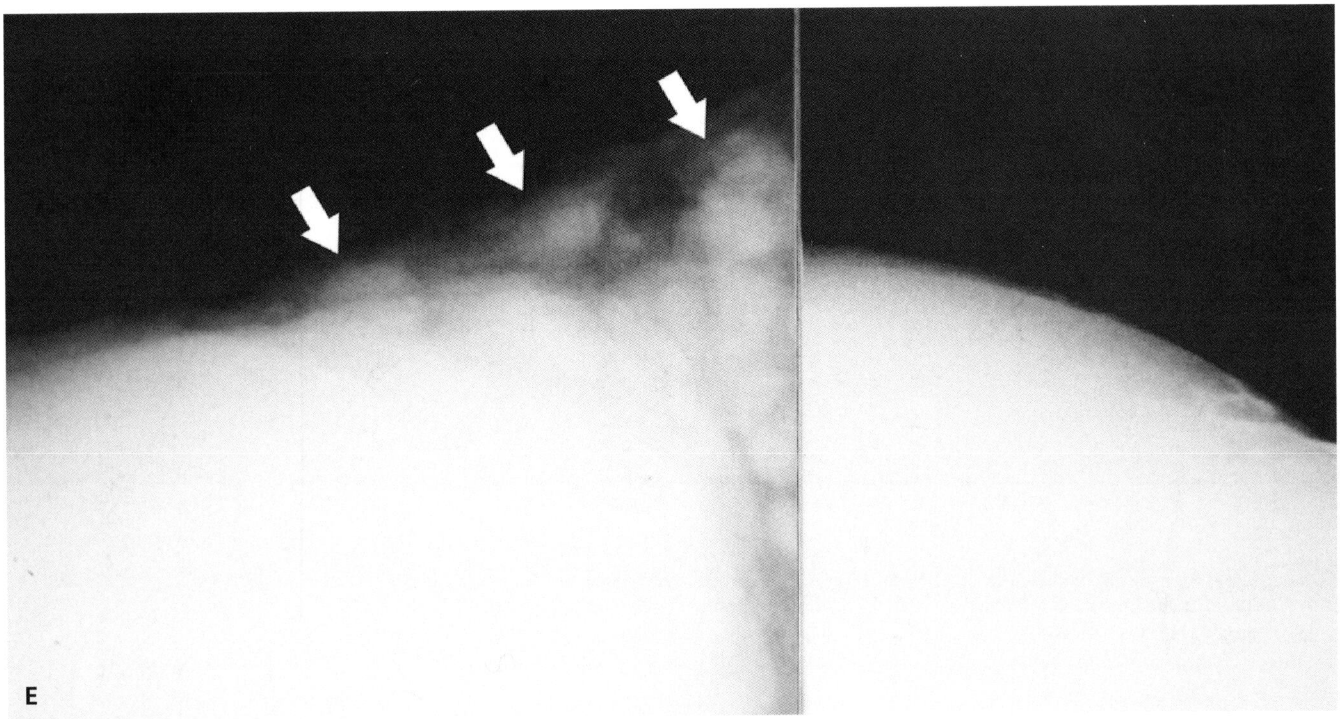


**Figura 1.23.** *(Continuação)* Incidência CC **(E)** com visão ampliada lateral. Silicone extravasado está presente *(setas)* em frente ao implante direito na posição póstero-lateral.

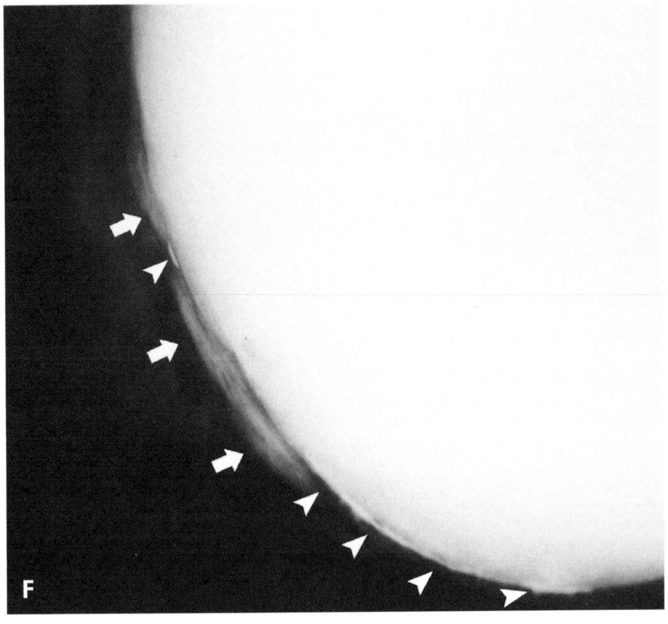


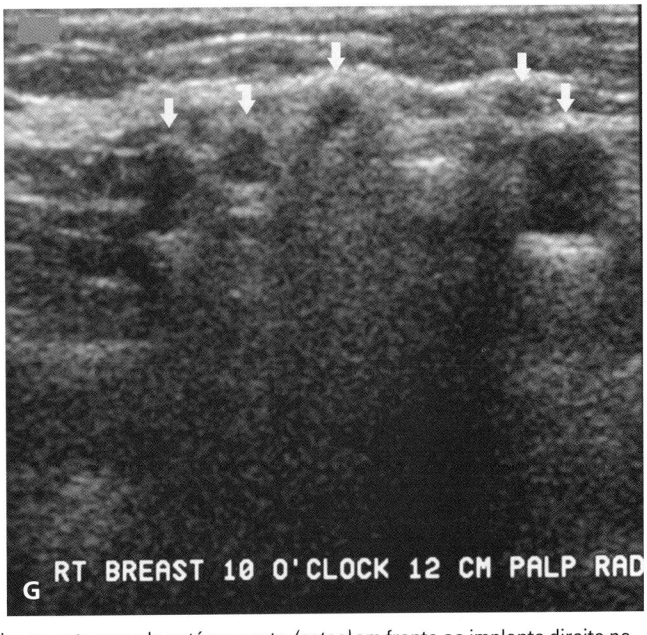


**Figura 1.23.** *(Continuação)* Incidência CC **(F)**, seio direito com visão medial. Silicone extravasado está presente *(setas)* em frente ao implante direito na posição mediana. Também se pode notar uma calcificação da cápsula *(ponta das setas)*. Imagem da US **(G)**, corte RAD no local do achado palpável (PALP), na posição de 10 horas, a 12 cm do mamilo direito. A aparência do silicone na US é variável. Nesta imagem, silicone extravasado aparece como um aglomerado de massas hipoecoicas arredondadas e irregulares.

## PACIENTE 24

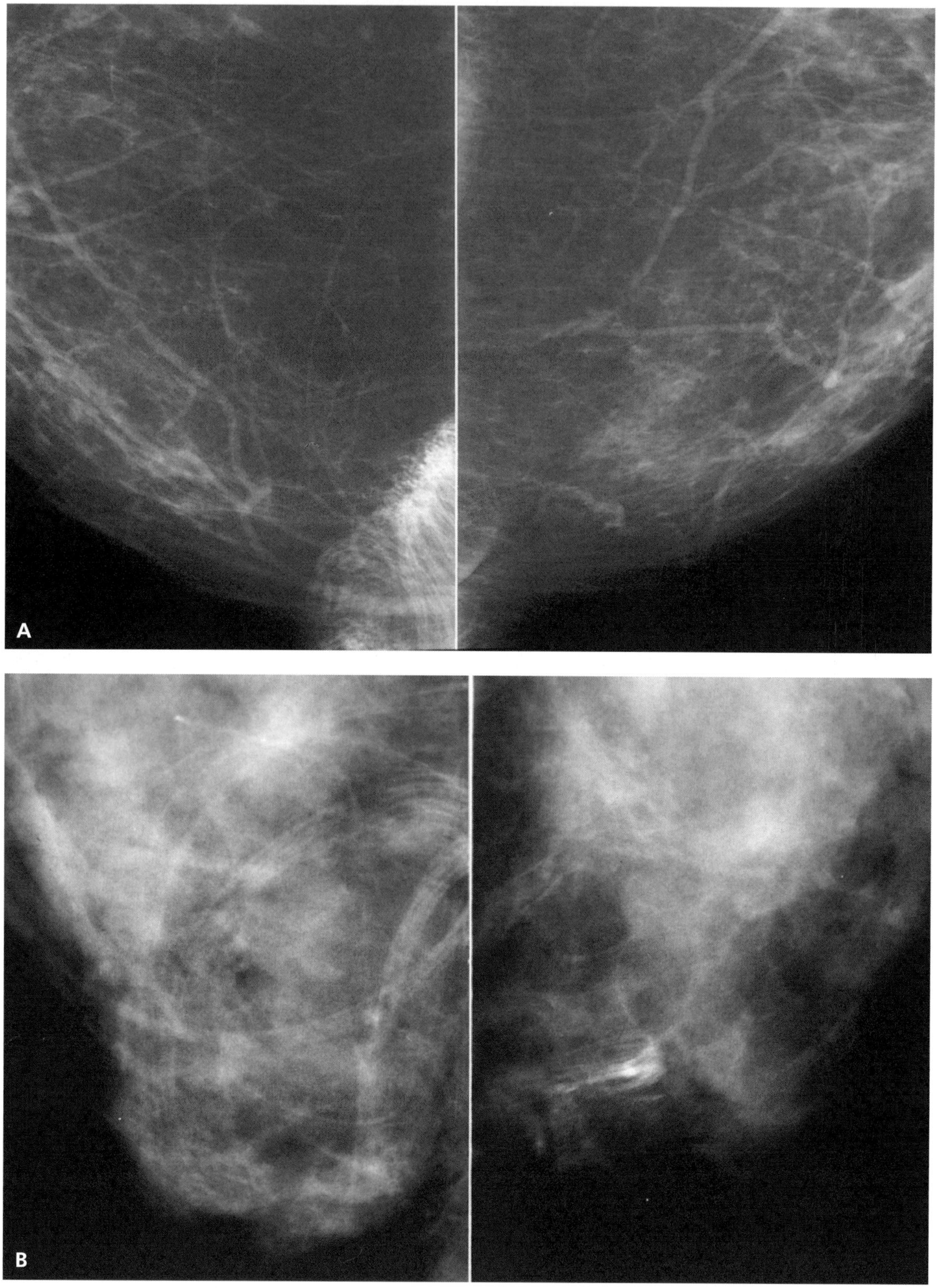

**Figura 1.24.** **(A)** Incidência CC em visão medial. **(B)** Incidência CC, em visão ampliada medial.

### Qual é a observação pertinente?

Um redemoinho de fios é visto em uma (Fig. 1.24A, *direita*) e em ambas (Fig. 1.24B) as incidências CC póstero-medialmente). Quando a paciente é posicionada na incidência CC lhe é solicitado virar sua cabeça na direção oposta ao seio que está sendo examinado. Quando isso está feito, o cabelo desce pelo pescoço e projeta-se sobre o seio. Como o cabelo está distante do chassi, o redemoinho não é bem definido. Embora o cabelo possa estar sobreposto em qualquer imagem e em qualquer localização posterior, é visto com mais frequência na posição póstero-mediana, na incidência CC. O tecnólogo precisa certificar-se de que todo o cabelo da paciente está para trás. Incidências repetidas podem ser indicadas caso uma potencial lesão possa estar obscurecida. Nos exemplos apresentados, a incidência CC direita (Fig. 1.24A) precisa ser repetida porque a densidade do cabelo sobreposto pode obscurecer um agrupamento de calcificações ou uma pequena massa espiculada.

## PACIENTE 25

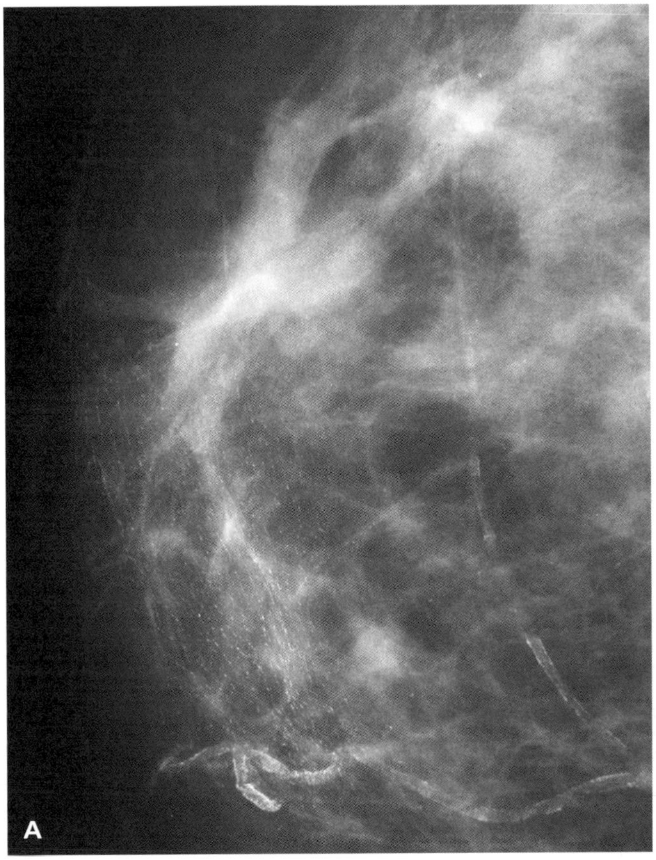


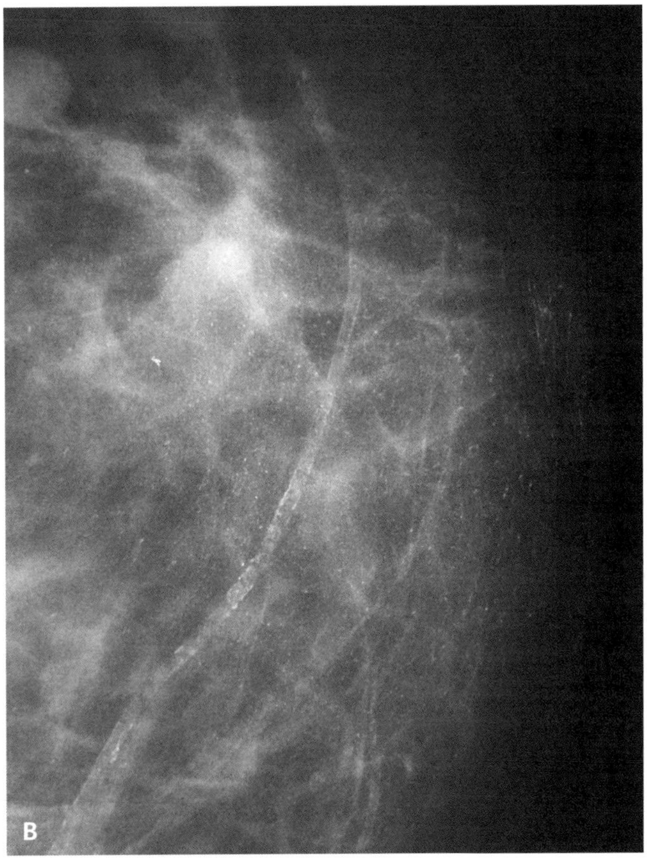


**Figura 1.25.** Incidência CC direita **(A)** e esquerda **(B)** com visão ampliada anterior.

### Como você descreveria os achados? Qual a sua hipótese? Como ela pode ser testada?

O material de alta densidade com formas lineares (onduladas) e pontilhadas envolvendo a parte anterior dos seios representa um artefato. Esse artefato é a pomada de óxido de zinco (Desitin) sobre a pele. Caso haja alguma dúvida sobre isso representar calcificações, pergunta-se à paciente se ela aplicou alguma coisa na pele; ela pode ser examinada e solicitada a limpar seu seio antes de dar continuidade ao exame e confirmar a remoção parcial ou completa do artefato. Observe a presença de calcificação arterial bilateral.

## PACIENTE 26

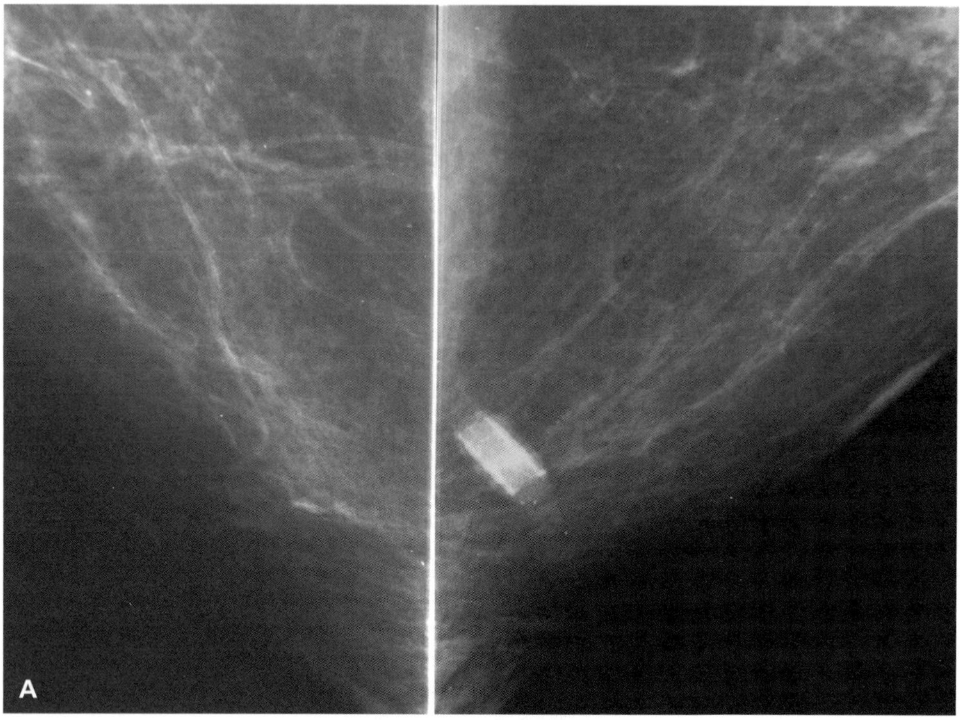


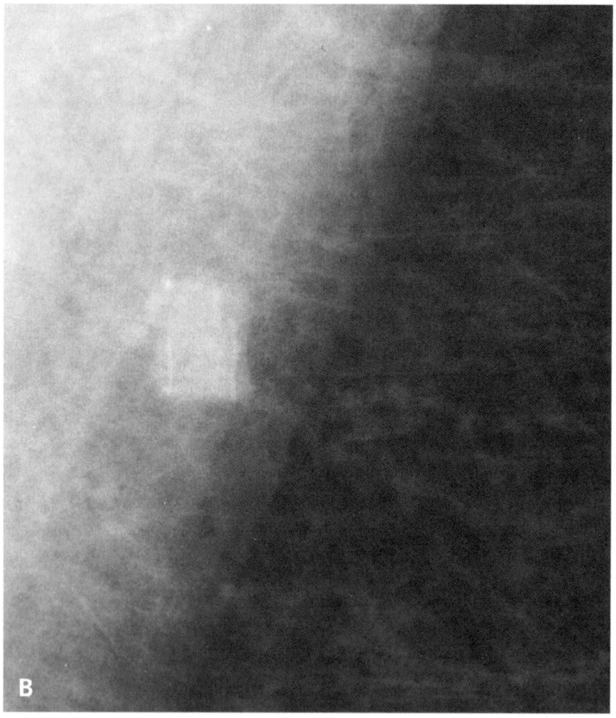


**Figura 1.26. (A)** Incidência CC com visão medial. **(B)** Outra paciente. Incidência MLO com visão superior ampliada.

### O que é demonstrado nestas duas pacientes?

Uma estrutura tubular de alta densidade aparece na posição póstero-mediana, no seio esquerdo (Fig. 1.26A). Similarmente, uma estrutura tubular com margem densas é visualizada sobreposta ao músculo peitoral esquerdo em outra paciente (Fig. 1.26B). Essas estruturas retidas são a bainha de Dancron dos cateteres venosos centrais de Hickman. Essas são tipicamente encontradas nos quadrantes superiores internos dos seios esquerdo ou direito. Apesar de ser rara, a formação de abscessos em torno da bainha tem sido relatada e deve-se suspeitar se uma massa irregular que possa conter ar for vista associada à bainha.

## PACIENTE 27

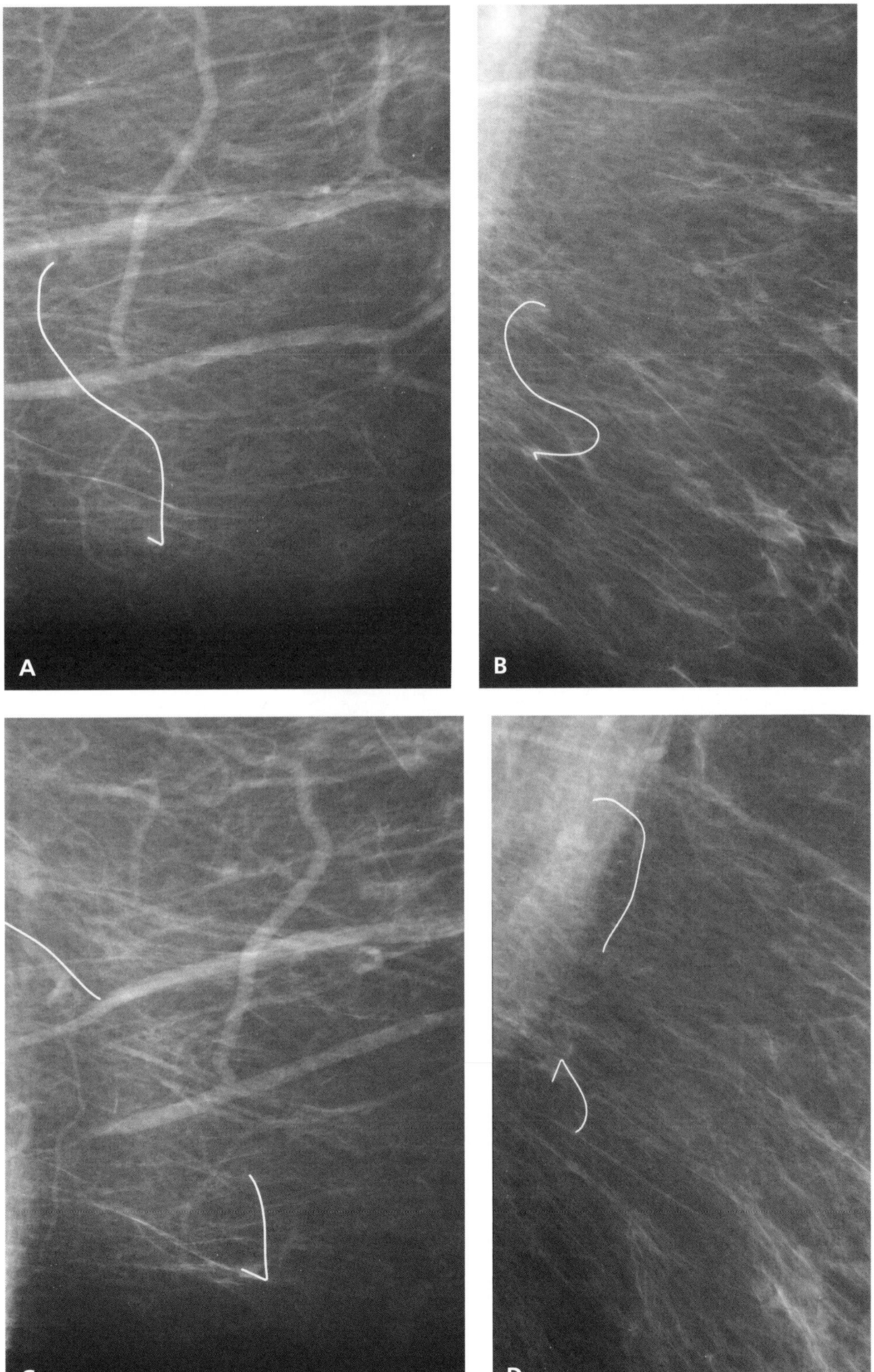

**Figura 1.27.** Mamografia de mulher de 62 anos de idade. Incidências CC (**A**) e MLO (**B**), seio esquerdo, visão ampliada. Incidências CC (**C**) e MLO (**D**), 1 ano após (**A**) e (**B**), visão ampliada.

**Qual é a sua impressão?**
**Que recomendações você faria com base no conjunto de imagens mais recentes?**

Um fragmento de fio-guia retido aparece na imagem no quadrante superior interno do seio esquerdo, consistente com o histórico oferecido pela paciente sobre uma biópsia da mama feita com um fio-guia de localização há "muitos" anos (Fig. 1.27B). O fragmento de fio-guia tem aparência e posicionamento estabilizados, se comparado a mamografias anteriores, e a paciente está assintomática. Em sua próxima mamografia (Fig. 1.27C, D), o fio-guia está fragmentado e o maior dos dois fragmentos migrou de tal forma que foi incorporado ao músculo peitoral; entretanto, isso não pode ser confirmado porque o fio-guia não aparece inteiramente na imagem da incidência CC. Dadas as modificações observadas no fio-guia, uma biópsia por excisão seguida da localização pré-operatória dos fragmentos do fio-guia é recomendada. Uma amostra radiográfica obtida após o procedimento cirúrgico documenta a excisão dos fragmentos do fio-guia, bem como o fio-guia utilizado para o procedimento de localização atual.

Uma amostra radiográfica após a localização pré-operatória do fio-guia é indicada por várias razões, incluindo a documentação de que a lesão localizada e o fio-guia de localização foram excisados. A radiografia também é utilizada para marcar a localização da lesão que interessa ao patologista. Raramente lesões adicionais não suspeitas poderão ser identificadas em uma amostra radiográfica, e a proximidade da lesão às margens pode ser sugerida. Contudo, é importante reconhecer que a radiografia é uma representação bidimensional de uma estrutura tridimensional, portanto o *status* das margens requer uma avaliação histológica. Entra-se em contato com o cirurgião após uma revisão da amostra radiográfica. Caso o fio-guia de localização não possa ser visualizado na amostra radiográfica, pergunta-se ao cirurgião se o fio-guia foi retirado durante o procedimento cirúrgico. Se o cirurgião não for capaz de garantir a localização do fio-guia, outra mamografia é feita entre 6 e 8 semanas após a cirurgia.

## PACIENTE 28

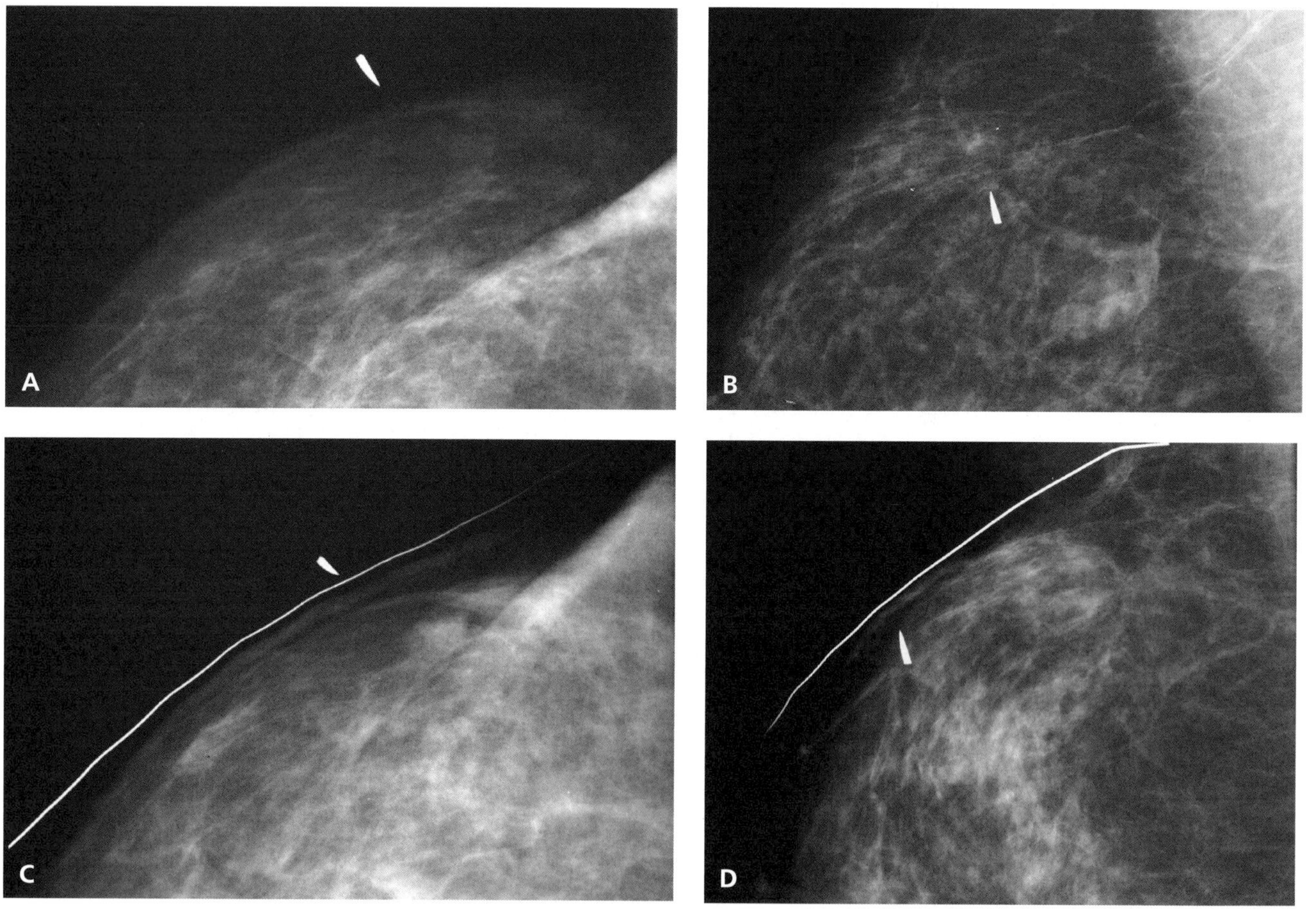


**Figura 1.28.** Mamografia de mulher de 88 anos de idade. Incidências CC **(A)** e MLO **(B)** com visão ampliada, seio direito. Incidências CC **(C)** e MLO **(D)** com visão ampliada, seio direito, estudo das mamas feito 8 anos antes de **(A)** e **(B)**.

### O que você acha? Quais são as explicações possíveis?

A ponta de uma agulha está presente no tecido subcutâneo. Um marcador de biópsia é visto neste local em imagens feitas há 8 anos; sua associação com a ponta da agulha nas duas imagens sugere a possibilidade de que a ponta da agulha tenha sido deixada após uma cirurgia feita 30 anos antes. Alternativamente, a localização da ponta da agulha em um local onde foi feita uma biópsia pode ser uma coincidência e não ter relação com a cirurgia. Corpos estranhos que podem ser vistos nos seios incluem, mas não se limitam a, pontas de agulhas, agulhas de sutura, pontas das canetas de marcação, balas, fragmentos de balas e resíduos de chumbo de armas de fogo. Geralmente as pacientes são assintomáticas e desconhecem a presença do corpo estranho em seu seio. Fontes iatrogênicas de corpo estranho incluem agulhas de acupuntura, grampos cirúrgicos após nodulectomia e dissecção da axila, restos de fragmentos de fio-guia após localização pré-operatória, marcadores metálicos utilizados para marcar o local de uma biópsia prévia com agulha percutânea, cateter venoso central, marca-passo e bainha de Dacron do cateter de Hickman.

## PACIENTE 29

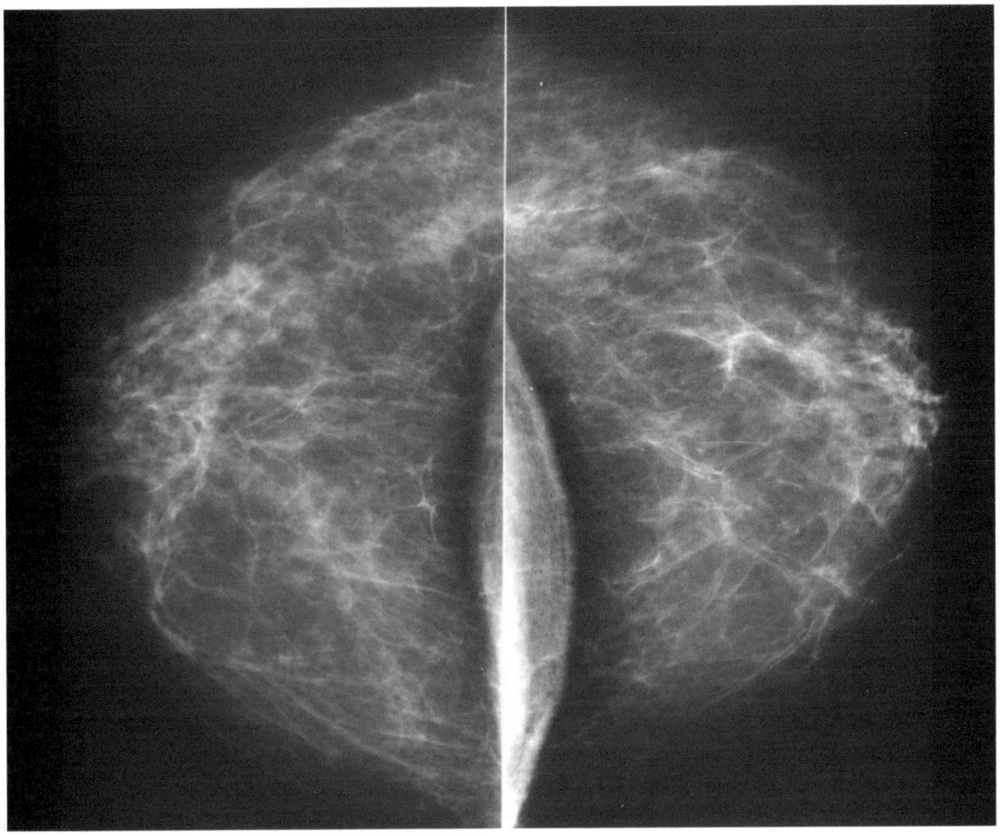

**Figura 1.29.** Mamografia. Incidência CC.

### O que você acha destas imagens? Por que o músculo peitoral está nitidamente delineado por uma radiotransparência?

As imagens são de boa qualidade, possuem exposição e contraste ótimos; entretanto, existem grandes dobras de pele na parte inferior (na dobra inframamária [IMF]/abdome) simulando os músculos peitorais. Ar delineando as dobras da pele contribui para a radiotransparência observada na margem anterior das dobras. O tecido em volta das dobras da pele deverá ser cuidadosamente avaliado com relação a falta de clareza, pois as dobras da pele podem limitar a compressão.

Posicionando-se o seio na incidência CC, o técnico deverá identificar a dobra inframamária em sua posição neutra e levantar o seio a partir da dobra inframamária o máximo que a mobilidade natural do seio permitir. Após levantar o seio, é importante puxá-lo para fora, para longe da parede do peito, e puxar lateralmente o máximo que a mobilidade natural do seio permitir. Conforme o seio for sendo levantado, uma dobra de pele pode criar-se inferiormente caso uma porção da pele da parede abdominal seja levantada juntamente com o seio. Uma vez que essa dobra desenvolve-se inferiormente, o técnico é incapaz de vê-la enquanto inspeciona o seio na parte superior antes que a exposição seja feita. Nesta paciente, quando essa dobra apareceu, pôde simular o músculo peitoral. Diferentemente do músculo peitoral, uma radiotransparência bem definida (ar) pode ser vista adjacente à dobra da pele.

## PACIENTE 30

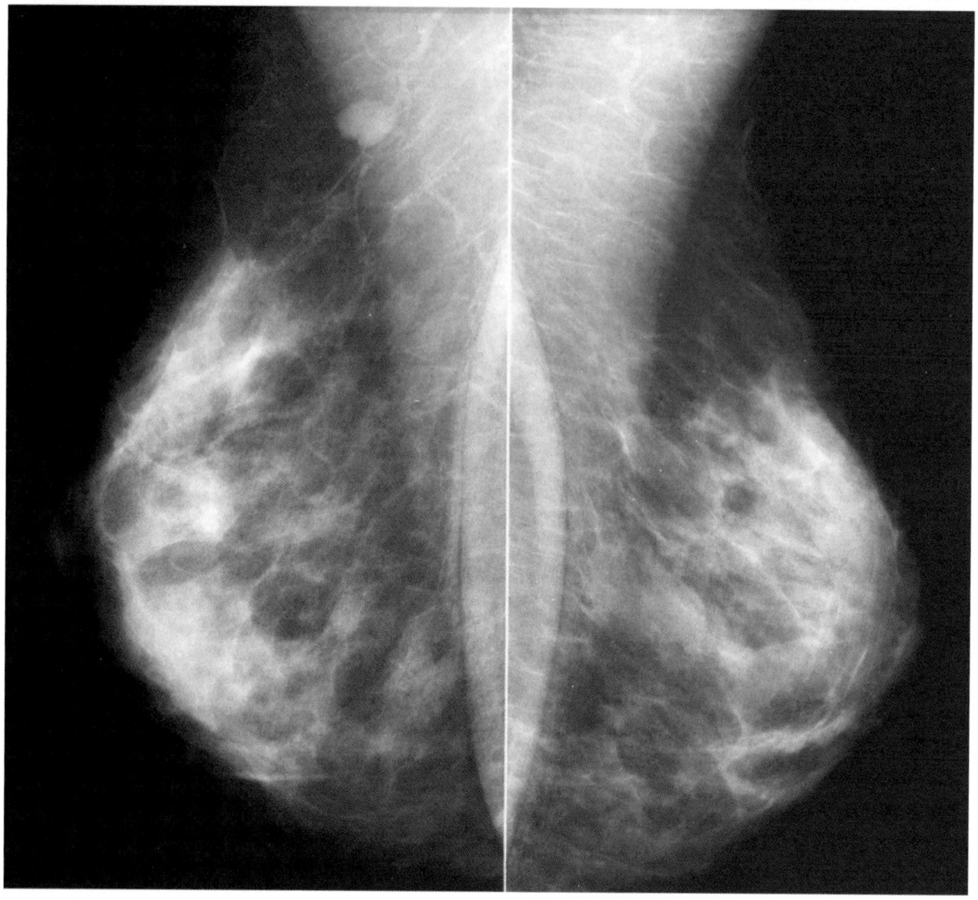

**Figura 1.30.** Mamografia. Incidência MLO.

### O que você acha? Estas são incidências mediolateral oblíquas otimamente posicionadas?

Os músculos peitorais são largos nas axilas. A margem anterior é levemente côncava, porém os músculos atingem o nível dos mamilos. Há, entretanto, grandes dobras de pele sobrepostas posteriormente ao músculo peitoral.

Posicionando-se o seio na incidência mediolateral oblíqua, o ângulo da obliquidade é determinado pela orientação do músculo peitoral. O seio e o músculo peitoral de base são então mobilizados medialmente tanto quanto for possível. Se não for feito com cuidado, uma dobra de pele pode desenvolver-se lateralmente enquanto o seio é mobilizado medialmente. Se o técnico olhar para o aspecto medial do seio depois que a compressão é aplicada, será incapaz de ver a dobra da pele porque esta estará contra o bucky e, portanto, não será aparente. A margem da dobra é delineada por ar, assim uma fina radiotransparência é vista adjacente à dobra da pele. Casualmente, nota-se um linfonodo sobreposto ao músculo peitoral direito.

## PACIENTE 31

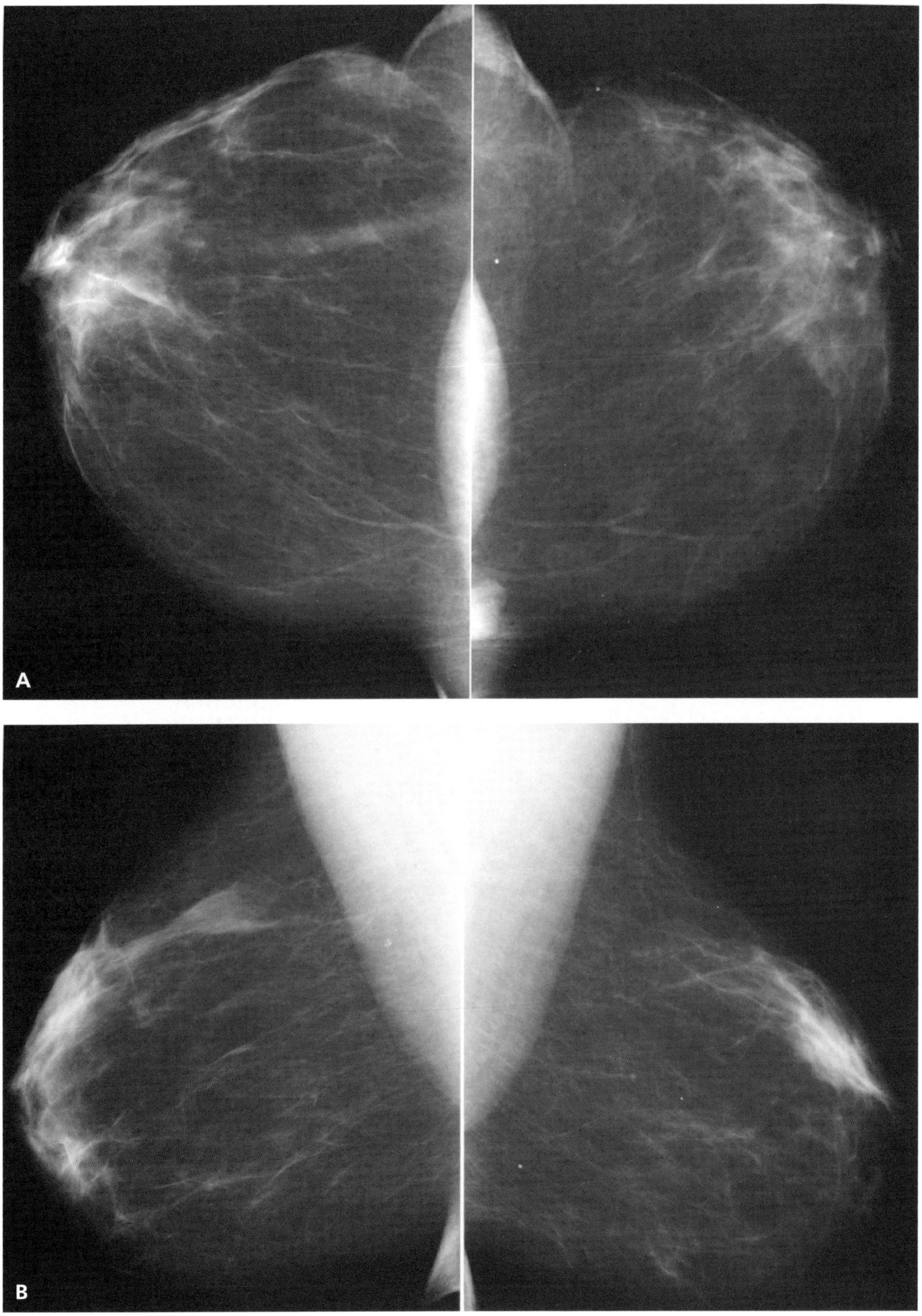

**Figura 1.31.** Mamografia de mulher de 47 anos de idade. Incidências CC **(A)** e MLO **(B)**. *(Continua.)*

**Esta é uma mamografia normal ou você acha que é necessária avaliação adicional? Qual categoria do BI-RADS® você utilizaria?**

Esta é uma mamografia normal. Lateralmente, notam-se dobras na pele em incidência CC. Isso aparece com frequência quando o técnico puxa a lateral do seio na tentativa de incluir o máximo de tecido lateral possível. O músculo peitoral pode ser visualizado posteriormente na incidência CC. Na incidência mediolateral oblíqua (MLO), os músculos peitorais estão espessos na região das axilas, estendendo-se ao nível dos mamilos e possuem uma margem anterior convexa, indicando uma técnica de posicionamento excelente.

E aí você pergunta: e quanto à massa parcialmente visualizada na borda póstero-mediana do seio esquerdo na incidência CC (Fig. 1.31C, seta)? Onde ela está na incidência MLO? Esta massa é o músculo esternal, uma variante normal. É tipicamente vista medialmente na incidência CC que inclui a quantidade máxima de tecido posterior (o músculo peitoral geralmente é visto) e pode ter uma variedade de aparências. Normalmente é cercado por gordura e pode ter formato arredondado, conforme o apresentado aqui, ou pode ser mais triangular. Nesta paciente, pequenos redemoinhos de tecido adiposo são visualizados na "massa". A vista oblíqua é normal, como o são quaisquer outras vistas laterais que possam vir a ser obtidas. Embora apareça em 8% da população, com base em estudo de cadáveres, o músculo esternal é um achado pouco comum em estudos de mamografias. É mais comum aparecer unilateralmente, mas pode ocorrer bilateralmente e tipicamente aparece paraesternalmente, a partir de uma área infraclavicular no aspecto caudal, anterior à margem medial do músculo peitoral maior.

Nenhuma avaliação adicional é indicada. Categoria 1 no BI-RADS®: negativa. Recomenda-se fazer a próxima mamografia em 1 ano.

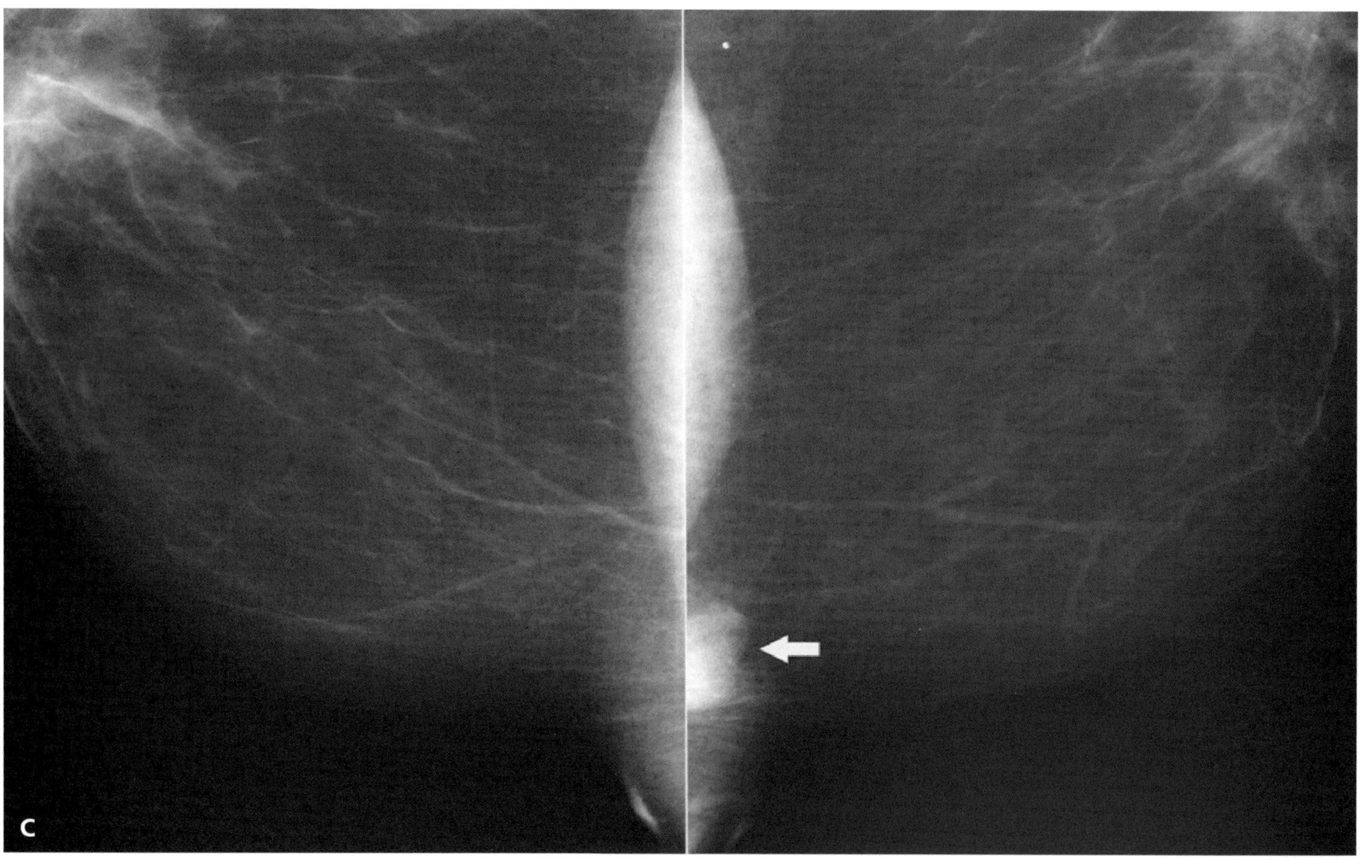


**Figura 1.31** *(Continuação)* Incidência CC **(C)** com visão ampliada. Músculo esternal *(seta)*.

## PACIENTE 32

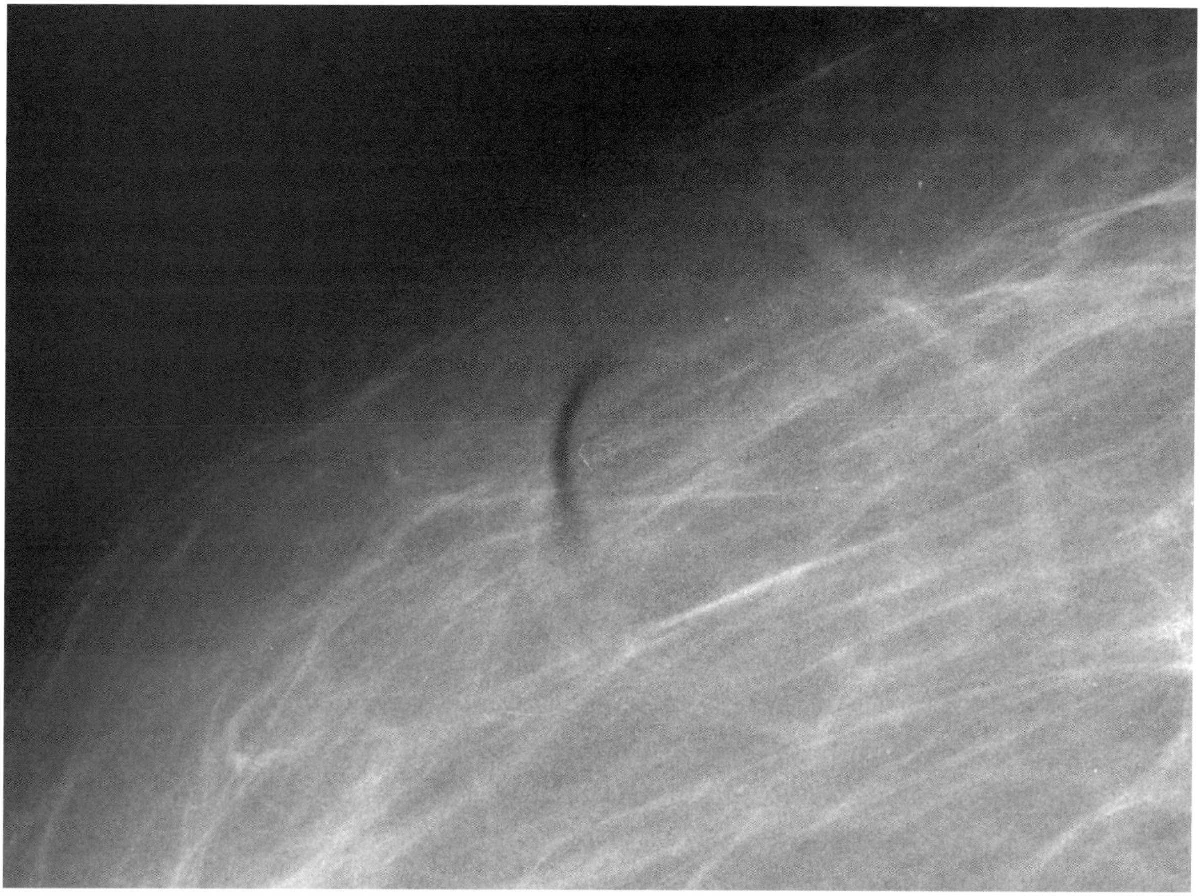

**Figura 1.32.** Incidência CC direita com visão ampliada lateral.

### Qual é a observação? Quando isto ocorreu? Antes ou depois da exposição?

Um artefato curvilíneo, formado a partir de uma unha, está presente, refletindo manuseio inapropriado ou pressão no filme depois que a exposição foi feita, mas antes de ser processada. Uma ondulação correspondendo ao artefato é encontrada no local onde o filme foi tocado.

## PACIENTE 33

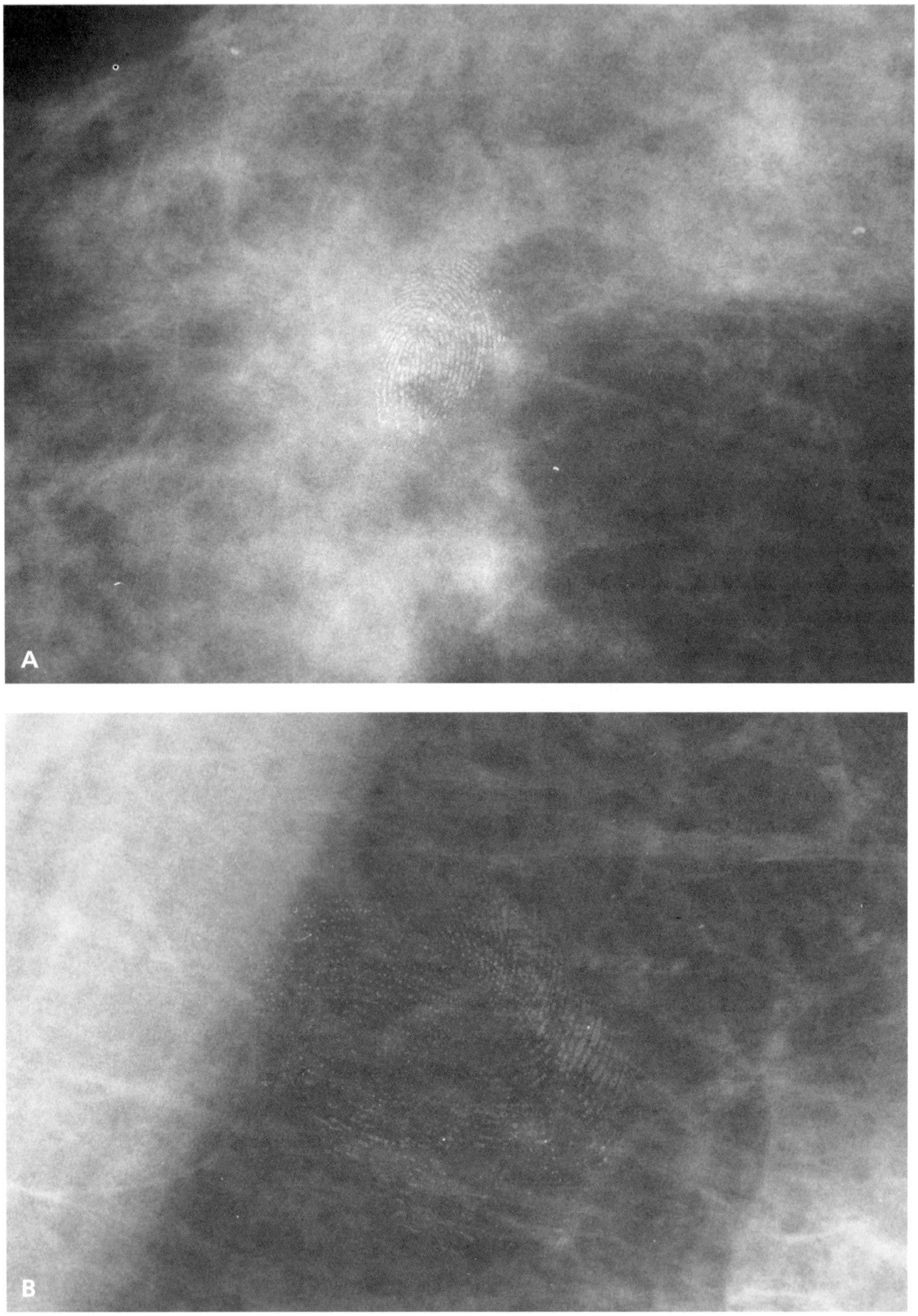


**Figura 1.33.** Incidência CC **(A)** com visão ampliada. Incidência MLO **(B)** com visão ampliada.

### Qual é a observação? Quando isto ocorreu? Antes ou depois da exposição?

Artefatos de impressões digitais e curvilíneos refletem manuseio inapropriado ou pressão nos filmes antes da exposição ser feita. Os filmes sempre devem ser manuseados pelas margens.

## PACIENTE 34

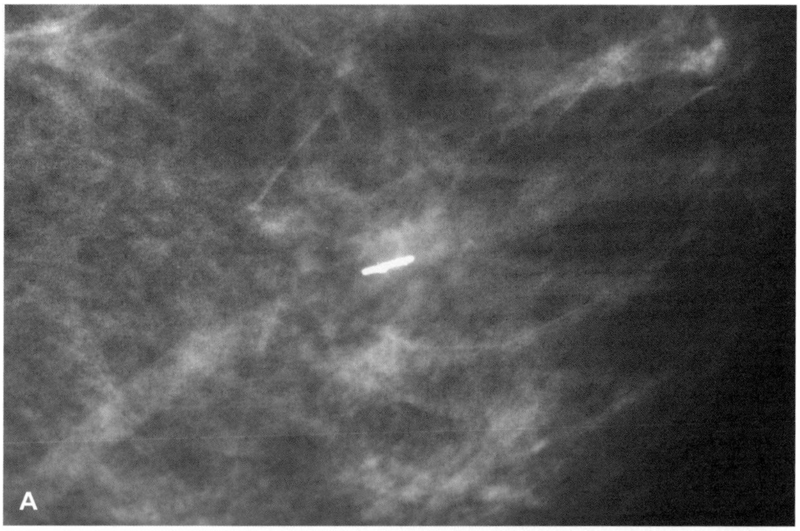


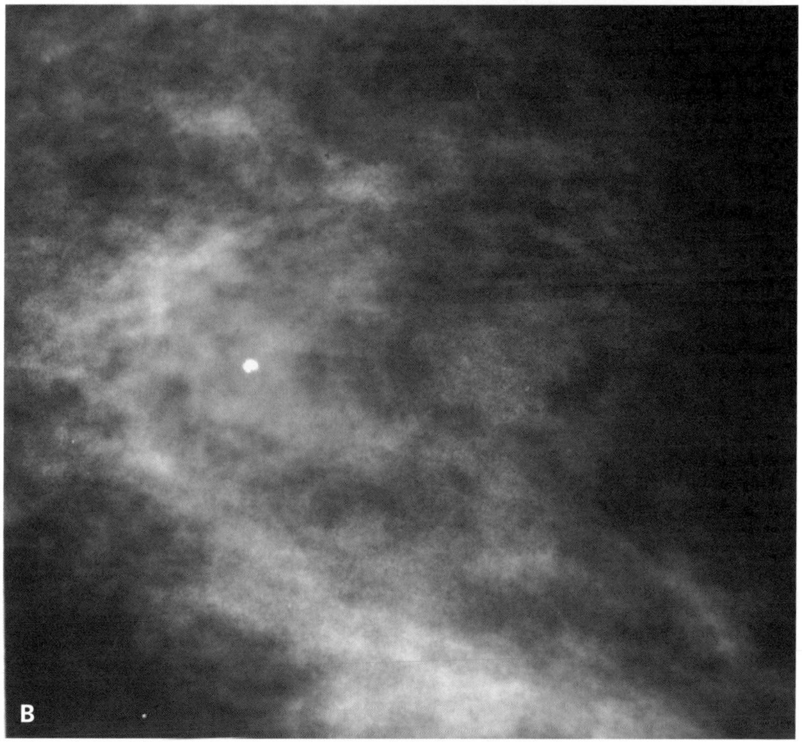


**Figura 1.34.** Incidência CC **(A)** com visão ampliada. Incidência CC **(B)** com visão ampliada.

### Que observações você pode fazer? O que aconteceu?

Nestas imagens, um artefato de alta densidade está presente, cercado por uma área borrada. Isso é consistente com mau contato *screen*-filme. O artefato está na tela e previne que o filme entre em contato direto com o *screen*. O borrão que cerca o artefato reflete a falta de contato direto entre o *screen* e o filme. Dependendo do tamanho e do formato do artefato, o material de alta densidade varia em tamanho e forma e com ele também varia a área borrada. Diferentemente de um borrão por movimento, este tipo de falta de definição é mais localizado, simétrico e a área borrada é mais definida geometricamente por margens.

### Qual é a recomendação feita a respeito da quantidade de tempo que deve transcorrer entre o carregamento do chassi com o filme e a exposição? Por que isso é recomendado? Com que frequência os *screens* devem ser limpos?

Recomenda-se que aproximadamente 15 minutos transcorram entre o carregamento do chassi com o filme e a exposição. Isso porque qualquer ar que estiver preso entre o filme e o *screen* pode escapar e um bom contato *screen*-filme ocorrerá. Os *screens* devem ser limpos semanalmente, no mínimo, ou imediatamente após a percepção, seja pelo técnico ou pelo radiologista, de artefatos de poeira em uma imagem.

## PACIENTE 35

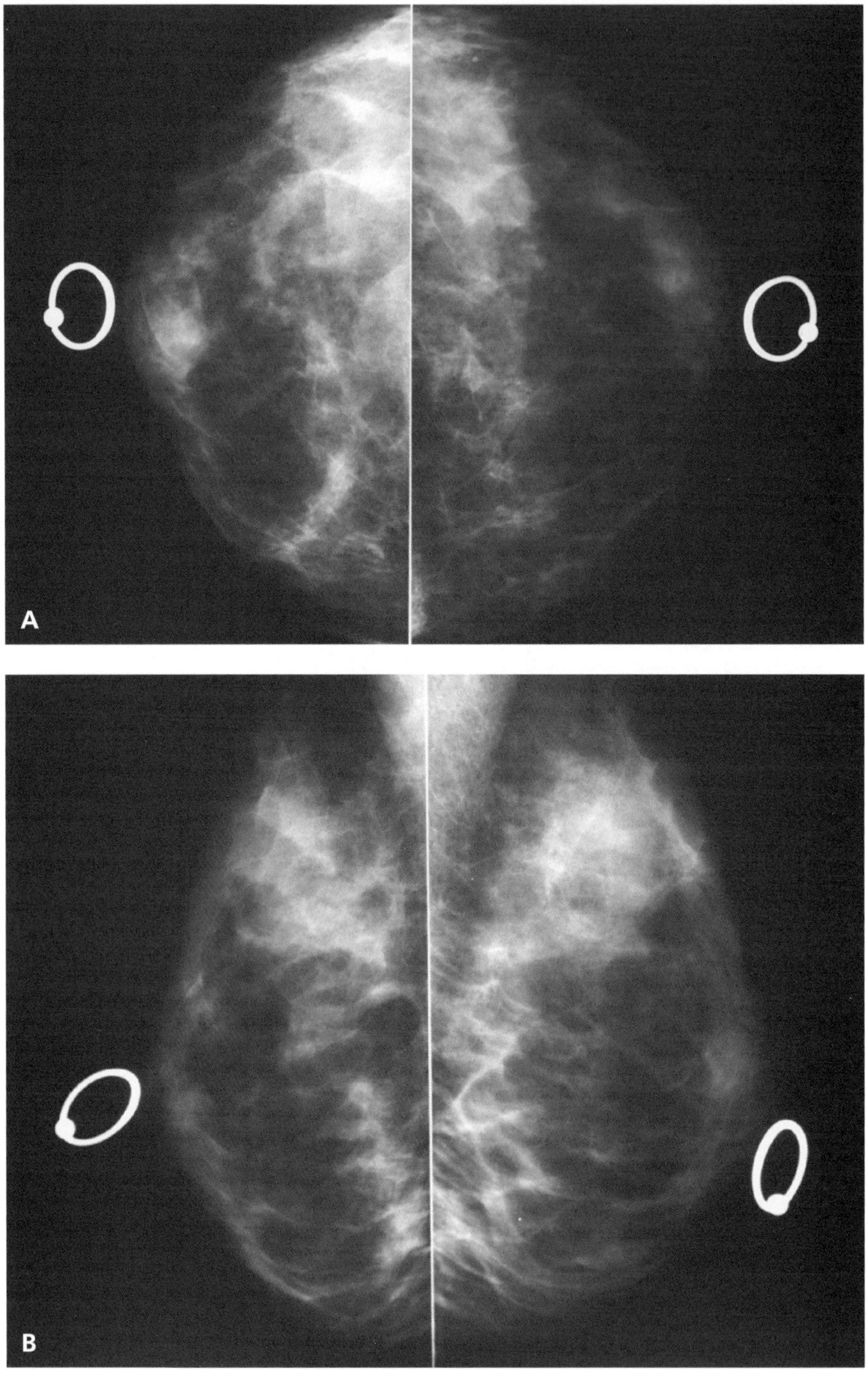


**Figura 1.35.** Mamografia de mulher de 42 anos de idade. Incidências CC **(A)** e MLO **(B)**.

### Qual é a sua observação?

Estes são *piercings* de mamilo: são usados uni ou bilateralmente e possuem formato variado.

## PACIENTE 36

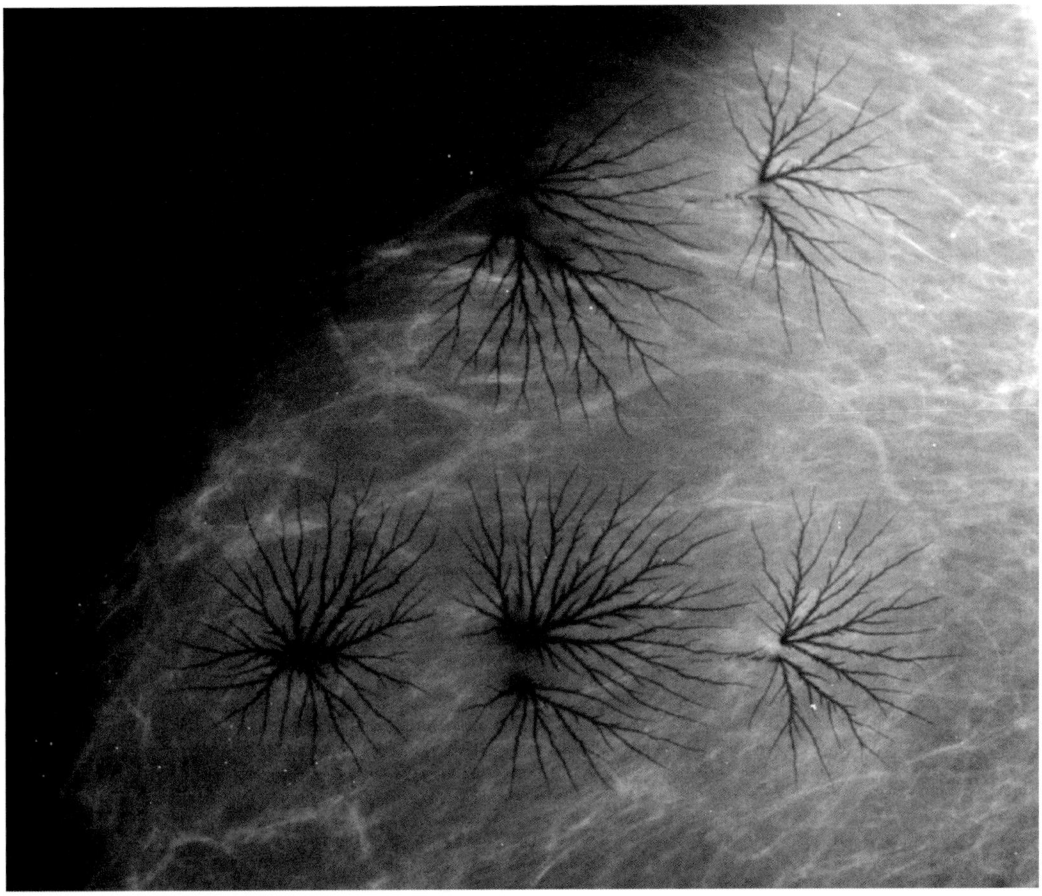

**Figura 1.36.** Incidência CC, seio direito, em visão ampliada.

### Qual é a observação?

Artefatos de estática obscurecendo o filme em uma aparência bastante distinta e relacionados com a processadora (como nesta paciente) ou o manuseio impróprio do filme.

## PACIENTE 37

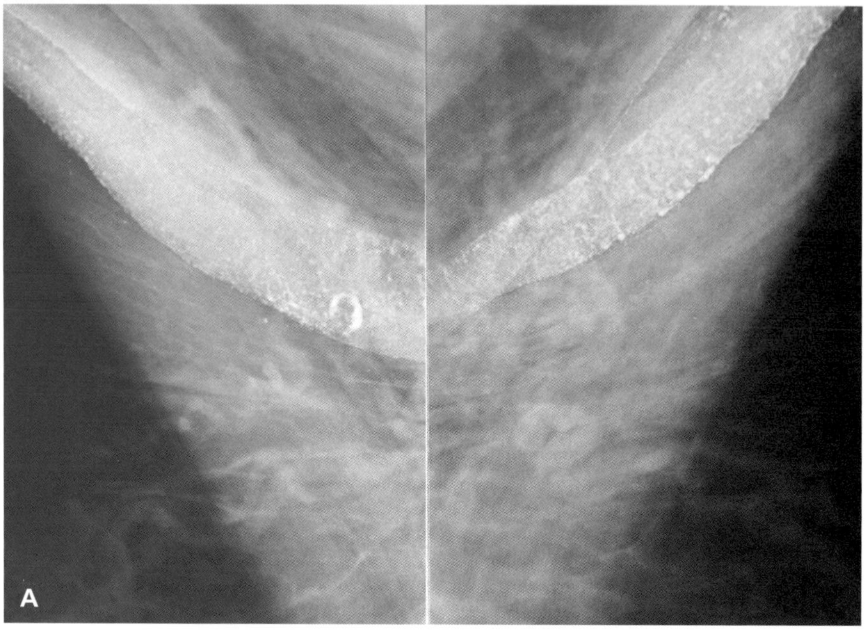

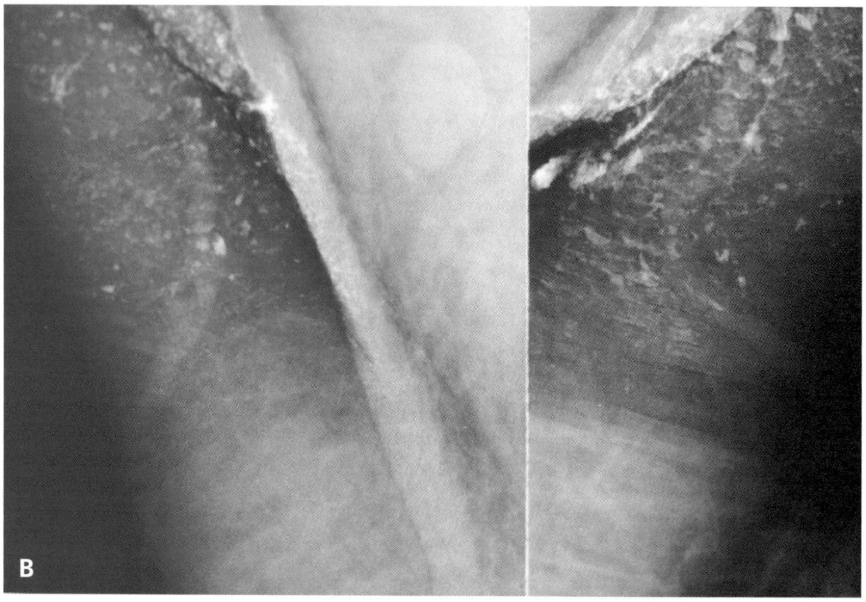

**Figura 1.37.** **(A)** Incidência MLO fotografada em visão ampliada. **(B)** Incidência MLO fotografada em visão ampliada.

### Qual é a observação?

Material de alta densidade observado bilateralmente na axila, simulando calcificações, reflete a presença de desodorante. Uma dobra de pele proeminente e um linfonodo da axila estão presentes, sobrepostos na incidência mediolateral oblíqua (Fig. 1.37B).

### Quando uma mamografia for agendada, que instruções poderão ser úteis para a paciente que se prepara para o exame?

Pede-se as pacientes que não apliquem desodorantes antes de fazerem a mamografia. Elas também são aconselhadas a vestirem-se com duas peças de roupa (p. ex., saia e blusa ou calça e blusa) para facilitar a troca de roupas para o exame. Se no momento da mamografia a paciente declarar estar usando desodorante, solicita-se que ela o remova da pele antes que qualquer imagem seja feita. Nós oferecemos desodorante em *spray* nos vestiários para uso após a mamografia.

## PACIENTE 38

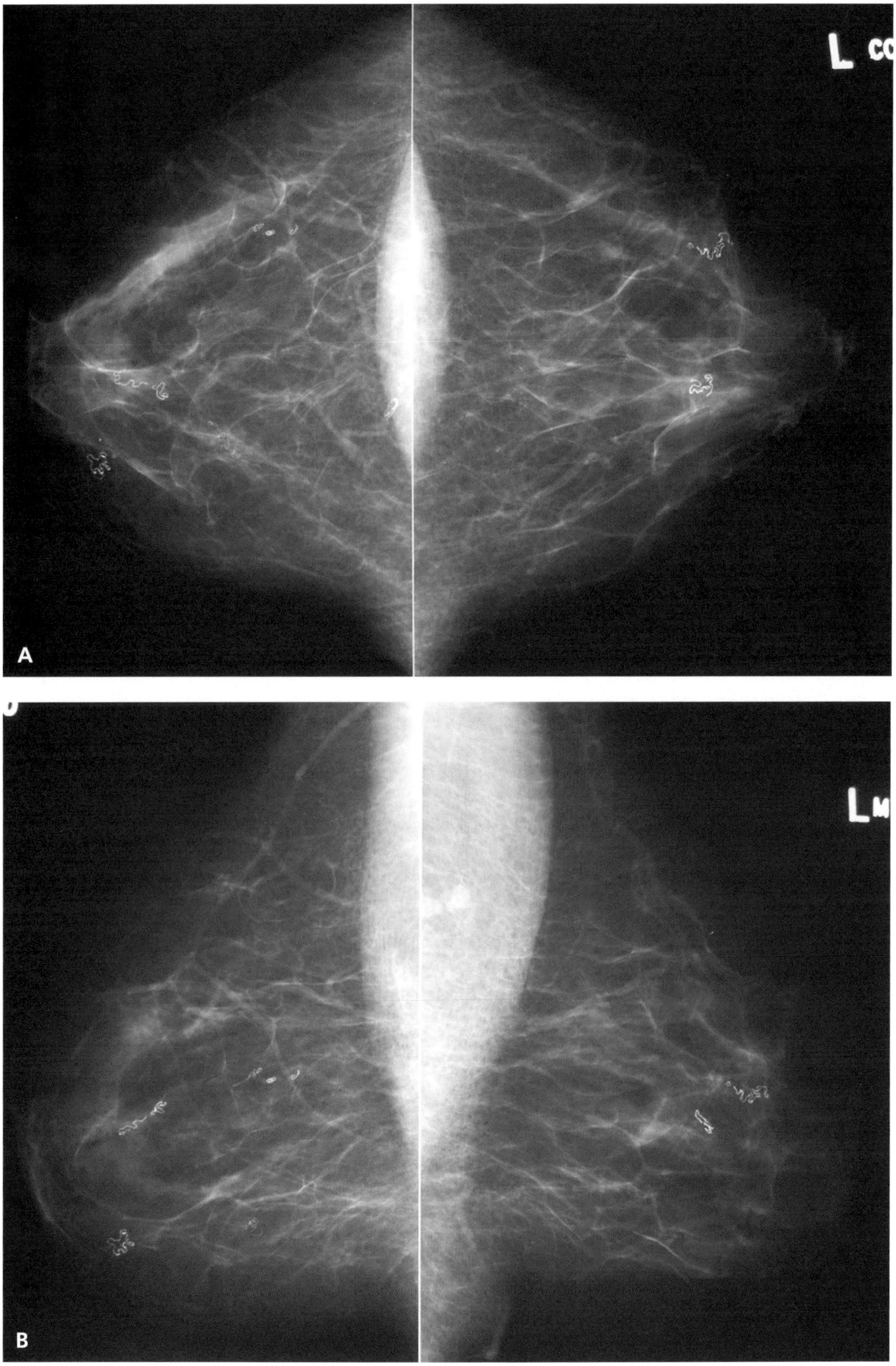


**Figura 1.38.** Mamografia de mulher de 49 anos de idade. Incidência CC (**A**, **B**). Mamografia de mulher de 49 anos de idade. Incidência MLO (**B**). *(Continua.)*

**Como você descreveria os achados? Qual é o diagnóstico?**
**Qual categoria do BI-RADS® você utilizaria?**

Aglomerados múltiplos de calcificações em formato de espiral, serpiginosas, lineares e curvilíneas estão presentes bilateralmente. Esses achados são consistentes com parasitas calcificados. Tem sido relatado o aparecimento de diferentes parasitas no parênquima da mama ou no tecido subcutâneo (filaríase, loíase, oncocercíase, cisticercose, dracunculíase, esquistossomose, miase cutânea etc). Os parasitas mortos calcificam-se, resultando em calcificações lineares, curvilíneas, em espiral, com formato de cordão de contas ou serpiginosas espalhadas bilateralmente. Calcificações bem definidas, arredondadas e pontilhadas, limitadas bilateralmente ao músculo peitoral, são vistas em mulheres com triquinose.

Categoria 1 no BI-RADS®: negativa. Recomenda-se fazer a próxima mamografia em 1 ano. Categoria 2 no BI-RADS®: achado benigno é utilizado caso as calcificações sejam descritas no corpo do relatório. Recomenda-se fazer a próxima mamografia em 1 ano.

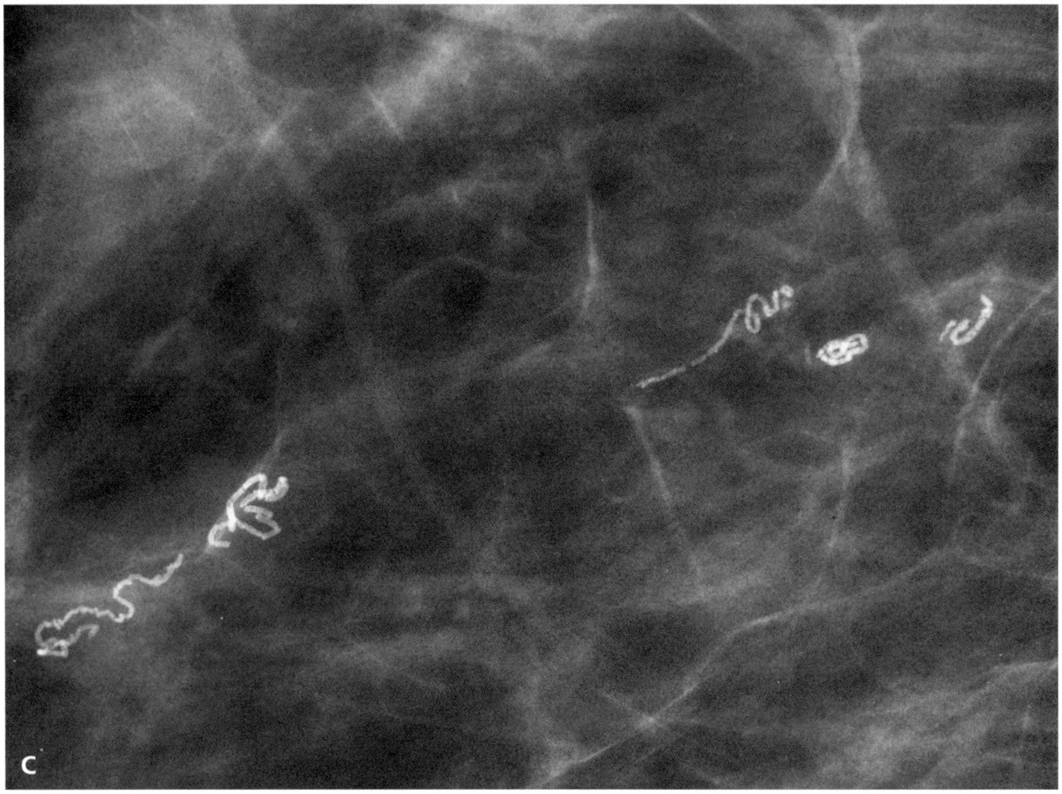


**Figura 1.38.** *(Continuação)* Incidência MLO **(C)**, seio direito com visão ampliada. Parasitas calcificados.

# PACIENTE 39

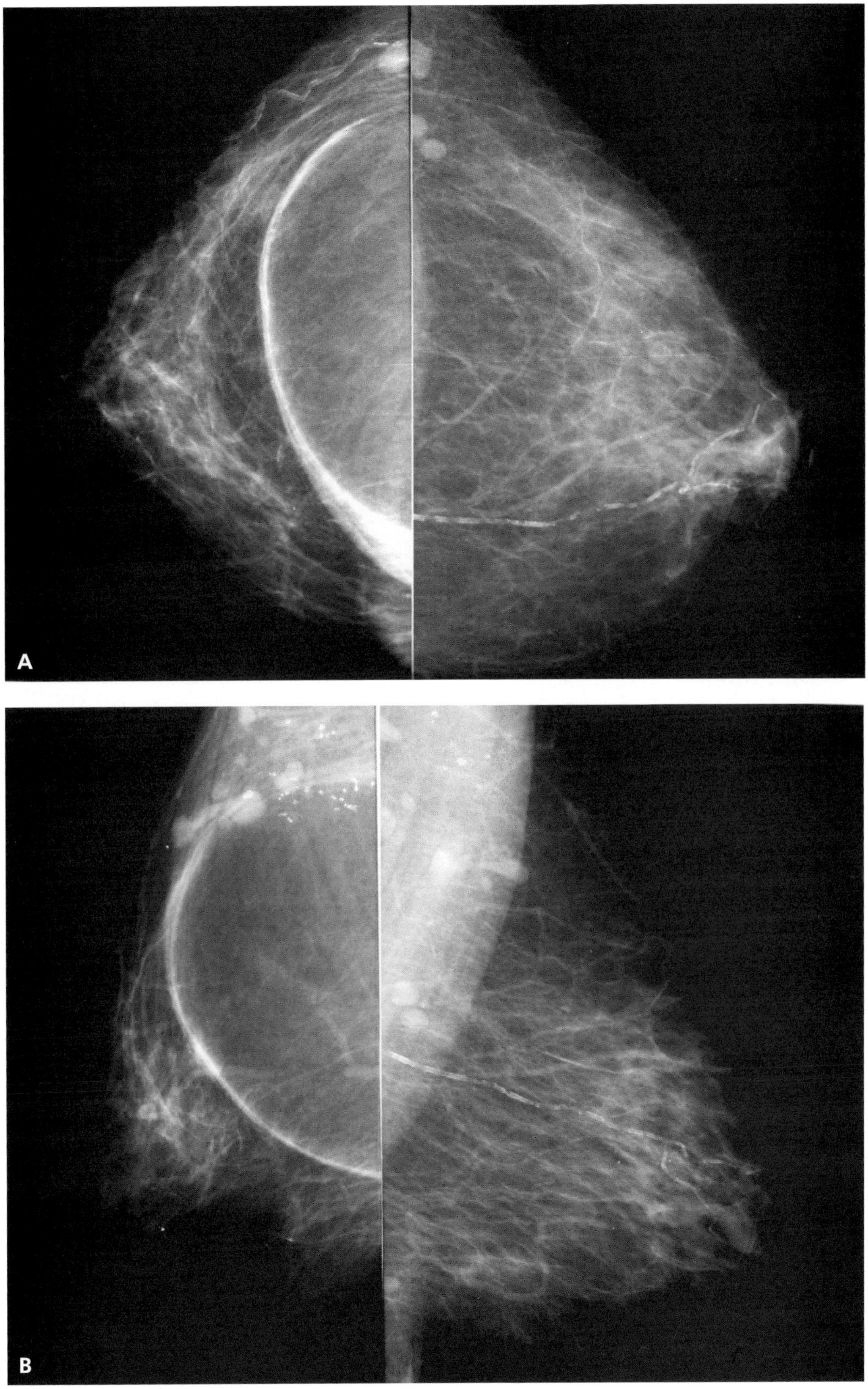


**Figura 1.39.** Mamografia de mulher de 73 anos de idade. Incidências CC **(A)** e MLO **(B)**. *(Continua.)*

## Qual é o seu diagnóstico?

Múltiplos linfonodos intramamários e na região das axilas são observados bilateralmente, bem como um tipo benigno de calcificações vasculares e da pele. Uma massa radiotransparente aparece na imagem no músculo peitoral direito consistente com um lipoma (Fig. 1.39C). O diferencial para massas radiotransparentes no seio é limitado e inclui lipomas, cistos oleosos e, raramente, galactocele. Ainda que a US não seja necessária porque o diagnóstico é feito na mamografia, às vezes ajuda na distinção entre um lipoma e um cisto oleoso. Geralmente os lipomas são massas sólidas bem limitadas, homogeneamente iso a levemente hiperecoicas. Os cistos oleosos possuem aparência variável na US, variam entre cisto até uma complexa massa cística sólida, alguns com sombreamento associado.

Categoria 1 no BI-RADS®: negativa. Recomenda-se fazer a próxima mamografia em 1 ano. Categoria 2 no BI-RADS®: achado benigno é utilizado caso o lipoma seja descrito no corpo do relatório. Recomenda-se fazer a próxima mamografia em 1 ano.

Os lipomas são tumores de crescimento lento que se apresentam como massas suaves, discretas, arredondadas, individuais ou múltiplas; são mais comuns no tecido subcutâneo; no entanto, podem desenvolver-se em qualquer lugar, incluindo tecido mamário, músculos e órgãos internos. Raramente podem ser associados a lipomatose hereditária múltipla, doença adiposa dolorosa (doença de Dercum) e síndrome de Gardner. São compostos por adipócitos maduros que podem estar cobertos por cápsulas fibrosas. Embora a maioria não necessite de tratamento, injeções de esteroides, lipossucção ou cirurgia são as opções que têm sido utilizadas para o seu tratamento.

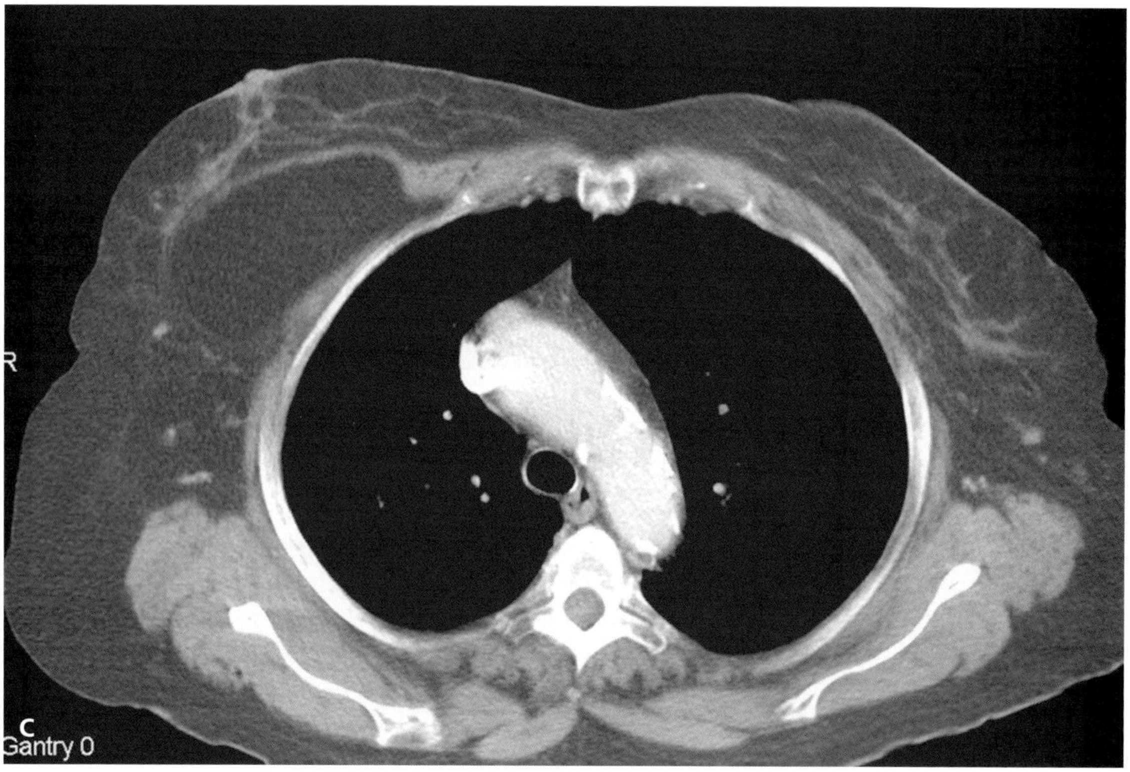


**Figura 1.39.** *(Continuação)* Escaneamento por TC do tórax **(C)** confirma a presença de um lipoma no músculo peitoral direito (o escaneamento por TC foi feito por outros motivos, não pelo lipoma).

## PACIENTE 40

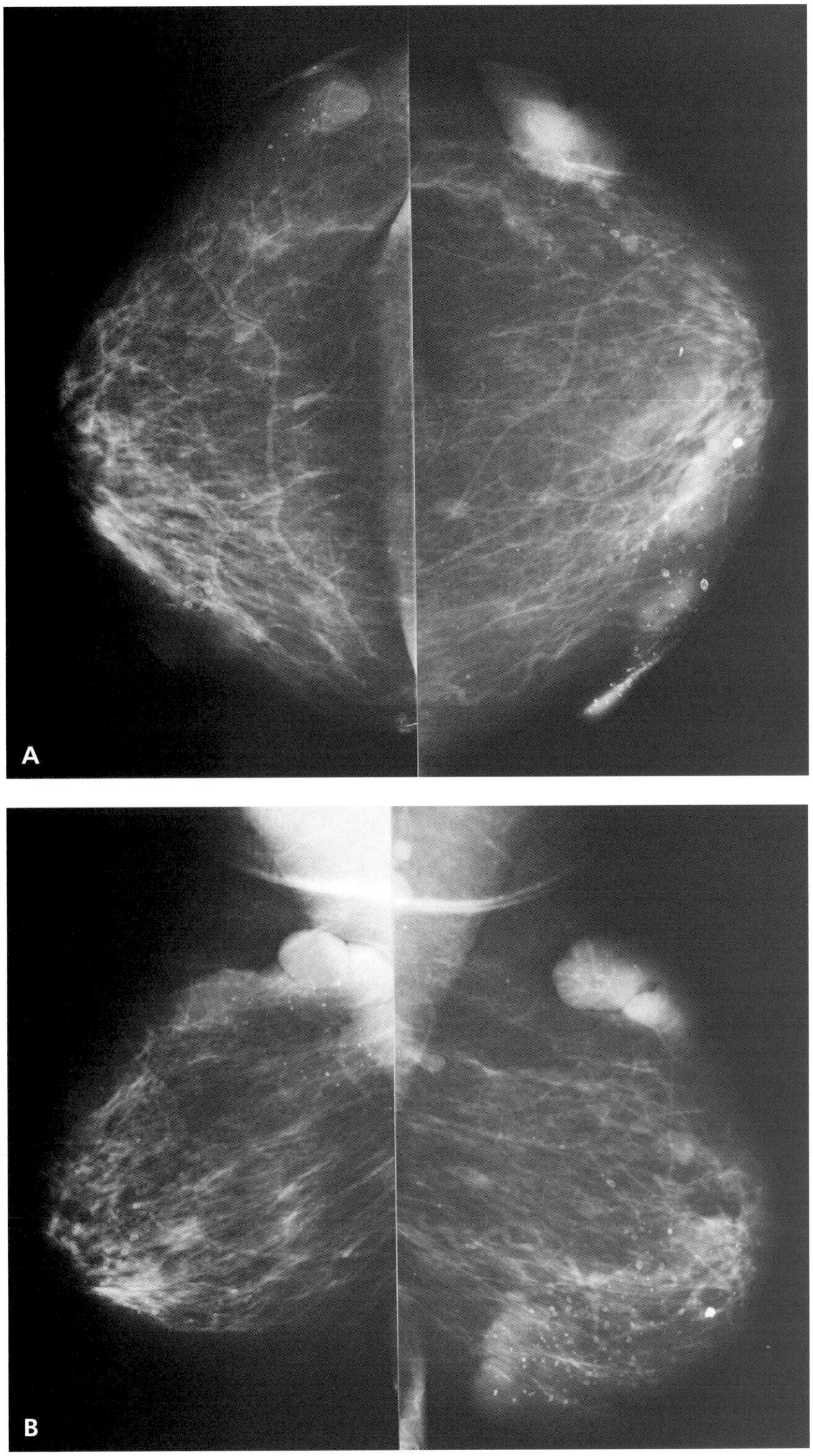


**Figura 1.40.** Mamografia de mulher de 63 anos de idade. Incidências CC (**A**) e MLO (**B**). *(Continua.)*

**Qual é o seu diagnóstico? Esta paciente requer alguma avaliação adicional?**

Múltiplas densidades de vários tamanhos e formas, algumas tubulares, são vistas B; lateralmente. Calcificações associadas arredondadas, com centro transparente, consistentes com as calcificações da pele também estão presentes. As margens de algumas dessas densidades estão parcial ou completamente delineadas por uma transparência bem definida consistente com o ar (Fig. 1.40C). As margens bem definidas, juntamente com as formas dessas estruturas e as calcificações associadas da pele, sugerem que isto pode representar a formação de queloides formados em locais de cirurgia prévia. A revisão de mamografias anteriores com marcadores colocados em locais onde uma biópsia foi feita confirma essa impressão (Fig. 1.40D-G). Nenhuma avaliação adicional é indicada.

Categoria 1 no BI-RADS®: negativa. Recomenda-se fazer a próxima mamografia em 1 ano. Categoria 2 no BI-RADS®: achado benigno é utilizado caso os queloides sejam descritos no corpo do relatório. Recomenda-se fazer a próxima mamografia em um ano.

A cicatrização de ferimentos é um processo complexo, controlado por mediadores solúveis caracterizados por um equilíbrio sutil entre a deposição e a remoção de proteínas estruturais e glicoproteínas. A interrupção desse processo anabólico e catabólico normal pode levar um reparo anormal do ferimento, resultando em cicatrizes, incluindo as hipertróficas e queloides. As cicatrizes hipertróficas são salientes, mas limitam-se às bordas do ferimento original e aumentam de tamanho expandindo suas margens, e não pela invasão dos tecidos que estão em volta. Aparecem nas primeiras 4 semanas após o ferimento e são caracterizadas por crescimento rápido seguido por regressão. Nas cicatrizes hipertróficas, as fibras de colágeno são paralelamente orientadas na superfície da pele. Em contraste, os queloides estendem-se além das margens do ferimento original e envolvem a derme adjacente normal. Essas lesões tipicamente aparecem mais tarde, progridem gradualmente e podem proliferar-se indefinidamente; elas não regridem. As fibras de colágeno nos queloides são maiores, mais grossas, mais onduladas e distribuídas aleatoriamente se comparadas às fibras encontradas em cicatrizes hipertróficas. Cicatrizes hipertróficas e queloides frequentemente têm relação familiar e maior ocorrência em pacientes negros e hispânicos.

Existem várias teorias para explicar as causas da formação dos queloides, incluindo o aumento na atividade do fator de crescimento (p. ex., transformação do fator de crescimento e fator de crescimento plaquetário), alterações na matriz extracelular, regulação anormal da movimentação do colágeno, tensão mecânica no ferimento em cicatrização, fatores genéticos que resultam em uma resposta imune anormal a ferimentos na pele e uma reação imune a gordura. Vários tratamentos, incluindo injeções de esteroides (triamcinolona), cirurgia, radiação, aplicação tópica de gel de silicone, terapia de pressão, *laser*, 5-fluorouracil intralesional, interferon, retinoides, bloqueadores do canal de cálcio, criocirurgia e anti-histamínicos foram testados. Os resultados, no entanto, foram mistos, e o tratamento dos pacientes com queloides continua sendo um desafio.

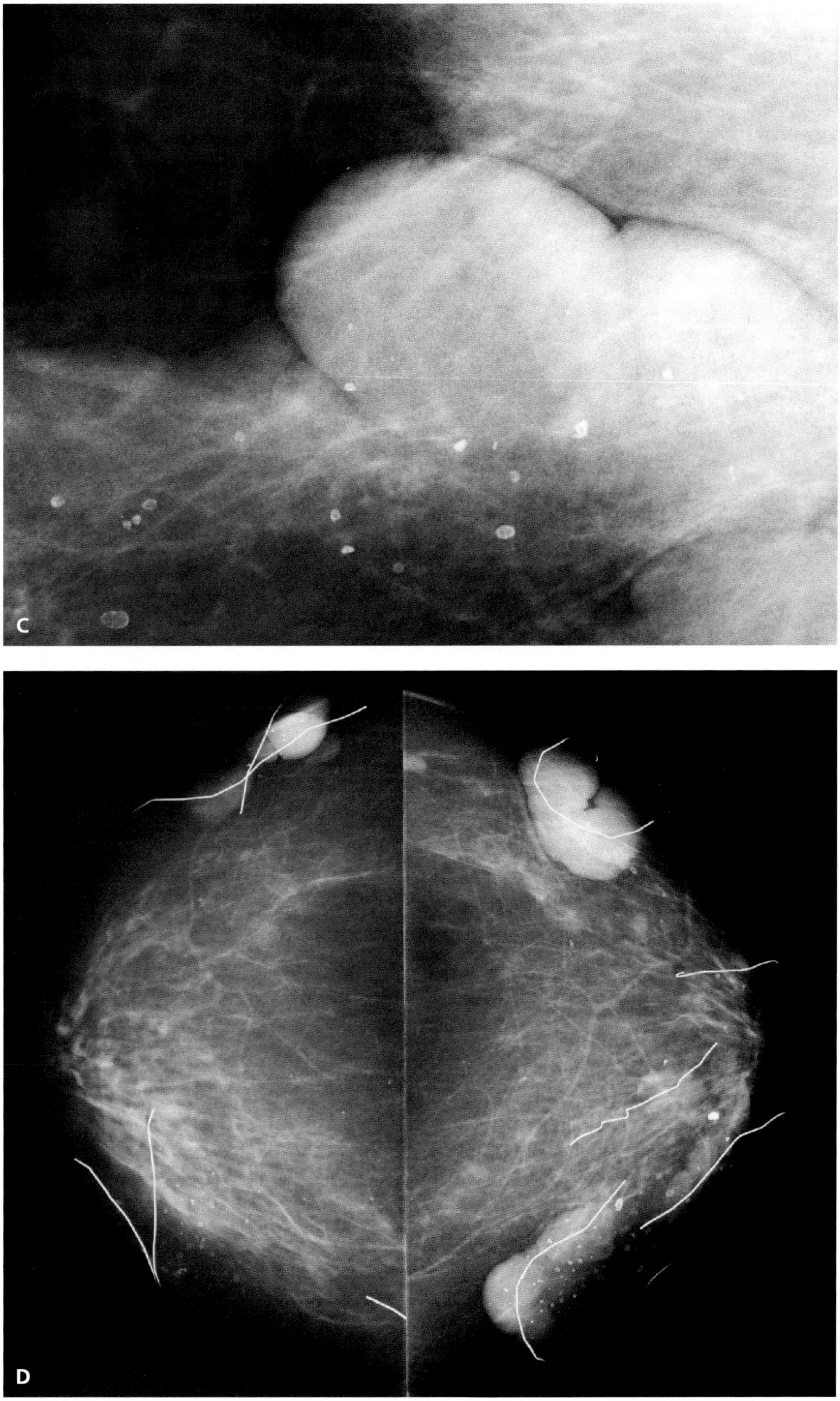


**Figura 1.40.** *(Continuação)* Incidência MLO **(C)**, seio direito em visão ampliada. Transparência bem definida, consistente com ar, delineando parcialmente a massa lobulada. Calcificações adjacentes com centro transparente, consistentes com calcificações da pele são observadas. Incidências CC **(D)** e MLO **(E)** feitas 1 ano antes de **(A)** e **(B)** com fio-guia utilizado para marcar locais de biópsia prévia e queloides. *(Continua.)*

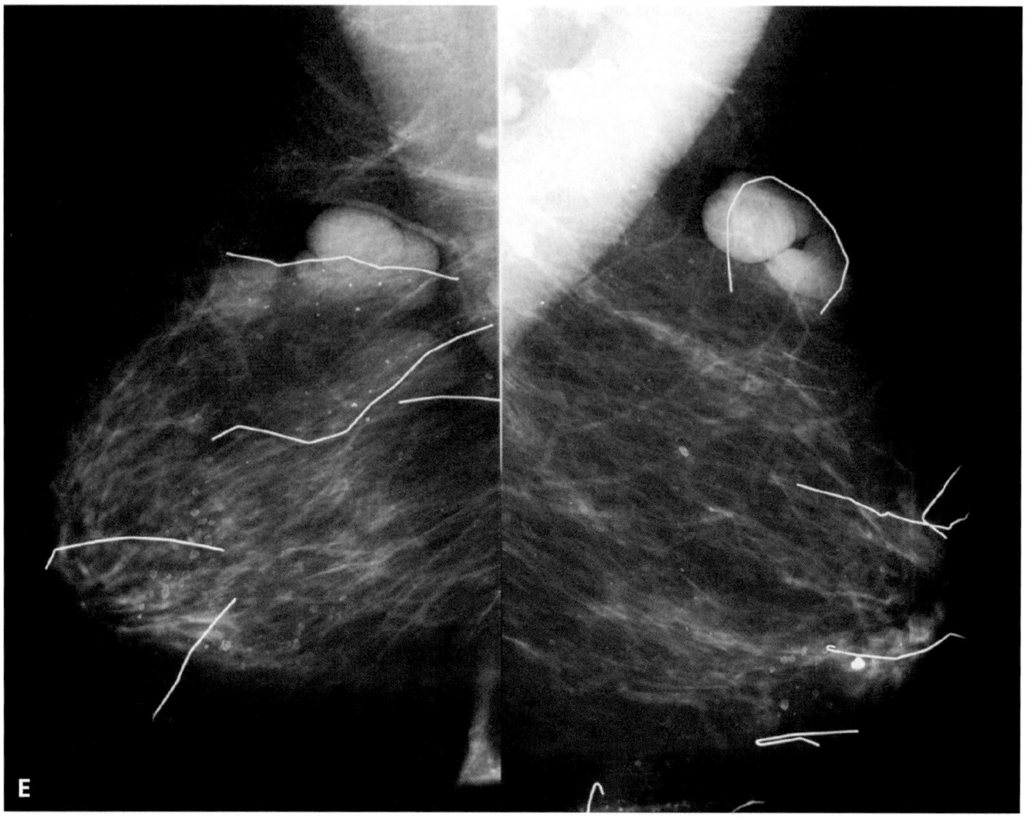


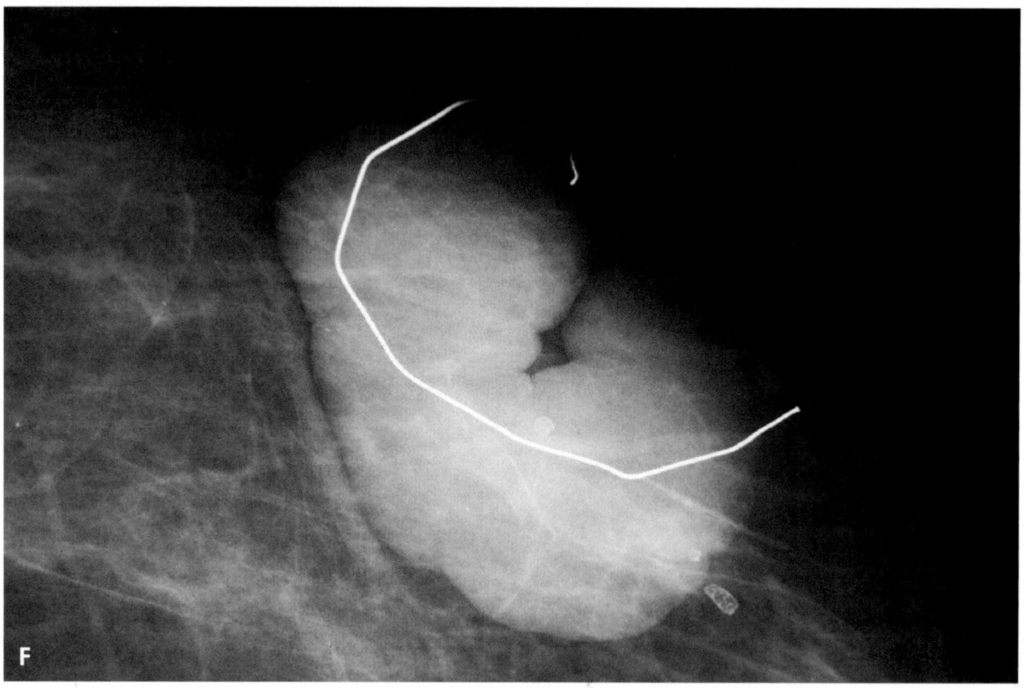


**Figura 1.40.** *(Continuação)* Incidências MLO (**F**), seio esquerdo, e CC (**G**), seio direito, em visão ampliada, com fio-guia utilizado para marcar locais de biópsia prévia e queloides. O formato linear e curvilíneo e as margens bem definidas resultam de ar em volta. A porção protuberante dos queloides é diagnosticada. Calcificações associadas a centro transparente consistente com calcificações da pele são observadas.

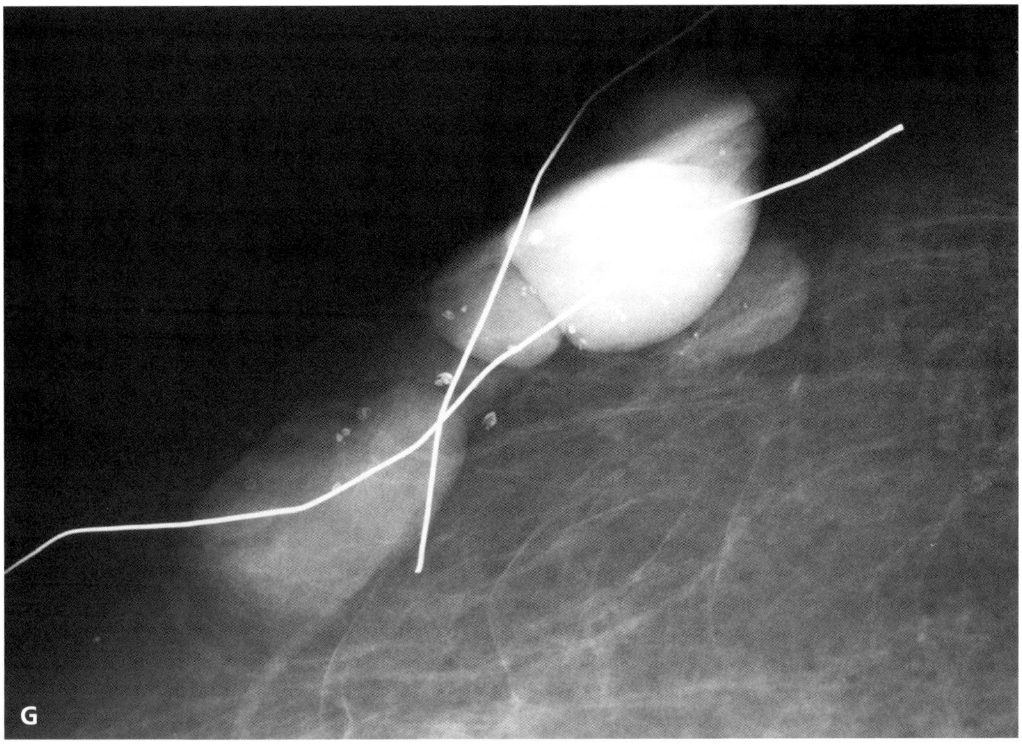


## PACIENTE 41

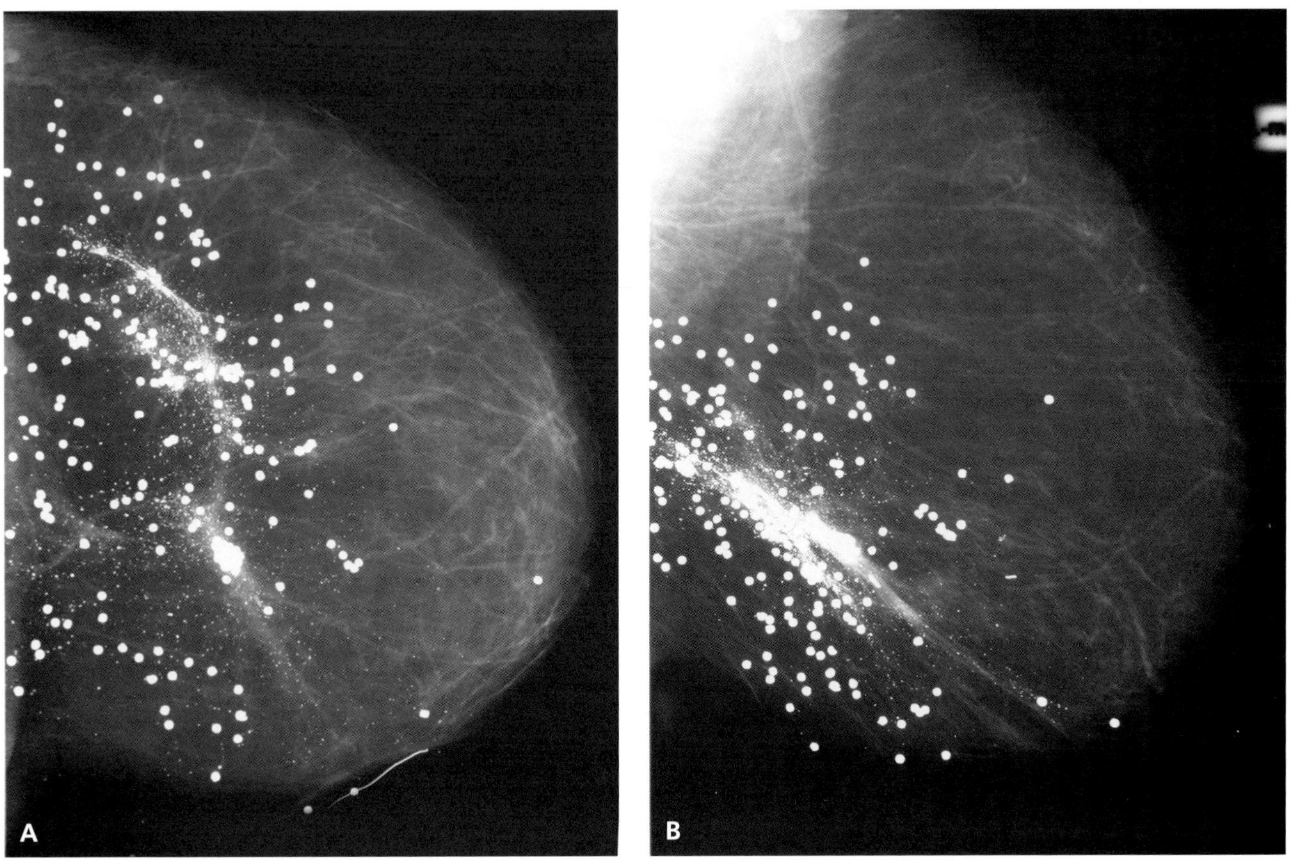


**Figura 1.41.** Mamografia de mulher de 60 anos de idade. Incidências CC **(A)** e MLO **(B)**, seio esquerdo.

## Qual é o seu diagnóstico?

Chumbo de armas de fogo e fragmentos de bala com estilhaços de granada associados estão presentes no seio esquerdo. Embora o chumbo esteja distribuído aleatoriamente, os fragmentos de bala e estilhaços de granada apresentam distribuição mais linear, traçando o caminho das balas pelo peito. Nenhum outro tipo de intervenção é necessária.

Categoria 1 no BI-RADS®: negativa. Recomenda-se fazer a próxima mamografia em 1 ano. Categoria 2 no BI-RADS®: achado benigno é utilizado caso os fragmentos metálicos sejam descritos no corpo do relatório. Recomenda-se fazer a próxima mamografia em 1 ano.

## BIBLIOGRAFIA


Al-Attar A, Mess S, Thomassen JM, *et al.* Keloid pathogenesis and treatment. *Plast Reconstr Surg.* 2006;117:286-300.

American College of Radiology (ACR). ACR BI-RADS®—Mammography. 4th ed. In: *ACR Breast Imaging Reporting and Data System, Breast Imaging Atlas.* Reston, VA: American College of Radiology; 2003.

American College of Radiology. *Mammography Quality Control Manual.* Reston, VA: American College of Radiology; 1999.

Apesteguia L, Mellado MT, Inchusta MI, Cordero JL. Mammographic demonstration of steatocystoma multiplex. *Eur Radiol.* 1998;8:647-648.

Apesteguia L, Murillo A, Biurrun J, *et al.* Calcified trichinosis of pectoral muscle: mammographic appearance. *Eur Radiol.* 1995;5:414-416.

Asch T, Frey C. Radiographic appearance of mammary duct ectasia with calcification. *N Engl J Med.* 1962;266:86-87.

Atiyeh BS, Costagliola M, Hayek SN. Keloid or hypertrophic scar. The controversy: review of the literature. *Ann Plast Surg.* 2005;54:676-680.

Bercovitch L, Schepps B, Koelliker S, *et al.* Mammographic findings in pseudoxanthoma elasticum. J Am Acad Dermatol. 2003;48:359-366.

Beyer GA, Thorsen MK, Shaffer KA, *et al.* Mammographic appearance of the retained Dacron cuff of a Hickman catheter. *AJR Am J Roentgenol.* 1990;155:1204.

Bilgen IG, Ustun EE, Memis A. Fat necrosis of the breast: clinical, mammographic and sonographic features. *Eur J Radiol.* 2001;39:92-99.

Bolognia JL, Jorizzo JL, Rapini RP, eds. *Dermatology.* Edinburgh: Mosby, 2003.

Borges da Silva B, Rodrigues JS, Borges US, *et al.* Large mammary hamartoma of axillary supernumerary breast tissue. *Breast.* 2005 Jun 27 (Epub).

Bradley FM, Hoover HC, Hulka CA, *et al.* The sternalis muscle: an unusual normal finding seen on mammography. *AJR Am J Roentgenol.* 1996;166:33-36.

Burd A, Huang L. Hypertrophic response and keloids diathesis: two very different forms of scar. *Plast Reconstr Surg.* 2005;116:105e–157e.

Caskey CI, Berg WA, Anderson ND, *et al.* Breast implant rupture: diagnosis with US. *Radiology.* 1994;190:819-823.

Cetin M, Cetin R, Tamer N. Prevalence of breast arterial calcification in hypertensive patients. *Clin Radiol.* 2004;59:92-95.

Cetin M, Cetin R, Tamer N, Kelekci S. Breast arterial calcifications associated with diabetes and hypertension. *J Diabetes Complications.* 2004;18:363-366.

Chow CK, McCarthy JS, Neafie R, *et al.* Mammography of lymphatic filariasis. *AJR Am J Roentgenol.* 1996;167:1425-1426.

Cox J, Simpson W, Walshaw D. An interesting byproduct of screening: assessing the effect of HRT on arterial calcification in the female breast. *J Med Screen.* 2002;9:38-39.

de Barros N, D'Avila MS, Bauab SP, *et al.* Cutaneous myiasis of the breast: mammographic and US features – report of five cases. *Radiology.* 2001;218:518-520.

DeBruhl ND, Gorczyca DP, Ahn CY, *et al.* Silicone breast implants: US evaluation. *Radiology.* 1993;189:95-98.

Dershaw DD, Selland D, Tan LK, *et al.* Spiculated axillary adenopathy. *Radiology.* 1996;201:439-442.

Doeger KM, Whaley DH, Berger PB, *et al.* Breast arterial calcification detected on mammography is a risk factor for coronary artery disease. *Radiology.* 2002;225:552(abst).

Ellis RL, Dempsey PJ, Rubin E, *et al.* Mammography of breasts in which catheter cuffs have been retained: normal, infected and postoperative appearances. *AJR Am J Roentgenol.* 1997;169:713-715.

Everson LI, Parentainen H, Detlie T, *et al.* Diagnosis of breast implant rupture: imaging findings and relative efficacies of imaging techniques. *AJR Am J Roentgenol.* 1994;163:57-60.

Fitzpatrick TB, Johnson RA, Wolff K, Suurmond D. *Color Atlas and Synopsis of Clinical Dermatology.* 4th ed. New York: McGraw-Hill; 2001.

Fornage BD, Tassin GB. Sonographic appearance of superficial soft tissue lipomas. *J Clin Ultrasound.* 1991;19:215-220.

Friedman PD, Kalisher L. Case 43: filariasis. *Radiology.* 2002;515-517.

Fuster M, Saez JJ, Orozco D, *et al.* Breast arterial calcification: a new cardiovascular risk marker. *Radiology.* 2002;225:553–554 (abst).

Georgian-Smith D, Kricun B, McKee B, *et al.* The mammary hamartoma: appreciation of additional imaging characteristics. *J Ultrasound Med.* 2004;23:1267-1273.

Gravier A, Picquenot JM, Berry M. Invasive lobular carcinoma in a breast hamartoma. *Breast J.* 2003;9:246-248.

Harris KM, Ganott MA, Shestak KC, *et al.* Silicone implant rupture: detection with US. *Radiology.* 1993;187:761-768.

Harvey JA, Moran RE, Maurer EJ, DeAngelis GA. Sonographic features of mammary oil cysts. *J Ultrasound Med.* 1997;16:719-724.

Haus AG, Jaskulski SM. *The Basics of Film Processing in Medical Imaging.* Madison, WI: Medical Physics Publishing; 1997.

Herbert M, Sandbank J, Liokumovich P, *et al.* Breast hamartomas: clinicopathological and immunohistochemical studies of 24 cases. *Histopathology.* 2002;41:30-34.

Hogge JP, Palmer CH, Muller CC, *et al.* Quality assurance in mammography: artifact analysis. *Radiographics.* 1999;19:503-522.

Hogge JP, Robinson RE, Magnant CM, *et al.* The mammographic spectrum of fat necrosis in the breast. *Radiographics.* 1995;15:1347-1356.

Iribarren C, Go AS, Tolstykh I, *et al.* Breast vascular calcification and risk of coronary heart disease, stroke and heart failure. *J Womens Health (Larchmt).* 2004;13:381-389.

Kim HS, Cha ES, Kim HH, Yoo JY. Spectrum of sonographic findings in superficial breast masses. *J Ultrasound Med.* 2005;24:663–680.

Kopans DB, Meyer JE, Homer MJ, *et al.* Dermal deposits mistaken for breast calcifications. *Radiology.* 1983;149:592-594.

Kuroda N, Sugimoto T, Numoto S, Enzan H. Microinvasive lobular carcinoma associated with intraductal spread in a mammary hamartoma. *J Clin Pathol.* 2002;55:76-77.

Lee CH, Giurescu ME, Philpotts LE, *et al.* Clinical importance of unilaterally enlarging lymph nodes on otherwise normal mammograms. *Radiology.* 1997;203:329-334.

Lee EH, Wylie EJ, Bourke AG, Bastiaan De Boer W. Invasive ductal carcinoma arising in a breast hamartoma: two case reports and a review of the literature. *Clin Radiol.* 2003;58:80-83.

Linden SS, Sickles EA. Sedimented calcium in benign cysts: the full spectrum of mammographic presentations. *AJR Am J Roentgenol.* 1989;152(5):967-971.

Mathers ME, Shrimankar J. Lobular neoplasia within a myxoid hamartoma of the breast. *Breast J* 2004;10:58-59.

Mester J, Darwish M, Deshmukh SM. Steatocystoma multiplex of the breast: mammographic and sonography findings. *AJR Am J Roentgenol.* 1998;170:115-116.

Mester J, Simmons RM, Vasquez MF, *et al.* In situ and infiltrating ductal carcinoma arising in a breast hamartoma. *AJR Am J Roentgenol.* 2000;175:64-66.

Miller CL, Feig SA, Fox JW. Mammographic changes after reduction mammoplasty. *AJR Ant J Roentgenol.* 1987;149:35-38.

Montrey JS, Levy JA, Brenner RJ. Wire fragments after needle localization. *AJR Am J Roentgenol.* 1996;167:1267-1269.

Moshyedi AC, Puthawala AH, Kurland RJ, *et al.* Breast arterial calcifications: association with coronary artery disease. *Radiology.* 1995;194:181-183.

Park KY, Oh KK, Noh TW. Steatocystoma multiplex: mammographic and sonographic manifestations. *AJR Am J Roentgenol.* 2003;1.80:271-274.

Pollack AH, Kuerer HM. Steatocystoma multiplex: appearance at mammography. *Radiology.* 1991;181:836-838.

Pui MH, Movson IJ. Fatty tissue breast lesions. *Clin Imaging.* 2003;27:150-155.

Ravakhah K, Javadi N, Simms R. Hamartoma of the breast in man: first case report. *Breast J.* 2001;7:266-268.

Scott Soo M, Kornguth PJ, Hertzberg BS. Fat necrosis in the breast: sonographic features. *Radiology.* 1998;206:261-269.

Sickles EA. Breast calcifications: mammographic evaluation. *Radiology.* 1986;160:289-293.

Sickles EA. Breast masses: mammographic evaluation. *Radiology.* 1989;173:297-303.

Sickles EA, Abele JS. Milk of calcium within tiny benign breast cysts. *Radiology.* 1981;141:655.

Sickles EA, Galvin HB. Breast arterial calcification in association with diabetes mellitus: too weak a correlation to have clinical utility. *Radiology.* 1985;155:577-579.

Stigers KB, King JG, Davey DD, Stelling CB. Abnormalities of the breast caused by biopsy: spectrum of mammographic findings. *AJR Am J Roentgenol.* 1991;156:287-291.

Svane G, Franzen S. Radiologic appearance of nonpalpable intramammary lymph nodes. Acta Radiol. 1993;34:577-580.

Takeuchi M, Kashiki Y, Shibuya C, *et al.* A case of muscular hamartoma of the breast. *Breast Cancer.* 2001;8:243-245.

Tse GM, Law BK, Ma TK, *et al.* Hamartoma of the breast: a clinicopathological review. *J Clin Pathol.* 2002;55:951-954.

Tse GM, Law BK, Pang LM, Cheung HS. Ductal carcinoma in situ arising in mammary hammartoma. *J Clin Pathol.* 2002;55:541-542.

Venta LA, Salomon CG, Flisak ME, *et al.* Sonographic signs of breast implant rupture. *AJR Am J Roentgenol.* 1996;166:1413-1419.

Wahner-Roedier DL, Sebo TJ, Gisvold JJ. Hamartomas of the breast: clinical, radiologic and pathologic manifestations. *Breast J.* 2001;7:101-105.

Walsh R, Komguth PJ, Scott Soo M, *et al.* Axillary lymph nodes: mammographic, pathologic and clinical correlation. *AJR Am J Roentgenol.* 1997;168:33-38.

Capítulo 2

# Exame das Mamas

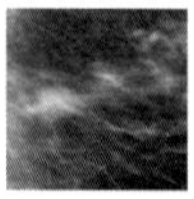

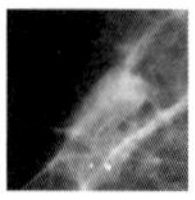
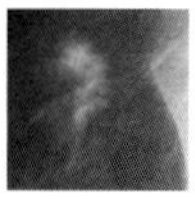

## TERMOS

Carcinoma apócrino
Artefatos
Metástase nodal axilar
Interpretação em Grupo
Alterações na biópsia
Estatísticas de câncer de mama
Taxa de chamada de retorno (RECALL)
Contraste
Incidência CC
Cistos
Alterações difusas
Distorção
Carcinoma ductal *in situ* (CDIS)
Incidência CC lateralmente exagerada (XCCL)
Exposição
Fibroadenoma
Assimetria parenquimatosa focal
Assimetria parenquimatosa global
Carcinoma ductal invasivo, não especificado de outra maneira (NOS)
Carcinoma lobular invasivo
Células de tumorais isoladas
Pico de quilovolt agem (kVp)
Envolvimento de espaço linfovascular
Incidência mediolateral oblíqua (MLO)
Micrometástases
Miliamperagem desenvolvida (mAs)
Doença de Mondor
Incidência látero-medial de 90° (LM)
Incidência mediolateral de 90° (ML)
Síndrome de Poland
Linha posterior do mamilo (PNL)
Mamoplastia redutora
Importância do mosqueado
Seio retraído
Orientações sobre exame das mamas
Incidências de exame das mamas
Definição
Triangulação

## INTRODUÇÃO

A mamografia pode apresentar cânceres de mama clinicamente ocultos. Isso é significativo? Faz alguma diferença? Encontrar cânceres de mama clinicamente ocultos afeta a mortalidade geral por câncer de mama? Sim, sim e sim. O apoio à utilização rotineira de exame mamográfico é oferecido pelos resultados de sete entre oito estudos clínicos aleatórios controlados em grandes populações de mulheres, incluindo aquelas com idades entre 40 e 49 anos. Esses estudos demonstram uma redução de 20 a 32% de mortalidade por câncer de mama entre mulheres que se submeteram ao exame mamográfico. As duas atualizações adicionais ao estudo sueco relataram sobrevida de 20 anos em 87,3 e 83,8% entre as mulheres identificadas com tumores < de 0,9 cm e com tamanho de 1 a 1,4 cm, respectivamente. Portanto, o objetivo do exame mamográfico (e do nosso trabalho) é identificar consistentemente cânceres de mama que são < de 1,4 cm (ideal < de 0,9 cm). É notável que o método mais comum de detecção de câncer de mama atualmente seja o exame mamográfico (ao contrário do autoexame), e que as taxas de mortalidade por este câncer continuam diminuindo.

Com base em evidências científicas e opiniões disponíveis de peritos um painel independente de 42 médicos e especialistas científicos desenvolveram novas orientações sobre o exame de câncer de mama que foram publicadas e adotadas pela Sociedade Americana do Câncer (ACS) em 2003. A ACS recomenda um exame mamográfico anual a partir dos 40 anos de idade, o que deverá continuar enquanto a mulher tiver com boa saúde. Os exames clínicos da mama devem fazer parte da rotina a cada 3 anos para mulheres dos 20 aos 30 anos de idade e anualmente para as com 40 anos ou mais. As mulheres deverão informar ao seu médico qualquer alteração que notem nos seios. A partir dos 20 anos de idade deve-se informar às mulheres sobre os benefícios e limitações do autoexame dos seios (BSE). É aceitável que as mulheres escolham não fazer o BSE ou fazê-lo ocasionalmente. Mulheres que fazem parte do grupo de risco (p. ex., histórico pessoal ou familiar de câncer de mama, tendência genética ou terapia radioativa mediastinal para linfoma de Hodgkin) podem beneficiar-se pelo início precoce do teste de detecção, exames com intervalos curtos e/ou ultrassonografia (US) ou imagem de ressonância magnética (RM). De fato, desde 2003 vários relatórios apóiam a utilização da RM na detecção de pequenos cânceres em mulheres que fazem parte do grupo de alto risco.

Estimou-se que 211.240 novos casos de câncer de mama ocorreriam em 2005 em mulheres norte-americanas. Entre os homens, esperaram-se, para o mesmo ano, 1.690 novos casos de câncer de mama. O número estimado de mortes resultantes de câncer de mama em 2005 entre mulheres e homens foi de 40.410 e 460, respectivamente. Uma queda na taxa de mortalidade por este câncer de 2,3% ao ano no período de 1990 a 2000 foi relatada entre todas as mulheres, com maior queda entre as com menos de

50 anos de idade. Esse declínio é atribuído a detecção precoce e tratamento aprimorado.

## ■ INCIDÊNCIAS EM MAMOGRAFIA

As incidências craniocaudal CC e mediolateral oblíqua (MLO) são as de exame padrão. Além das incidências de rotina, nossos técnicos obtêm compressão anterior e incidência CC exagerada (XCCL), conforme necessário, para montar o estudo de exame das mamas para cada mulher individualmente.

## ■ INTERPRETAÇÃO

Em comparação com a leitura *on-line*, a interpretação em grupo de exames mamográficos é econômica e eficiente. Com a interpretação em grupo, a paciente deixa a unidade de imagem depois que suas incidências de rotina são feitas e revisadas pelo técnico para adequação técnica. As mamografias são penduradas em negatoscópios para mamografia, de alta luminosidade para interpretações feitas por radiologistas, subsequentemente. Nas nossas instalações, as incidências CC direita e esquerda, e MLO direita e esquerda são penduradas uma de costas para a outra. As duas incidências CC são colocadas uma do lado da outra com as incidências MLO. Caso disponíveis, filmes feitos 2 anos antes são pendurados acima dos atuais para comparação. Mudanças sutis podem não ser aparentes de 1 ano para outro, mas podem ser facilmente percebidas se for utilizado, para comparação, um estudo que tenha sido feito há mais de um ano. Contudo, antes de chamar a paciente de volta para um estudo diagnóstico, revisar a mamografia feita 1 ano antes frequentemente é útil para confirmar se a área atual de preocupação não foi avaliada no ano anterior. Quaisquer estudos adicionais feitos em nosso centro são guardados em um envelope próximo ao negatoscópio para que possam ser revisados conforme o radiologista julgar necessário.

Na avaliação dos exames mamográficos, recomendo desenvolver uma estratégia de visualização que seja sistemática e utilizada constantemente. Também considero importante ter um jeito de pensar proativo e focado quando for revisar os estudos, em vez de aguardar passivamente para que mais achados sutis se tornem aparentes. Em outras palavras, faça com que seus olhos procurem por potenciais lesões em locais específicos; do contrário, você pode deixar passar algum achado sutil ou limitações do estudo (p. ex., borrão) que impossibilitem a detecção de possíveis anormalidades. A chance favorece uma mente preparada. Condições ideais de visualização são igualmente importantes. Toda a luz externa deverá ser eliminada para que a única luz existente no recinto esteja passando através dos filmes que estão sendo revisados. Outras tarefas de trabalho e interrupções devem ser minimizadas.

Seja qual for a abordagem que você utilizar, ela deverá iniciar pela revisão dos filmes para adequação técnica. Especificamente, o posicionamento é aceitável? Algum tecido, e possivelmente alguma lesão, foi excluído dos filmes (p. ex., você vê tecido na borda dos filmes)? O tecido glandular está adequadamente comprimido e penetrado (exposto)? Os filmes têm alto contraste? Existe algum artefato que possa impossibilitar uma interpretação adequada? Existe algum borrão?

Procure por mudanças difusas que possam ser de difícil percepção, principalmente se o seu foco é detectar pequenas lesões potenciais. Um seio é maior ou mais denso do que o outro? Não suponha que o seio maior é o anormal; o seio menor pode estar "encolhendo" progressivamente. Fatores técnicos são necessários para a exposição adequada de um seio significativamente diferente daqueles utilizados para a exposição do lado contralateral? A compressão é limitada (p. ex., a centímetros de compressão ou a decanewtons utilizados)? Há proeminência de marcas trabeculares? Você visualiza marcas trabeculares sobrepostas aos músculos peitorais (p. ex., recordativo das linhas B de Kerley)? Existe algum achado na região axilar?

Após avaliação global da mamografia para adequação técnica e alterações difusas, olhe especificamente com e sem as lentes de ampliação, e procure por massas, áreas de assimetria, distorção da arquitetura e calcificações. Limitar a busca é útil para focar sua revisão. Na incidência CC, observe os terços laterais, médio e medial do seio (Fig. 2.1). Na incidência MLO, avalie os terços su-

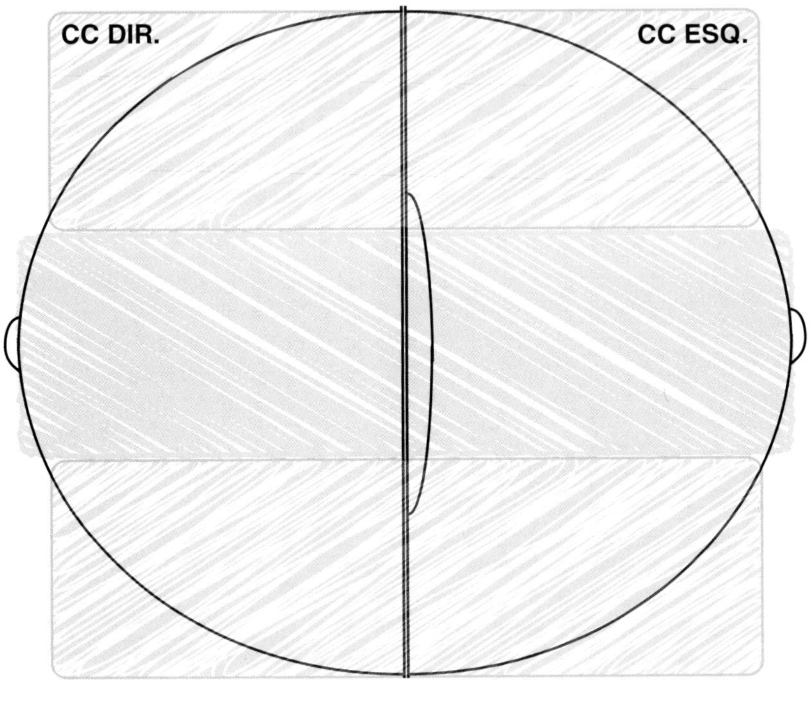


**Figura 2.1.** Avaliação de imagem. Na incidência CC, restrinja a pesquisa por potenciais lesões, dividindo a imagem em terços. Isso ajudará a concentrar sua atenção em pequenas quantidades de tecido. Compare as incidências CC direita e esquerda, procurando especificamente por assimetrias, possíveis massas, distorção ou calcificações.

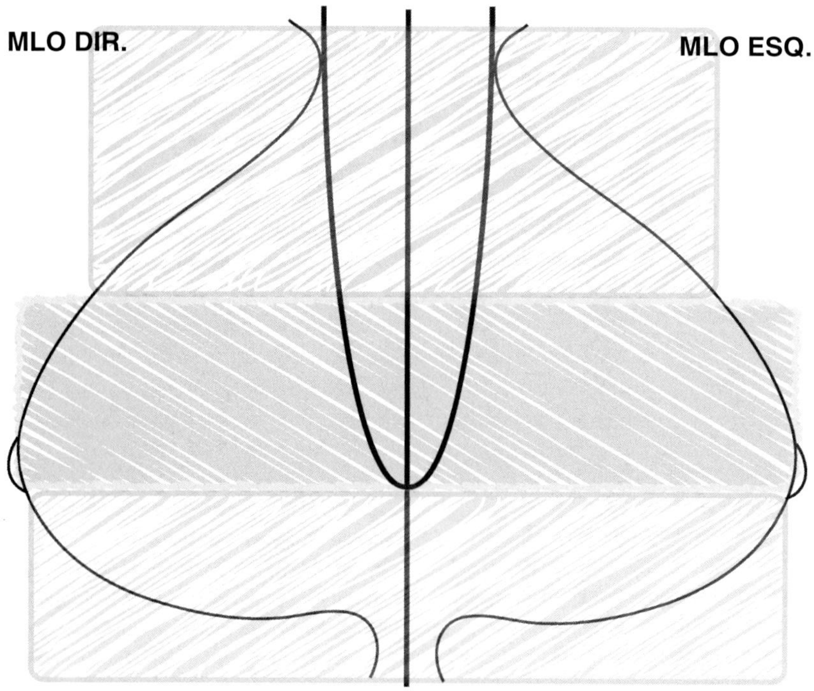


**Figura 2.2.** Avaliação de imagem. Na incidência MLO, restrinja a pesquisa por potenciais lesões, dividindo a imagem em terços. Isso ajudará a concentrar sua atenção em pequenas quantidades de tecido. Compare as incidências MLO direita e esquerda, procurando especificamente por assimetrias, possíveis massas, distorção ou calcificações.

perior, médio e inferior dos seios (Fig. 2.2). Procure por áreas de potencial anormalidade à medida que analisa de trás para frente os seios direito e esquerdo. Também avalie interfaces de tecido adiposo glandular especificamente com relação às linhas retas ou saliências convexas de tecido, a faixa adiposa de tecido entre o músculo peitoral e o tecido glandular na incidência MLO, o cone superior de tecido na incidência MLO, as áreas subareolares e as porções mediais dos seios na incidência CC (Fig. 2.3).

Após formular uma rotina de trabalho sobre a mamografia, compare-a com estudos anteriores e procure no histórico de saúde fatores potencialmente relevantes (terapia de reposição hormonal [TRH], cirurgia prévia no seio, histórico familiar de câncer de mama, lesões na pele etc.). Tenha cuidado em não deixar que filmes anteriores influenciem as decisões relacionadas com a relevância do achado no estudo atual. Em algumas mulheres, é importante olhar vários estudos comparativos. Caso perceba uma área espiculada ou distorcida que não pode ser explicada pelo histórico de cirurgia, trauma ou mastite em local específico, a paciente deverá ser avaliada apesar de sua aparente estabilidade. *A estabilidade de uma lesão não garante que ela seja benigna.*

*Não faça suposições.* Se você supuser que algo é benigno ou maligno, torna-se muito difícil pensar o contrário. Além disso, caso haja um achado óbvio, faça um esforço consciente para olhar para o resto da mamografia primeiro. Não focalize a sua atenção em achados óbvios, excluindo os achados mais sutis e potencialmente mais significantes.

Em estudos das mamas, meu objetivo é detectar potenciais anormalidades. Não faço nenhum esforço em especial para caracterizar lesões verdadeiras. Com o passar dos anos tornou-se evidente para mim que, às vezes, o que julgo ser uma lesão significativa em um exame mamográfico acaba sendo insignificante após a avaliação adicional, e o que eu inicialmente julgava ser quase certamente benigno é câncer. Similarmente, em algumas pacientes, o que é visto em mamografias acaba por representar uma lesão mais extensa ("a ponta do *iceberg*"). Por que tomar decisões com informações insuficientes e potencialmente enganosas? Por que trabalhar com pouca confiança? A avaliação adicional aumenta a certeza em se fazer as recomendações apropriadas e limita os diagnósticos diferenciais a uma ou duas opções. As recomendações são mais fáceis de serem justificadas se seguidas de avaliações completas e meticulosas. Com a confiança gerada pela avaliação adicional, relatórios sucintos, definitivos e diretivos podem ser gerados.

## TRATAMENTO DE PACIENTES QUE PRECISAM DE AVALIAÇÃO ADICIONAL

Para uma mulher com lesões óbvias presentes na mamografia, a avaliação adicional auxilia a caracterizar a extensão da lesão e às vezes estabelece a presença de outra lesão, inicialmente não suspeita. Isso oferece a oportunidade de comunicar-se diretamente com a paciente e empreender biópsias guiadas por imagem no momento em que a paciente é chamada de volta. Essencialmente, nós aceleramos os cuidados ao paciente. Consequentemente, as únicas categorias de avaliação no BI-RADS® que eu utilizo em estudos de exame das mamas são categoria 1 (negativo), categoria 2 (achado benigno) e categoria 0 (precisa de avaliação adicional por imagem ou de mamografias anteriores para comparação).

A categoria 0 é utilizada quando há indicação de estudos adicionais ou quando estudos anteriores são solicitados, sendo necessário fazer uma comparação para a avaliação final. Para aquelas mulheres nas quais uma potencial anormalidade é detectada, categorizamos a chamada de volta como nível 1, 2 ou 3. Esses níveis são utilizados internamente para indicar quanto tempo deverá ser reservado para a consulta diagnóstica da paciente. Cinquenta, 30 e 60 minutos são permitidos para chamadas de retorno de nível 1, 2 e 3, respectivamente. Em geral, o nível 1 designa aquelas pacientes para as quais exame físico, imagens mamográficas adicionais ou US são todo o necessário para solucionar o problema. Se o radiologista acha que a paciente necessitará de imagens mamográficas adicionais e US, a chamada de retorno é designada como nível 2. Quando o radiologista acha que a paciente necessitará de uma biópsia, utiliza-se o nível 3, para que se tenha a quantidade de tempo adequada disponível para se fazer a biópsia quando a paciente

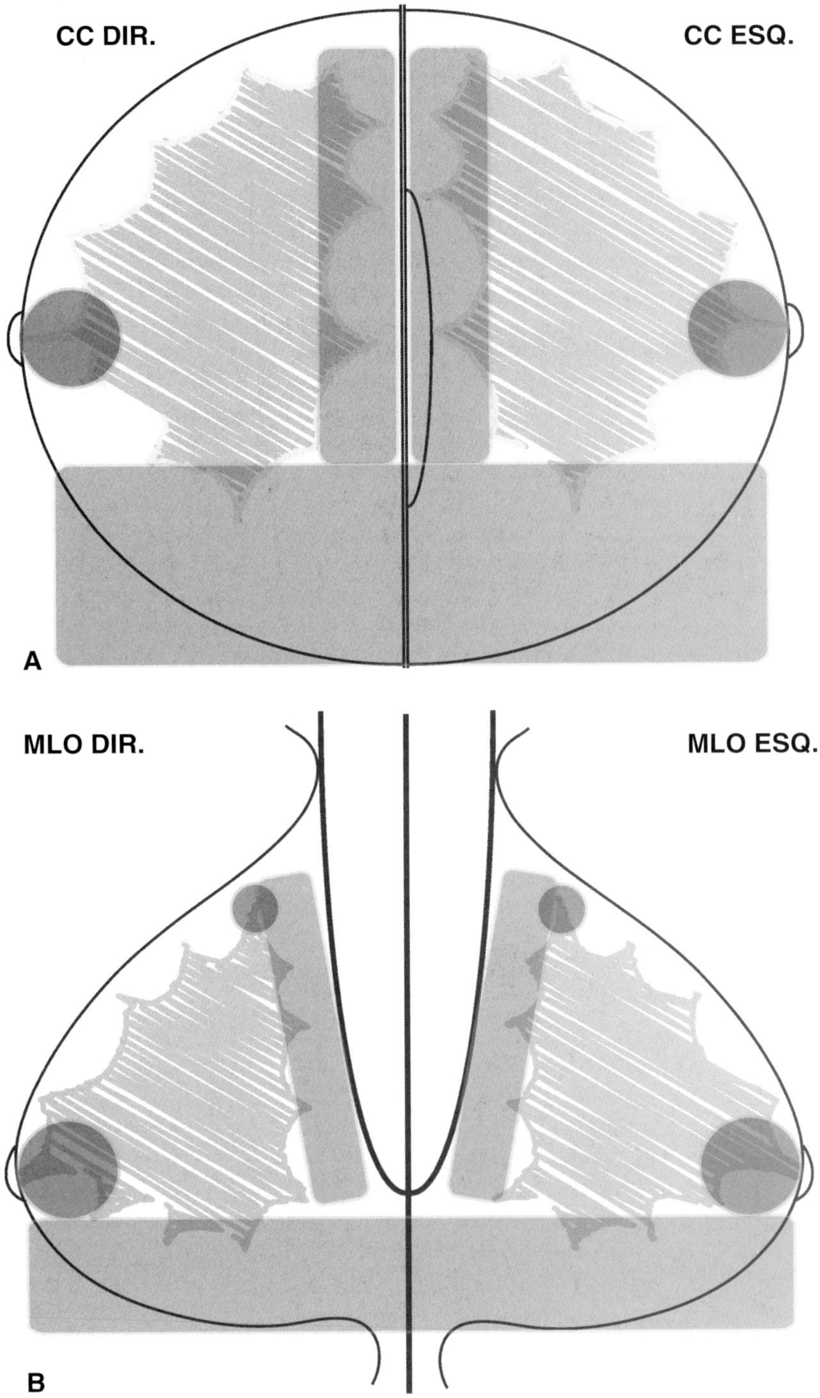


**Figura 2.3.** Avaliação de imagem. **(A)** Na incidência CC, avalie as áreas mais prováveis de desenvolver câncer de mama – especificamente, quadrantes mediais, áreas subareolares, interfaces adiposa-glandular e a área retroglandular posteriormente. **(B)** Na incidência MLO, avalie as áreas mais prováveis de desenvolver câncer de mama – especificamente, a faixa adiposa de tecido entre o músculo peitoral e o tecido glandular, o cone superior de tecido, áreas subareolares e o aspecto inferior dos seios.

retornar para a avaliação adicional. Embora essa seja uma classificação arbitrária, caracterizada por tempos, quando após concluir uma avaliação, uma paciente com chamada de retorno de nível 1 necessita de uma biópsia e uma paciente com chamada de retorno de nível 3 não precisa, esse sistema funciona bem. Ela oferece uma utilização mais eficiente dos horários e permite que possamos concluir as avaliações em uma única consulta, além de permitir a otimização dos cuidados com a paciente de uma maneira prática e econômica.

No momento da mamografia, o técnico informa a paciente sobre a possibilidade de ela ser chamada de volta para outra avaliação. Além disso, a cada mulher é dada uma declaração por escrito que descreve o processo de revisão da sua mamografia, a emissão de um relatório ao seu médico, o envio de uma carta com os resultados e a possibilidade de ela ser chamada de volta para avaliação diagnóstica. *É importante que as mulheres sejam informadas sobre o processo e que saibam que ser chamada de volta não significa necessariamente que têm câncer.* Nosso objetivo é minimizar a ansiedade que sentem estas pacientes quando são chamadas de volta para a avaliação adicional. Isso nem sempre funciona, mas ajuda algumas pacientes.

Todas as mulheres que precisam de avaliação adicional são contactadas diretamente por um membro da nossa equipe. Ao nos comunicarmos diretamente com a paciente, podemos explicar o motivo da chamada de retorno de uma maneira mais apropriada do que outros (p. ex., ao invés de ser o consultório do mastologista que conta a paciente para dizer que suas primeiras imagens não estavam boas), e garantimos-lhe a necessidade de estudos adicionais. Este método também oferece maior cuidado à paciente pela diminuição da quantidade de tempo necessária para agendar uma avaliação diagnóstica. Se não for possível entrar em contato com a paciente por telefone 48 horas após seu estudo de exame das mamas, enviamos uma carta pelo correio pedindo que ela telefone. Se após 1 semana a paciente ainda não entrar em contato, uma carta registrada lhe é enviada com uma cópia ao mastologista. Todas as tentativas de comunicação com a paciente são registradas em seu formulário.

Um relatório é gerado para todos os estudos em que uma mamografia anterior é solicitada, sendo necessária uma comparação para a avaliação final. A esses relatórios é atribuída a categoria "0"; não mantemos estudos não-laudados de lado aguardando a chegada dos filmes de comparação. Ao gerar um relatório, o mastologista é informado de que estamos trabalhando para obter estudos anteriores e um sistema para rastrear a paciente é posto em movimento para minimizar a probabilidade de que esta "passe despercebida". Damos um intervalo de 2 semanas, durante o qual fazemos todo o esforço possível para localizar estudos anteriores; isso inclui ligar para o local indicado pela paciente no seu histórico de saúde. Caso essa ação não seja bem-sucedida, entramos em contato com o mastologista e solicitamos relatórios de mamografias feitas anteriormente que indicarão o nome do local e a data do estudo anterior. Por fim, às vezes ligamos para a paciente para confirmar as informações que ela forneceu. Caso não seja possível obter os filmes anteriores após 2 semanas, um complemento ao relatório inicial é enviado e ordenamos os achados como se não houvesse nenhum estudo prévio. Cada tentativa que fazemos para obter estudos anteriores é registrada no formulário da paciente.

## TAXAS DE CHAMADAS DE RETORNO

Qual é a taxa apropriada de chamadas de retorno? Essa é uma questão importante a ser considerada, e é algo que os radiologistas envolvidos no exame mamográfico devem monitorar rotineiramente. Chamar uma paciente de volta para uma avaliação diagnóstica não é inócuo e nunca deve ser banalizado. Para algumas mulheres, está associada à morbidade significativa que às vezes é (infelizmente) grosseiramente subestimada. Indiferentemente do quanto você tenta preparar uma mulher para a possibilidade de ser chamada de volta, é garantido que provocará ansiedade e estresse na maioria delas. Altas taxas de chamadas de retorno também estão associadas a aumento nos custos e diminuição na eficiência dos programas de exame das mamas. Adicione a isso nossa meta de nunca deixar passar a oportunidade de diagnosticar um câncer de mama precocemente. Indubitavelmente, chamar ou não de volta é uma linha tênue que precisa ser considerada com cuidado. Dependendo da disponibilidade de filmes anteriores, você pode esperar que as taxas de chamadas de retorno sejam maiores entre mulheres sem estudos prévios se comparadas com aquelas cujos filmes anteriores estão disponíveis. Considerando-se a taxa de chamadas de retorno para um radiologista, acho importante não a considerar estática, mas sim um trabalho em progresso. No início da carreira de um radiologista pode-se esperar e aceitar uma alta taxa de chamadas de retorno. Contudo, essa taxa deverá diminuir progressivamente de acordo com o número de estudos mamográficos avaliados com o passar do tempo. Ainda que seja inconveniente e difícil de agendar, a situação ideal de aprendizagem é aquela em que o radiologista que recomenda a chamada de retorno é o que está envolvido no minucioso exame diagnóstico. Sob essas circunstâncias, taxas de chamadas de retorno significativas podem ser geradas e apresentar melhora com o passar dos anos. Também é importante ter conhecimento de que a maiorias das chamadas de retorno para avaliações diagnósticas não resulta em biópsias. Com base em relatórios publicados, a Universidade Americana de Radiologia recomenda que a taxa de chamadas de retorno seja mantida em 10% ou menos.

## CONCLUSÃO

Neste capítulo, o exame mamográfico é o ponto de partida para todas as pacientes discutidas. Inicialmente, concentre a sua atenção em revisar sistematicamente as imagens, conforme descrito anteriormente. Determine se a mamografia é normal ou potencialmente anormal. Alguns diferenciais estão incluídos e os resultados patológicos são oferecidos àquelas pacientes com indicação para biópsia. Também devo declarar o óbvio no início deste capítulo: o que é apresentado é uma situação artificial. Com finalidade didática, apresentei um número significativo de pacientes com câncer de mama neste capítulo; e em um verdadeiro programa de exame das mamas, a maioria das mamografias revisadas é normal.

## PACIENTE 1

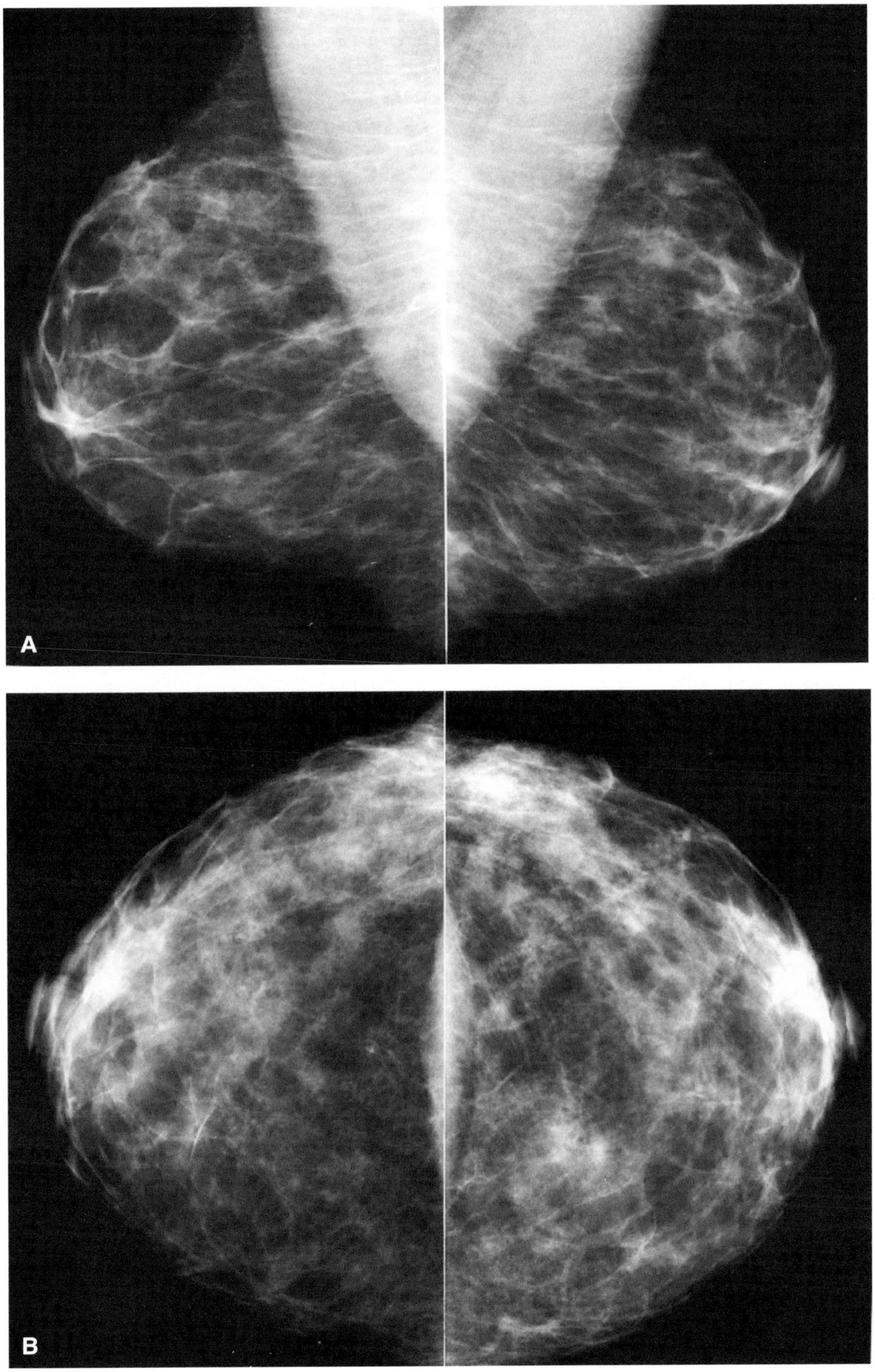

**Figura 2.4.** Estudo das mamas. Incidências MLO **(A)** e CC **(B)**. *(Continua.)*

## Ao avaliar as imagens para adequação técnica, quais fatores devem ser avaliados?

Os fatores técnicos que você deve avaliar antes de se concentrar nas potenciais anormalidades incluem posicionamento, compressão, exposição, contraste, definição, ruído, artefatos e etiqueta do filme. *Como um radiologista, você é o responsável pela qualidade da imagem e pelo cuidado geral com a paciente no seu estabelecimento.* Caso esteja disposto a interpretar rotineiramente estudos subótimos sem uma boa explicação do que está bem documentado (uma paciente com Parkinson, um ombro congelado, histórico de acidente vascular cerebral etc.), basicamente você está disposto a aceitar um potencial atraso no diagnóstico de câncer de mama. A barra de qualidade geral do seu estabelecimento será tão alta quanto você determinar que ela seja.

Na avaliação do posicionamento na incidência MLO, os músculos peitorais deverão ser amplos nas regiões axilares, com extensão ao nível dos mamilos e com margens convexas anteriormente. O seio deve ser suspenso (sem cair ou ficar pendente) de maneira que a dobra inframamária esteja aberta e uma pequena quantidade da parte superior do abdome esteja incluída na imagem (Fig. 2.4A). Conforme o técnico posiciona o seio, é preciso estabelecer o ângulo de obliquidade do músculo peitoral da paciente; é mais fácil mobilizar o tecido que está mais afastado do corpo se for puxado paralelamente às fibras da base do músculo. Utilizando-se o ângulo apropriado para a paciente e, fazendo com que ela incline-se levemente para relaxar o músculo, o técnico precisa mobilizar o seio e o músculo medialmente tanto quanto possível e manter a mobilização medial do seio conforme a compressão é aplicada e o seio é suspenso e puxado para fora. Caso um ângulo incorreto de obliquidade seja selecionado, e o seio não esteja mobilizado medialmente tanto quanto possível ou a paciente se mexa para fora do suporte à medida que a compressão for aplicada, o músculo peitoral pode não estar espesso na axila, ou estendendo-se ao nível do mamilo, e pode ter uma margem côncava, um formato triangular ou estar paralelo à borda do filme (Fig. 2.4C).

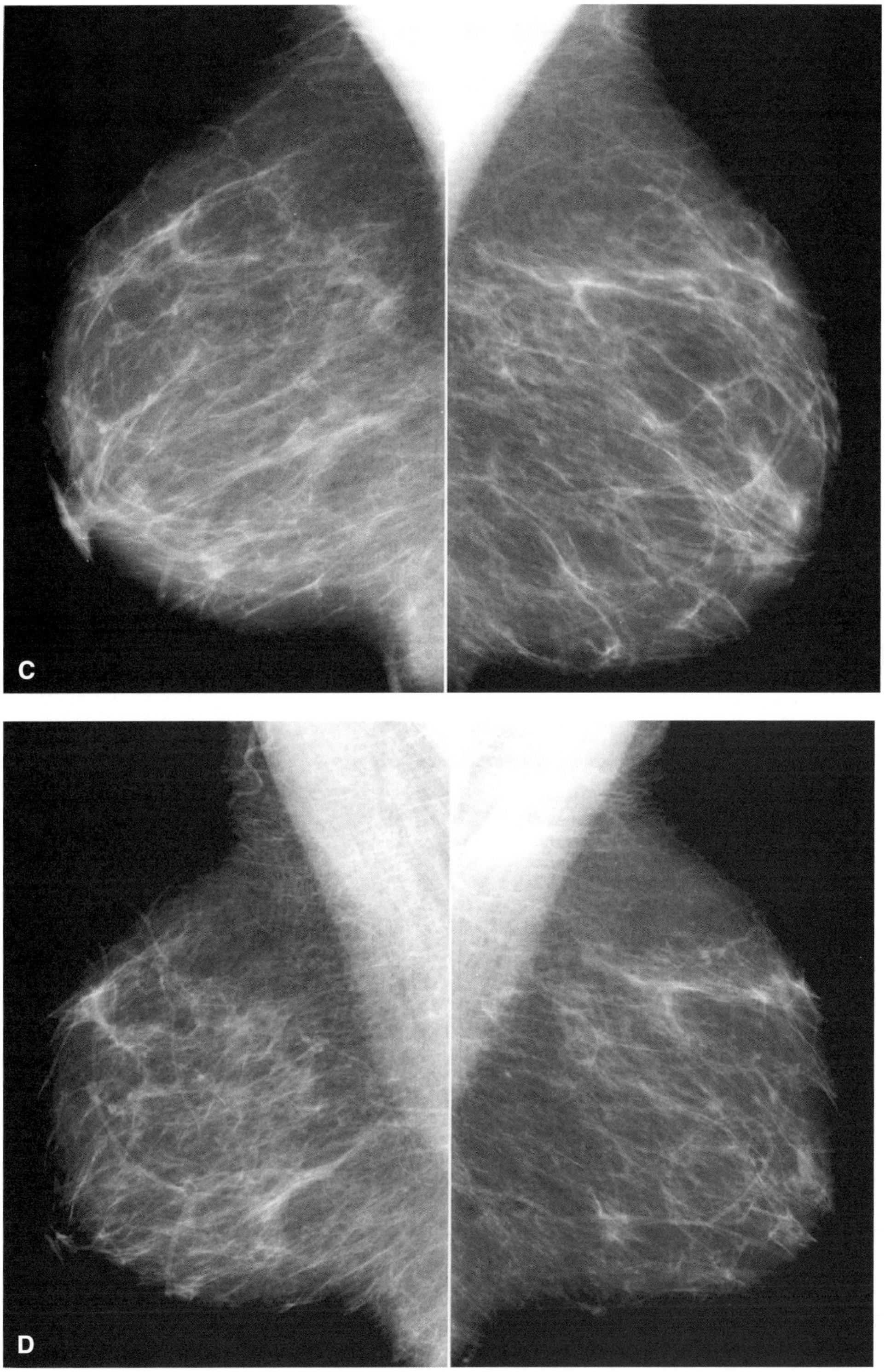

**Figura 2.4.** *(Continuação)* Incidência MLO **(C)** com posicionamento subótimo. Embora os músculos peitorais estejam espessos nas axilas, as margens anteriores não são convexas e não se estendem ao nível do mamilo. O formato dos músculos é triangular. Repita a incidência MLO **(D)**, utilizando técnica correta, e mostre músculos peitorais espessos na axila com margens anteriores convexas estendendo-se ao nível dos mamilos. *(Continua.)*

## Posicionamento

Ao posicionar as pacientes na incidência CC, o técnico precisa identificar a dobra inframamária e suspender o seio até seu ponto de mobilidade máxima. Em seguida, puxa-se o tecido do seio para fora e para o lado para incluir o máximo possível de tecido póstero-lateral. Na incidência CC, você pode esperar ver músculo em 30 a 40% das pacientes. Quando você vê o músculo peitoral na incidência CC, pode garantir que o tecido posterior foi incluído nas imagens (Fig. 2.4B). Caso o músculo peitoral não seja visualizado na incidência CC, procure por um espaço após o tecido glandular como uma indicação de que o tecido medial não foi excluído da imagem. Caso o músculo peitoral ou um espaço após o tecido glandular não sejam visualizados, meça a linha posterior do mamilo (PNL) na incidência MLO e compare com a medida na incidência CC (Fig. 2.4E, F). As medidas devem estar dentro de 1 cm de cada uma. Avalie também o aspecto lateral das imagens. Caso haja tecido estendendo-se pela borda do filme, é porque o técnico não puxou o tecido lateral para dentro ou uma XCCL pode ser necessária para avaliar adequadamente a paciente na projeção CC.

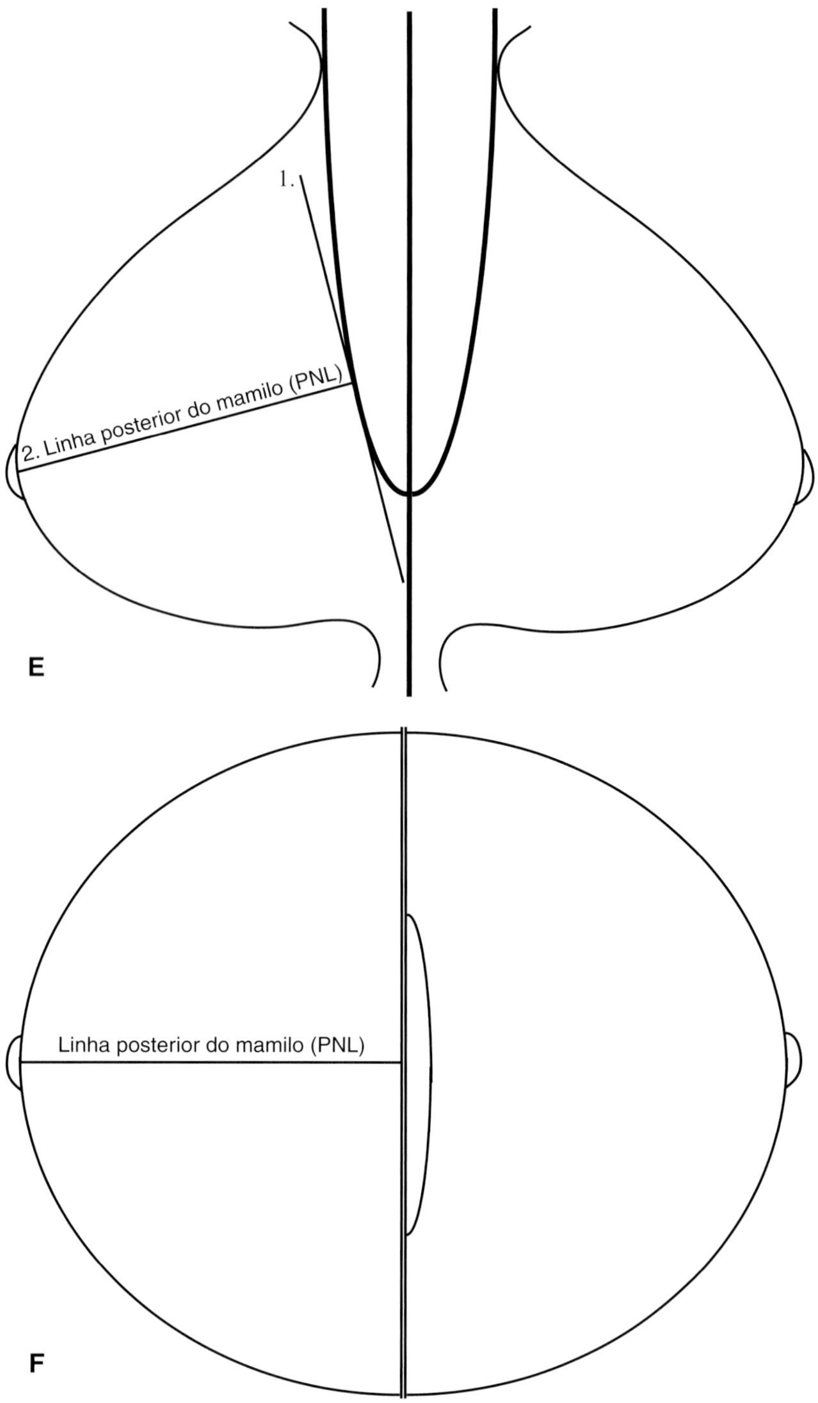


**Figura 2.4.** *(Continuação)* Linha posterior do mamilo. **(E)** A PNL é medida quando se suspeita que o tecido posterior foi excluído da CC. É mais útil quando o posicionamento da incidência MLO correspondente é ótima. Uma linha (1) pode ser desenhada para delinear a margem anterior do músculo peitoral. A PNL (2) é uma linha perpendicular desenhada a partir do mamilo até a borda anterior do músculo peitoral. A PNL é medida. Essa medida oferece uma estimativa da quantidade de tecido que deveria ser incluída na incidência CC. **(F)** Na incidência CC, a PNL estende-se a partir do mamilo até a borda do filme. A medida da PNL na incidência CC deve estar dentro de 1 cm da medida na incidência MLO.

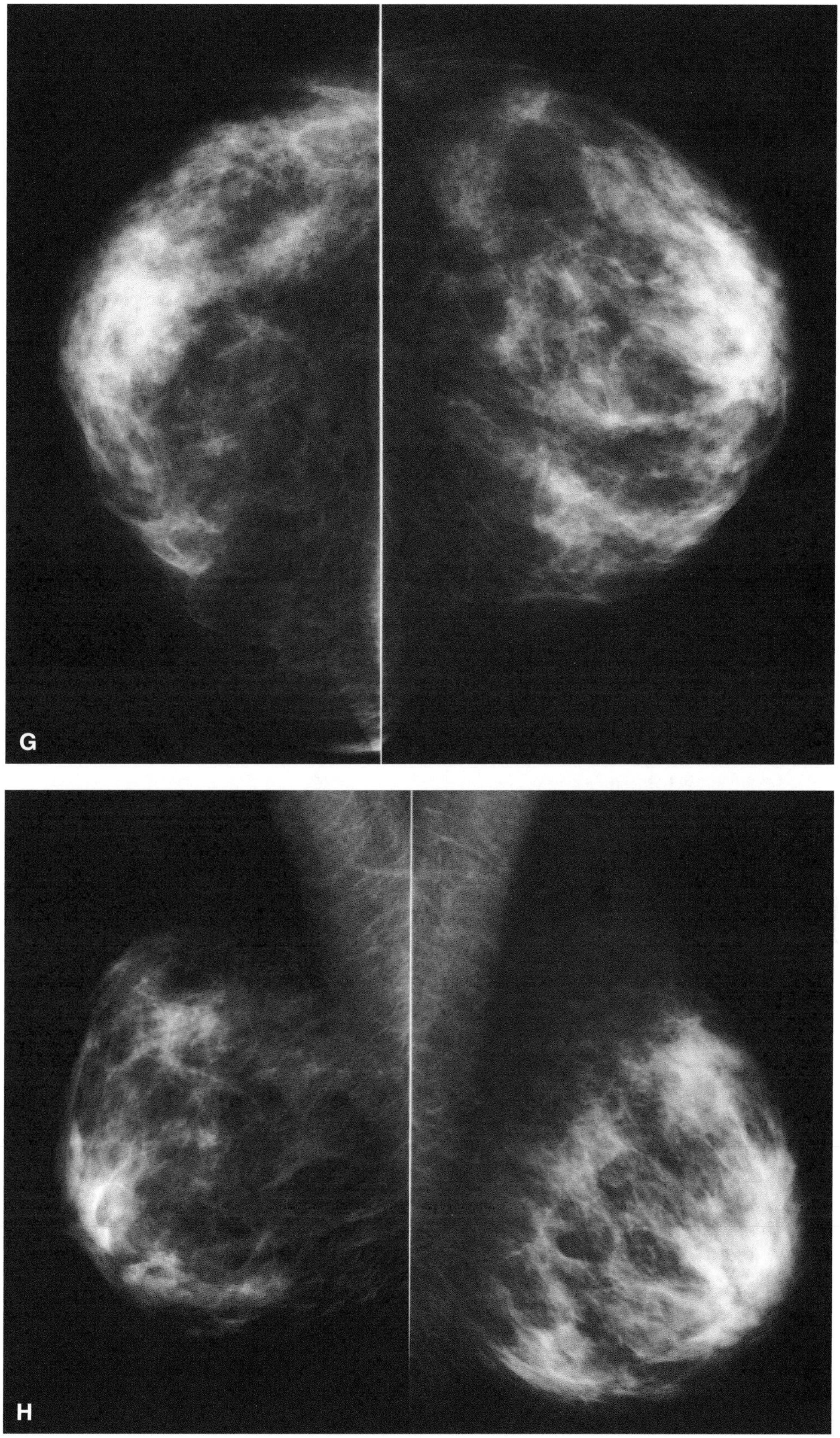

**Figura 2.4.** *(Continuação)* Incidências CC **(G)** e MLO **(H)**. *(Continua.)*

## Quais são as suas observações com relação ao posicionamento na mamografia desta paciente?

Gordura retroglandular é vista lateralmente na incidência CC esquerda. Tecido é visto estendendo-se pela borda do filme na incidência CC direita e, embora o seio direito seja menor que o esquerdo, existe uma quantidade adequada de tecido posterior na incidência CC direita? Como você pode determinar isso? Medir a PNL é útil para avaliar se a quantidade de tecido que aparece na imagem da incidência CC está adequada (Fig. 2.4I, J). Nesta paciente, a medida da PNL na incidência MLO direita é de 10 cm, em comparação com os 7,2 cm na incidência CC direita. Uma quantidade significativa de tecido posterior está excluída na incidência CC direita e, portanto, deve ser repetida. Focando na técnica, uma incidência CC repetida (Fig. 2.4K) é obtida e demonstra quantidade significativamente maior de tecido. Agora, há gordura na borda do filme e a medida da PNL nesta segunda incidência CC (Fig. 2.4 l) é de 10 cm, igual à medida na incidência MLO. Se imagens em que estão faltando 2,8 cm de tecido posterior (como na incidência CC direita original desta paciente) forem aceitas e interpretadas, nosso objetivo de encontrar cânceres com menos de 1 cm é significativamente comprometido.

Além do posicionamento, a compressão deve ser avaliada observando-se especificamente as imagens com exposição desigual ou inadequada, borrão por movimento e pouca separação das densidades do parênquima.

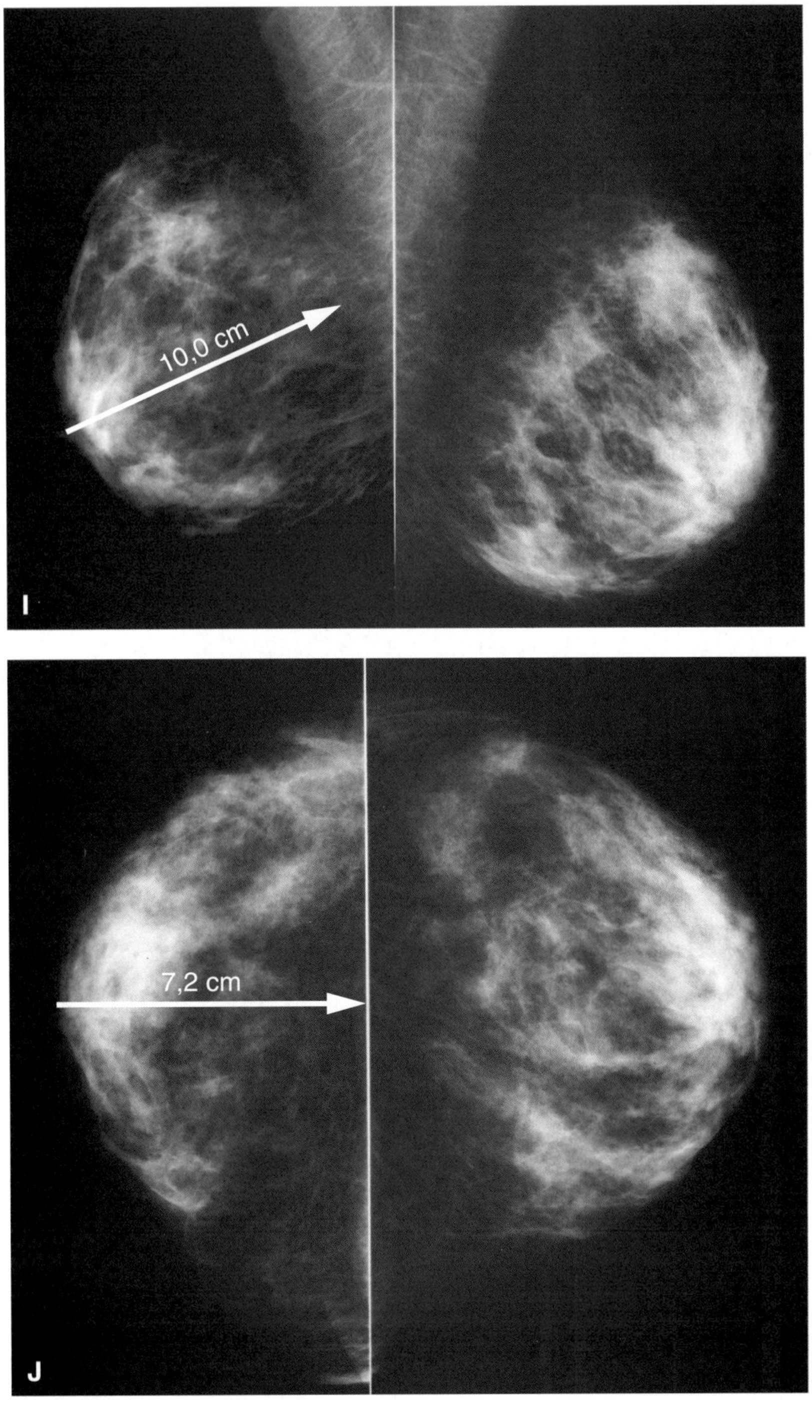


**Figura 2.4.** *(Continuação)* Incidências MLO **(I)** e CC **(J)** exibindo as medidas da linha posterior do mamilo. Uma quantidade inadequada de tecido está inclusa na incidência CC direita.

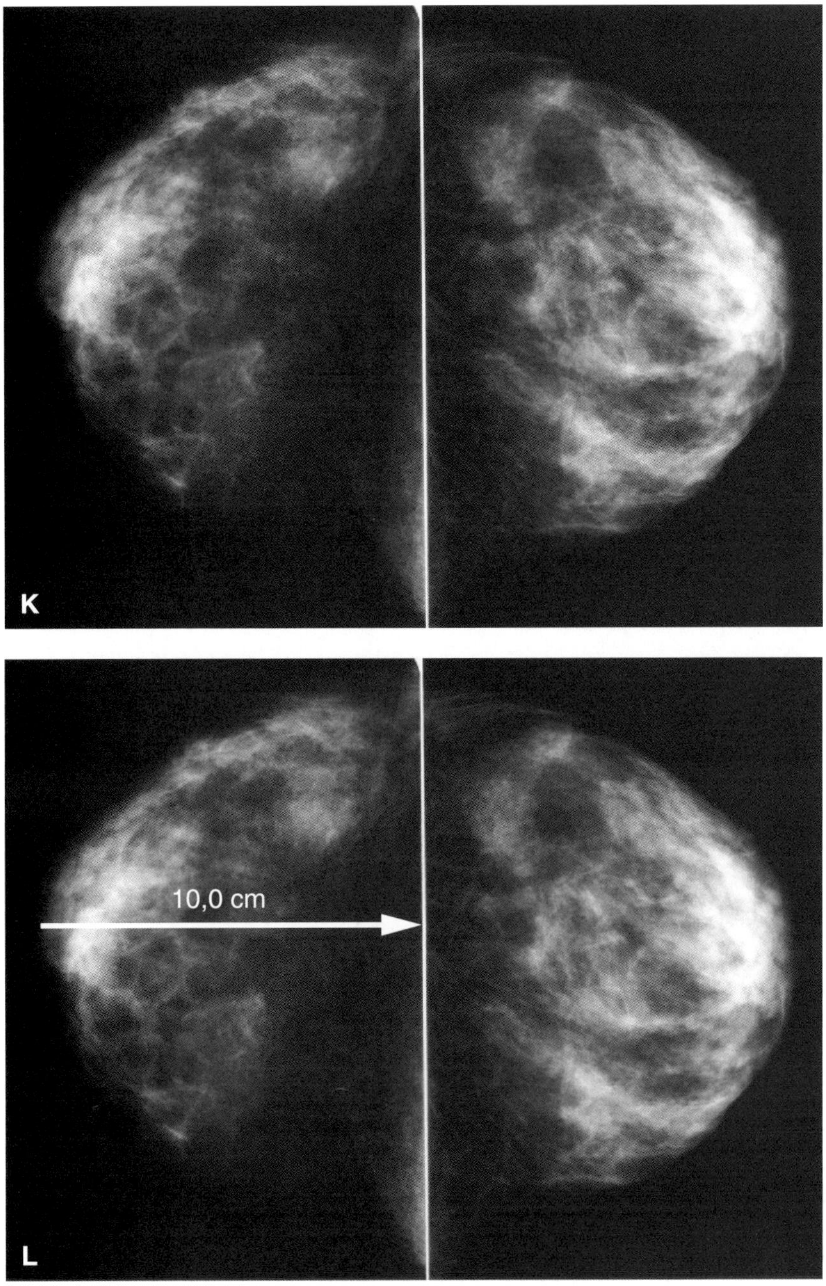


**Figura 2.4.** *(Continuação)* Repetida a incidência CC direita **(K)**. Agora, gordura é vista na borda do filme. Repetida a incidência CC direita **(L)** com a medida da linha posterior do mamilo é de 10 cm, sendo comparável à medida da incidência MLO.

## Fatores técnicos adicionais a serem avaliados

O tecido glandular precisa ser exposto adequadamente para que haja visualização da trabécula, das pequenas estruturas tubulares e dos vasos. Em muitas mulheres, a penetração adequada do tecido glandular expõe demais a pele e o tecido subcutâneo. O contraste da imagem também é importante. Idealmente, o contraste é maximizado para que diferenças sutis de densidade no tecido glandular possam ser apreciadas. Gorduras subcutânea e retroglandular são de cor cinza-escura ou quase preta em imagens de alto contraste. Imagens com baixo contraste são caracterizadas por gorduras subcutânea e retroglandular de coloração cinza-opaca e a pele é facilmente visível.

A definição deve ser avaliada olhando-se especificamente para áreas com falta de clareza (pouca definição). A causa mais comum das áreas com pouca definição é a movimentação da paciente. É por isso que a compressão adequada do seio é decisiva. Exposições curtas (ideal < de 2 s) também ajudam a minimizar os artefatos por movimento. Nem sempre o artefato por movimento envolve toda a imagem. Ele pode estar localizado em uma área da mamografia comumente causada pela falta de uniformidade na compressão do seio. Pouco contato *screen*-filme também pode ser a causa da baixa definição localizada. A definição também é afetada pelo tamanho do ponto focal, distância entre o objeto e a imagem e distância entre a fonte e a imagem. O aumento do tamanho do ponto focal e da distância entre o objeto e a imagem, bem como a diminuição da distância entre a fonte e a imagem, contribuem para a baixa definição geométrica.

A capacidade para detectar pequenas estruturas como calcificações é diminuída pelo ruído (p. ex., mosqueado radiográfico). O mosqueado é a principal causa de ruído na mamografia. O ruído pode ser identificado em uma imagem por uma densidade no plano de fundo que não é homogênea e resulta na perda de definição e visualização de estruturas com baixo contraste.

Artefatos podem resultar do equipamento de raios X (filtro, placa de compressão, alça do receptor de imagem, grade etc.), de fatores relacionados com a paciente (desodorante, cabelo, jóias, tatuagens etc.) e fatores relacionados com chassi, filme e *screen* (chassi de cabeça para baixo no *bucky*, filme arranhado, entalhes, impressões digitais, pedaços faltando, umidade, carregamento incorreto do filme de maneira que o lado da emulsão se encontra longe do *screen*, obscuridade, estática, objetos estranhos no *screen* etc.). Idealmente,a maioria das imagens não possui artefatos. Dependendo do efeito geral na qualidade da imagem, os filmes com artefatos podem precisar de repetição.

Com relação à etiqueta dos filmes, as seguintes informações são exigidas em todos eles: nome da paciente, número único de identificação da paciente, data do estudo, lateralidade radiopaca e marcadores de projeção colocados próximos à axila, nome do estabelecimento, localização do estabelecimento (cidade, estado e CEP), identificação do técnico, número de identificação do chassi/*screen* e número de identificação da unidade mamográfica, caso haja mais de uma no estabelecimento.

## PACIENTE 2

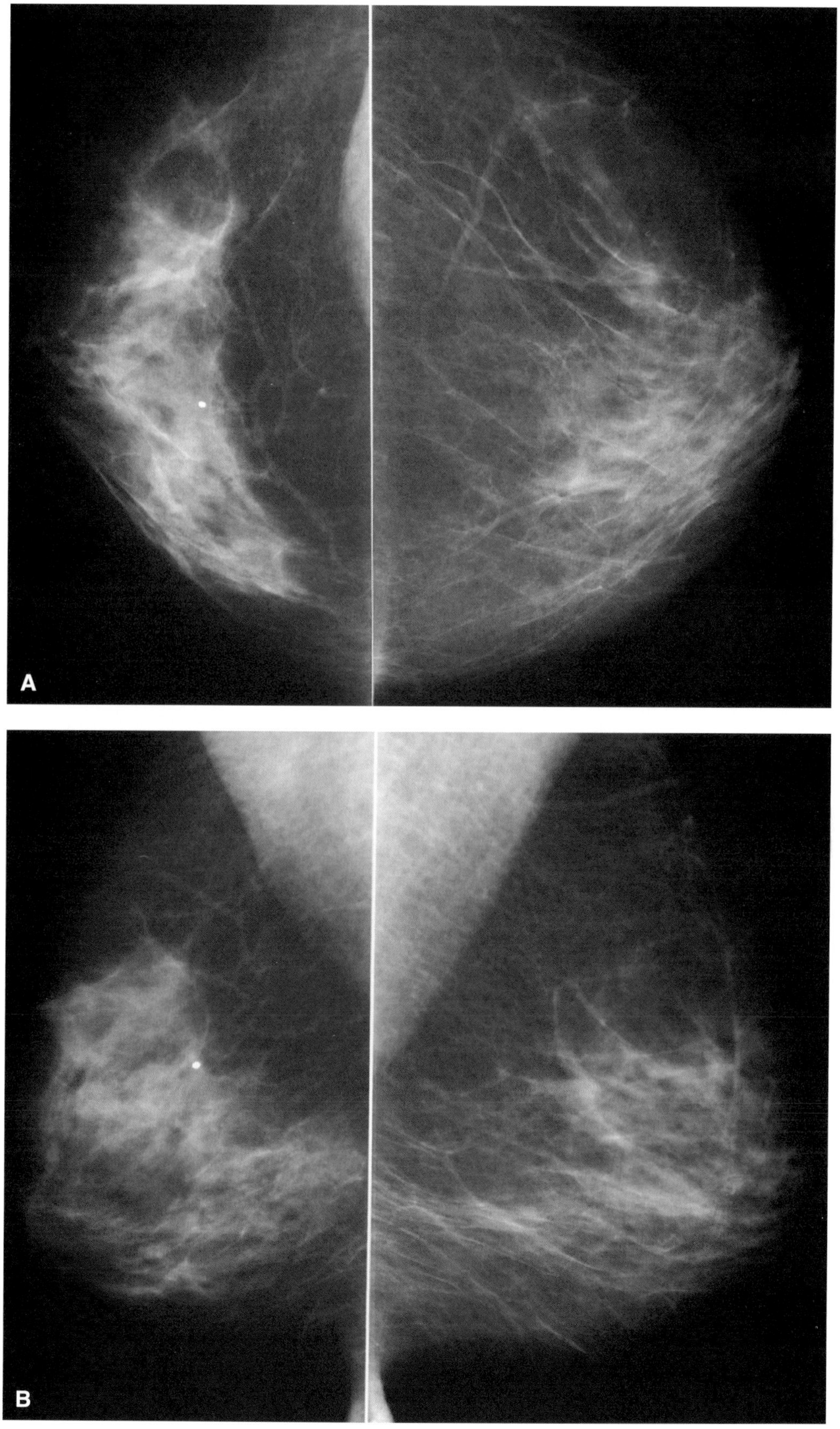


**Figura 2.5.** Mamografia de mulher de 43 anos de idade. Incidências CC **(A)** e MLO **(B)**.

### Como você descreveria os achados nesta mamografia?

Comparado ao seio esquerdo, o seio direito é menor, com tecido denso, distribuído assimetricamente (ou seja, assimetria parenquimatosa global). Embora o tamanho do seio e o tecido sejam comumente simétricos, as assimetrias no tamanho do seio e na distribuição do tecido podem ser vistas em várias mulheres como uma variante normal. Nenhuma massa ou distorção é notada na área de aumento de tecido à direita. O tecido no seio direito está recortado e possui áreas com lobulações gordurosas. Uma solitária calcificação distrófica densa está presente no seio direito.

### Quais são as duas informações críticas para esta paciente?

Nesta mulher, é importante determinar que não exista anormalidade palpável no seio direito e que a assimetria no tamanho (uma diminuição de tamanho à direita ou um aumento de tamanho à esquerda) não é uma alteração nova ou em desenvolvimento. Caso esteja disponível, a comparação com filmes anteriores é crucial, bem como um histórico de cirurgia ou trauma prévio no seio direito. Se houver qualquer dúvida quanto a ser uma anormalidade palpável ou uma modificação progressiva no tamanho do seio, a paciente pode ser solicitada a retornar para exame físico correlativo e, se necessário, incidências mamográficas adicionais, US ou, ocasionalmente, RM. Quando são anormais, as alterações assimétricas podem ser resultado de um trauma na parede do tórax (p. ex., queimadura), de anormalidades congênitas (p. ex., síndrome de Poland) ou de cirurgia. Carcinomas ductais invasivos podem apresentar-se com áreas globais de assimetria parenquimatosa, mas essas geralmente são clinicamente aparentes e facilmente palpáveis. O carcinoma lobular invasivo também pode apresentar-se com áreas globais de assimetria parenquimatosa e alterações progressivas no tamanho do seio (aumento ou diminuição); achados palpáveis podem estar presentes, mas frequentemente são mais sutis em pacientes com carcinoma lobular invasivo. Raramente um linfoma pode apresentar envolvimento difuso e assimétrico de um seio.

### O que você pensa sobre a quantidade de tecido posterior que aparece na imagem da incidência CC direita? A qual categoria no BI-RADS® você atribuiria? Tem certeza?

O músculo peitoral e a gordura retroglandular aparecem na imagem na incidência CC direita e não há tecido se estendendo para a borda do filme, portanto é pouco provável que o tecido posterior tenha sido excluído da imagem.

Nenhuma alteração é notada em comparação com os múltiplos estudos anteriores (não exibidos).

Isso está na categoria 1 no BI-RADS®: negativa. Categoria 2 no BI-RADS®: achado benigno pode ser utilizado caso as observações sejam descritas no relatório. Recomenda-se estudo mamográfico anual.

## PACIENTE 3

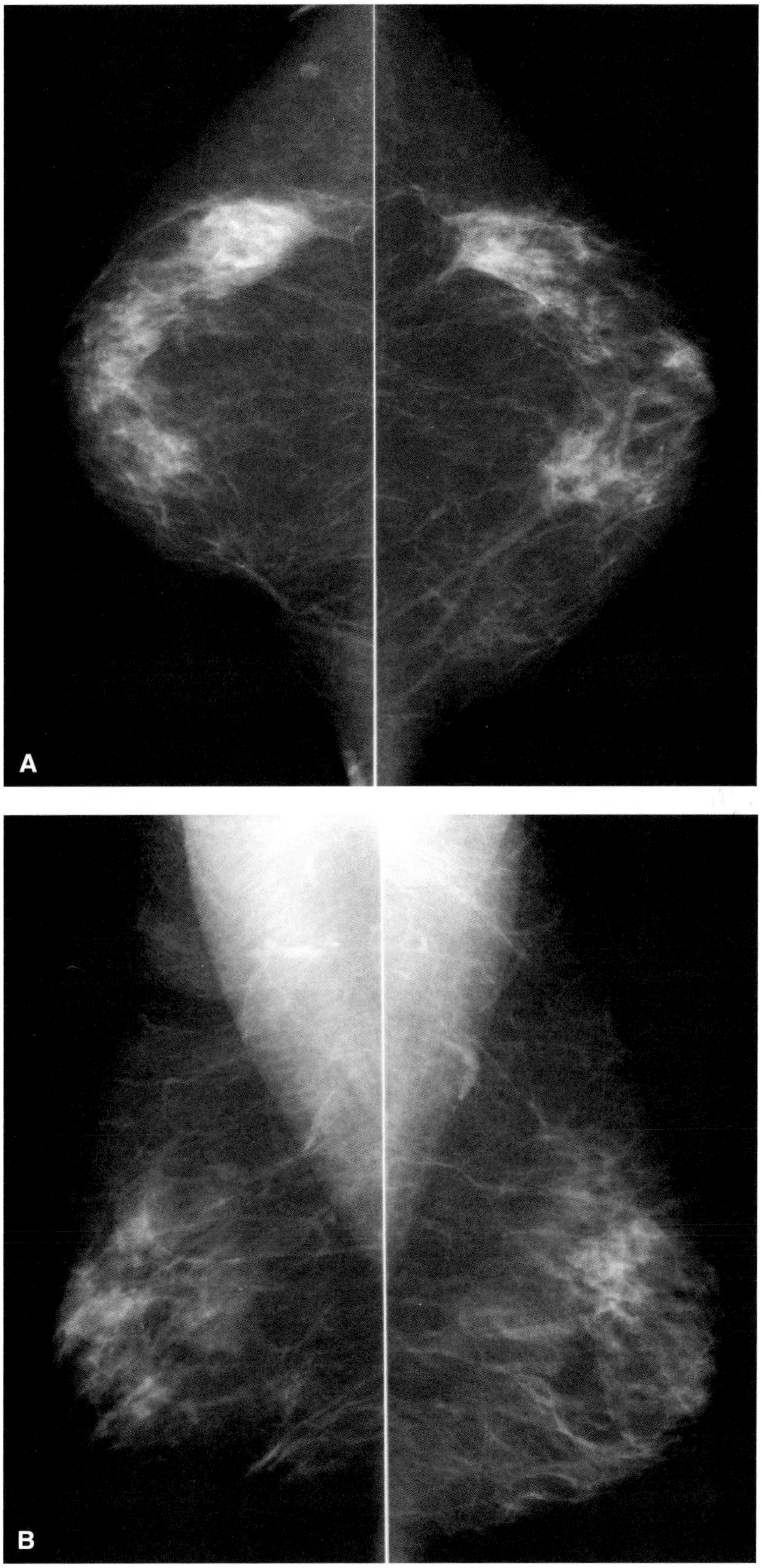

**Figura 2.6.** Mamografia de mulher de 81 anos de idade. Incidências CC **(A)** e MLO **(B)**. *(Continua.)*

## O que você pensa sobre o posicionamento na incidência CC? A qual categoria no BI-RADS® você atribuiria e quais são as suas recomendações?

O posicionamento da paciente neste estudo é aceitável. Embora nenhum músculo peitoral seja visualizado na incidência CC, um espaço após o tecido glandular é visto medialmente e há gordura retroglandular bilateralmente (ou seja, nenhum tecido é visto na borda dos filmes). Um linfonodo é observado sobreposto ao músculo peitoral esquerdo e é visto lateralmente na incidência CC direita.

## O que você pensa sobre a área arredondada de tecido assimétrico lateralmente no seio direito?

Você vê uma potencial anormalidade de tamanho, formato e densidade comparável quando você avalia a incidência MLO? Com base na localização dessa área na incidência CC, olhe especificamente para onde você esperaria encontrar a área correspondente na incidência MLO. Utilizando a distância entre essa área e o mamilo na incidência CC (Fig. 2.6C), crie um arco na incidência MLO (Fig. 2.6D) para ajudá-lo a aproximar a localização esperada desta área nesta incidência.

Com exceção de alguns carcinomas lobulares invasivos, a maioria dos cânceres de mama é composta por estruturas tridimensionais com anormalidades de tamanho e formato comparáveis em qualquer incidência do seio. Nesta mulher não há nenhuma área comparável em tamanho, formato ou densidade na incidência MLO. Para potenciais lesões com tamanho > de 1 cm observadas em uma incidência, uma anormalidade comparável deverá ser identificada na outra projeção aproximadamente à mesma distância do mamilo.

Categoria 1 no BI-RADS®: negativa. Recomenda-se estudo mamográfico anual.

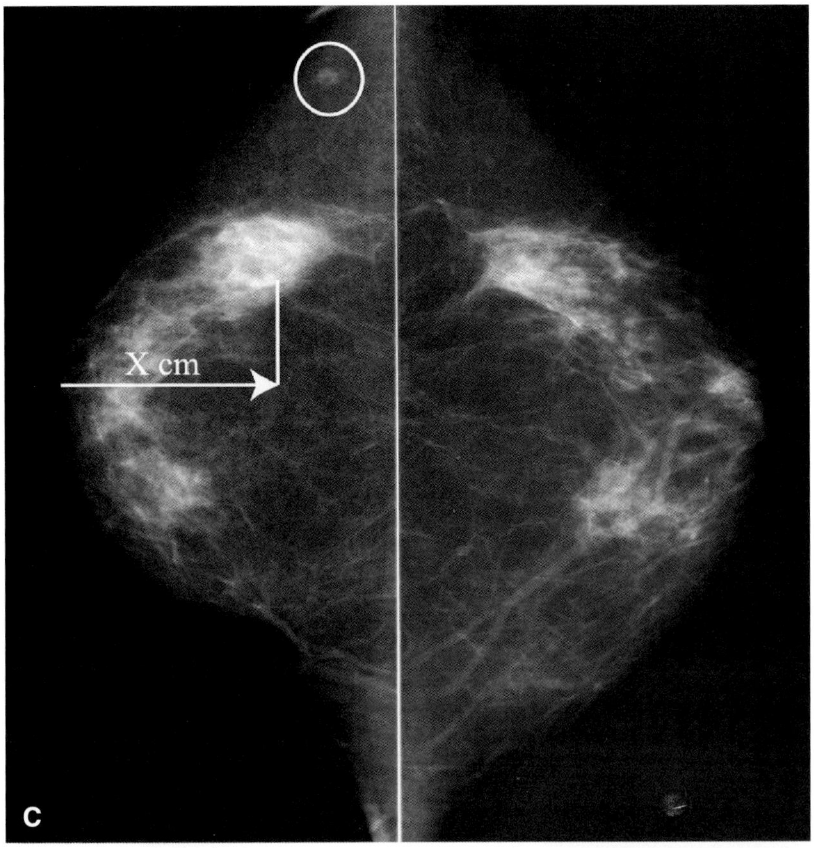


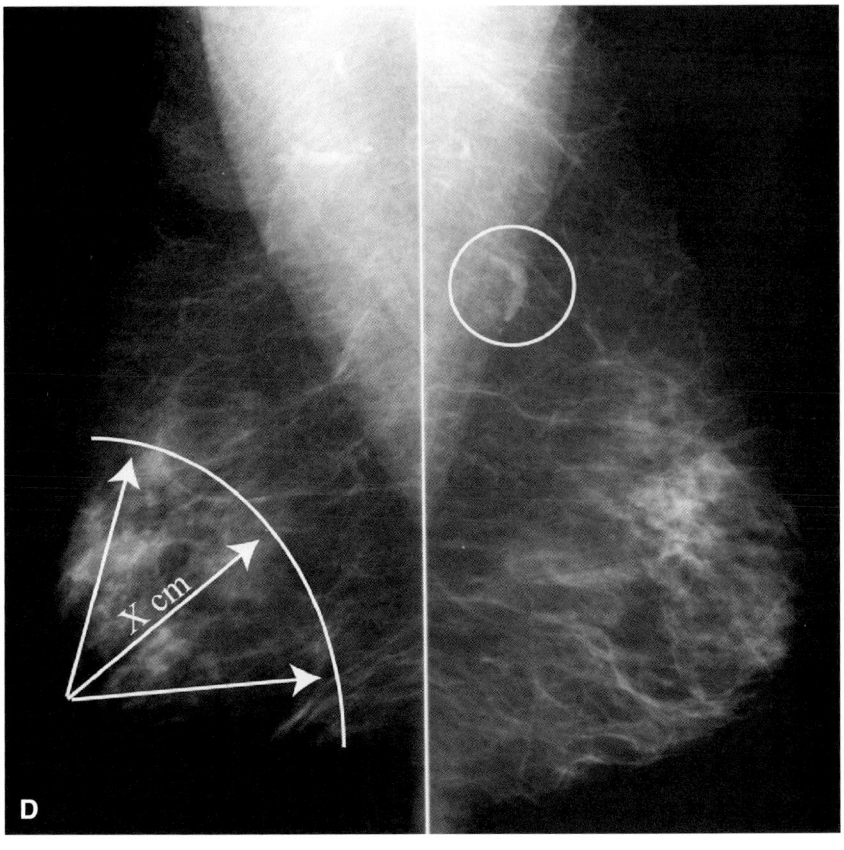


**Figura 2.6.** *(Continuação)* Incidências CC **(C)** e MLO **(D)**. A distância da possível lesão é medida a partir do mamilo com "X" cm na incidência CC. Conforme "X" cm é medido a partir do mamilo na incidência MLO, um arco pode ser criado para descrever a localização aproximada da possível lesão notada na incidência CC direita. Nenhuma área de tamanho comparável é identificada na incidência MLO. Linfonodos intramamários descritos acima estão dentro dos círculos nas imagens.

## PACIENTE 4

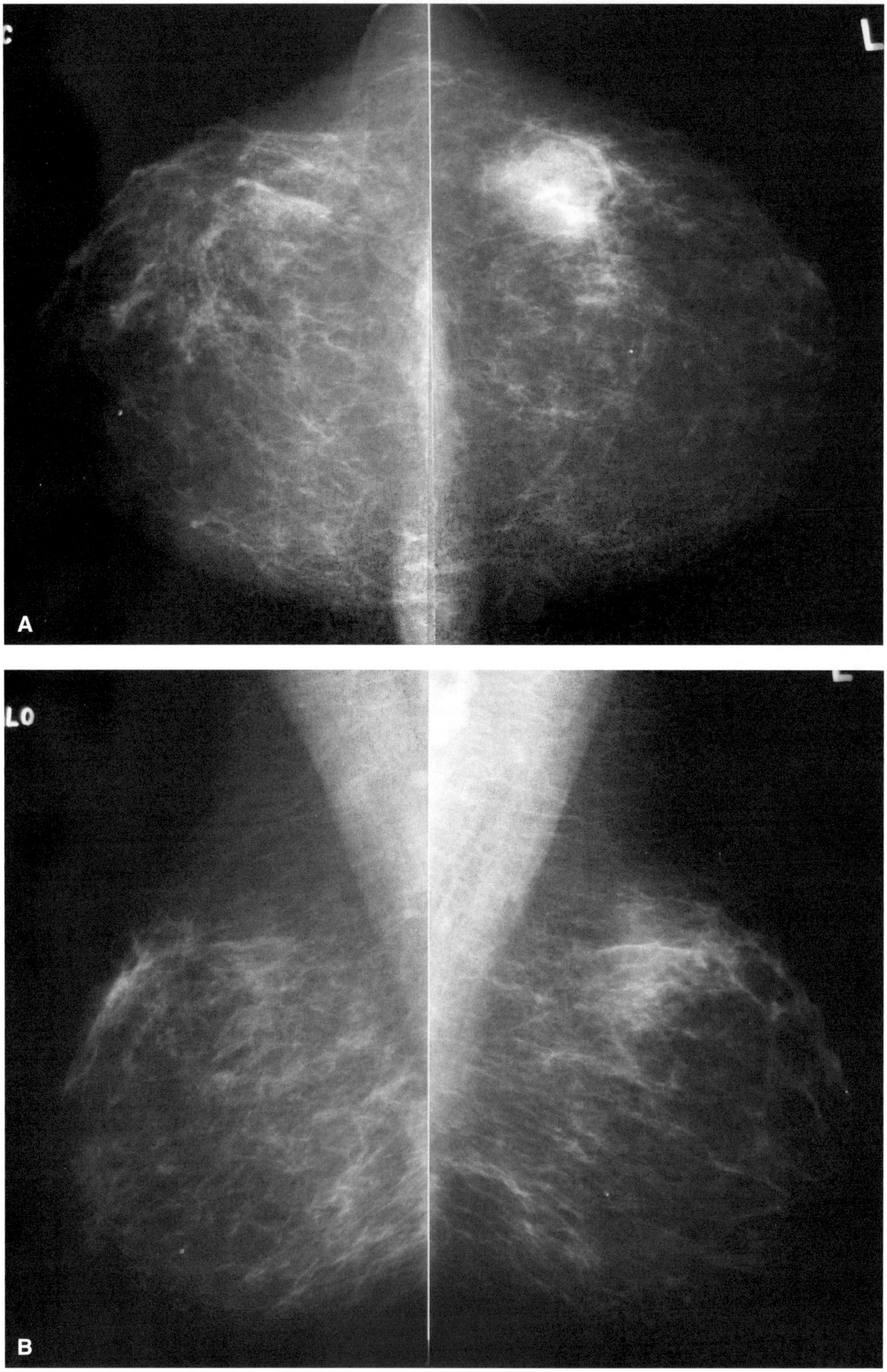


**Figura 2.7.** Mamografia de mulher de 45 anos de idade. Incidências CC (**A**) e MLO (**B**).

**O que você acha? A qual categoria no BI-RADS® você atribuiria e quais são as suas recomendações?**

Uma imagem arredondada e assimétrica de tecido é notada lateralmente no seio esquerdo. No entanto, ao avaliar-se a incidência MLO, nenhuma zona de tamanho ou formato comparável é identificada de maneira a corresponder à localização aproximada dessa área na incidência CC. Tecidos de densidade relativamente baixa são vistos superiormente, caracterizados por recorte, gordura interposta e transição gradual na densidade. Conforme ilustrado aqui, o tecido assimétrico frequentemente é liso (ou seja, mais bem visualizado em uma projeção, modificando significativamente sua aparência em outras incidências), recortado, heterogêneo em densidade por causa de sua gordura espalhada e caracterizado por uma alteração gradual de densidade nas margens. As massas são tridimensionais, com uma modificação abrupta de densidade e margem protuberante (convexa). As lesões verdadeiras, principalmente > de 1 cm, são de tamanho, formato e densidade comparáveis em duas projeções padrão e estão aproximadamente à mesma distância do mamilo nas duas incidências.

Categoria 1 no BI-RADS®: negativa. Recomenda-se estudo mamográfico anual.

## PACIENTE 5

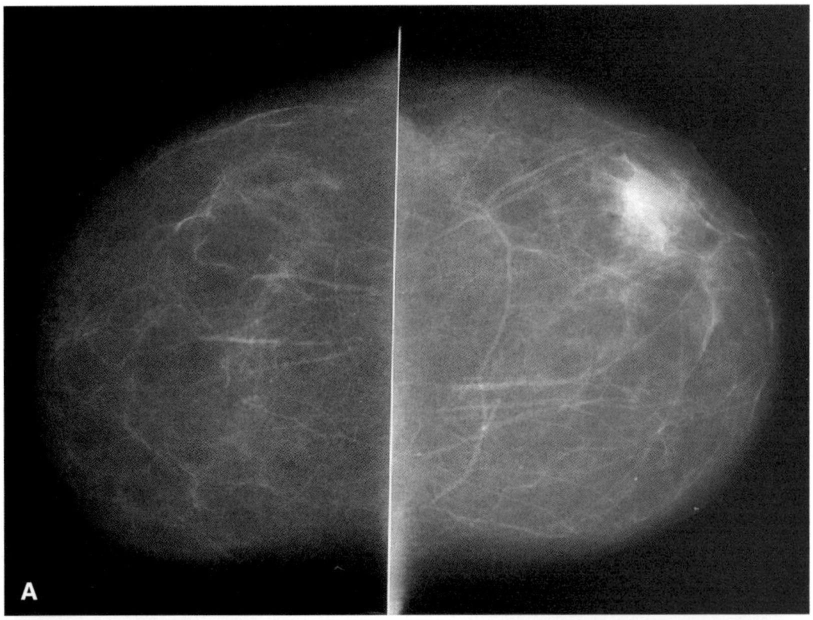


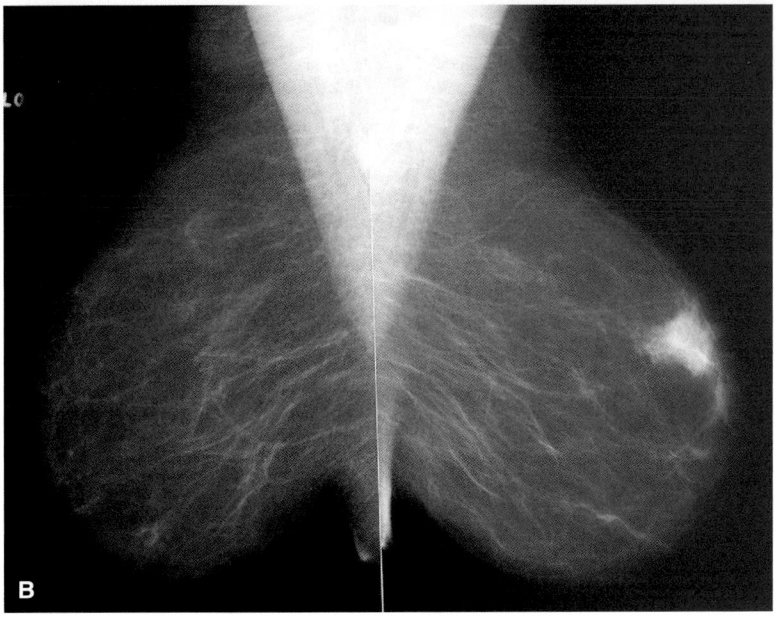


**Figura 2.8.** Estudo inicial das mamas em mulher de 41 anos de idade. Incidências CC **(A)** e MLO **(B)**. *(Continua.)*

### O que você acha? A qual categoria no BI-RADS® você atribuiria e quais são as suas recomendações?

Uma área focal de assimetria parenquimatosa está presente no quadrante superior externo do seio esquerdo. É de tamanho e densidade comparáveis e está à mesma distância aproximada do mamilo nas duas projeções. Considerações diferenciais incluem variante normal, efeitos da terapia de reposição hormonal (TRH), assimetria secundária devido à excisão cirúrgica prévia do tecido correspondente no seio direito, fibrose focal, hiperplasia estromal pseudo-angiomatosa (PASH), alterações pós-traumáticas (envolvendo hematoma, necrose gordurosa), mastite, fibroadenolipoma (hamartoma), carcinoma ductal invasivo não especificado de outra maneira, carcinoma lobular invasivo e linfoma.

Se, como nesta mulher, nenhum estudo prévio está disponível para comparação, as incidências da compressão seletiva e a possibilidade de US com exame físico correlacionado podem ser empreendidas para excluir malignidade.

Categoria 0 no BI-RADS®: necessita de avaliação adicional por imagem.

### O que você acha deste padrão adiposo predominante em uma mulher de 41 anos de idade?

Embora seja sugerido rotineiramente que a mamografia em mulheres jovens não é muito boa porque o tecido denso impossibilita a detecção de câncer de mama, fica claro que somente a idade não pode ser usada para estabelecer a densidade do padrão parenquimatoso em uma mulher. Independentemente de parto, as mulheres mais jovens podem ter um tecido completamente gorduroso e as mais velhas, no período pós-menopausa, podem ter um tecido denso. Também é importante reconhecer que existe uma grande variabilidade intra e interobservador na aplicação dos padrões parenquimatosos definidos arbitrariamente. Além disso, a densidade percebida no padrão de um tecido depende de fatores técnicos. Alguns tecidos "extremamente densos" são fibroglandulares inadequadamente expostos.

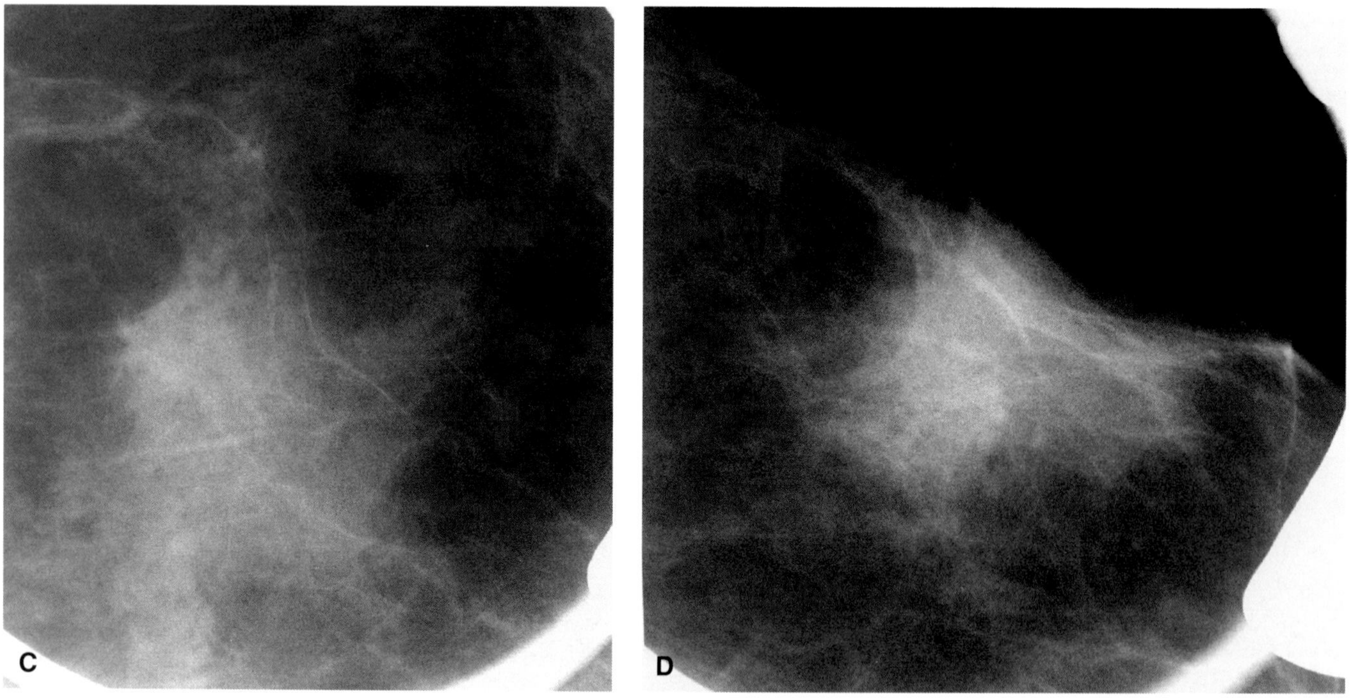


**Figura 2.8.** *(Continuação)* Incidências de compressão localizada CC **(C)** e MLO **(D)**.

### O que você acha? A qual categoria no BI-RADS® você atribuiria esta etapa e quais são as suas recomendações?

Tecido normal aparece na imagem na incidência da compressão seletiva. A aparência geral e a densidade deste tecido são diferentes nas duas projeções; há um recorte e tecido gorduroso está espalhado com o tecido glandular. Existe modificação gradual de densidade nas margens. No contraste, as massas são tridimensionais, com tamanho e densidade comparáveis apesar da projeção. Também são caracterizadas por uma modificação abrupta de densidade nas margens. A paciente não possui histórico de cirurgia no seio e não se lembra de ter sofrido trauma no seio esquerdo. O exame físico desta área é normal e simétrico com o local comparável no seio contralateral. Nenhuma sensibilidade é obtida. A US demonstra tecido normal por todo o quadrante superior externo do seio esquerdo. Isso é uma assimetria parenquimatosa focal benigna, uma variante normal.

Categoria 2 no BI-RADS®: achado benigno. Recomenda-se estudo mamográfico anual.

## PACIENTE 6

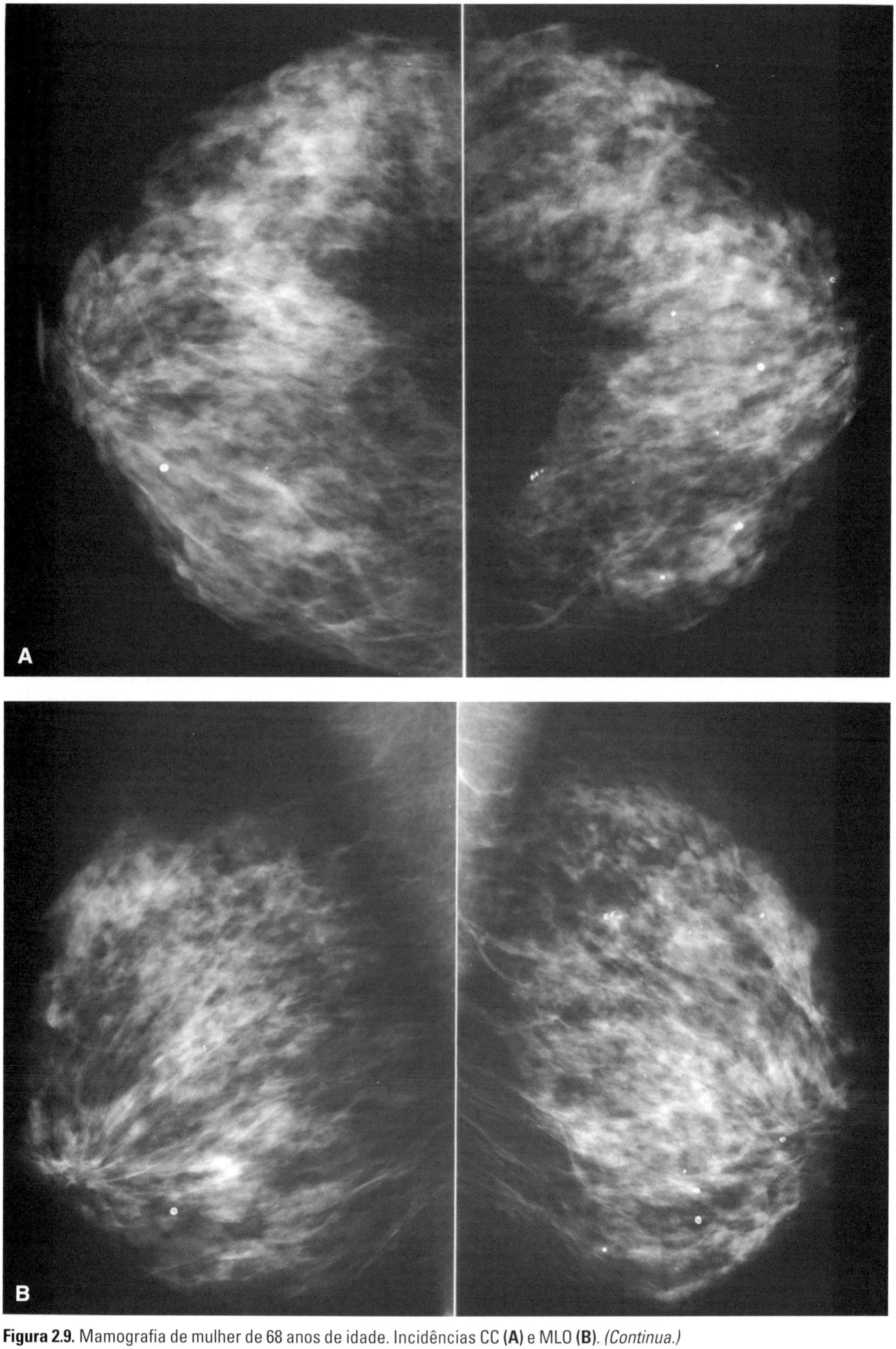


**Figura 2.9.** Mamografia de mulher de 68 anos de idade. Incidências CC **(A)** e MLO **(B)**. *(Continua.)*

## Como você avalia um exame mamográfico?

Um exame mamográfico pode ser abordado de diferentes maneiras. Desenvolva uma estratégia que seja sistemática e consistente. Tenha uma abordagem proativa e foque seus olhos e seu cérebro na procura por anormalidades particulares em localizações específicas (área subareolar, medialmente na incidência CC etc.). Isso ajuda a manter o foco e minimiza a probabilidade de que você não veja achados significativos. Seja qual for a abordagem que você escolher, ela deve incluir uma revisão dos filmes para adequação técnica. Especificamente, o posicionamento é aceitável? Um tecido e possivelmente uma lesão foram excluídos (p. ex., você vê tecido nas bordas de qualquer um dos filmes)? O tecido glandular está comprimido e penetrado adequadamente? Os filmes têm alto contraste? Existe algum artefato que possa impedir a interpretação adequada dos filmes? Existe alguma área com falta de definição? Antes de focar na percepção de achados localizados, procure por alterações globais ou difusas. Essas podem ser difíceis de serem avaliadas, uma vez que você focar sua atenção em achados mais sutis.

Após avaliar a mamografia a distância para adequação técnica e alterações difusas, procure especificamente (com ou sem lentes de ampliação) por massas, áreas focais de assimetria, distorção arquitetural e calcificações. É útil para restringir sua busca, portanto, que em uma incidência CC, foque os terços lateral, médio e medial dos seios (Fig. 2.1). Na incidência MLO, foque nos terços superior, médio e inferior dos seios (Fig. 2.2). Procure por áreas potencialmente anormais enquanto compara o seio direito com o esquerdo. Especificamente, avalie as interfaces adiposa/glandular, a tira adiposa de tecido entre o músculo peitoral e o tecido glandular na incidência MLO, o cone superior de tecido na incidência MLO, áreas subareolares e geralmente tecido adiposo medialmente na incidência CC (Fig. 2.3). Após desenvolver uma rotina de trabalho em uma mamografia dada, compare com estudos prévios e procure no histórico de saúde qualquer informação sobre a paciente (histórico familiar de câncer de mama ou de ovário, uso de estrogênio, trauma ou cirurgias anteriores etc.).

## O que você acha?

Nesta paciente, calcificações distróficas espalhadas estão presentes bilateralmente. Você encontrou a potencial anormalidade? Caso não tenha encontrado, procure, especificamente, por distorção na arquitetura e passe para as áreas subareolares. A distorção arquitetural está presente na área subareolar direita, mais bem visualizada na incidência MLO (Fig. 2.9C), não estando facilmente aparente na incidência CC (Fig. 2.9D). É seguro supor que isso é um câncer? Não! Lesões que parecem benignas podem ser câncer, lesões que parecem malignas podem refletir alterações benignas. Não faça suposições, ou irá se colocar de lado e limitar sua capacidade de pensar nas possibilidades. A maioria dos achados no seio possui etiologias benignas e malignas no diferencial. Nosso trabalho é escolher entre as possibilidades de maneira precisa e eficiente.

## Qual é o seu diferencial para distorção estrutural?

Entre as possibilidades benignas, considere a necrose gordurosa relacionada com trauma ou cirurgia prévia, mastite, lesões de esclerosantes complexas (adenose esclerosante), papiloma e fibrose focal (raro). Carcinoma ductal invasivo não especificado de outra maneira (NOS), carcinoma tubular, carcinoma ductal *in situ* (raro) e carcinoma lobular invasivo estão entre as lesões invasivas que podem apresentar distorção estrutural. Equipado com diagnósticos diferenciais, você pode analisá-las interpretando as características da imagem da lesão, questionando a idade da paciente, o histórico pertinente e o exame físico. Caso você desenvolva e siga rotineiramente uma abordagem simples, lógica e sistemática, a próxima etapa torna-se aparente e é justificável. Raramente essa abordagem é enganosa.

## Que histórico , caso haja algum, impediria você de chamar esta paciente de volta? A qual categoria de avaliação no BI-RADS® você atribuiria e quais são as suas recomendações?

Nesta paciente, as características gerais da lesão incluem espículas longas, densidade central não significativa e aparência mais declarada em umas das duas incidências de rotina. É importante estabelecer se a paciente já fez alguma biópsia (ou trauma significativo) na área subareolar direita. Se houver um histórico de cirurgia prévia, a localização do procedimento cirúrgico deverá corresponder diretamente à área da distorção. Não hesite em examinar a paciente para estabelecer a presença de uma sutil cicatriz periareolar mesmo quando ela não se recorde de uma biópsia prévia no seio. Uma lesão esclerosante complexa é uma boa possibilidade em uma mulher com este tipo de lesão e sem histórico de cirurgia ou aparente cicatriz no exame físico. As lesões esclerosantes complexas comumente são mais bem vistas em uma projeção e, devido ao seu tamanho, geralmente não têm uma anormalidade palpável correspondente no exame físico. Considerando-se mastite, o seio geralmente é mais sensível; pode haver eritema associado e calor, bem como histórico de alterações inflamatórias posteriores na área subareolar.

Considerando-se as possibilidades malignas, um carcinoma ductal invasivo deste tamanho e nesta localização quase certamente terá achados físicos, incluindo uma anormalidade palpável, ondulações e possivelmente retração do mamilo. Os carcinomas tubulares são geralmente pequenos e comumente identificados em mulheres jovens (na casa dos 40 anos de idade). Carcinomas lobulares invasivos são mais comuns em pacientes mais velhas e os achados físicos são frequentemente sutis.

Esta paciente fez uma cirurgia na área subareolar direita, correspondendo ao local da distorção. Os achados refletem necrose gordurosa associada a biópsia anterior. A distorção estrutural relacionada a cirurgia prévia com frequência é plana, portanto, mais bem visualizada em uma projeção, como nesta paciente. Nenhuma avaliação adicional é indicada.

Categoria 2 no BI-RADS®: achado benigno. Recomenda-se estudo mamográfico anual.

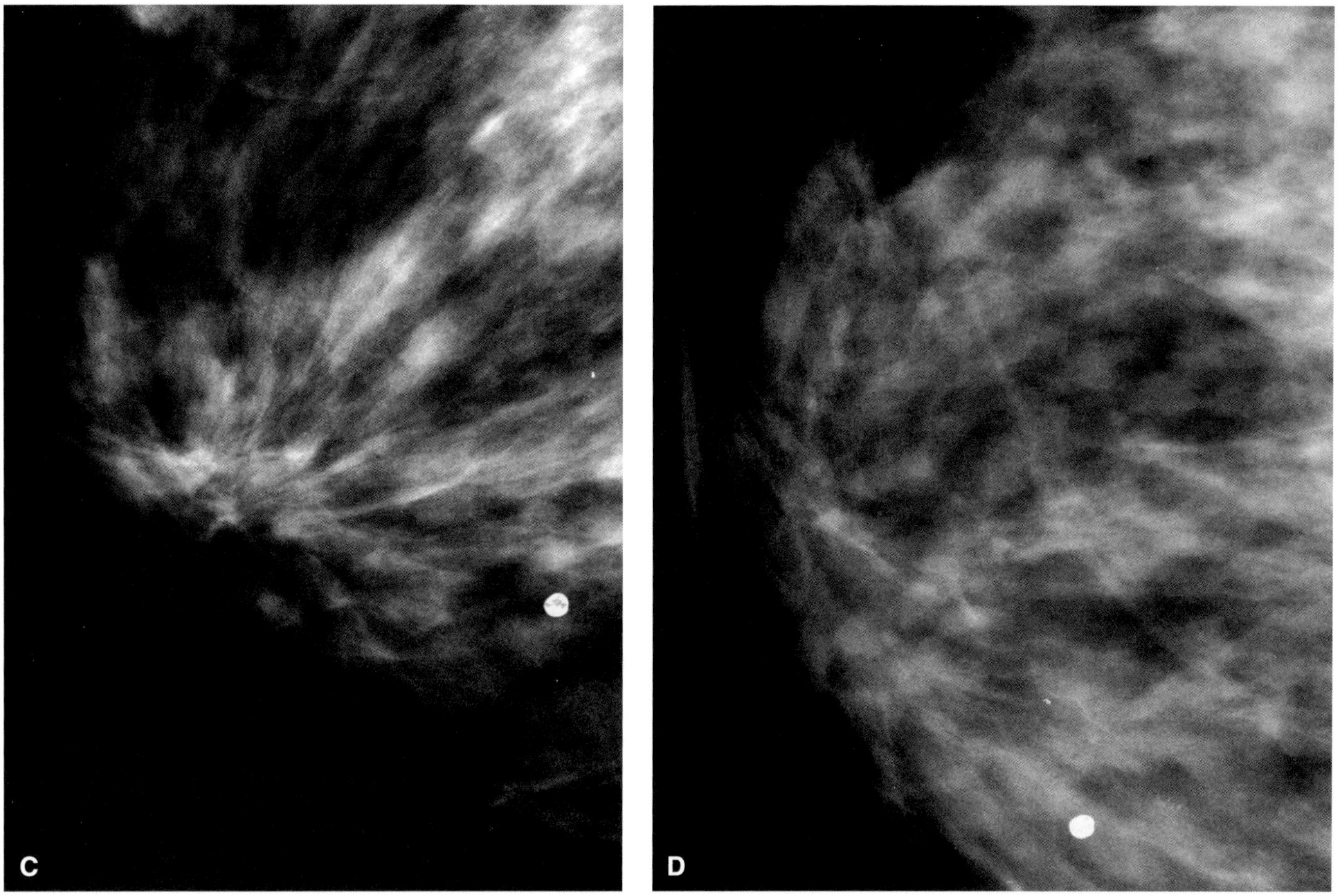


**Figura 2.9.** *(Continuação)* Incidências MLO **(C)** e CC **(D)** em visão ampliada. Distorção arquitetural facilmente aparente na incidência MLO, mais sutil na CC.

## PACIENTE 7

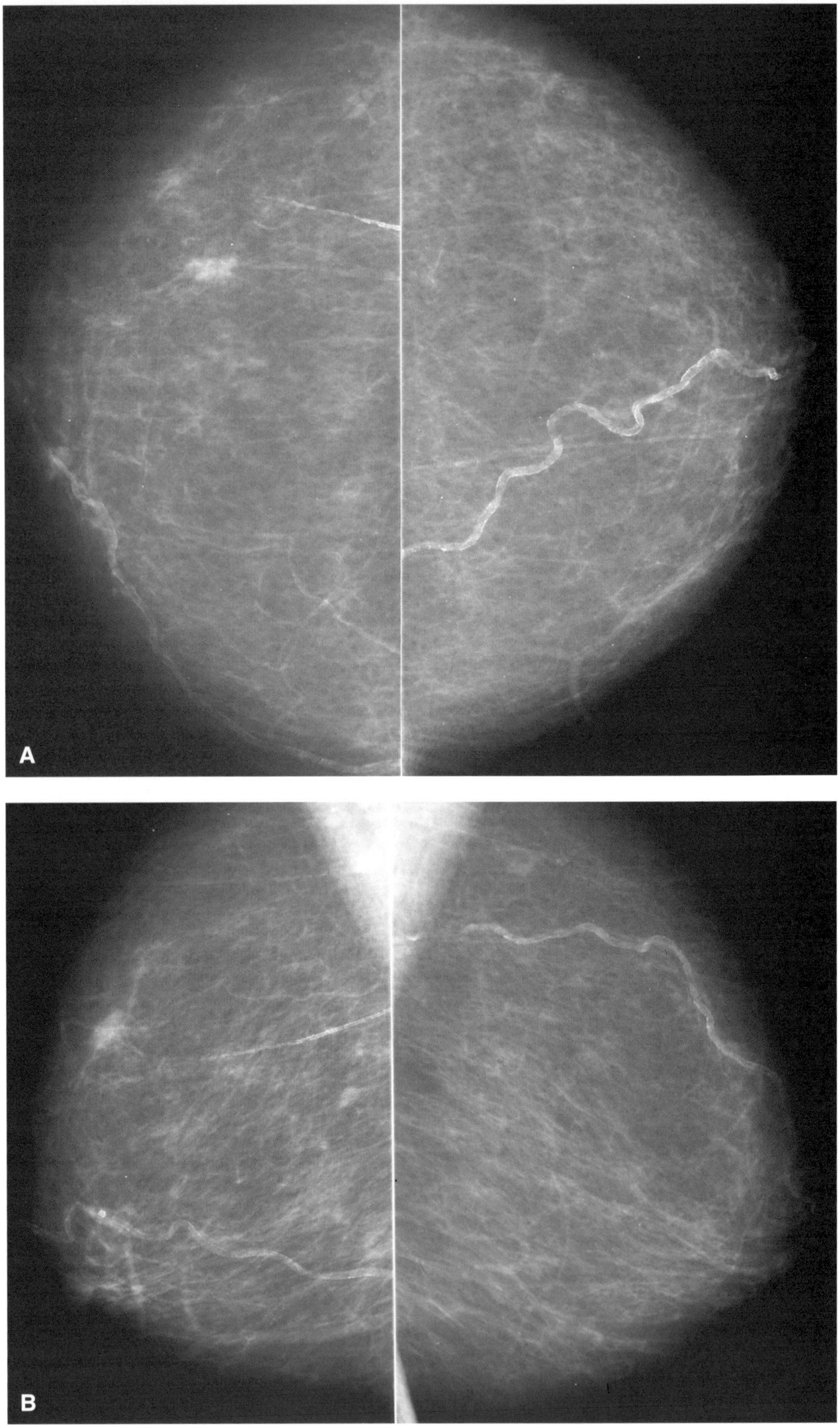


**Figura 2.10.** Mamografia de mulher de 68 anos de idade. Incidências CC **(A)** e MLO **(B)**. *(Continua.)*

**O que você acha?**
**A qual categoria de avaliação no BI-RADS® você atribuiria e quais são as suas recomendações?**

Existem calcificações arteriais bilateralmente. Você notou uma massa no seio direito? Isso é novo se comparado aos estudos anteriores (não exibidos). Uma avaliação adicional é recomendada. Categoria 0 no BI-RADS®: necessita de avaliação adicional por imagem.

**Você tem mais alguma observação? Tecnicamente, você está feliz com este estudo? Seja específico na descrição do problema.**

O posicionamento neste estudo não é o mais favorável. Há músculo peitoral insuficiente na incidência MLO. Idealmente, o músculo peitoral deveria ser visto ao nível do mamilo; deveria ser espesso na axila e ter uma margem anterior convexa. Dado o formato triangular do músculo nesta paciente, muitas coisas deram errado durante o seu posicionamento. É provável que um ângulo incorreto de obliquidade tenha sido selecionado, os músculos não estavam relaxados e os seios não foram corretamente mobilizados medialmente (ou, se foram, a paciente puxou para fora durante o posicionamento).

Na incidência CC, uma quantidade significativa de tecido posterior está excluída das imagens. Para determinar se uma quantidade adequada de tecido foi incluída na incidência CC, procure pelo músculo peitoral posteriormente ou por um espaço após o tecido glandular medialmente. Se nenhum dos dois for visto, meça a PNL na incidência MLO (e lembre-se de que, nesta paciente, o posicionamento na incidência MLO não é favorável, portanto a medida da PNL não será uma boa medida da quantidade de tecido) e compare com a medida da incidência CC (Fig. 2.4E, F). A medida da PNL na incidência CC dever ser dentro de 1 cm da medida na incidência MLO. Não é o caso desta paciente. Além disso, se você olhar para o comprimento da artéria calcificada lateralmente à direita CC e a relação entre a lesão e a borda do filme entre as incidências CC e MLO, fica claro que o tecido posterior foi excluído na incidência CC.

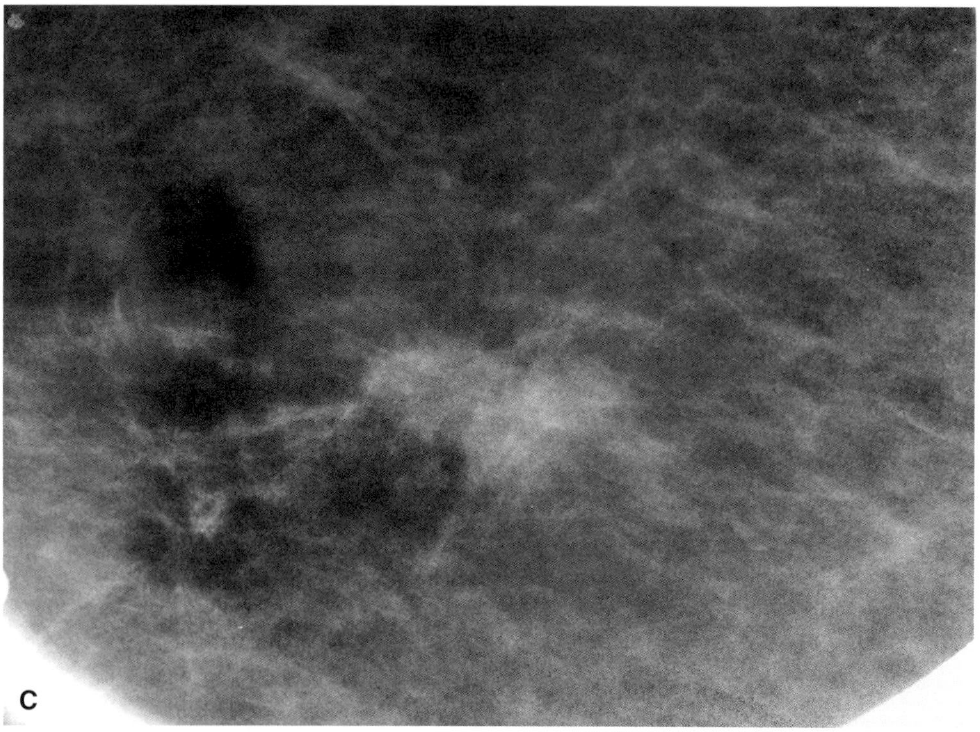

C

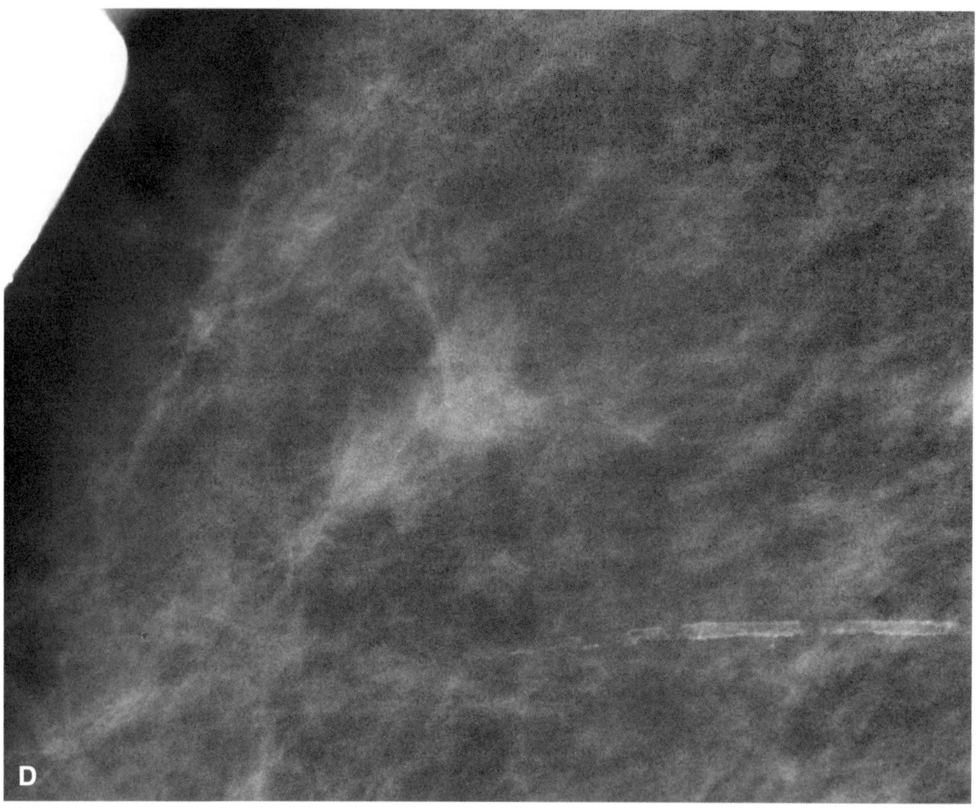

D

**Figura 2.10.** *(Continuação)* Incidências com compressão seletiva CC **(C)** e MLO **(D)**, seio direito.

**O que você acha?**
**Como você descreveria o achado? Em qual posição você esperaria encontrar esta lesão?**

As incidências com compressão seletiva confirmam a presença de uma massa irregular de 1 cm com margens espiculadas. Uma biópsia é indicada com base nos achados mamográficos.

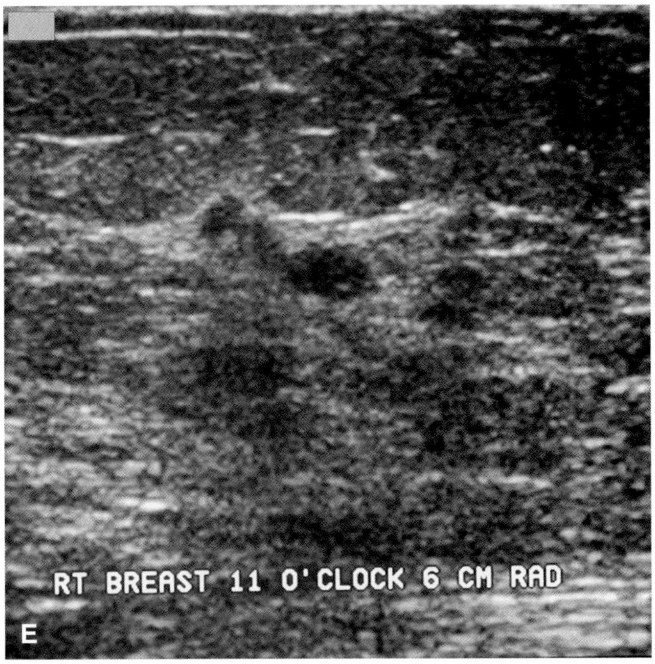


**Figura 2.10.** *(Continuação)* Imagem de US **(E)**, corte radial (RAD) da lesão.

Uma massa irregular, hipoecoica e com margens angulares aparece na imagem na posição de 11 horas, a 6 cm do mamilo direito, correspondendo à localização esperada da lesão vista mamograficamente.

Categoria 4 no BI-RADS®: anormalidade suspeita; uma biópsia deve ser considerada. Uma biópsia de agulha grossa dirigida por US é feita no momento da avaliação diagnóstica.

Um pequeno carcinoma ductal invasivo e diferenciado é relatado histologicamente seguido pela biópsia de agulha grossa dirigida por US. Um carcinoma ductal invasivo com 1,2 cm, grau III, é relatado na amostra da nodulectomia. Nenhuma doença metastática foi identificada nos quatro linfonodos sentinela excisados [pT1c, pN0(sn)(i -), pMX; estádio I].

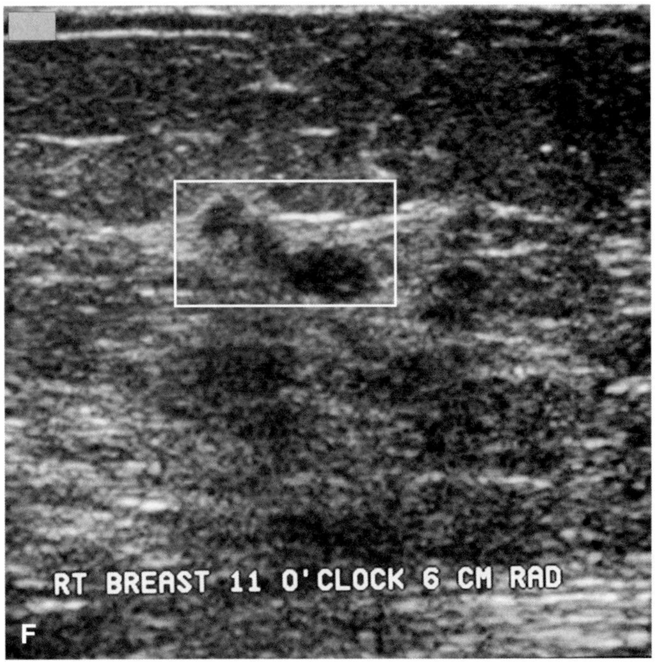


**Figura 2.10.** *(Continuação)* Imagem de US **(F)**, corte radial (RAD). A lesão está dentro da caixa.

## PACIENTE 8

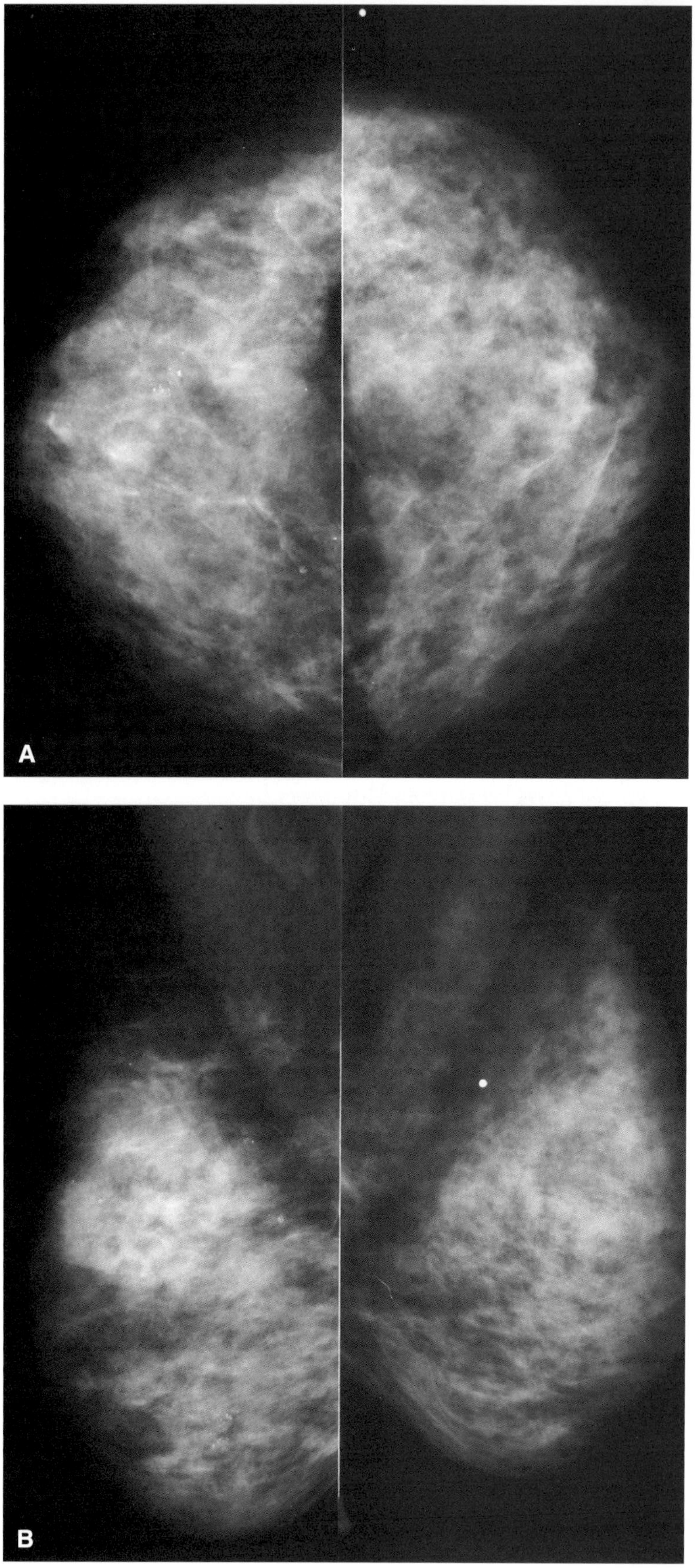

**Figura 2.11.** Mamografia de mulher de 51 anos de idade. Incidências CC (**A**) e MLO (**B**). O marcador metálico à esquerda está na lesão da pele. Nenhum histórico de cirurgia no seio ou trauma significativo.

### Alguma observação?
### A qual categoria de avaliação no BI-RADS® você atribuiria e quais são as suas recomendações?

Sistematicamente, reveja as imagens e procure ativamente por potenciais lesões. Além de dividir as incidências CC e MLO em terços e avaliar as localizações onde cânceres são mais prováveis de se desenvolver, procure especificamente por alterações difusas, massas, distorções, assimetrias e calcificações. Se você focar na parte inferior com as lentes de ampliação e procurar especificamente por calcificações em qualquer exame mamográfico que revisar, é pouco provável que você não veja o achado relevante nesta paciente. Você viu o agrupamento de calcificações anteriormente, aproximadamente na posição de 6 horas no seio direito? Com quanta certeza você pode caracterizá-lo e quão definitivo você pode ser com relação à sua significância? Por que não obter mais informações com uma incidência com magnificação e compressão seletiva? Existem outras calcificações localizadas posteriormente (medialmente, próximo à borda do filme) no quadrante inferior interno à direita, mas estas contêm centros transparentes e são benignas.

Categoria 0 no BI-RADS®: necessita de avaliação adicional por imagem.

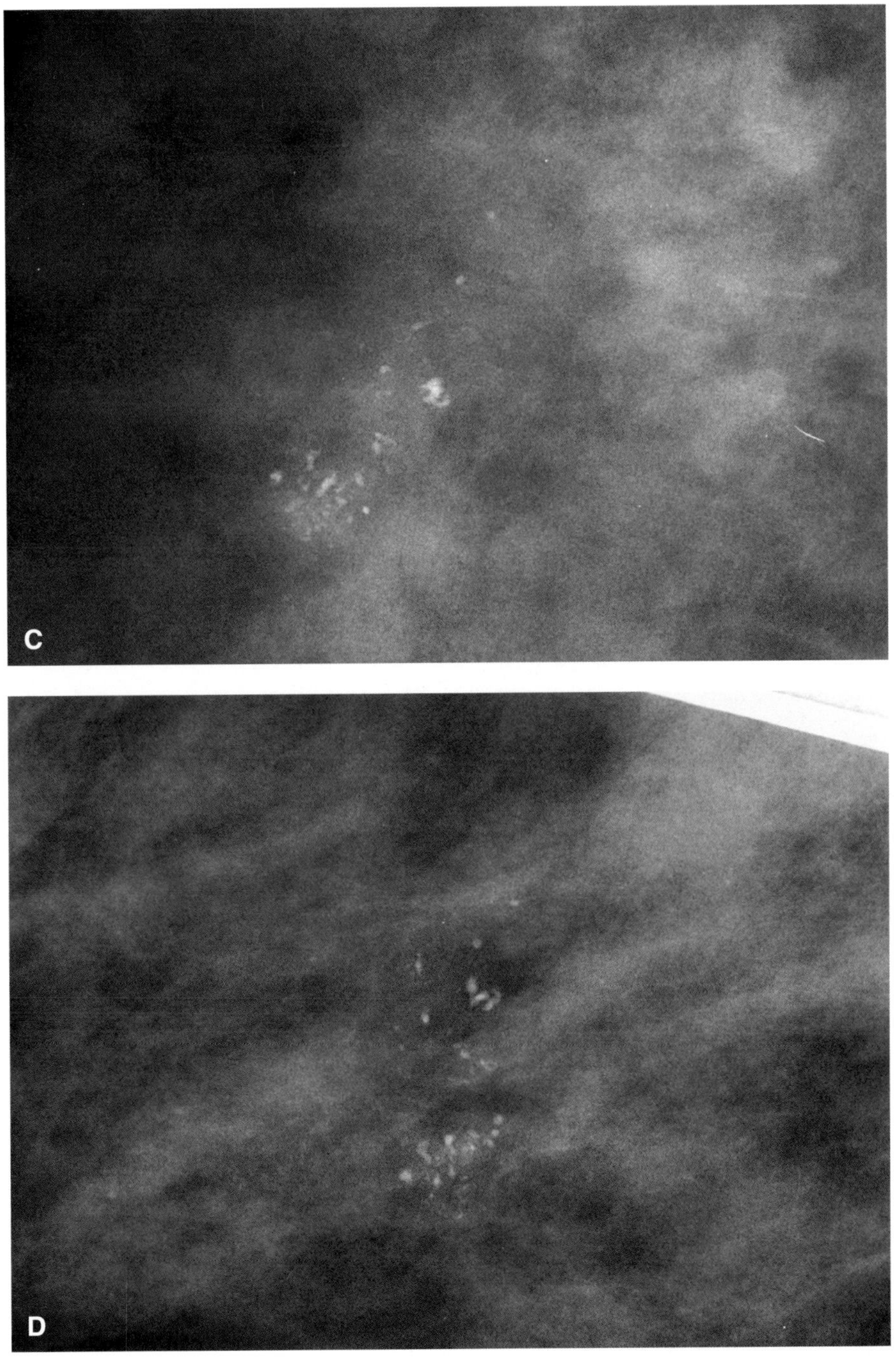


**Figura 2.11.** *(Continuação)* Incidências CC **(C)** e MLO **(D)**, com compressão seletiva e magnificação.

**O que você acha?**
**A qual categoria de avaliação no BI-RADS® você atribuiria e quais são as suas recomendações?**

Na incidência com magnificação e compressão seletiva, a morfologia das calcificações é mais bem demonstrada, bem como a extensão da lesão. As calcificações neste agrupamento são pleomorfas e há formas lineares. Equipados com incidência com magnificação de alta qualidade, nossa confiança no provável diagnóstico de carcinoma ductal *in situ* aumenta significativamente e a necessidade para uma biópsia é facilmente justificável.

Categoria 4 no BI-RADS®: anormalidade suspeita; uma biópsia deve ser considerada. Uma biópsia de agulha grossa guiada estereotaticamente é feita no mesmo dia das incidências com magnificação. Um carcinoma ductal *in situ* de alto grau nuclear com necrose central é diagnosticado na biópsia de agulha grossa. Uma área de 1 cm do carcinoma ductal *in situ* de alto grau nuclear com necrose central e sem invasão associada é descrita histologicamente na amostra da nodulectomia.

Nenhuma biópsia de linfonodo sentinela é feita [pTis(DCIS), pNX, pMX; estádio 0].

## PACIENTE 9

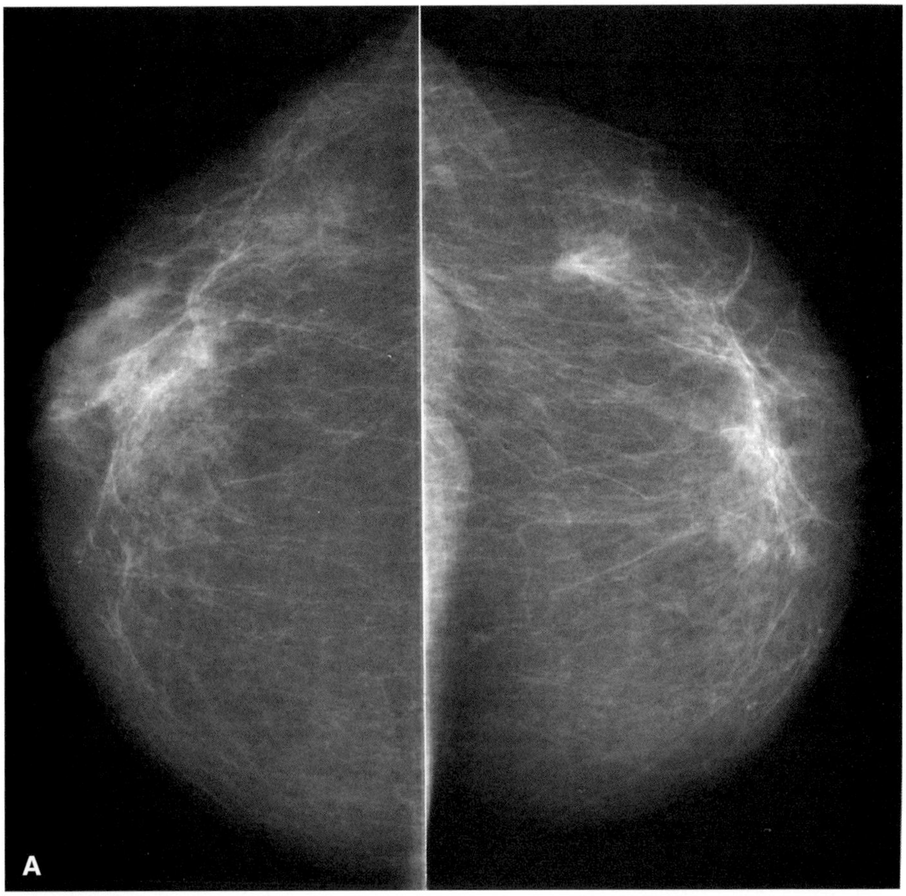

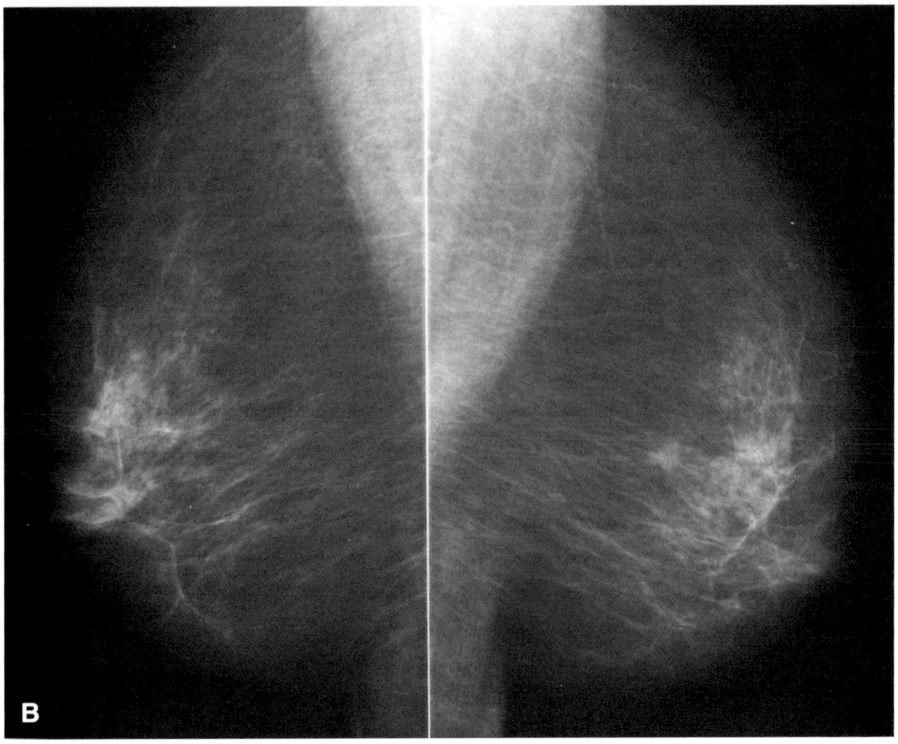

**Figura 2.12.** Mamografia de mulher de 73 anos de idade. Incidências CC **(A)** e MLO **(B)**, seio esquerdo. Nenhum filme anterior está disponível para comparação. *(Continua.)*

## Você concordaria com a categoria 2 de avaliação no BI-RADS®: achado benigno?

Há uma massa no seio esquerdo, aproximadamente na posição de 3 horas, a 4 cm do mamilo esquerdo. Você viu (Fig. 2.12G, H)? O que você pensou? Bom para você que não está disposto a aceitar isso como um linfonodo intramamário. Embora um hilo gorduroso e margens bem limitadas sejam demonstrados na incidência de compressão seletiva, nestes exames nenhum hilo gorduroso está aparente e as margens não estão bem definidas. Lembre-se: não faça suposições. Com que certeza você pode afirmar que isto é um linfonodo? Se você não estiver certo, chame a paciente de volta para uma avaliação adicional.

Categoria 0 no BI-RADS®: necessita de avaliação adicional por imagem.

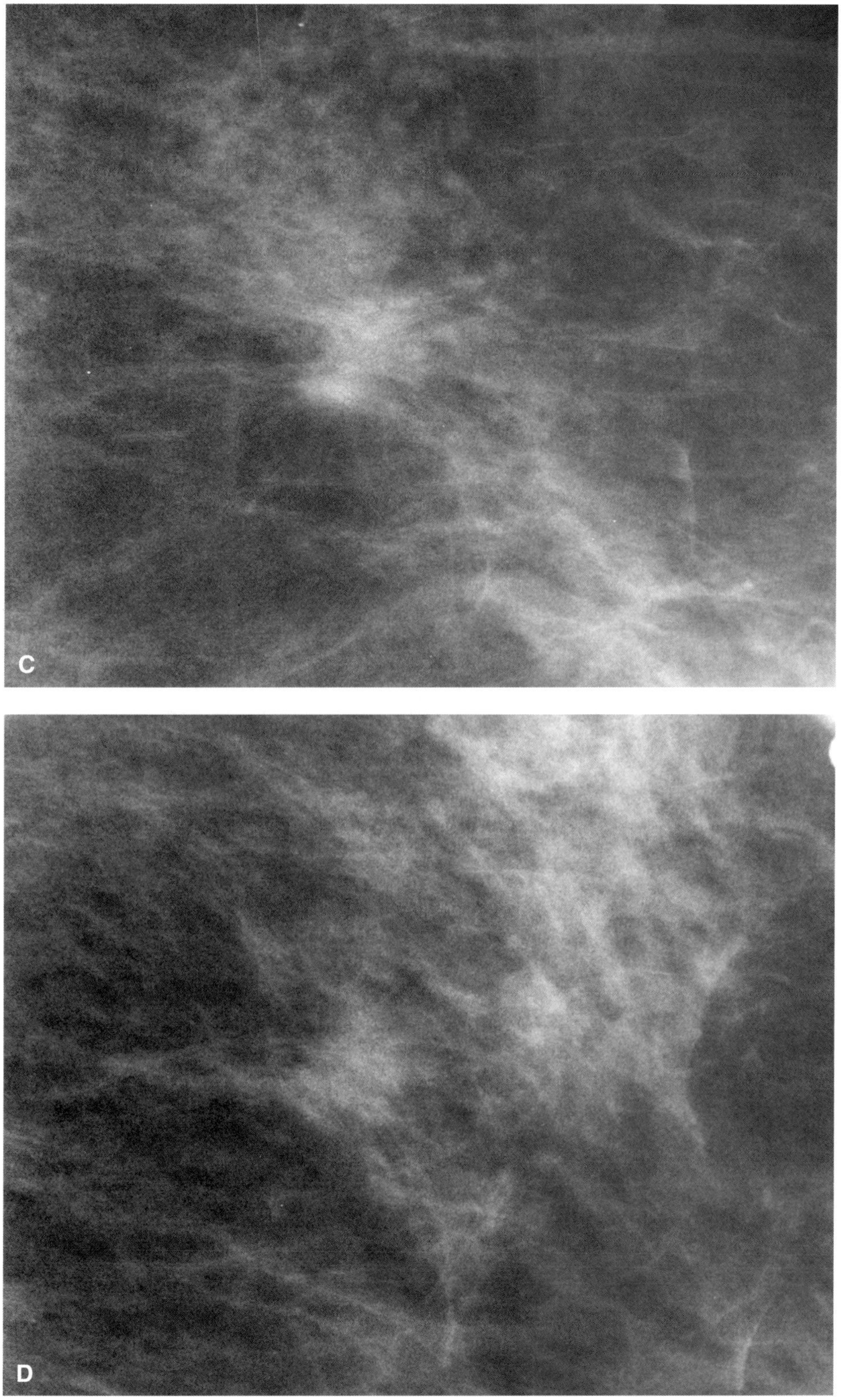

**Figura 2.12.** *(Continuação)* Incidência de compressão seletiva CC **(C)** e MLO **(D)**, seio esquerdo. *(Continua.)*

## O que você acha agora?

Uma massa espiculada com 1 cm é confirmada na incidência de compressão seletiva. Uma biópsia é indicada e uma US é feita para determinar se a lesão é identificada; se for identificada, a orientação da US pode ser utilizada para a biópsia de agulha grossa.

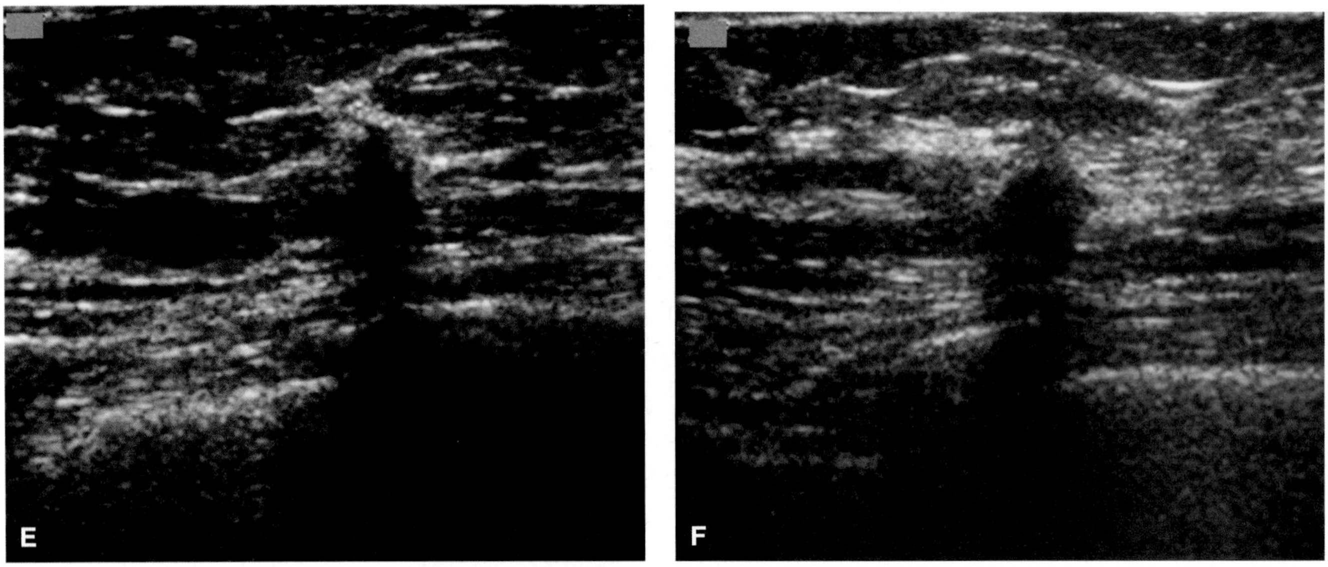


**Figura 2.12.** *(Continuação)* Imagem de US **(E)** e corte antirradial (ARAD) **(F)**, seio esquerdo.

## Como você descreveria os achados da ultrassonografia?

Uma massa irregular hipoecoica, orientada verticalmente com margens indistintas e angulares, sombra acústica posterior e distorção associada do tecido em volta aparece na imagem na posição de 3 horas, a 4 cm do mamilo esquerdo, correspondendo à localização esperada da lesão vista mamograficamente. Com incidências adicionais e com a US podemos emitir um relatório sucinto e definitivo sobre o achado, a provável significância e nossas recomendações. Agora você concordaria com a categoria de avaliação 4 do BI-RADS®: anormalidade suspeita; uma biópsia deve ser considerada?

Um carcinoma ductal invasivo é diagnosticado seguido de uma biópsia de agulha grossa dirigida por US. Um carcinoma ductal invasivo com 0,7 cm com características tubulares (grau I) é diagnosticado na amostra da nodulectomia. Nenhuma doença metastática é diagnosticada nos dois linfonodos sentinela excisados [pT1b, pN0(sn)(i-), pMX; estádio I].

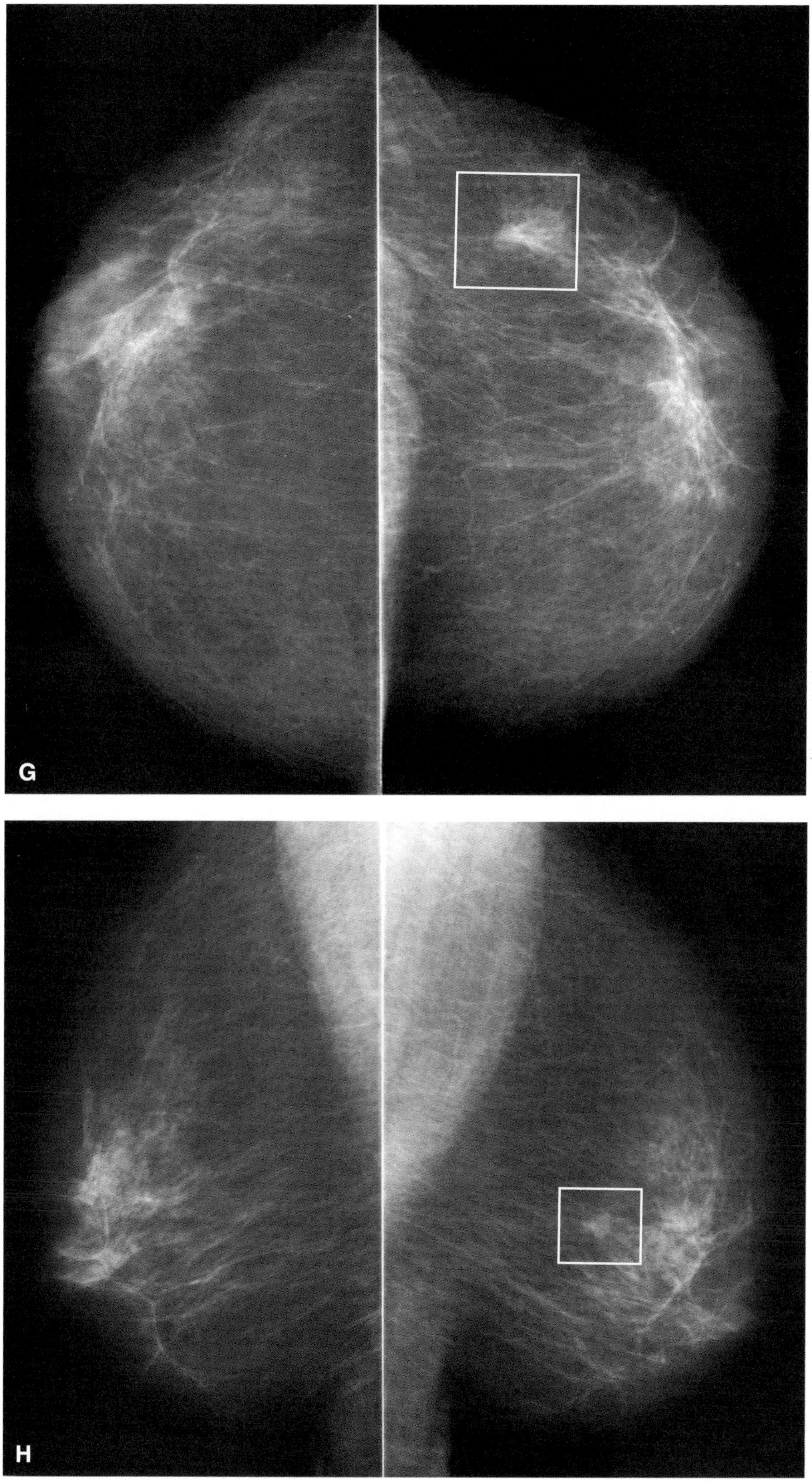

**Figura 2.12.** *(Continuação)* Incidências CC **(G)** e MLO **(H)**. Caixa indicando localização da potencial anormalidade mamográfica.

## PACIENTE 10

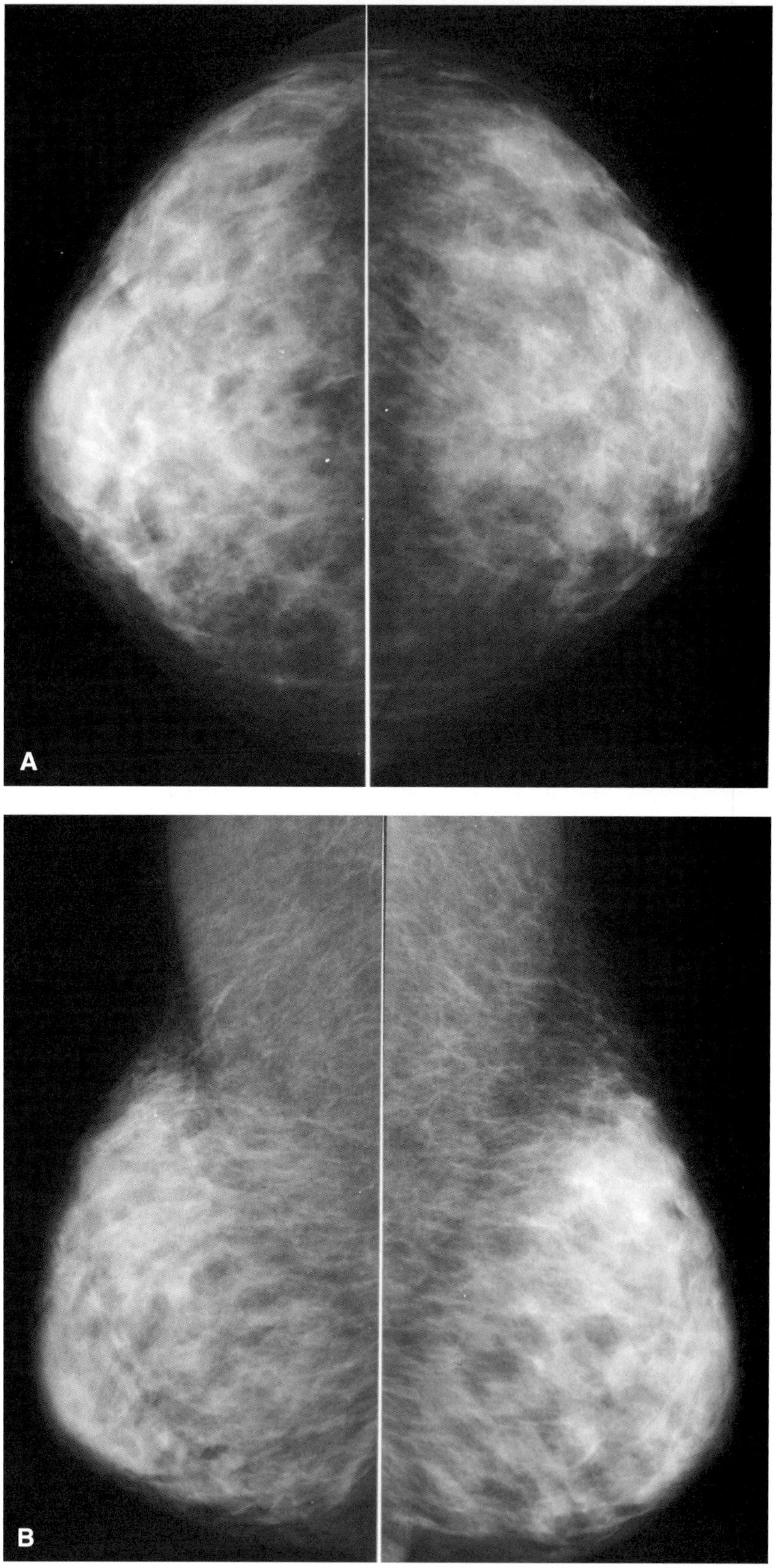


**Figura 2.13.** Mamografia de mulher de 38 anos de idade. Incidências CC **(A)** e MLO **(B)**.

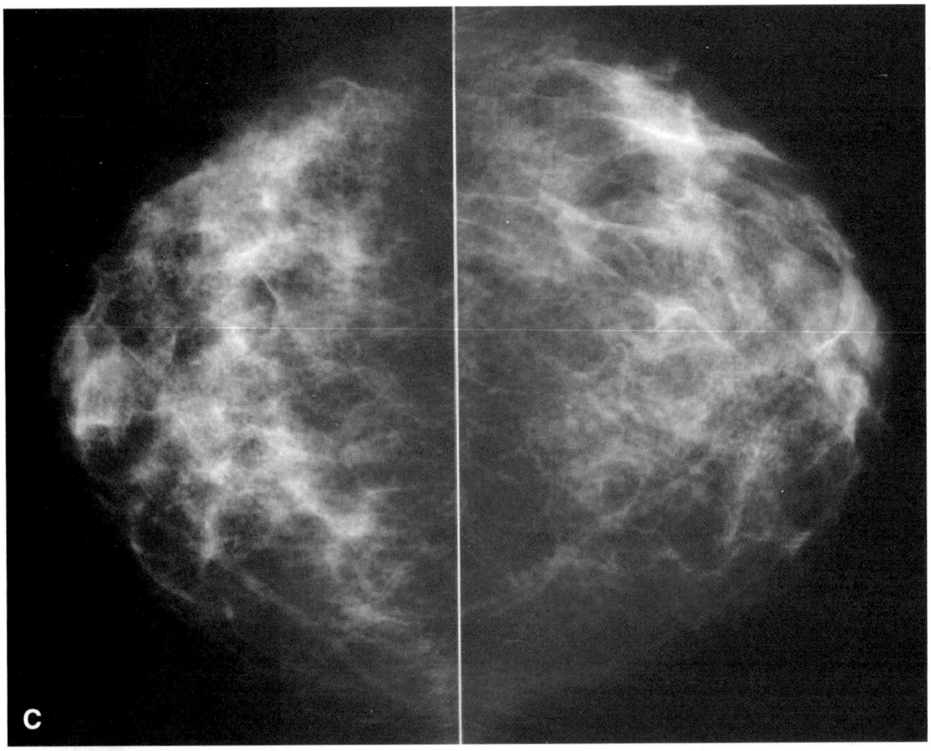

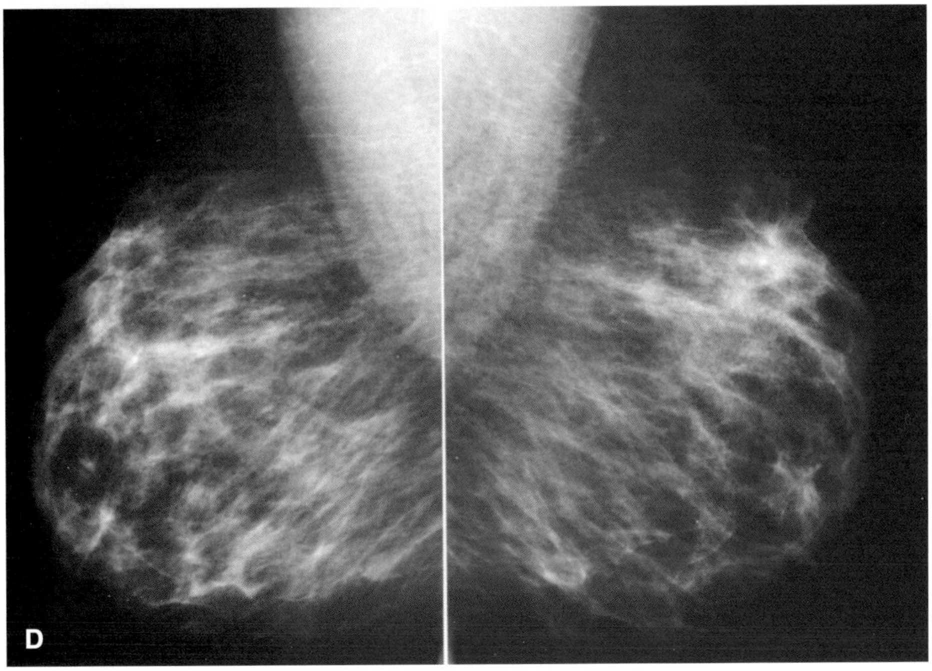

**Figura 2.13.** *(Continuação)* Estudo de comparação, incidências CC **(C)** e MLO **(D)**.

Fatores técnicos utilizados para exposições:

| Fator | CCD (A) | CCD (C) | CCE (A) | CCE (C) | MLOD (B) | MLOD (D) | MLOE (B) | MLOE (D) |
|---|---|---|---|---|---|---|---|---|
| kV | 26 | 26 | 26 | 26 | 26 | 27 | 26 | 27 |
| mAs | 36 | 294 | 41 | 334 | 47 | 363 | 43 | 352 |
| Comp(mm) | 22 | 67 | 24 | 71 | 24 | 74 | 24 | 72 |
| Alvo/filtro | mo/mo | mo/rh | mo/mo | mo/rh | mo/mo | mo/rh | mo/mo | mo/rh |

## O que você acha? Estas mamografias são de duas mulheres diferentes? Caso sejam da mesma mulher, qual a sua hipótese? Há algum achado significativo em algumas das mamografias?

Estas mamografias são normais e são da mesma mulher, feitos com um intervalo de 20 meses entre cada uma. Durante esse intervalo ela perdeu 70 kg. No estudo atual (Fig. 2.13A, B), o tamanho do seio está diminuído e a densidade parenquimatosa está aumentada, com redução concomitante de gordura comparada ao estudo feito 20 meses antes (Fig. 2.13C, D). As alterações são bilaterais e simétricas. Não há espessamento da pele ou da trabécula. Os seios estão significativamente mais magros, conforme evidenciado pelos milímetros de compressão utilizados na exposição do estudo atual comparado àquele feito há 20 meses. Utilizando picos de quilovoltagem semelhantes em ambos os estudos, a miliamperagem resultante é consistentemente mais baixa nas imagens atuais. Note também que o rádio contribuiu para todos os filmes feitos no estudo comparativo.

## Dada a miliamperagem no estudo atual, o que o técnico poderia ter feito para melhorar a qualidade da imagem?

O contraste da imagem está parcialmente relacionado com a voltagem utilizada para a exposição. À medida que a voltagem aumenta, o contraste da imagem diminui. Você deve usar uma voltagem alta o suficiente para penetrar adequadamente no tecido, mas não mais do que isso. A uma determinada voltagem, a amperagem resultante também precisa ser levada em consideração, porque reflete indiretamente o comprimento da exposição. À proporção que a amperagem é elevada, o tempo de exposição aumenta, e à medida que o tempo de exposição aumenta, um artefato por movimento pode tornar-se um problema caso a paciente não seja capaz de segurar sua respiração. Se, para uma determinada voltagem, a amperagem resultante for alta (> de 400 mAs) e o tecido não estiver adequadamente exposto, a voltagem ou a compressão (ou ambas) precisam ser aumentadas. Conforme a voltagem aumenta, a amperagem resultante (e o tempo de exposição) diminui; à medida que a voltagem diminui, a amperagem resultante (e o tempo de exposição) aumenta. Nesta mulher, as amperagens resultantes no estudo atual estão bem abaixo de 400 mAs, portanto a voltagem pode ser diminuída sem sacrificar a exposição adequada do tecido. À proporção que a voltagem é diminuída, o contraste aumenta, melhorando a qualidade geral da imagem. Você notou o baixo contraste nas imagens atuais? De maneira geral, as imagens (e particularmente a gordura) estão cinza, o que reflete pouco contraste.

## Qual é o seu diferencial para alterações difusas na mama?

Considerações diferenciais para alterações difusas que geralmente são unilaterais, embora raramente possam ser bilaterais, incluem efeito da terapia por radiação, alterações inflamatórias (p. ex., mastite), trauma, adenopatia axilar ipsolateral com obstrução linfática, desvio de diálise no braço ipsolateral com sobrecarga de fluido, carcinoma ductal invasivo não especificado de outra maneira, carcinoma inflamatório, carcinoma lobular invasivo ou linfoma. O carcinoma lobular invasivo pode resultar em aumento da densidade e tamanho dos seios ou diminuição do tamanho dos seios (o seio retraído). Considerações diferenciais para alterações difusas que geralmente são bilaterais, embora possam ser unilaterais, incluem TRH (p. ex., estrogênio), alterações no peso, insuficiência cardíaca congestiva, insuficiência renal com sobrecarga de fluidos e síndrome da veia cava superior. Outras causas benignas raras incluem mastite granulomatosa, necrose por coumadin, arterite e distúrbios autoimunes (p. ex., esclerodermia). Obter um histórico completo, examinar a paciente e obter uma US frequentemente é útil para escolher entre as considerações diferenciais.

Categoria 1 no BI-RADS®: negativo. Recomenda-se fazer a próxima mamografia quando a paciente estiver com 40 anos de idade.

## PACIENTE 11

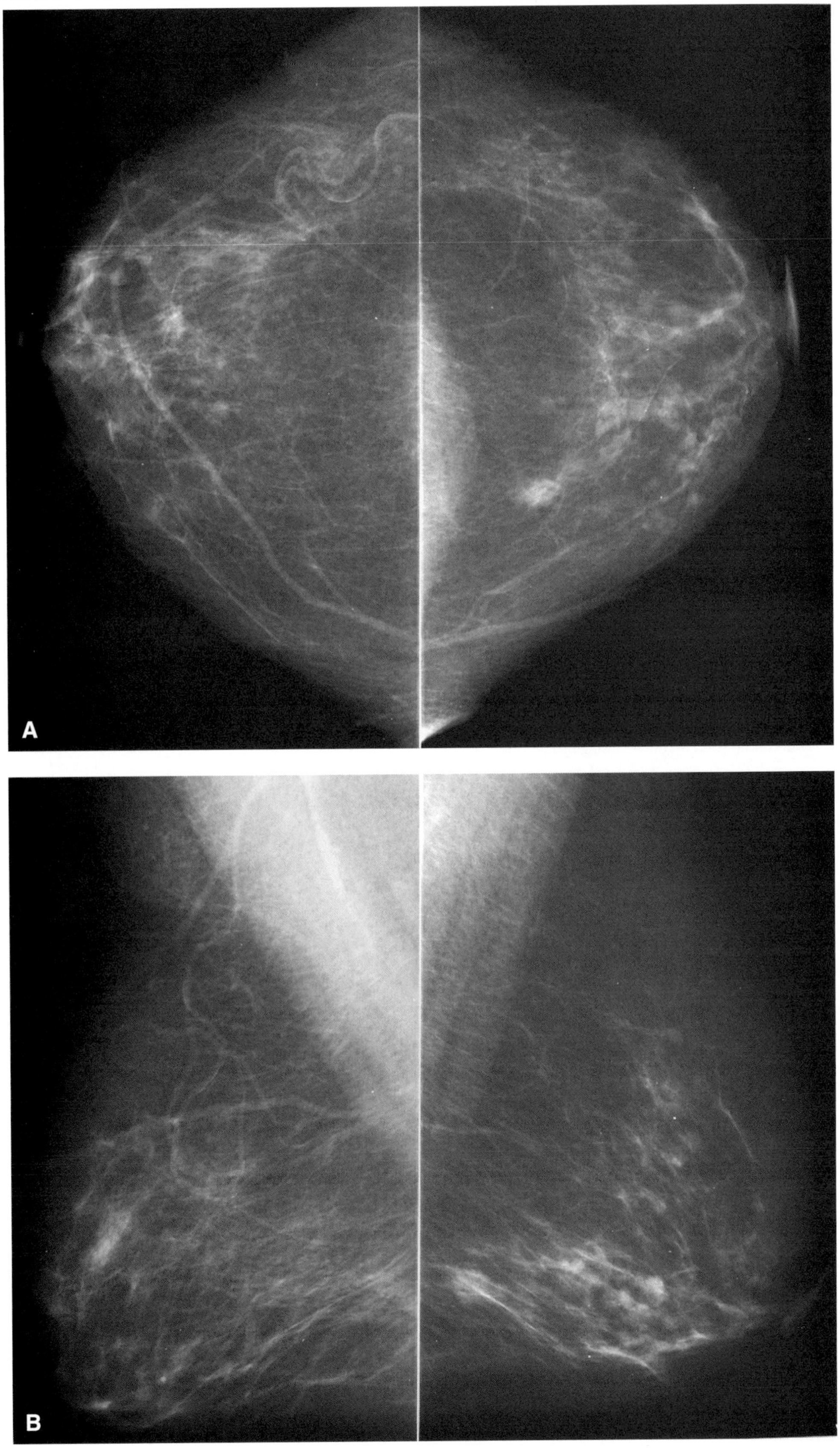

**Figura 2.14.** Mamografia de mulher de 74 anos de idade. Incidências CC **(A)** e MLO **(B)**. *(Continua.)*

## O que você acha? Esta mamografia é normal? Você indicaria avaliação adicional?

Nesta paciente, ao dividir as imagens (Fig. 2.14C, D) em terços e concentrando sua atenção nas porções mediais dos seios na incidência CC, uma massa é detectada medialmente no seio esquerdo. Na incidência MLO, a massa correspondente aparece na imagem projetando-se no terço inferior do seio esquerdo. Caso estejam disponíveis, filmes anteriores serão úteis para avaliar esta alteração e devem ser solicitados antes de chamar a paciente de volta para uma avaliação diagnóstica. Na ausência de filmes para comparação, ou se isso representar uma alteração quando a comparação for feita com uma sequência de mamografias, uma avaliação adicional é indicada.

Categoria 0 no BI-RADS®: necessita de avaliação adicional por imagem.

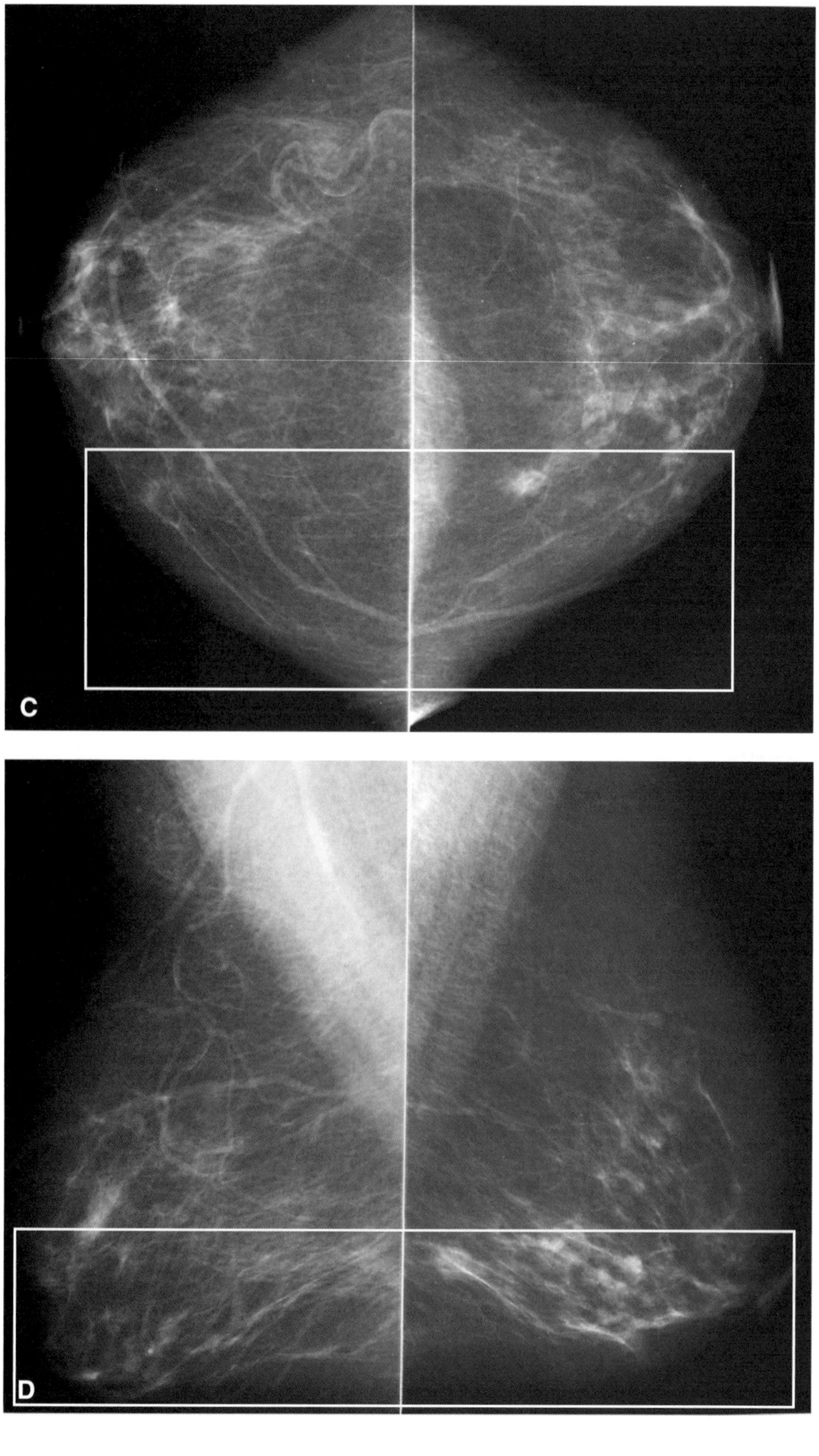


**Figura 2.14.** *(Continuação)* Incidências CC **(C)** e MLO **(D)** com caixas nos terços medial e inferior dos seios, respectivamente.

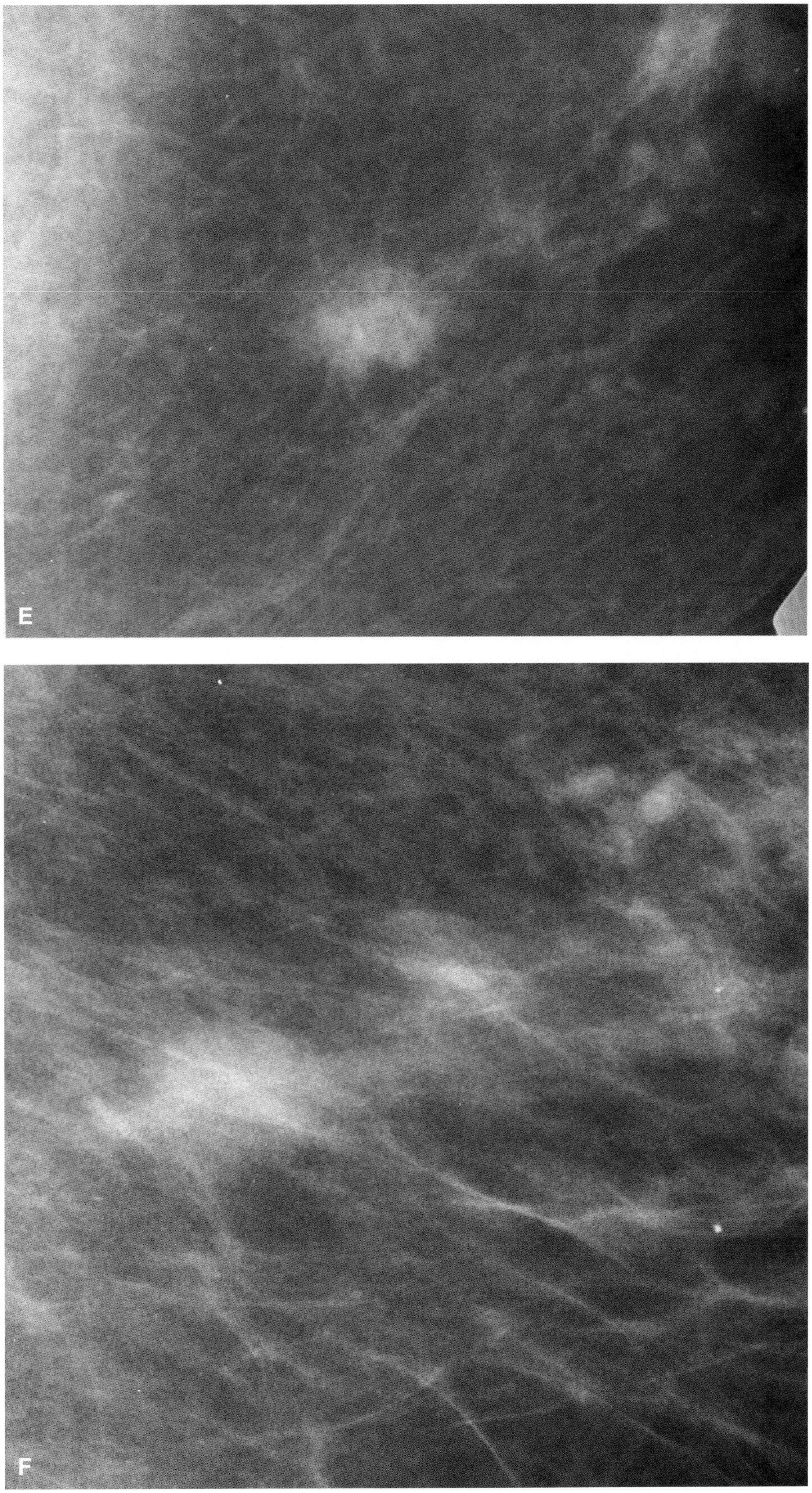


**Figura 2.14.** Incidências com compressão seletiva CC **(E)** e MLO **(F)**, seio esquerdo. *(Continua.)*

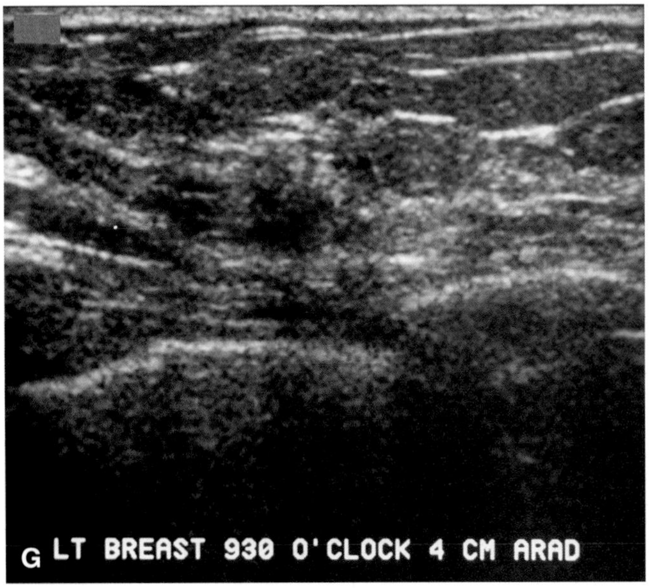


**Figura 2.14.** *(Continuação)* Imagem de US **(G)**, corte antirradial (ARAD), seio esquerdo.

**Onde você colocaria o transdutor de ultrassom? Seja preciso. Em que posição (em hora)? A que distância do mamilo? Como você descreveria os achados da imagem?**

Incidências de compressão seletiva confirmam a presença de uma massa de 1 cm com margens indistintas. Uma massa irregular, hipoecoica, com margens indistintas e espiculadas e halo ecogênico parcial aparece na imagem ultrassonográfica (Fig. 2.14G, H). Embora a lesão esteja projetada abaixo do nível do mamilo na incidência MLO, tenha cuidado ao assumir que essa lesão está no quadrante inferior interno do seio esquerdo. Algumas lesões que se projetam abaixo do nível do mamilo na incidência MLO estão, na verdade, acima dele. Nesta paciente, a lesão está no aspecto inferior do quadrante superior interno do seio na posição de 9:30h (Fig. 3.6F-I), a 4 cm do mamilo esquerdo.

Categoria 4 no BI-RADS®: anormalidade suspeita; uma biópsia deve ser considerada. Em vez de ser apenas considerada, uma biópsia é feita.

Um carcinoma ductal invasivo é diagnosticado seguido pela biópsia de agulha grossa dirigida por ultrassom. Um carcinoma ductal invasivo de grau II com 1 cm é confirmado pela nodulectomia e o linfonodo sentinela é negativo para doença metastática [pT1b, pN0(sn)(i-), pMX; estádio I].

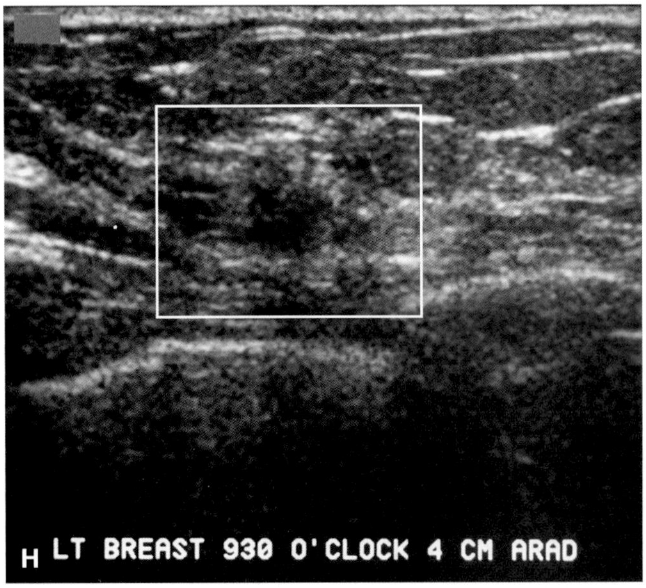


**Figura 2.14.** *(Continuação)* Imagem de US **(H)**, corte antirradial (ARAD), seio esquerdo na posição de 9:30h, a 4 cm do mamilo esquerdo. Uma caixa delimita a massa.

## PACIENTE 12

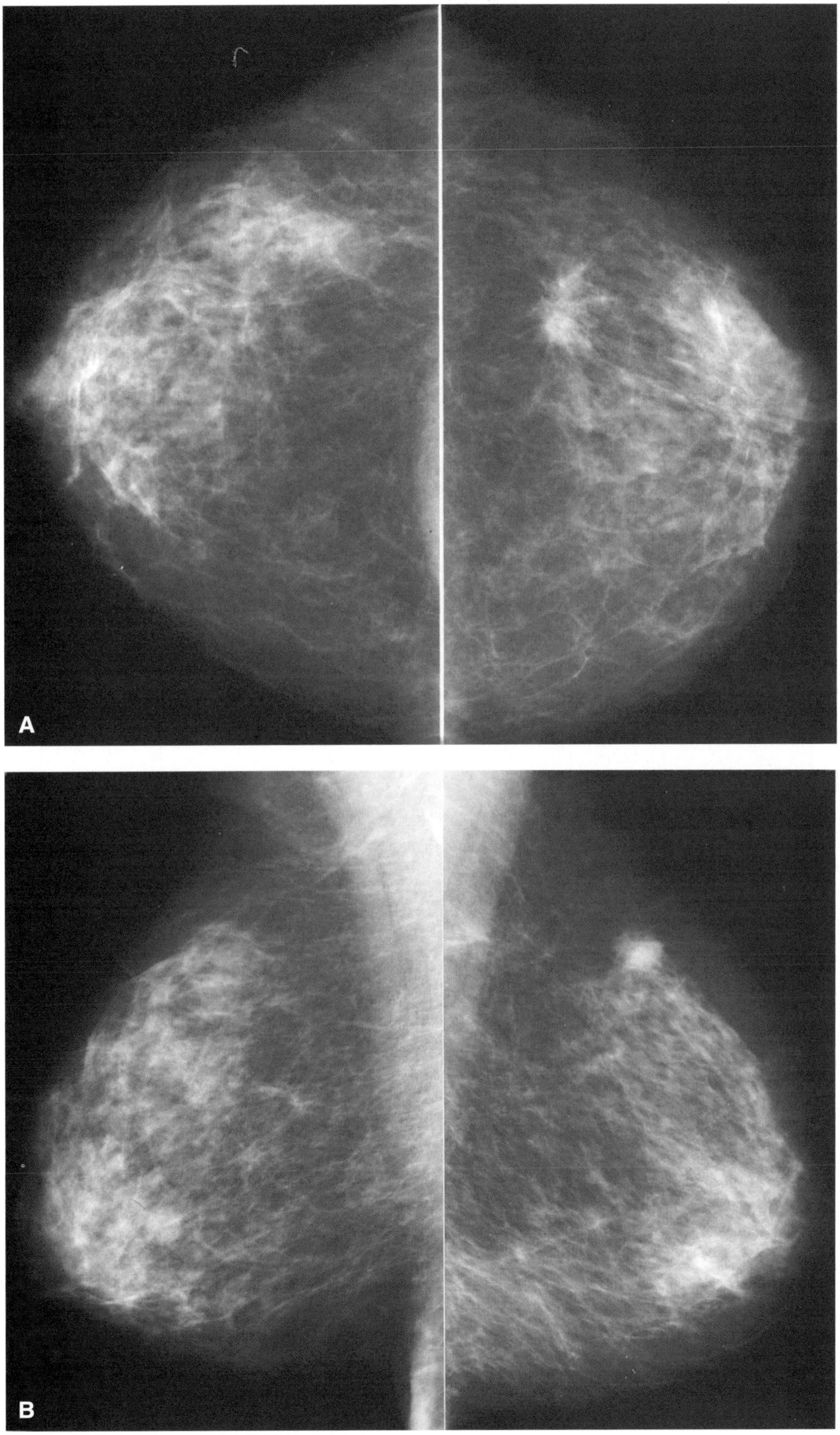


**Figura 2.15.** Mamografia de mulher de 87 anos de idade. Incidências CC **(A)** e MLO **(B)**. *(Continua.)*

## O que você acha? Esta mamografia é normal? Uma avaliação adicional é indicada?

Uma massa está presente no cone superior de tecido na incidência MLO. Em muitas mulheres, essa área de tecido na incidência MLO está recortada. Se o tecido nessa área é todo assimétrico, pode causar preocupação quanto a uma lesão em desenvolvimento. Uma massa espiculada é vista lateralmente na incidência CC esquerda.

Categoria 0 no BI-RADS®: necessita de avaliação adicional de imagem.

## Como você descreveria os achados da imagem? O que é indicado?

A incidência de compressão seletiva (não exibida) confirma a presença de uma massa espiculada com 1,5 cm neste local. Uma biópsia é indicada. Uma biópsia de agulha grossa dirigida por ultrassom é feita no momento do estudo diagnóstico. Um carcinoma mamário invasivo é descrito histologicamente. Um carcinoma ductal invasivo com 1,6 cm, de grau I, com carcinoma ductal de baixo grau nuclear associado e com necrose central é descrito na amostra de nodulectomia. Nenhuma doença metastática é diagnosticada nos dois linfonodos sentinela excisados [pT1c, pN0(sn)(i-), pMX; estádio I].

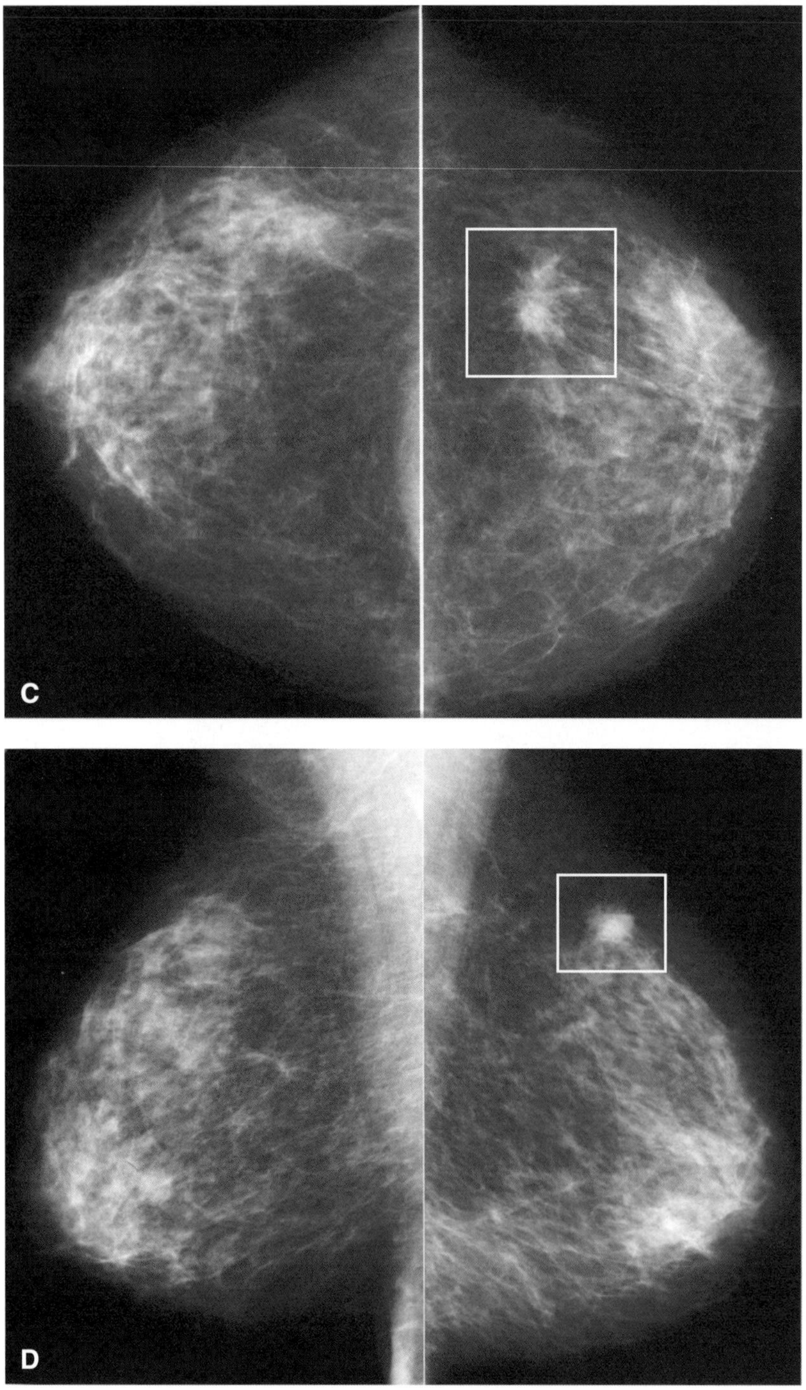


**Figura 2.15.** *(Continuação)* Imagens com caixa indicando a localização da lesão nas incidências CC **(C)** e MLO **(D)**.

## PACIENTE 13

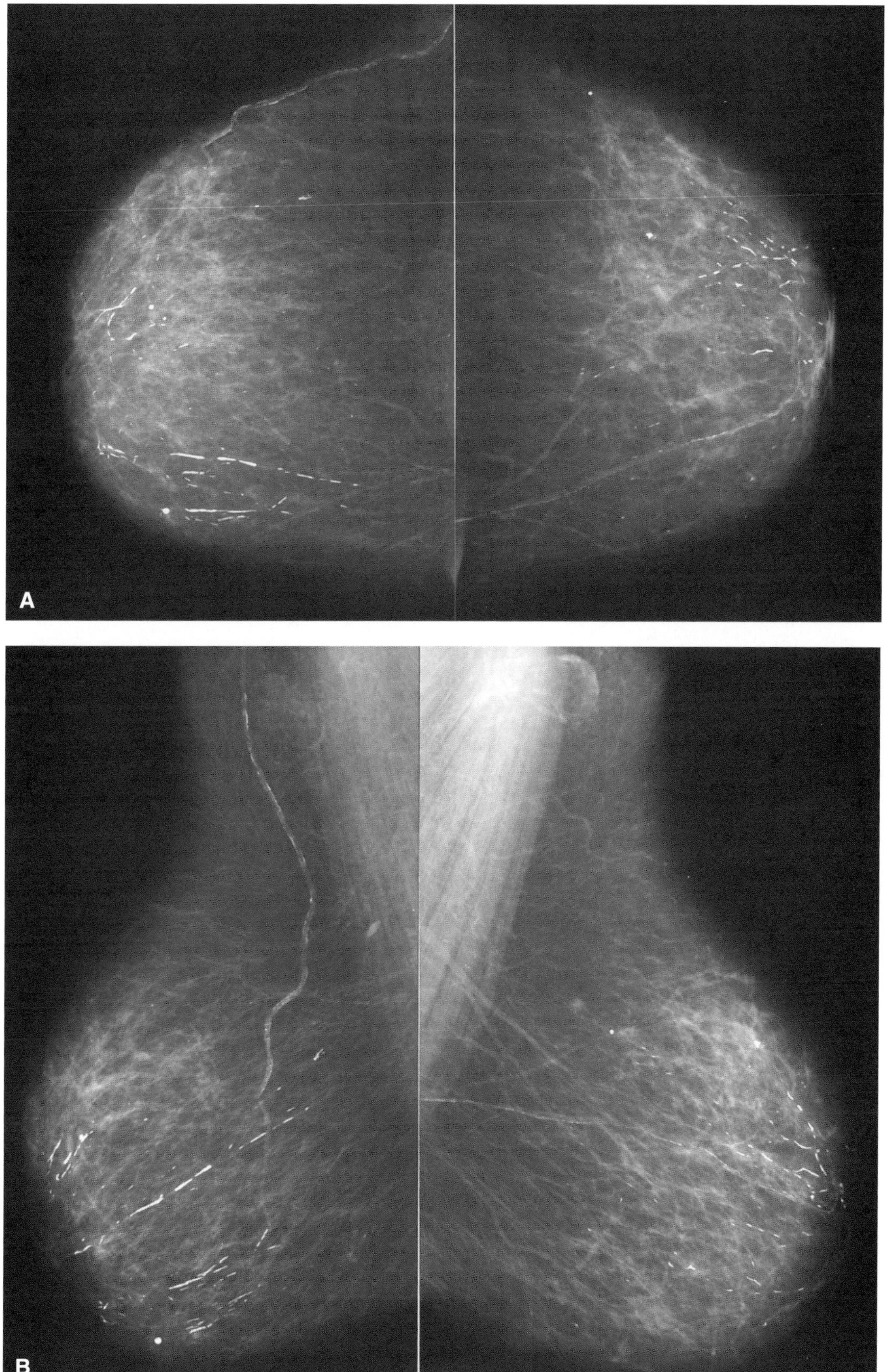

**Figura 2.16.** Mamografia de mulher de 68 anos de idade. Incidências CC **(A)** e MLO **(B)**.

**O que você acha? Esta mamografia é normal? Você indicaria avaliação adicional?**

Calcificações arteriais estão presentes bilateralmente. A artéria atravessando inferiormente a margem anterior do músculo peitoral direito na incidência MLO é a artéria torácica lateral. Ela sempre é vista atravessando o tecido subcutâneo lateralmente na incidência CC. A artéria calcificada, entrando no seio, inferiormente ao músculo peitoral esquerdo, na incidência MLO e estendendo-se em direção ao mamilo, provavelmente são ramos perfurantes da artéria mamária interna. Na incidência CC, esses ramos são mais comuns na posição medial, mas também podem ser vistos lateralmente. Além disso, grandes calcificações em formato de bastonete, orientadas na direção do mamilo, são notadas espalhadas bilateralmente e um linfonodo com um hilo gorduroso saliente é visto na margem do músculo peitoral esquerdo na parte superior da incidência MLO esquerda. Seguindo uma revisão sistemática dos filmes, nenhum achado significante é percebido. Nenhuma incidência adicional é indicada.

Categoria 1 no BI-RADS®: negativa. Recomenda-se um estudo mamográfico anual (ou categoria 2 no BI-RADS®: achado benigno, pode ser usado se você descrever a calcificação arterial ou secretora no seu relatório).

## PACIENTE 14

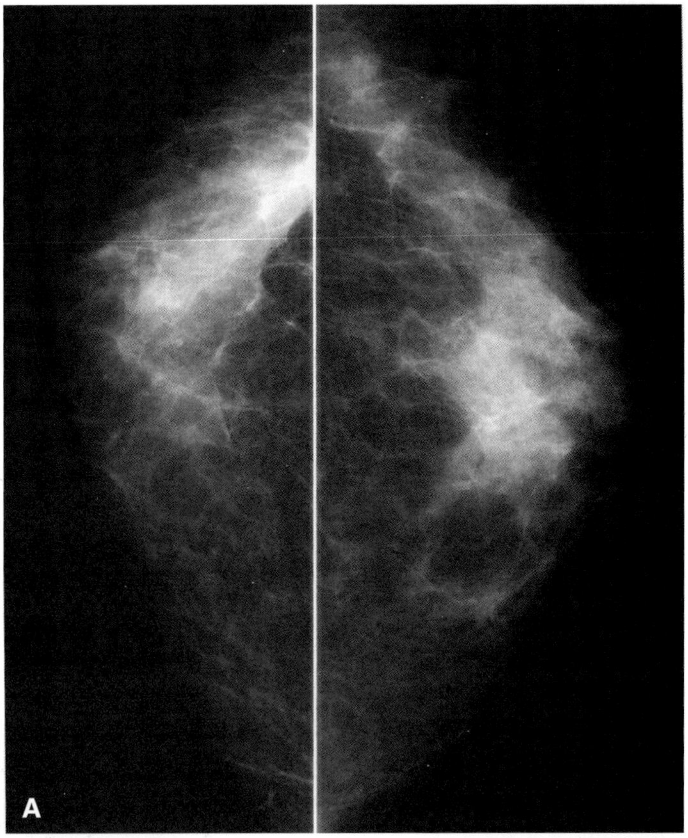

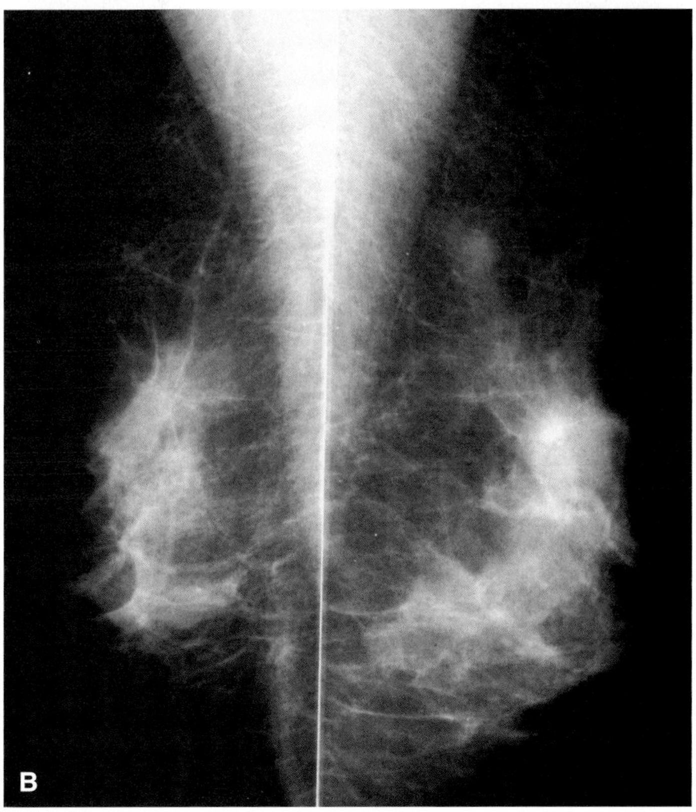

**Figura 2.17.** Mamografia de mulher de 55 anos de idade. Incidências CC **(A)** e MLO **(B)**. *(Continua.)*

### O que você acha? Esta mamografia é normal? Você indicaria avaliação adicional?

Reveja as imagens sistematicamente. Concentre a sua atenção em pequenas quantidades de tecido dividindo as incidências CC e MLO em terços (Figs. 2.1 e 2.2). Procure por achados específicos, incluindo alterações difusas, massas, distorção, assimetria e calcificações. Revise as áreas na mamografia que são mais prováveis de desenvolver câncer de mama, especificamente a faixa adiposa de tecido entre o músculo peitoral e o tecido glandular na incidência MLO, o cone superior de tecido na incidência MLO, o tecido medial na incidência CC, as interfaces adiposa-glandular e as áreas subareolares (Fig. 2.3). Foque com as lentes de ampliação, principalmente quando estiver procurando por pequenas massas, distorção e agrupamentos de calcificações.

### Existe alguma massa potencial nesta paciente?

Você notou uma possível massa na faixa adiposa de tecido entre o músculo peitoral e o tecido glandular na incidência MLO esquerda? Nenhuma anormalidade definida é identificada na incidência CC, mas pode aparecer parcialmente na imagem na borda do filme no aspecto póstero-lateral distante do seio esquerdo. Com quanta certeza você pode caracterizar este potencial achado e quão definitivo pode ser com relação à próxima etapa? E quanto aos filmes anteriores? Caso filmes anteriores não estejam disponíveis ou isso represente uma alteração de intervalo, imagens adicionais podem ser úteis na determinação da significância deste achado.

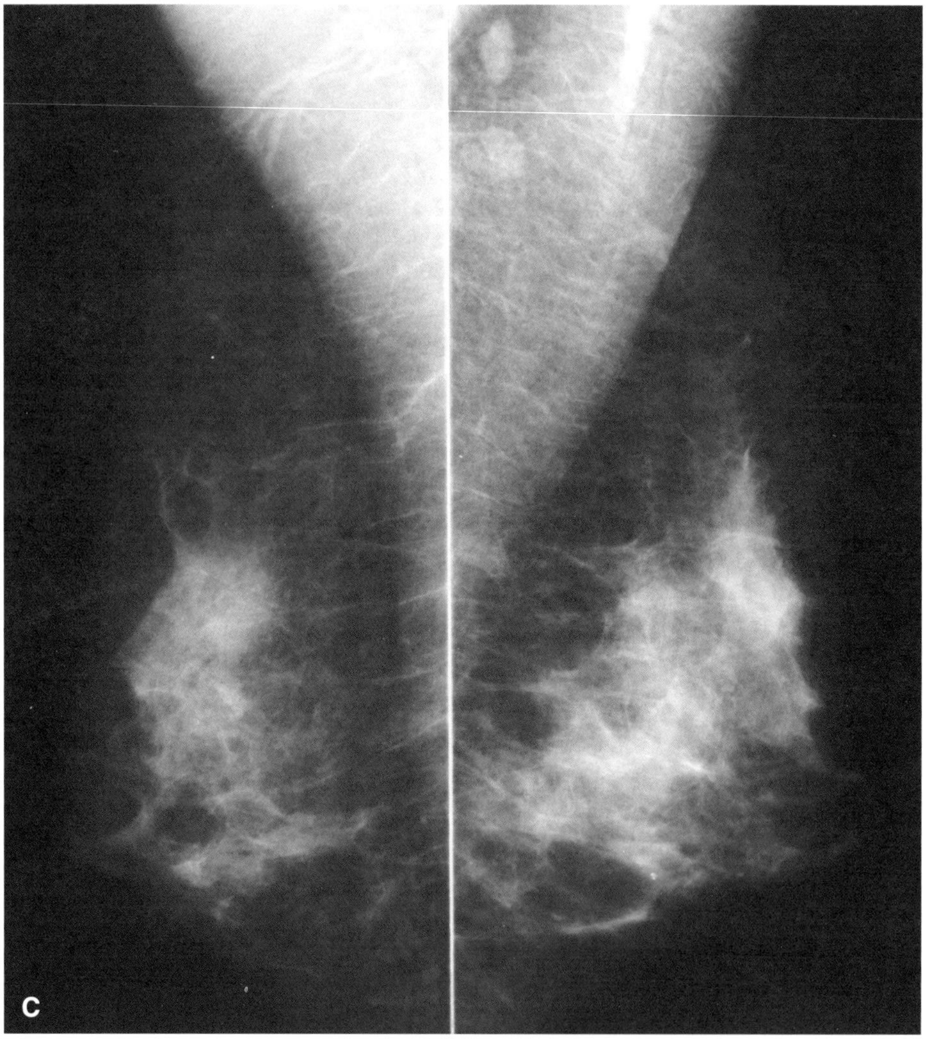


**Figura 2.17.** *(Continuação)* Incidência MLO **(C)**, 2 anos antes de **(B)**.

A potencial anormalidade percebida no estudo atual não é vista no filme anterior. Avaliação adicional é indicada.

Categoria 0 no BI-RADS®: necessita de avaliação adicional por imagem.

**Quais incidências adicionais você solicitará? Seja específico.**

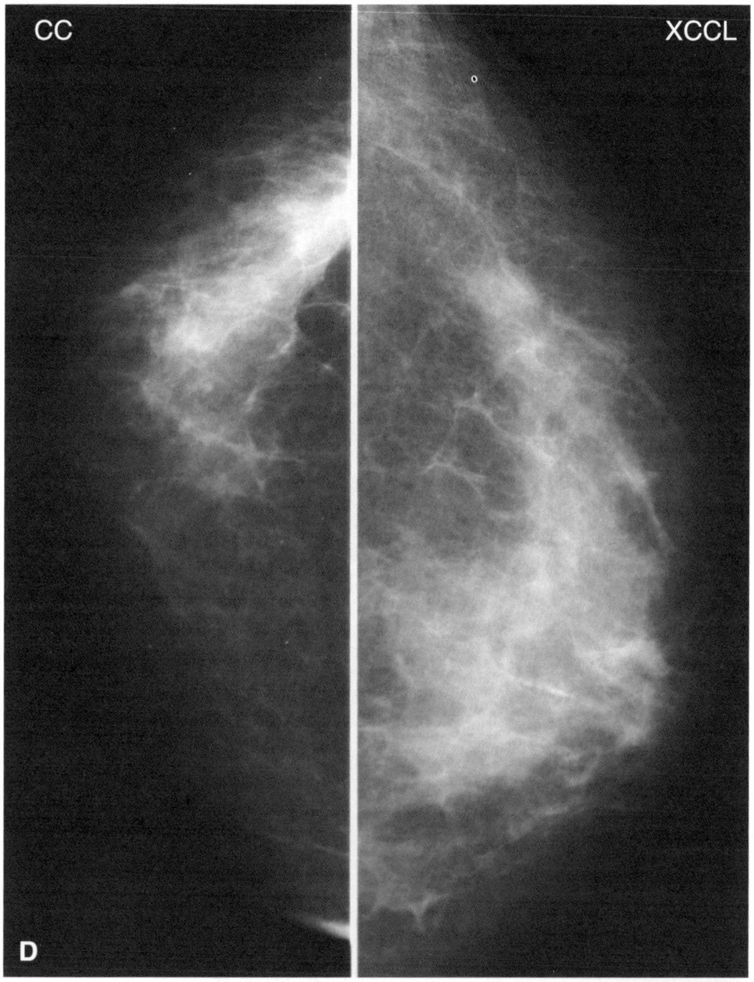


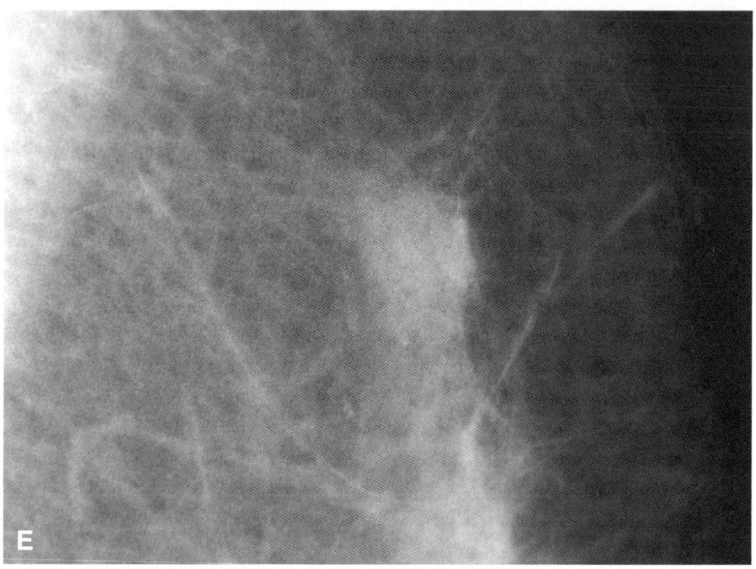


**Figura 2.17.** *(Continuação)* Incidências CC direita e CC lateralmente exagerada esquerda **(D)** e incidência com compressão seletiva, MLO **(E)**. *(Continua.)*

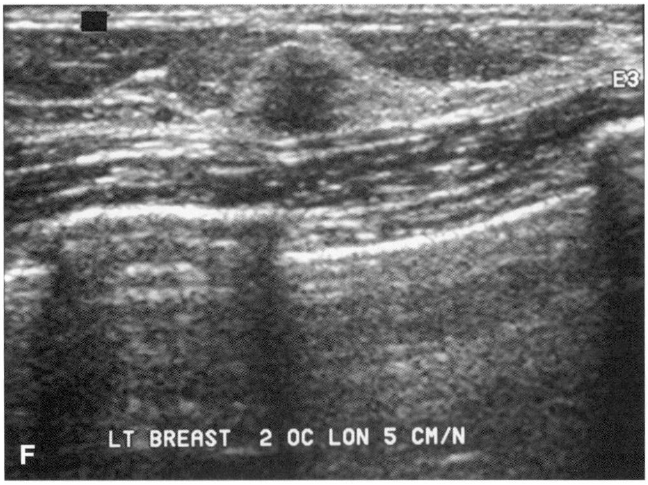


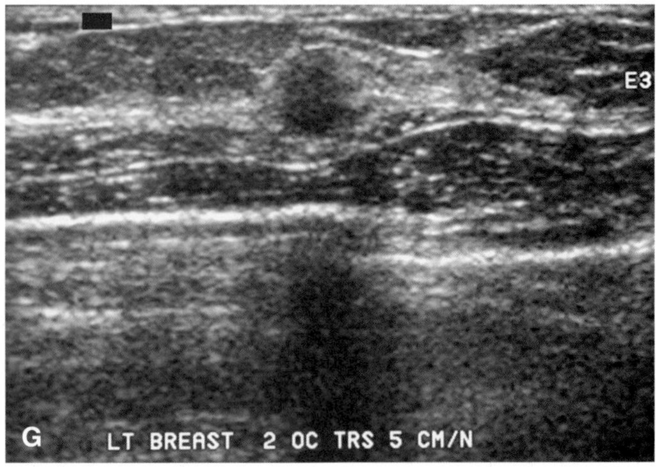


**Figura 2.17.** *(Continuação)* Imagens de US nos cortes longitudinal (LON) **(F)** e transversal (TRS) **(G)** de uma massa na posição de 2 horas, a 5 cm do mamilo esquerdo.

## Como você descreveria os achados da imagem? Quais são as suas recomendações?

Uma massa com 1 cm foi confirmada lateralmente na incidência XCCL. As margens da massa são indistintas e parcialmente obscuras na incidência de compressão seletiva MLO. Na US, uma massa irregular, orientada verticalmente, com margens indistintas, espiculadas e com um halo ecogênico aparece na imagem, correspondendo à área de interesse mamográfico. É notada uma ruptura associada dos ligamentos de Cooper. Com o supino da paciente, essa massa está diretamente sobre a fáscia e o músculo peitoral. Uma massa sólida em desenvolvimento, com as características de imagem descritas em mulheres no período de pós e perimenopausa, necessita de biópsia.

Categoria 4 no BI-RADS®: anormalidade suspeita; uma biópsia deve ser considerada. Em vez de ser apenas considerada, uma biópsia é feita.

Um carcinoma mamário invasivo é reportado na biópsia de agulha grossa dirigida por ultrassom. Um carcinoma mamário invasivo com 0,9 cm, grau II, do tipo apócrino, com carcinoma ductal *in situ* de grau intermediário associado, é diagnosticado na amostra da nodulectomia. Nenhuma doença metastática é diagnosticada nos três linfonodos sentinela excisados [pT1b, pN0(sn)(i-), pMX; estádio I].

Carcinomas apócrinos representam menos de 1% de todos os cânceres de mama e geralmente se apresentam como uma massa que é detectada mamográfica ou clinicamente. As lesões são caracterizadas pela presença de células apócrinas. Algumas dessas células são caracterizadas pela presença de um citoplasma granular eosinofílico, frequentemente localizado na porção apical das células e em células com citoplasma esponjoso preenchido por pequenos vacúolos. A presença da proteína líquida, GCDFP-15, na doença com cistos densos caracteriza tanto a diferenciação apócrina maligna quanto a benigna.

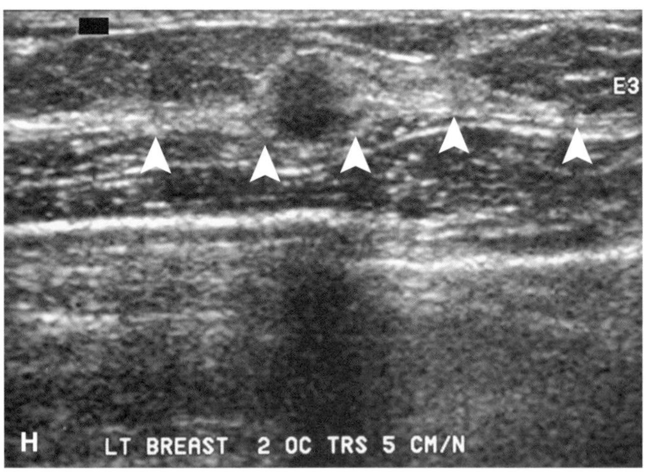


**Figura 2.17.** *(Continuação)* Imagens de US **(H)** no corte transversal (TRS) de uma massa na posição de 2 horas, a 5 cm do mamilo esquerdo. Com a paciente na posição supina a massa está rente à fáscia peitoral profunda (*ponta das setas*). Conforme é feita a imagem e a massa é comprimida, um efeito de massa é notado na fáscia peitoral profunda.

## PACIENTE 15

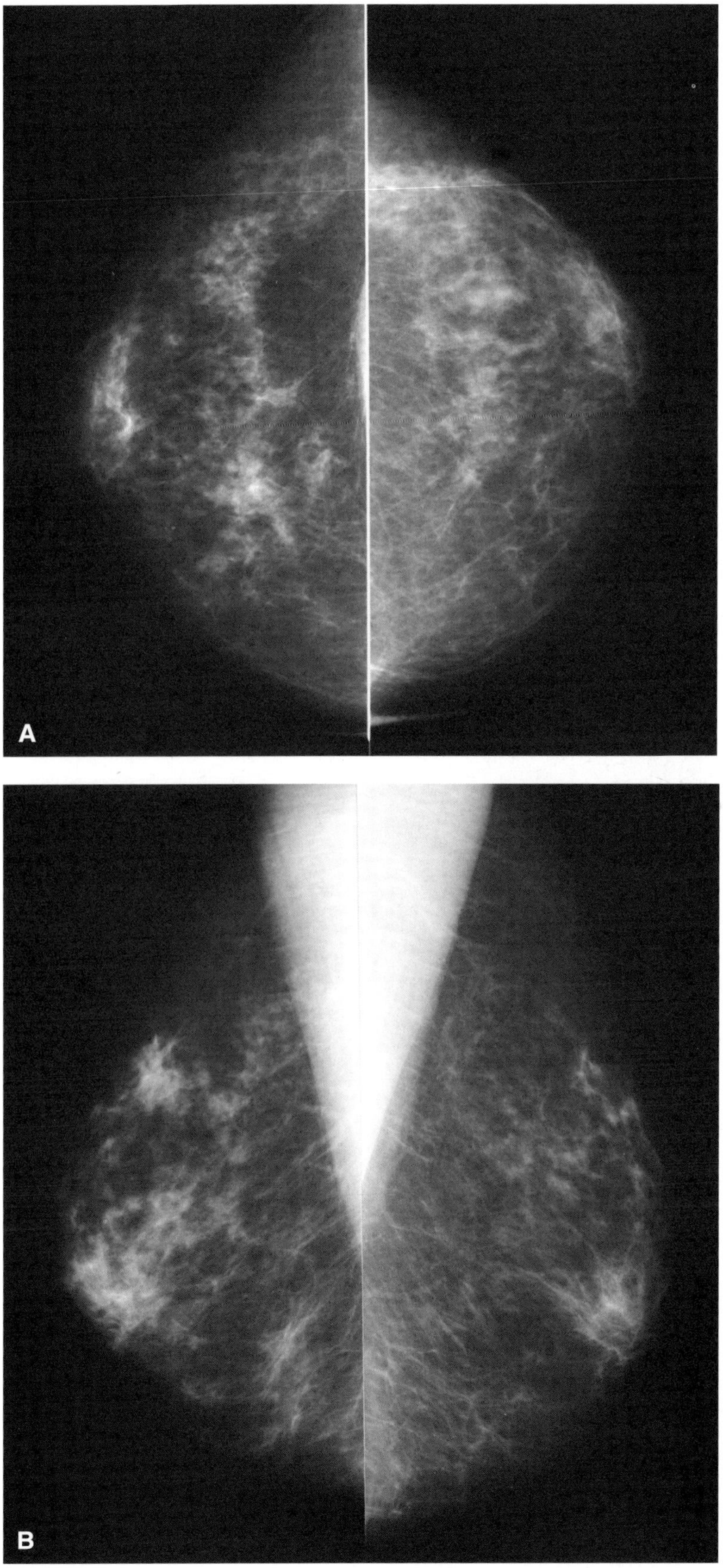

**Figura 2.18.** Mamografia de mulher de 54 anos de idade. Incidências CC (**A**) e MLO (**B**). *(Continua.)*

## O que você acha? Esta mamografia é normal, possivelmente anormal ou definitivamente anormal?

Reveja as imagens sistematicamente. Você vê uma massa potencial? Divida as incidências CC e MLO em terços e compare o seio direito com o esquerdo (Fig. 2.18C, D). Alguma coisa chama a sua atenção medial e superiormente nas incidências CC e MLO do seio direito, respectivamente? Embora isso seja preocupante e esteja em uma localização comparável nas duas projeções, aparece mais espalhado e menos denso na incidência CC (Fig. 2D). Com quanta certeza você pode dizer que isto é normal ou anormal? Como você ordenaria o relatório? Filmes anteriores podem ser úteis. Se não estiverem disponíveis, ou se isto representar uma alteração, por que se comprometer quando você pode obter incidências de compressão seletiva e, caso necessário, exame físico correlativo e US? Dependendo do exame diagnóstico minucioso, uma biópsia pode ser indicada.

Categoria 0 no BI-RADS®: necessita de avaliação adicional de imagem.

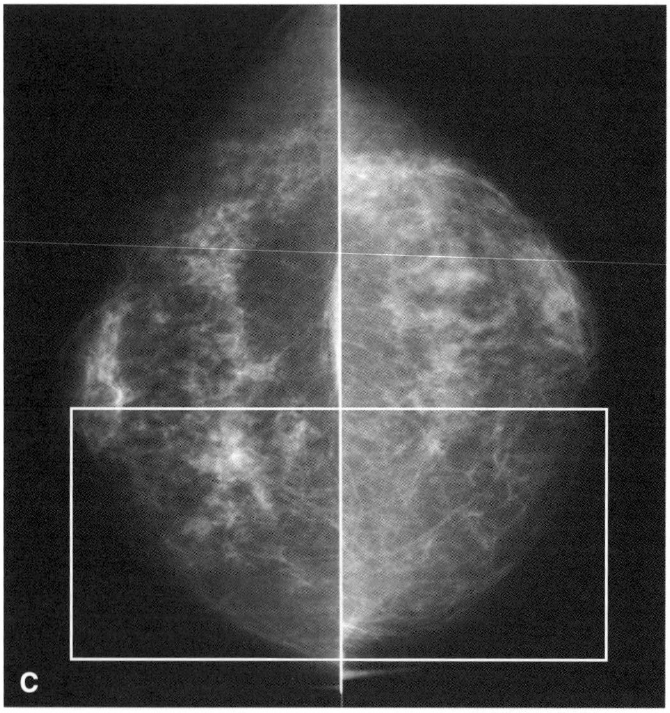


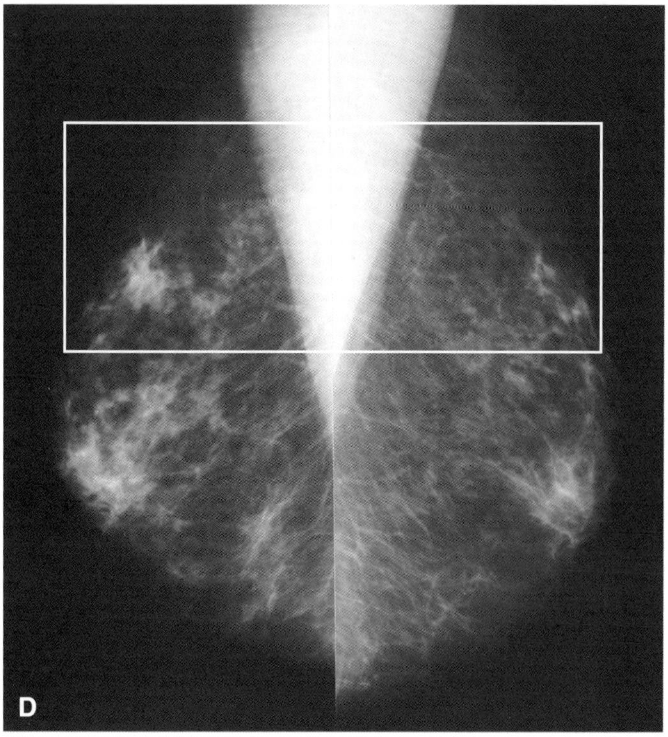


**Figura 2.18.** *(Continuação)* Incidências CC **(C)** e MLO **(D)** com caixas nos terços medial e superior dos seios, respectivamente.

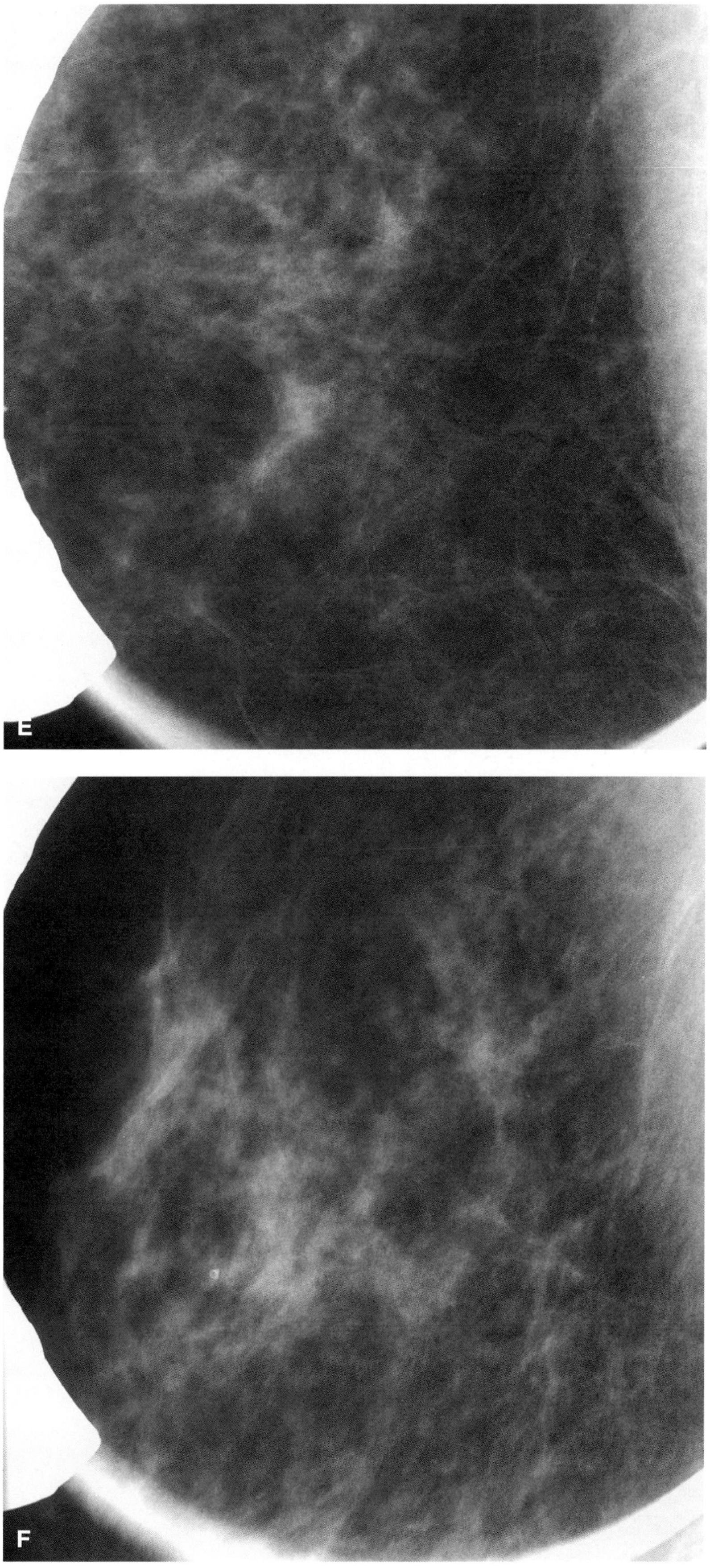


**Figura 2.18.** *(Continuação)* Incidência de compressão seletiva CC **(E)** e MLO **(F)**, seio direito.

### O que você acha agora?

Tecido glandular normal aparece na imagem quando é aplicada compressão seletiva focal nas áreas de interesse inicial. Embora as imagens mamográficas adicionais sejam definitivas, um exame físico correlativo e uma US podem ser feitos nos quadrantes mediais do seio direito para dar garantia.

Categoria 1 no BI-RADS®: negativa. Recomenda-se um estudo mamográfico anual.

## PACIENTE 16

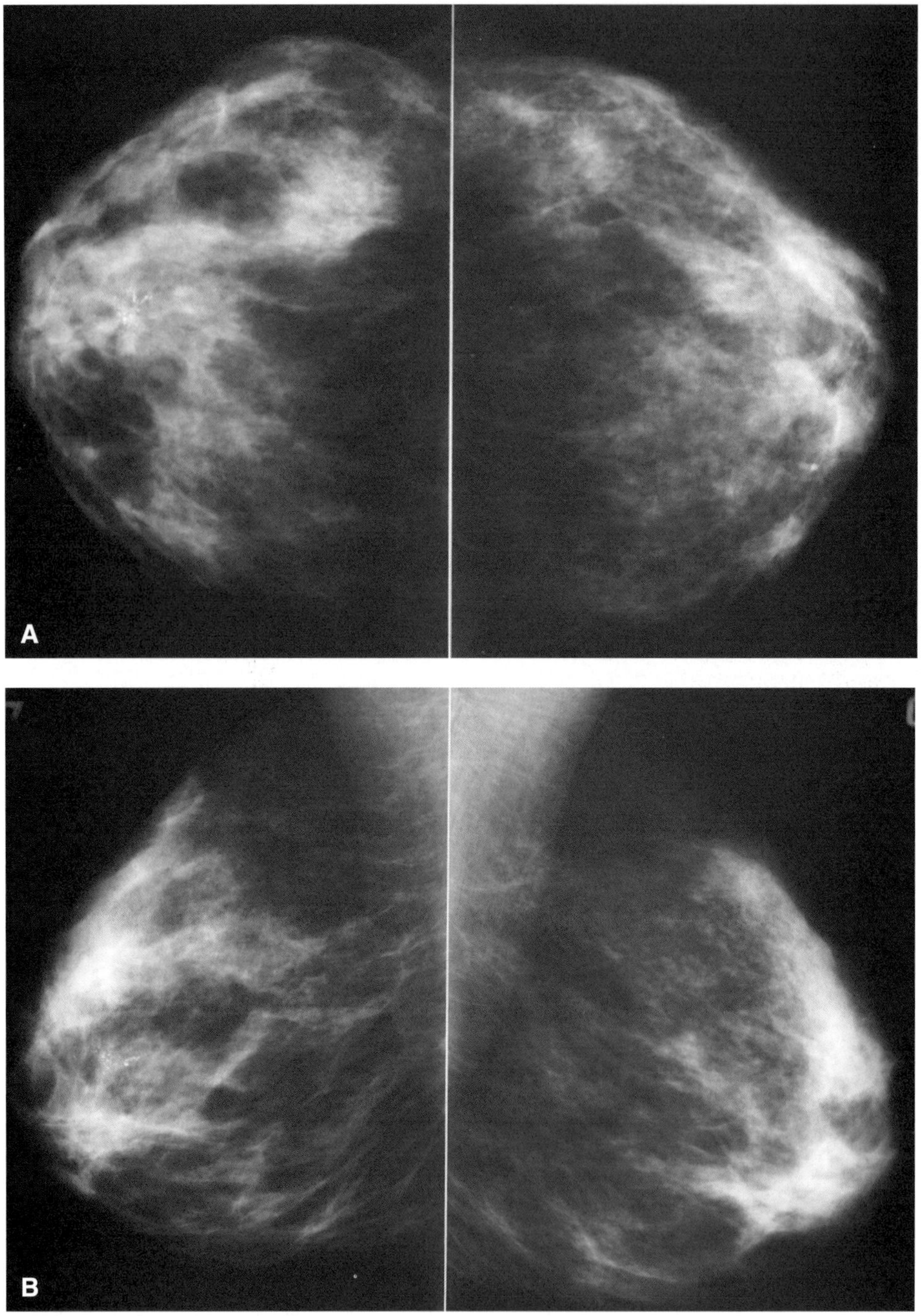


**Figura 2.19.** Estudo inicial das mamas de mulher de 38 anos de idade. Incidências CC (**A**) e MLO (**B**).

**Alguma observação?**
**A qual categoria de avaliação no BI-RADS® você atribuiria?**

Reveja as imagens sistematicamente, procurando ativamente por potenciais lesões. Além de dividir as incidências CC e MLO em terços e avaliar os locais onde o câncer se desenvolve com mais frequência, procure especificamente por alterações difusas, massas, distorção, assimetrias e calcificações. Se você focar com uma lente de ampliação e procurar especificamente por calcificações em cada exame mamográfico que revisar, é pouco provável que não veja o achado relevante nesta paciente. Você viu o agrupamento de calcificações na área subareolar direita? Embora a aparência das calcificações seja preocupante, com quanta certeza você pode caracterizar estas calcificações e suas extensões? Por que não obter mais informações por meio de uma incidência de compressão seletiva com magnificação? Caso necessário, se o paciente consentir, uma biópsia pode ser feita no momento da incidência com magnificação.

Categoria 0 no BI-RADS®: necessita de avaliação adicional por imagem.

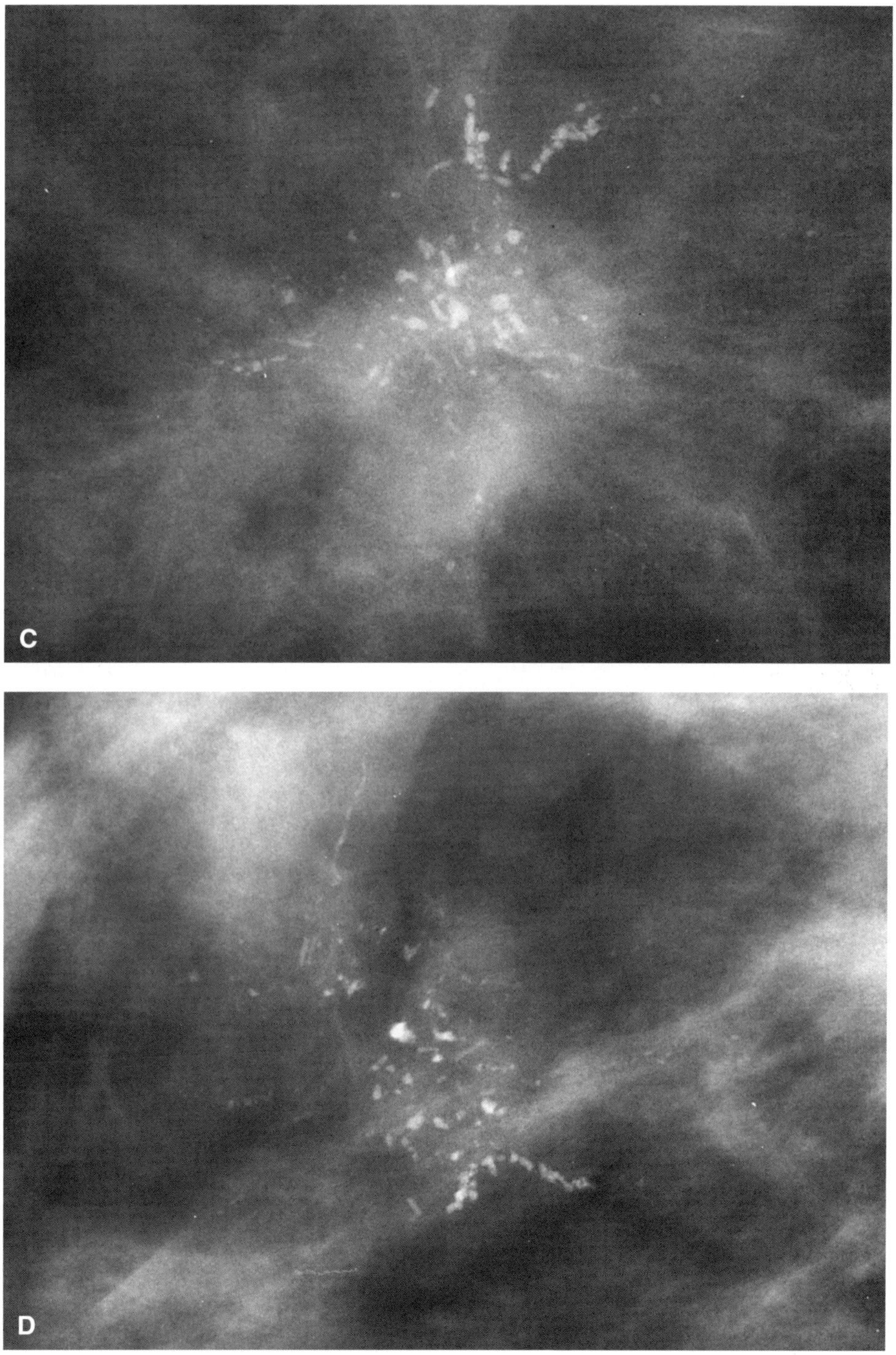


**Figura 2.19.** Incidência com compressão seletiva e magnificação CC **(C)** e MLO **(D)**, seio direito.

## Como você descreveria os achados da imagem?

Na incidência de dupla compressão seletiva com magnificação, a morfologia das calcificações é mais bem demonstrada, bem como a extensão da lesão. As calcificações neste agrupamento são pleomorfas e de densidade variável. Além de algumas calcificações demonstrarem orientação linear, outras são lineares. As bordas de algumas das calcificações lineares são irregulares e existem fissuras associadas. É provável que isso represente um carcinoma ductal *in situ* com necrose central. Há uma densidade associada de maneira que um carcinoma ductal invasivo microscópico ou grande possa estar presente. Equipados com incidências com magnificação de alta qualidade, nossa confiança no diagnóstico e na recomendação apropriada melhora muito. Um relatório sucinto e definitivo pode ser gerado.

Categoria 5 no BI-RADS®: altamente sugestiva de malignidade; ação apropriada deve ser tomada, a qual a biópsia guiada por imagem, é empreendida após a conclusão das incidências com magnificação.

Um carcinoma ductal *in situ* de alto grau nuclear com necrose central é diagnosticado nas amostras percutâneas. Esse diagnóstico é confirmado no momento da nodulectomia e nenhuma invasão foi identificada. Nenhuma biópsia de linfonodo sentinela é feita [pTis(DCIS), pNX, pMX; estádio 0].

## PACIENTE 17

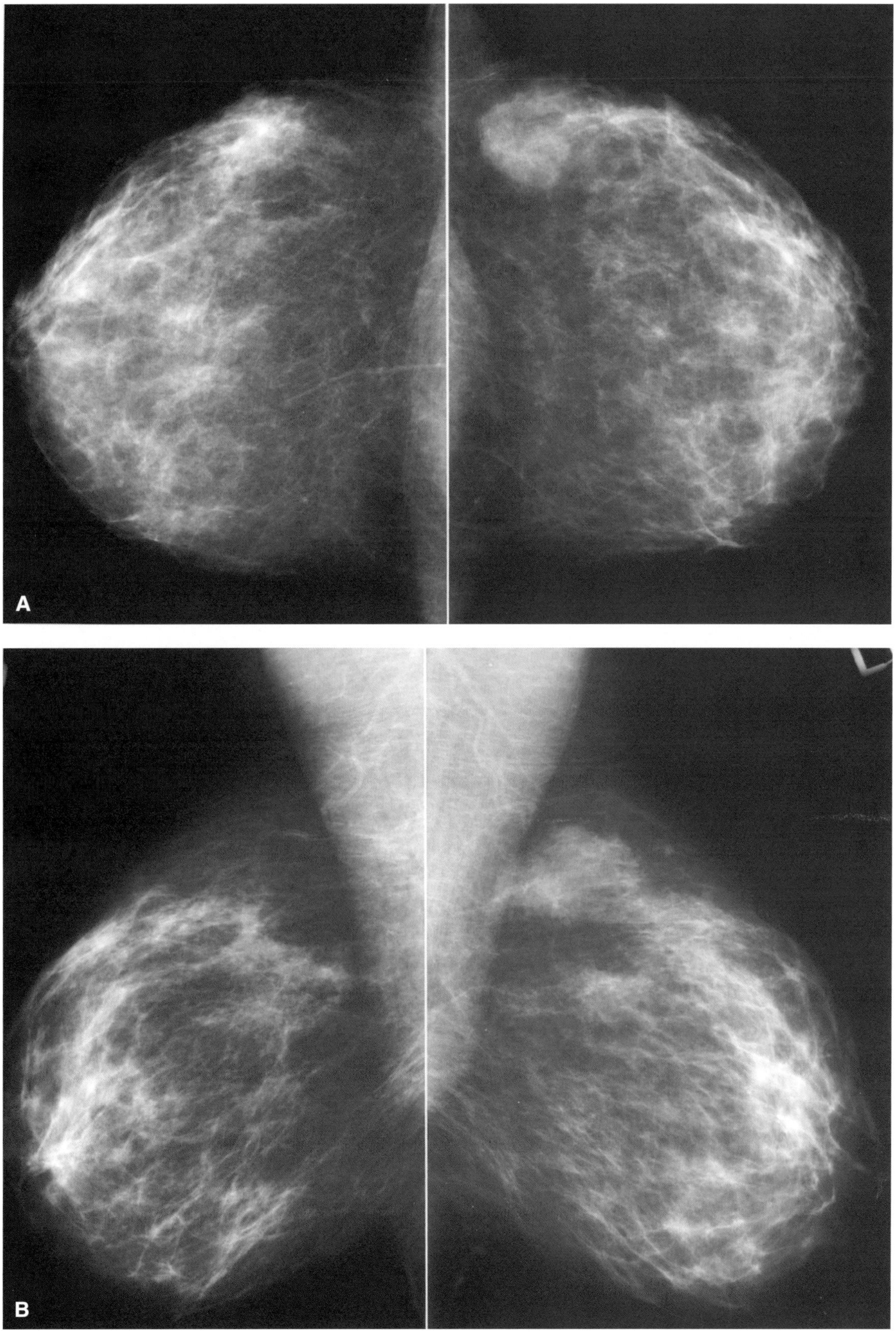


**Figura 2.20.** Mamografia de mulher de 45 anos de idade. Incidências CC **(A)** e MLO **(B)**.

## Qual é a primeira observação?

Área focal de assimetria parenquimatosa está presente no quadrante superior externo do seio esquerdo. É de tamanho e densidade comparáveis e aproximadamente a mesma distância do mamilo nas duas projeções, mas há gordura de permeio ao tecido glandular. Na maioria das pacientes, assimetria parenquimatosa focal é uma variante normal. O desenvolvimento progressivo da assimetria parenquimatosa focal pode ser benigno, estando relacionado com variações hormonais.

## Que informações adicionais você gostaria de obter?

Um bom histórico é importante. A paciente passou por alguma cirurgia no seio (p. ex., há uma área comparável de tecido excisado do seio direito ou esse achado reflete uma necrose gordurosa pós-cirúrgica)? Existe algum histórico de trauma ocorrido neste local (p. ex., hematoma)? Usa estrogênio? Presumidamente, se a paciente apresenta qualquer hipersensibilidade focal, eritema, cova na pele ou descoloração limitada a este local, ela teria sido agendada para uma avaliação diagnóstica ou seu técnico te-la-ia indicado no histórico da paciente.

A comparação com estudos anteriores é crítica. Se a área de assimetria parenquimatosa focal representa mudança ou se nenhum estudo prévio está disponível para comparação, incidência de compressão seletiva e US com exame físico relacionado são recomendadas para excluir a possível malignidade. Se um tecido normal aparece na imagem de uma incidência de compressão seletiva e da US, e não há anormalidade palpável correspondente no exame físico, mais nenhuma intervenção é recomendada. A RM também pode oferecer informações úteis, principalmente em pacientes de alto risco. Caso a preocupação permaneça após a avaliação diagnóstica, uma biópsia guiada por imagem pode ser empreendida. Fibrose ou PASH com frequência são diagnosticadas em biópsias percutâneas feitas nessas áreas.

## Qual é o seu diferencial agora?

Considerações diferenciais incluem uma variante normal, efeito da TRH, assimetria secundária a excisão cirúrgica prévia do tecido correspondente no seio direito, fibrose focal, PASH, alterações pós-traumáticas (hematoma evoluído; necrose gordurosa), mastite, fibroadenolipoma (hamartoma), carcinoma ductal invasivo não especificado de outra maneira, carcinoma lobular invasivo e linfoma.

Nesta paciente, a área está inalterada a partir dos estudos anteriores (não exibidos).

Este mamografia pode ser classificado como categoria 1 no BI-RADS®: negativa. Categoria 2 no BI-RADS®: achado benigno é utilizado se a observação for descrita no relatório. Recomenda-se um estudo mamográfico anual.

## PACIENTE 18

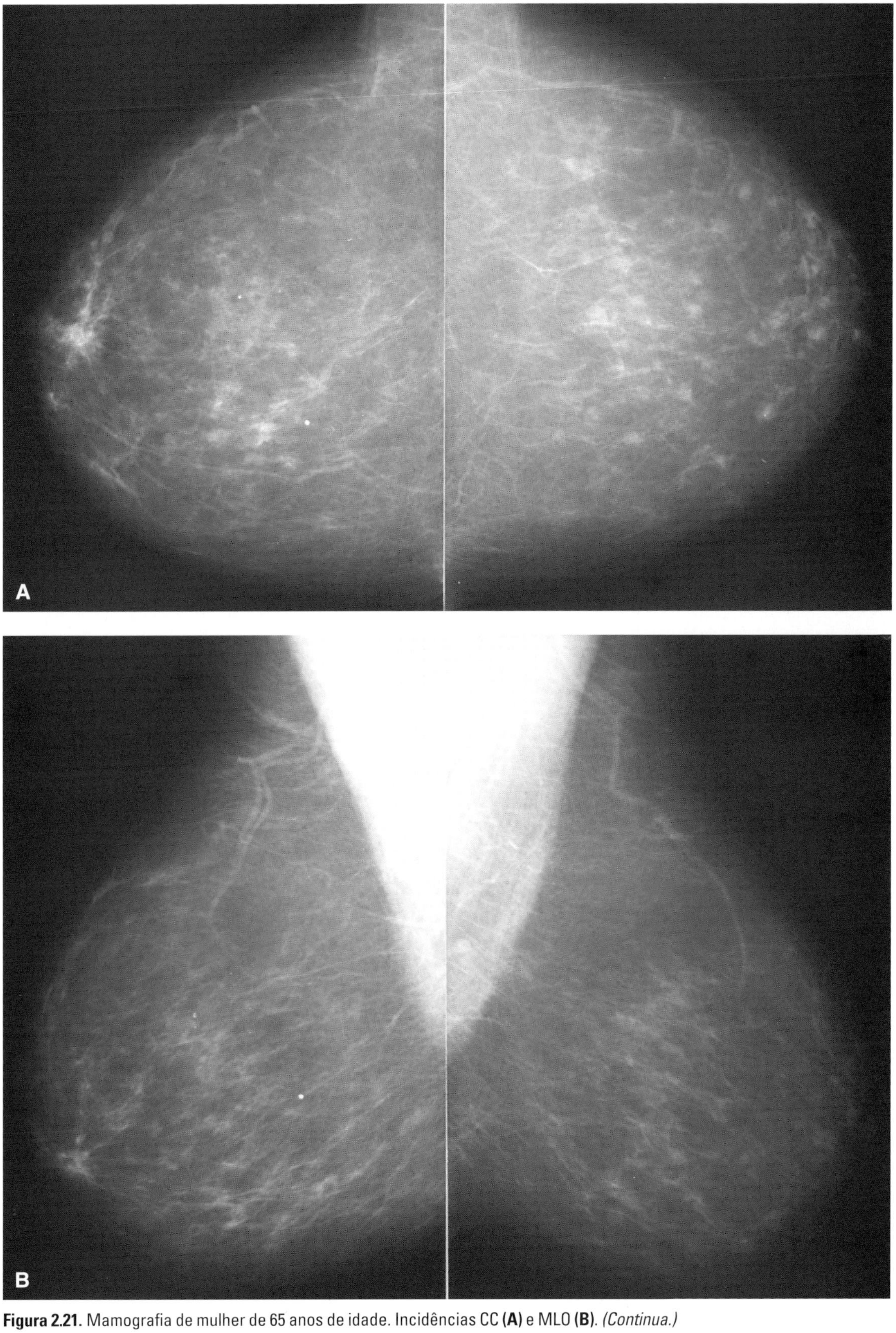


**Figura 2.21.** Mamografia de mulher de 65 anos de idade. Incidências CC **(A)** e MLO **(B)**. *(Continua.)*

## O que você acha? Esta mamografia é normal? Você acha que avaliação adicional é indicada?

Reveja as imagens sistematicamente. Procure por achados específicos, incluindo alterações difusas, massas, distorção, assimetria e calcificações. Concentre a sua atenção em pequenas quantidades de tecido dividindo as incidências CC e MLO em terços (Figs. 2.1 e 2.2). Revise aquelas áreas mais prováveis de desenvolver câncer de mama, especificamente a faixa adiposa de tecido entre o músculo peitoral e o tecido glandular na incidência MLO, o cone superior de tecido na incidência MLO, o tecido medial na incidência CC, as interfaces adiposa-glandular e as áreas subareolares (Fig. 2.3). Foque com as lentes de ampliação, principalmente quando estiver procurando por pequenas massas, distorção e agrupamentos de calcificações. Existe alguma imagem com potencial de massa nesta paciente? Você notou a área subareolar direita? Com quanta certeza você pode caracterizar o potencial achado e o quão definitivo você pode ser ao determinar sua significância? Filmes anteriores serão úteis, bem como um histórico cirúrgico. Se os filmes anteriores não estiverem disponíveis (e a paciente não tem histórico de cirurgia), imagens adicionais são necessárias para determinar a significância deste achado.

Categoria 0 no BI-RADS®: necessita de avaliação adicional por imagem.

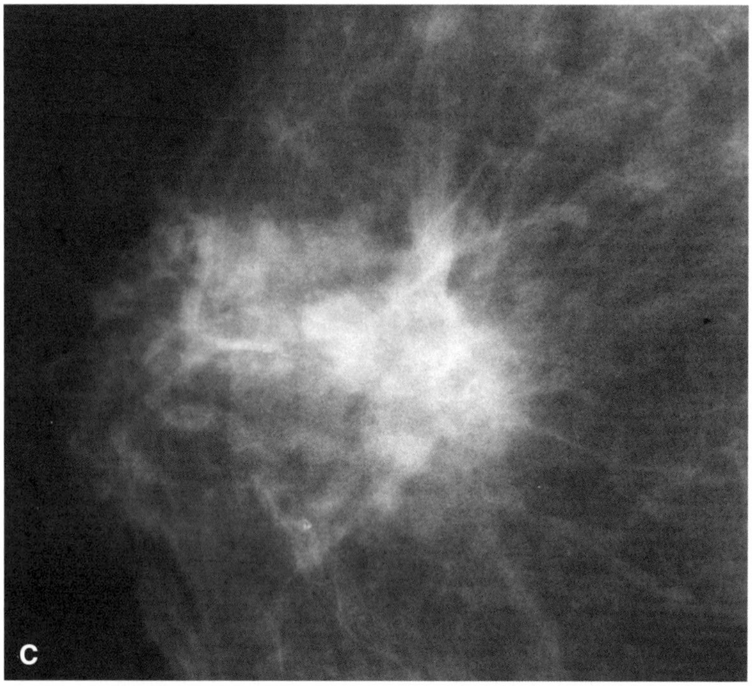

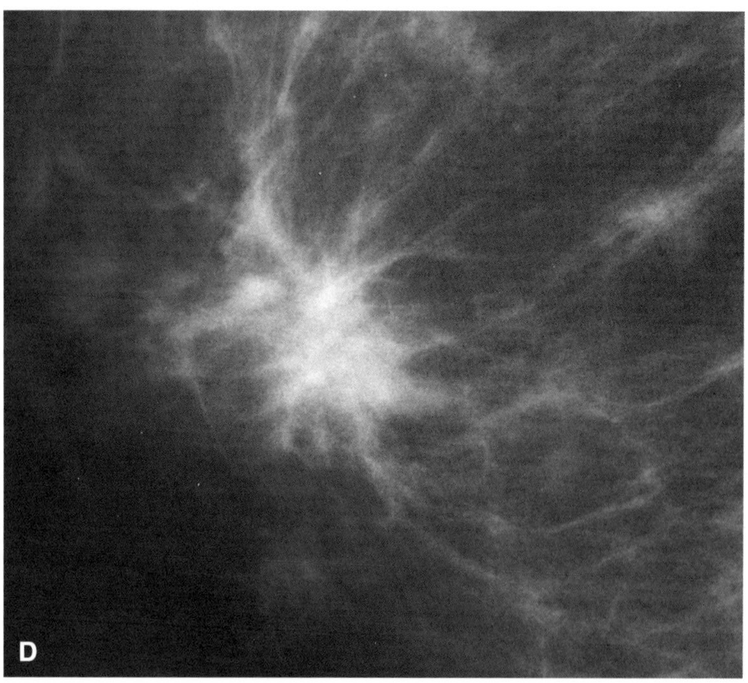

**Figura 2.21.** *(Continuação)* Incidências com compressão seletiva CC **(C)** e MLO **(D)**, área subareolar direita.

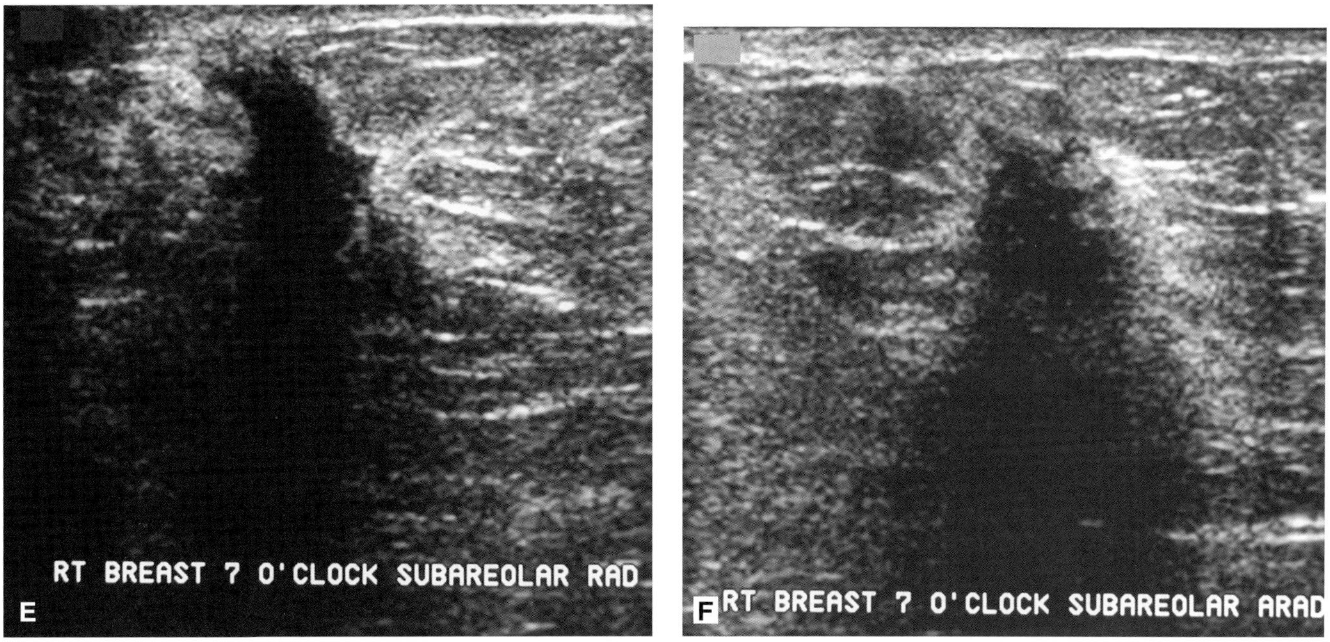


**Figura 2.21.** *(Continuação)* Imagens de US, cortes radial (RAD) **(E)** e antirradial (ARAD) **(F)**, área subareolar direita.

## Como você descreveria os achados? Qual é a sua recomendação?

Incidência de compressão seletiva na área subareolar direita confirma a presença de uma massa com 2 cm. A paciente não possui histórico de cirurgia prévia no seio. Uma massa irregular, orientada verticalmente, hipoecoica, com margens espiculadas e angulares e sombreamento associado aparece na área subareolar direita no US. Esses achados, em uma mulher de 65 anos de idade sem nenhum histórico de cirurgia neste local, necessitam de uma biópsia. As incidências adicionais são úteis para estabelecer a presença de uma lesão e demonstrar suas características morfológicas.

Categoria 4 no BI-RADS®: anormalidade suspeita; uma biópsia deve ser considerada.

Em vez de ser apenas considerada, uma biópsia é feita. Um carcinoma lobular invasivo é diagnosticado, seguido por biópsias percutâneas dirigidas por ultrassom. Um carcinoma lobular invasivo com 2,2 cm é confirmado no momento da nodulectomia. O envolvimento do espaço linfovascular está presente e doença metastática é encontrada no linfonodo sentinela, de forma que uma dissecação axilar é feita. Três dos 12 linfonodos apresentam doença metastática com extensão extracapsular em um dos três linfonodos positivos (pT2, pN1a, pMX; estádio IIB).

## Qual é a significância do envolvimento do espaço linfovascular?

O envolvimento do espaço linfovascular é descrito em aproximadamente 15% das pacientes com carcinoma ductal invasivo. Ele tem sido descrito como um achado prognóstico negativo, principalmente em pacientes consideradas com linfonodo negativo tratadas com mastectomia ou nodulectomia. A significância em pacientes com linfonodos axilares positivos (como nesta paciente) não está clara. A extensão extracapsular também tem sido descrita como um fator não-favorável ao prognóstico.

## Qual é o fator prognóstico mais importante em mulheres com diagnóstico de câncer de mama invasivo?

A presença de doença metastática nos linfonodos axilares é o fator mais importante para o prognóstico, e existe uma correlação direta entre o número de linfonodos positivos e a sobrevivência livre de doença, bem como a mortalidade. Em pacientes com tumores < 2 cm, Carter *et al.* relataram uma incidência de sobrevida geral de 5 anos em 96,3% daquelas com linfonodos negativos, 87,4% nas com um a três linfonodos axilares positivos e 66% em pacientes com quatro ou mais linfonodos axilares positivos. Na sexta edição do *Manual de Estadiamento do American Joint Committee on Cancer* (AJCC), o *status* patológico de pacientes com linfonodo-positivo foi revisado para refletir a significância prognóstica do número de linfonodos positivos: pN1a para pacientes com um a três linfonodos axilares positivos; pN2a para aquelas com quatro a nove linfonodos axilares positivos; e pN3a para as com 10 ou mais linfonodos axilares positivos.

## PACIENTE 19

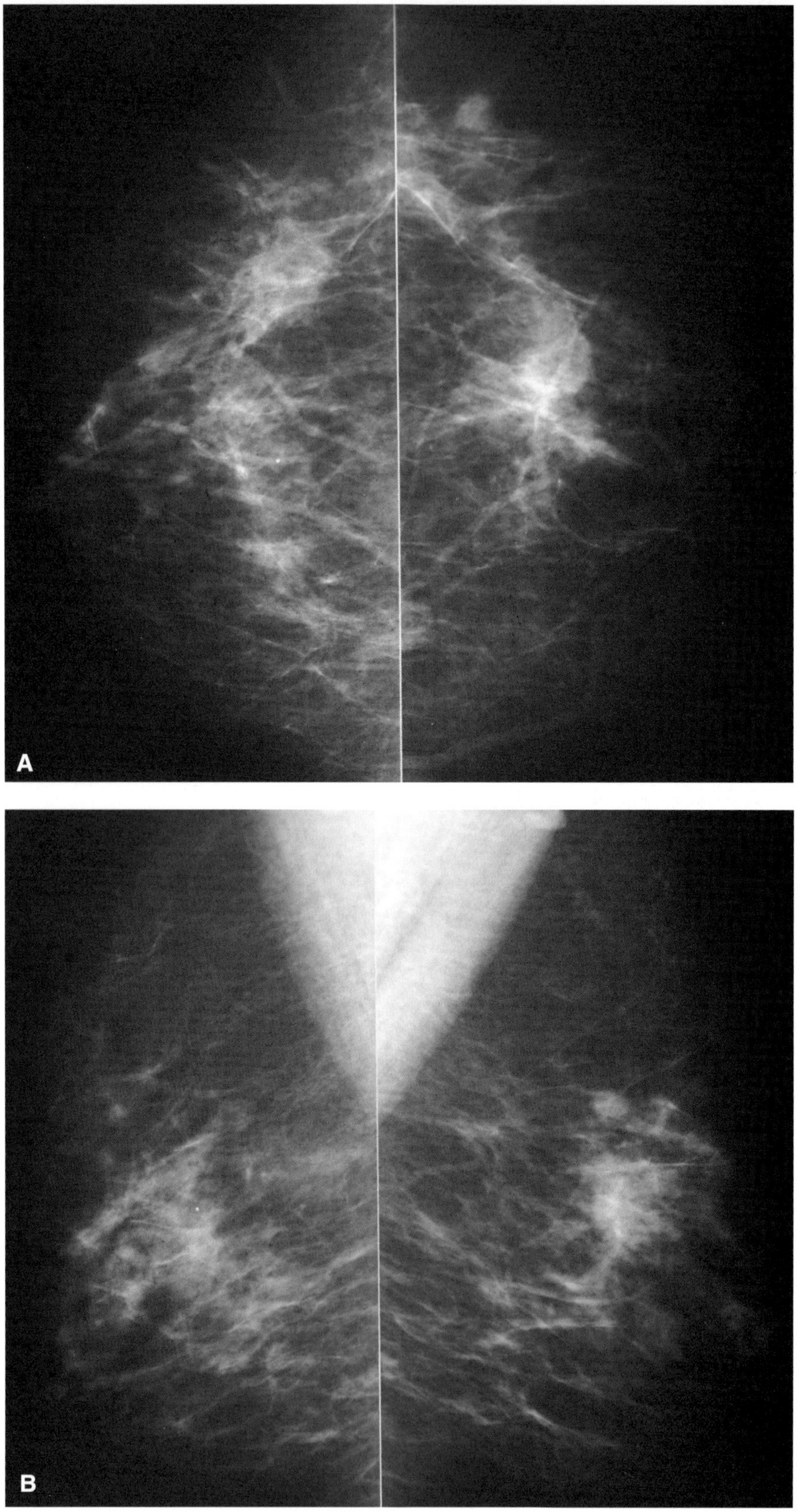

**Figura 2.22.** Mamografia de mulher de 40 anos de idade. Incidências CC **(A)** e MLO **(B)**. *(Continua.)*

### O que você acha? Você concordaria com a categoria de avaliação 1 ou 2 no BI-RADS® para esta mamografia?

Como ponto de partida, você revisou este estudo para adequação técnica? O posicionamento e a compressão não estão ótimos. Há músculo peitoral insuficiente na incidência MLO. Apesar de ser espesso na região axilar, o músculo peitoral deveria ser visualizado no nível do mamilo e ter uma margem anterior convexa. Dado o formato triangular do músculo nesta paciente, muitas coisas deram errado durante o posicionamento. É provável que um ângulo incorreto de obliquidade tenha sido selecionado, os músculos não estivessem relaxados e os seios não fossem mobilizados adequadamente na posição medial (ou, se foram, a paciente puxou para fora durante o posicionamento).

Na incidência CC, uma quantidade significativa de tecido posterior está excluída das imagens. Para determinar se uma quantidade adequada de tecido foi incluída na incidência CC, procure pelo músculo peitoral posteriormente ou por um espaço após o tecido glandular medialmente. Se nenhum dos dois é visto, meça a PNL na incidência MLO (e lembre-se de que, nesta paciente, o posicionamento na incidência MLO não é ótimo, portanto a medida da PNL não será uma boa medida da quantidade de tecido nesta paciente) e compare com a medida da incidência CC (Fig. 2.4E, F). A medida da PNL na incidência CC dever estar dentro de 1 cm da medida na incidência MLO. Não é o caso desta paciente. Observe também a relação da massa na borda do filme na incidência MLO e compare-a com aquela vista na incidência CC.

Há uma separação inadequada do tecido, principalmente na incidência MLO, consistente com uma compressão subótima. Além disso, se você avaliar a incidência MLO esquerda e procurar especificamente por artefato de movimento, e notará má definição do tecido da parte anterior, um sinal adicional de compressão subótima. As áreas com falta de definição pode mostrar pequenas massas espiculadas e aglomerados de calcificações para fora da imagem; contudo, frequentemente passa despercebido porque não avaliamos e insistimos especificamente na alta qualidade da imagem. Quanto aos achados sutis de câncer de mama, um borrão passará despercebido, a menos que você tome conhecimento do quanto ele pode limitar a sua capacidade para perceber lesões importantes e você focar sua atenção em procurar por ele antes de procurar por potenciais lesões.

### Você percebeu mais alguma coisa? O que gostaria de fazer em seguida?

E quanto à massa no aspecto lateral do seio esquerdo? Na incidência MLO, é provável que esteja no cone superior de tecido. Com uma indicação mais precisa de quanto tecido está faltando na incidência CC, observe a relação desta lesão com a borda do filme nas incidências CC e MLO. Momentaneamente você pode pensar que o que vê na incidência CC não é o que está vendo na MLO; contudo, se você medir a partir do mamilo, a lesão está, aproximadamente, a mesma distância do mamilo. Com base nas limitações técnicas do estudo por si só, a paciente precisa ser chamada de volta. Com relação à massa notada no seio esquerdo, estudos de comparação podem ser úteis. Caso a massa esteja diminuindo de tamanho ou tenha sido avaliada anteriormente, não será necessário fazer uma avaliação adicional desta vez. Se não houver estudos prévios ou se esses não estiverem disponíveis, ou se representam uma mudança de intervalo, uma avaliação adicional é indicada.

Categoria 0 no BI-RADS®: necessita de avaliação adicional por imagem.

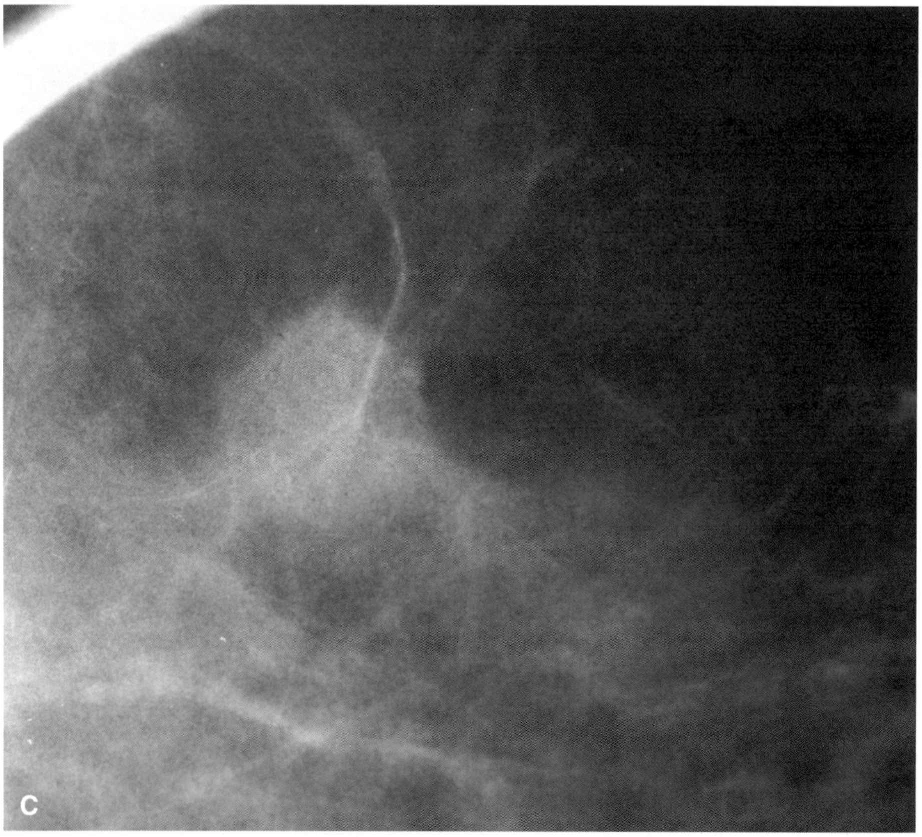

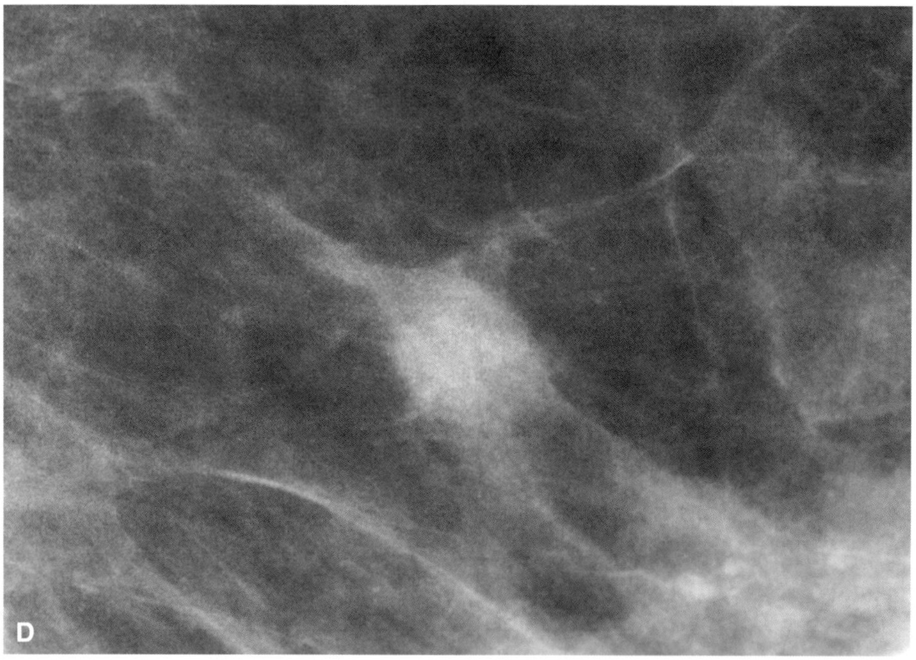

**Figura 2.22.** *(Continuação)* Incidências com compressão seletiva CC **(C)** e MLO **(D)**, seio esquerdo. Incidências adicionais para indicar as limitações técnicas descritas não são exibidas.

**O que você pensa agora?**
**Em uma mulher de 40 anos de idade, que diferencial você consideraria com base somente nos achados mamográficos?**

Uma massa com 1 cm e margens indistintas é confirmada na incidência de compressão seletiva. Neste ponto, em uma mulher de 40 anos de idade, considerações diferenciais benignas são extensivas e incluem linfonodo intramamário, cisto, fibroadenoma (fibroadenoma complexo, adenoma tubular), papiloma, fibrose focal, PASH, adenose esclerosante, tumor filódio ou tumor de célula granular. Na categoria maligna, devem-se considerar carcinoma ductal invasivo não especificado de outra maneira e carcinoma medular; embora possíveis, carcinomas mucinosos e papilíferos geralmente são diagnosticados em mulheres no período pós-menopausa, uma lesão metastática (em pacientes com uma malignidade conhecida) e carcinoma adenoide cístico. Carcinomas lobulares invasivos geralmente não se apresentam como uma massa oval.

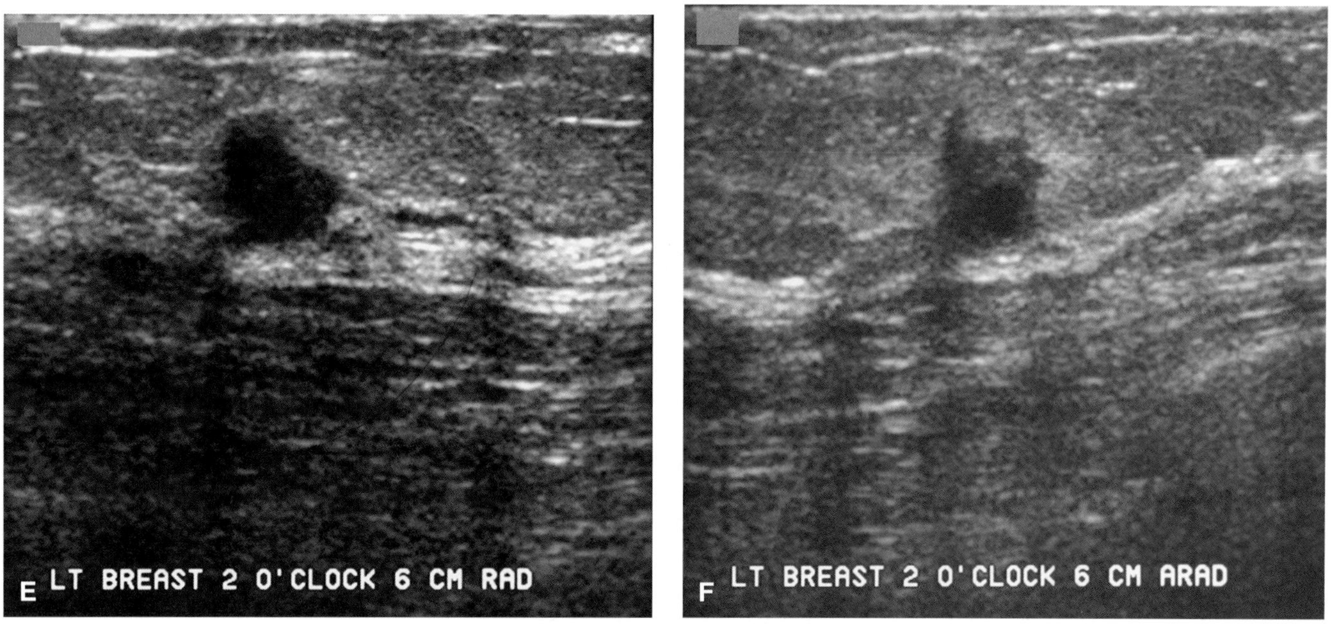


**Figura 2.22.** *(Continuação)* Imagens de US nos cortes RAD **(E)** e ARAD **(F)**, quadrante superior externo, seio esquerdo.

## Como você descreve o achado da ultrassonografia? Qual é a sua recomendação?

Uma massa irregular, hipoecoica, orientada verticalmente com margens angulares e espiculadas aparece na imagem na posição de 2 horas, a 6 cm do mamilo esquerdo. Devido às margens indistintas mamograficamente e à aparência sonográfica desta lesão, uma biópsia é indicada.

Categoria 4 no BI-RADS®: anormalidade suspeita; uma biópsia deve ser considerada.

Uma biópsia é feita. Um carcinoma ductal invasivo é diagnosticado, seguido por uma biópsia de agulha grossa dirigida por ultrassom. Um carcinoma ductal invasivo com 0,8 cm, grau III, é diagnosticado após a nodulectomia e dois linfonodos sentinela excisados são negativos para doença metastática [pT1b, pN0(sn)(i-),pMX; estádio 1].

## PACIENTE 20

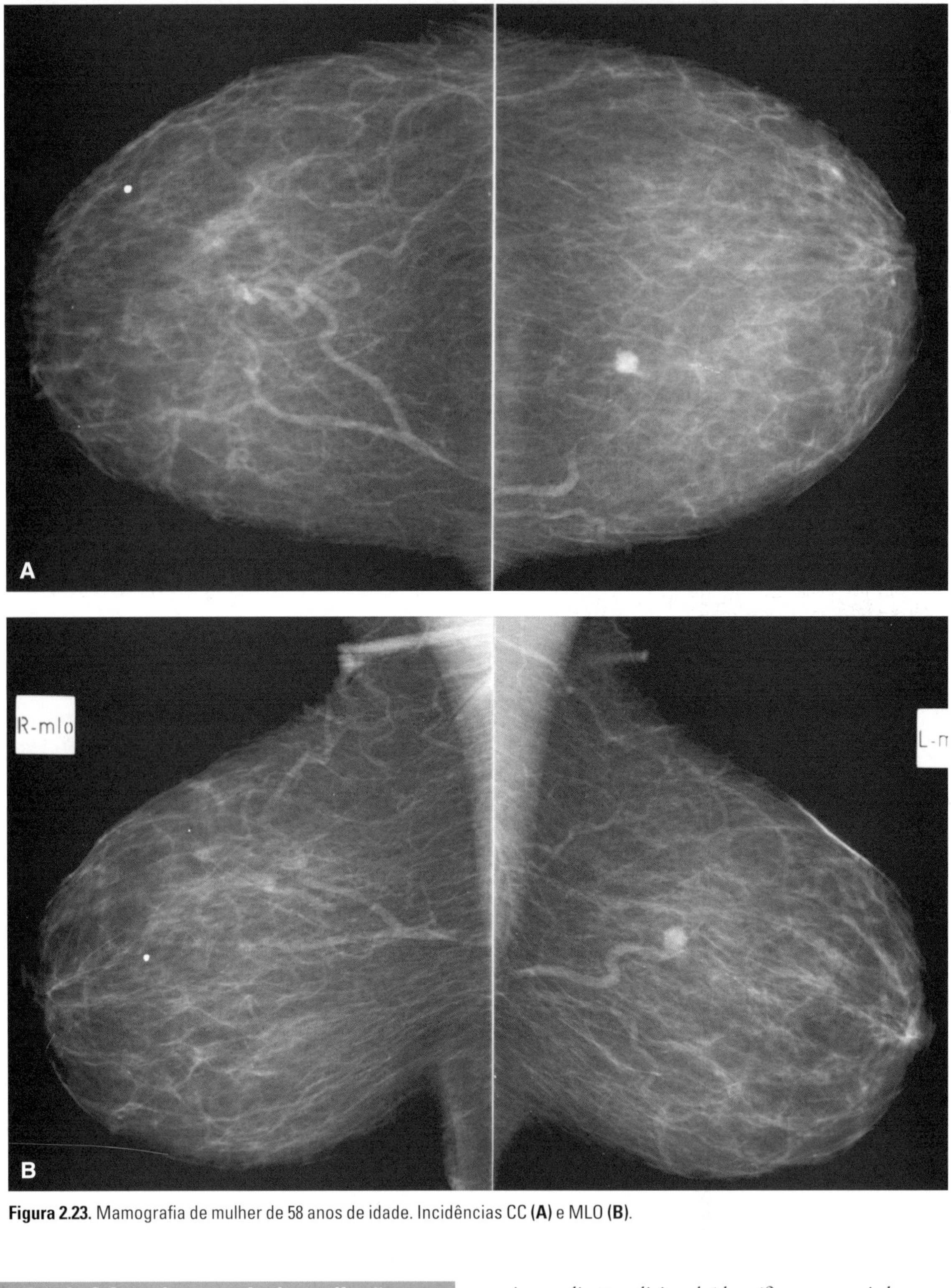


**Figura 2.23.** Mamografia de mulher de 58 anos de idade. Incidências CC **(A)** e MLO **(B)**.

### O que você acha? A qual categoria de avaliação no BI-RADS® você atribuiria?

Uma massa arredondada com uma área adjacente de calcificações é identificada no seio esquerdo. Embora uma malignidade seja suspeita, avaliação adicional é benéfica para mais bem caracterizar a extensão da lesão e a morfologia das calcificações.

Categoria 0 no BI-RADS®: necessita de avaliação adicional por imagem.

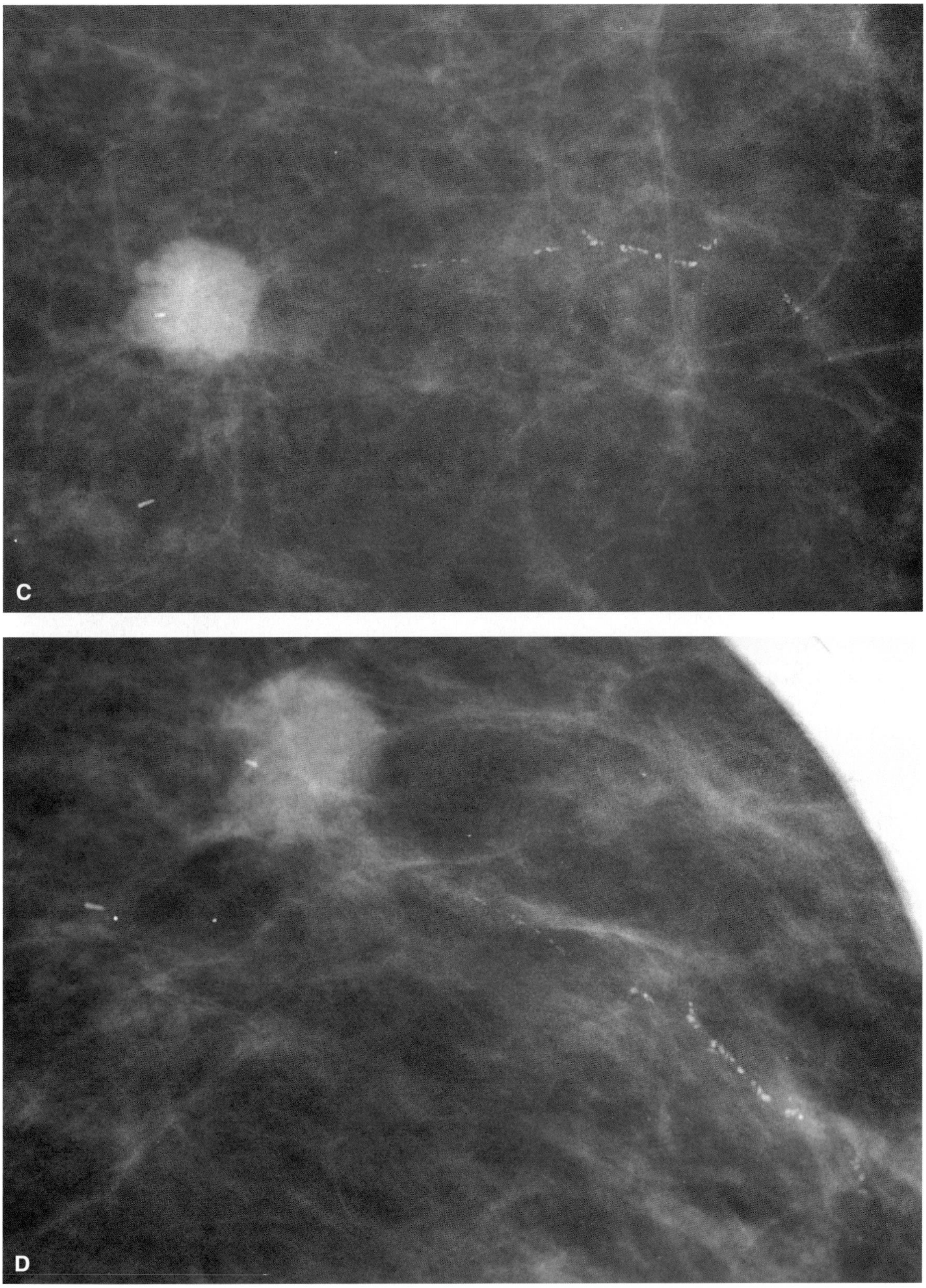


**Figura 2.23.** *(Continuação)* Incidência com compressão seletiva e magnificação CC (**C**) e MLO (**D**), seio esquerdo. *(Continua.)*

## Como você descreveria os achados?

A incidência com compressão seletiva demonstra uma massa arredondada com 1 cm, com margens microlobuladas, indistintas e espiculadas. Predominantemente, calcificações arredondadas demonstrando uma orientação linear (ramificada) estendem-se por aproximadamente 3 cm anteriormente à massa.

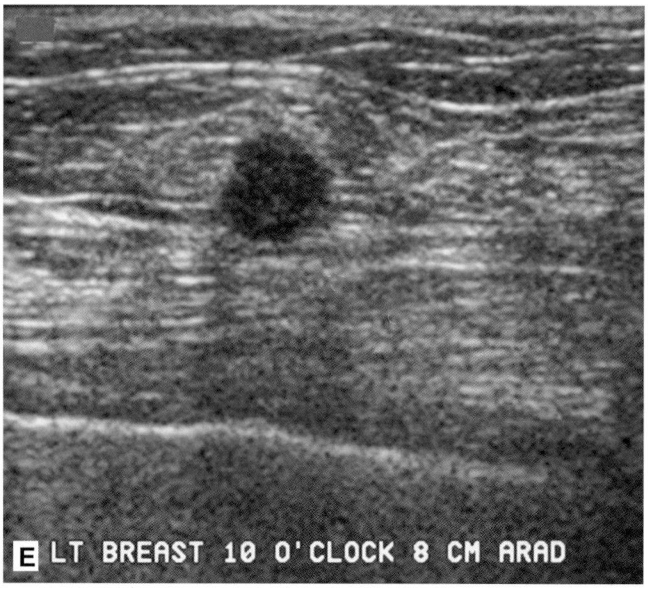


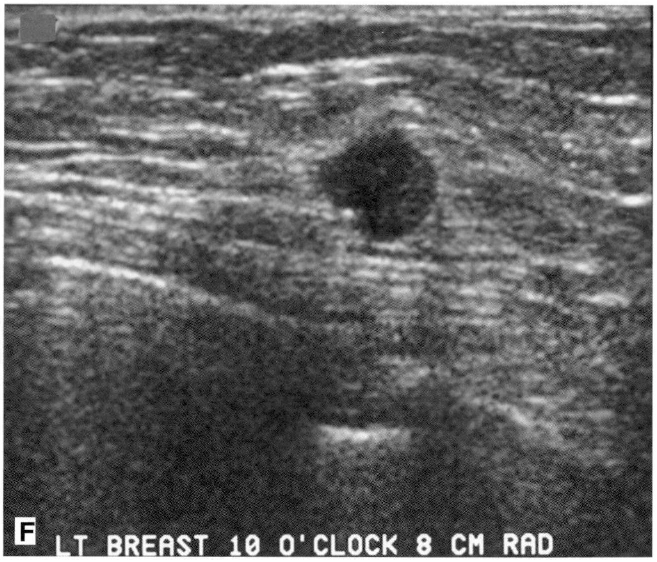


**Figura 2.23.** *(Continuação)* Imagens de US nos cortes RAD **(E)** e ARAD **(F)** no quadrante superior interno do seio esquerdo.

## Como você descreveria os achados?

Na US, uma massa arredondada com margens indistintas, halo ecogênico, mínimo reforço acústico posterior e ruptura dos ligamentos de Cooper aparecem na imagem na posição de 10 horas, a 8 cm do mamilo esquerdo. Você notou a calcificação na massa mamograficamente e na US? A calcificação notada na massa mamograficamente nas duas projeções também é identificada na US (Fig. 2.23G). Entretanto, calcificações orientadas linearmente não podem ser identificadas com certeza na US.

## Com base no achado da imagem, qual é o seu diagnóstico (não diga simplesmente "câncer", seja específico)?

A massa, em conjunto com as calcificações, é quase patognomônica para um carcinoma ductal invasivo (massa) com carcinoma ductal *in situ* (calcificações) associado. Um carcinoma mamário invasivo é diagnosticado após uma biópsia de agulha grossa dirigida por ultrassom da massa. Conforme a nossa rotina com pacientes que apresentam diagnóstico de câncer de mama seguido por uma biópsia guiada por imagem, uma imagem de RM é obtida. Isso avalia melhor o seio ipsolateral para doenças multicêntricas ou multifocais não suspeitas, bem como define o *status* do seio contralateral.

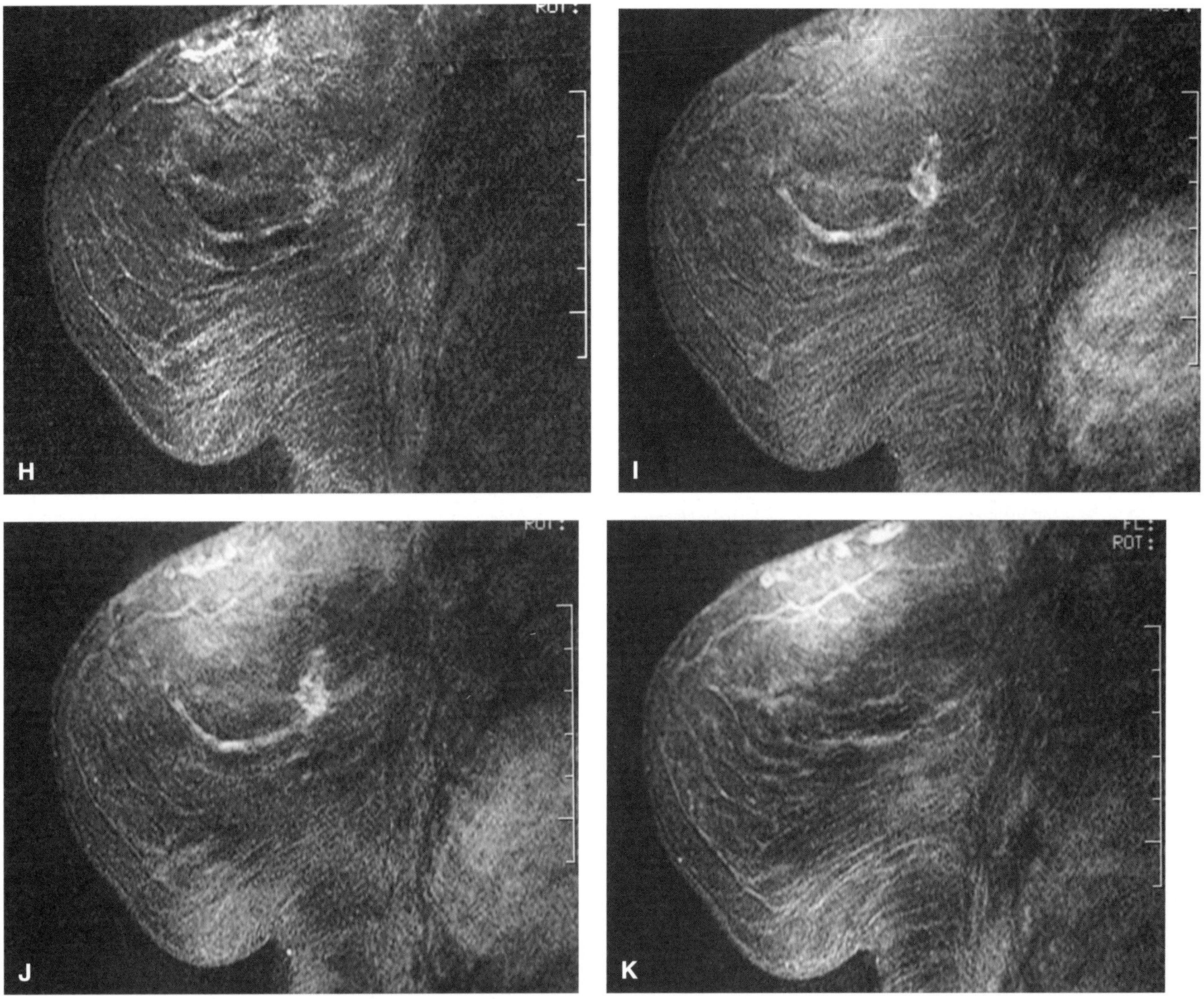


**Figura 2.23.** *(Continuação)* Imagem ponderada em T1 sagital **(H)** seio esquerdo, pré-contraste. Imagem ponderada em T1, sagital **(I)**, seio esquerdo, mesmo posicionamento mostrado em **(H)**, 1 minuto após a administração de contraste. Imagem ponderada em T1 sagital **(J)**, seio esquerdo, mesmo posicionamento mostrado em **(H)**, 2 minutos após a administração de contraste. Imagem ponderada em T1 sagital **(K)**, seio esquerdo, mesmo posicionamento mostrado em **(H)**, 10 minutos após a administração de contraste. *(Continua.)*

## Como você descreveria os achados?

O estudo dinâmico demonstra uma massa com lavagem rápida do contraste, o que é uma característica das lesões malignas. Morfologicamente, esta é uma massa irregular com margens irregulares e realce heterogêneo. Realce ductal está presente, correspondendo à área de calcificações vista mamograficamente. Nenhuma lesão adicional é notada no seio esquerdo e nenhuma massa ou outras áreas anormais de realce são vistas no seio direito (imagens não exibidas).

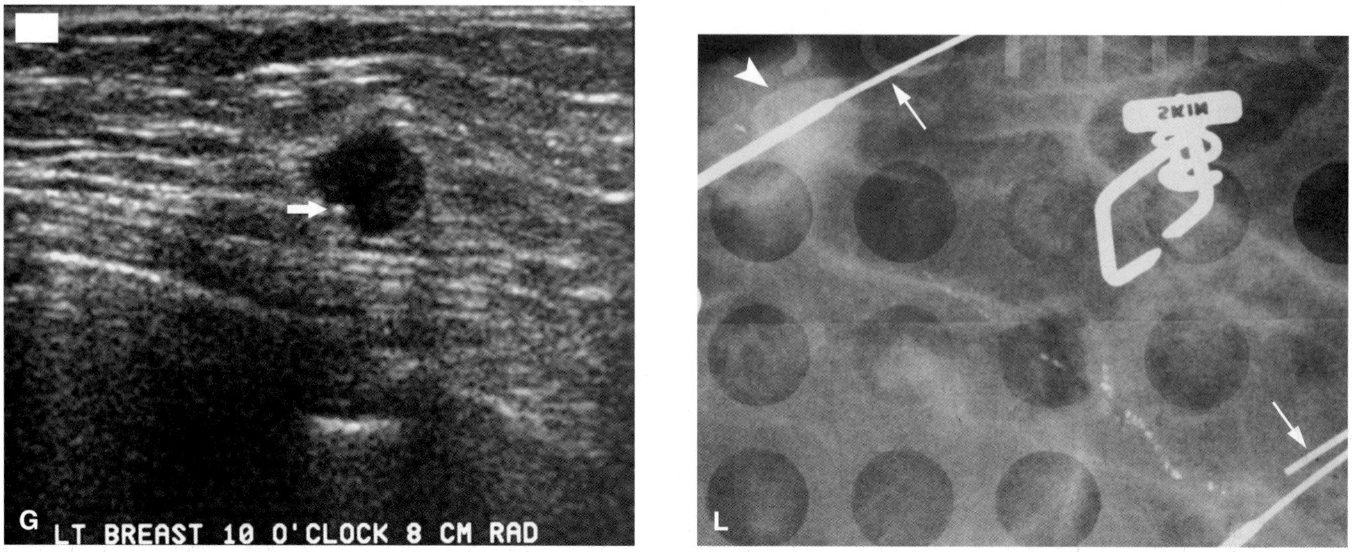


**Figura 2.23.** *(Continuação)* Imagem de Us no corte RAD **(G)** demonstrando a calcificação vista mamograficamente na massa. Radiografia de amostra **(L)**, com magnificação de 3×.

No momento de localização pré-operatória com fios-guia, a lesão é delimitada por dois fios-guia para garantir a excisão completa da lesão (isto é, a massa e todas as calcificações). Um dos fios-guia é utilizado para espetar a massa e o segundo é colocado anteriormente em direção a borda principal das calcificações. O tecido excisado é colocado em um recipiente plástico (um dispositivo de Dubin) e uma grade alfanumérica é utilizada para comprimir o tecido. É feita uma radiografia da amostra para garantir a excisão da(s) lesão(ões) localizada(s). Nesta paciente, a massa é vista na borda da imagem (Fig. 2.23L, ponta das setas) e também estão presentes calcificações estendendo-se para longe da massa. A proximidade aparente da massa a uma das margens na radiografia é discutida com o cirurgião para que tecido adicional possa ser retirado.

O dispositivo de Dubin oferece uma grade alfanumérica (letras vistas parcialmente) com "buracos" correspondentes para que os pinos sejam colocados através da amostra para marcar a localização da(s) lesão(ões) para o patologista. Porções dos fios-guia de localização são vistas na radiografia (setas). Também se pode notar um dos vários marcadores colocados pelo cirurgião intraoperatóriamente para indicar as diferentes margens, orientando, assim, a amostra para o patologista. O marcador visto aqui é o da pele; marcadores adicionais incluem o caudal, cranial, medial e lateral. Além desses marcadores utilizados pelo cirurgião, o patologista marca as margens com tinta para que a extensão do tumor nas margens possa ser avaliada no momento da análise histológica. Se um tumor é visto estendendo-se para as margens, uma segunda excisão geralmente é indicada.

Um carcinoma mamário invasivo com 1,2 cm e características apócrinas é relatado histologicamente. Um carcinoma ductal *in situ* associado, de alto grau nuclear e necrose central está presente. O linfonodo sentinela é normal [pT1c, pN0(sn)(i-), pMX; estádio 1].

## PACIENTE 21

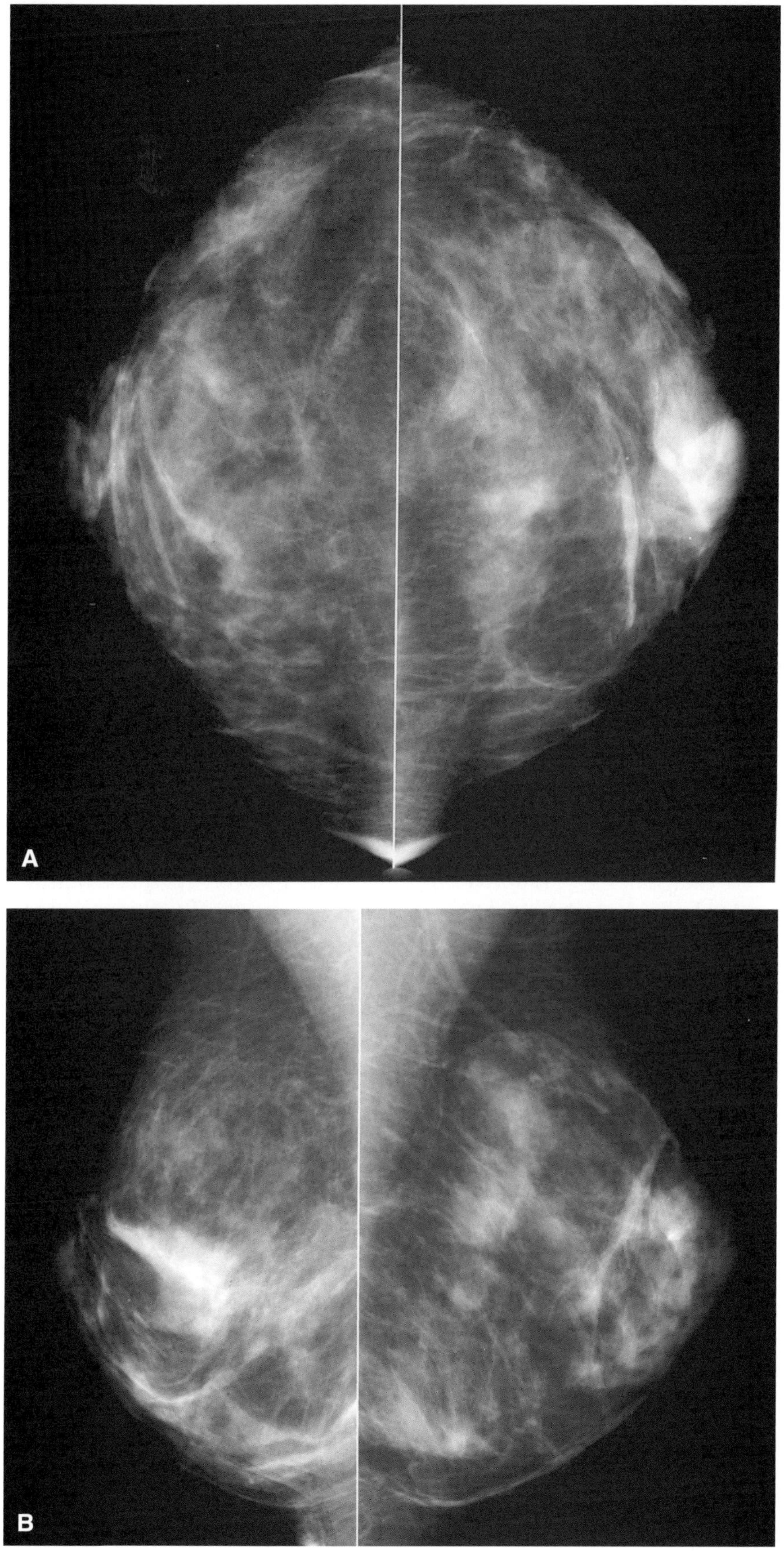


**Figura 2.24.** Mamografia de mulher de 44 anos de idade. Incidências CC **(A)** e MLO **(B)**.

**Que observações você pode fazer sobre a mamografia desta paciente? A que conclusões você pode chegar? Que recomendações você faria?**

Observações pertinentes incluem faixas fibróticas nas áreas subareolares na incidência CC, ilhas de tecido distribuído bilateralmente de forma não anatômica, deslocamento inferior de tecido com torção na incidência MLO direita e espessamento da pele inferiormente na incidência MLO esquerda. Esses achados são comuns em mulheres que fizeram mamoplastia redutora. Revisando seu histórico de saúde, pode-se confirmar que ela fez uma mamoplastia redutora. Nenhuma massa ou calcificação de tipo maligno está presente.

Categoria 1 no BI-RADS®: negativa. Recomenda-se um estudo mamográfico anual.

## PACIENTE 22

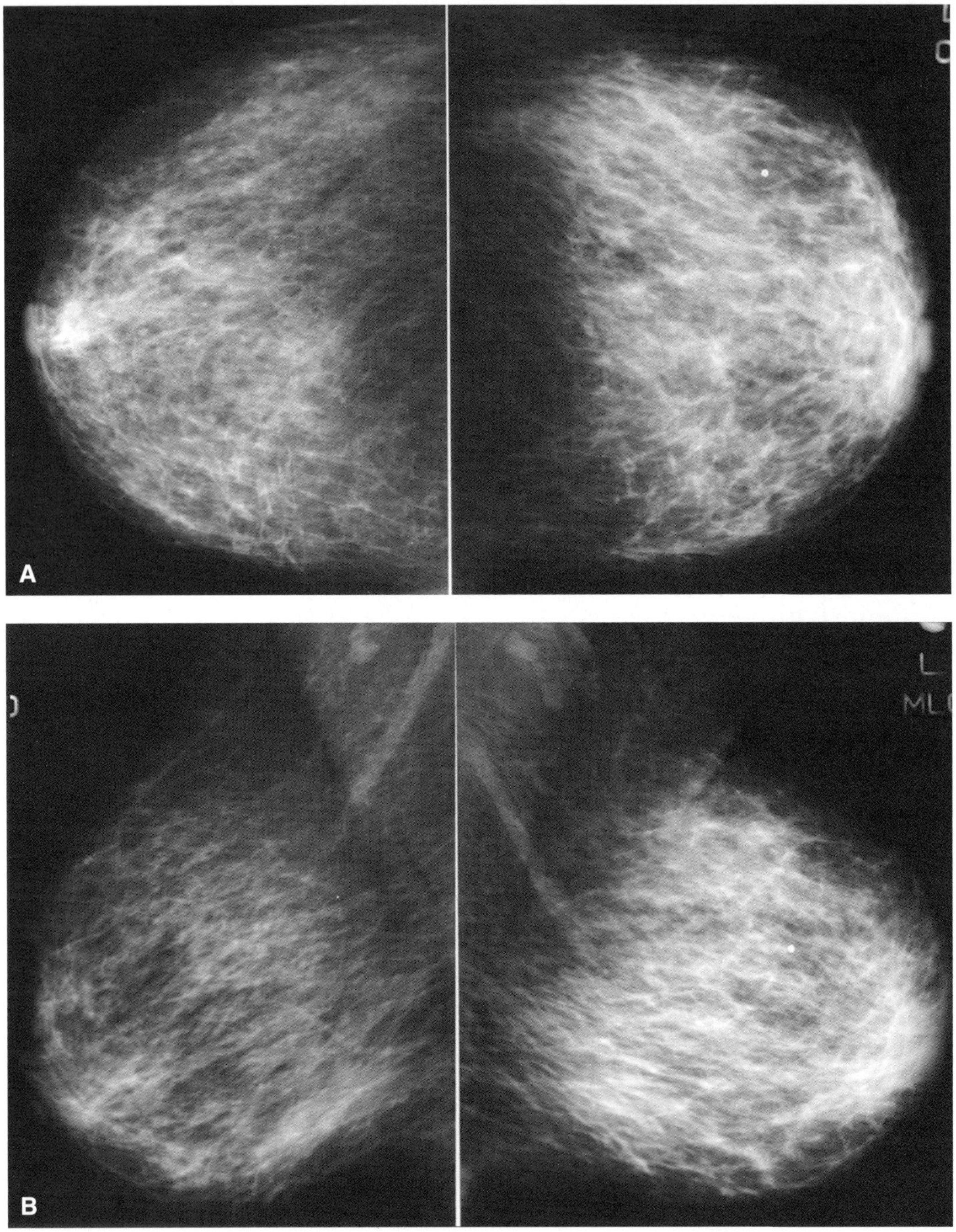


**Figura 2.25.** Mamografia de mulher de 82 anos de idade. Incidências CC (**A**) e MLO (**B**).

## O que você acha? O que gostaria de fazer em seguida?

Ao revisar esta mamografia, você considerou a possibilidade de anormalidade difusa? *Lembre-se de inicialmente observar o estudo a uma certa distância.* Avalie a adequação técnica e a presença de possíveis alterações difusas. As marcas trabeculares estão aumentadas difusamente, espessas e estendem-se próximas à parede do tórax. Para que as alterações difusas sejam avaliadas, principalmente quando forem bilaterais, você deve considerá-las especificamente como uma possibilidade; caso contrário passarão despercebidas.

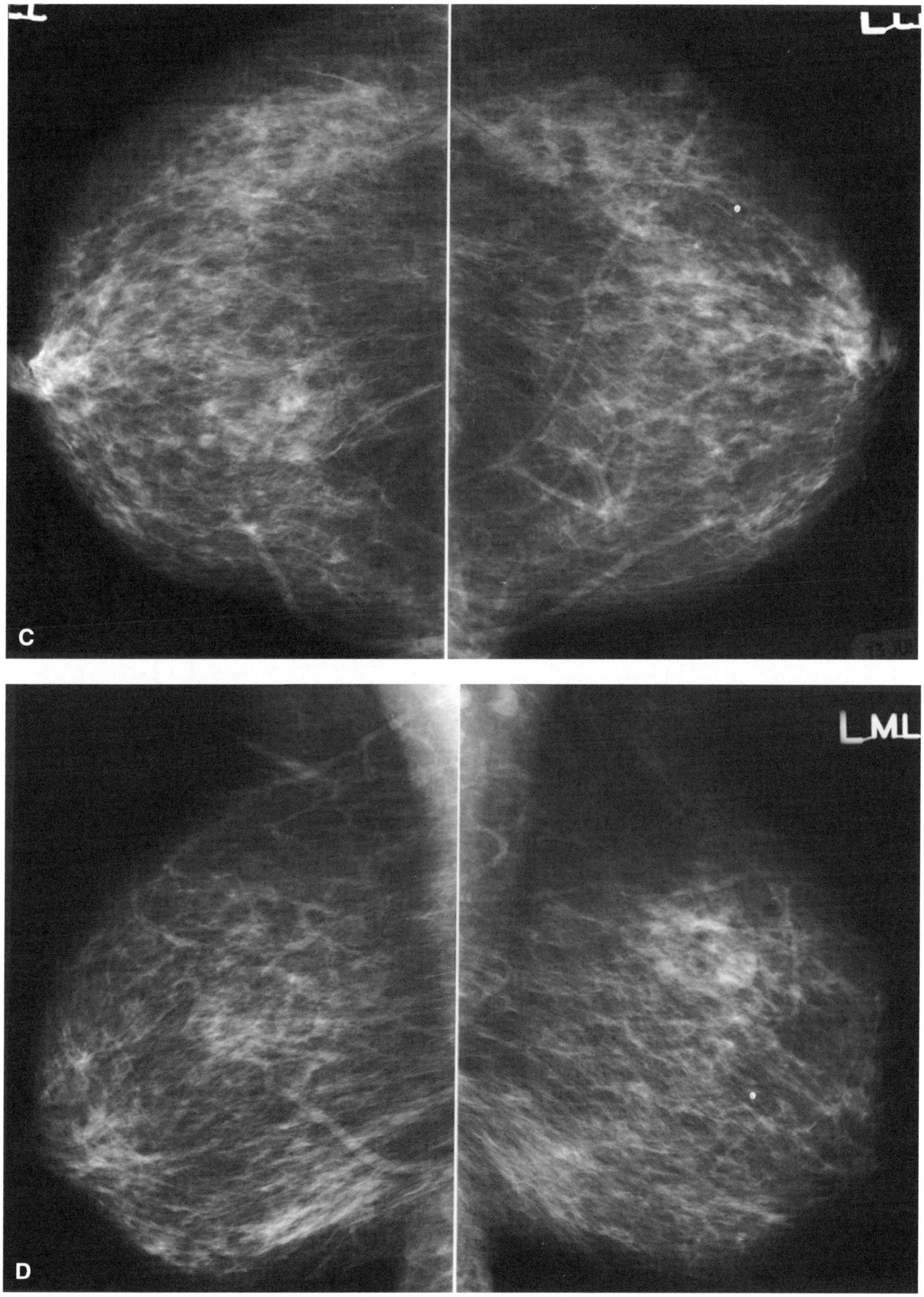


**Figura 2.25.** Incidências CC **(C)** e MLO **(D)**, 3 anos antes daquelas mostradas acima. *(Continua.)*

**O que você acha que uma comparação de fatores técnicos mostrará ?**
**Além dos estudos de comparação, o que mais pode ajudá-lo com o diferencial?**

A percepção inicial de uma anormalidade difusa pode ser confirmada pela comparação entre a mamografia atual e a anterior (Fig. 2.25C, D). Ao comparar os dois estudos, considere a densidade geral do parênquima do seio e a proeminência do padrão trabecular. Conforme você esperaria, o pico de quilovoltagem e a miliamperagem são mais altos e os seios são menos compressíveis no estudo atual se comparados com o estudo feito há 3 anos. A revisão do histórico de saúde da paciente deve ser útil conforme você considere os diferenciais: a paciente tem dificuldade para respirar (detalhado pelo técnico), está usando diuréticos e possui histórico de insuficiência cardíaca congestiva (ICC). Nesta paciente, os achados descritos estão relacionados com a ICC e, conforme ela for sendo tratada, você pode esperar uma melhora significativa nos achados mamográficos.

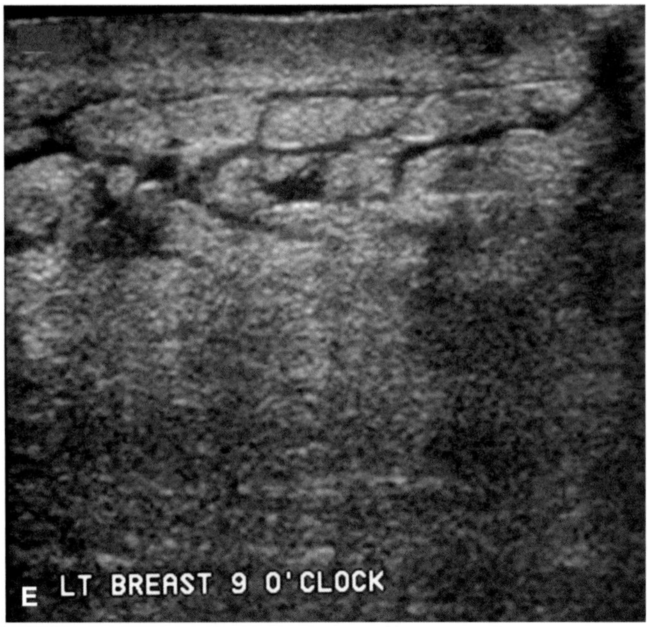


**Figura 2.25.** *(Continuação)* Imagem de US **(E)** do seio esquerdo na posição de 9 horas.

Embora uma US não seja indicada para esta paciente, você pode esperar ver espessamento da pele, aumento da ecogenicidade do tecido e reticulação pelo edema.

## Qual é o seu diferencial para alterações difusas do seio?

Os diagnósticos diferenciais para alterações difusas que geralmente são unilaterais, embora raramente possam ser bilaterais, incluem efeito da terapia por radiação, alterações inflamatórias (p. ex., mastite), trauma, adenopatia axilar ipsolateral com obstrução linfática, desvio de diálise no braço ipsolateral com sobrecarga de fluido, carcinoma ductal invasivo não especificado de outra maneira, carcinoma inflamatório, carcinoma lobular invasivo ou linfoma. O carcinoma lobular invasivo pode resultar em aumento da densidade e tamanho dos seios ou diminuição do tamanho dos seios (o seio retraído). Os diagnósticos diferenciais para alterações difusas que geralmente são bilaterais, embora possam ser unilaterais, incluem TRH (p. ex., estrogênio), alterações no peso, ICC, insuficiência renal com sobrecarga de fluidos e síndrome da veia cava superior. Outras causas benignas raras incluem mastite granulomatosa, necrose por coumadin, arterite e distúrbios autoimunes (por exemplo, esclerodermia). Obter um histórico completo, examinar a paciente e obter uma US frequentemente é útil para escolher entre as considerações diferenciais.

Categoria 2 no BI-RADS®: achado benigno. Recomenda-se um estudo mamográfico anual.

## PACIENTE 23

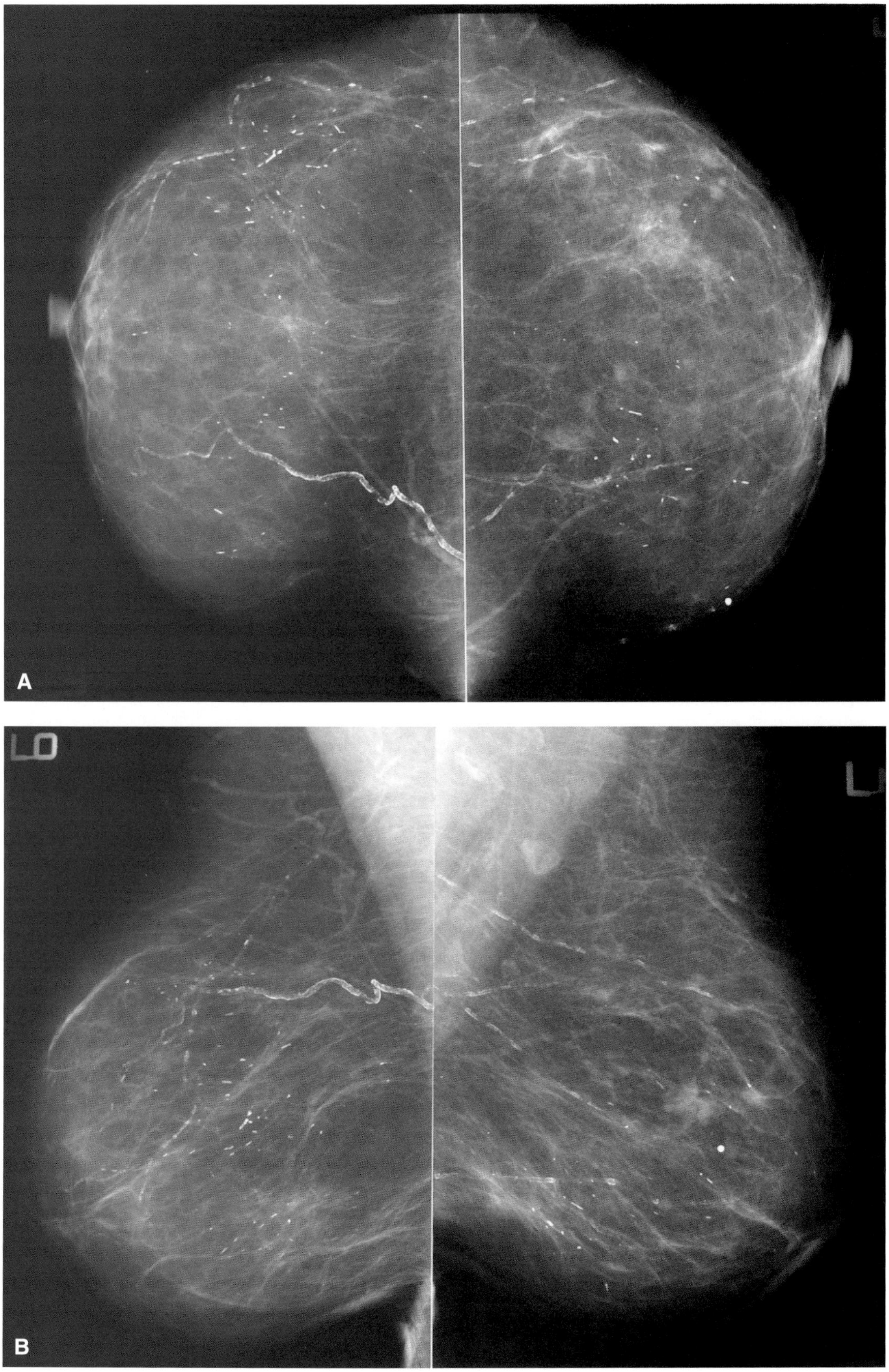


**Figura 2.26.** Mamografia de mulher de 77 anos de idade. Incidências CC **(A)** e MLO **(B)**.

### O que você acha?
### Você gostaria de fazer mais alguma coisa?

Existem densidades espalhadas em um padrão predominantemente adiposo. É possível que qualquer uma dessas densidades represente um início de malignidade? É isso que torna nosso trabalho um desafio, principalmente porque não seria ideal chamar de volta todas as mulheres com esta aparência mamográfica. Uma comparação com estudos anteriores feitos há muitos anos é indicada a mulheres com este tipo de padrão parenquimatoso. Se qualquer uma destas áreas apresentar uma alteração, a avaliação adicional é indicada; contudo, se os achados forem estáveis, uma mamografia anual é recomendada. Calcificações arteriais, observadas bilateralmente, são prováveis ramos perfurantes da artéria mamária interna. Também estão presentes, bilateralmente, grandes calcificações com formato de bastonetes; essas são benignas e não necessitam de avaliação adicional. Linfonodos são vistos projetando-se sobrepostos ao músculo peitoral esquerdo.

### Você notou a exposição irregular na incidência CC póstero-medialmente (mais proeminente à direita)? O que isso reflete?

Isso geralmente reflete uma compressão subótima com bolsa de ar associada. Consequentemente, avalie cuidadosamente o tecido nestas áreas à procura de imagens com má definição, porque a compressão do tecido nestas áreas provavelmente não é ótima.

Categoria 2 no BI-RADS®: achado benigno. Recomenda-se um estudo mamográfico anual.

## PACIENTE 24

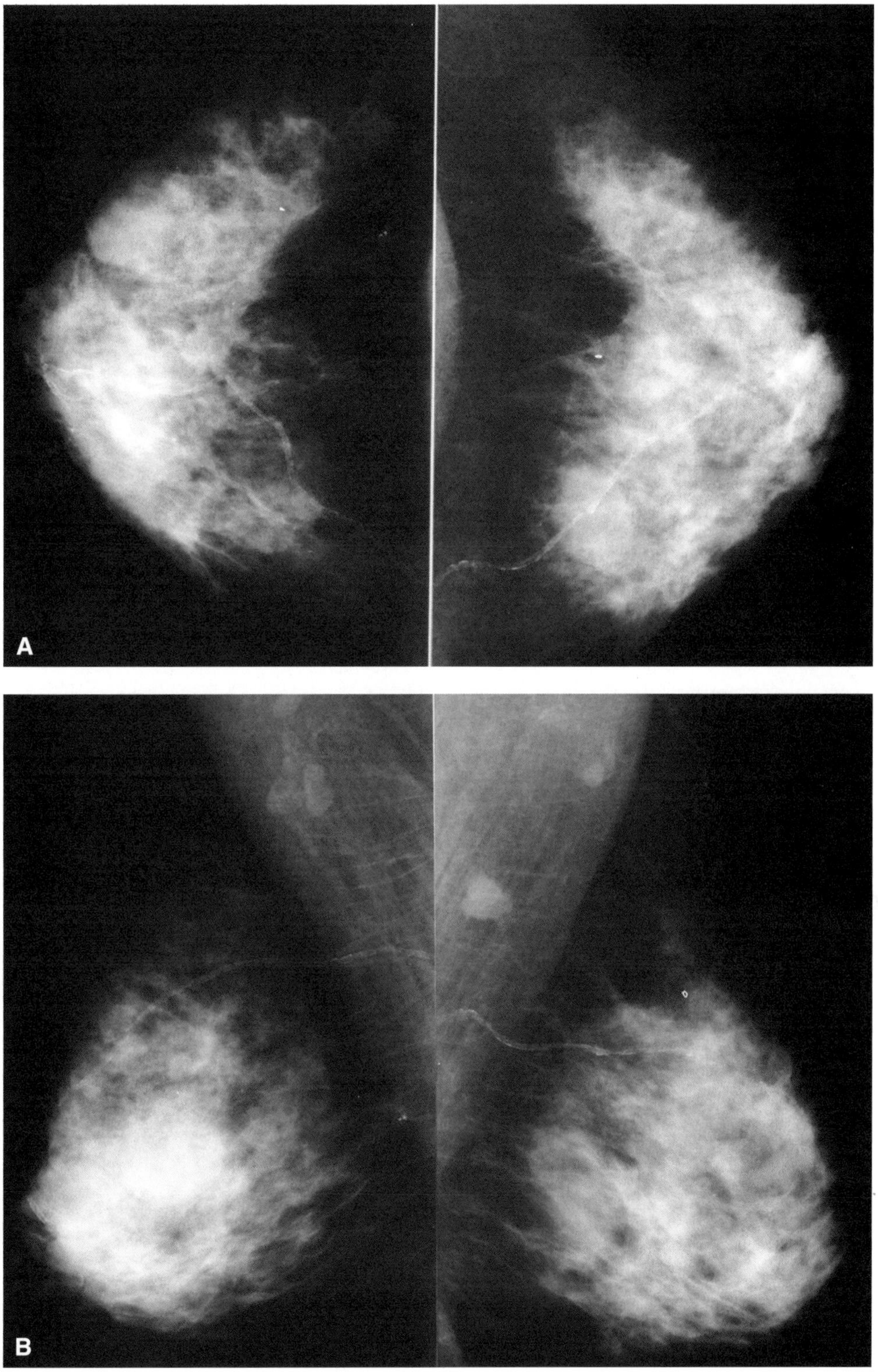


**Figura 2.27.** Mamografia de mulher de 59 anos de idade. Incidências CC (**A**) e MLO (**B**).

**O que você acha?**
**O tecido é muito denso para uma mulher de 59 anos? Qual é a sua hipótese diagnóstica? O que você gostaria de fazer em seguida? E quanto aos filmes anteriores para comparação?**

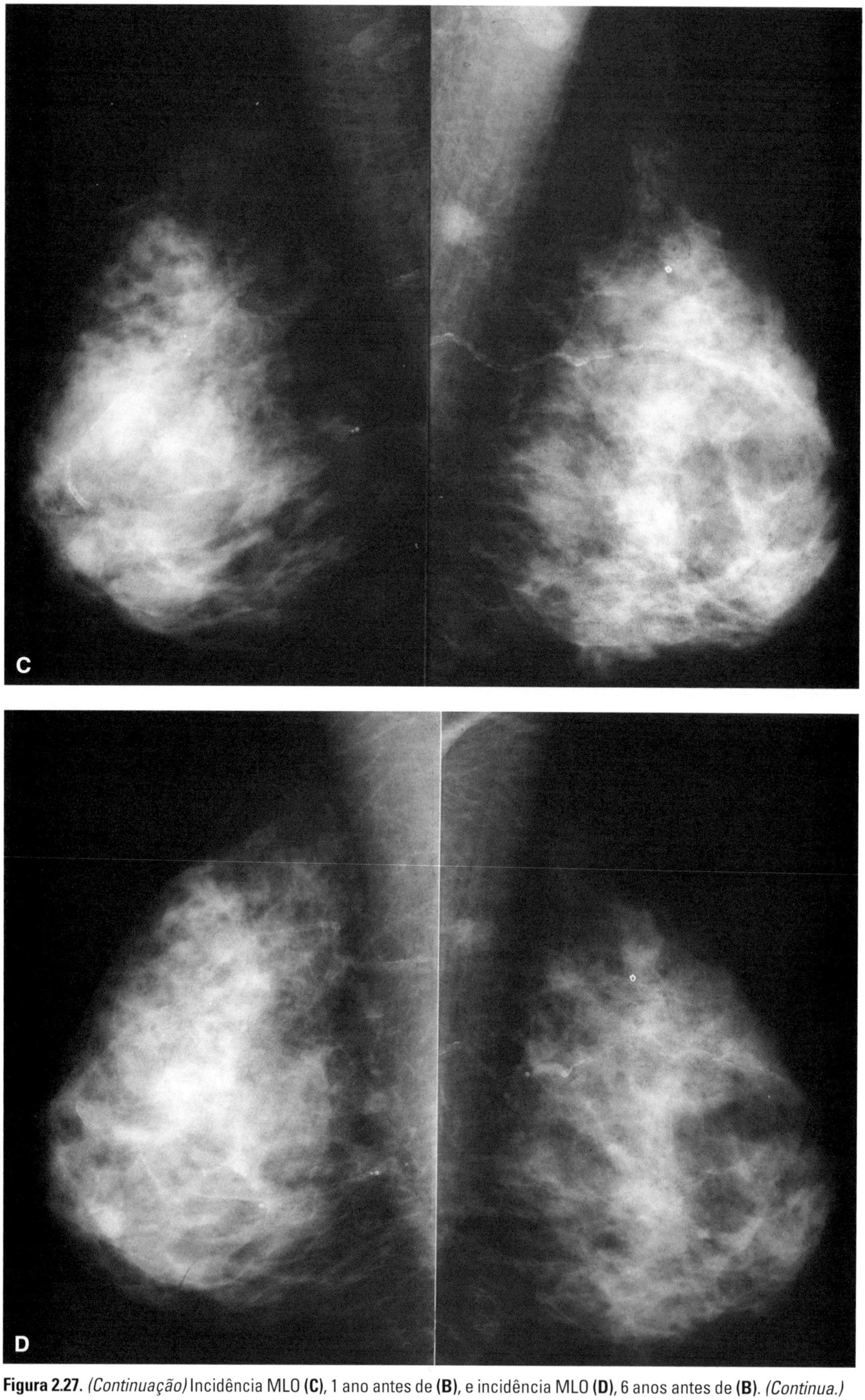


**Figura 2.27.** *(Continuação)* Incidência MLO **(C)**, 1 ano antes de **(B)**, e incidência MLO **(D)**, 6 anos antes de **(B)**. *(Continua.)*

**O que você acha agora?**
**Quando os estudos mamográficos estiverem pendurados no negatoscópio, qual é a rotina para se pendurar os filmes de comparação?**

Um clipe de micromarcação está presente no quadrante superior externo do seio esquerdo, consistente com o histórico de biópsia anterior guiada estereotaxicamente, (Fig. 2.27E). Calcificações arteriais são notadas bilateralmente, bem como vários linfonodos de aparência benigna sobrepostos aos músculos peitorais. Entretanto, com uma avaliação cuidadosa, a massa sobreposta no aspecto inferior do músculo peitoral esquerdo não possui um hilo gorduroso identificável (Fig. 2.27E). Quanto comparada com estudos anteriores, essa massa aumentou de tamanho e a alteração no tamanho é mais bem avaliada quando a comparação é feita com o estudo mais antigo disponível (Fig. 2.27D). Alterações sutis são mais difíceis de serem avaliadas de um ano para o outro, mas podem ser facilmente aparentes quando um estudo mais antigo é utilizado. Consequentemente, quando os filmes anteriores são pendurados, utilizamos o estudo feito 2 anos antes do estudo atual. Caso a paciente possua outros estudos, esses também estão imediatamente disponíveis no envelope da paciente para que possamos revisá-lo. É comum rever vários estudos prévios, incluindo os mais antigos disponíveis no envelope da paciente, principalmente antes de a chamar de volta.

**Na incidência CC, onde você esperaria encontrar esta lesão? Quais incidências você gostaria que o técnico fizesse desta lesão na projeção CC?**

Obviamente, isso dependerá da localização da lesão; contudo, essa localização não é conhecida porque a lesão não é vista na incidência CC. Você supôs que esta lesão está no aspecto lateral do seio esquerdo? *Lembre-se: não faça suposições.* Quando faz suposições, você se coloca de lado. Logicamente, como podemos estabelecer se esta lesão é de localização medial, central ou lateral? Uma incidência lateral de 90° pode-nos ajudar a determinar a localização desta lesão. Caso a lesão se mova para cima quando passar da incidência MLO para a lateral, a lesão está no aspecto medial do seio. Caso a lesão se mova para baixo quando passar da incidência MLO para a lateral, ela estará no aspecto lateral do seio; e se a lesão não trocar de posição, então sua localização é central. Alternativamente, alinhe as incidências lateral, MLO e CC com o mamilo no mesmo plano horizontal para as três incidências e faça uma linha conectando a lesão nas incidências lateral e MLO e estenda-a até a incidência CC. Na incidência CC, a lesão pode ser encontrada em algum lugar ao longo do trajeto da linha resultante. Você pode localizar a lesão com mais precisão medindo o quão distante, posteriormente ela está no seio com relação ao mamilo (Fig. 2.27F).

Como você pode ver na US (Fig. 2.27G), esta lesão está localizada no quadrante superior interno do seio esquerdo, na posição de 11 horas, posicionada posteriormente (Z3) no músculo peitoral. Uma massa oval, quase isoecoica com orientação paralela, margens indistintas e algum sombreamento, bem como estreitamento e espessamento dos ligamentos de Cooper aparece na imagem da US.

Categoria 4 no BI-RADS®: anormalidade suspeita; uma biópsia deve ser considerada.

Um carcinoma ductal invasivo é diagnosticado após a biópsia de agulha grossa dirigida por ultrassom. Um carcinoma tubular com 1,2 cm é diagnosticado na amostra de nodulectomia. Nenhuma doença metastática é diagnosticada nos quatro linfonodos sentinela excisados [pT1c, pN0(sn)(i-), pMX; estádio I]. A natureza bem diferenciada da lesão poderia ter sido sugerida com base no crescimento relativamente lento da massa comparada com 1 e 6 anos anteriores.

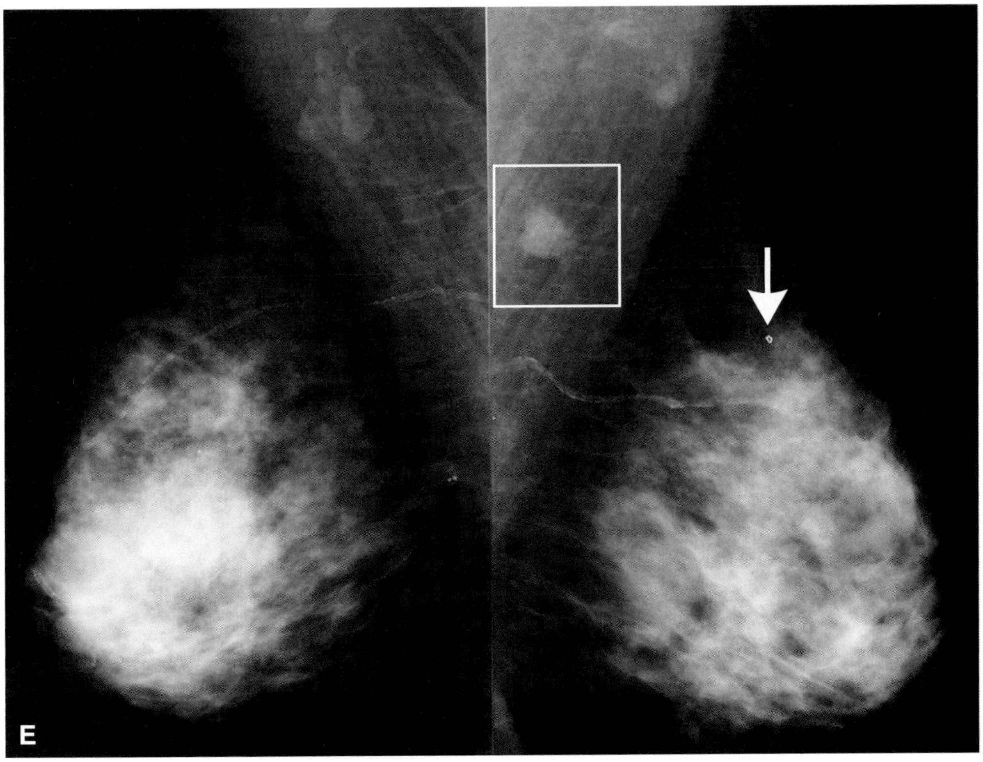


**Figura 2.27.** (*Continuação*) Incidência MLO **(E)**. Clipe de micromarcação *(seta)* é visto no seio esquerdo consistente com biópsia anterior guiada estereotaxicamente, e assistida por vácuo para microcalcificações. A lesão potencial percebida está dentro da caixa.

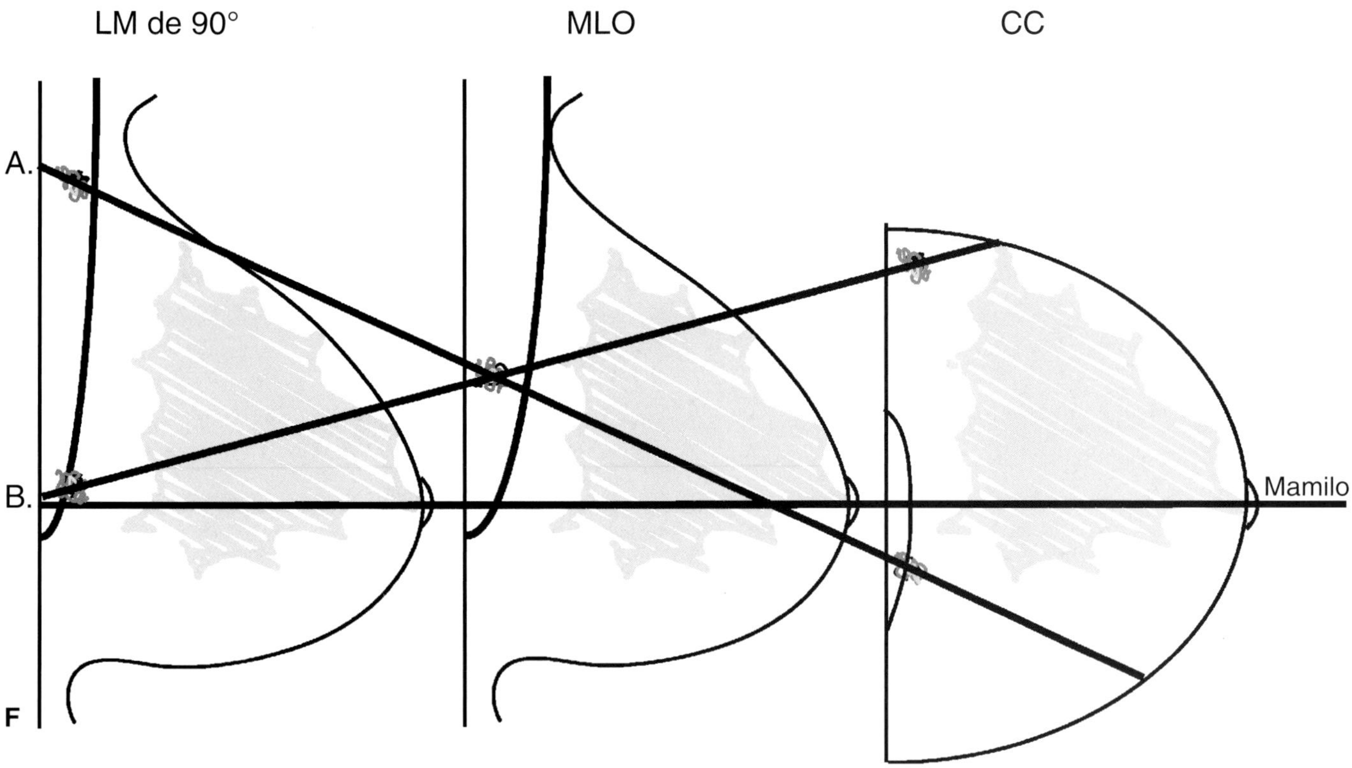


**Figura 2.27.** *(Continuação.)* Diagrama **(F)** ilustrando o método de triangulação descrito por Sickles para localizar lesões em incidências ortogonais. As incidências lateral de 90°, MLO e CC estão alinhadas utilizando o mamilo como ponto de referência. Uma linha é então desenhada conectando a lesão nas duas incidências em que é vista. A linha é estendida até a terceira imagem. A lesão pode ser esperada ao longo do curso dessa linha. Medindo-se a partir do mamilo, você pode aproximar a localização da lesão ao longo do curso da linha.

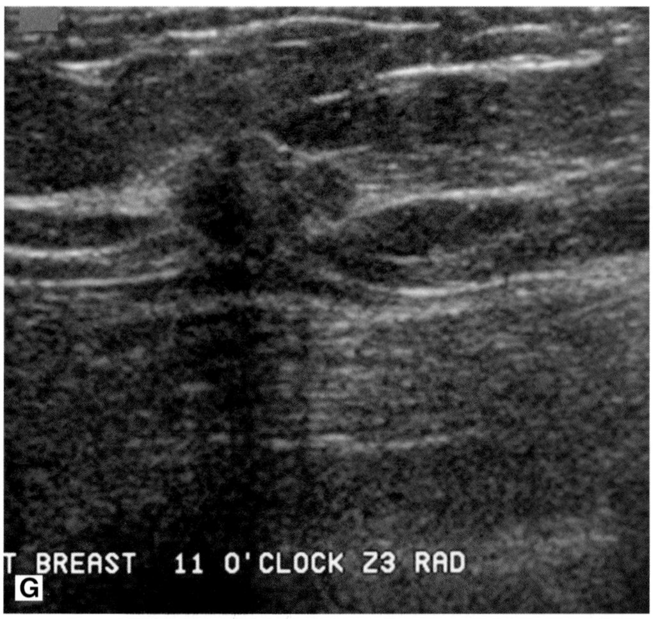


**Figura 2.27.** *(Continuação)* Imagem de US **(G)** corte RAD da lesão identificada posteriormente (Z3) na posição de 11 horas no seio esquerdo.

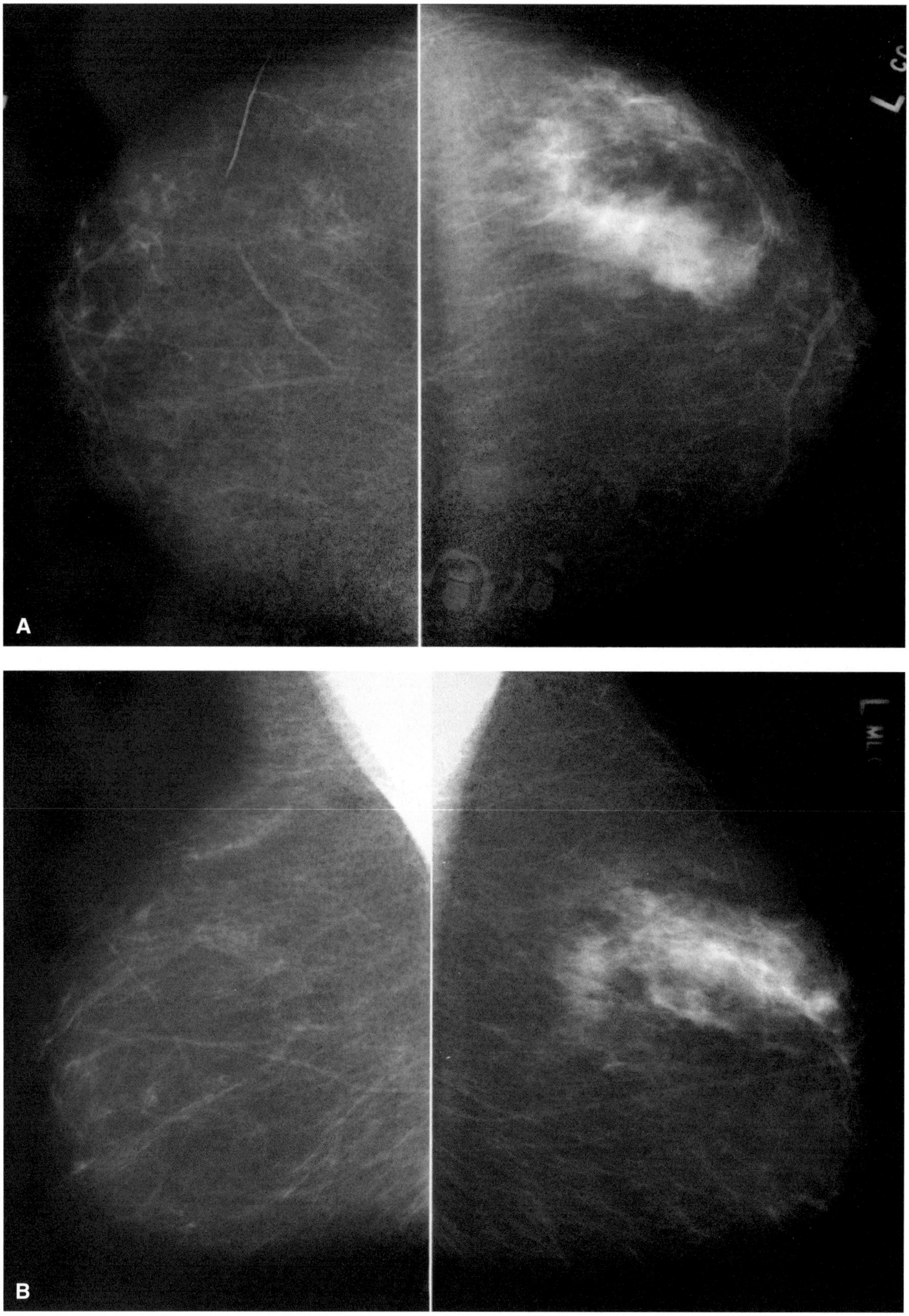


**Figura 2.28.** Mamografia de mulher de 55 anos de idade. Incidências CC **(A)** e MLO **(B)**.

# PACIENTE 25

## Quais são as observações pertinentes?

Existe assimetria parenquimatosa global no seio esquerdo. Estabelecer a presença de assimetria parenquimatosa global necessita de comparação com o lado contralateral. Um volume maior de tecido está presente no seio esquerdo se em comparação com a mesma área no seio direito. Conforme definido na quarta edição do BI-RADS®, a assimetria global deve envolver ao menos um quadrante do seio. Embora seja mais comum o tecido do seio ser simétrico, a assimetria global, conforme demonstrada aqui, pode ser vista em um pequeno número de mulheres como uma variante normal. Nenhuma massa ou distorção é notada na área que possui mais tecido à direita. O tecido nessa área está recortado e contém áreas associadas de lobulações gordurosas. Alterações anormais e assimétricas podem ser resultado de trauma na parede do peito (p. ex., queimaduras), de anormalidades congênitas (p. ex., síndrome de Poland) ou de cirurgia quando a área de tecido correspondente no seio contralateral foi excisada. Carcinomas ductais invasivos podem apresentar-se como áreas globais de assimetria parenquimatosa, mas essas são clinicamente aparentes e facilmente palpáveis. O carcinoma lobular invasivo também se pode apresentar com o áreas globais de assimetria parenquimatosa e alterações progressivas no tamanho do seio (aumento ou diminuição); achados palpáveis podem estar presentes, mas frequentemente são mais sutis em pacientes com carcinoma lobular invasivo. Raramente um linfoma pode apresentar um envolvimento difuso e assimétrico de um seio.

## Com base nas suas observações, qual é a sua hipótese para esta paciente? Qual categoria no BI-RADS® você usaria?

A esta mulher você pode atribuir uma causa iatrogênica para a assimetria fazendo todas as observações pertinentes. Você notou o marcador linear radiopaco utilizado na incidência CC direita no local da biópsia excisional prévia? Você notou que o seio direito é levemente menor que o esquerdo? A paciente fez uma biópsia no quadrante superior externo do seio direito, o que resultou na assimetria do tecido restante à esquerda. Você notou o posicionamento subótimo na incidência MLO? Uma quantidade inadequada de músculo peitoral está incluída nas imagens.

## Com que freqüência você vê alterações mamográficas que foram resultado de uma biópsia excisional? E quais são as possíveis alterações?

Rotineiramente, não utilizamos marcadores de cicatriz em estudos de exame das mamas porque nenhuma anormalidade notável é aparente em mais de 50% das mulheres após uma biópsia de mama. Além disso, naquelas mulheres em que as alterações pós-operatórias são visíveis, elas podem ser caracterizadas como tais sem o uso de marcadores de cicatriz. Colocar marcadores no seio consome muito tempo, pode ser uma distração no momento da interpretação e é relativamente caro. Alterações que podem ser vistas após uma biópsia excisional incluem diminuição do tamanho do seio afetado, espessamento localizado e retração da pele, distorção arquitetural, massa espiculada ou de densidade mista, cisto(s) oleoso(s), calcificações distróficas e área de assimetria parenquimatosa focal ou global no seio contralateral, conforme demonstrado na mamografia desta paciente.

Categoria 1 no BI-RADS®: negativa, a menos que este seja o primeiro estudo após a biópsia. Neste caso a categoria 2 no BI-RADS®, achado benigno, pode ser utilizada caso as observações sejam descritas no relatório. Recomenda-se um estudo mamográfico anual.

## PACIENTE 26

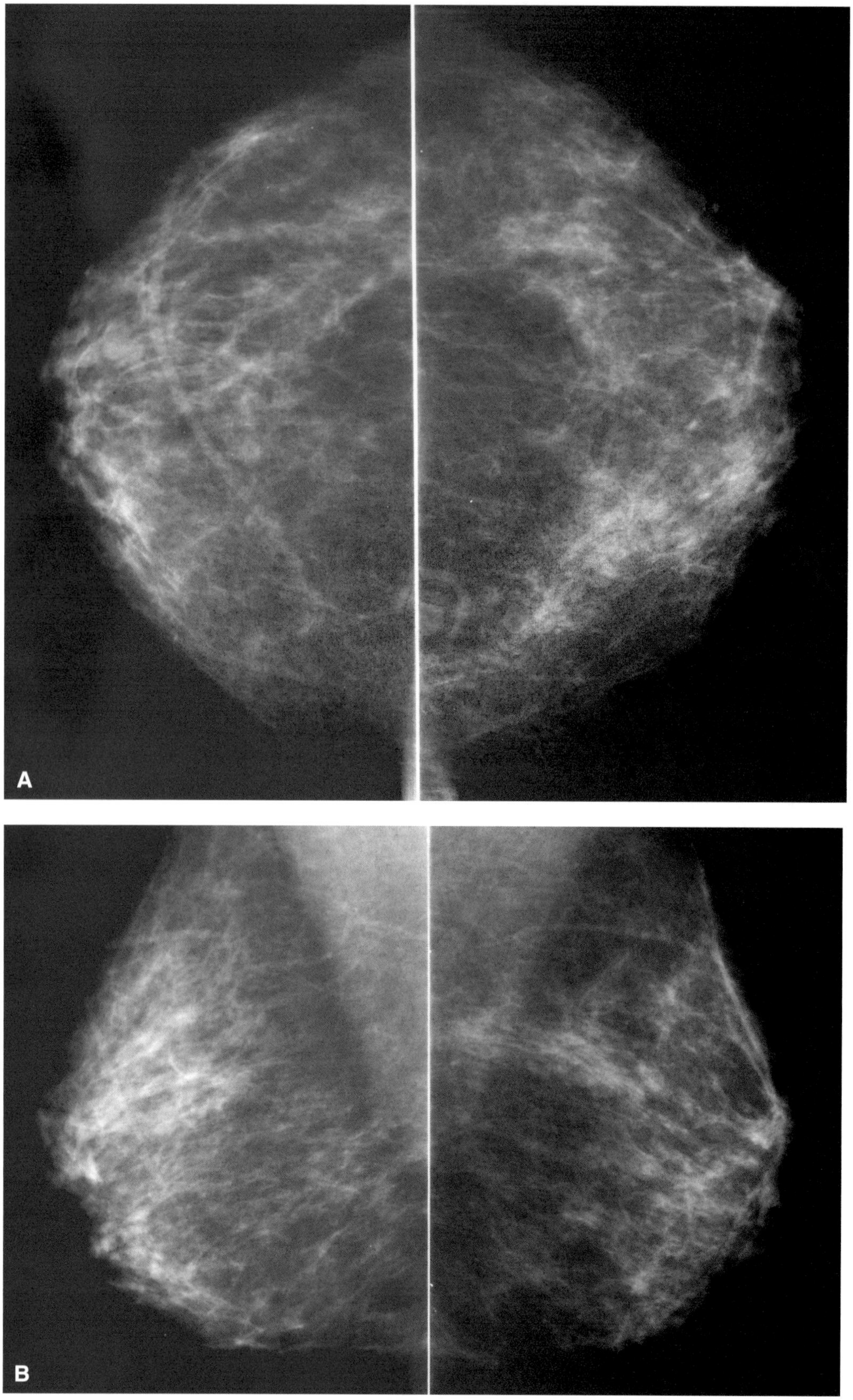


**Figura 2.29.** Mamografia de mulher de 54 anos de idade. Incidências CC **(A)** e MLO **(B)**.

## O que você acha? Você vê uma potencial lesão?

Reveja as imagens sistematicamente. Você vê uma massa em potencial? Divida as incidências CC e MLO em terços para concentrar a sua atenção conforme você compara o seio esquerdo com o direito. Alguma coisa chama a sua atenção anterolateralmente no seio esquerdo? Com quanta certeza você pode dizer que isto é normal ou anormal? Como você ordenaria o relatório? Por que não obter informações adicionais comparando o estudo atual com os filmes anteriores e, dependendo do que a comparação mostrar, obter incidências de compressão seletiva, exame físico correlativo e US? Dependendo do que for encontrado no exame, uma biópsia pode ser indicada.

Categoria 0 no BI-RADS®: necessita de avaliação adicional por imagem.

## Qual é o objetivo quando se vê e interpreta uma mamografia? Por que dar tanta ênfase às avaliações adicionais por imagem?

Nos estudos de exame das mamas, nosso objetivo é detectar *potenciais* anormalidades. Não fazemos nenhum esforço para caracterizar lesões potenciais ou verdadeiras nos estudos de exame das mamas. As avaliações adicionais aumentam nossa confiança quanto às recomendações apropriadas e frequentemente apontam para o diagnóstico adequado. Elas também nos oferecem a oportunidade de estabelecer uma conexão com nossos pacientes e exames completos, incluindo biópsias dirigidas por imagem, quando indicadas. Relatórios definitivos e diretivos são gerados. Consequentemente, as únicas categorias de avaliação no BI-RADS® que utilizamos em nossos estudos de exame das mamas são a 1: negativa; a 2: achado(s) benigno(s); e a 0: necessita de avaliação adicional por imagem ou de mamografias anteriores para comparação.

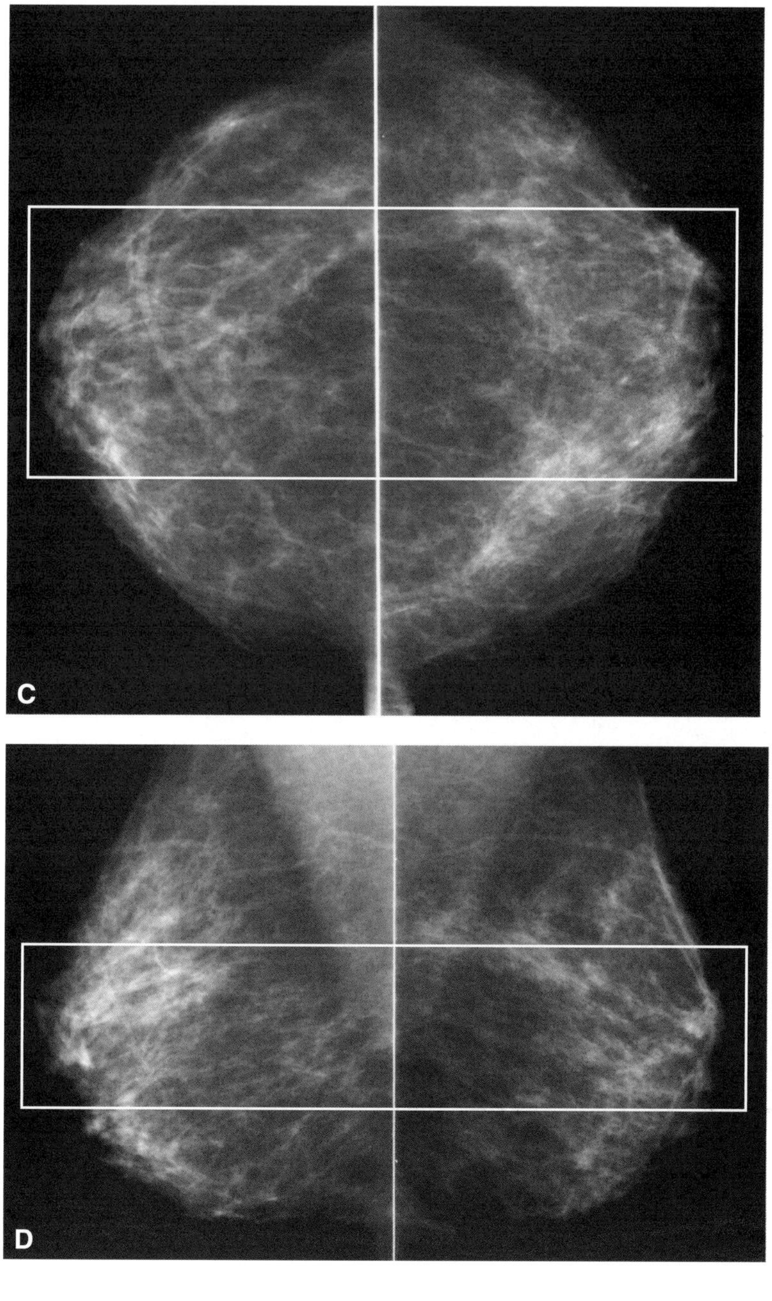


**Figura 2.29.** *(Continuação)* CC **(C)** e MLO **(D)** focalizando o aspecto medial dos seios. *(Continua.)*

## Você vê uma possível massa na área subareolar esquerda?

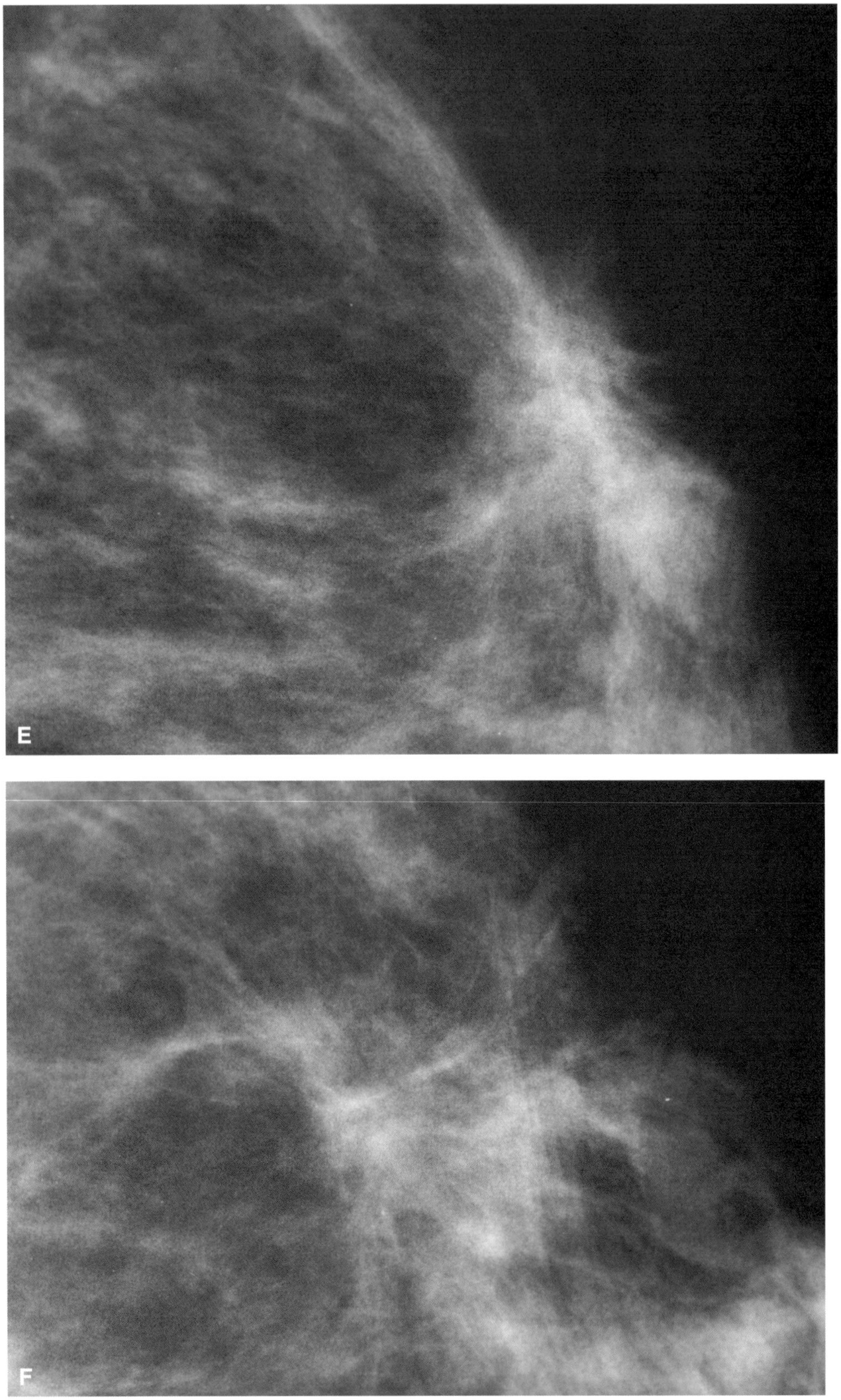

Figura 2.29. *(Continuação)* Incidências de compressão seletiva CC **(E)** e MLO **(F)**.

**As incidências de compressão seletiva o ajudam? Agora, com quanta certeza você pode afirmar que há uma anormalidade significativa no seio esquerdo?**

Uma massa irregular, espiculada e com 2 cm é confirmada na incidência da compressão seletiva. A US demonstra uma massa hipoecoica, com sombreamento intenso e orientação vertical (isto é, não paralela ou mais alta que larga) e espiculação. Se não há histórico de cirurgia, trauma significativo ou mastite neste local, este achado necessita de uma biópsia, que pode ser facilmente executada no momento da avaliação diagnóstica utilizando-se o ultrassom como guia. As informações fornecidas pelas incidências adicionais são críticas para que possamos fazer recomendações com segurança e ordenar um relatório sucinto, definitivo e direto (resumidamente, uma massa espiculada, irregular e com 2 cm foi confirmada na posição de 2 horas no seio esquerdo a 1 cm do mamilo. Uma biópsia é indicada. Uma biópsia guiada por imagem é feita e relatada separadamente).

Categoria 4 no BI-RADS®: anormalidade suspeita; uma biópsia é indicada. Uma biópsia de agulha grossa dirigida por ultrassom é feita no momento da avaliação diagnóstica. Um carcinoma mamário invasivo, podendo ser ductal invasivo com características lobulares ou um carcinoma lobular invasivo, é descrito nas amostras percutâneas. Um carcinoma lobular invasivo com 2,3 cm é descrito histologicamente seguido da nodulectomia. O linfonodo sentinela é normal [pT2, pN0(sn)(i-), pMX; estádio IIA].

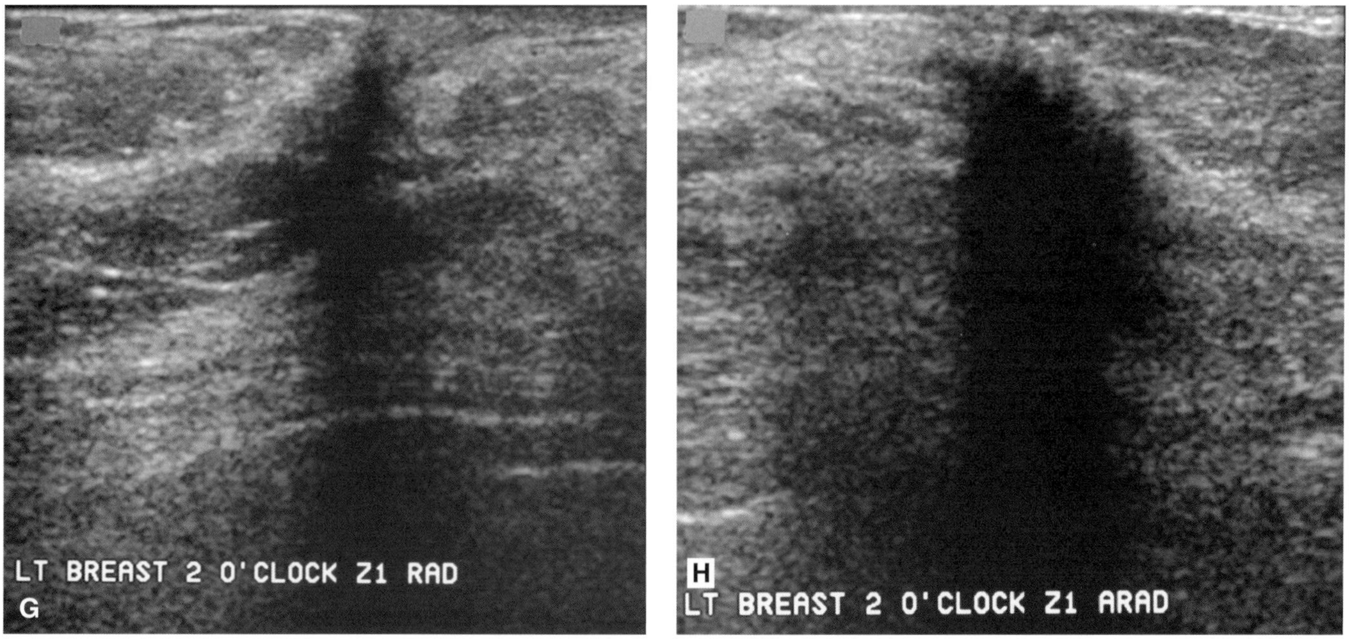


**Figura 2.29.** *(Continuação)* Imagens de US nas projeções RAD **(G)** e ARAD **(H)**, seio esquerdo na posição de 2 horas, anteriormente (Z1).

## PACIENTE 27

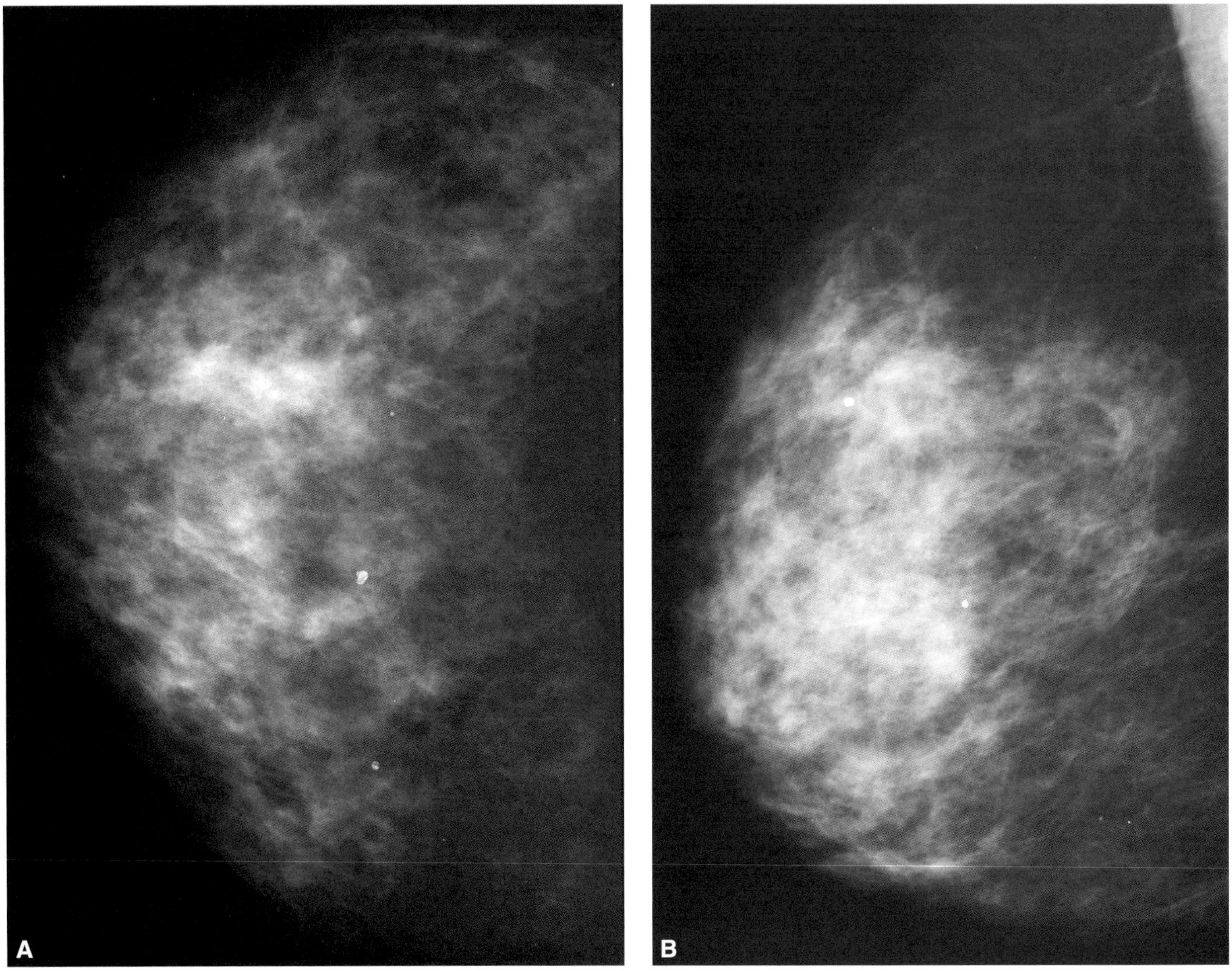

Figura 2.30. Mamografia de mulher de 62 anos de idade. Incidências CC (A) e MLO (B).

### Alguma observação?
### Você acha que incidências adicionais são indicadas?

Ao revisar esta mamografia, considere a interface adiposa-glandular e o tecido medial. Linhas retas podem ser vistas propagando-se para fora de uma área de densidade no quadrante superior interno do seio direito. Se não houver histórico de cirurgia neste local, uma avaliação adicional é indicada.

Categoria 0 no BI-RADS®: necessita de avaliação adicional por imagem.

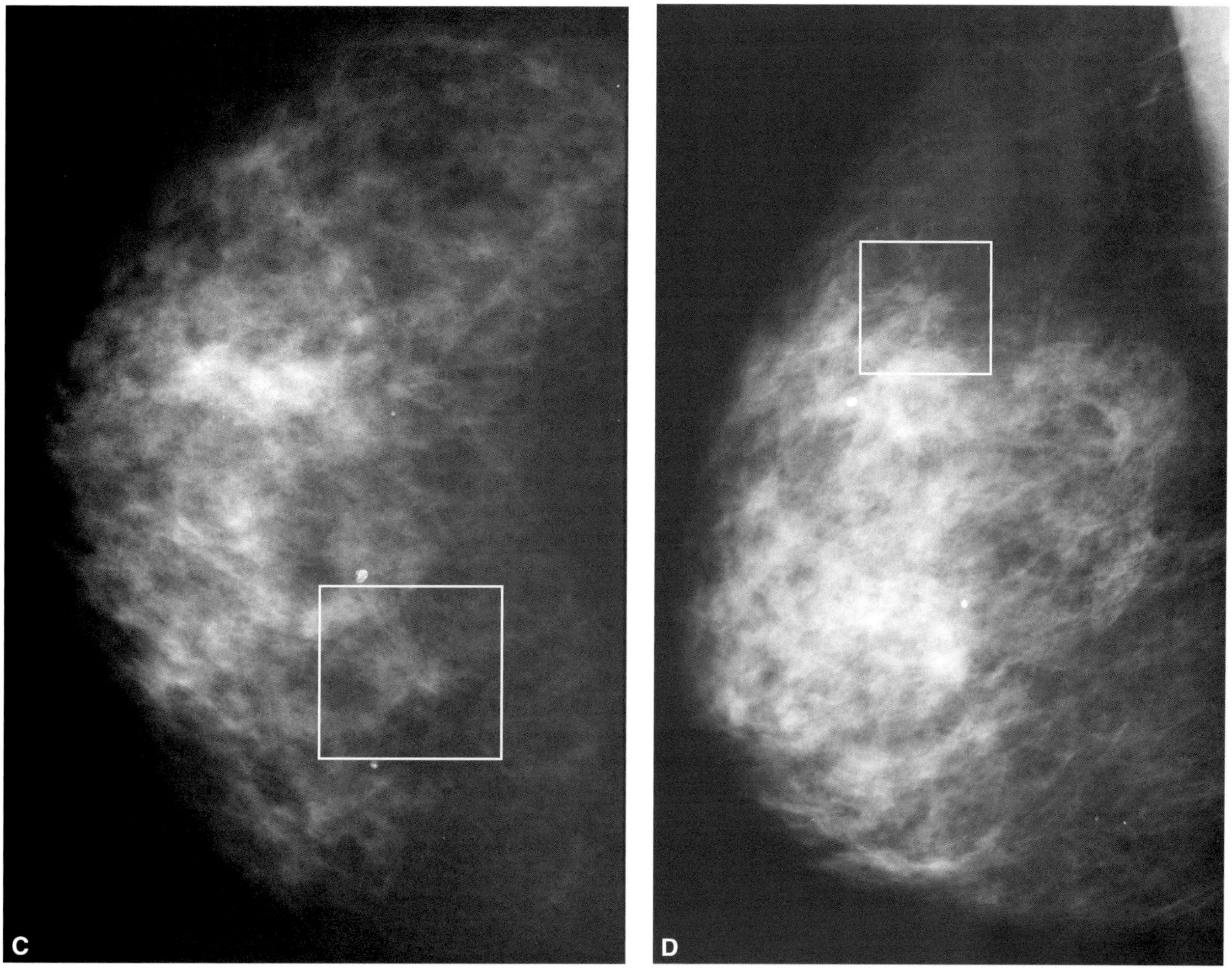


**Figura 2.30.** *(Continuação)* Incidências CC **(C)** e MLO **(D)**, seio direito. A lesão em potencial está dentro da caixa. *(Continua.)*

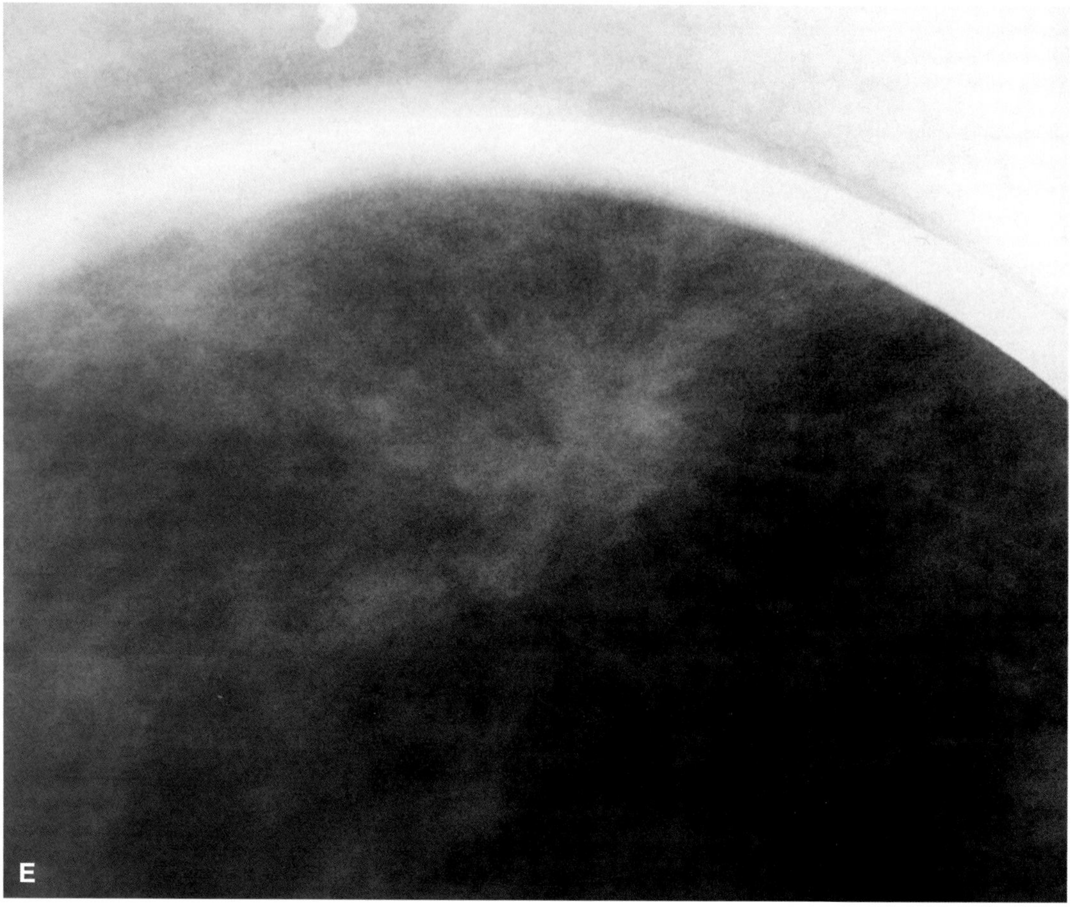


**Figura 2.30.** *(Continuação)* Incidência de compressão seletiva **(E)**, projeção CC direita.

## O que você acha agora?

Uma massa espiculada é confirmada com a incidência de compressão seletiva. Com base nos achados mamográficos, uma biópsia é indicada.

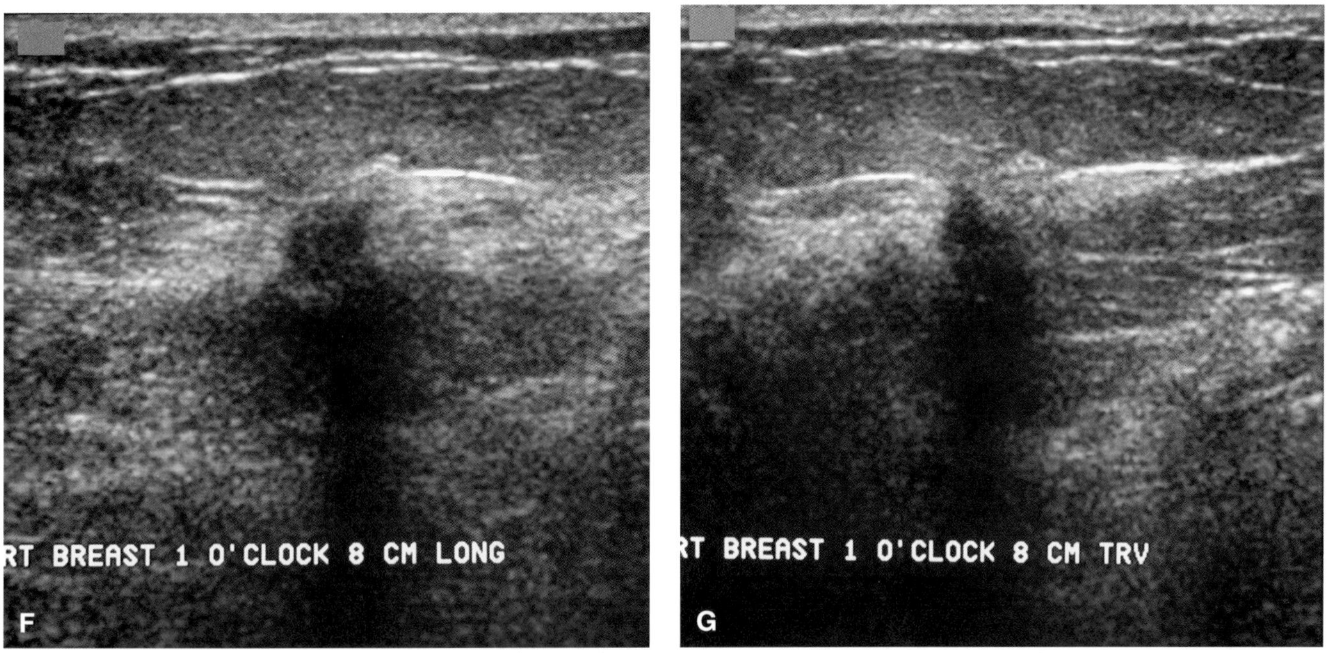


**Figura 2.30.** *(Continuação)* Imagens de US nos cortes longitudinal (LON) **(F)** e transversal (TRS) **(G)**, seio direito.

## Como você descreveria os achados da ultrassonografia?

Uma massa irregular com 1,5 cm, com margens indistintas e angulares, com sombra acústica posterior e ruptura associada dos planos normais do tecido (distorção) aparece na imagem na posição de 1 hora, a 8 cm do mamilo direito, correspondendo à área de interesse mamográfico.

Categoria 4 no BI-RADS®: anormalidade suspeita; uma biópsia deve ser considerada. Um carcinoma ductal invasivo é descrito histologicamente seguido pela biópsia de agulha grossa dirigida por ultrassom. Um carcinoma ductal invasivo com 2 cm, grau I, é descrito na amostra de nodulectomia. Doença metastática foi diagnosticada em um dos cinco linfonodos axilares excisados [pT1c, pN1, pMX; estádio IIA].

## Qual é a incidência relatada de metástase linfonodal axilar em pacientes com tumores T1? Que fatores têm sido sugeridos como preditores para o envolvimento linfonodal?

A incidência reportada de metástase nodal axilar em pacientes com tumores T1 (tumores com 2 cm ou menores) varia de 6 a 36%. Os preditores de metástase para linfonodo axilar em pacientes com tumores T1 incluem o tamanho do tumor, o envolvimento do espaço linfovascular e o grau histológico da lesão (p. ex., em um relatório, 26,7% dos pacientes com tumores T1c, grau I, têm doença metastática na axila, em comparação com 35,7% dos pacientes com tumores T1c, grau III).

## PACIENTE 28

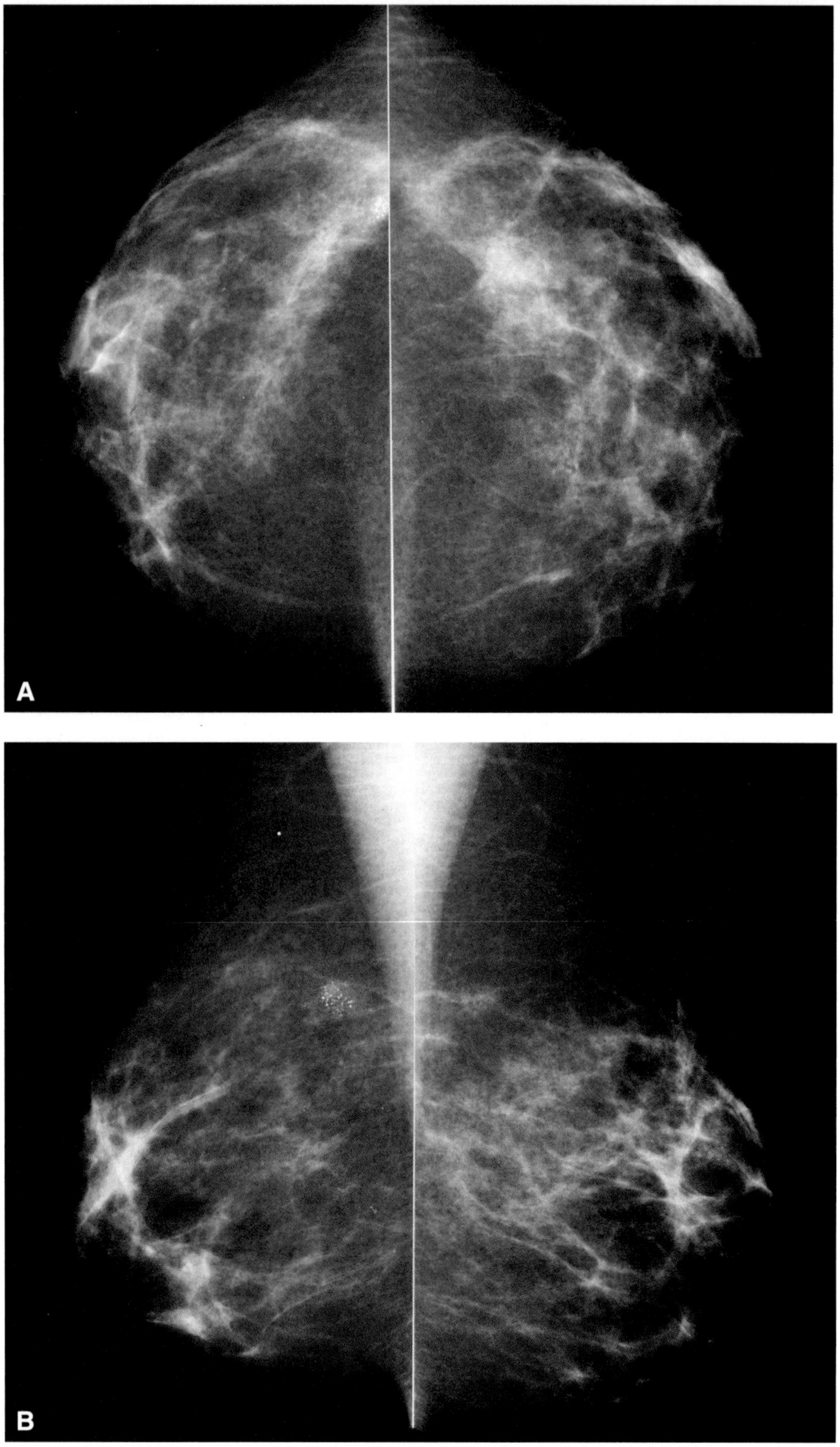

**Figura 2.31.** Mamografia de mulher de 45 anos de idade. Incidências CC **(A)** e MLO **(B)**.

### Existe algum achado no seio direito? Existe algum achado no seio esquerdo? O que você recomendaria em seguida?

Um agrupamento de calcificações está presente no seio direito. O agrupamento aparece melhor na imagem da incidência MLO; é parcialmente visualizado na incidência CC direita. Nenhuma anormalidade é avaliada no seio esquerdo. Avaliação adicional com incidência com magnificação é indicada no seio direito.

Categoria 0 no BI-RADS®: necessita de avaliação adicional por imagem.

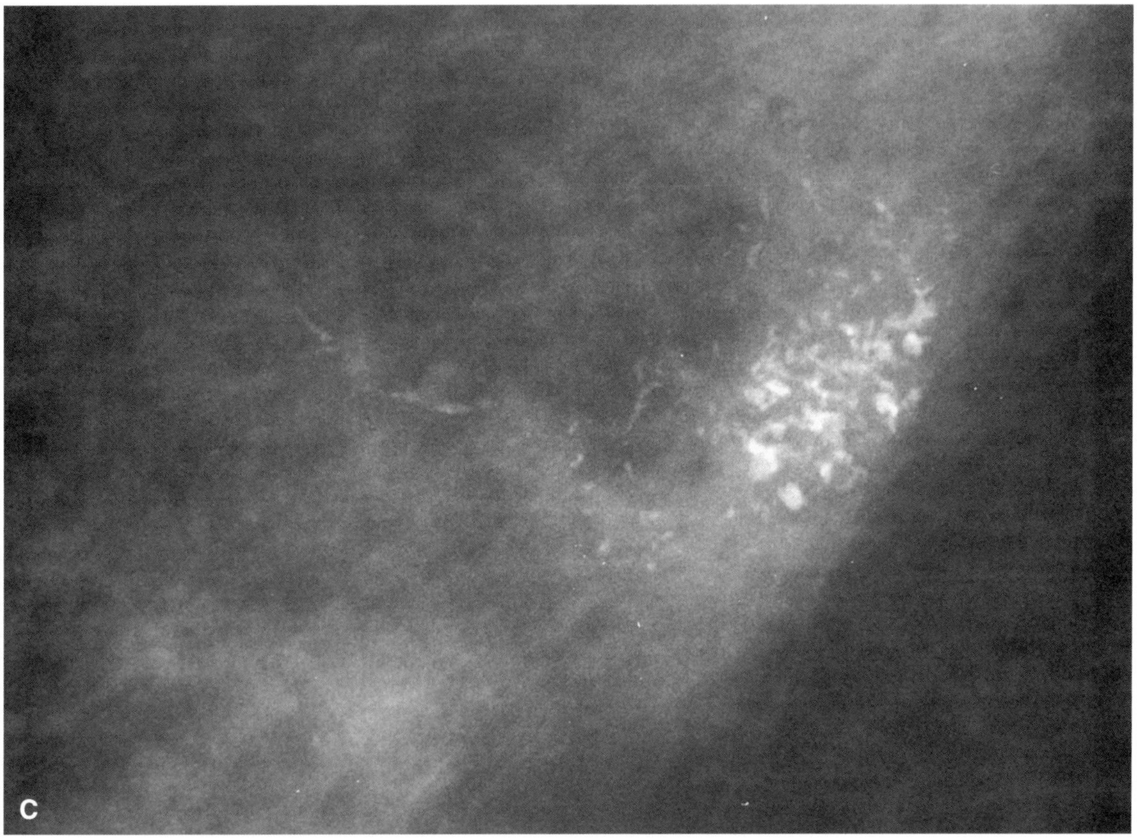


**Figura 2.31.** *(Continuação)* Incidência com compressão seletiva e magnificação, projeção CC XCCL **(C)**. *(Continua.)*

Um agrupamento de calcificações pleomorfas com densidade variável aparece na imagem da incidência CC XCCL com magnificação, mostrada aqui. Algumas das calcificações são lineares e algumas demonstram orientação linear. É provável que isso represente um carcinoma ductal *in situ* com necrose central.

Categoria 5 no BI-RADS®: altamente sugestiva de malignidade; ação apropriada deve ser tomada.

A ação apropriada é executada na forma de biópsia guiada estereotaxicamente. Um carcinoma ductal de alto grau nuclear com necrose central é diagnosticado seguido pela biópsia de agulha grossa. Como acontece com todas as nossas pacientes diagnosticadas com câncer de mama, é feita uma RM para avaliar a presença de doença multifocal ou multicêntrica no seio ipsolateral e para avaliar o seio contralateral.

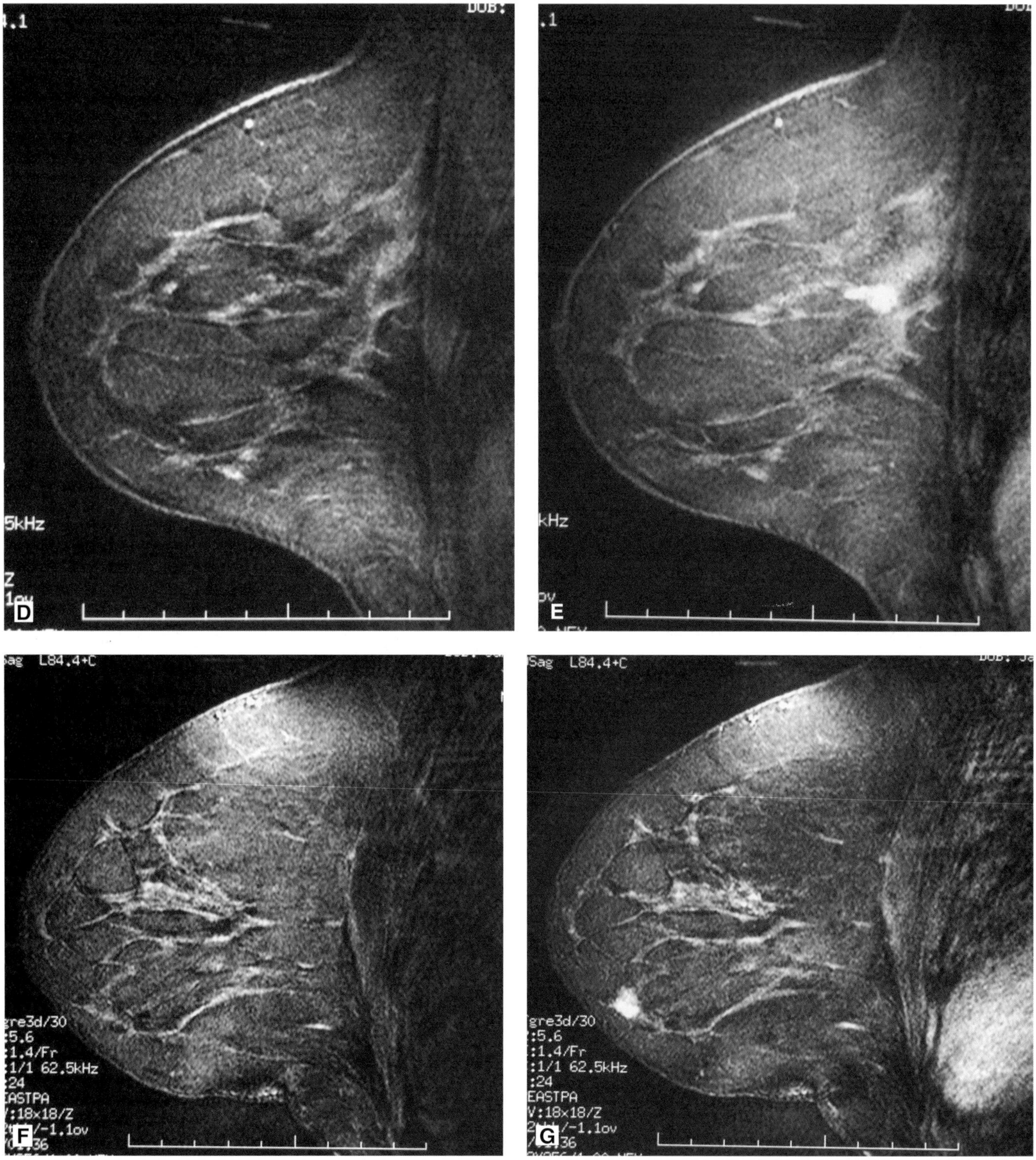


**Figura 2.31.** *(Continuação)* Imagem sagital ponderada em T1 **(D)**, seio direito, pré-contraste, imagem sagital ponderada em T1 **(E)**, seio direito, 1 minuto após bolo intravenoso de gadolínio, mesmo posicionamento mostrado em **(D)**. Imagem sagital ponderada em T1 **(F)**, seio esquerdo pré-contraste e imagem ponderada em T1 **(G)**, seio esquerdo, 1 minuto após bolo intravenoso de gadolínio, mesmo posicionamento mostrado em **(F)**.

## Como você descreveria os achados da imagem?

Um realce focal é notado posteriormente no seio direito, correspondendo à área do carcinoma ductal *in situ* detectado mamograficamente. Cineticamente o contraste lavado rapidamente, consistente com o processo maligno. Inesperadamente, uma massa caracterizada por lavagem rápida do contraste aparece na imagem do seio esquerdo. A paciente é chamada de volta, seguida pela RM para a avaliação por ultrassom do seio esquerdo. Com base nas imagens RM (espessamento e relação da lesão com o mamilo), a localização esperada da lesão pode ser aproximada antes da US.

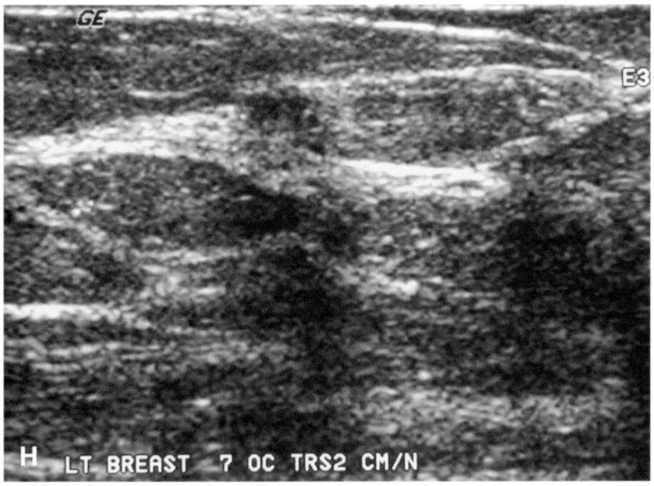


**Figura 2.31.** *(Continuação)* Imagem de US **(H)**, quadrante inferior interno, seio esquerdo.

## O que você acha? Quais são as suas recomendações?

Uma massa irregular com 1 cm e margens indistintas é identificada na posição de 7 horas, a 2 cm do mamilo esquerdo.

Categoria 4 no BI-RADS®: anormalidade suspeita; uma biópsia deve ser considerada.

Um carcinoma mamário invasivo é diagnosticado seguido pela biópsia de agulha grossa dirigida por ultrassom.

Um carcinoma ductal *in situ* de alto grau nuclear, associado a necrose e calcificações medindo 2 cm, é confirmado seguido pela nodulectomia à direita. Três linfonodos sentinela excisados são normais [pTis (DCIS), pN0(sn)(i-), pMX; estádio 0]. Um carcinoma ductal invasivo de grau I e com 1 cm é confirmado seguido pela nodulectomia à esquerda. Dois linfonodos sentinela excisados são normais [pT1b, pN0(sn)(i-), pMX; estádio I].

## Qual é a potencial função da imagem de ressonância magnética em pacientes diagnosticadas com câncer de mama?

A utilização rotineira de imagem de RM pré-operatoriamente em pacientes com diagnóstico conhecido de câncer de mama é útil para caracterizar a extensão da doença e direcionar o tratamento cirúrgico apropriado em algumas pacientes. Mulheres com lesões multicêntricas com confirmação de serem doenças intraductais ou invasivas podem ser tratadas apropriadamente com mastectomia, e aquelas com doenças mais extensivas ou multifocais podem necessitar de uma excisão maior que a inicialmente planejada. Procedimentos bilaterais são indicados em 5 a 6% das mulheres identificadas com câncer contralateral sincrônico.

Para pacientes com lesões detectadas por RM, a localização da lesão é aproximada com base na RM e é feito um ultrassom direcionado. Se a lesão for identificada, uma biópsia guiada por ultrassom pode ser feita; uma biópsia guiada por RM e a colocação de grampo ou fio-guia de localização podem ser indicadas.

## PACIENTE 29

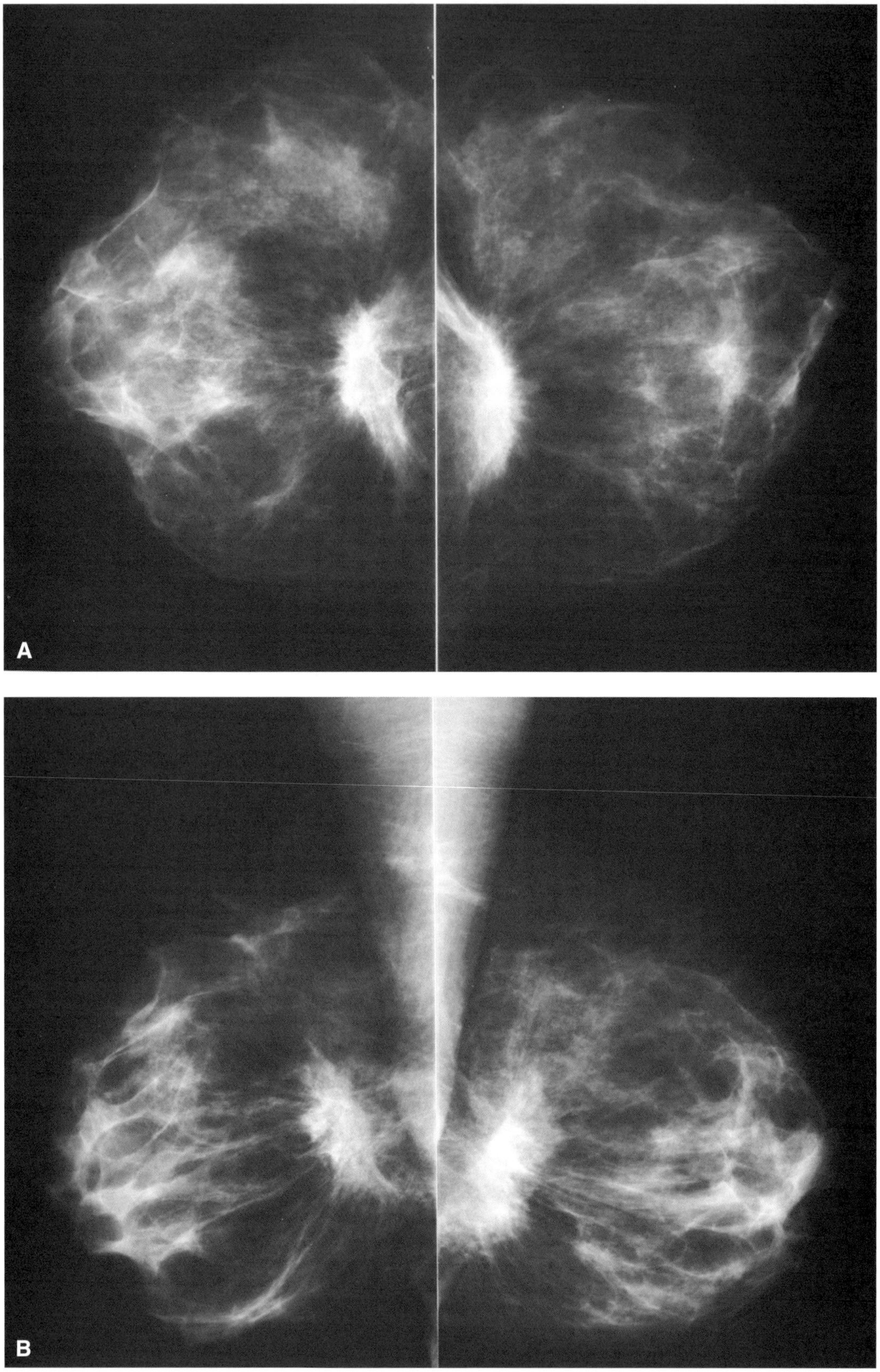


**Figura 2.32.** Mamografia de mulher de 43 anos de idade. Incidências CC **(A)** e MLO **(B)**.

## O que você acha?

Massas bilaterais, simétricas e espiculadas estão presentes com distorção associada. O que poderia gerar um achado simétrico, quase idêntico, nesta localização? Que pergunta específica você faria à paciente?

## Que tal perguntar se ela possuía implantes e eles foram retirados?

Sim, ela possuía implantes e eles foram retirados. Mamograficamente, os achados resultantes da remoção dos implantes são variáveis. Em algumas mulheres, coleções de fluidos podem-se desenvolver no local dos implantes; em outras, porções da cápsula podem ser vistas como densidades curvilíneas no aspecto central dos seios posteriormente. Calcificações densas (distróficas) podem ocorrer. Raramente, massas espiculadas, provavelmente refletindo necrose gordurosa, podem estar presentes (como nesta mulher). Alternativamente, a mamografia pode ser normal após a remoção do implante.

Categoria 1 no BI-RADS®: negativa. Categoria 2 no BI-RADS®: achado benigno é utilizado caso as observações sejam descritas no relatório. Recomenda-se um estudo mamográfico anual.

## PACIENTE 30

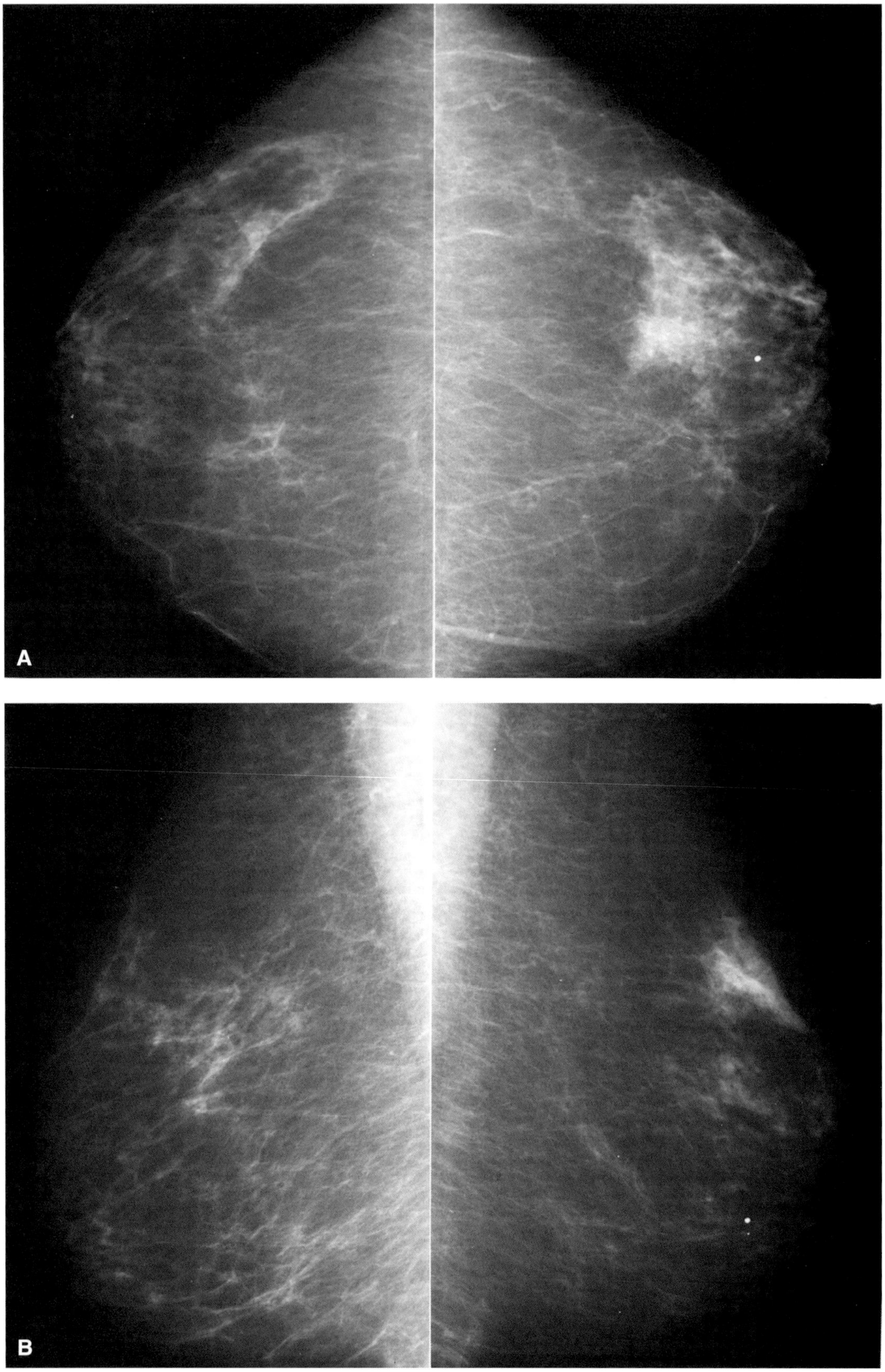


**Figura 2.33.** Mamografia de mulher de 65 anos de idade. Incidências CC **(A)** e MLO **(B)**.

## O que você acha? Quais informações adicionais você gostaria de obter?

Uma área focal de assimetria parenquimatosa está presente no aspecto central superior do seio esquerdo. Está a mesma distância aproximada do mamilo nas duas projeções; entretanto, parece mais espalhada na incidência CC. Na incidência CC, esta área carece de margens convexas que são associadas à maioria das massas e há gordura espalhada no tecido glandular. Na maioria das pacientes, a assimetria parenquimatosa focal é uma variante normal.

Um bom histórico é importante. A paciente passou por alguma cirurgia no seio (p. ex., uma área comparável de tecido excisado do seio direito) ou este achado reflete uma necrose gordurosa pós-cirúrgica neste local no seio esquerdo? Existe algum histórico de trauma neste local (p. ex., hematoma)? Uso de estrogênio? Presumidamente, se a paciente apresenta qualquer hipersensibilidade focal, eritema, cova na pele ou descoloração limitada a este local, ela deve ser agendada para uma avaliação diagnóstica ou seu técnico teria indicado isso no seu histórico.

## O que mais seria útil?

A comparação com estudos anteriores é crítica. Se a área de assimetria parenquimatosa focal representar uma alteração ou se nenhum estudo anterior estiver disponível para comparação, incidências de compressão seletiva e US com exame físico relacionado serão realizadas para excluir a possível malignidade. Se um tecido normal aparece na imagem da incidência de compressão seletiva e da US, e não há anormalidade palpável correspondente no exame físico, mais nenhuma intervenção é recomendada. A RM também pode oferecer informações úteis, principalmente em pacientes de alto risco com nenhuma massa definida palpável, mas com espessamento ou persistentes preocupações percebidas durante o exame físico do local de assimetria. Caso as preocupações permaneçam após a avaliação diagnóstica, uma biópsia guiada por imagem pode ser empreendida. Fibrose ou PASH com freqüência são diagnosticadas em biópsias percutâneas feitas nessas áreas.

## Qual é o diagnóstico diferencial?

Considerações diferenciais incluem variante normal, efeitos da TRH, assimetria secundária devida à excisão cirúrgica prévia do tecido correspondente no seio direito, fibrose focal, PASH, alterações pós-cirúrgicas ou traumáticas (hematoma em desenvolvimento; necrose gordurosa), mastite, fibroadenolipoma (hamartoma), carcinoma ductal invasivo não especificado de outra maneira, carcinoma lobular invasivo e linfoma.

Esta área está inalterada em comparação com os estudos prévios (não exibidos).

Categoria 1 no BI-RADS®: negativa. Recomenda-se um estudo mamográfico anual.

## PACIENTE 31

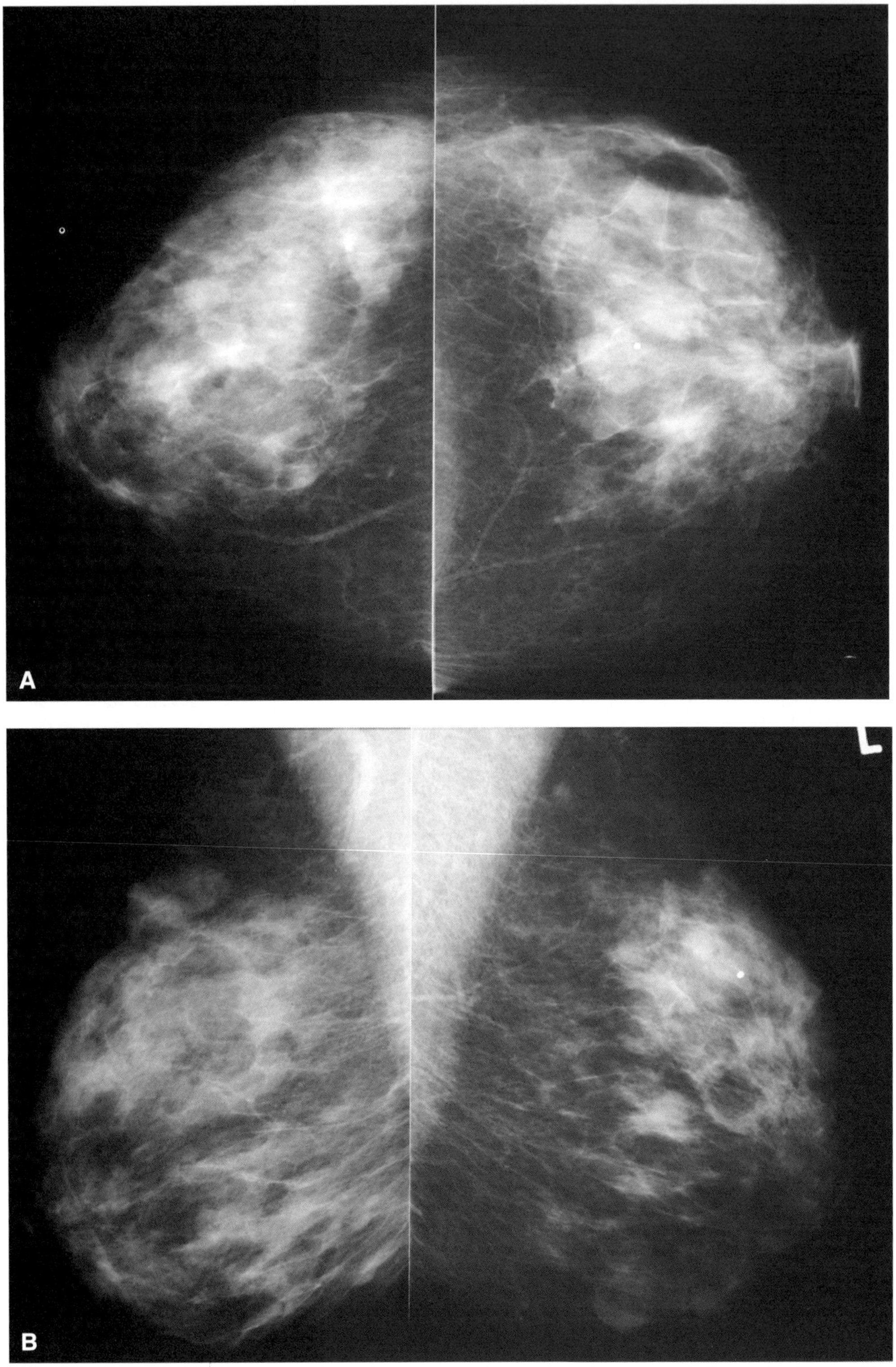

**Figura 2.34.** Mamografia de mulher de 74 anos de idade. Incidências CC **(A)** e MLO **(B)** marcador metálico na lesão da pele.

### O que você acha?

Nesta paciente, a potencial anormalidade pode não ser facilmente aparente. Nessas situações, é importante rever os filmes sistematicamente, procurando por massas, calcificações, distorção ou assimetria. Avalie localizações específicas, incluindo quadrantes mediais na incidência CC, interface adiposa-glandular, a tira adiposa de tecido entre o músculo peitoral e o tecido glandular na incidência MLO, o cone superior de tecido na incidência MLO e as áreas subareolares. Você precisa focar com cuidado: diferentemente da maioria das massas e calcificações, a percepção de distorções é difícil e requer atenção especial.

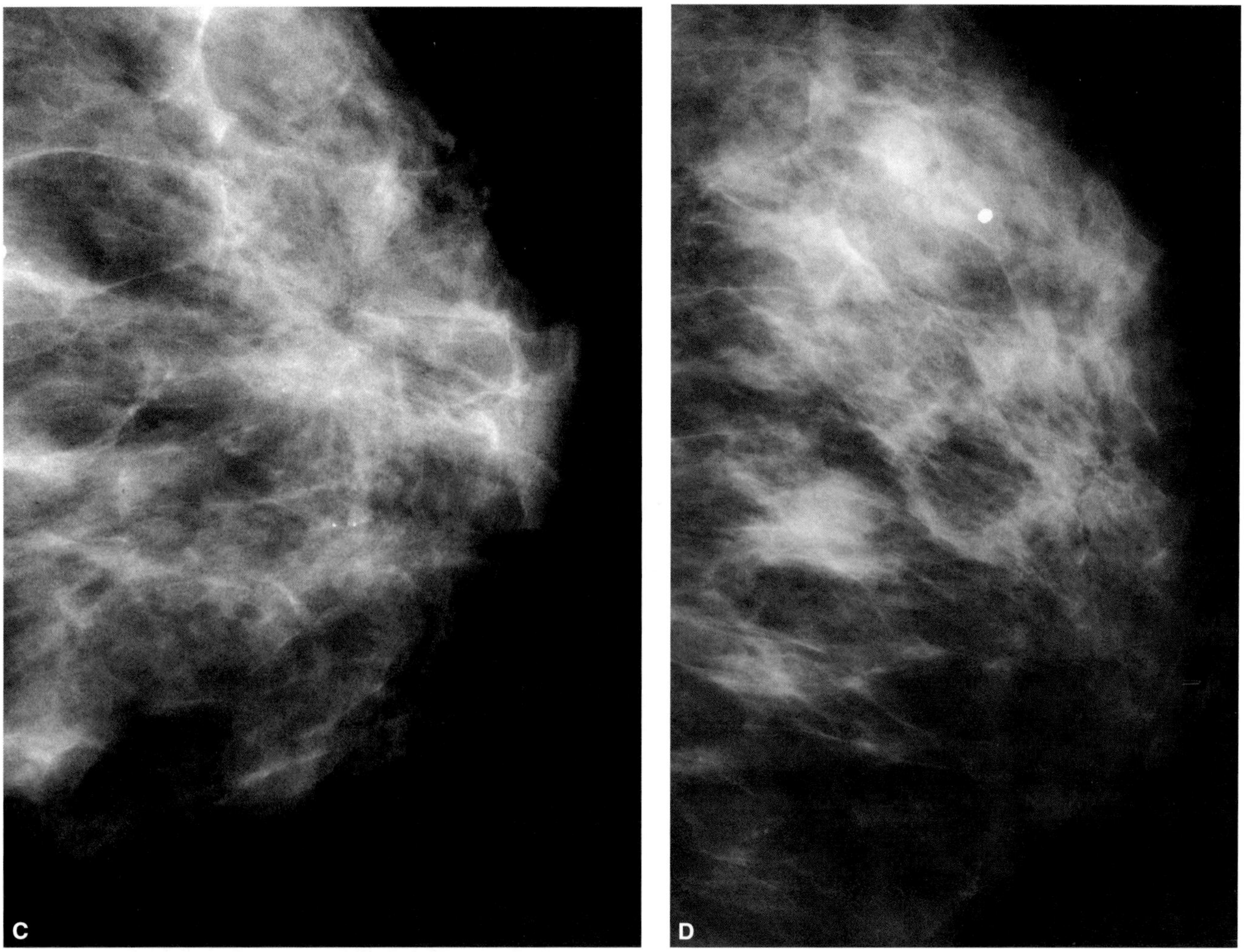

**Figura 2.34.** *(Continuação)* Incidências CC **(C)** e MLO **(D)**, do aspecto anterior do seio esquerdo, em visão ampliada. *(Continua.)*

Concentre sua atenção anteriormente. Procure por linhas retas e por uma ruptura total da estrutura do tecido. Em algumas pacientes, você pode ver algo parecido com pequenos lóculos de aglomerados adiposos no aspecto central das distorções, bem como ao longo da trabécula esticada. Conforme você concentra sua busca na área subareolar, você vê a distorção?

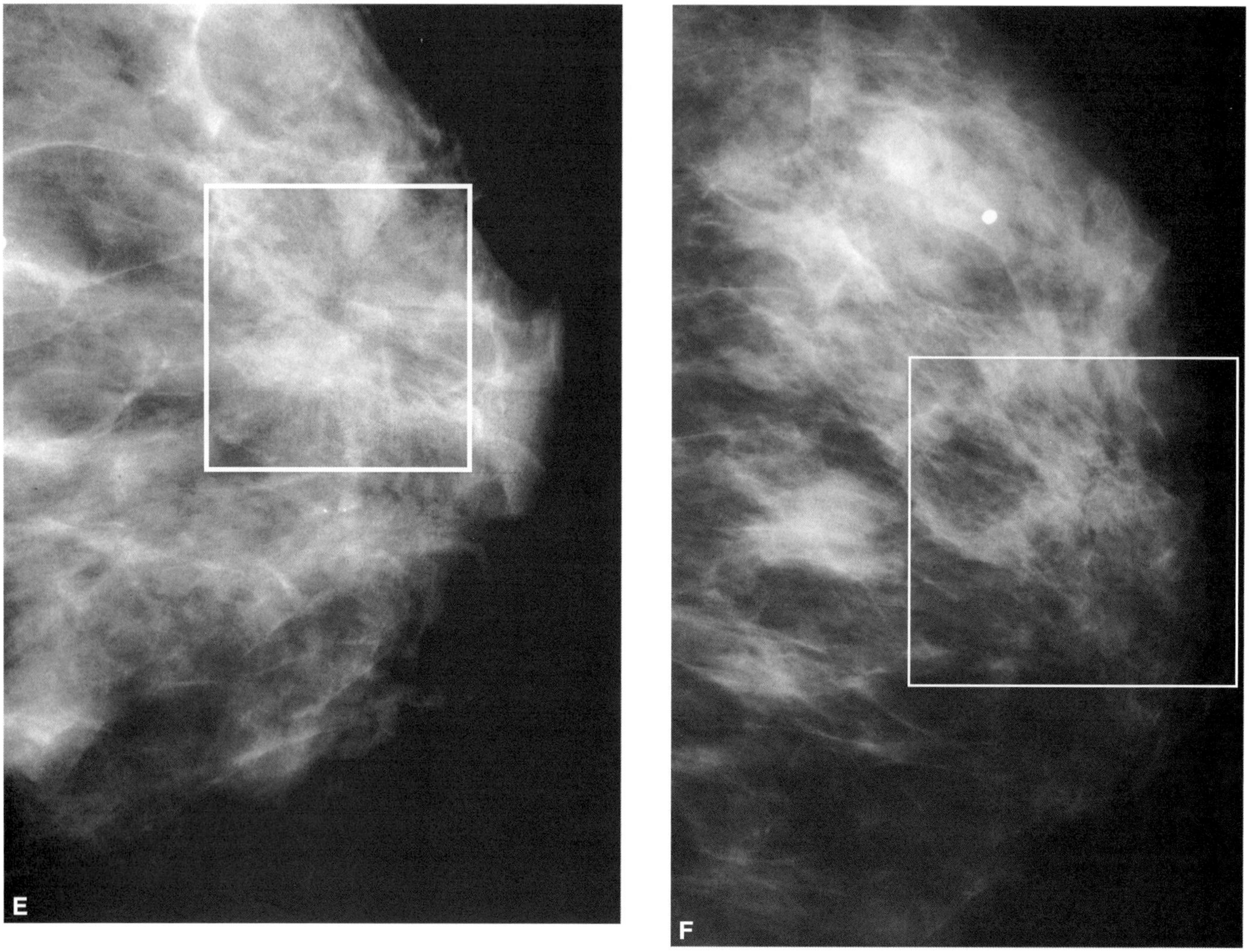


**Figura 2.34.** *(Continuação)* Incidências CC **(E)** e MLO **(F)** do aspecto anterior do seio esquerdo com visão ampliada; a área de distorção está delimitada pela caixa.

## Como você pode aumentar sua habilidade para perceber distorções?

Uma maneira de aprimorar sua percepção de distorção é avaliar as mamografias de mulheres que tiveram cirurgias e biópsias prévias. Apesar de em muitas dessas mulheres nenhuma anormalidade ser aparente, em um pequeno número uma distorção sutil pode ser vista no local da biópsia; procurar por essa distorção ajudará a melhorar sua habilidade para perceber distorções sutis. Filmes anteriores e histórico de biópsia prévia no seio ou trauma devem ser obtidos. Caso a paciente não tenha feito uma biópsia prévia no seio ou não tenha tido um trauma significativo na área subareolar esquerda e este achado represente uma alteração de intervalo, uma avaliação adicional é indicada.

Categoria 0 no BI-RADS®: necessita de avaliação adicional por imagem.

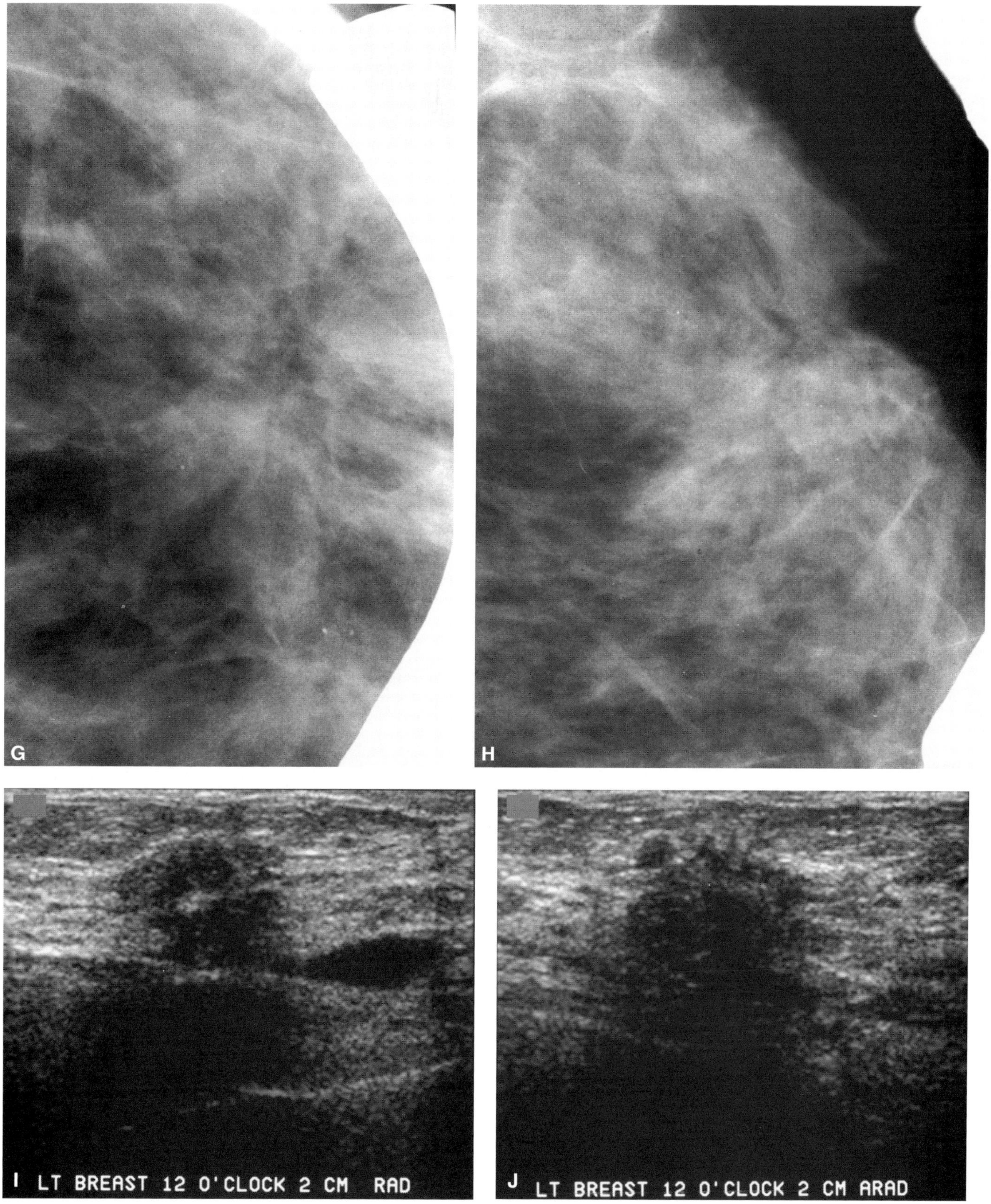


**Figura 2.34.** *(Continuação)* Incidências com compressão seletiva CC **(G)** e MLO **(H)**, seio esquerdo. Imagens de US nos cortes RAD **(I)** e ARAD **(J)**, seio esquerdo, correspondendo ao local de interesse mamográfico.

## A incidência de compressão seletiva ajuda? Como você descreveria os achados da imagem?

Uma distorção é confirmada na incidência de compressão seletiva. Uma massa irregular, orientada verticalmente, hipoecóica, com 2 cm, com margens indistintas, angulares e microlobuladas e sombreamento associado aparece na imagem na posição de 12 horas, a 2 cm do mamilo esquerdo.

Categoria 4 no BI-RADS®: anormalidade suspeita; uma biópsia deve ser considerada.

Um carcinoma lobular invasivo é relatado nas amostras percutâneas. Um carcinoma ductal invasivo de grau I, com 2,2 cm e características lobulares proeminentes é descrito na amostra da nodulectomia. Três linfonodos sentinela excisados são normais [pT2, pN0(sn)(i-), p MX; estádio IIA].

## PACIENTE 32

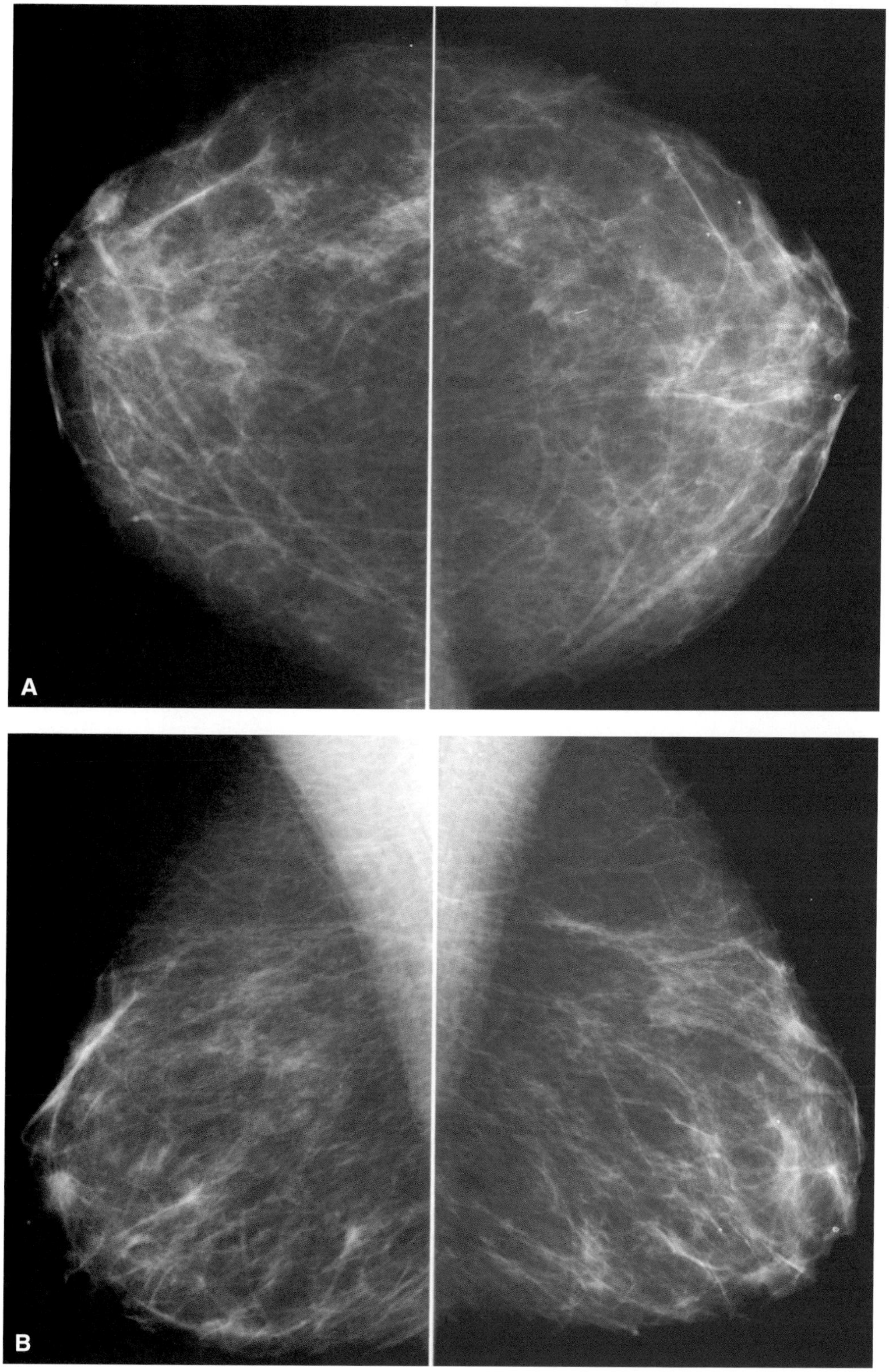

**Figura 2.35.** Mamografia de mulher de 55 anos de idade. Incidências CC **(A)** e MLO **(B)**. *(Continua.)*

### Alguma observação?

Uma massa está presente na área subareolar direita. Se estudos anteriores estiverem disponíveis, uma comparação será útil. Se este achado for novo, uma avaliação adicional é indicada. Se este achado for estável, estiver diminuindo de tamanho ou tiver sido avaliado anteriormente, a avaliação adicional não é indicada.

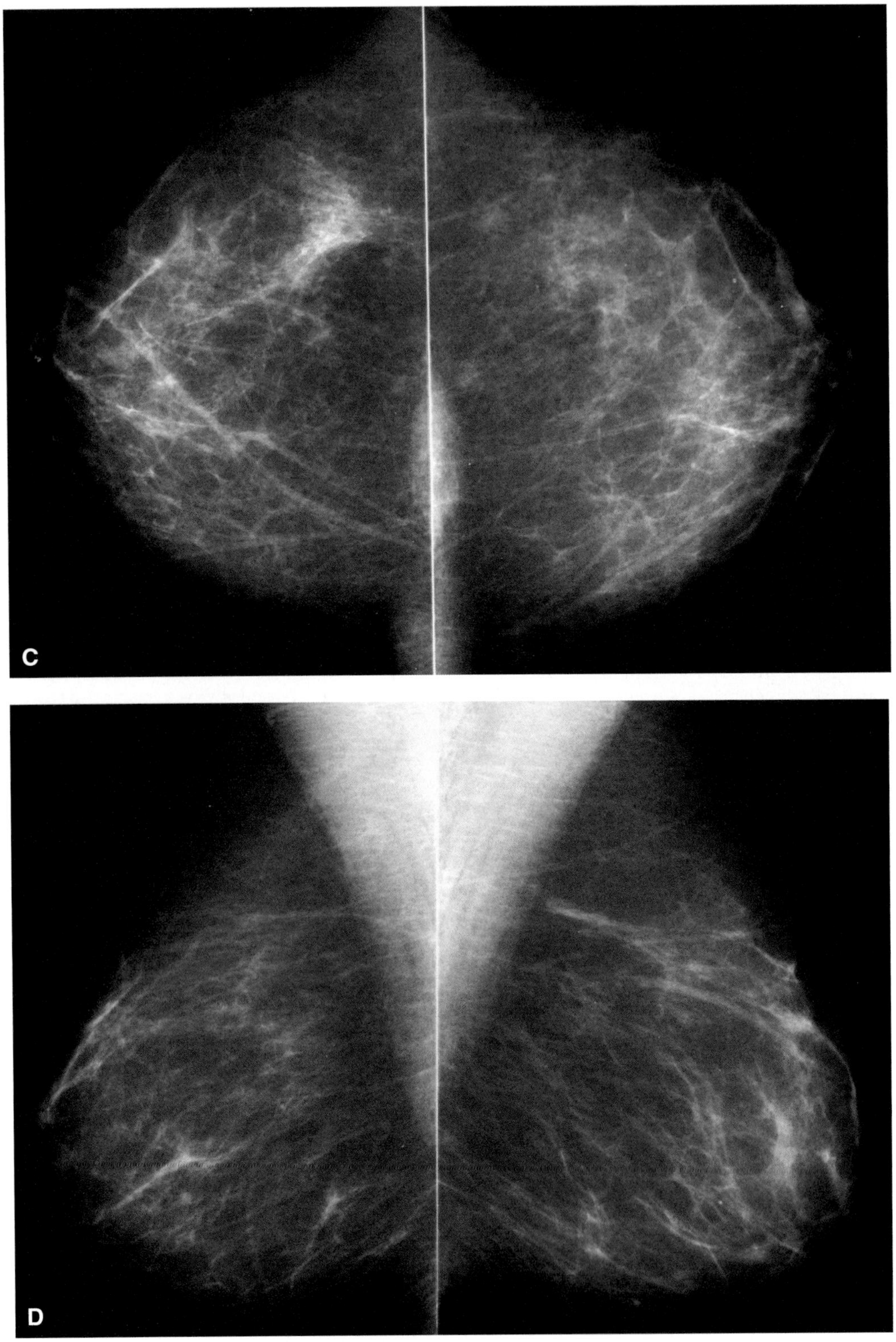


**Figura 2.35.** *(Continuação)* Incidência CC **(C)** e MLO **(D)**, 16 meses antes de **(A)** e **(B)**.

## O que você acha? A que categoria de avaliação no BI-RADS® você atribuiria?

O achado no seio direito representa uma alteração. Avaliação adicional com incidência de compressão seletiva e US é recomendada.

Categoria 0 no BI-RADS®: necessita de avaliação adicional por imagem.

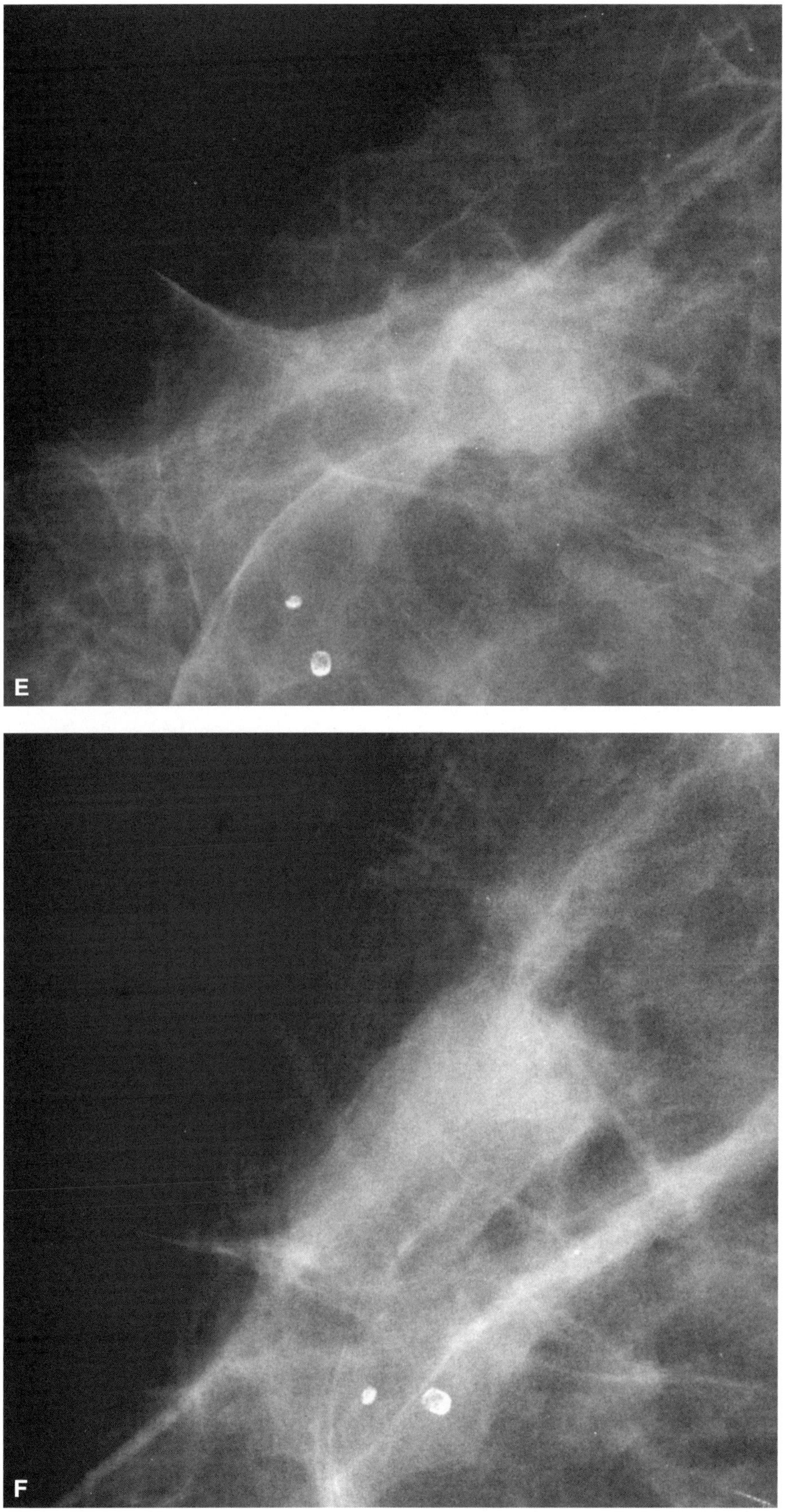


**Figura 2.35.** *(Continuação)* Incidências com compressão seletiva CC **(E)** e MLO **(F)**, seio direito. *(Continua.)*

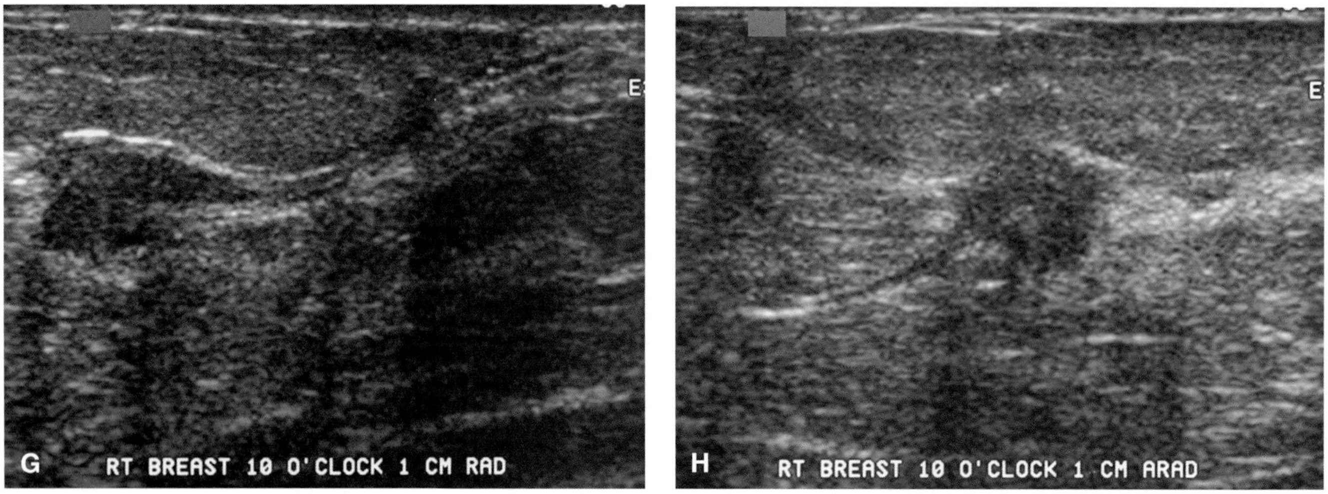


**Figura 2.35.** *(Continuação)* Imagens de US nos cortes RAD **(G)** e ARAD **(H)**, área subareolar direita, correspondendo ao local de interesse mamográfico.

## Como você descreveria os achados da imagem? Como selecionaria um diferencial?

Uma massa com margens indistintas e obscuras aparece na imagem da incidência com compressão seletiva. Uma massa hipoecoica com margens angulares e ductos salientes associados estendendo-se em direção ao mamilo e dividindo-se a partir do mamilo (Fig. 2.35I, J) aparece na imagem na posição de 10 horas, a 1 cm do mamilo. É pouco provável que um fibroadenoma se desenvolva em uma mulher de 55 anos de idade, principalmente se ela não estiver tomando hormônios, e as características da imagem não são típicas de um fibroadenoma. Embora a paciente não possua histórico de **descarga papilar** e nenhuma secreção tenha sido extraída durante o estudo de ultrassom, uma lesão papilar é uma consideração significativa, dada a localização subareolar e as alterações ductais associadas notadas no estudo de ultrassom. Fibrose focal, PASH, carcinoma ductal invasivo não especificado de outra maneira, carcinoma medular, mucinoso ou papilar são considerações adicionais. A conclusão? Uma massa sólida desenvolvendo-se em uma mulher no período pós-menopausa requer uma biópsia.

Categoria 4 no BI-RADS®: anormalidade suspeita; uma biópsia deve ser considerada.

Uma biópsia guiada por ultrassom é feita na conclusão da avaliação diagnóstica.

Carcinomas ductal e intraductal invasivo são relatados na biópsia de agulha grossa dirigida por ultrassom. Um carcinoma ductal invasivo com 1,5 cm, grau I, e carcinoma ductal *in situ* sólido e cribriforme associado sem necrose são descritos na amostra da nodulectomia. Doença com micrometástase é detectada na lâmina de hematoxilina e eosina (H&E) (> de 0,2 mm, mas < de 2 mm de tamanho) e relatada em dois dos três linfonodos sentinela excisados [pT1c, pN1 mi, pMX; estádio IIB].

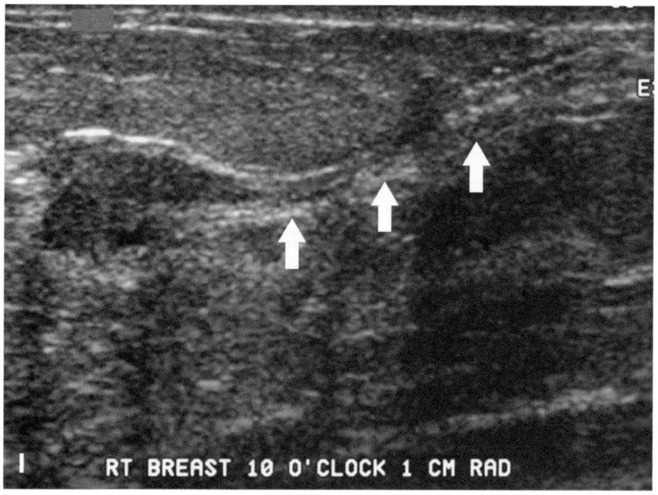


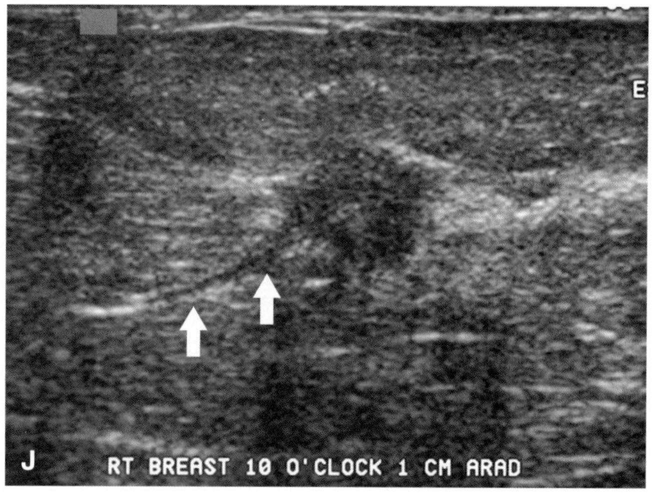


**Figura 2.35.** *(Continuação)* Imagem de US no corte RAD **(I)** demonstrando ductos *(setas)* estendendo-se a partir da massa na área subareolar em direção ao mamilo ("extensão do ducto"). Imagem de US no corte ARAD **(H)** demonstrando ramificações de ductos *(setas)* distantes da massa/mamilo ("padrão de ramificação").

## Quais alterações foram vistas no manuseio das amostras do linfonodo com a introdução das biópsias dos linfonodos sentinela?

O advento e o uso muito difundido da biópsia do linfonodo sentinela resultaram em uma avaliação mais meticulosa do(s) linfonodo(s) excisado(s). Isso inclui a secção consecutiva de todo o linfonodo (ao contrário das secções de amostra de múltiplos linfonodos) e uma avaliação histológica e imuno-histoquímica (IHC) mais focada do linfonodo excisado. Alguns dos efeitos desta avaliação patológica mais completa incluem observação de células de tumor isoladas e doença com micrometástase. Consequentemente, a significância destes achados (células de tumor isoladas e micrometástase) envolvendo o linfonodo sentinela excisado ainda não está clara e não há consenso sobre a sua significância prognóstica. Atualmente, o uso da avaliação IHC para linfonodos sentinela não é encorajada; contudo, ela é feita em muitas instituições. A determinação de doença com micrometástase deve ser baseada na avaliação histológica H&E de rotina.

## PACIENTE 33

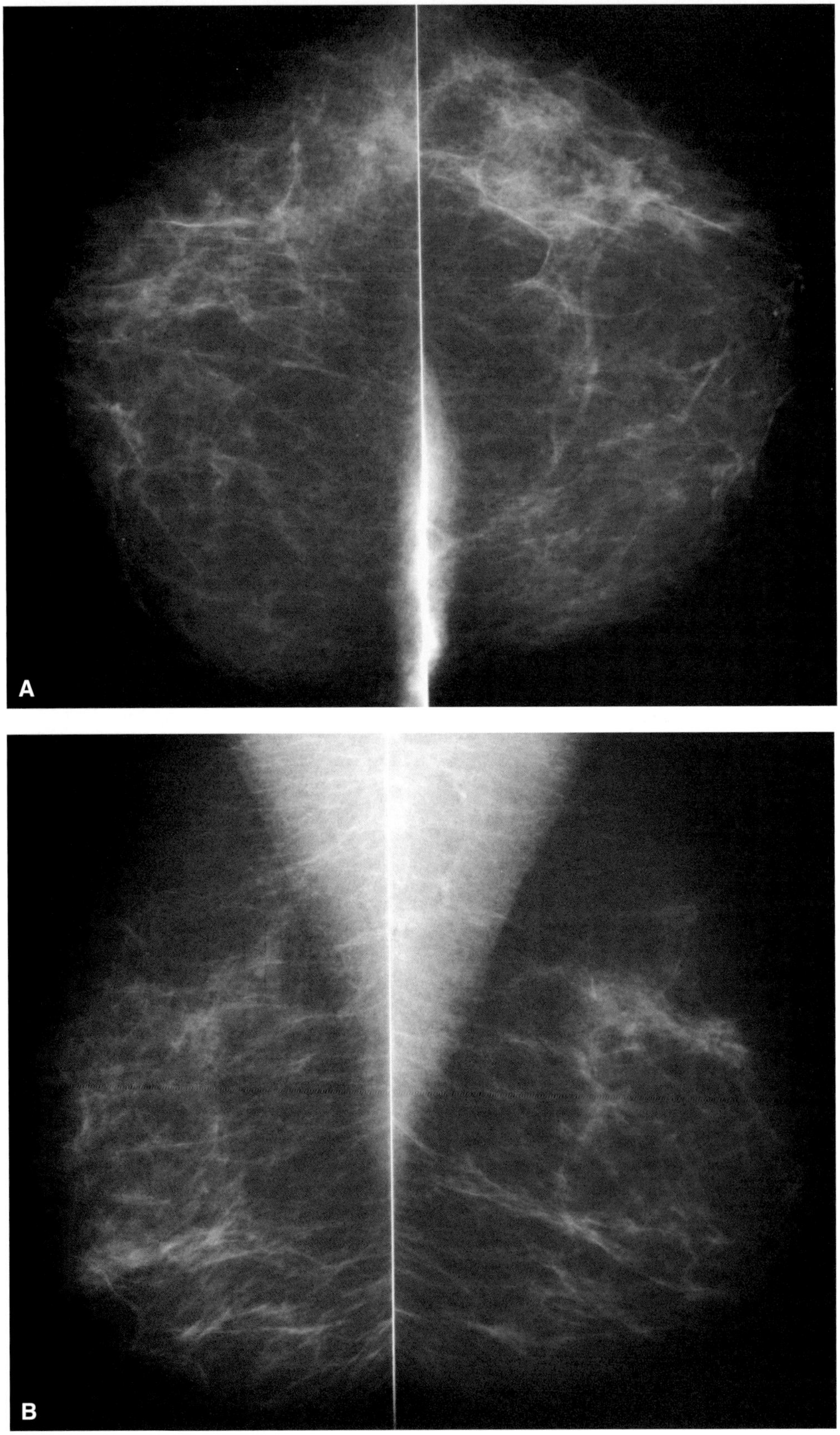


**Figura 2.36.** Mamografia de mulher de 52 anos de idade. Incidências CC **(A)** e MLO **(B)**. *(Continua.)*

**O que você acha?**
**Este mamografia é normal? Ou você acha que uma avaliação adicional é indicada?**

Reveja as imagens cuidadosamente, utilizando uma abordagem sistemática. Divida a imagem em terços, para que você concentre sua atenção em pequenas porções da mamografia e procure especificamente por massas, calcificações, áreas assimétricas, distorção e alterações difusas seção por seção. Você notou alguma coisa? Que tal uma área assimétrica à esquerda, quando você avalia o terço superior da incidência MLO? Há uma potencial anormalidade comparável na incidência CC esquerda? Como você pode determinar isso? Embora você possa medir com uma régua, uma maneira mais fácil é determinar a quantos dedos de largura a lesão está localizada atrás do mamilo na incidência MLO, certificando-se de que seus dedos estejam posicionados de forma que fiquem paralelos à margem do músculo peitoral. Para mim, a lesão está a três dedos de largura, posteriormente ao mamilo ("X" cm, Fig. 2.36C). Na incidência CC, se eu colocar meus três dedos paralelos à borda do filme ("X" cm, Fig. 2.36D), a potencial lesão provavelmente estará em algum lugar entre o trajeto dos meus dedos (ou seja, em uma linha desenhada perpendicularmente à seta, Fig. 2.36D). Obviamente, essa é uma medida grosseira, mas útil para determinar se as observações que você fez em uma incidência têm um potencial achado correspondente na outra projeção. Nesta paciente, há uma anormalidade notada na incidência CC (caixa). Essa pode estar sobreposta ao tecido glandular; contudo, com quanta certeza podemos estabelecer isto nas incidências dos exames? Mencionamos no relatório, limitamos e deixamos passar, ou chamamos a paciente de volta para as incidências adicionais?

Categoria 0 no BI-RADS®: necessita de avaliação adicional por imagem.

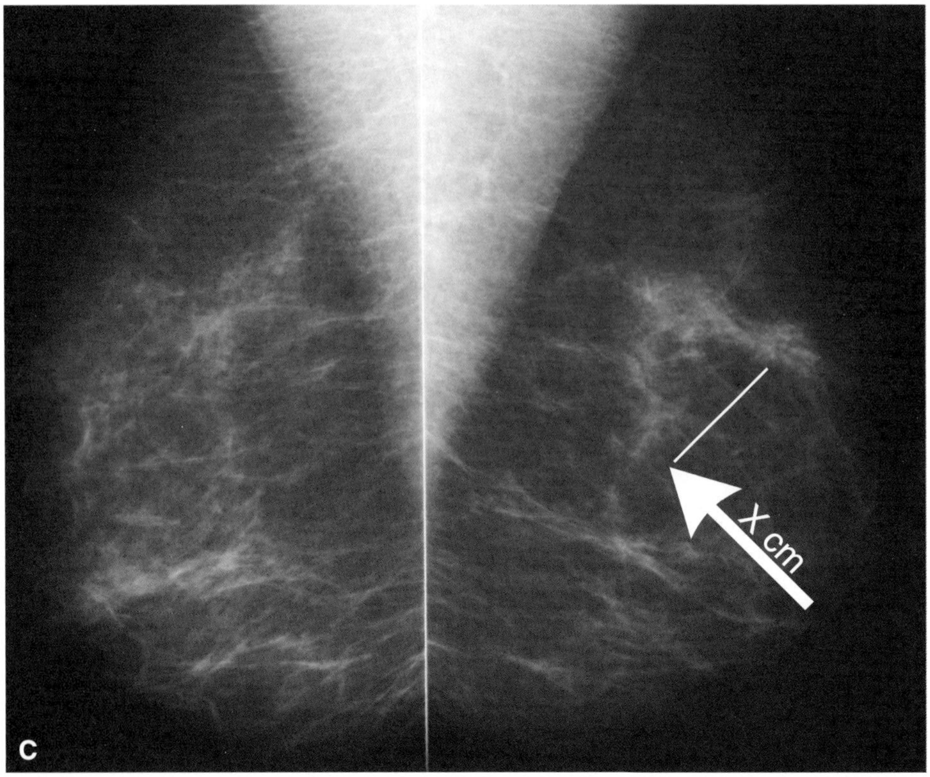


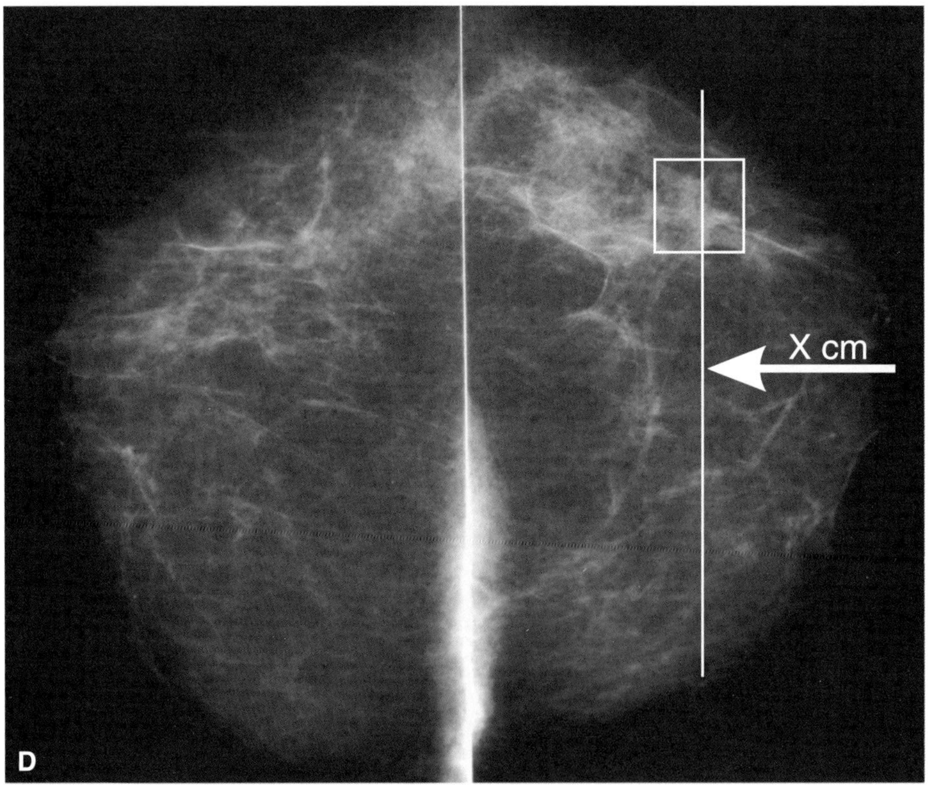


**Figura 2.36.** *(Continuação)* Incidências MLO **(C)** e CC **(D)**. A potencial anormalidade notada na incidência MLO é medida para estar a "X" cm posteriormente ao mamilo. Se houver uma anormalidade correspondente na incidência CC, pode-se esperar encontrá-la ao longo da linha desenhada para "X" cm a partir do mamilo. Uma potencial área correspondente de assimetria é encontrada na incidência CC, dentro da caixa.

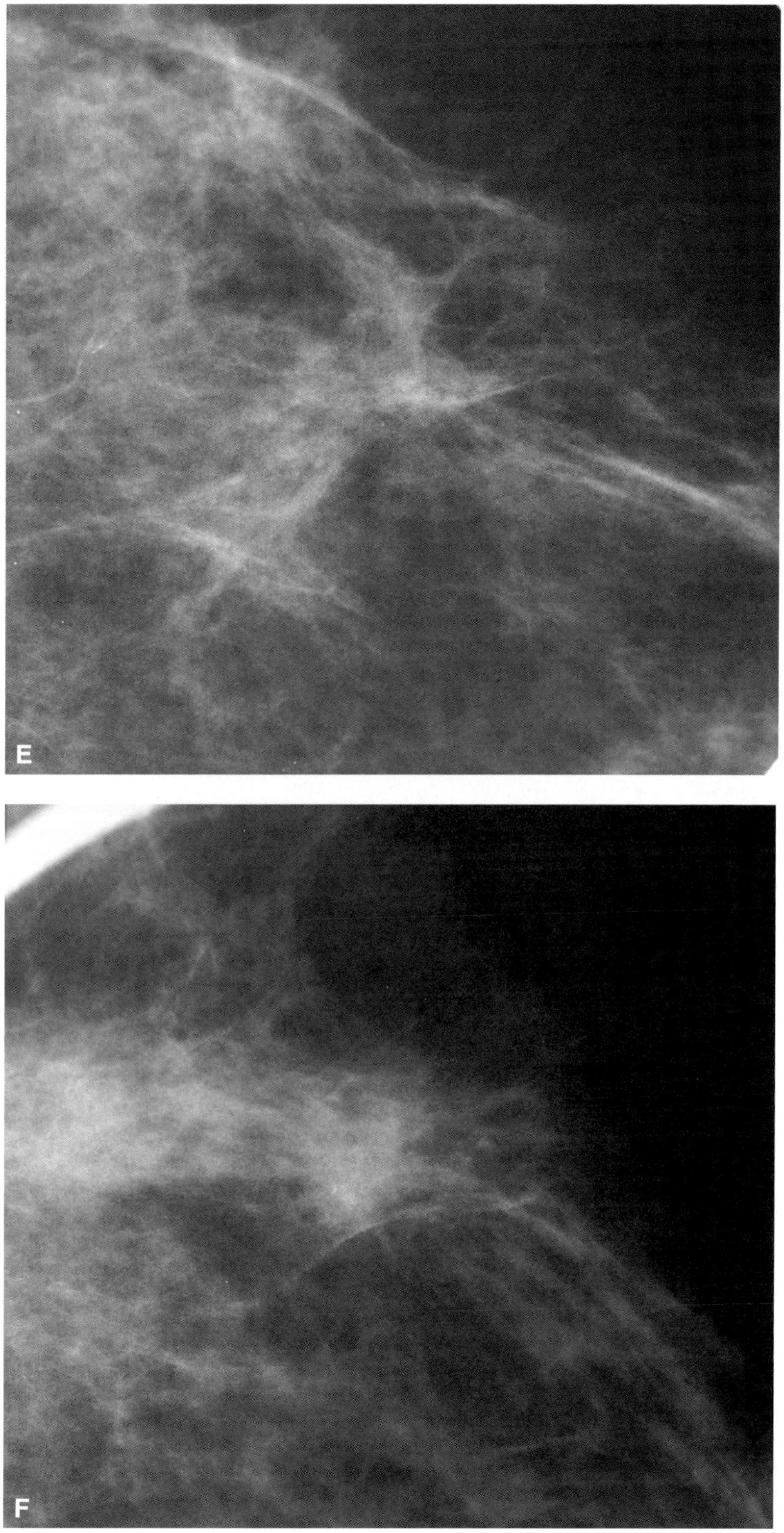


**Figura 2.36.** *(Continuação)* Incidências com compressão seletiva CC **(E)** e MLO **(F)**, seio esquerdo.

## O que você acha agora? Está surpreso?

A incidência com compressão seletiva demonstra uma área de distorção com 1 cm correspondendo à zona de interesse na mamografia. Na ausência de histórico de biópsia cirúrgica ou trauma significativo neste local, exame físico correlativo e US são feitos.

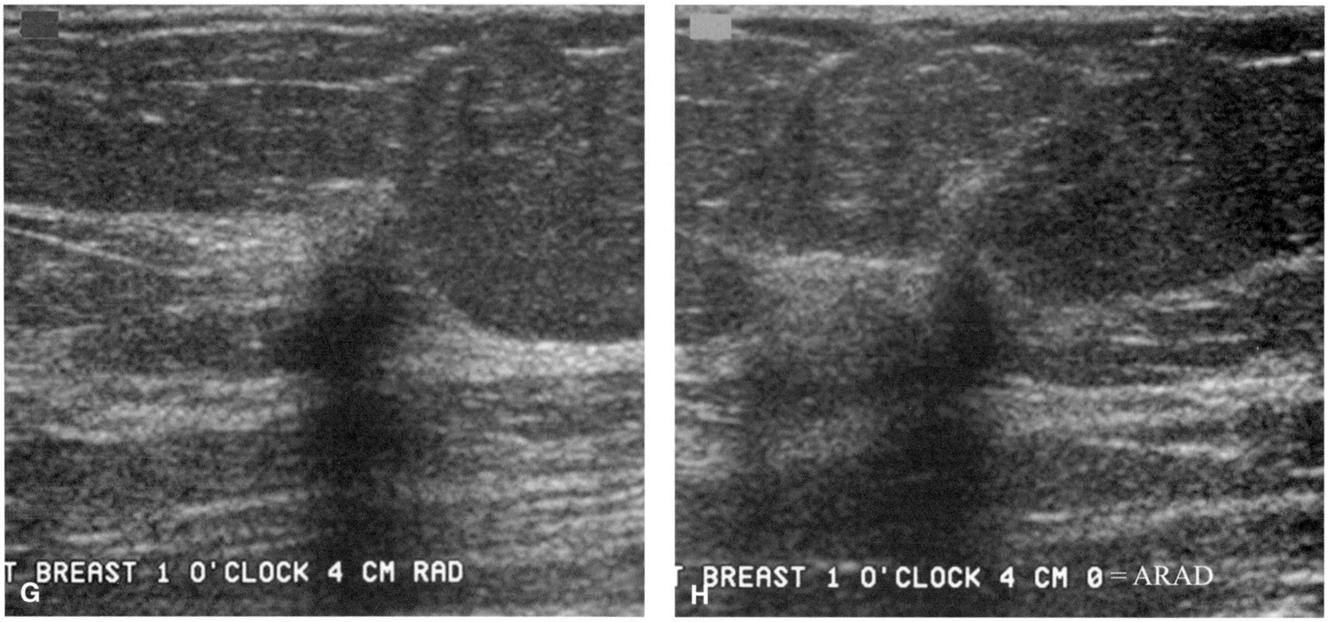


**Figura 2.36.** Imagens de US nos cortes RAD **(G)** e ARAD **(H)** correspondendo ao local de interesse mamográfico.

### Como você descreveria os achados da ultrassonografia? Qual é a sua recomendação?

Uma massa irregular, hipoecoica, orientada verticalmente com margens indistintas e sombra acústica posterior aparece consistentemente na imagem na posição de 1 hora, a 4 cm do mamilo esquerdo. Isso corresponde à área de interesse mamográfico. Não há anormalidade palpável correspondente detectada à medida que esta área é examinada.

Categoria 4 no BI-RADS®: anormalidade suspeita; uma biópsia deve ser considerada.

Um carcinoma lobular invasivo é diagnosticado, seguido por biópsias percutâneas dirigidas por ultrassom. Um carcinoma lobular invasivo com 4,2 cm é relatado na amostra da nodulectomia; hiperplasia lobular atípica associada está presente. Nenhuma doença metastática é diagnosticada nos dois linfonodos sentinela excisados [pT2, pN0 (sn)(i-), pMX; estádio IIA].

### O que você acha do tamanho descrito patologicamente? Isso está relacionado com os achados na imagem? Por que não?

É por isso que eu chamo o carcinoma lobular invasivo de "**doença incidiosa**". Pequenas células que invadem o tecido em forma singular sem formar coleções de células ou sem romper as estruturas em volta caracterizam o carcinoma lobular histologicamente. Conseqüentemente, o carcinoma lobular invasivo pode ser clínica, mamográfica e patologicamente sutil (as células invasoras podem parecer-se com linfócitos) . Quando você vê alguma coisa mamograficamente, os achados frequentemente subestimam a extensão da doença achada histologicamente (isto é, o que é visto mamograficamente com frequência é a ponta do *iceberg*).

## PACIENTE 34

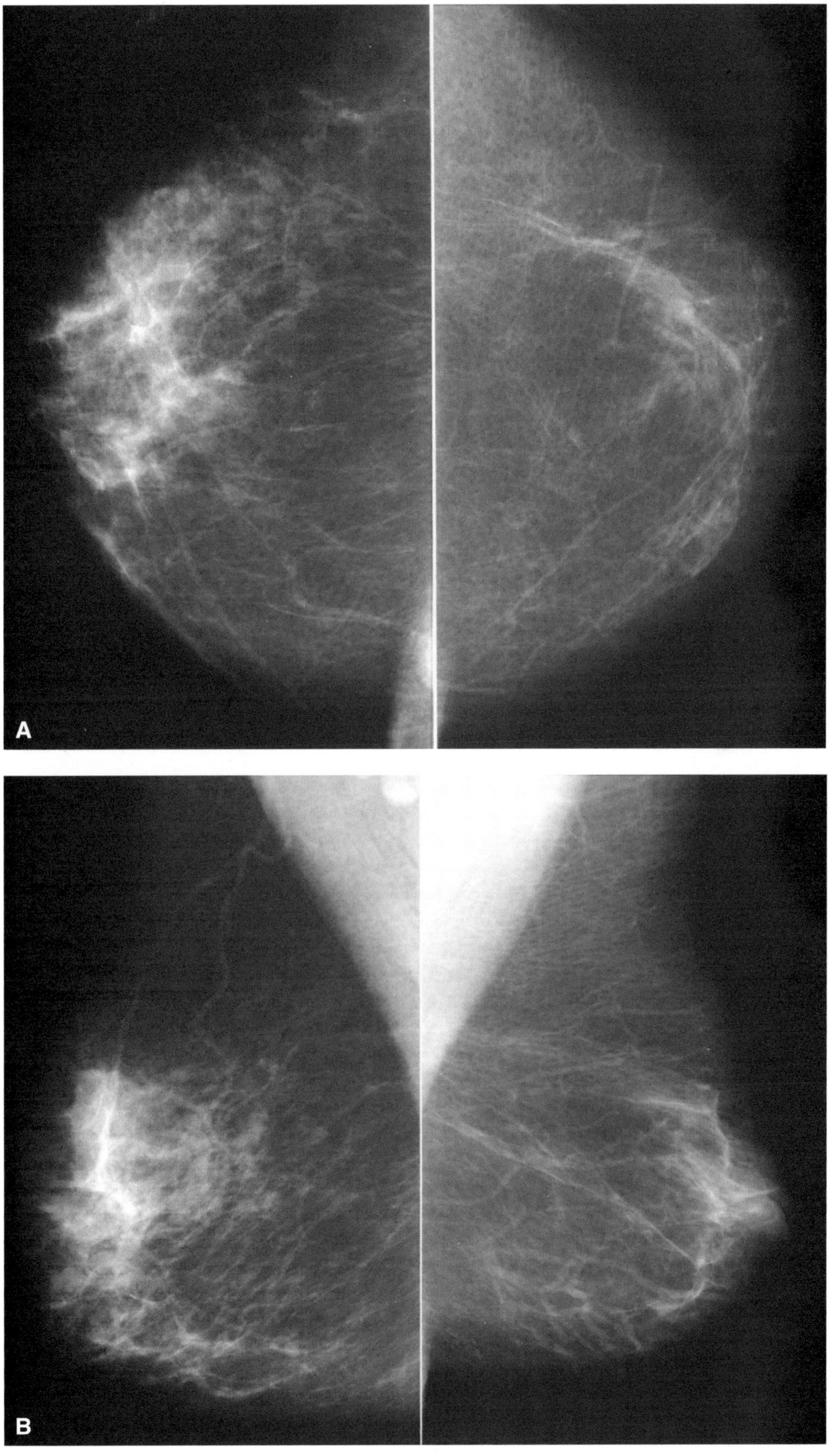


**Figura 2.37.** Mamografia de mulher de 73 anos de idade. Incidências CC **(A)** e MLO **(B)**.

## Quais são as observações pertinentes? Qual é a sua hipótese diagnóstica?

Assimetria parenquimatosa global está presente no seio direito. O seio esquerdo é menor e possui uma sutil distorção à esquerda, de forma que o histórico cirúrgico prévio do seio deve ser revisto. Nesta paciente, os achados são iatrogênicos. A paciente fez uma biópsia no seio esquerdo, portanto o tecido à direita é agora assimétrico. Após uma biópsia excisional, nenhuma anormalidade mamográfica é aparente em > de 50% das pacientes. Alterações que podem ser vistas acompanhando uma biópsia excisional incluem diminuição do tamanho do seio afetado, retração e espessamento localizado da pele, distorção arquitetural, uma massa espiculada ou de densidade mista (com conteúdo de gordura), cistos oleosos, calcificações distróficas e área de assimetria parenquimatosa focal ou global no seio contralateral.

Categoria 1 no BI-RADS®: negativa. Em geral, para achados benignos, se as observações representarem uma alteração na mamografia anterior, eu os descrevo no relatório e utilizo categoria 2 no BI-RADS®: achado benigno. Se os achados forem estáveis, comparados com as mamografias anteriores, eu não os descrevo e utilizo categoria 1 para a avaliação. Recomenda-se um estudo mamográfico anual.

## PACIENTE 35

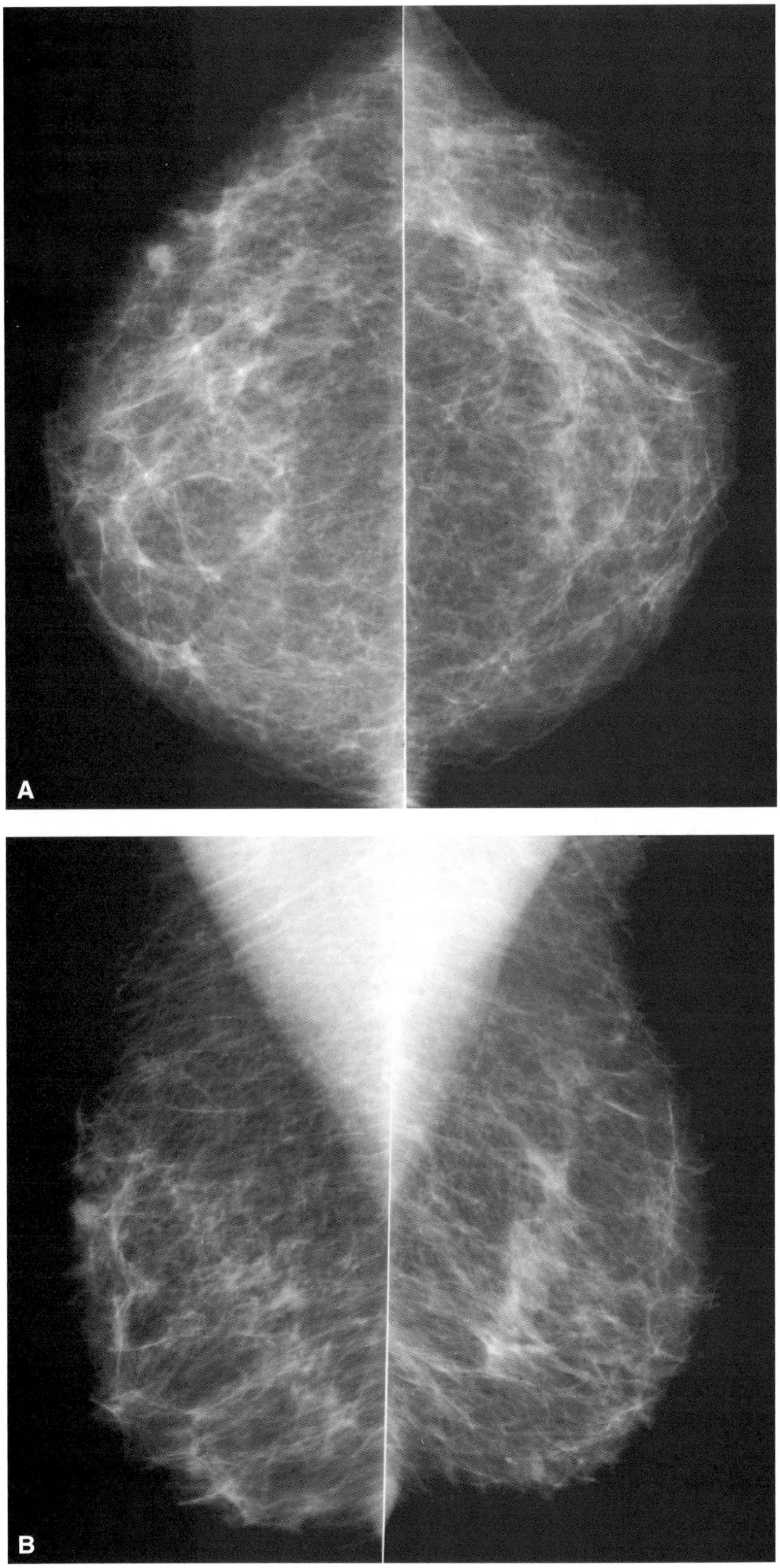

**Figura 2.38.** Mamografia de mulher de 73 anos de idade. Incidências CC **(A)** e MLO **(B)**. *(Continua.)*

**Esta mamografia é normal ou potencialmente anormal? Quantas lesões você acha que estão presentes? Com quanta certeza você pode determinar a significância de qualquer achado?**

Uma massa está presente no quadrante superior externo do seio direito (ou, dada a incidência CC, existem duas?). Embora você esteja tentado a pensar que isto é um linfonodo intramamário, lembre-se: não faça suposições! Esta massa é bem limitada? Você pode identificar inequivocadamente um hilo gorduroso? Você pode determinar a estabilidade deste achado? Sem os filmes anteriores, que não estão disponíveis, a estabilidade deste achado não pode ser determinada. No estudo atual, não é possível descrever com certeza as margens como bem limitadas, nem a presença de um hilo gorduroso pode ser estabelecida; consequentemente, avaliação adicional é indicada.

Categoria 0 no BI-RADS®: necessita de avaliação adicional por imagem.

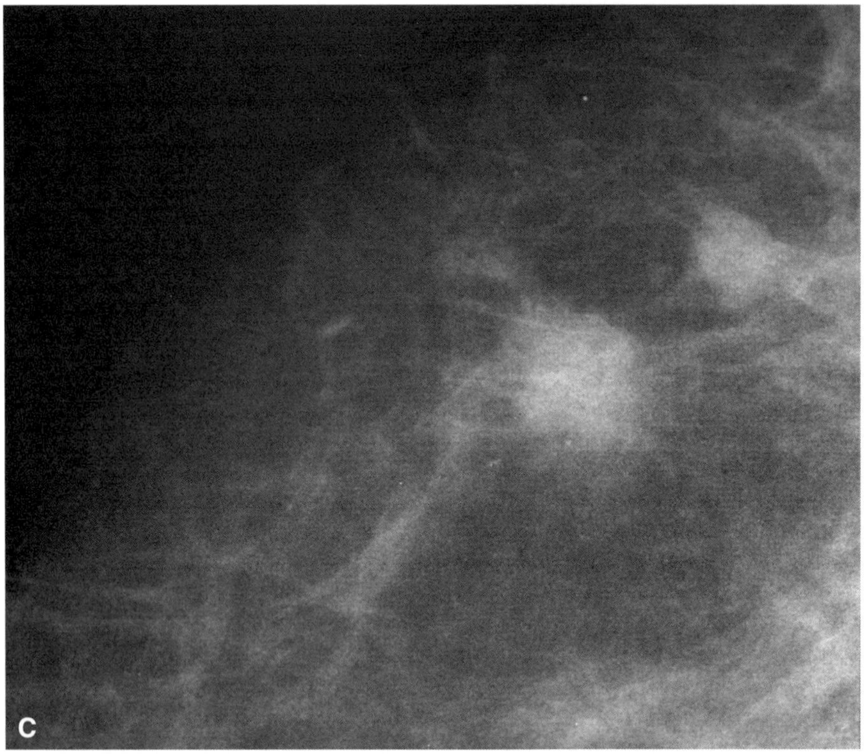


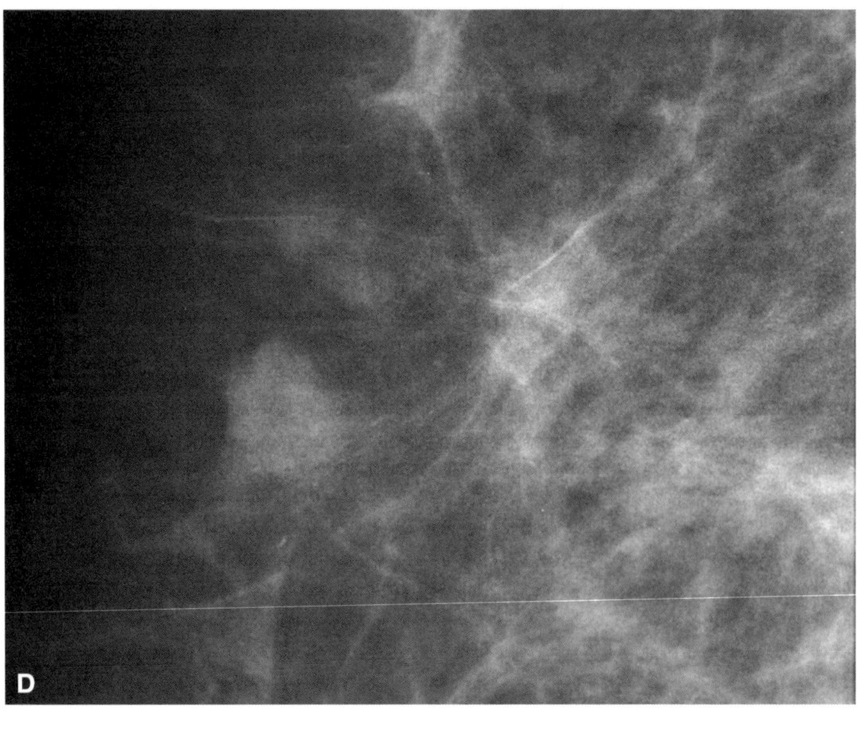


**Figura 2.38.** *(Continuação)* Incidência com compressão seletiva CC **(C)** e MLO **(D)**, seio direito.

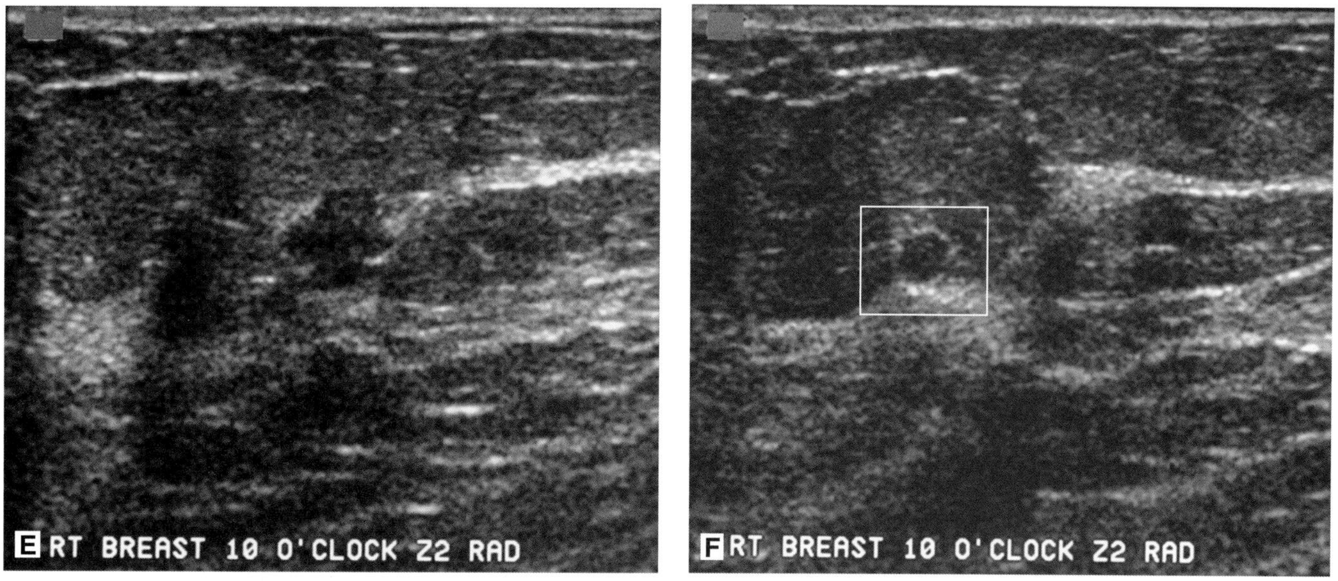


**Figura 2.38.** *(Continuação)* Imagem de US, corte RAD **(E)** e imagem de US, corte radial **(F)**.

## Como você descreveria os achados? Qual é a sua recomendação?

A incidência com compressão seletiva confirma a presença de duas massas com margens indistintas. Na US, a maior das duas massas (Fig. 2.38E) é de formato irregular, orientada verticalmente e caracterizada por margens angulares. A menor (dentro da caixa, Fig. 2.38F) é arredondada com pequenas espiculações. As duas massas estão localizadas na posição de 10 horas, na zona 2 no seio direito.

Categoria 4 no BI-RADS®: anormalidade suspeita; uma biópsia deve ser considerada.

Um carcinoma mamário invasivo é relatado nas amostras da biópsia de agulha grossa dirigida por ultrassom. Um carcinoma mamário invasivo com 1,2 cm, grau III, do tipo micropapilar, é descrito na amostra da nodulectomia. Nenhuma doença metastática é diagnosticada em um linfonodo sentinela excisado [pT1c, pN0(sn)(i-), pMX; estádio I].

O carcinoma micropapilar invasivo é uma entidade recentemente descrita. Diferentemente desta paciente, a maioria descrita na literatura com esse tipo de tumor tem envolvimento associado dos linfonodos axilares. Como resultado, este tipo de carcinoma tem sido associado a prognósticos ruins.

## PACIENTE 36

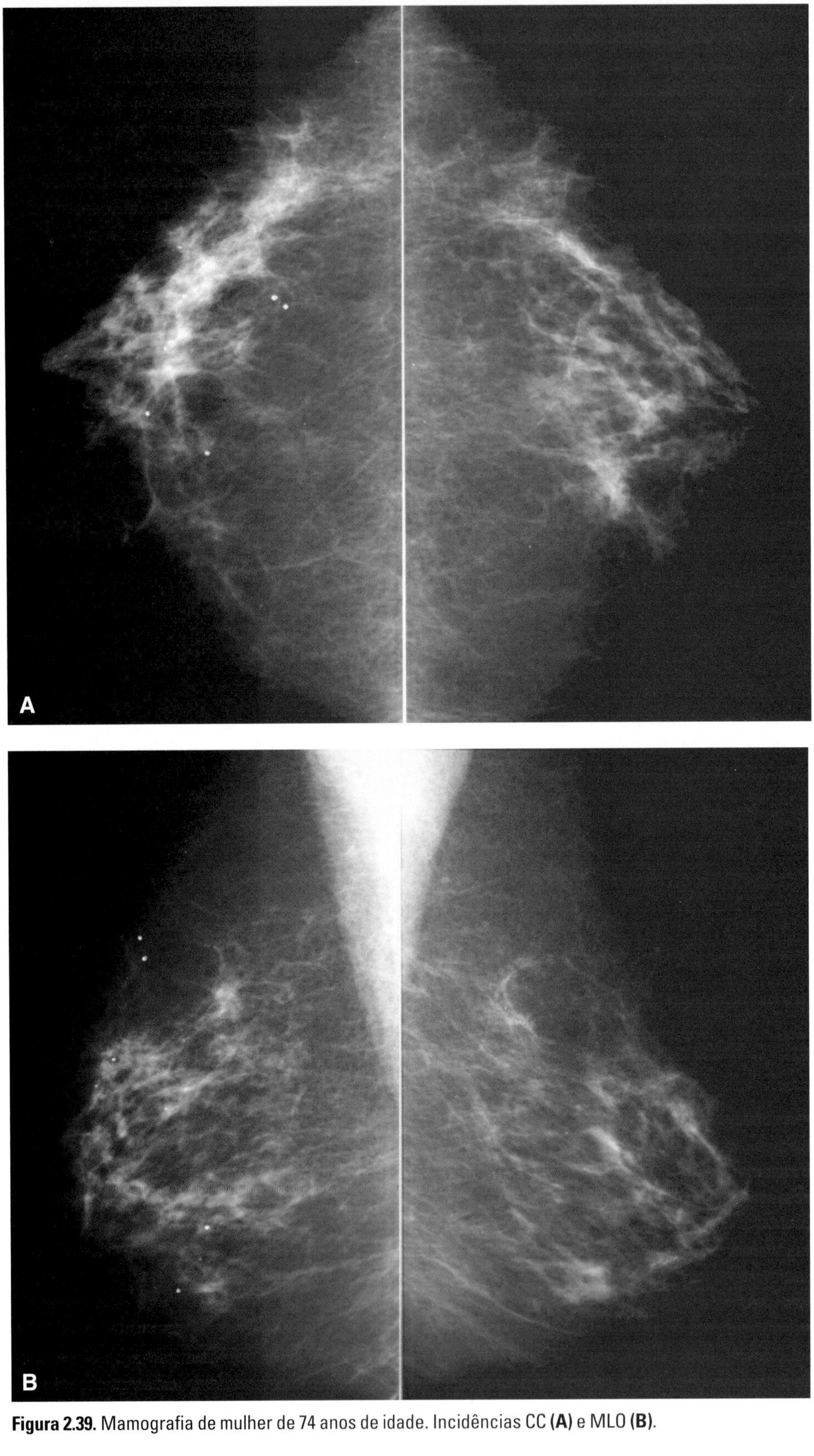

**Figura 2.39.** Mamografia de mulher de 74 anos de idade. Incidências CC **(A)** e MLO **(B)**.

## Qual é a observação principal?

Divida a imagem em terços (Fig. 2.39C, D) para que você possa concentrar sua atenção nas menores porções da mamografia e procurar especificamente por massas, calcificações, áreas assimétricas, distorção e alterações difusas em uma progressão sistemática. Tecido assimétrico aparece na imagem medialmente no seio esquerdo na incidência CC.

## Existe uma área correspondente na incidência MLO esquerda?

Utilize seus dedos para medir a distância aproximada entre o mamilo e a área assimétrica na incidência CC (Fig. 2.39E).

Agora, passe para a incidência MLO e, dispondo seus dedos obliquamente (Fig. 2.39F) para que fiquem paralelos à obliquidade do músculo peitoral, procure pela anormalidade correspondente na margem do seu dedo – você vê? Antes de chamar a paciente de volta, filmes anteriores (não exibidos) são revisados e indicam que esta é uma alteração de intervalo.

Categoria 0 no BI-RADS®: necessita de avaliação adicional por imagem.

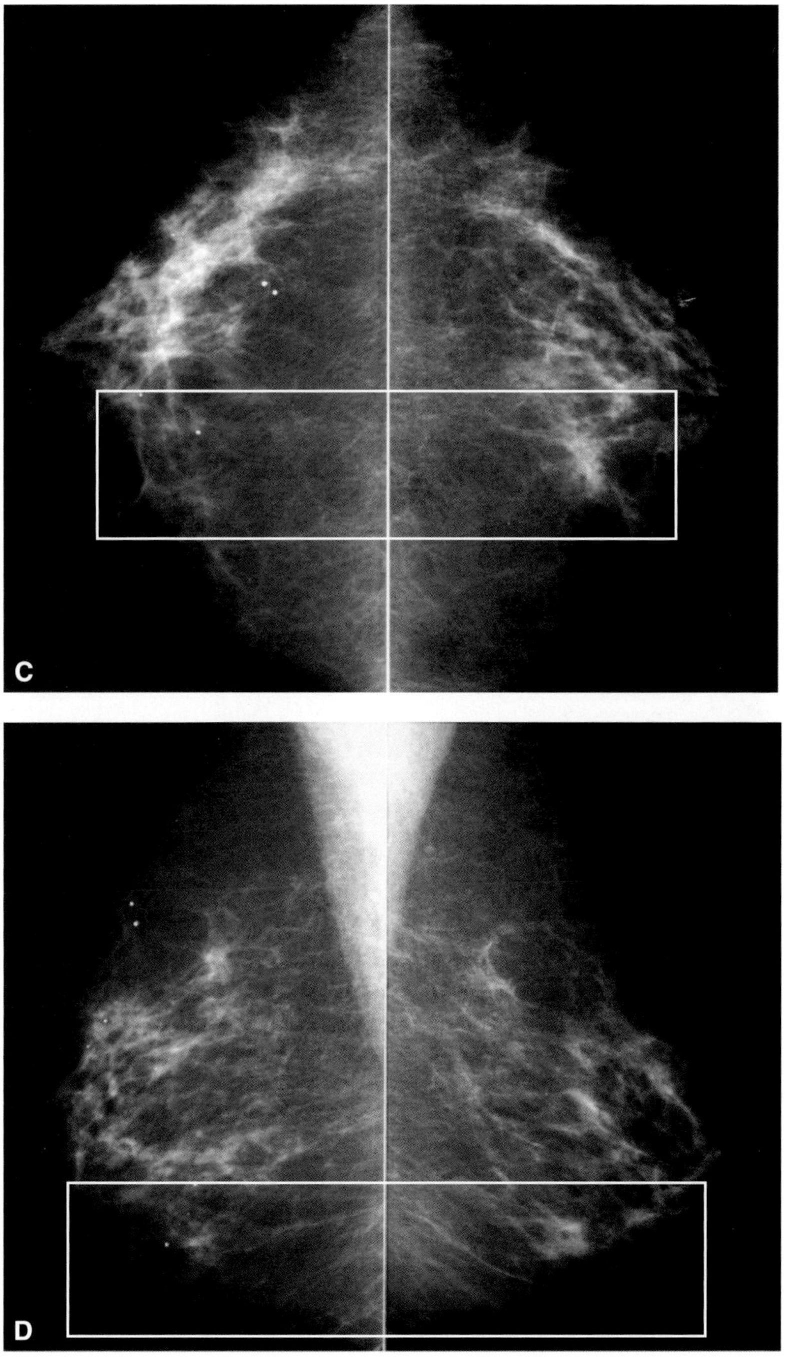


**Figura 2.39.** *(Continuação)* Incidências CC **(C)** e MLO **(D)**, limitando a avaliação aos terços medial e inferior dos seios. Isso ajuda a concentrar a atenção em pequenas quantidades de tecido e possibilita que você compare os seios esquerdo e direito procurando por massas, áreas de assimetria parenquimatosa, distorção e calcificações. *(Continua.)*

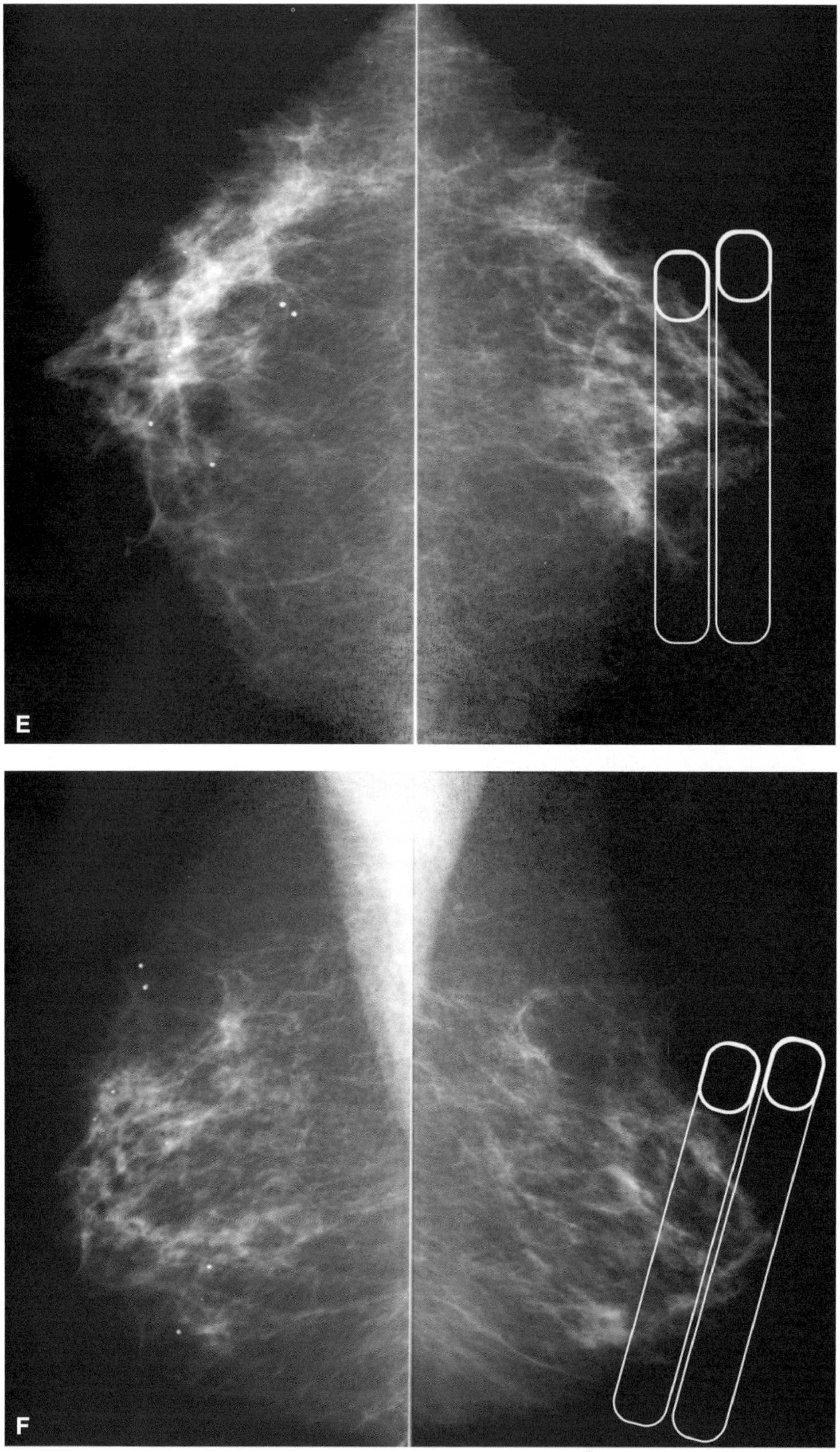


**Figura 2.39.** Incidências CC **(E)** e MLO **(F)**. Com identificação de uma área de assimetria parenquimatosa, medialmente na incidência CC esquerda, você pode usar seus dedos para estimar a distância entre essa área e o mamilo. Agora, vá até a incidência MLO e, dispondo seus dedos obliquamente para que fiquem paralelos à obliquidade do músculo peitoral, você pode identificar a anormalidade correspondente na margem do seu dedo inferiormente na incidência MLO.

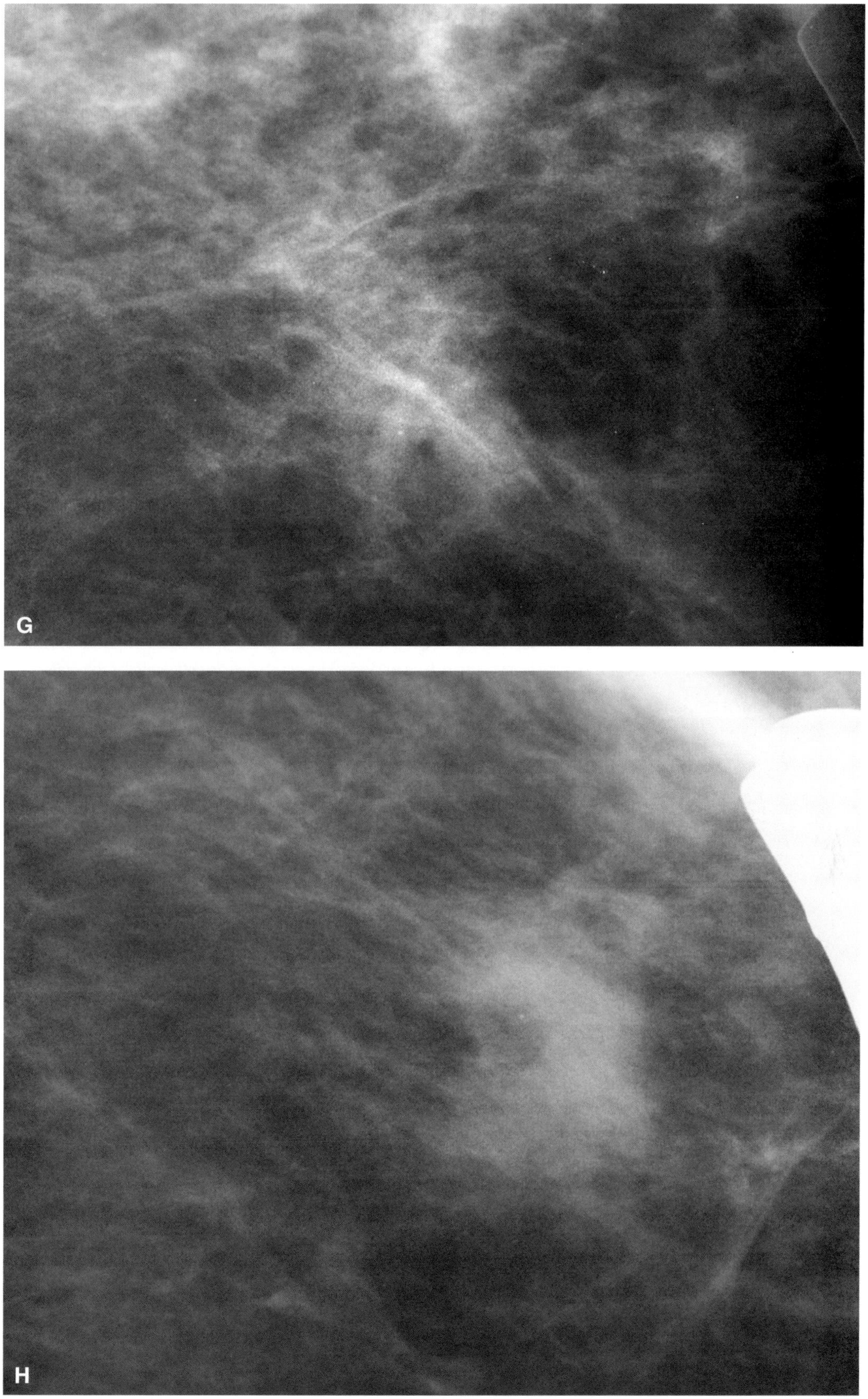

**Figura 2.39.** *(Continuação)* Incidências com compressão seletiva CC **(G)** e MLO **(H)**. *(Continua.)*

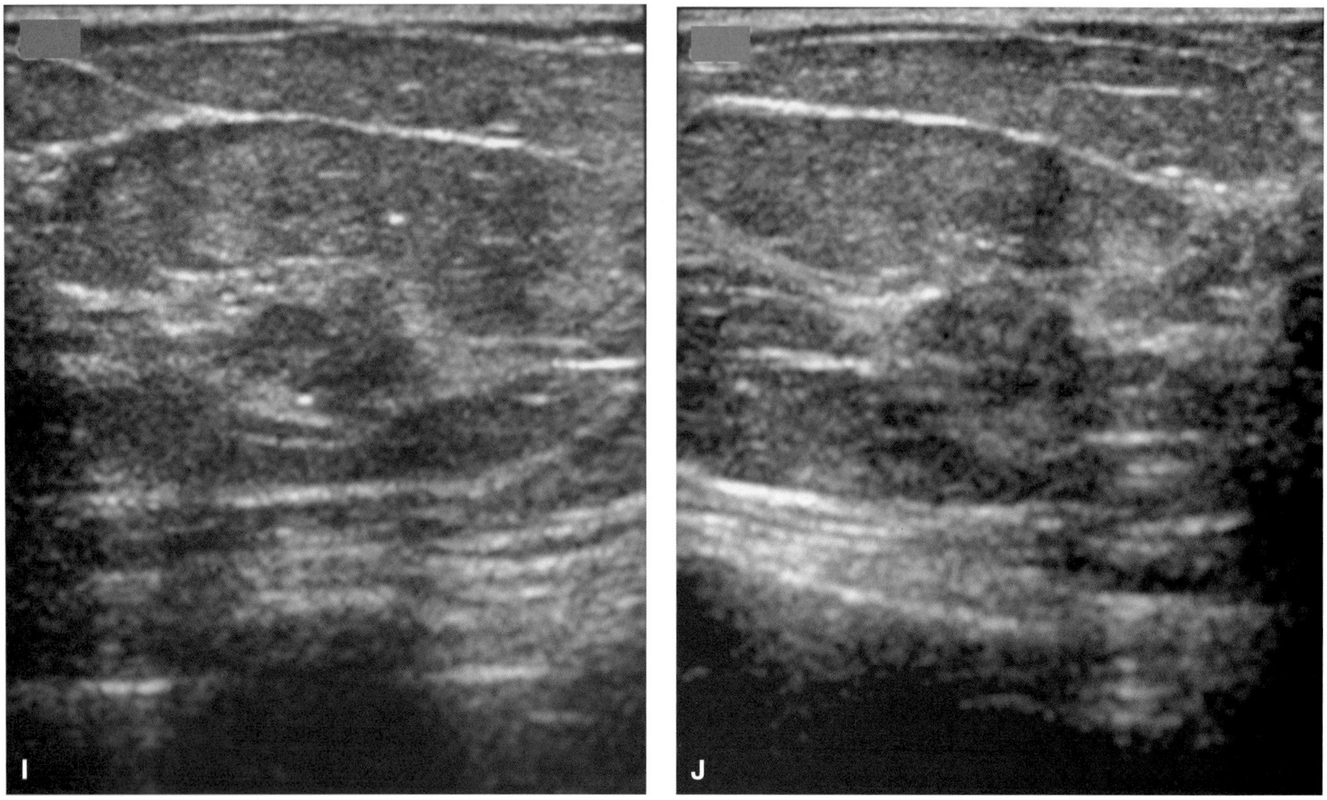


**Figura 2.39.** *(Continuação)* Imagens de US nos cortes radial **(I)** e antirradial **(J)** na posição de 7 horas, a 4 cm do mamilo esquerdo.

## Como você descreveria os achados? Qual é a sua recomendação?

A incidência com compressão seletiva confirma a presença de uma massa com 1,5 cm e margens indistintas. Na US, a massa é quase isoecoica; contudo, é detectada e caracterizada por um formato irregular e por margens angulares.

Categoria 4 no BI-RADS®: anormalidade suspeita; uma biópsia deve ser considerada.

Um carcinoma mamário invasivo com características mucinosas focais é relatado na biópsia de agulha grossa. Um carcinoma ductal invasivo com 1,2 cm, grau II, com características mucinosas é reportado na amostra de nodulectomia. Um carcinoma ductal *in situ* sólido e cribriforme associado, sem necrose, também é relatado. O linfonodo sentinela é normal [pT1c, pN0(sn)(i-), pMX; estádio I].

## PACIENTE 37

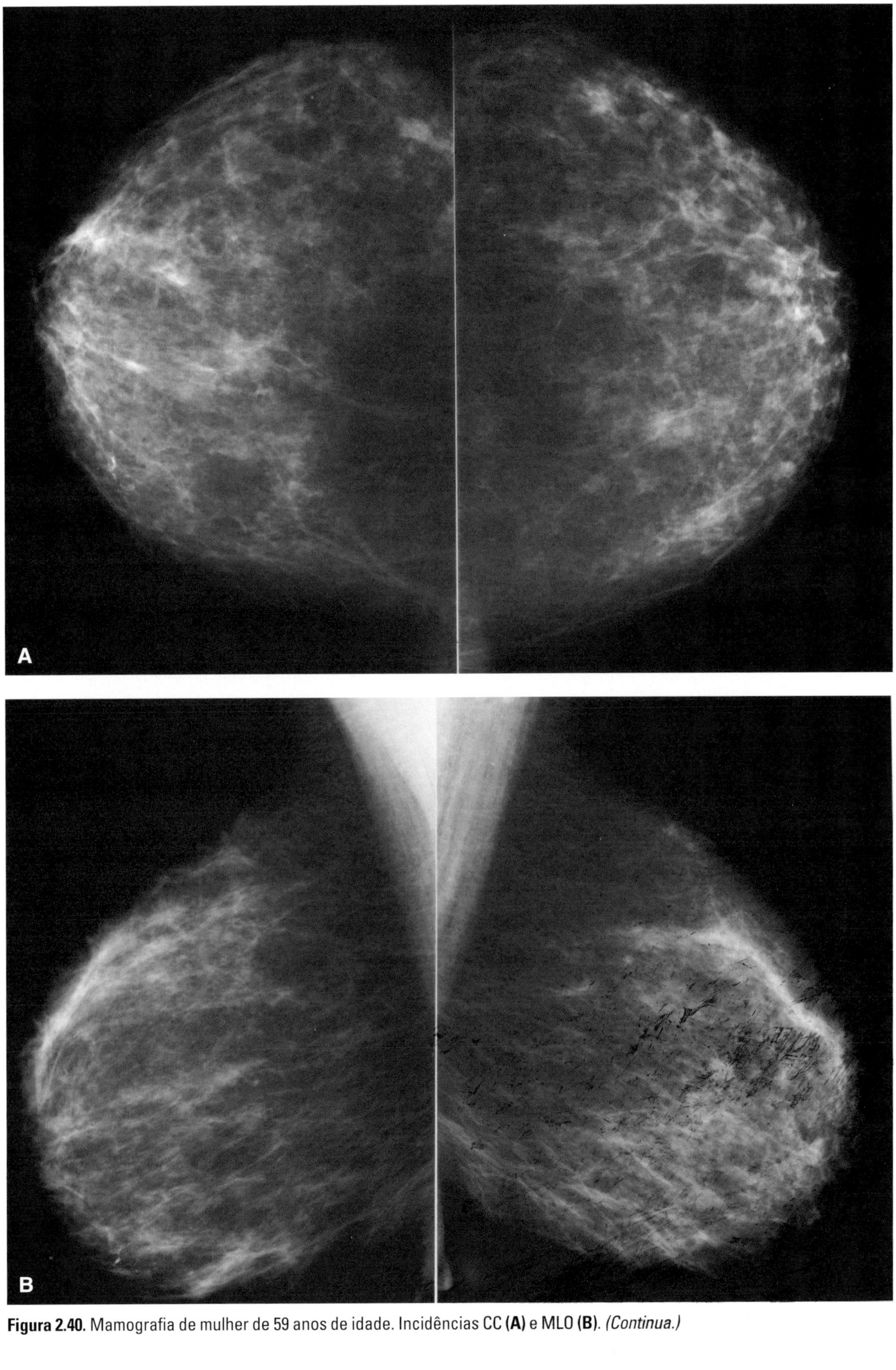


**Figura 2.40.** Mamografia de mulher de 59 anos de idade. Incidências CC (**A**) e MLO (**B**). *(Continua.)*

## Este mamografia é normal?

Reveja as imagens sistematicamente.

1. Tecnicamente, este estudo está adequado? O posicionamento não é ótimo, principalmente na incidência MLO; contudo, as imagens estão adequadas.
2. Existe alguma alteração difusa?
3. Avalie os locais específicos: (a) quadrantes mediais na incidência CC; (b) interface adiposa-glandular; (c) a tira adiposa de tecido entre a margem anterior do músculo peitoral e o tecido glandular na incidência MLO; (d) áreas subareolares; e (e) o cone superior de tecido na incidência MLO.
4. Dividindo as imagens em terços, procure por lesões específicas: (a) massas; (b) calcificações; (c) distorção; e (d) ilhotas de assimetria.

## Este é um estudo normal? O que é indicado em seguida (seja específico)?

Categoria 0 no BI-RADS®: necessita de avaliação adicional por imagem. Incidências com magnificação em duas projeções são indicadas para uma avaliação mais aprofundada.

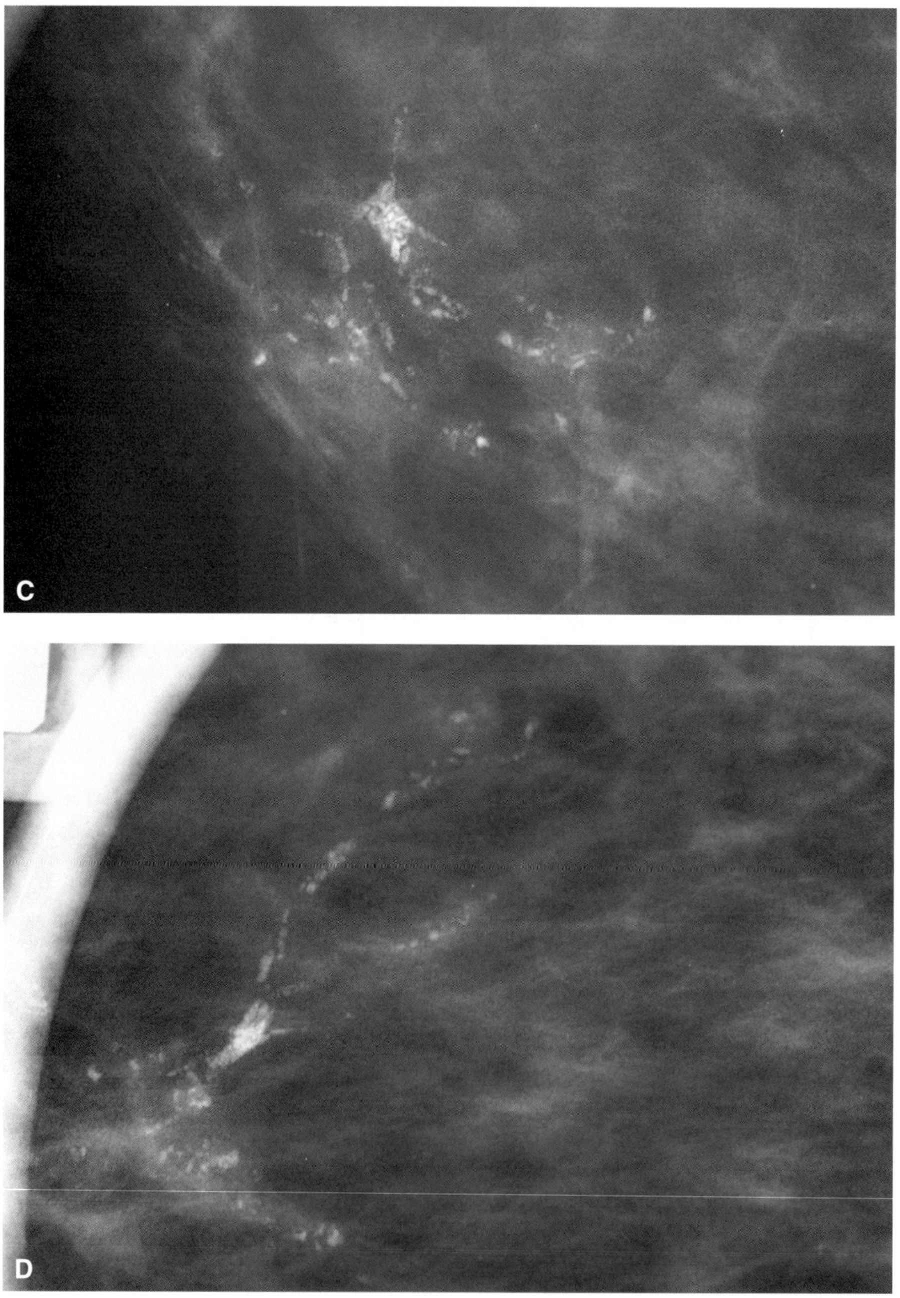

**Figura 2.40.** *(Continuação)* Incidência com compressão seletiva e magnificação, CC **(C)** e MLO **(D)**, seio direito.

Um agrupamento de calcificações pleomorfas é confirmado na incidência com compressão seletiva com magnificação. Existem calcificações lineares caracterizadas por margens irregulares e fissuras. Adicionalmente, calcificações lineares e arredondadas demonstram orientação linear. Isso representa, no mínimo, um carcinoma ductal *in situ*, até que se prove o contrário.

Categoria 5 no BI-RADS®: altamente sugestiva de malignidade; ação apropriada deve ser tomada.

A ação apropriada é tomada na forma de biópsia guiada estereotaxicamente. Um carcinoma ductal *in situ* de alto grau nuclear com necrose central associada é relatado. Esse diagnóstico é confirmado na amostra da nodulectomia [pTis(DICS), pNX, pMX; estádio 0]. Nenhuma doença invasiva é diagnosticada. Não é feita a biópsia de nenhum linfonodo sentinela.

## PACIENTE 38

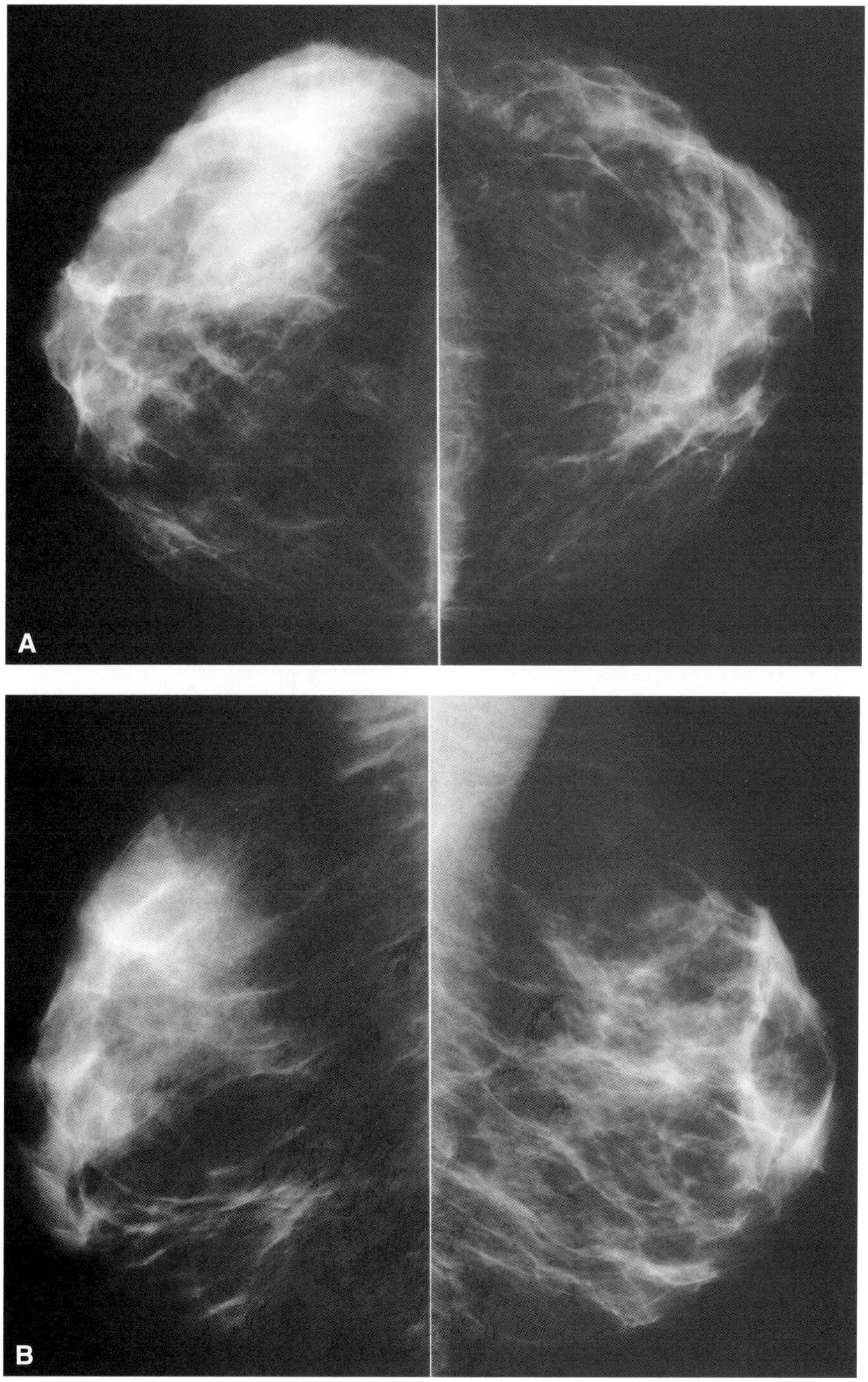


**Figura 2.41.** Mamografia de mulher de 41 anos de idade. Incidências CC **(A)** e MLO **(B)**.

## Como você descreveria os achados nesta mamografia?

Assimetria parenquimatosa global pode ser descrita no seio direito. Estabelecer a presença de assimetria parenquimatosa global requer comparação com o lado contralateral. Um volume maior de tecido está presente no seio direito se comparado com a mesma área no seio esquerdo. Conforme definido na quarta edição do BI-RADS®, a assimetria global deve envolver ao menos um quadrante do seio. Embora seja mais comum o tecido do seio ser simétrico, a assimetria global, como demonstrada aqui, pode ser vista em um pequeno número de mulheres como uma variante normal. Nenhuma massa ou distorção é notada na área com mais tecido à direita. O tecido nessa área está recortado e contém áreas associadas de lobulações gordurosas. Comparação com estudos anteriores pode ser útil na avaliação da estabilidade desse achado.

## Que informação é crítica nesta paciente? Que categoria no BI-RADS® você usaria para esta mamografia?

Em mulheres com assimetria parenquimatosa global ou focal, é importante estabelecer que não haja anormalidade palpável correspondente à área de assimetria parenquimatosa. Caso haja alguma dúvida sobre a anormalidade palpável correspondente, pode-se chamar a paciente de volta para o exame físico correlativo e, se necessário, com imagens mamográficas adicionais, US ou, ocasionalmente, RM.

Categoria 1 no BI-RADS®: negativa. Em geral, para achados benignos, se as observações representarem uma alteração da mamografia anterior, eu os descrevo no relatório e utilizo a categoria 2 no BI-RADS®: achado benigno. Se os achados forem estáveis, comparados com as mamografias anteriores, eu não os descrevo e utilizo a categoria 1 para a avaliação. Recomenda-se um estudo mamográfico anual para esta paciente.

## PACIENTE 39

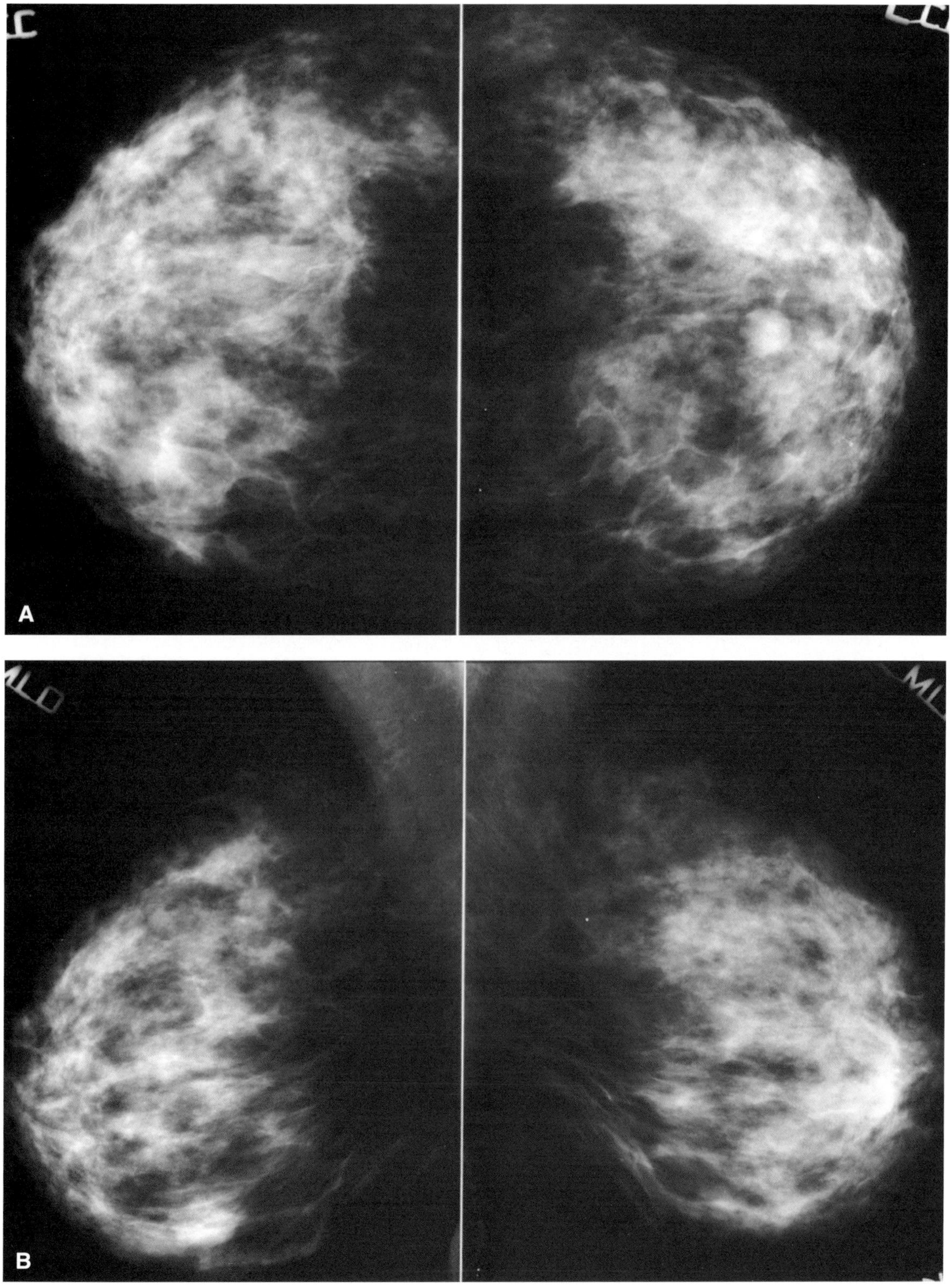


**Figura 2.42.** Mamografia de mulher de 46 anos de idade. Incidências CC **(A)** e MLO **(B)**. *(Continua.)*

### Que observações você pode fazer? O que gostaria de fazer em seguida?

Uma massa está presente no seio esquerdo, mais bem visualizada na incidência CC, diretamente posterior ao mamilo. Há mais alguma observação? Reveja as imagens sistematicamente. Concentre a sua atenção nas pequenas quantidades de tecido dividindo as incidências CC e MLO em terços. Procure por achados específicos, incluindo alterações difusas, massas, distorção, assimetria e calcificações. Revise as áreas na mamografia que são mais prováveis de desenvolver câncer, especificamente a interface adiposa-glandular, a faixa adiposa de tecido entre o músculo peitoral e o tecido glandular na incidência MLO, o cone superior de tecido na incidência MLO, o tecido medial na incidência CC e as áreas subareolares. Foque com as lentes de ampliação, principalmente quando estiver procurando por pequenas massas, distorção e agrupamentos de calcificações. Existe uma massa potencial com distorção nesta paciente? Onde? Na incidência CC, reveja as interfaces adiposa-glandular, principalmente a adjacente à área retroglandular à direita (Fig. 2.42C). Na incidência MLO, olhe para os terços superiores e mais especificamente para o cone superior de tecido à direita (Fig. 2.42D). Você vê a massa? Você vê a distorção? Avaliação adicional é indicada bilateralmente.

Categoria 0 no BI-RADS®: necessita de avaliação adicional por imagem.

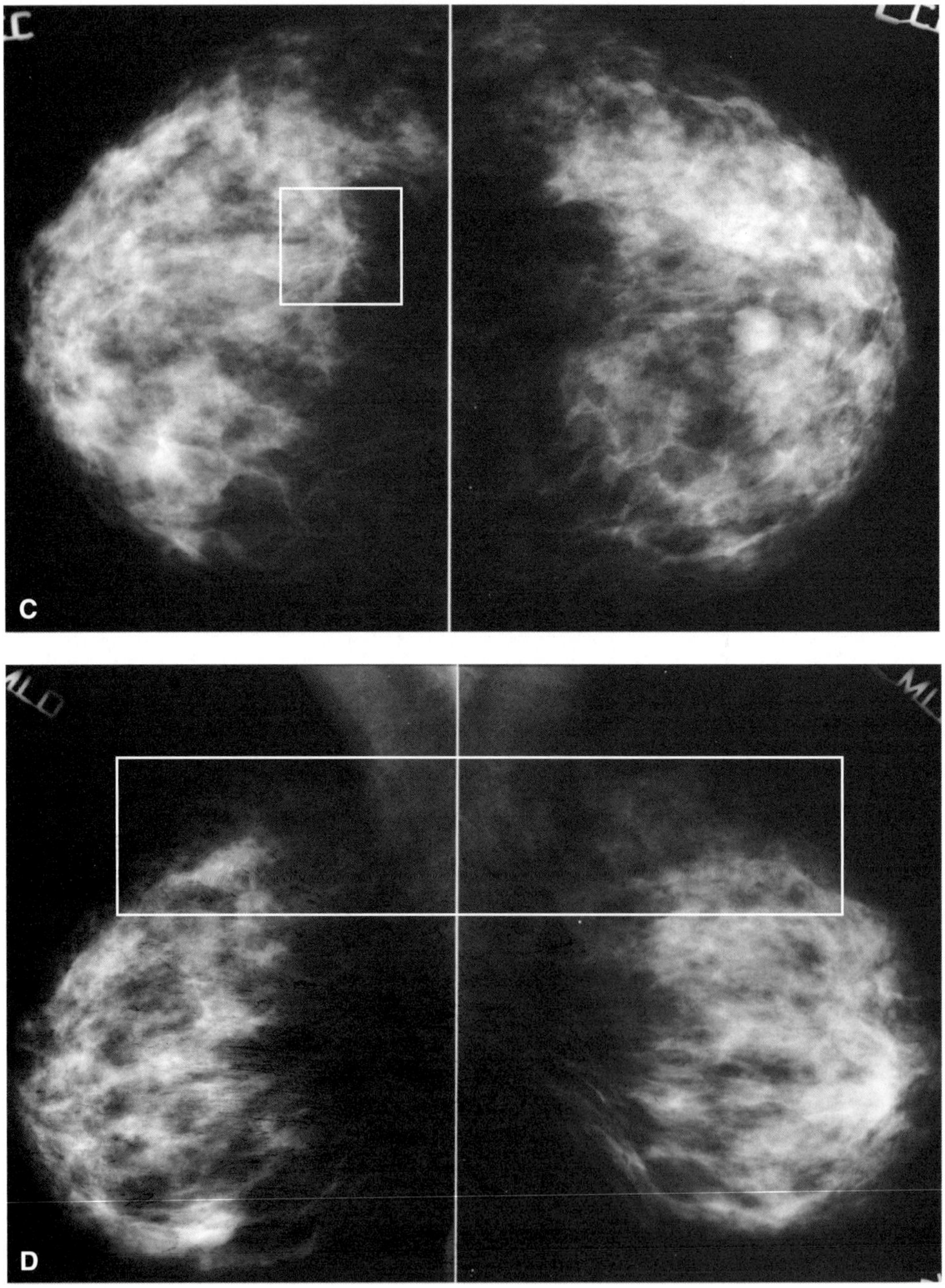

**Figura 2.42.** *(Continuação)* Incidência CC **(C)** com caixa sobre possível massa com distorção. Incidência MLO **(D)** com caixa delimitando assimetria envolvendo o cone superior de tecido no seio direito.

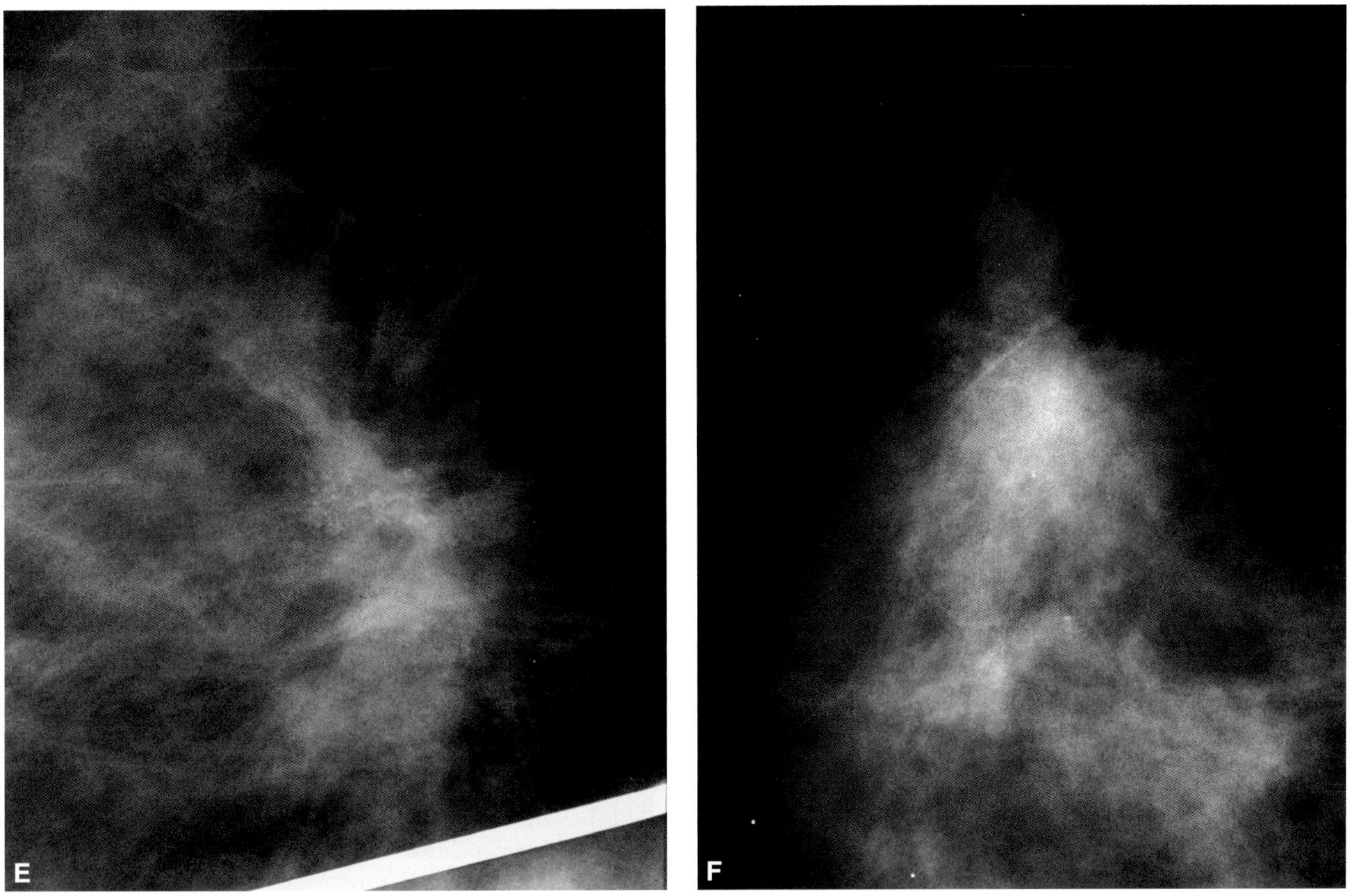


**Figura 2.42.** *(Continuação)* Incidências com compressão seletiva CC **(E)** e MLO **(F)**, seio direito. *(Continua.)*

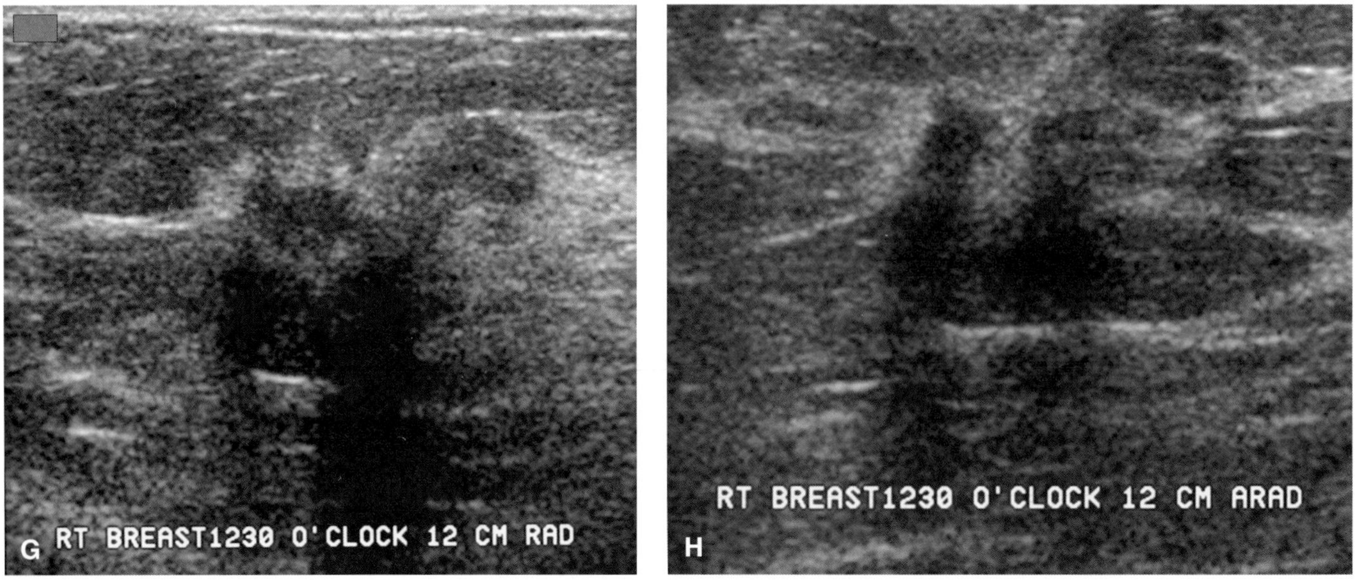


**Figura 2.42.** *(Continuação)* Imagens de US, projeções RAD **(G)** e ARAD **(H)**, correspondendo ao local da massa vista mamograficamente no seio direito.

## Como você descreveria os achados? Qual é a sua recomendação?

A massa com 1,2 cm no seio esquerdo é um cisto (imagens não exibidas) e não necessita de outra intervenção. A incidência de compressão seletiva à direita confirma a presença de uma massa irregular com 2,5 cm, distorção associada e calcificações amorfas de baixa densidade (Fig. 2.42E, F). Na US, uma massa irregular e hipoecoica com áreas de sombra acústica posterior aparece na imagem na posição de 12:30h, a 12 cm do mamilo direito (Fig. 2.42G, H).

Categoria 5 no BI-RADS®: altamente sugestiva de malignidade; ação apropriada deve ser tomada.

A ação apropriada é tomada na forma de biópsia com agulha grossa dirigida por ultrassom. Histologicamente, um carcinoma mamário invasivo é descrito. Um carcinoma ductal invasivo com 2,7 cm, grau II, é descrito na amostra da nodulectomia. Um carcinoma ductal *in situ* associado, de grau intermediário e do tipo sólido, também está presente. Dois linfonodos sentinela excisados são negativos para carcinoma metástico [pT2, pN0(sn)(i-), pMX; estádio IIA].

## PACIENTE 40

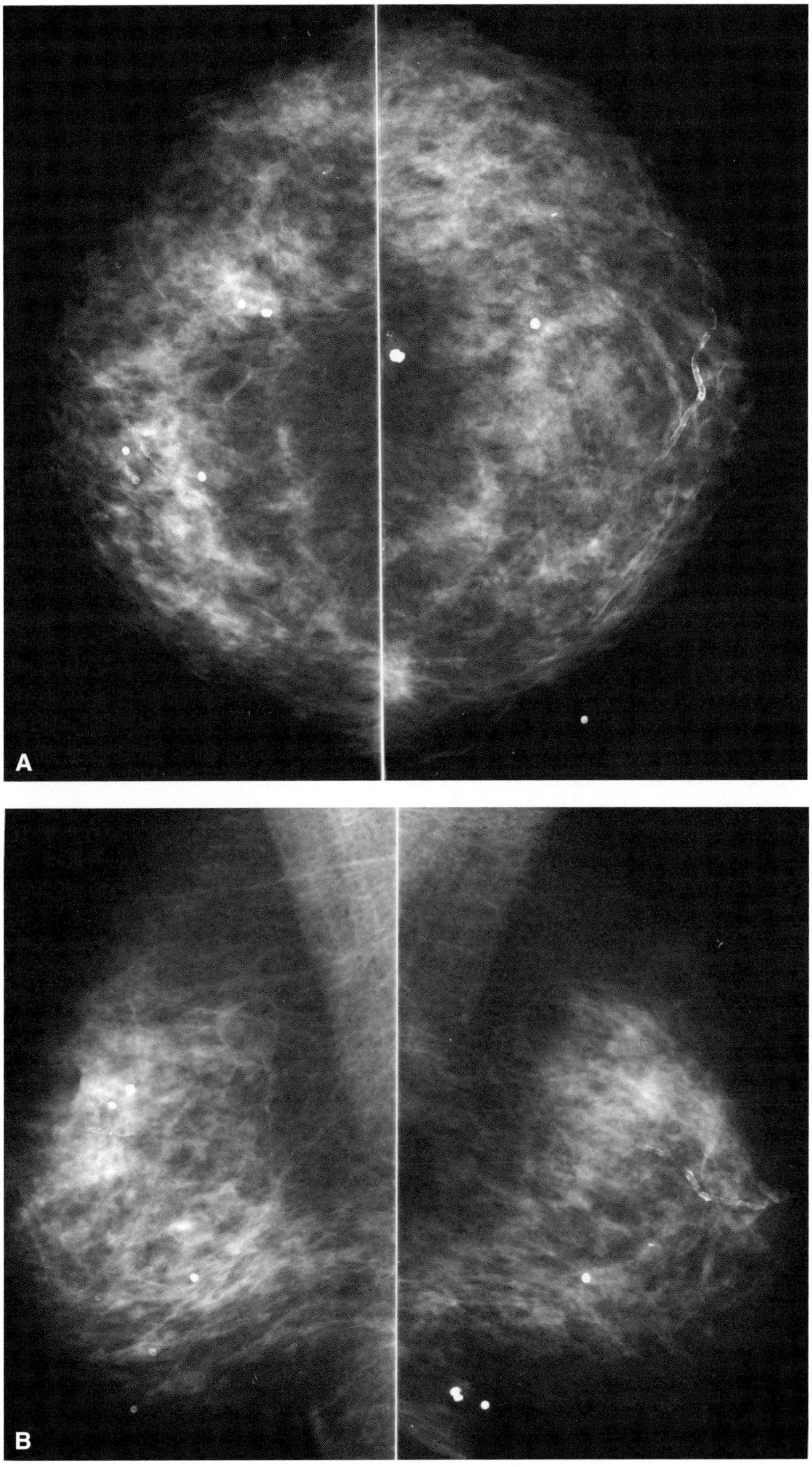


**Figura 2.43.** Mamografia de mulher de 76 anos de idade. Incidências CC **(A)** e MLO **(B)**. Um marcador metálico à esquerda marca a lesão da pele. *(Continua.)*

## O que você acha? Se houver alguma coisa, o que você fará em seguida?

Reveja os filmes sistematicamente. Há calcificações distróficas espalhadas e calcificações arteriais bilateralmente. Concentre a sua atenção em pequenas quantidades de tecido dividindo as incidências CC e MLO em terços. Procure por achados específicos, incluindo alterações difusas, massas, distorção, assimetria e calcificações. Revise as áreas na mamografia que são mais prováveis de desenvolver câncer, especificamente a interface adiposa-glandular, a faixa adiposa de tecido entre o músculo peitoral e o tecido glandular na incidência MLO, o cone superior de tecido na incidência MLO, o tecido medial na incidência CC e as áreas subareolares. Foque com as lentes de ampliação, principalmente quando estiver procurando por pequenas massas, distorção e agrupamentos de calcificações. Você nota alguma coisa quando avalia o tecido medial na incidência CC (Fig. 2.43C)? E quanto à borda do filme à esquerda? Pelo fato de não haver nada prontamente aparente na incidência MLO, você se sente confortável em descrever isto como uma mamografia normal? Com quanta certeza você pode prescrever um relatório sobre este estudo de exame das mamas? Uma lesão poderia ter sido excluída na incidência MLO?

Categoria 0 no BI-RADS®: necessita de avaliação adicional por imagem.

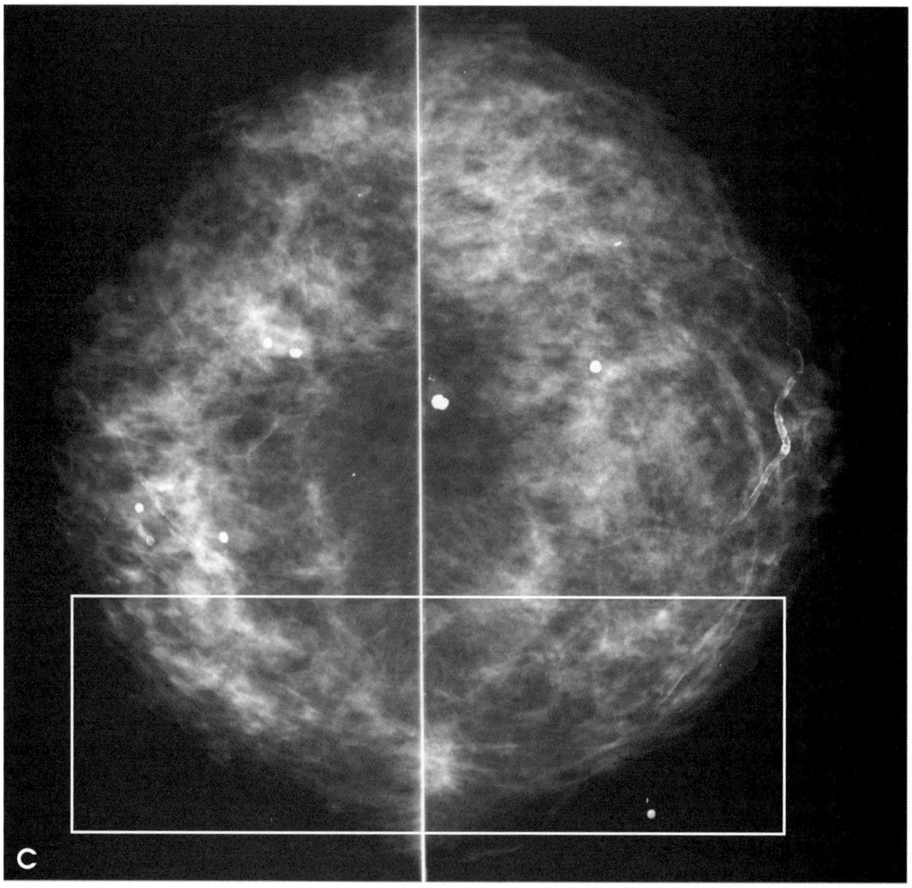


**Figura 2.43.** *(Continuação)* Incidência CC (**C**). Avaliação limitada aos quadrantes mediais dos seios concentra sua atenção em pequenas quantidades de tecido. Agora, procure especificamente por possíveis massas.

## Você vê?

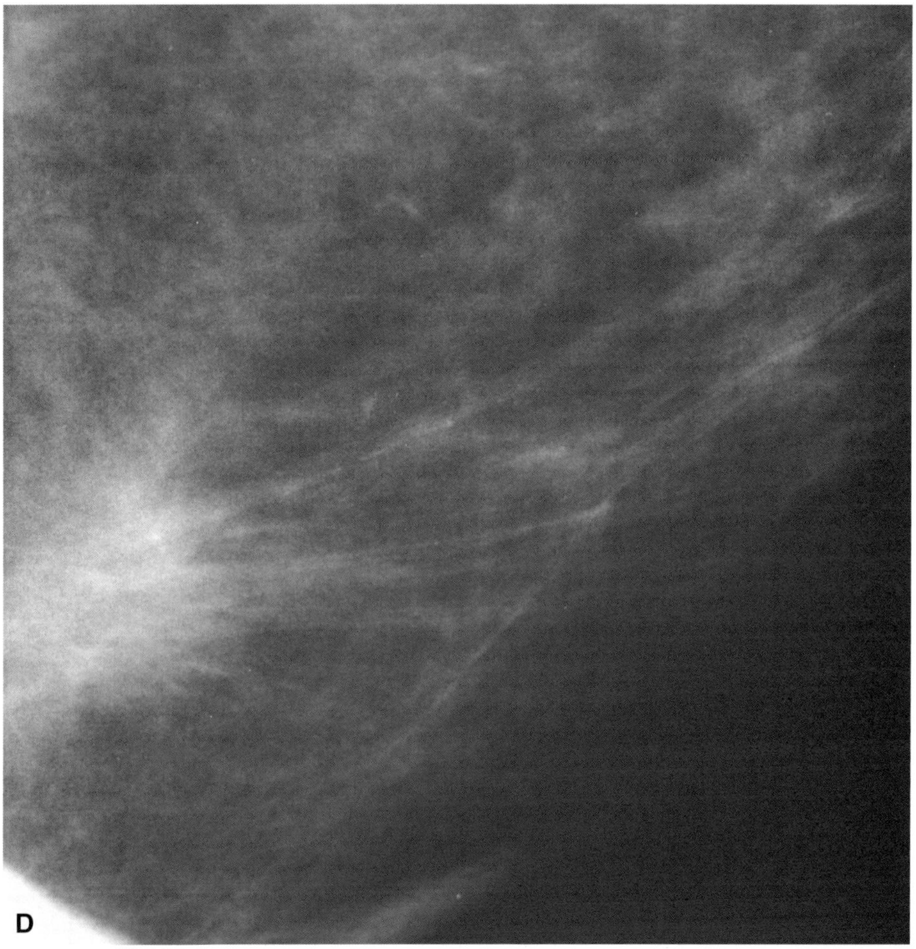


**Figura 2.43.** *(Continuação)* Incidência com compressão seletiva CC (**D**), seio esquerdo.

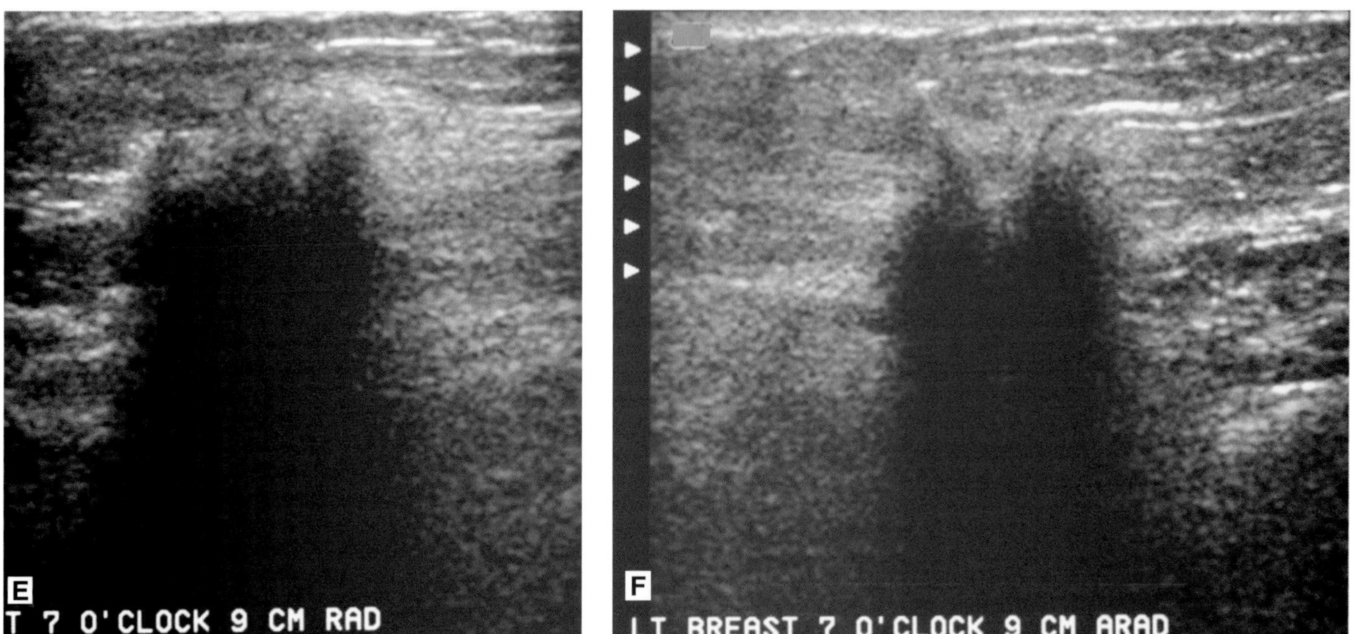


**Figura 2.43.** *(Continuação)* Imagens de US nos cortes RAD (**E**) e ARAD (**F**) na posição de 7 horas, a 9 cm do mamilo esquerdo.

## Como você descreveria os achados?

A incidência com compressão seletiva confirma a presença de uma massa espiculada na posição póstero-medial no seio esquerdo. Com base nesta informação, quanta certeza você tem de que há uma anormalidade significante e que uma biópsia é indicada? Agora, é possível prescrever um relatório sucinto, definitivo e direto? Na US, uma massa hipoecóica e espiculada, com sombra acústica posterior intensa e orientação vertical, é identificada na posição de 7 horas, a 9 cm do mamilo esquerdo.

Repetidamente, você descobrirá que, seguindo um processo simples e lógico, e concluindo o exame minucioso da imagem, você oferecerá um ótimo cuidado aos pacientes, o que minimiza a probabilidade de atraso no diagnóstico de câncer de mama.

Esta paciente ilustra a necessidade de focar profundamente o tecido que se estende para a borda do filme. O fato de que esta lesão não aparece na imagem da incidência MLO não deve dissuadi-lo de chamar a paciente de volta. É comum que as lesões póstero mediais apareçam parcialmente (escassamente) na imagem em apenas uma das duas incidências de rotina. A utilização de uma **placa de compressão seletiva** frequentemente permite que mais tecido seja incluído na imagem.

## Com relação à imagem desta lesão na incidência ortogonal, que incidência pode ser útil? Por quê? Seja específico.

Existem duas possibilidades quando consideramos a incidência lateral de 90°: incidência látero-medial de 90° (LM) ou a incidência mediolateral de 90° (ML). Para a incidência LM de 90°, o *bucky* é posicionado na parte superior, contra o esterno, para que a máxima quantidade de tecido seja incluída na imagem e, porque o tecido medial está mais próximo do filme, a resolução das lesões mediais melhorou. Para a incidência ML de 90°, o *bucky* é posicionado lateralmente e a compressão é aplicada medialmente. Nesta paciente, a incidência LM de 90° oferece a melhor imagem da lesão na incidência ortogonal.

Categoria 4 no BI-RADS®: anormalidade suspeita; uma biópsia deve ser considerada.

Em vez de ser apenas considerada, uma biópsia é feita, dirigida por ultrassom. Um carcinoma ductal invasivo é diagnosticado na amostra percutânea. Um carcinoma ductal invasivo de grau I, com 1,2 cm, é descrito na amostra da nodulectomia. Nenhuma doença metastática é relatada nos três linfonodos sentinela excisados [pTic, pN0(sn)(i-), pMX; estádio I].

## PACIENTE 41

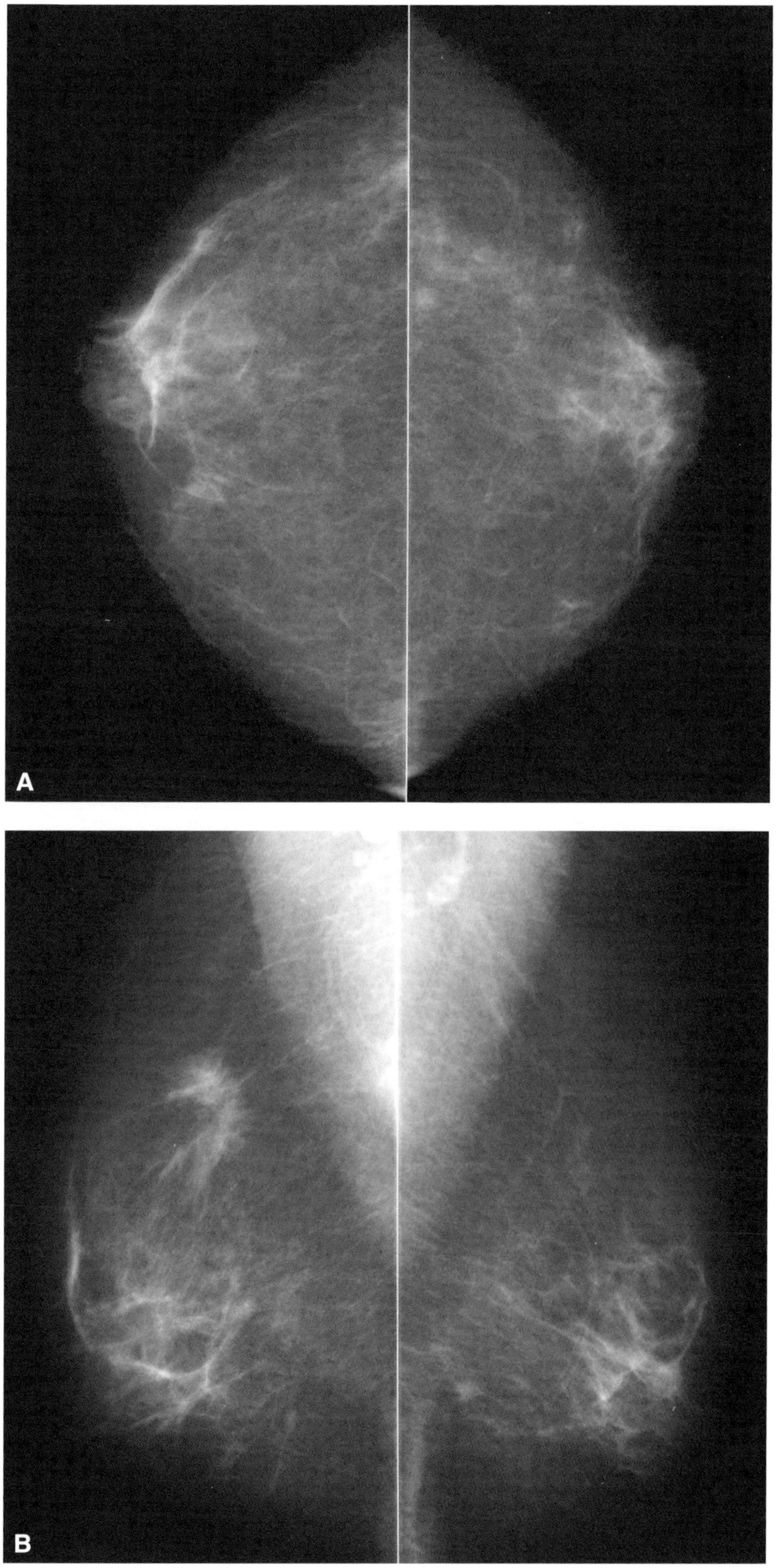

**Figura 2.44.** Mamografia de mulher de 57 anos de idade. Incidências CC (**A**) e MLO (**B**). *(Continua.)*

## Quais são as suas observações?

Uma assimetria com margens irregulares aparece na imagem na incidência MLO direita anterior ao músculo peitoral; contudo, não há anormalidade correspondente na incidência CC. Mais alguma observação? A posição do seio está ótima na incidência CC? Como você pode confirmar? Você vê o músculo peitoral em alguma das incidências CC? Você vê um espaço após o tecido glandular em alguma das incidências CC? *Quando você não pode ver o músculo peitoral ou um espaço após o tecido glandular na incidência CC, deve considerar a possibilidade de que o tecido posterior foi excluído da imagem.* Sob essas circunstâncias, você deve medir a PNL. A medida da PNL na incidência CC dever estar dentro de 1 cm da medida na incidência MLO (Fig. 2.4E, F). Se a medida não estiver dentro de 1 cm de cada um, o tecido posterior foi excluído e a imagem da incidência CC precisa ser repetida. Nesta paciente, o tecido posterior foi excluído das duas incidências CC e, com isso, possivelmente, a lesão também foi excluída. As incidências CC precisam ser repetidas.

## Você tem mais alguma observação? Do que mais você gostaria neste momento?

Que tal os estudos anteriores? Idealmente, quando observa uma potencial anormalidade em um estudo de exame das mamas, você deve rever os filmes anteriores e determinar se a paciente fez alguma cirurgia ou sofreu trauma no local de preocupação. Embora fosse apropriado chamar esta paciente de volta para mais avaliações, você não deve chamar de volta pacientes cuja potencial anormalidade diminuiu de tamanho, foi avaliada anteriormente ou reflete uma alteração pós-operatória.

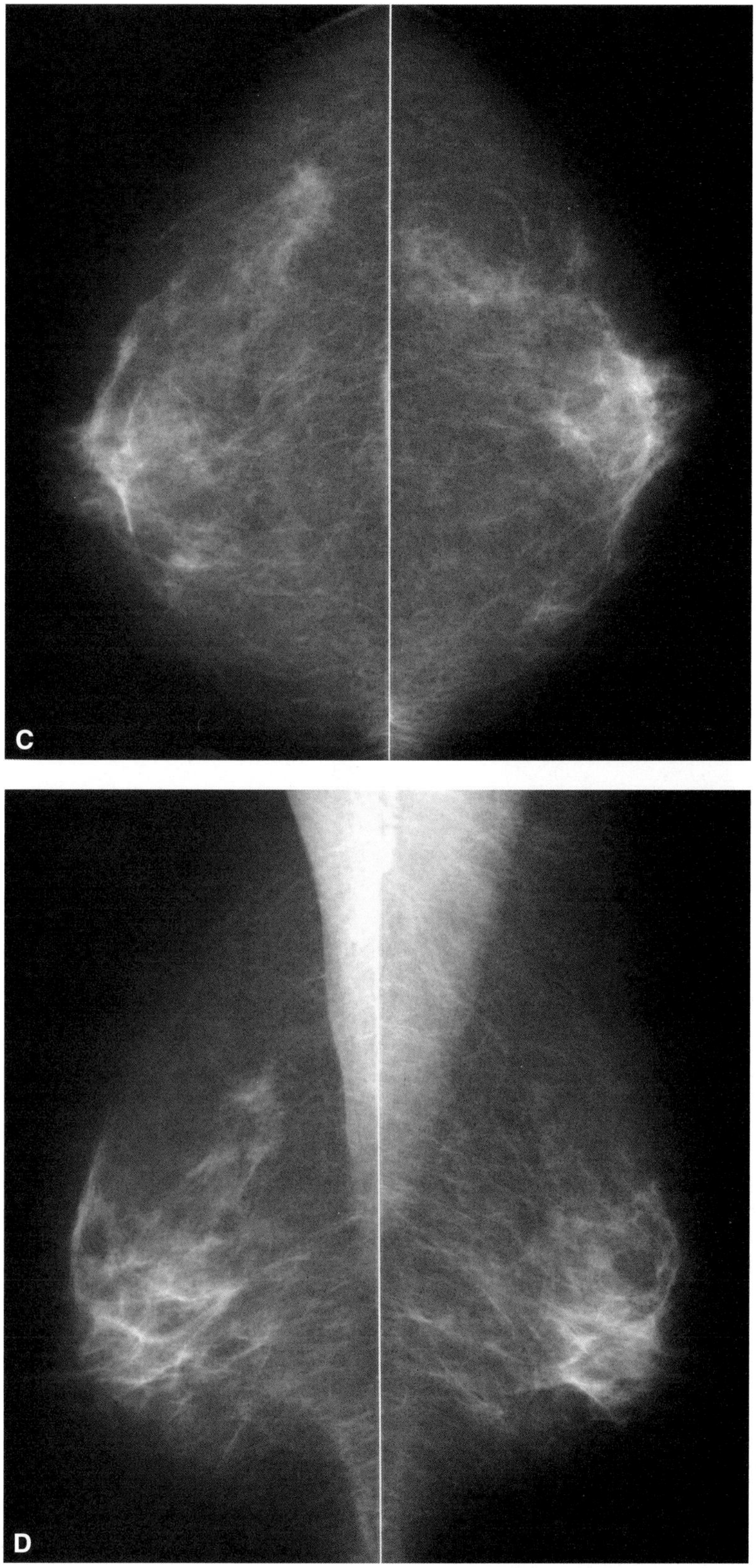


**Figura 2.44.** *(Continuação)* Incidências CC **(C)** e MLO **(D)**, mamografias feitas 2 anos antes de **(A)** e **(B)**. Sem histórico de cirurgia no seio ou trauma. *(Continua.)*

## O que você acha? A paciente precisa de avaliação adicional?

A área de assimetria aumentou de tamanho em comparação com o estudo anterior e, com melhor posicionamento na incidência CC, pode ser vista na incidência CC anterior. Comparando os dois estudos, você tem mais alguma observação a fazer? Qual é o próximo passo?

Categoria 0 no BI-RADS®: necessita de avaliação adicional por imagem.

A paciente é chamada de volta para uma avaliação mais aprofundada. Você notou o nódulo novo no seio esquerdo (Fig. 2.44E, F, setas)? O que você vai pedir que o técnico faça no direito? E no esquerdo?

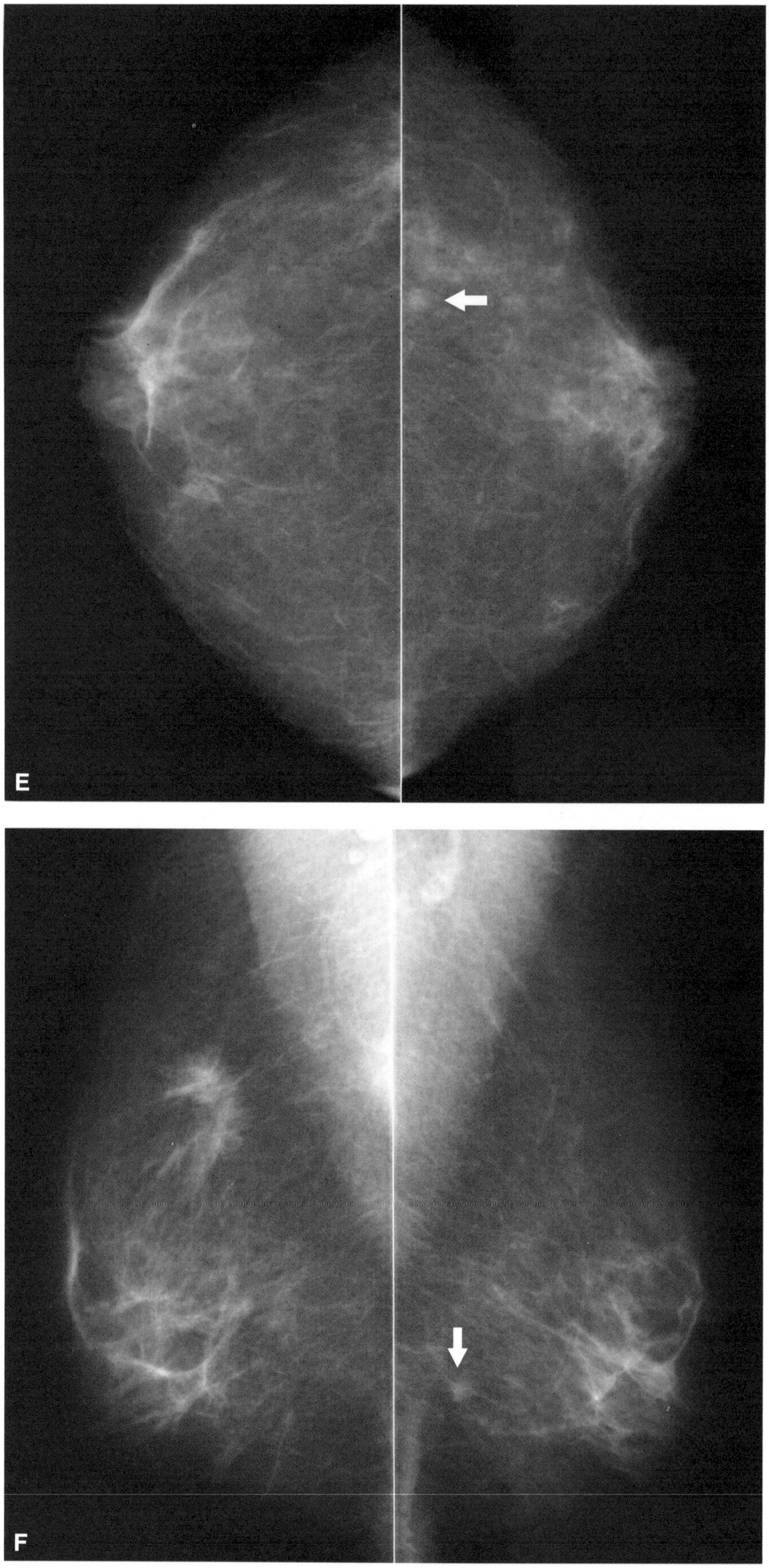

**Figura 2.44.** *(Continuação)* Incidências CC **(E)** e MLO **(F)**. Existe uma massa no seio esquerdo *(setas)*. Isso representa uma mudança com relação ao estudo anterior e, portanto, também necessita de avaliação.

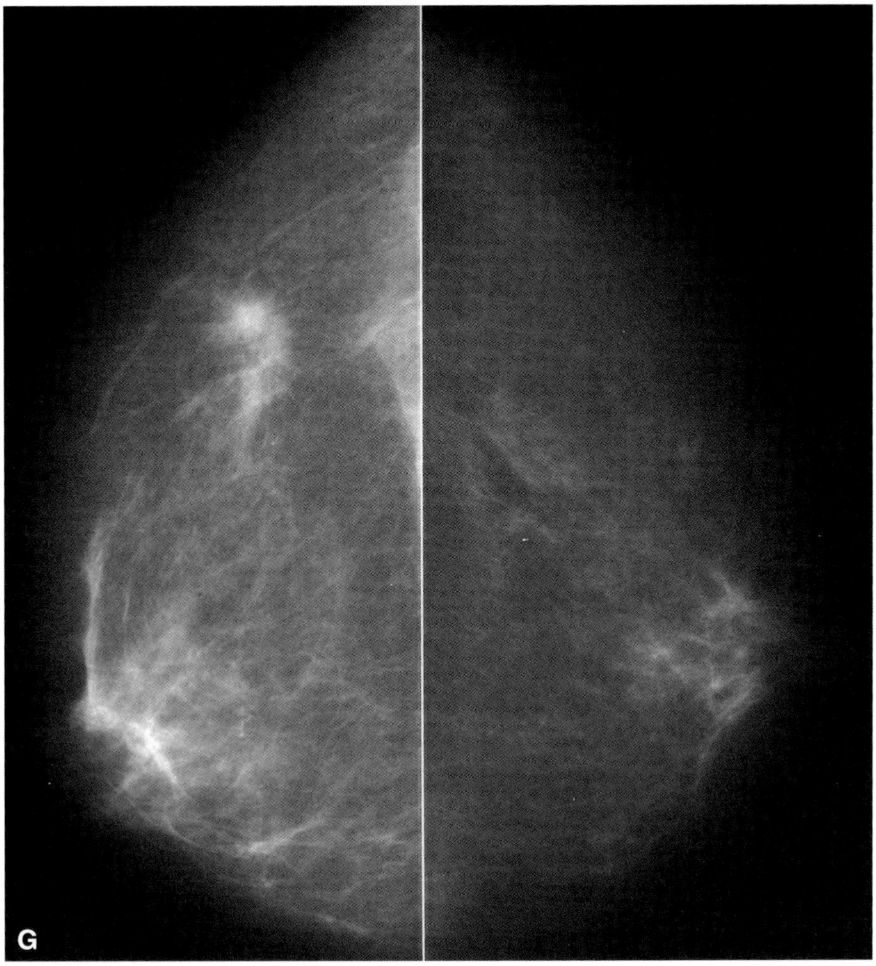

**Figura 2.44.** *(Continuação)* Incidência CC (**G**) repetida. Com melhor posicionamento, a lesão agora é vista nesta projeção lateralmente. *(Continua.)*

## O que pode ser feito para maximizar a visualização do tecido lateral na incidência CC?

A lesão no seio direito foi excluída do campo de visão na incidência CC inicial. Incidências CC repetidas, com o aspecto lateral do seio puxado, irão maximizar a quantidade de tecido lateral incluído nas imagens. Alternativamente, uma incidência XCCL pode ser feita utilizando-se uma grande placa de compressão ou uma placa de compressão seletiva. Quando posicionar as pacientes na incidência CC, é importante que o técnico mamográfico identifique a prega inframamária (IMF) e suspenda a mama até o ponto de mobilidade máxima da IMF. Além disso, é preciso puxar o tecido para fora, para longe do corpo e rotineiramente puxar o aspecto lateral do seio para maximizar a quantidade de tecido póstero-lateral incluído nas imagens. Se, depois que o puxão lateral estiver feito, o tecido ainda for visto estendendo-se lateralmente na borda do filme, e existir tecido posteriormente sobreposto ao músculo peitoral na incidência MLO, uma incidência XCCL é indicada.

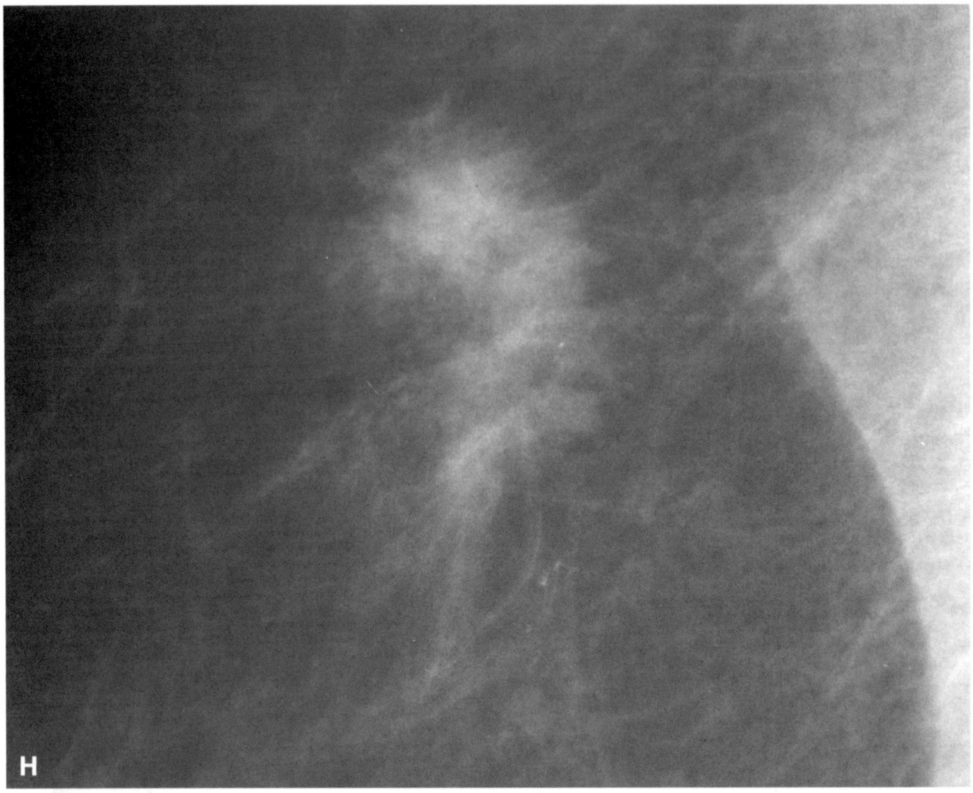


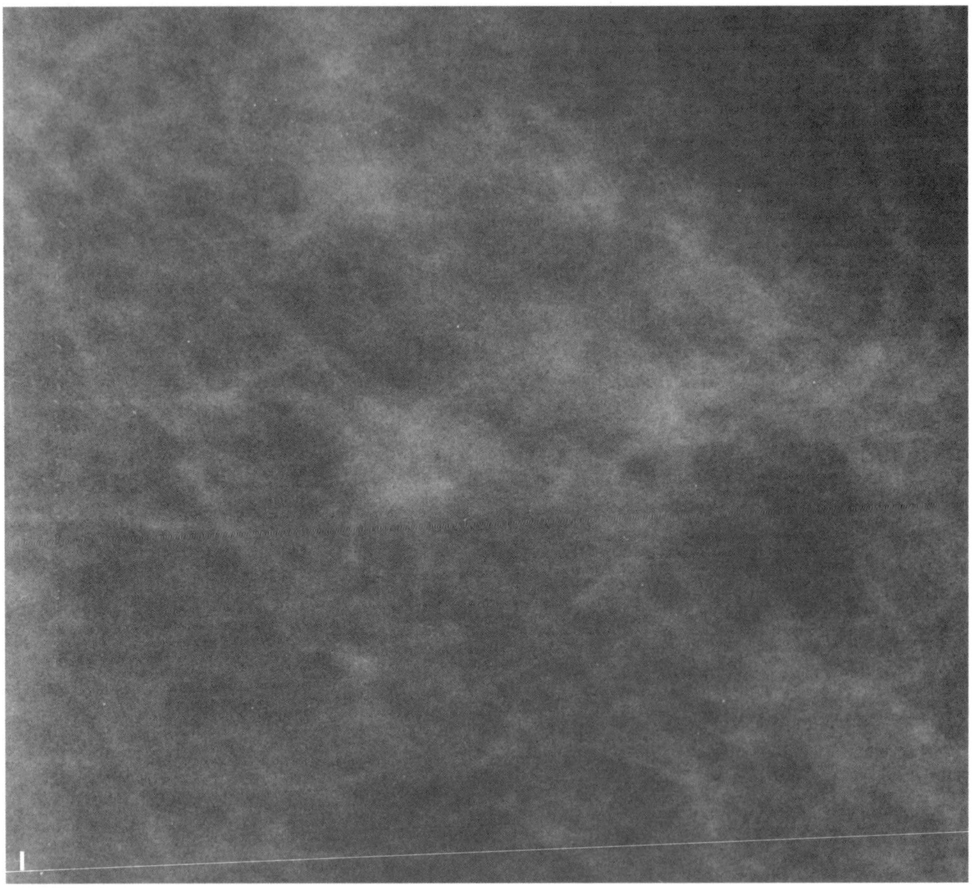


**Figura 2.44.** *(Continuação)* Incidência com compressão seletiva MLO **(H)**, seio direito. Incidências com compressão seletiva CC **(I)** e MLO **(J)**, seio esquerdo.

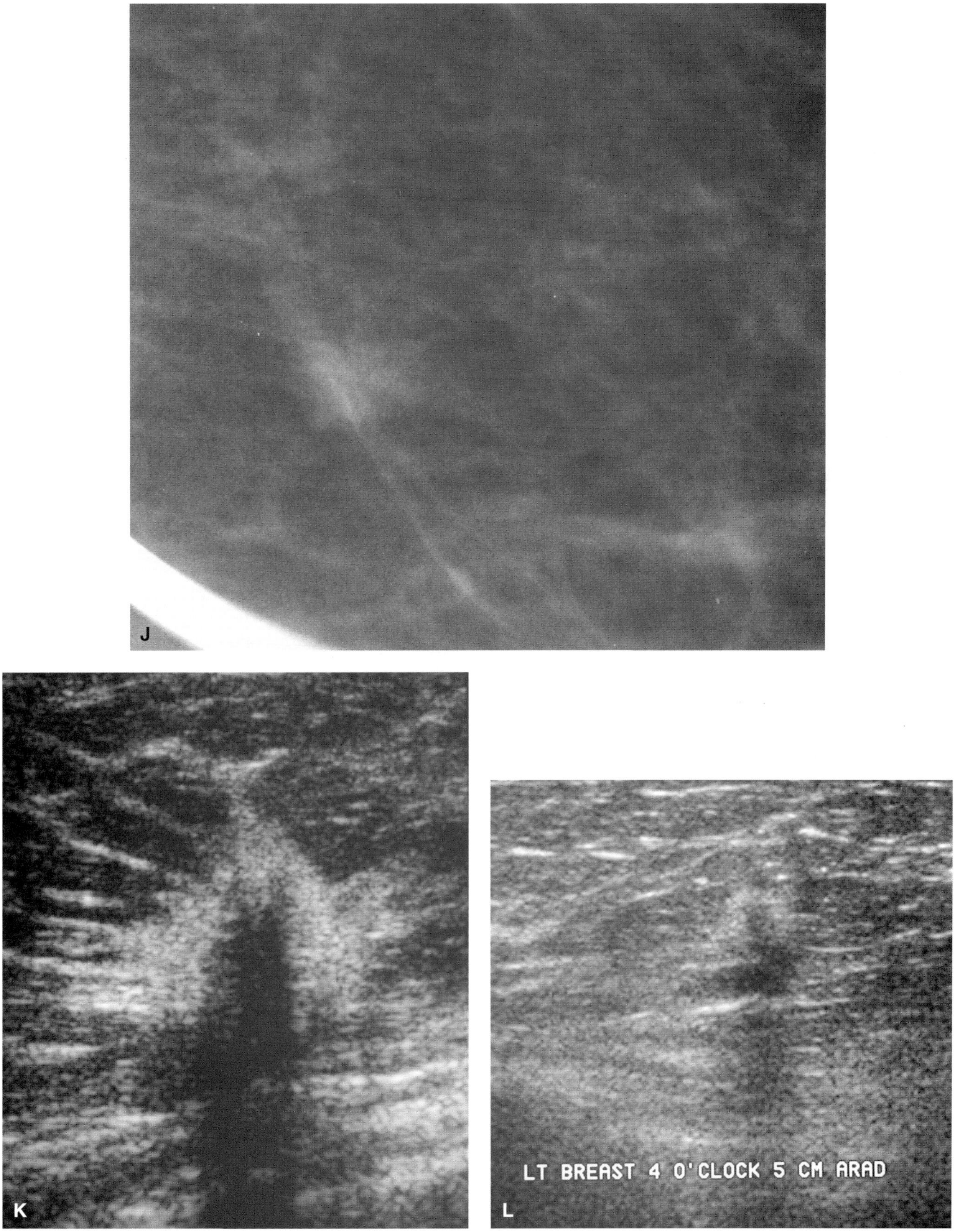


**Figura 2.44.** *(Continuação)* Incidência com compressão seletiva MLO **(J)**, seio esquerdo. Imagem de US, corte antirradial **(K)**, seio direito na posição de 10 horas a aproximadamente 8 cm do mamilo direito. Imagem de US, corte ARAD **(L)**, seio esquerdo.

## Como você descreveria os achados?

A incidência de compressão seletiva bilateralmente confirma a presença de lesões bilaterais. A massa à direita é irregular com margens espiculadas e algumas calcificações associadas medindo aproximadamente 2 cm. Uma massa hipoecoica com intensa sombra acústica posterior, um halo ecogênico, orientação vertical e espiculação são identificados na US na posição de 10 horas, 8 a 10 cm do mamilo direito. A massa à esquerda é arredondada, com margens indistintas, possivelmente microlobulada e mede aproximadamente 0,7 cm. Uma massa irregular e hipoecoica, com margens angulares e halo ecogênico, é vista no seio esquerdo na posição de 4 horas, a 5 cm do mamilo. Isso corresponde à localização esperada da lesão vista mamograficamente no seio esquerdo. São indicadas biópsias bilaterais. *Esteja ciente de qualquer massa sólida em desenvolvimento em mulheres no período da pós-menopausa, principalmente se elas não estão fazendo TRH.*

Categoria 4 no BI-RADS®: anormalidade suspeita; uma biópsia deve ser considerada.

Biópsias guiadas por imagem são feitas bilateralmente. Carcinomas intraductais e invasivos são relatados bilateralmente nas amostra da biópsia dirigida por ultrassom.

## Como multifocal e multicêntrico são definidos? E quanto às lesões sincrônicas e metacrônicas? O que está emergindo como a modalidade de escolha na avaliação de pacientes diagnosticadas com câncer de mama?

Se você identificar um achado suspeito (e óbvio), certifique-se de continuar procurando por outras lesões bilateralmente na mamografia. Lesões multifocais ocorrem no mesmo quadrante e as multicêntricas são encontradas em quadrantes diferentes no mesmo seio. Cânceres de mama bilaterais são sincrônicos se forem diagnosticados ao mesmo tempo e metacrônicos se o forem após um intervalo arbitrário (p. ex., 6 ou 12 meses a partir do diagnóstico inicial). A literatura publicada relativa à incidência de multifocalidade e multicentricidade é limitada e difícil de ser revista porque existem diferenças significativas em como os termos são definidos e como o tecido é avaliado histologicamente. Hoje existem bons dados oferecendo suporte à RM na avaliação de pacientes para lesões contralaterais multifocais, multicêntricas e sincrônicas, o que pode modificar o tratamento cirúrgico da paciente. Recomendamos RM bilateral do seio para todas as nossas pacientes com um diagnóstico novo de câncer de mama.

## PACIENTE 42

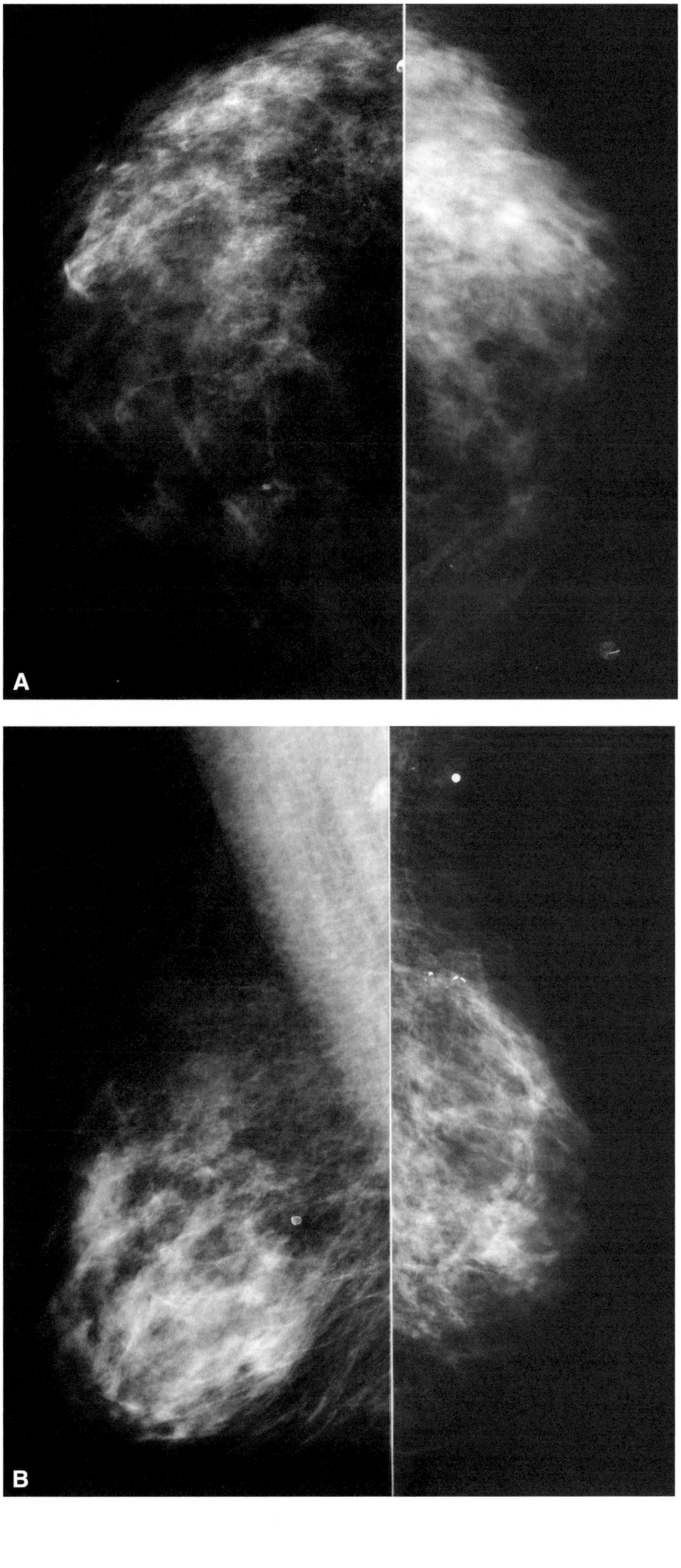


**Figura 2.45.** Mamografia de mulher de 40 anos de idade. Incidências CC **(A)** e MLO **(B)**.

### Que observações você pode fazer? Que condição latente você acha que a paciente tem?

O seio esquerdo é menor do o direito e não há músculo peitoral na imagem à esquerda. Em algumas pacientes, o músculo peitoral pode não aparecer na imagem devido a um histórico de trauma prévio (p. ex., queimadura) na parede do peito ou no ombro, ou devido a um derrame, de maneira que a paciente seja incapaz de cooperar com o posicionamento. Alternativamente, a síndrome de Poland deve ser considerada. Esta paciente não apresenta histórico de trauma ou derrame.

A síndrome de Poland é rara, uma malformação congênita esporádica com hipoplasia unilateral da parede do peito, anormalidades na mão ipsolateral, ausência da porção costoesternal do músculo peitoral maior, ausência do músculo peitoral menor e ausência da segunda, terceira e quarta ou terceira, quarta e quinta cartilagens costais ou costelas. As manifestações clínicas da síndrome de Poland são variáveis. É postulado que a hipoplasia ou danos à artéria subclávia, ou às suas ramificações, no útero resultam na gama de anormalidades do desenvolvimento relatadas nestes pacientes. As manifestações mamográficas desta síndrome incluem hipoplasia do seio ipsolateral, incapacidade de visualização do músculo peitoral e ausência de um mamilo. Associações a outras malignidades incluindo leucemia, linfoma e leiomiossarcoma têm sido relatadas nestes pacientes. Também houve vários casos relatados de câncer de mama identificados em mulheres com a síndrome de Poland.

Categoria 1 no BI-RADS®: negativa. Em geral, para achados benignos, se as observações representarem uma alteração na mamografia anterior, eu os descrevo no relatório e utilizo categoria 2 no BI-RADS®: achado benigno. Se os achados forem estáveis, comparados com as mamografias anteriores, eu não os descrevo e utilizo categoria 1 para a avaliação. Recomenda-se um estudo mamográfico anual para esta paciente.

## PACIENTE 43

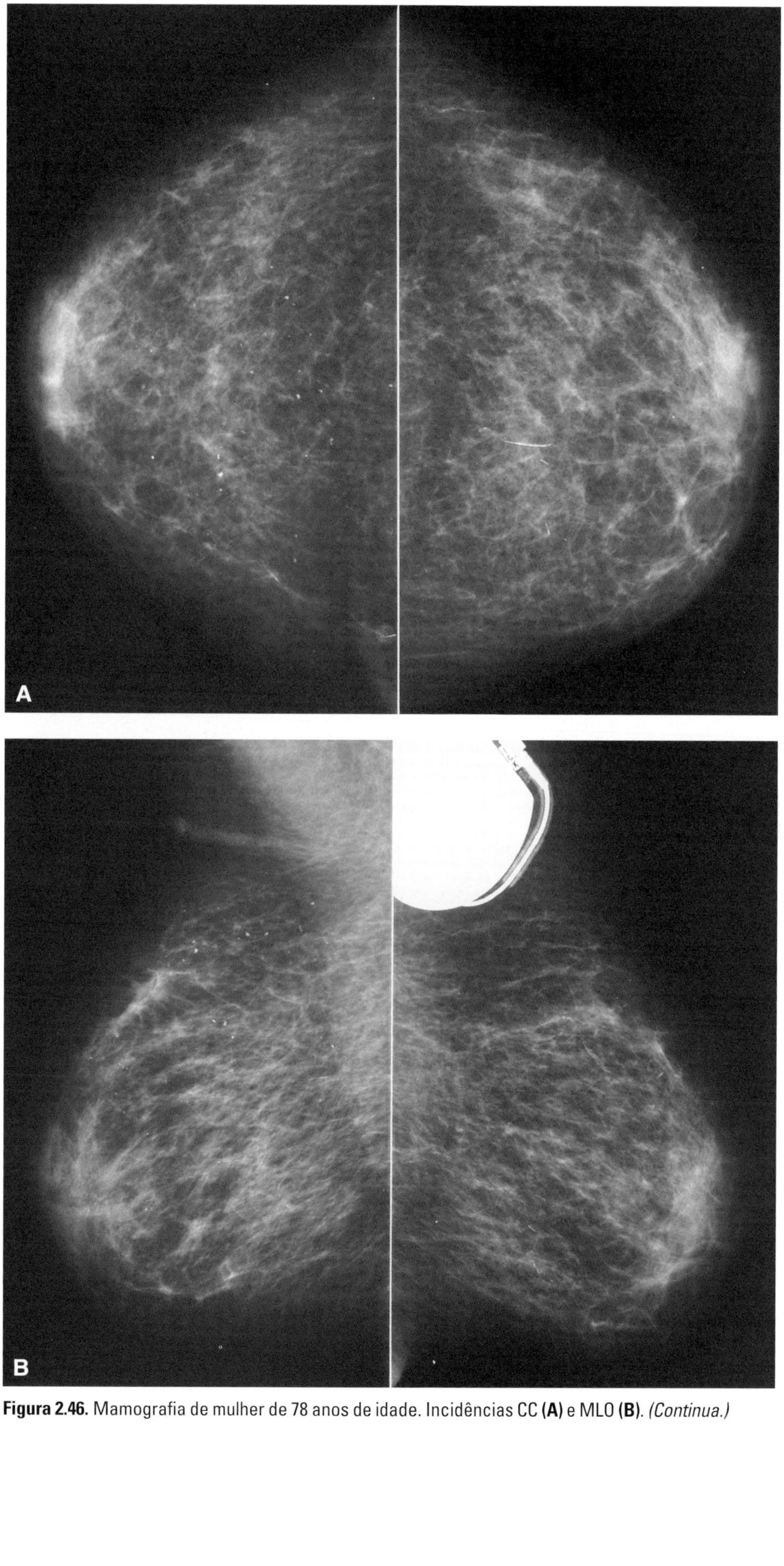


**Figura 2.46.** Mamografia de mulher de 78 anos de idade. Incidências CC **(A)** e MLO **(B)**. *(Continua.)*

## Esta é uma mamografia normal?

Um marca-passo está presente na região subpeitoral esquerda e existem calcificações distróficas e vasculares espalhadas. Antes de concentrar sua atenção na busca por sinais sutis de câncer de mama, considere avaliar o estudo para adequação técnica e presença de alterações difusas. Quando são bilaterais, as alterações difusas podem ser difíceis de ser percebidas. Você notou a proeminência das marcas trabeculares? Isso se torna notável quando você compara com um estudo feito há 2 anos.

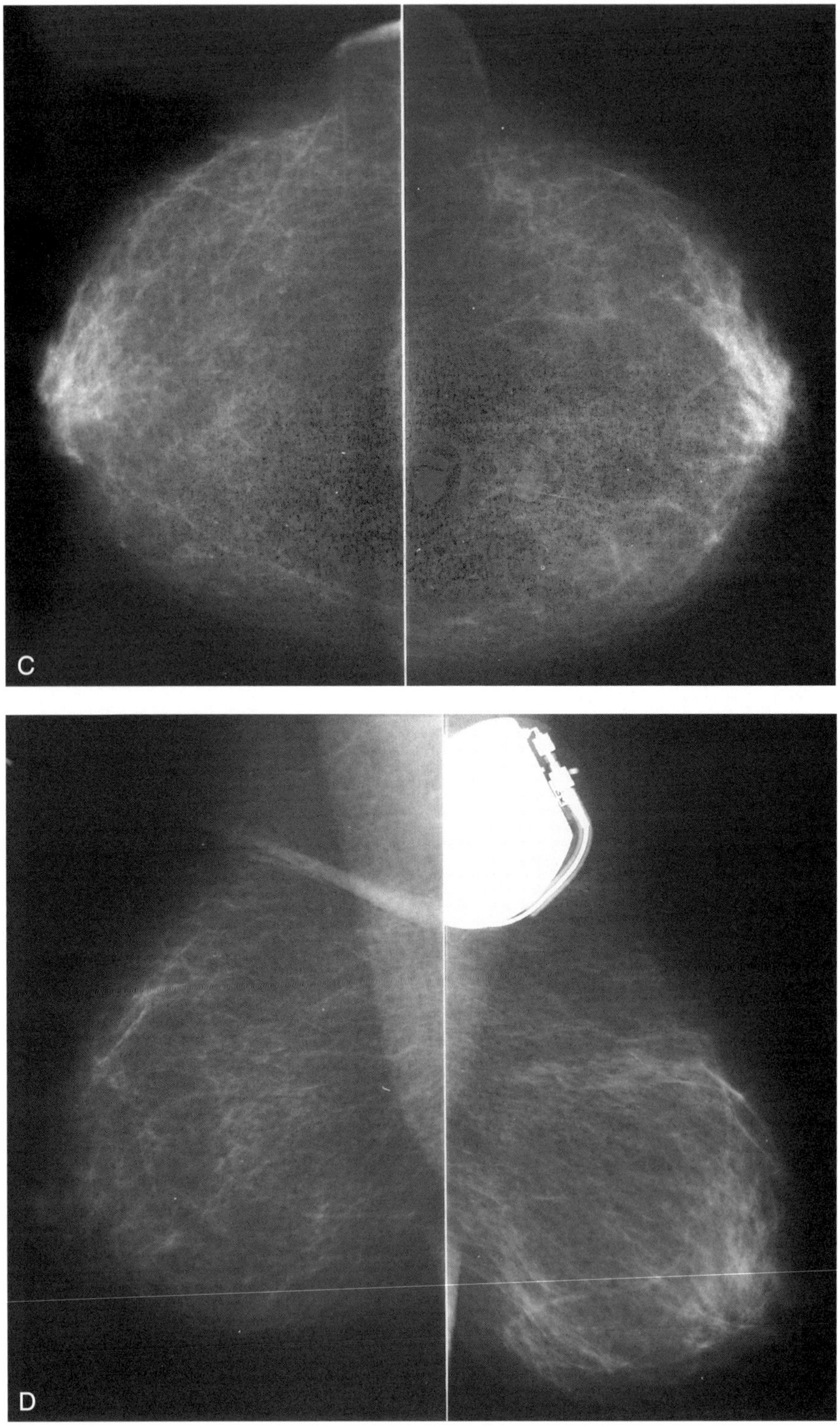


**Figura 2.46.** *(Continuação)* Estudo de comparação de exame das mamas feito há 2 anos. Incidências CC **(C)** e MLO **(D)**.

## Qual é o seu diferencial?

Considerações diferenciais para alterações difusas que geralmente são unilaterais, embora raramente possam ser bilaterais, incluem efeito da terapia por radiação, alterações inflamatórias (p. ex., mastite), trauma, adenopatia axilar ipsolateral com obstrução linfática, desvio de diálise no braço ipsolateral com sobrecarga de fluido, carcinoma ductal invasivo não especificado de outra maneira, carcinoma inflamatório, carcinoma lobular invasivo ou linfoma. O carcinoma lobular invasivo pode resultar em aumento da densidade e tamanho dos seios ou diminuição do tamanho dos seios (o seio retraído). Considerações diferenciais para alterações difusas que geralmente são bilaterais, embora possam ser unilaterais, incluem TRH (p. ex., estrogênio), alterações no peso, ICC, insuficiência renal com sobrecarga de fluidos e síndrome da veia cava superior. Outras causas benignas raras incluem mastite granulomatosa, necrose por coumadin, arterite e distúrbios autoimunes (por exemplo esclerodermia). Obter um histórico completo, examinar a paciente e obter uma US frequentemente é útil para escolher entre as considerações diferenciais.

Nesta paciente, os achados refletem ICC com sobrecarga de fluidos. Os sinais e sintomas melhoram significativamente com diuréticos; isso também se aplica às alterações mamográficas.

Categoria 2 no BI-RADS®: achado benigno. Recomenda-se fazer a próxima mamografia em 1 ano.

## PACIENTE 44

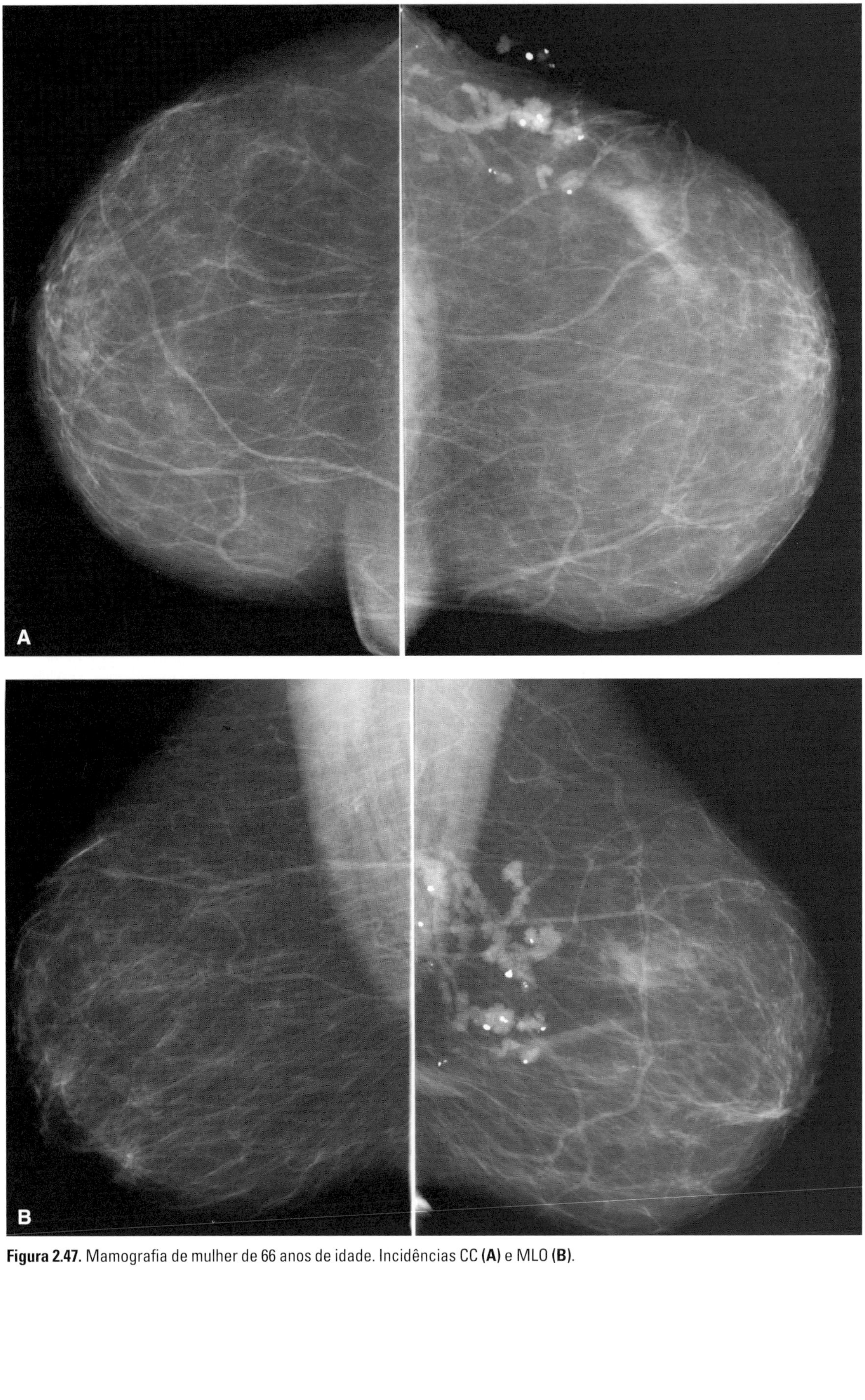


**Figura 2.47.** Mamografia de mulher de 66 anos de idade. Incidências CC (**A**) e MLO (**B**).

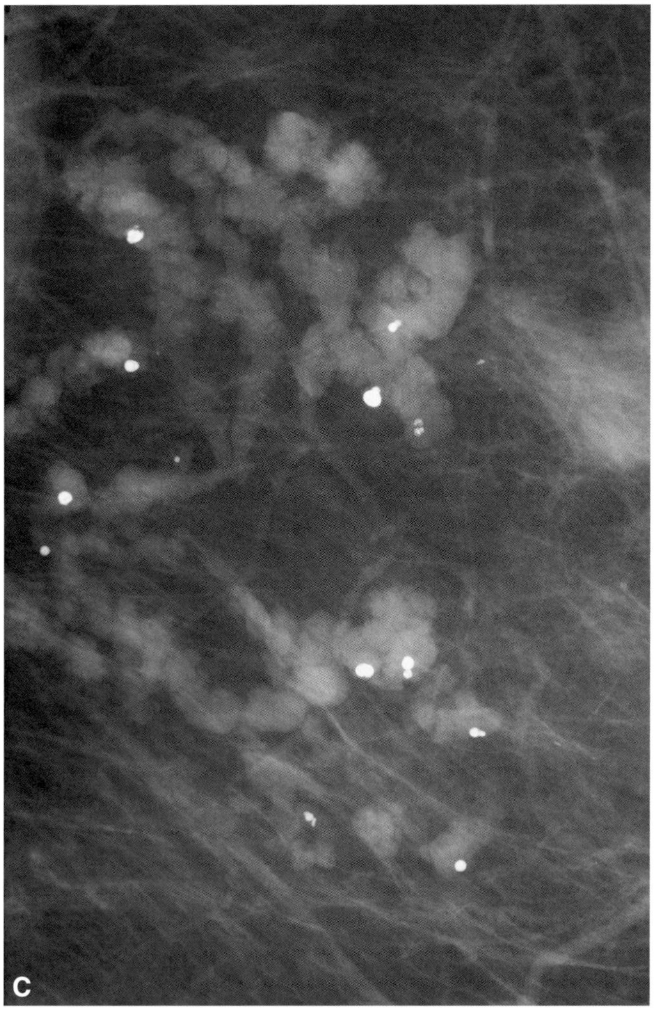

Figura 2.47. *(Continuação)* Incidência MLO, com visão ampliada **(C)**, seio esquerdo.

## Qual é o diagnóstico?

Uma estrutura tubular serpiginosa aparece na imagem no quadrante superior externo no seio esquerdo associada a calcificações grosseiras espalhadas. É mais provável que isso seja uma veia trombosada (variz) refletindo a doença de Mondor tratada. Na maioria dos pacientes, a doença de Mondor é curada completamente, sem deixar achados residuais na imagem. Raramente as calcificações podem ser vistas delineando a veia trombosada.

## O que é a doença de Mondor?

A doença de Mondor é uma tromboflebite incomum e autolimitante que envolve uma das veias superficiais do seio. As veias toracoepigástricas e torácica lateral são as mais comumente envolvidas. Na maioria das pacientes, a causa é idiopática. Entretanto, causas relatadas da doença de Mondor incluem trauma no seio, cirurgia no seio, biópsias dirigidas por imagem, biópsia de linfonodo sentinela, desidratação, atividade física excessiva, processo inflamatório e, raramente, câncer de mama.

## Qual é a apresentação clínica da doença de Mondor? Que achados podem ser vistos na imagem? Qual é o tratamento de escolha?

Agudamente, pacientes com a doença de Mondor descrevem um cordão de hipersensibilidade que está geralmente associado à ondulação linear, que se acentua quando o braço ipsolateral é erguido ou a uma nodulação serpiginosa superficial (simulando a aparência de uma veia varicosa) correspondendo ao trajeto da veia envolvida. Mamograficamente, a veia afetada pode ter a aparência de corda ou de contas. Na US, uma estrutura tubular superficial em forma de contas aparece na imagem, correspondendo à ondulação linear. A doença de Mondor tipicamente se cura espontaneamente. Pacientes são asseguradas da provável natureza benigna desta condição e recebem suporte por meio de agentes não esteróides e anti-inflamatórios para alívio sintomático da hipersensibilidade associada.

Categoria 1 no BI-RADS®: negativa. Recomenda-se fazer a próxima mamografia em 1 ano.

## PACIENTE 45

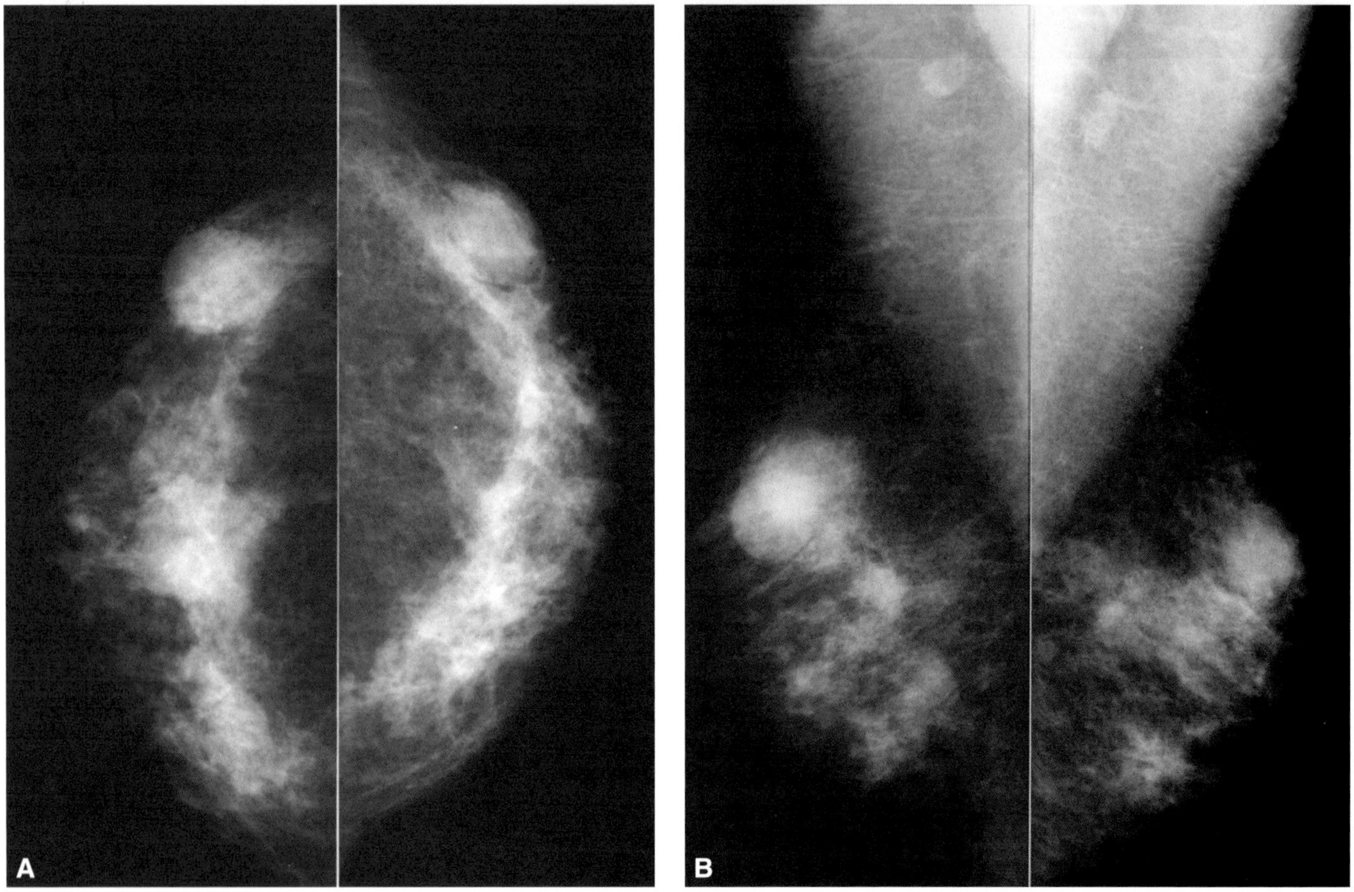


**Figura 2.48.** Mamografia de mulher de 54 anos de idade. Incidências CC (**A**) e MLO (**B**).

### Que observações você pode fazer? O que você gostaria de fazer em seguida?

Os linfonodos e os músculos peitorais menores (densidades triangulares na borda da incidência MLO) aparecem na imagem bilateralmente, sobrepostos aos músculos peitorais maiores. Mais importante: massas estão presentes bilateralmente. A comparação com estudos anteriores é essencial para determinar se isso representa uma alteração de intervalo, que nesse caso indica avaliação adicional. Se as massas estiverem estáveis ou diminuindo de tamanho, ou se foram previamente avaliadas, mais nenhuma avaliação é necessária.

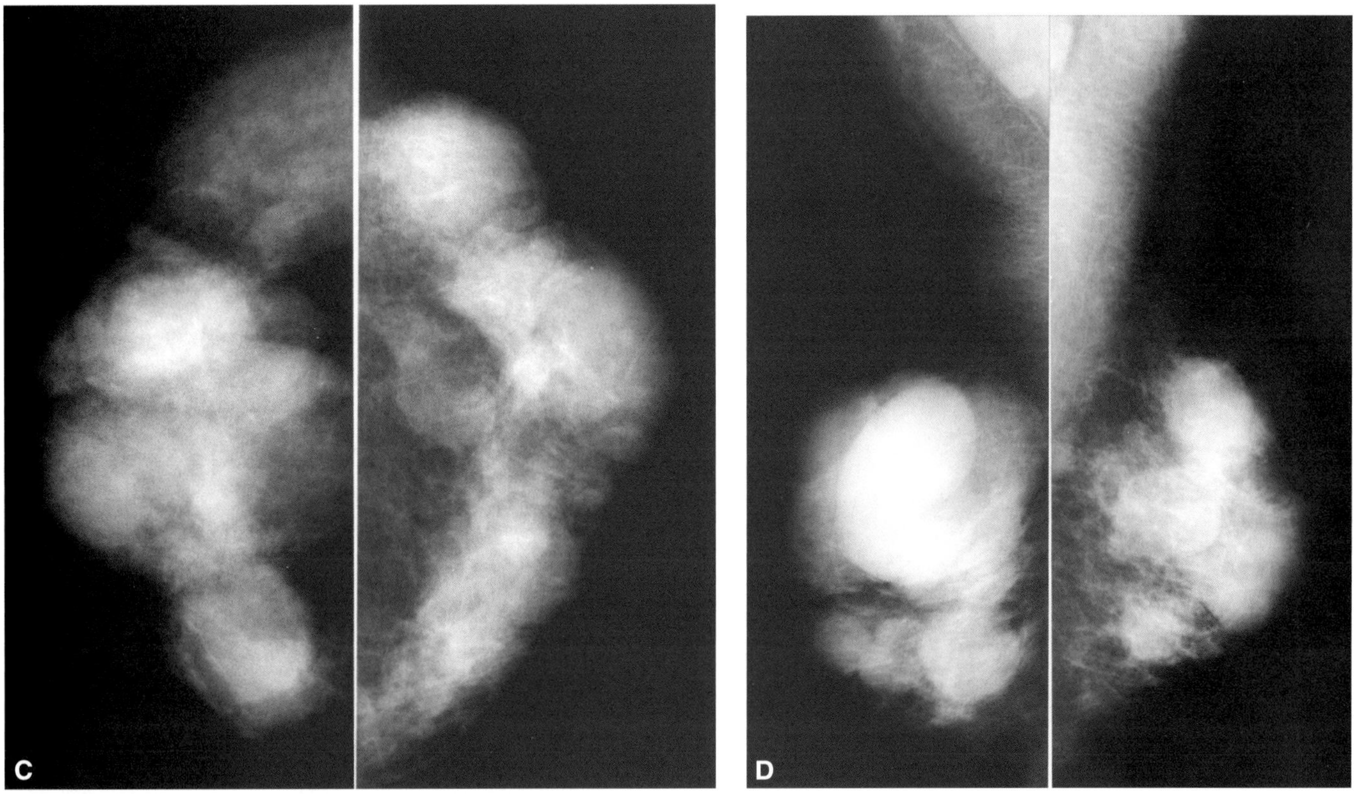

**Figura 2.48.** *(Continuação)* Incidências CC (**C**) e MLO (**D**) feitas 2 anos antes.

### Com base nos estudos anteriores, o que você recomendaria que fosse feito em seguida?

Quando em comparação com estudos sequenciais anteriores (somente um estudo anterior é exibido), massas múltiplas são vistas bilateralmente com flutuações de tamanho notável. Essas foram avaliadas previamente com US e, portanto, mais nenhuma avaliação é indicada neste momento, principalmente porque elas regrediram quase completamente. Cistos são comuns e podem ocorrem em qualquer idade, até mesmo durante a adolescência. Todavia, em muitas mulheres, os cistos desenvolvem-se ou tornam-se mais salientes durante o período da perimenopausa. Se nenhuma TRH for utilizada, a maioria dos cistos regride espontaneamente após a menopausa. Um segundo pico (menor) de desenvolvimento de cistos é visto em mulheres na casa dos 70 anos de idade e início dos 80 anos.

### Como as mulheres com múltiplas massas similares devem ser tratadas em um exame mamográfico?

O tratamento de mulheres com múltiplas massas em exames mamográficos é controverso. Dada a baixa malignidade, alguns sugerem que nenhuma avaliação seja indicada, uma vez que a aparência das massas é similar mamograficamente. Minha abordagem com mulheres com múltiplas massas é avaliá-las na primeira consulta com incidência de compressão seletiva e US. Se as massas forem cistos, recomenda-se um estudo mamográfico anual. Depois disso, somente novas massas serão avaliadas com a incidência de compressão seletiva e US. Se uma ou mais massas sólidas provavelmente benignas aparecerem na imagem da US, uma segunda US é recomendada em 6 meses. Uma biópsia é feita quando a massa é sólida e não se enquadra nos critérios de lesão provavelmente benigna após um exame minucioso completo.

Categoria 1 no BI-RADS®: negativa. Recomenda-se fazer a próxima mamografia em 1 ano. (Se, por alguma razão, as massas forem descritas no relatório, a categoria de avaliação 2 no BI- RADS®: achado benigno é utilizada e recomenda-se um estudo mamográfico anual).

## ▪ BIBLIOGRAFIA

American College of Radiology (ACR). ACR BI-RADS®–Mammography. 4th ed. In: *ACR Breast Imaging Reporting and Data System, Breast Imaging Atlas*. Reston, VA: American College of Radiology; 2003.

American College of Radiology. *Mammography Quality Control Manual.* Reston, VA: American College of Radiology; 1999.

American Joint Commission on Cancer. *Cancer Staging Manual.* 6th ed. New York: Springer-Verlag; 2002.

Bassett LW, Hirbawi IA, DeBruhl N, *et al.* Mammographic positioning: evaluation from the view box. *Radiology.* 1993;188:803-806.

Bassett LW, Jackson VP, Fu KL, Fu YS. *Diagnosis of Diseases of the Breast.* 2nd ed. Philadelphia: Elsevier Saunders; 2005.

Cardenosa G, Eklund GW. Rate of compliance with recommendations for additional mammographic views and biopsies. *Radiology.* 1991;181(2):359-361.

Catania S, Zurrida S, Veronesi P, *et al.* Mondor's disease and breast cancer. *Cancer.* 1992;69:2267-2270.

Conant EF, Wilkes AN, Mendelson EB, Feig SA. Superficial thrombophlebitis of the breast (Mondor's disease): mammographic findings. *AJR Am J Roentgenol.* 1993;160:1201-1203.

Cooper RA, Johnson MS. Mammographic depiction of Poland's syndrome. *Br J Radiol.* 1990;63:302-303.

Doyle AJ. Unilateral breast edema in congestive heart failure–a mimic of diffuse carcinoma. *Australas Radiol.* 1991;35:274-275.

Eklund GW, Cardenosa G. The art of mammographic positioning. *Radiol Clin North Am.* 1992;30:21-53.

Eklund GW, Cardenosa G, Parsons W. Assessing adequacy of mammographic image quality. *Radiology.* 1994;190:297-307.

Fokin AA, Robicsek F. Poland's syndrome revisited. *Ann Thorac Surg.* 2002;74:2218-2225.

Fukushima T, Otake T, Yashima R, *et al.* Breast cancer in two patients with Poland's syndrome. *Breast Cancer.* 1999;6:127-130.

Giuliano AE, Barth AM, Spivack B, *et al.* Incidence and predictors of axillary metastasis in T1 carcinoma of the breast. *J Am Coll Surg.* 1996;183:185-189.

Harris AT. Mondor's disease of the breast can also occur after sonography-guided core biopsy. *AJR Am J Roentgenol.* 2003;180:284-285.

Jaberi M, Willey SC, Brem RF. Stereotactic vacuum-assisted breast biopsy: an unusual cause of Mondor's disease. *AJR Am J Roentgenol.* 2002;179:185-186.

Jemal A, Murray T, Ward E, *et al.* Cancer statistics, 2005. *CA Cancer J Clin.* 2005;55:10-30.

Kriege M, Brekelmans CT, Boetes C, *et al.* Efficacy of MRI and mammography for breast cancer screening in women with a familial or genetic predisposition. *N Engl J Med.* 2004;51:427-437.

Leung JW, Sickles EA. Multiple bilateral masses detected on screening mammography: assessment of need for recall imaging. *AJR Am J Roentgenol.* 2000;175:23-29.

Liberman L, Morris EA, Kim CM, *et al.* MR imaging findings in the contralateral breast of women with recently diagnosed breast cancer. *AJR Am J Roentgenol.* 2003;180:333-341.

Markopoulos C, Kouskos E, Mantas D, *et al.* Mondor's disease of the breast: is there any relation to breast cancer. *Eur J Gynaecol Oncol.* 2005;26:213-214.

Mendelson EB. Evaluation of the postoperative breast. *Radiol Clin North Am.* 1992;30:107-138.

Miller CL, Feig SA, Fox JW Mammographic changes after reduction mammoplasty. *AJR Am J Roentgenol.* 1987;149:35-38.

Morris EA, Liberman L, Ballon DJ, *et al.* MRI of occult breast carcinoma in a high-risk population. *AJR Am J Roentgenol.* 2003;181:619-626.

Oraedu CO, Pinnapureddy P, Alrawi S, *et al.* Congestive heart failure mimicking inflammatory breast carcinoma: a case report and review of the literature. *Breast J.* 2001;7:117-119.

Piccoli CW, Feig SA, Palazzo JP. Developing asymmetric breast tissue. *Radiology.* 1999;211:111-117.

Robertson CL, Kopans DB. Communication problems after mammographic screening. *Radiology.* 1989;172(2):443-444.

Samuels TH, Haider MA, Kirkbride P Poland's syndrome: a mammographic presentation. *AJR Am J Roentgenol.* 1996;166:347-348.

Schneidereit NP, Davis N, Mackinnon M, *et al.* Tla breast carcinoma and the role of axillary dissection. *Arch Surg.* 2003;138:832-837.

Shetty MK, Watson AB. Mondor's disease of the breast: sonographic and mammographic findings. *AJR Am J Roentgenol.* 2001;177:893-896.

Shoup M, Malinzak L, Weisenberger J, Aranha GV. Predictors of axillary node metastasis in T1 breast carcinoma. *Am Surg.* 1999;65:748-752.

Sickles EA. Findings at mammographic screening on only one standard projection: outcome analysis. *Radiology.* 1998;208:471-475.

Sickles EA. The subtle and atypical mammographic features of invasive lobular carcinoma. *Radiology.* 1991;178:25-26.

Sickles EA. Practical solutions to common mammographic problems: tailoring the examination. *AJR Am J Roentgenol.* 1988;151:31-39.

Smith RA, Cokkinides V, Eyre HJ. American Cancer Society guide-lines for the early dectection of cancer, 2005. *CA Cancer J Clin.* 2005;55:31-44.

Smith RA, Saslow D, Sawyer KA, *et al.* American Cancer Society guidelines for breast cancer screening. *CA Cancer J Clin.* 2003;53:141-169.

Stacey-Clear A, McCarthy KA, Hall DA, *et al.* Mammographically detected breast cancer: location in women under 50 years old. *Radiology.* 1993;186:677-680.

Stahl-Kent V, Sandbank J, Halevy A. Mondor's disease of the axilla: a rare complication of sentinel lymph node biopsy. *Breast J.* 2004;10:253-255.

Swann CA, Kopans DB, McCarthy KA. Localization of occult breast lesions: practical solutions to problems of triangulation. *Radiology* 1987;163:557.

Tabar L, Dean PB. *Teaching Atlas of Mammography.* 3rd ed. New York: Thieme; 2001.

Tabar L, Tot T, Dean PB. *Breast Cancer: The Art and Science of Early Detection with Mammography.* New York: Thieme; 2005.

Tabar L, Vitak B, Chen HH, *et al.* The Swedish two-county trial twenty years later. *Radiol Clin North Am.* 2000;38:625-651.

Urschel HC. Poland's syndrome. *Chest Surg Clin North Am.* 2000;10:393-403.

Vitucci C, Tirelli C, Graziano F, Santoro E. Results of conservative surgery for limited-sized infiltrating breast cancer: analysis of 962 tested patients: 24 years experience. *J Surg Oncol.* 2000;74:108-115.

Warner E, Plewes DB, Hill KA, *et al.* Surveillance of BRCA1 and BRCA2 mutation carriers with magnetic resonance imaging, ultrasound, mammography and clinical breast examination. *JAMA.* 2004;292:1317-1325.

Woo CS, Silberman H, Nakamura SK, *et al.* Lymph node status combined with lymphovascular invasion creates a more powerful tool for predicted outcome in patients with invasive breast cancer. *Am J Surg.* 2002;184:337-340.

Yiangou C, Shousha S, Snnett HD. Primary tumor characteristics and axillary node status in breast cancer. *Br J Cancer.* 1999;80:1974-1978.

Capítulo 3

# Imagem Diagnóstica da Mama

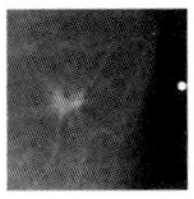
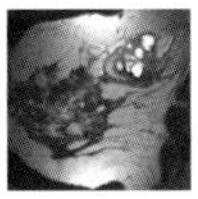
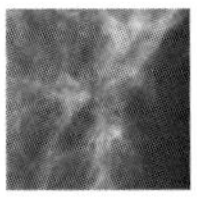
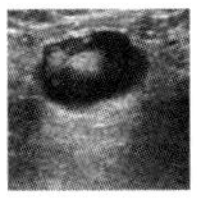

## TERMOS

Adenose
Gap de ar
Dissecção de linfonodo axilar (ALND)
Doença da arranhadura do gato
Alteração colunar com extremidade apical saliente e secreções (CAPSS)
Fibroadenoma complexo
Lesão esclerose complexa (CSL)
Cisto
Mastopatia fibrosa diabética
Incidências de dupla compressão seletiva com magnificação
Carcinoma ductal *in situ* (DCIS)
Cisto de inclusão epidérmica
Componente intraductal extenso (EIC)
Desmoide extra-abdominal
Extensão extracapsular tumoral
Necrose gordurosa
Fibroadenoma
Fibromatose
Fibrose focal
Ponto focal
Galactocele
Tumor de célula granular
Ginecomastia
Hematoma
Carcinoma ductal invasivo não especificado de outra maneira (NOS)
Carcinoma lobular invasivo
Adenoma lactante
Lipoma
Neoplasia lobular
Envolvimento do espaço linfovascular
Câncer de mama masculino
Mastite
Carcinoma medular
Carcinoma metacrônico
Carcinoma metaplásico
Doença metastática
Leite de cálcio
Carcinoma mucinoso
Papilomas periféricos múltiplos
Terapia neo-adjuvante
Cisto oleoso
Carcinoma papilar
Papiloma
Invasão perineural
Abscessos periféricos
Tumor filódio
Suporte para cateter
Alteração pós-traumática
Pneumocistografia
Lesão provavelmente benigna
Corpos psamomatosos
Hiperplasia pseudo-angiomatosa do estroma(PASH)
Cicatriz radial
Adenose esclerosante
Cisto sebáceo
Calcificação de origem secretora
Biópsia do linfonodo sentinela (SLNB)
Seio retraído
Incidências com compressão seletiva
Incidências tangenciais seletivas
Abscesso subareolar
Carcinoma sincrônico
Palpação
Triangulação da localização da lesão
Adenoma tubular
Carcinoma tubular
Carcinoma tubulolobular
Necrose tumoral
Calcificação vascular

## INTRODUÇÃO

Uma população de pacientes para diagnóstico é composta por mulheres que são chamadas de volta pelas potenciais anormalidades detectadas em um exame mamográfico. Também estão incluídas pacientes que se apresentam com sinais e sintomas de doença localizada no(s) seio(s), aquelas com histórico de câncer de mama tratado com nodulectomia e terapia por radiação e as que passam por um acompanhamento durante a quimioterapia neo-adjuvante para câncer de mama. Em alguns estabelecimentos, e de acordo com as Diretrizes de Prática do Colégio Americano de Radiologia (ACR) para Desempenho e Diagnóstico Mamográfico, mulheres com implantes também podem ser incluídas nesta população.

Este capítulo descreve *uma* abordagem da avaliação diagnóstica de pacientes com achados relacionados com as mamas que eu desenvolvi e aprimorei no decorrer dos anos de experiência e milhares de consultas com pacientes. Eu ofereço a base racional para um *senso comum*, uma abordagem dinâmica e ilustro princípios que acho que você considerará práticos, eficientes e úteis para minimizar o atraso no diagnóstico de câncer de mama. Simplicidade, criatividade e vastos recursos na solução de problemas são todos os componentes da abordagem. Obviamente, existem várias maneiras de se abordar esta população de pacientes e, mais uma vez, minha recomendação é a de que você selecione um método que funcione para você e o *use rotineiramente*. Não apresse as avaliações por simples conveniência, seja flexível e criativo (mas seja simples) ao separar dilemas, não fazer suposições e demandar a mais alta qualidade possível de você e daqueles que o cercam.

Embora eu forneça os algoritmos das imagens que uso, um radiologista de imagem da mama dedicado coordena todas as avaliações diagnósticas e pode montar o exame para a paciente e para o problema a ser avaliado. Resultados, impressões e recomendações são discutidos com a paciente diretamente no momento da avaliação. Os recursos disponíveis para a avaliação das pacientes incluem imagens mamográficas, exame físico correlativo, ultrassonografia (US), aspiração de cisto, pneumocistografia, **ductografia**, aspiração guiada por agulha fina e biópsia por agulha guiada por imagem. Se indicada, a ressonância magnética (RM) da mama é agendada no momento da avaliação diagnóstica da paciente, incluindo todas as diagnosticadas com câncer de mama após procedimento guiado por imagem.

## INCIDÊNCIAS MAMOGRÁFICAS ADICIONAIS

Para as pacientes que são chamadas de volta após o exame, imagens mamográficas adicionais quase sempre são realizadas. Virtualmente, todas as incidências adicionais feitas durante as avaliações diagnósticas envolvem o uso da placa de compressão seletiva e incidências com compressão seletiva, compressão seletiva com rolamento (ROLL), tangencial seletiva e dupla compressão seletiva e magnificação. A compressão seletiva e a compressão seletiva com rolamento são feitas quando se tenta determinar se uma lesão está presente (ou se é meramente um "imaginoma"), quando se estabelecem as características marginais de uma massa, ou, para dividir em triângulos a localização de uma lesão vista, inicialmente, apenas em uma das incidências de rotina. As incidências tangenciais seletivas são feitas rotineiramente para a avaliação de sinais focais e sintomas. Também são usadas quando se considera que a lesão esteja na pele ou para posicionar alterações pós-operatórias da pele após nodulectomia e radiação, em tangente ao feixe do aparelho de raios X, de maneira que não fique sobreposta e potencialmente obscureça alterações significativas no leito da nodulectomia. As incidências de dupla compressão seletiva e magnificação são indicadas para a avaliação de calcificações. As únicas imagens diagnósticas que às vezes são feitas com a placa de compressão grande são as incidências laterais (incidência látero-medial de 90° ou incidência mediolateral de 90°) utilizadas para triangular a localização da lesão na incidência ortogonal. Quanto às incidências dos exames, imagens diagnósticas de alta qualidade, boa exposição e alto contraste, sem perda de definição ou artefatos, são essenciais para minimizar a probabilidade de atraso ou a ausência de um diagnóstico de câncer de mama.

## AVALIAÇÃO DIAGNÓSTICA DE PACIENTES COM MAIS DE 30 ANOS DE IDADE QUE SE APRESENTAM COM ACHADOS FOCAIS

Quando mulheres com mais de 30 anos de idade se apresentam com um "caroço" ou outro sintoma focal (dor localizada, alteração na pele, retração do mamilo etc.), um marcador metálico é colocado no local de interesse focal. Então, são feitas incidências CC (CC) e MLO bilateralmente, bem como incidência tangencial seletiva da anormalidade focal. Um estudo unilateral (incidências CC e MLO) do seio sintomático com incidência tangencial seletiva no local de interesse focal é feito se a paciente fez uma mamografia nos 6 meses anteriores. Com base no que é visto nestas imagens iniciais, incidências com compressão seletiva adicional ou de dupla compressão seletiva e magnificação podem ser feitas. Dependendo da localização do achado focal e da aparência dessa área na incidência tangencial seletiva, o exame físico correlativo e a US geralmente são indicados. A US pode ser adiada em pacientes nos quais não há chance de a lesão ter-se excluído do campo de visão com um tecido completamente gorduroso ou com uma lesão benigna (p. ex., um cisto oleoso ou uma calcificação distrófica) aparecendo na imagem correspondendo à área de interesse.

## AVALIAÇÃO DIAGNÓSTICA DE PACIENTES COM MENOS DE 30 ANOS DE IDADE, GRÁVIDAS OU LACTANTES, COM ACHADOS FOCAIS

Para mulheres com menos de 30 anos de idade ou que estejam grávidas, ou lactantes, que se apresentam com um "caroço" ou outro sintoma focal, iniciamos fazendo um exame físico e uma US. Na maioria dessas pacientes, isso é tudo o que é preciso para um diagnóstico apropriado. Raramente, se há suspeita de câncer de mama com base no exame físico e nos achados da US, uma biópsia pode ser indicada a esta população de pacientes. Se houver suspeita de câncer, uma mamografia bilateral completa também é feita.

## NOSSA META E ABORDAGEM COM RELAÇÃO ÀS AVALIAÇÕES DIAGNÓSTICAS

Quando as pacientes se apresentam para avaliações diagnósticas, nossa meta é determinar o diagnóstico correto, de maneira precisa e eficiente, por isso fazemos tanto quanto é indicado e desejado pela paciente em uma visita. Para algumas mulheres isso pode incluir somente imagens mamográficas ou incidências adicionais e US; para outras, incidências mamográficas adicionais, uma US e uma biópsia de agulha grossa são feitas. Na minha experiência, se uma biópsia é indicada, imediatamente a paciente pergunta: "Quando pode ser feita?" E fica agradecida (e de muitas maneiras aliviada:) quando eu respondo: "Se você quiser, podemos fazer a biópsia agora e os resultados ficarão prontos amanhã." Raramente uma paciente solicita um tempo para discutir as recomendações com sua família; nesse caso, agendamos uma biópsia para uma data que seja conveniente para ela.

Achados histológicos são discutidos pelo radiologista e pelo patologista que revisam as lâminas em um período de 24 horas após a biópsia de agulha grossa, portanto se solicita que as pacientes retornem no próximo dia útil para receber seus resultados. O local da biópsia é examinado, os resultados são discutidos e, com base nos resultados, nossas recomendações relacionadas com a necessidade de retorno para exames de investigação, acompanhamento a curto prazo, biópsia excisional ou consulta cirúrgica são discutidas com a paciente. Se uma consulta cirúrgica for indicada, ela será agendada antes que a paciente deixe nosso centro. Com o comprometimento do cirurgião de mama, as pacientes são vistas dentro de 48 horas de um diagnóstico de câncer de mama.

## CATEGORIAS DE AVALIAÇÃO NO BI-RADS UTILIZADAS APÓS AS AVALIAÇÕES DIAGNÓSTICAS

Segundo a Lei de Padrões de Qualidade Mamográfica (MQSA), todos os relatórios envolvendo imagens mamográficas requerem uma categoria de avaliação. Contudo, nossa abordagem é oferecer uma avaliação que reflita nossas recomendações após a completa avaliação diagnóstica. Isso geralmente incorpora os achados e impressões formuladas após exame físico, mamografia e US (ou outros estudos que possam ser feitos). Portanto, além de usar as categorias 1, 2 e 3 no BI-RADS® (provavelmente benigno, acompanhamento a curto prazo), também utilizamos as categorias 4 (anormalidade suspeita, uma biópsia deve ser considerada) e 5 (altamente sugestiva de malignidade – ação apropriada deve ser tomada) com base no que é determinado após a conclusão da avaliação diagnóstica. Com base na probabilidade de malignidade, lesões de categoria 4 podem ser subclassificas em 4A (baixa suspeita para malignidade), 4B (suspeita intermediária para malignidade) ou 4C (preocupação moderada, mas não clássica como a categoria 5). A categoria 0 é utilizada para as pacientes agendadas para imagem de RM para uma avaliação mais extensa e a categoria 6 (malignidade conhecida) é utilizada principalmente para pacientes com diagnóstico de câncer de mama que estão fazendo quimioterapia (p. ex., terapia neo-adjuvante) e passando por monitoramento da resposta à quimioterapia. Embora eu use a terminologia léxica do ACR neste texto, em nossa prática escolhemos variar a verbosidade oferecida com as categorias 4 e 5 para indicar que uma "biópsia é indicada" em vez de "deveria ser considerada" ou "ação apropriada deve ser tomada" (veja mais sobre isso adiante).

## ALGUMAS CONSIDERAÇÕES FILOSÓFICAS SOBRE OS CUIDADOS COM PACIENTES E AS AVALIAÇÕES DIAGNÓSTICAS: SOMOS LEITORES DE FILMES OU CONSULTORES?

Antes de ir adiante, peço que se proceda uma curta discussão filosófica sobre como nós, como radiologistas, escolhemos praticar a imagem da mama. Embora alguns possam discordar de muitos (ou talvez com todos) os conceitos apresentados aqui, gerando uma reação, de um jeito ou de outro eu alcanço minha meta de fazer com que você pense sobre assuntos que geralmente não são refletidos – mas que deveriam ser.

Como radiologistas podemos eficazmente delegar muitas de nossas responsabilidades como médicos a outros, desse modo minimizando nossa função direta no cuidado com os pacientes. Trabalhamos duro durante os exames para identificar pequenos cânceres de mama, e ainda assim relegamos rotineiramente nossa função de discutir nossos achados com os pacientes a outros. Com isso vem uma ofuscação da nossa função crítica na detecção de cânceres de mama clinicamente ocultos em fase inicial e possível representação incorreta às pacientes com relação às limitações da mamografia e à geração de expectativas não realistas relacionadas com a adequação da US e da RM. Lutamos durante as avaliações diagnósticas para chegar a uma resposta; ainda assim dispensamos pacientes com discursos do tipo "seu médico lhe entregará os resultados", como se fôssemos incapazes (ou relutantes) de fazê-lo, ou evitamos *todo* o contato direto com a paciente e pedimos a um de nossos substitutos que a informe de que deve entrar em contato com o médico para obter os resultados. Identificamos potenciais cânceres e ainda assim não fazemos a biópsia enquanto a paciente está em nosso estabelecimento porque não é prático ou conveniente. Solicita-se que as pacientes aguardem dias, às vezes semanas para que uma biópsia seja feita e então tenham os resultados. Se fizermos a biópsia, frequentemente relegamos o acompanhamento da paciente e a discussão dos resultados ao mastologista ou cirurgião. Como isso pode ser aceitável? Imagine a aflição. Não é de se admirar que os radiologistas sejam os médicos mais apontados em processos judiciais por negligência devida aos atrasos nos diagnósticos de câncer de mama! Eu argumentaria que, em imagem da mama, estamos em posição de revolucionar e melhorar consideravelmente os cuidados com os pacientes. *Carpe diem.*

Então, qual deve ser a nossa função? Ela deveria ser interpretar filmes no isolamento ou deveria ser a de clínicos e consultores que interpretam imagens da mama? Eu considero a minha função a de um consultor clínico em imagem da mama (em vez de um relatório de radiologia, prescrevo "consultas sobre imagens da mama") e, como tal, as pacientes que vêm me ver são *minhas* pacientes. No cenário diagnóstico, em vez de aceitar o histórico e o exame físico feito por outros, eu converso diretamente com as pacientes e, quando indicado, encarrego-me de fazer um exame físico. Ao invés de delegar um estudo de US da mama a um técnico, vejo isso como uma oportunidade para estabelecer uma conexão eficaz com a paciente, revisar o histórico fornecido e fazer um exame físico correlativo (ou seja, colocar olhos nas pontas dos meus dedos). Por que não aproveitar esta oportunidade? Damos tanta importância para o que nossas imagens mostram, mas evitamos as informações fornecidas pelo exame físico e por uma conversa direta com a paciente. Essas informações podem ser tão críticas e importantes para obtermos respostas corretas quanto qualquer achado em nossos estudos de imagens. Há momentos em que esses estudos são negativos e equivocados e uma biópsia é indicada com base nos achados clínicos.

Enquanto examino durante o estudo da US, converso com a paciente. Além das informações visuais da US, descubro que o uso de gel junto ao ultrassom para examinar a paciente melhora a minha capacidade para achar, sentir e caracterizar achados palpáveis. Durante o tempo real do estudo, conforme examino a paciente determino se uma lesão está presente. Após fazer essa determinação, pego as imagens necessárias para documentar apropriadamente as características da lesão e as que suportam a impressão que formulei durante o tempo real do estudo (isto é, a imagem feita diretamente). Não tiro fotos do tecido normal. Continuamente fico impressionada com a frequência com que a história obtida durante estas trocas rendem informações críticas utilizadas para estabelecer a "verdadeira" natureza e a significância do que está acontecendo. Outro aspecto importante destas trocas é que elas me permitem medir a reação da paciente às minhas recomendações. Quero que as pacientes compreendam e sintam-se confortáveis com o que está acontecendo. Alguns dizem que não podemos fazer isso (ou seja, não é vantajoso). Minha resposta é perguntar como *não* podemos fazê-lo? Eu argumentaria que é mais eficiente e vantajoso e estou convencida de que esta abordagem realmente promove cuidados de alta qualidade para os pacientes.

Por um momento considere pacientes encaminhados a qualquer especialista para uma consulta. Se um gastroenterologista detecta um pólipo durante uma colonoscopia, ele pega e marca o local e prescreve: "anormalidade suspeita, uma biópsia deve ser considerada"? ou "achado altamente sugestivo de malignidade – ação apropriada deve ser tomada"? Da mesma forma, se um cardiologista detecta uma lesão coronariana significativa que pode ser tratada eficazmente com uma angioplastia, ele chama o clínico geral para pedir "permissão" de realizar o procedimento indicado? Não, eles vão em frente e fazem o que tem de ser feito para cuidar do paciente. Por que não consideramos uma paciente que é enviada ao radiologista de imagem da mama para uma avaliação da mesma maneira que consideramos aquela que é enviada para um cirurgião de mama para avaliação? Rotineiramente, os cirurgiões fazem aspirações com agulha fina e biópsias excepcionais em pacientes encaminhadas a eles devido a achados clínicos, até mesmo quando tecido adiposo aparece mamográfica e sonograficamente. Isso é aceitável, ainda assim, em uma mamografia com calcificações pleomórficas, ou uma massa espiculada de 6 mm clinicamente oculta, espera-se que digamos "uma biópsia deve ser considerada" ou "ação apropriada deve ser tomada"? Considerada por quem e quando? A ação apropriada deve ser tomada por quem e quando?

Portanto, como uma consultora exerço o direito de discutir todos os aspectos dos achados relacionados com a mama da paciente, opções para diagnóstico (e tratamento, quando apropriado) e, mais importante, faço recomendações específicas e trato as pacientes de acordo com essas recomendações. Juntamente com o médico que as assiste faço encaminhamentos quando indicados. Após as biópsias, dou meu cartão a todas as pacientes e o número do meu telefone celular para que possam entrar em contato comigo se tiverem alguma dúvida ou preocupação, e peço que retornem no próximo dia útil para pegar os resultados da biópsia. Durante a consulta pós-biópsia, examino o local onde a biópsia foi feita e, mais importante, discuto os resultados diretamente com a paciente. Discuto todas as opções com ela, mas acrescento a isso recomendações específicas sobre o que eu considero ser mais apropriado para a próxima etapa. Quando indicado, e após uma discussão com o médico da paciente, faço encaminhamentos para que ela possa ser ajudada e expedida pelo sistema. Nossas pacientes necessitam de tempo, acolhimento, informações, orientação e, sim, o que acharmos que é indicado.

## CONSIDERANDO NOSSA ABORDAGEM COM PACIENTES

Considere como você aborda os pacientes. Sugiro que a vestimenta apropriada, incluindo o jaleco branco com um crachá com seu nome claramente visível, seja muito importante para passar uma mensagem poderosa aos pacientes. Aventais ou o traje interventivo devem ficar na sala de operações, não devendo ser usados quando se aproxima de um parente da paciente para um possível diagnóstico de câncer de mama. Além disso, embora coisas como chiclete e *jeans* sejam aceitas em foros recreativos, não o são quando você for fazer uma US ou uma biópsia guiada por imagem em uma paciente que o está observando como um falcão, aguardando por algum retorno. Dirija-se às pacientes por seu nome e sobrenome, a menos que seja especificamente solicitado, as pacientes não devem ser abordadas pelo seu primeiro nome e termos carinhosos não devem ser usados (isso se aplica também aos técnicos). Apresente-se à paciente e dê-lhe um aperto de mão. Antes de começar um exame, faça-lhe uma ou duas perguntas sobre suas preocupações. Se ela foi chamada de volta devido a uma potencial anormalidade no estudo de exame das mamas e você fez imagens mamográficas adicionais, diga-lhe o que você observou até agora e explique o que gostaria de fazer em seguida. Se você estiver fazendo uma US, permita que a paciente veja o monitor e fique de olho nela. Se ela está observando o monitor enquanto você a examina, envolva-a no estudo explicando o que você está olhando. As costelas podem ser usadas para mostrar como o "tumor" se pareceria. Tente certificar-se de que ela compreende e está confortável com o que você recomenda e nunca permita que uma paciente saia aborrecida do seu estabelecimento. Fale com ela e descubra o que você pode fazer para melhorar a situação.

Também acho importante considerar o linguajar que permeia nosso trabalho. Embora isso possa soar banal, acho que pode deixar a nossa perspectiva negativa, impessoalizar e nos distanciar das nossas pacientes. Considere termos como "casos", "reclamações", "negações" e "recusas". Não nos afeta se olhamos para "casos como reclamações de quem nega e recusa"? Eu vejo *pacientes*, não casos. Por que escolhemos ver o que a paciente apresenta como uma reclamação? Se você tem uma preocupação legítima sobre alguma coisa, não se aborreceria se alguém dissesse que está reclamando? Se você possui medos legítimos sobre alguma coisa e quer um tempo para considerar suas opções ou se está com medo, isso é recusa? Não é desanimador quando alguém diz, "Ela está recusando-se"? Primeiro, é direito da paciente não querer que alguma coisa seja feita e isso deve ser respeitado sempre, e nunca julgado de forma negativa. Segundo, se trabalhássemos mais para compreender as preocupações das pacientes, talvez pudéssemos ser capazes de ajudá-las de maneira mais eficaz. Em vez de fechar a porta, deixe-a aberta para que ela sinta que pode voltar por essa porta e você estará ali para ajudá-la. Tente não julgar as pacientes nem suas escolhas. Comentários como "Como ela deixou isso ficar assim?" ou "Você acredita quando ela diz que isso simplesmente apareceu?" não são aceitáveis. Quem somos nós para saber o que uma paciente está passando e quais são seus motivos para tomar uma decisão? Pouco é alcançado e eu acho que perdemos muito fazendo com que a paciente se sinta culpada sobre o que escolheu fazer. Nosso trabalho não é julgá-la, mas ajudá-la neste momento e fazer com que se sinta a mais otimista possível para lidar com o que está enfrentando. Eu instigo você a considerar e analisar tudo o que diz ou faz ao abordar as pacientes. Trabalhe duro e de maneira criativa para tornar as coisas positivas; em vez de ver o que fazemos como uma tarefa, deveríamos ver a confiança que os pacientes depositam em nós como um incrível privilégio que poucos experimentam durante a vida. Deveríamos nos sentir honrados com o fato de que as pacientes têm em nós confiança suficiente para compartilhar suas informações mais pessoais, seus medos e preocupações.

Você define o seu estabelecimento, e insistir que todos no seu estabelecimento pensem nos pacientes como pessoas que apresentam preocupações legítimas e que têm o direito de renunciar a um procedimento tem efeito positivo sobre como cada um aborda seu trabalho e nossas pacientes.

## COMUNICAÇÃO E DOCUMENTAÇÃO

Por fim, gostaria de enfatizar a necessidade de comunicação e de documentação apropriada. Comunique-se diretamente com as pacientes, mastologistas, patologistas, cirurgiões e médicos oncologistas. Exija falar diretamente com o médico ("Não aceito não como resposta"). É crítico que os mastologistas fiquem bem informados, principalmente com relação ao diagnóstico de câncer de mama em uma de suas pacientes. Com relação aos resultados patológicos, fale diretamente com o patologista sobre uma aspiração por agulha fina ou biópsia de agulha grossa. Se possível, visite o laboratório de patologia e reveja a histologia de alguns dos casos mais interessantes que você possa diagnosticar. Estas trocas podem ser ferramentas de aprendizado incrivelmente valiosas, e, ao trabalharem juntos, podem tomar decisões a respeito da adequação da amostragem ou sobre qualquer outra preocupação que o patologista possa vir a ter e que possa alterar o tratamento da paciente. Discutir resultados de amostras radiográficas diretamente com o cirurgião enquanto a paciente ainda está na sala de operação (p. ex., você está preocupado que a lesão possa estender-se até as margens ou que a lesão ou fio-guia localizador não tenham sido excisados?).

Eu documento data, hora e natureza de todas as comunicações feitas (se possível com citações diretas) no histórico da paciente (não no relatório da consulta de imagem da mama). Invista seu tempo em ensinar sua equipe como documentar adequadamente as consultas com as pacientes. Após meses ou anos na estrada, uma documentação apropriada pode ser crítica para lidar com questões não resolvidas das pacientes. A documentação precisa ser apropriada, concreta e sem parecer pessoal. A documentação não deve refletir como o seu funcionário sentiu e presenciou a situação, mas ser uma narrativa do que aconteceu. Ofereça informações com precisão e deixe que o leitor formule sua impressão. Estas etapas simples custam pouco e recompensam no cuidado com os pacientes, já que a boa vontade e as relações públicas podem ser significativas (por mais intangíveis que possam parecer).

## PACIENTE 1

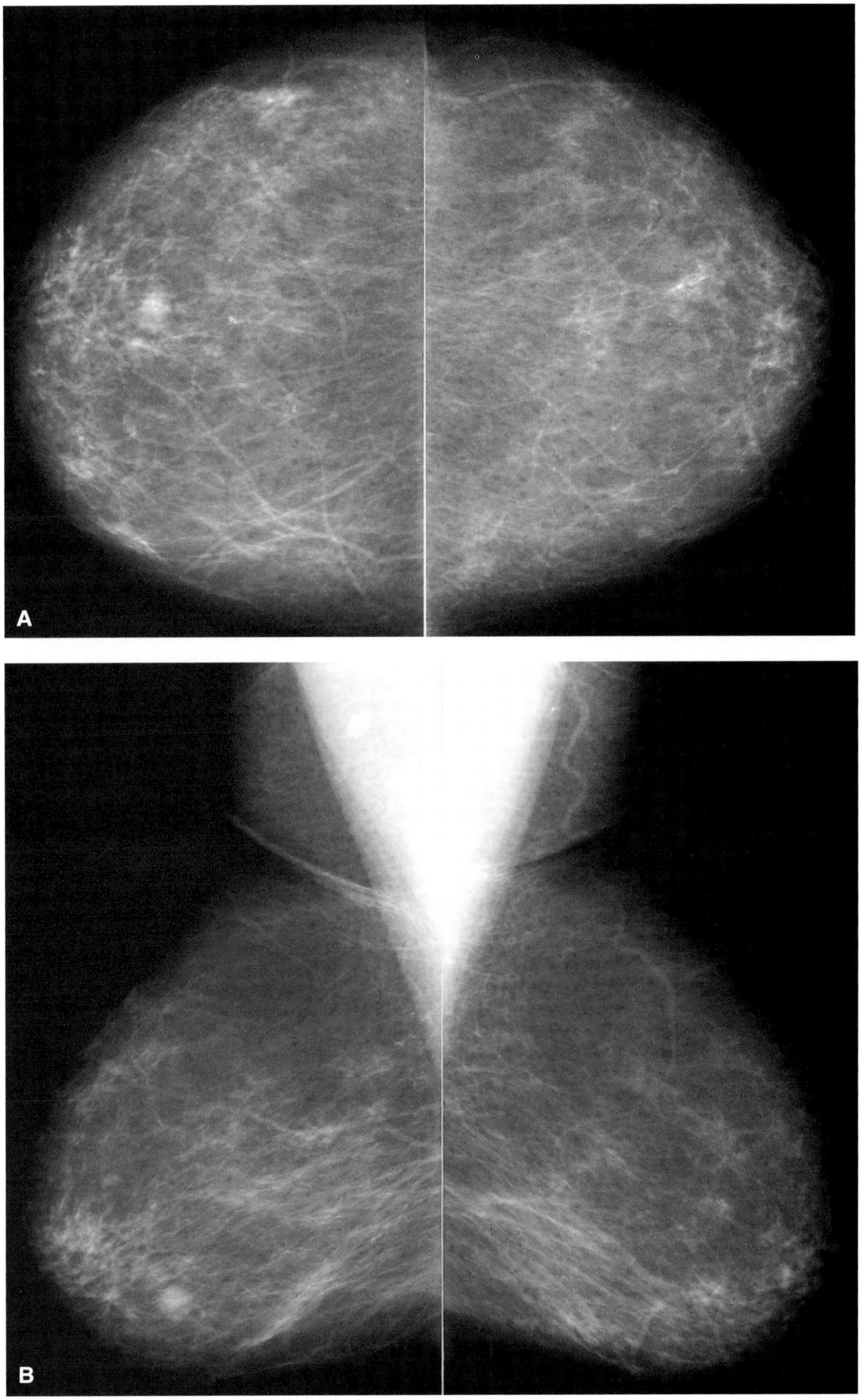


**Figura 3.1.** Mamografia de mulher com 52 anos de idade. Incidências CC **(A)** e MLO **(B)**. *(Continua.)*

## O que você acha? O que você faria em seguida?

Uma massa está presente no seio direito. Antes de recomendar qualquer avaliação adicional, você deve indagar sobre filmes anteriores. Se eles estiverem disponíveis, e esta massa for estável, diminuiu de tamanho ou foi avaliada anteriormente, nenhuma intervenção adicional precisa ser feita desta vez. Como esta paciente não possui filmes anteriores, ela é chamada de volta para avaliação adicional, incluindo incidências com compressão seletiva, exame físico correlativo e sonografia.

Categoria 0 no BI-RADS®: necessita de avaliação adicional por imagem.

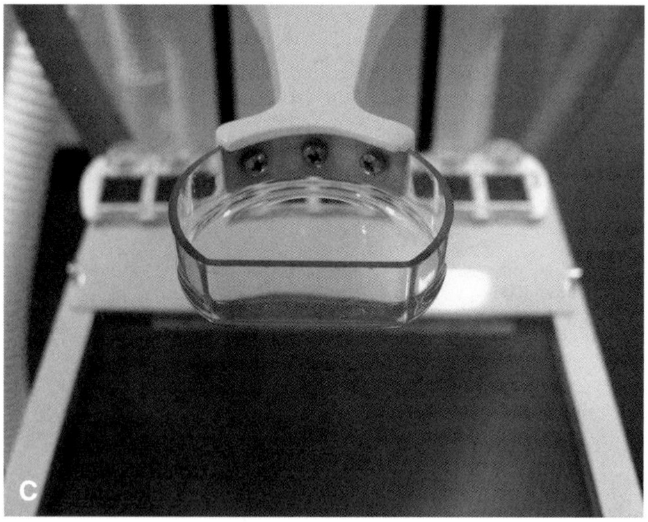


**Figura 3.1.** *(Continuação)* Placa de compressão seletiva **(C)** utilizada em minha prática para as avaliações diagnósticas.

## Por que utilizar a placa de compressão seletiva? Quais são as indicações para incidências com compressão seletiva? O que é importante ser considerado quando se avalia a adequação das incidências com compressão seletiva? Por quê?

A placa de compressão seletiva possibilita a aplicação de compressão máxima a uma pequena área do seio para que o tecido se espalhe e a área de interesse radiográfico fique mais próxima ao filme, melhorando assim a resolução e a qualidade da imagem; pode ajudar a alcançar áreas que de outra maneira são difíceis de incluir quando a placa de compressão ampla é utilizada. Incidências com compressão seletiva são úteis em diferentes situações na avaliação diagnóstica das pacientes. Em algumas pacientes, as incidências com compressão seletiva são utilizadas para distinguir a massa ou a distorção do tecido glandular normal sobreposto. Se uma massa é detectada em incidências de rotina, as incidências com compressão seletiva podem ajudar a determinar as características marginais da massa ao deslocar o tecido sobreposto.

Em situações de exame e diagnóstico, as incidências com compressão seletiva podem ser úteis na avaliação da área subareolar, principalmente se a compressão do aspecto anterior da mama está limitada pela espessura da base da mama. Se houver uma área de tecido relativamente denso que está subexposta, utilizar a placa de compressão seletiva pode ser útil para melhorar a exposição diminuindo efetivamente a espessura do tecido que requer penetração. Ao avaliar as incidências com compressão seletiva, é importante garantir que a área em questão esteja incluída na incidência; às vezes, as massas podem ser "espremidas" (ou puxadas) para fora da placa e não aparecerão na imagem. Quanto às incidências de rotina, as incidências com compressão seletiva precisam ter boa exposição, com alto contraste e livre de artefatos por movimento.

## Quando a incidência com compressão seletiva e rolamento é utilizada?

As incidências com compressão seletiva e rolamento (isto é, mudança de ângulo) são uma ferramenta adicional disponível para estabelecer a existência de uma lesão. A maioria dos tumores é tridimensional e mantém um formato característico de um tumor conforme o tecido é movimentado. Em contraste, o tecido da mama e as áreas focais de assimetria parenquimatosa mudam de tamanho, formato e densidade geral conforme o tecido é movimentado. As incidências com compressão seletiva e rolamento também podem ser utilizadas para mover (rolar) as lesões para longe dos tecidos que estão em volta para que as características marginais possam ser demonstradas de maneira mais favorável (Fig. 3.1D-F). Por fim, as incidências com compressão seletiva e rolamento podem ser utilizadas para estabelecer a localização aproximada de uma lesão no seio. Se uma lesão estiver localizada no aspecto medial do seio, irá movimentar-se com o tecido medial. Similarmente, se uma lesão estiver no quadrante inferior externo do seio, irá movimentar-se com o tecido no quadrante inferior externo do seio.

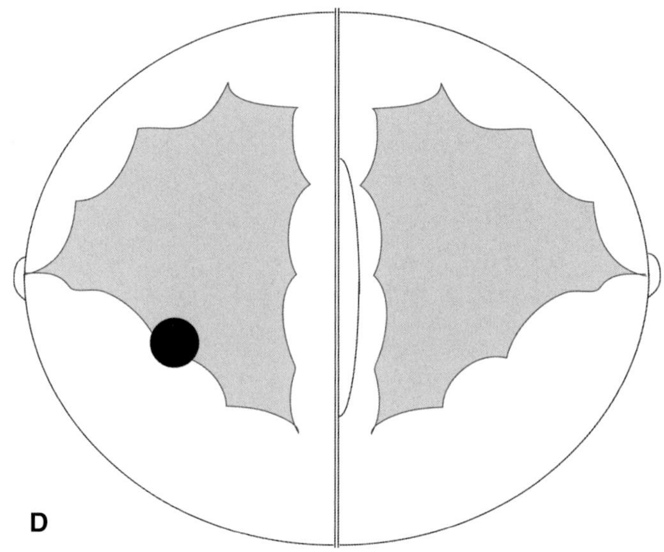


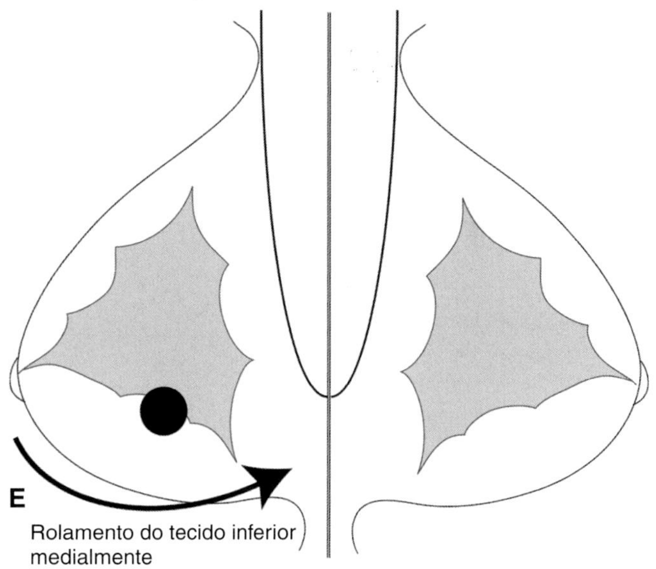


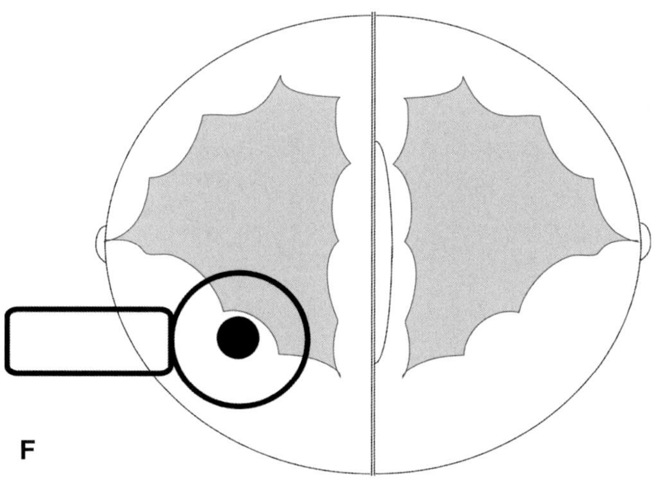


**Figura 3.1.** (*Continuação*) Diagrama das incidências CC **(D)** ilustrando uma massa no aspecto medial do seio direito parcialmente obscurecido pelo tecido em volta. O tecido medial à lesão é gorduroso, portanto se a lesão puder ser afastada do tecido glandular para dentro do tecido gorduroso, as margens podem ser mais bem avaliadas. No diagrama das incidências MLO **(E)**, a lesão é de localização inferior. Portanto, fazer um rolamento do tecido inferior e medialmente pode movimentar a lesão e cercá-la com tecido gorduroso. O tecido inferior sofre rolamento medial e uma incidência com compressão seletiva é feita **(F)**. Agora, a lesão está cercada por gordura, de forma que uma parte maior das margens pode ser avaliada. *(Continua.)*

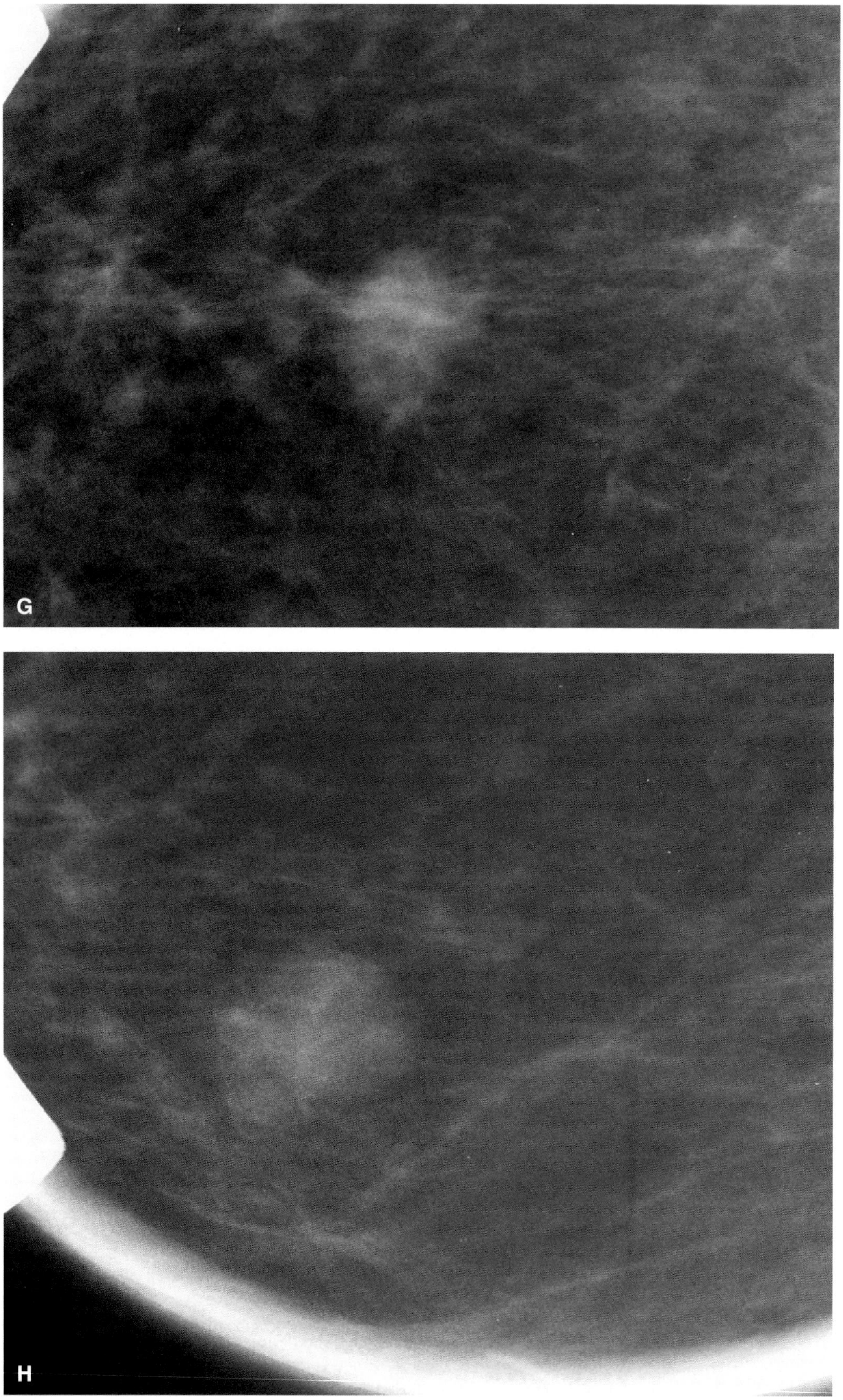


**Figura 3.1.** *(Continuação)* Incidências com compressão seletiva CC **(G)** e MLO **(H)**.

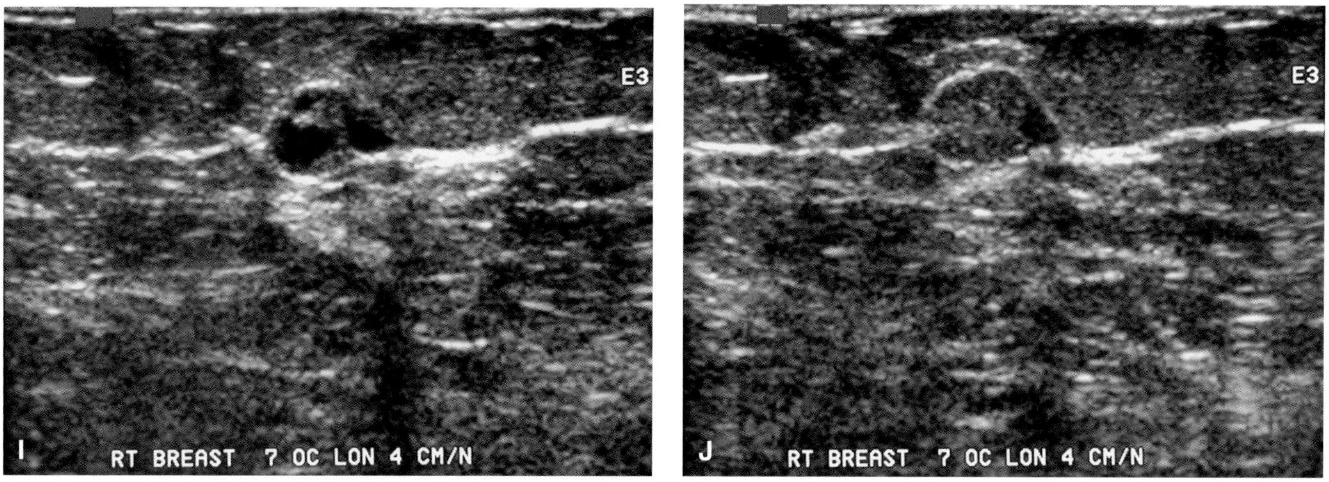


**Figura 3.1.** *(Continuação)* Imagens de US **(I, J)** através de planos diferentes da lesão na posição de 7 horas, a 4 cm do mamilo no corte longitudinal (LON).

## Como você descreveria os achados da imagem? Qual diagnóstico diferencial você consideraria?

As margens desta massa com 1 cm são indistintas na incidência com compressão seletiva CC e mais limitadas na incidência com compressão seletiva MLO. Na US, esta massa oval quase isoecoica é bem limitada, com reforço acústico posterior e alterações císticas associadas.

Considerações com relação ao diagnóstico diferencial benigno incluem fibroadenoma (adenoma tubular, fibroadenoma complexo), tumor filódio, hiperplasia estromal pseudoangiomatosa (PASH), fibrose focal, papiloma, lesão inflamatória ou, em alguns contextos clínicos (trauma ou cirurgia recentes), um hematoma. Um tumor de célula granular é possibilidade rara. As considerações malignas incluem carcinoma ductal invasivo não especificado de outra maneira, carcinoma mucinoso, carcinoma papilar ou lesão metastática. Uma biópsia é indicada.

Categoria 4 do BI-RADS®: anormalidade suspeita, uma biópsia deve ser considerada.

Em vez de apenas considerada, uma biópsia é feita e fibroadenoma complexo é diagnosticado. Pede-se à paciente que retorne em 1 ano para seu próximo exame mamográfico.

Fibroadenomas complexos são definidos como aqueles com alterações fibrocísticas sobrepostas, incluindo cistos com tamanho > de 3 mm, adenose esclerosante, calcificações epiteliais e alterações apócrinas papilares. Podem ser antecipados quando as alterações císticas são percebidas em uma massa oval bem limitada, como a demonstrada aqui, ou quando calcificações arredondadas, pontilhadas ou amorfas são identificadas em uma massa outrora bem limitada mamograficamente (isto é, as calcificações pontilhadas e amorfas refletem a presença de adenose esclerosante). Em algumas pacientes, nenhuma característica distinta de imagem é identificada para sugerir fibroadenoma complexo. Estas lesões são benignas e não necessitam de intervenção adicional após a biópsia com agulha grossa. Aproximadamente 33% de todos os fibroadenomas têm sido descritos como complexos. Quando mudanças de proliferação estão presentes no estroma em volta do fibroadenoma complexo, um risco de câncer de mama tem sido descrito com aumento de 3,88 vezes.

## PACIENTE 2

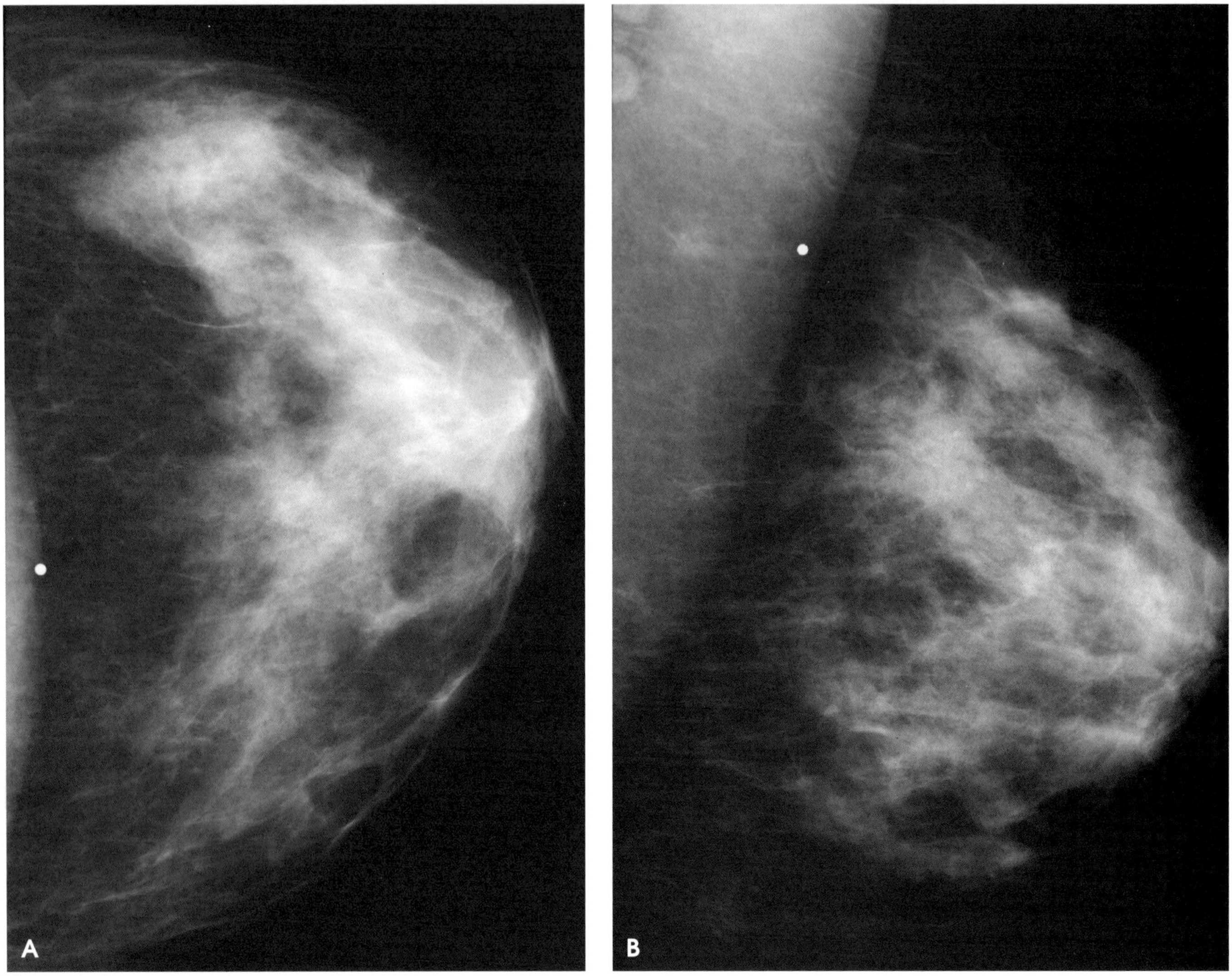


**Figura 3.2.** Avaliação diagnóstica de paciente com 50 anos de idade que descreve um "caroço" no seio esquerdo. Em outro estabelecimento foi-lhe dito que sua mamografia e US são normais; ela está inflexível aguardando por uma explicação para o que sente. Incidências CC **(A)** e MLO **(B)**, seio esquerdo.

### Qual é a abordagem apropriada para pacientes que descrevem uma preocupação localizada (um "caroço", alterações focais na pele, hipersensibilidade localizada etc.)?

Para pacientes com 30 anos de idade ou mais que se apresentam com uma anormalidade palpável (ou outro achado localizado), um marcador metálico é colocado no local do achado focal e uma mamografia bilateral é feita; um estudo unilateral do seio sintomático é realizado se a paciente fez uma mamografia nos últimos 6 meses. Uma incidência tangencial seletiva no local da anormalidade focal é obtida em conjunto com as incidências de rotina. Em muitas pacientes, a incidência tangencial é útil para delinear completa ou parcialmente a lesão com gordura subcutânea, possibilitando melhor visualização e caracterização da lesão. Se necessário, incidências com compressão seletiva adicional ou com compressão e magnificação podem ser feitas. Dependendo da localização do achado focal e da aparência desta área na incidência tangencial seletiva, o exame físico correlativo e a US geralmente são indicados. A US pode ser preterível em pacientes em que não há chance de a lesão ter sido excluída do campo de visão, com tecido completamente gorduroso ou com uma lesão benigna (cisto oleoso, calcificação distrófica etc.) aparecendo na imagem correspondendo à área de interesse. Aspiração ou biópsia por agulha grossa podem ser indicadas, dependendo das características clínicas e de imagem da lesão.

### Como você descreveria os achados nas incidências de rotina desta paciente? Com quanta certeza você pode fazer qualquer recomendação?

Embora haja uma pequena ilha de tecido sobreposta ao músculo peitoral esquerdo próximo ao marcador metálico, nenhuma anormalidade definida está aparente nas incidências de rotina do seio esquerdo. A essa altura, temos uma quantidade inadequada de informações para fazer qualquer recomendação justificável. Precisamos revisar a incidência tangencial seletiva do "caroço", falar com a paciente, fazer um exame físico correlativo e uma US.

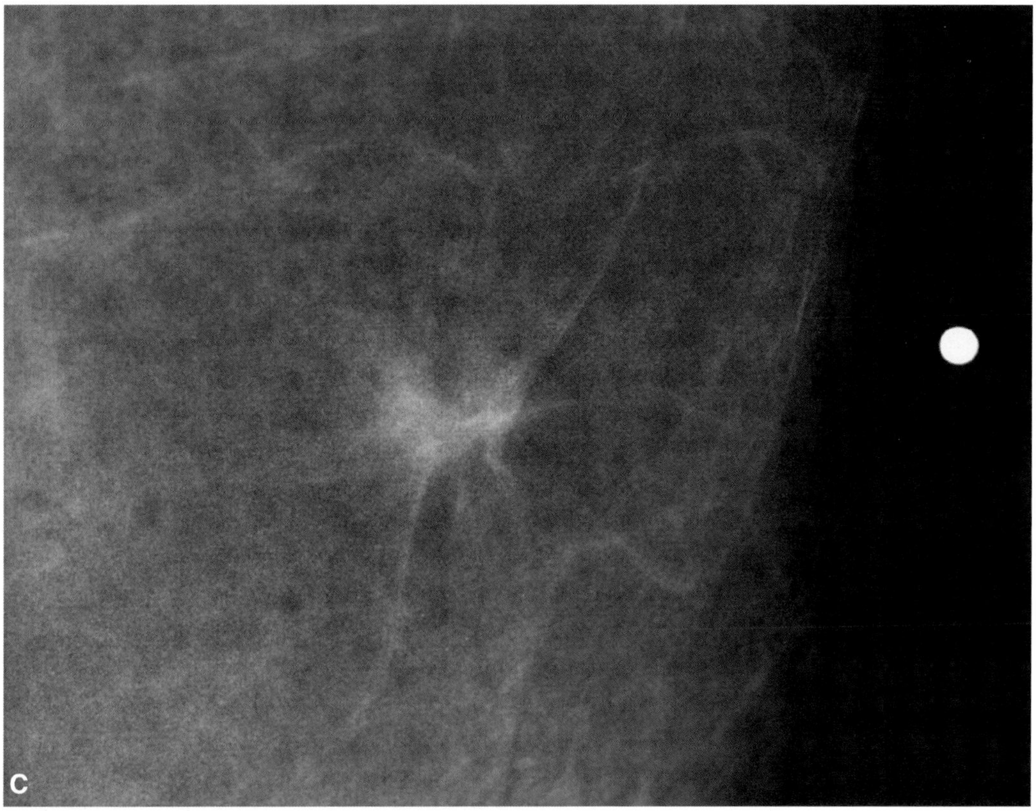


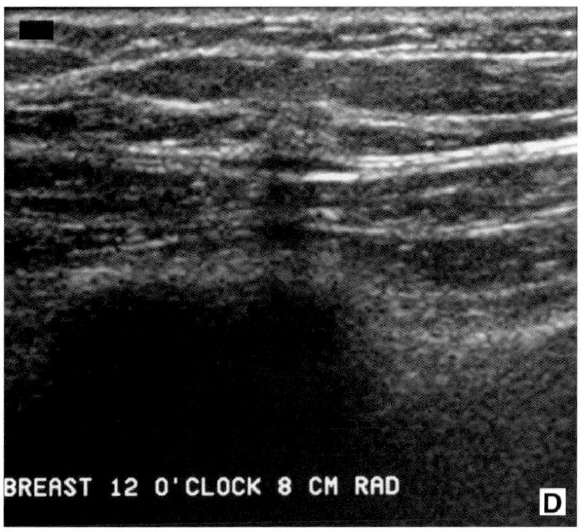


**Figura 3.2.** *(Continuação)* Incidência tangencial seletiva **(C)**, achado palpável no seio esquerdo. Imagem de US corte radial (RAD) **(D)** no local do achado palpável no seio esquerdo.

## O que você acha agora?

Uma massa espiculada, com 7 mm, associada a calcificações pontilhadas e de baixa densidade aparece na imagem da incidência tangencial seletiva correspondendo ao achado palpável. Uma massa sólida e distinta é palpada no local indicado pela paciente no seio esquerdo. Ela não fez uma biópsia prévia nem teve algum trauma neste local e nenhuma hipersensibilidade é obtida na palpação. Na US, uma pequena massa hipoecoica com rompimento dos ligamentos de Cooper é identificada na posição de 12 horas, a 8 cm do mamilo esquerdo, correspondendo à anormalidade palpável. Embora o achado seja sutil na US, com técnica cuidadosa e meticulosa é discernível e reproduzível em imagem conforme a área palpável é examinada. No posicionamento das pacientes para o estudo da US, tento reduzir, o máximo possível, a espessura da área do seio que será avaliada. Na avaliação de lesões laterais, a paciente é colocada na posição oblíqua com um calço abaixo do braço ipsolateral; e para lesões mediais, ela é inclinada para trás. Se a paciente relata sentir um "caroço" quando está em pé, eu palpo e examino a área com ela sentada e deitada. Durante o estudo da US, seguro o transdutor e com minha mão direita coloco a ponta dos meus dedos indicador, anular e médio na borda do transdutor para que possa palpar o tecido enquanto giro e movimento o transdutor com minha mão direita. Aplico uma variedade de compressões enquanto manipulo o transdutor diretamente sobre a área de interesse clínico ou mamográfico.

## Qual é o diagnóstico diferencial? Que recomendações você faria à paciente?

As considerações diferenciais para os achados incluem NOS, carcinoma tubular e carcinoma lobular invasivo. As considerações benignas incluem necrose gordurosa (pós-trauma ou pós-cirúrgica), adenose esclerosante, papiloma, fibrose focal, uma esclerosante complexa e alterações inflamatórias (mastite). Outra causa benigna rara inclui tumor de célula granular ou desmoide extra-abdominal.

Uma biópsia é indicada.

Categoria 4 do BI-RADS®: anormalidade suspeita, uma biópsia deve ser considerada.

Uma biópsia dirigida por ultrassom é feita e um carcinoma mamário invasivo com características sugestivas de carcinoma tubular é descrita nas amostras percutâneas. Um carcinoma tubular é confirmado após a nodulectomia. As amostras tiradas dos linfonodos são normais (pT1b, pN0, pMX; estádio I).

## Considerando-se um carcinoma tubular, que lesões associadas podem ser vistas? O que você deve procurar mamograficamente?

A incidência de carcinoma tubular relatada varia dependendo do método de detecção, do tamanho do tumor e da definição utilizada para classificar estes tumores. Carcinomas tubulares puros provavelmente representam 1 a 2% de todos os cânceres de mama. Geralmente são detectados mamograficamente como uma pequena massa espiculada; menos comuns, são os pacientes que se apresentam com uma massa palpável. Calcificações arredondadas, pontilhadas e amorfas associadas podem ser vistas, refletindo a presença de um carcinoma ductal *in situ* de baixo grau nuclear (sólido, cribriforme e micropapilar) em uma média de 65% das pacientes. Lesões-satélite também podem ser vistas, porque elas podem ser multifocais ou multicêntricas em 10 a 20% (relatado no máximo em 56% de uma pequena série) das pacientes. Neoplasia lobular (carcinoma lobular *in situ*), carcinoma ductal invasivo contralateral NOS e histórico de câncer de mama em um parente de primeiro grau têm sido relatados em 15% (variando entre 0,7 e 40%), 38% e 40% das pacientes diagnosticadas com carcinoma tubular, respectivamente.

## O que distingue as glândulas vistas em carcinomas tubulares das glândulas normais? Histologicamente, quais são as considerações diferenciais para estas lesões?

Histologicamente, estas lesões são caracterizadas pela presença de túbulos abertos, ovais e arredondados, alguns com angulação. As glândulas nos carcinomas tubulares são alinhadas por uma única camada de células epiteliais e, em contrate com as glândulas normais, carecem de células mioepiteliais. Alterações desmoplásticas são observadas no estroma que está em volta e provavelmente explicam as características da imagem dessas lesões (espiculações). Carcinomas tubulares podem ser difíceis de distinguir de cicatrizes radiais/lesões esclerosantes complexas (em algumas pacientes, os carcinomas tubulares surgem em cicatrizes radiais/lesões esclerosantes complexas), adenose esclerosante e adenose microglandular. A coloração imuno-histoquímica especial às vezes é necessária para avaliar a presença de células mioepiteliais. Frequentemente, esses tumores são diploides, com receptores positivos para estrógeno e progesterona e é raro serem completamente definidos para neu/HER/2.

## Por que ouvir, fazer correlação física entre achados de imagem e estabelecer uma conexão com a paciente são tão importantes?

Avaliações completas e pensadas são indicadas para todas as pacientes, mas principalmente para aquelas que apresentam sinais e sintomas focais. Os radiologistas, como um grupo, são os médicos mais comumente processados, e atrasos no diagnóstico de câncer de mama são as causas mais comuns de reclamações por negligência listadas. Interessantemente, os processos geralmente não são feitos (pelo menos ainda não) por se deixar passar achados mamográficos sutis, mas sim por achados clínicos aparentes que a paciente sente que foram ignorados. Eu encorajo você a estabelecer uma boa conexão com suas pacientes, escutar suas preocupações e fazer tudo o que for possível para ajudá-las. Isso não é apenas a boa prática da medicina, mas também uma oportunidade recompensadora e completa. Você não quer que as pacientes saiam aborrecidas do seu estabelecimento e sentindo que suas preocupações foram ignoradas e que não foram tratadas adequadamente. Não diminua o trajeto de exames mamográficos lógicos e apropriados. Certifique-se de que o que é visto mamograficamente está relacionado com os achados clínicos. Ao certificar-se de que o que é visto na US está associado aos achados mamográficos, você estará avaliando, determinando o posicionamento esperado da lesão e a distância aproximada entre a lesão e o mamilo *antes* de ir para a sala de ultrassom; esta localização deverá ser o ponto de partida para o estudo da US.

Enquanto examino a paciente e relaciono os achados clínicos, mamográficos e da US, obtenho um histórico mais detalhado. Esse também é um bom momento para transmitir à paciente o que estou fazendo em seu benefício, discutir as recomendações, determinar se ela está confortável com as minhas recomendações e tirar suas dúvidas. Embora alguns considerem ineficiente que um radiologista faça pessoalmente os estudos da US, eu argumento que é mais eficiente e bom para o cuidado com a paciente.

Durante o exame em tempo real e antes de fazer qualquer imagem, determino se há alguma anormalidade identificável examinando a paciente enquanto giro o transdutor e aplico uma variedade de compressões sobre a área de interesse. A rotação de 360° do transdutor é importante para excluir pseudolesões criadas por áreas de lobulação gordurosa, que em um plano podem parecer arredondadas ou ovais, porém alongadas e fundidas ao tecido que está em volta conforme você gira o transdutor. Uma massa verdadeira mantém um formato arredondado ou oval conforme você gira o transdutor diretamente sobre ela. Aplicando-se uma variedade de compressões sobre uma área pode ajudar a eliminar a sombra de ângulo crítico que pode limitar a avaliação do tecido mais profundo. Se determino que uma lesão está presente, faço imagens ortogonais (com e sem medidas) que demonstram características representativas da lesão. Em algumas mulheres, isso pode requerer cortes radial e antirradial, já que, em outras, as orientações transversa e longitudinal (sagital) mostram a lesão e suas características com mais vantagens. Utilizo as imagens feitas para oferecer suporte às minhas impressões e para justificar minhas recomendações. Não faço imagens de tecidos normais. Ao fazer anotações sobre as imagens, o seio que está sendo examinado é indicado, bem como o posicionamento em horas da lesão e sua distância em centímetros do mamilo.

## PACIENTE 3

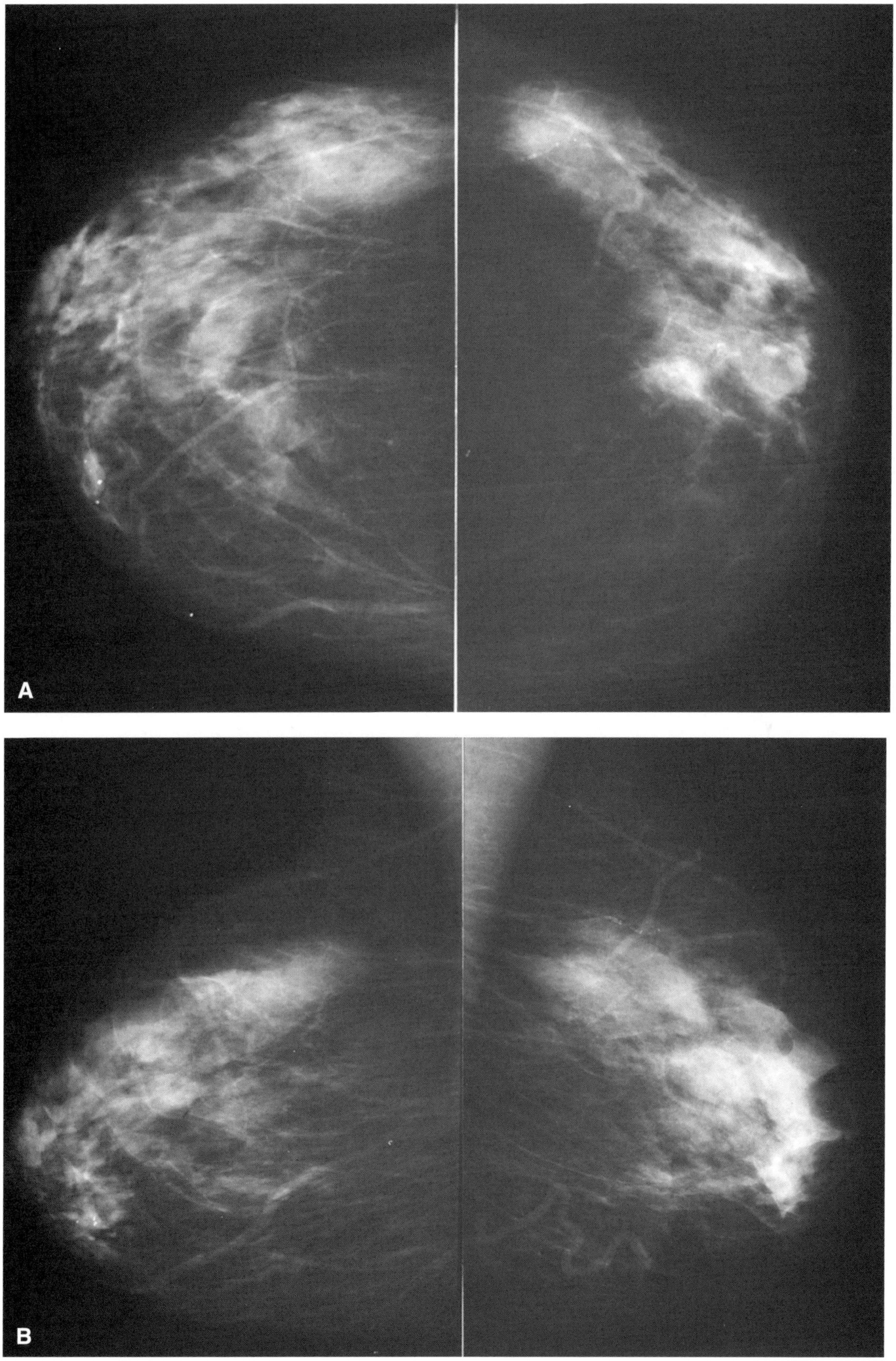

**Figura 3.3.** Avaliação diagnóstica de paciente com 80 anos de idade apresentando um "caroço" no seio direito. Incidências CC **(A)** e MLO **(B)**. *(Continua.)*

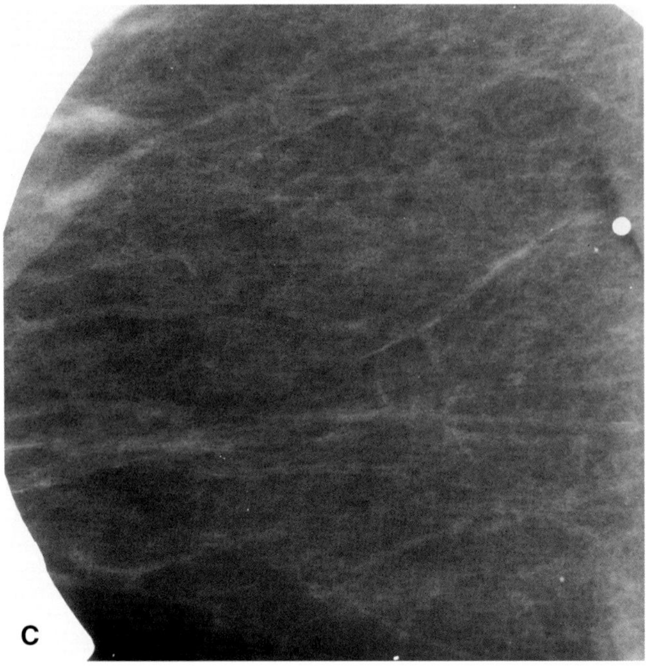

C

**Figura 3.3.** *(Continuação)* Incidência tangencial seletiva **(C)** do achado palpável (marcador metálico no achado palpável).

## Qual seria a abordagem aceitável para pacientes que apresentam achados focais? Ao avaliar a adequação da incidência tangencial seletiva, o que você deve considerar?

Em pacientes com 30 anos de idade ou mais e que se apresentam com uma anormalidade palpável (ou outro achado localizado), um marcador metálico é colocado no local de interesse e incidências de rotina são feitas bilateralmente, a menos que a paciente tenha feito uma mamografia nos últimos 6 meses. Nesse caso, uma mamografia unilateral do seio sintomático é realizado. Além disso, uma incidência tangencial seletiva do achado focal é realizada. Em muitas pacientes, a incidência tangencial é útil em delinear completa ou parcialmente a lesão com gordura subcutânea, facilitando a caracterização. Dependendo do local do achado focal e da aparência dessa área na incidência tangencial seletiva, exame físico correlativo e US geralmente são indicados. A US pode ser preterível em pacientes nas quais não há chance de a lesão ter sido excluída da incidência tangencial com tecido completamente gorduroso ou uma lesão benigna aparecendo na imagem correspondendo à anormalidade palpável.

Nesta paciente, você vê o marcador metálico nas incidências de rotina do seio direito? Por que não? Nesta paciente, o achado palpável está profundo no seio, logo acima da dobra inframamária. O marcador metálico foi colocado no "caroço", mas foi excluído do campo de visão. O marcador metálico é visto na incidência tangencial seletiva e tecido predominantemente gorduroso aparece na imagem da incidência tangencial seletiva. Nesta paciente, a possibilidade de que a lesão tenha sido excluída das imagens é uma preocupação real. Como em todas as incidências com compressão seletiva, você precisa considerar a possibilidade de que a lesão foi comprimida para fora do campo de visão ou, devido a sua localização, não está incluída nas imagens. Exame físico correlativo nesta paciente confirma a presença de uma massa palpável fixa na dobra inframamária. Também são notadas calcificações arteriais no seio esquerdo e calcificações grosseiras, densas e de tipo benigno anteriormente no seio direito.

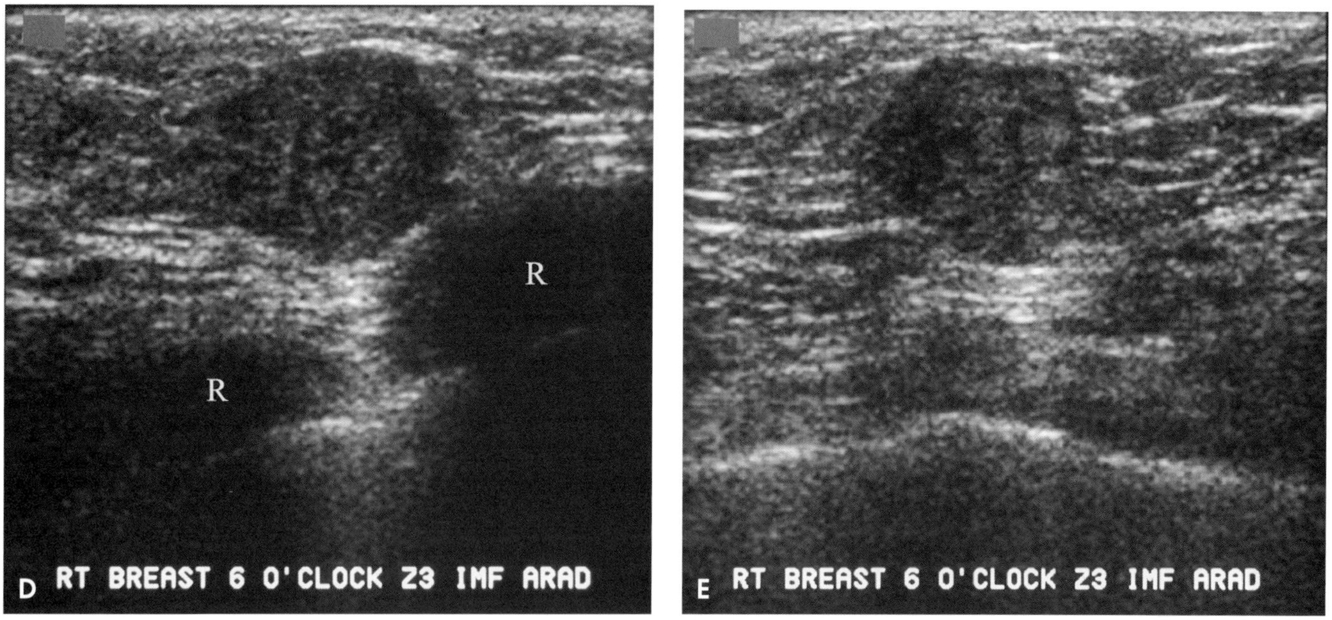


**Figura 3.3.** Imagens da US **(D, E)** da massa palpável na dobra inframamária do seio direito em um corte ARAD.

## Como você descreveria os achados da ultrassonografia? O que é indicado a esta paciente?

Uma massa arredondada, hipoecoica, com 1,2 cm, margens parcialmente indistintas e reforço acústico posterior associado aparece na imagem correspondendo ao achado palpável na posição de 6 horas, posteriormente (Z3) no seio direito. A lesão está logo abaixo da pele e aninhada próxima às costelas (R). Carcinoma ductal invasivo não especificado de outra maneira, carcinoma mucinoso, carcinoma papilar ou lesão metastática são as primeiras considerações em uma paciente de 80 anos de idade que apresenta esses achados.

Categoria 4 do BI-RADS®: anormalidade suspeita, uma biópsia deve ser considerada.

Um carcinoma mucinoso é diagnosticado na biópsia de agulha grossa da US. Um carcinoma mucinoso com 1,3 cm, com um carcinoma ductal *in situ* de grau intermediário associado, é confirmado na amostra da nodulectomia. O linfonodo sentinela é negativo para doença metastática (pT1c, pN0(sn)(i-), pMX; estádio I).

## Quais são algumas das ferramentas disponíveis para a avaliação de lesões possivelmente excluídas das incidências de rotina?

Lesões próximas à parede do tórax (distante nas partes superior, inferior, lateral ou medial) e na parte superior da axila podem não ser incluídas nas incidências de rotina ou com compressão seletiva da mama. Sempre que você suspeitar de que uma lesão foi excluída das imagens mamográficas ou que existem potenciais fatores limitando a compressão, o exame físico correlativo e a US são ótimas ferramentas agregadas. Além disso, lembre-se de conceitos básicos como a utilização de várias projeções para posicionar os tecidos o mais próximo possível do filme. Se você acha que uma lesão está localizada medialmente, considere uma compressão seletiva LM de 90° para que o tecido medial seja posicionado contra o filme; isso minimiza a possibilidade de exclusão porque melhora a resolução, colocando a área de interesse mais próxima do filme. Da mesma maneira, se você pensa que uma lesão está na parte superior do seio, peça ao técnico que faça uma incidência vista de baixo (FB), de forma que o tecido superior esteja mais próximo do filme. Se você suspeita que uma lesão está na, ou logo abaixo da, dobra inframamária (IMF), diga ao técnico para não erguer o seio quando o posicionar para a incidência CC. O técnico deve colocar o alça do filme em uma posição neutra para a IMF, porque, conforme o seio é erguido na IMF para a incidência CC de rotina, a massa pode escapar e não ser incluída na imagem. Lembre-se, a utilização da placa com compressão seletiva geralmente facilita a inclusão de mais tecido posterior, superior ou axilar no campo de visão. Na avaliação de potenciais lesões na extremidade da axila, uma incidência axilar pode ser útil.

## PACIENTE 4

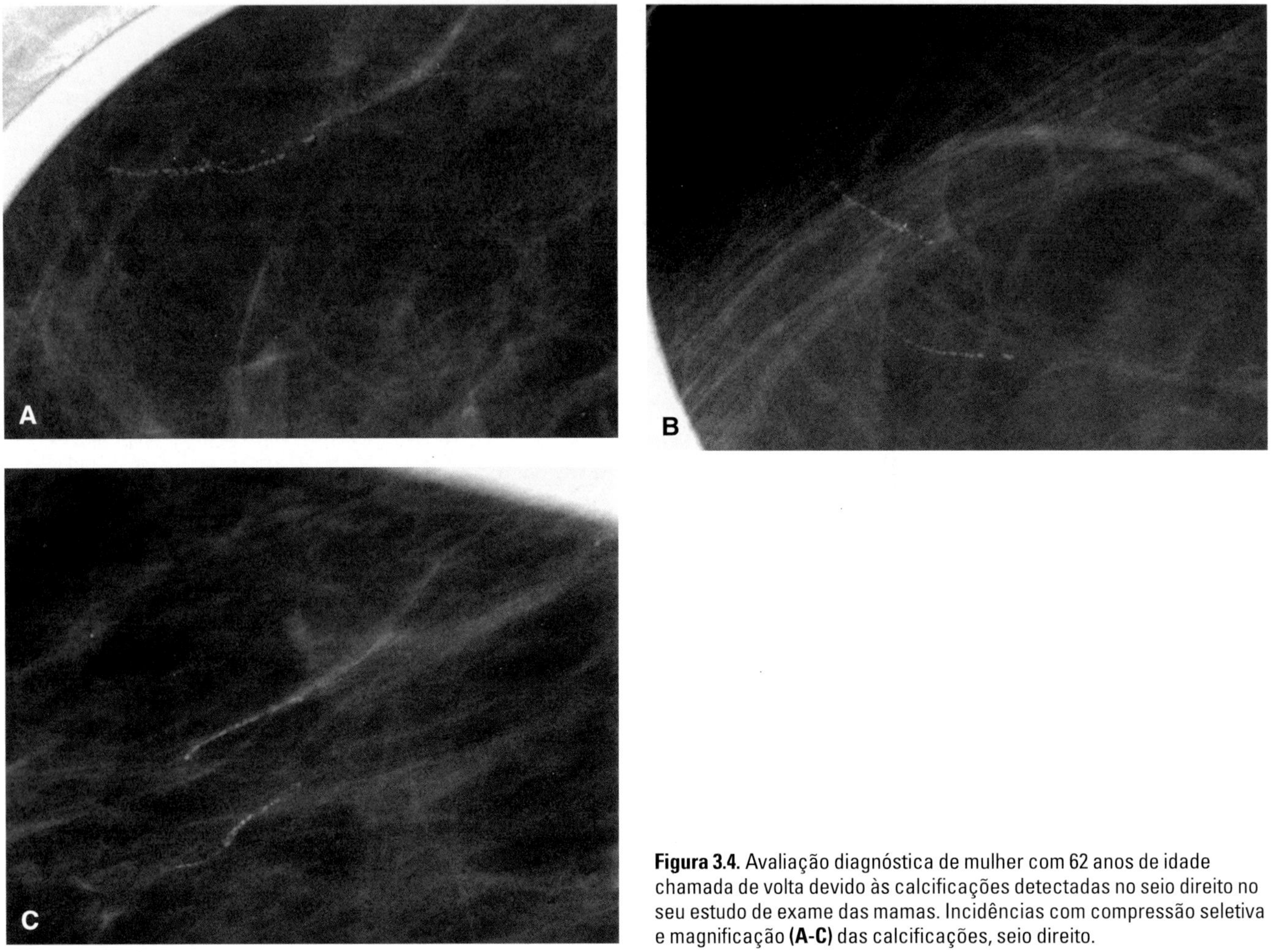


**Figura 3.4.** Avaliação diagnóstica de mulher com 62 anos de idade chamada de volta devido às calcificações detectadas no seio direito no seu estudo de exame das mamas. Incidências com compressão seletiva e magnificação **(A-C)** das calcificações, seio direito.

### O que seria uma avaliação apropriada de pacientes com calcificações detectadas em exames que não podem ser classificados como benignos nas incidências de rotina?

As próximas etapas deveriam ser incidências com magnificação. Especificamente, nosso protocolo utiliza incidências com compressão seletiva e magnificação em projeções ortogonais para avaliar mulheres com calcificações indeterminadas detectadas em incidências mamográficas de rotina.

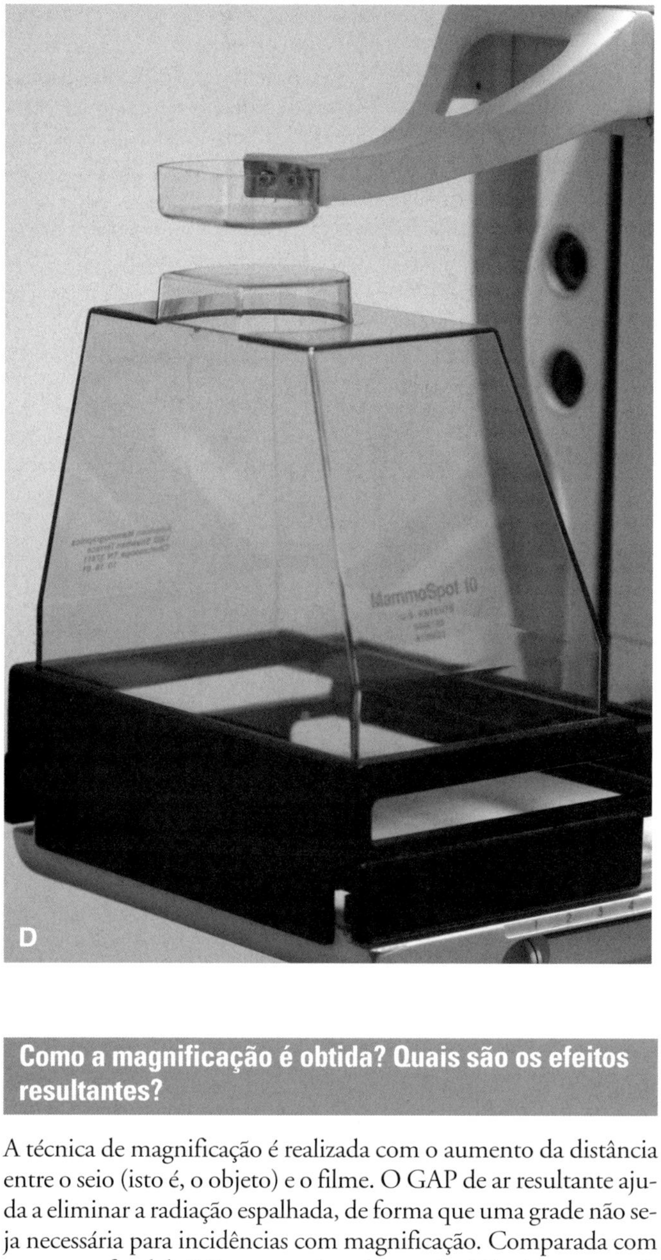

**Figura 3.4.** *(Continuação)* Configuração para incidências com dupla compressão seletiva e magnificação **(D)**. Uma placa de Lexan® para o suporte de magnificação é utilizada para minimizar a quantidade de radiação absorvida pelo próprio suporte. A base da compressão seletiva é combinada à placa com compressão seletiva para obter a dupla compressão seletiva do tecido avaliado. Ao reduzir a quantidade de radiação absorvida pelo suporte de magnificação, maximizar a compressão aplicada em cima e abaixo da lesão e fazer ajustes na quilovoltagem, podemos obter rotineiramente incidências com magnificação de boa exposição, com alto contraste, sem artefatos por movimento.

## Como a magnificação é obtida? Quais são os efeitos resultantes?

A técnica de magnificação é realizada com o aumento da distância entre o seio (isto é, o objeto) e o filme. O GAP de ar resultante ajuda a eliminar a radiação espalhada, de forma que uma grade não seja necessária para incidências com magnificação. Comparada com um ponto focal de 0,3 mm que é usado para incidências mamográficas de rotina (sem magnificação), um ponto focal de 0,1 mm é utilizado para incidências com magnificação. O pequeno ponto focal é necessário para minimizar o efeito de penumbra conforme se aumenta a distância entre o seio (objeto) e o filme. Contudo, a utilização do pequeno ponto focal resulta no aumento do tempo de exposição, de maneira que a movimentação se torna uma preocupação significativa que pode limitar a utilidade das incidências com magnificação.

## O que pode ser feito para minimizar a probabilidade de artefato por movimento nas incidências?

Otimizar o sistema para obter uma exposição adequada em um curto período de tempo é crítico para obter rotineiramente incidências com magnificação de alta qualidade. Uma seleção apropriada da voltagem, um suporte de magnificação que diminua a quantidade de radiação absorvida, compressão focal ótima e trabalhar com a paciente para controlar sua respiração são etapas simples que podem melhorar a qualidade geral da imagem significativamente.

Como regra geral, a voltagem utilizada para exposição em incidências com magnificação é aumentada em 2 kV sobre o valor utilizado para incidências de rotina e sem magnificação. Fazemos todas as nossas incidências com magnificação utilizando uma placa de Lexan® para o suporte (MammoSpot®, American Mammographics, Chattanooge, TN). Comparados com suportes-padrão de magnificação feitos de carbono, aqueles feitos com Lexan® absorvem menos radiação, portanto o tempo de exposição pode ser diminuído em até 40%.

Uma compressão ótima também é crítica na obtenção de incidências com magnificação de alta qualidade. É por isso que defendemos a utilização da dupla compressão seletiva. O suporte de magnificação possui uma base para compressão seletiva que, quando combinado com a placa com compressão seletiva, possibilita compressão máxima do tecido que está sendo avaliado (isto é, dupla compressão seletiva). O técnico também é encorajado a trabalhar com a paciente para que ela segure a respiração (a paciente deve parar de respirar quando lhe for solicitado, em vez de respirar profundamente) para minimizar a probabilidade de movimentação.

Se você determinar que há necessidade de incidências com magnificação, não se conforme com uma qualidade subótima e esconda-se atrás de rejeições. Se as incidências com magnificação não forem ótimas, pare e reveja o que o técnico está fazendo. A voltagem precisa ser aumentada (considerando que quando você aumenta a voltagem, o contraste diminui)? O ponto focal correto está sendo utilizado? A compressão pode ser aumentada? Você pode trabalhar com a paciente para melhorar a maneira como ela segura o ar? Incidências com magnificação de alto contraste, com boa exposição e sem artefatos são importantes para a avaliação da morfologia e da extensão das calcificações que podem refletir a presença de carcinoma ductal *in situ*. Reconheça que a habilidade de detectar e caracterizar as calcificações e as pequenas massas é significativamente comprometida (e pode ser eliminada) em imagens com má definição.

**Como você descreveria as calcificações nesta paciente? Qual é o seu diagnóstico diferencial? O que é indicado?**

Calcificações arredondadas, pontilhadas e lineares, demonstrando orientação linear são confirmadas nas incidências com dupla compressão seletiva e magnificação. O diferencial é limitado, mas inclui alterações fibrocísticas com alteração colunar e extremidade apical saliente (CAPPS), hiperplasia ductal e hiperplasia ductal atípica, fibrose e carcinoma ductal *in situ*. Na ausência de qualquer outra alteração relacionada com trauma (p. ex., massa de densidade mista, cisto oleoso) ou um histórico específico de trauma ou cirurgia no local das calcificações, é pouco provável que estas calcificações representem um estádio inicial de necrose gordurosa. Dada a orientação linear das calcificações, uma biópsia é indicada.

Categoria 4 do BI-RADS®: anormalidade suspeita, uma biópsia deve ser considerada.

Carcinoma ductal *in situ* é descrito na biópsia guiada estereotaxicamente e confirmado na nodulectomia [Tis(DCIS), pNX, pMX; estádio 0].

## PACIENTE 5

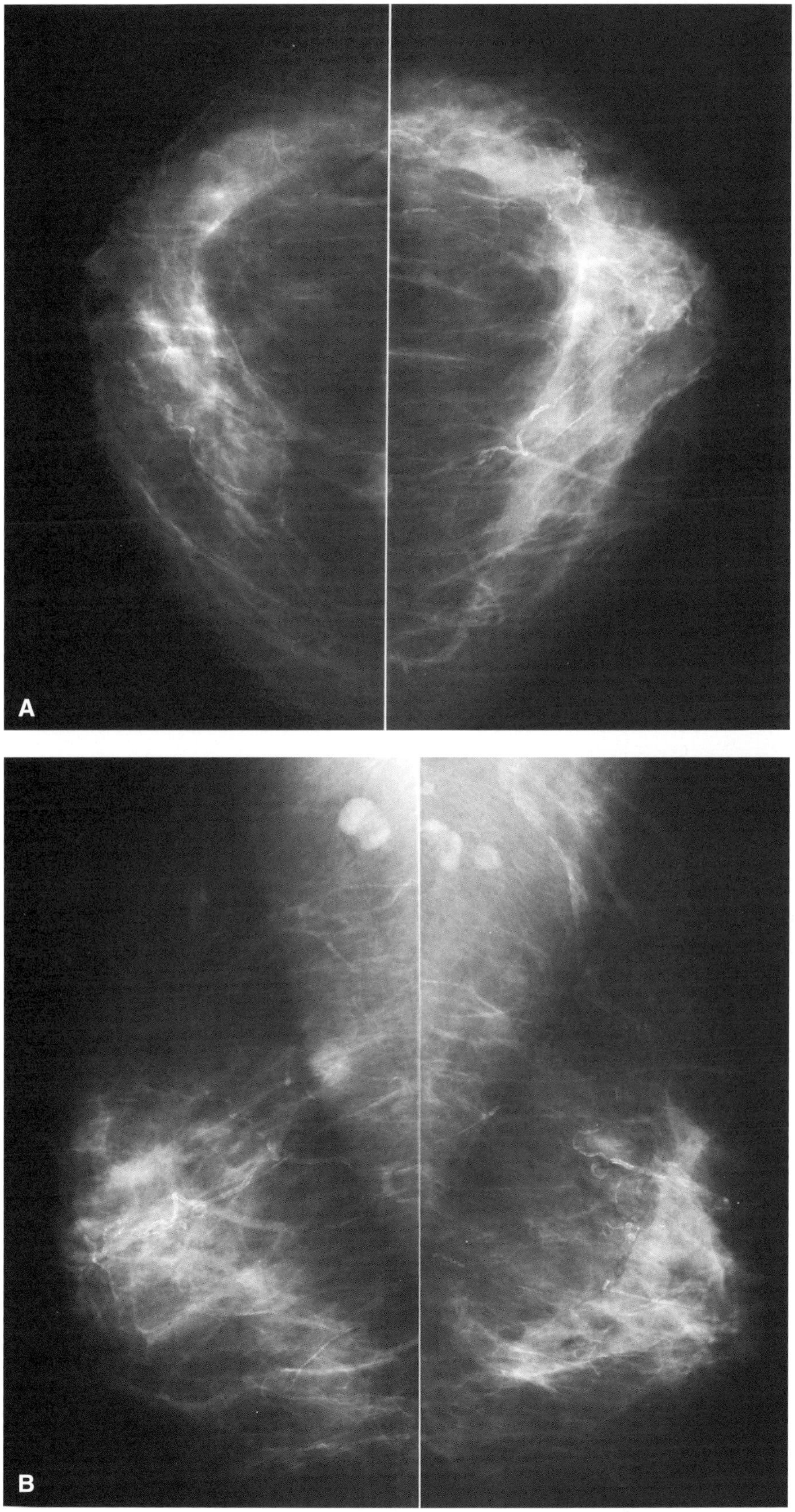


**Figura 3.5.** Mamografia de mulher com 65 anos de idade. Incidências CC **(A)** e MLO **(B)**. *(Continua.)*

## O que você acha?
## Qual é a sua recomendação nesta etapa?

Calcificações arteriais estão presentes bilateralmente. Uma possível massa está presente na incidência MLO direita, sobreposta ao músculo peitoral inferiormente. Isso deve ser distinguido de várias massas bem limitadas, com densidade mista (linfonodos), sobrepostas aos músculos peitorais bilateralmente. Nenhuma anormalidade correspondente definitiva está aparente na incidência CC direita. A comparação com estudos anteriores é o ponto de partida. Se nenhum filme anterior estiver disponível ou se esta potencial massa representa uma mudança, avaliação adicional é indicada.

Categoria 0 no BI-RADS®: necessita de avaliação adicional por imagem.

## Como você abordaria a avaliação diagnóstica desta paciente? Seja específico na descrição das etapas que você seguiria.

Quando uma potencial anormalidade é vista em apenas uma das duas incidências-padrão, iniciamos determinando se o achado é verdadeiro na incidência em que foi inicialmente percebido. Nesta paciente, uma incidência com compressão seletiva na projeção MLO é obtida. Se nenhuma anormalidade persistir na incidência com compressão seletiva, nenhuma incidência adicional é realizada; se a dúvida permanecer, incidências com compressão seletiva com rolamento podem ser feitas. Nesta paciente, uma massa com 1,2 cm e margens indistintas é confirmada na incidência com compressão seletiva MLO (Fig. 3.5C). Agora, devemos determinar a localização desta anormalidade na projeção CC utilizando uma abordagem lógica. Nós não fazemos suposições quanto à localização lateral, central ou medial da lesão na incidência CC. Em vez disso, uma incidência lateral de 90° (geralmente uma incidência látero-medial) é feita para determinar como esta lesão se movimenta com relação a sua localização na incidência MLO. Se a lesão move-se para cima, está localizada medialmente e um ponto de clivagem é visto; se a lesão se move para baixo, está localizada lateralmente de forma que uma incidência CC seletiva exagerada lateralmente é feita; e se não se move significativamente, a localização da lesão é central e uma incidência com compressão seletiva diretamente atrás do mamilo é obtida. Nesta paciente, a lesão move-se para cima (imagem não exibida), consistente com uma localização medial. Com uma revisão adicional da incidência CC, uma densidade é parcialmente observada na incidência CC, medialmente, na borda do filme (caixa, Fig. 3.5D). Uma imagem seguinte feita com a placa com compressão seletiva possibilita a visualização de mais tecido, de maneira que a lesão aparece na imagem em sua totalidade (Fig. 3.5E) na projeção CC.

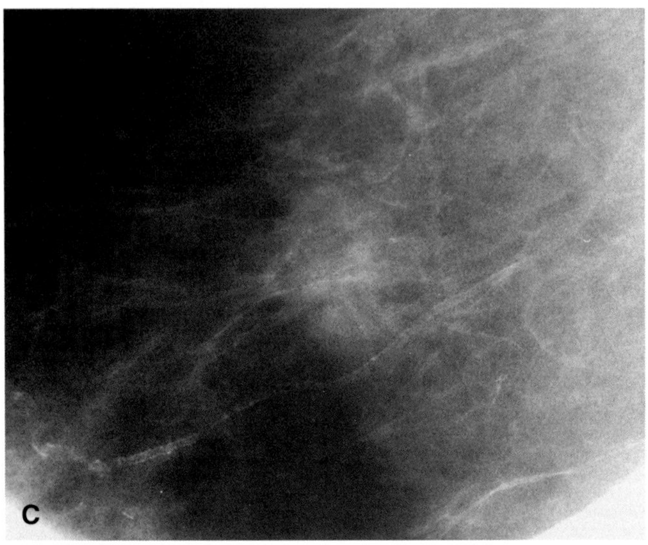


**Figura 3.5.** *(Continuação)* A incidência com compressão seletiva MLO **(C)** confirma a presença de uma massa com margens indistintas e espiculadas no seio direito. Em uma incidência LM de 90° (não exibida), a lesão move-se para cima com relação à sua posição na incidência MLO, consistente com uma localização medial para a lesão.

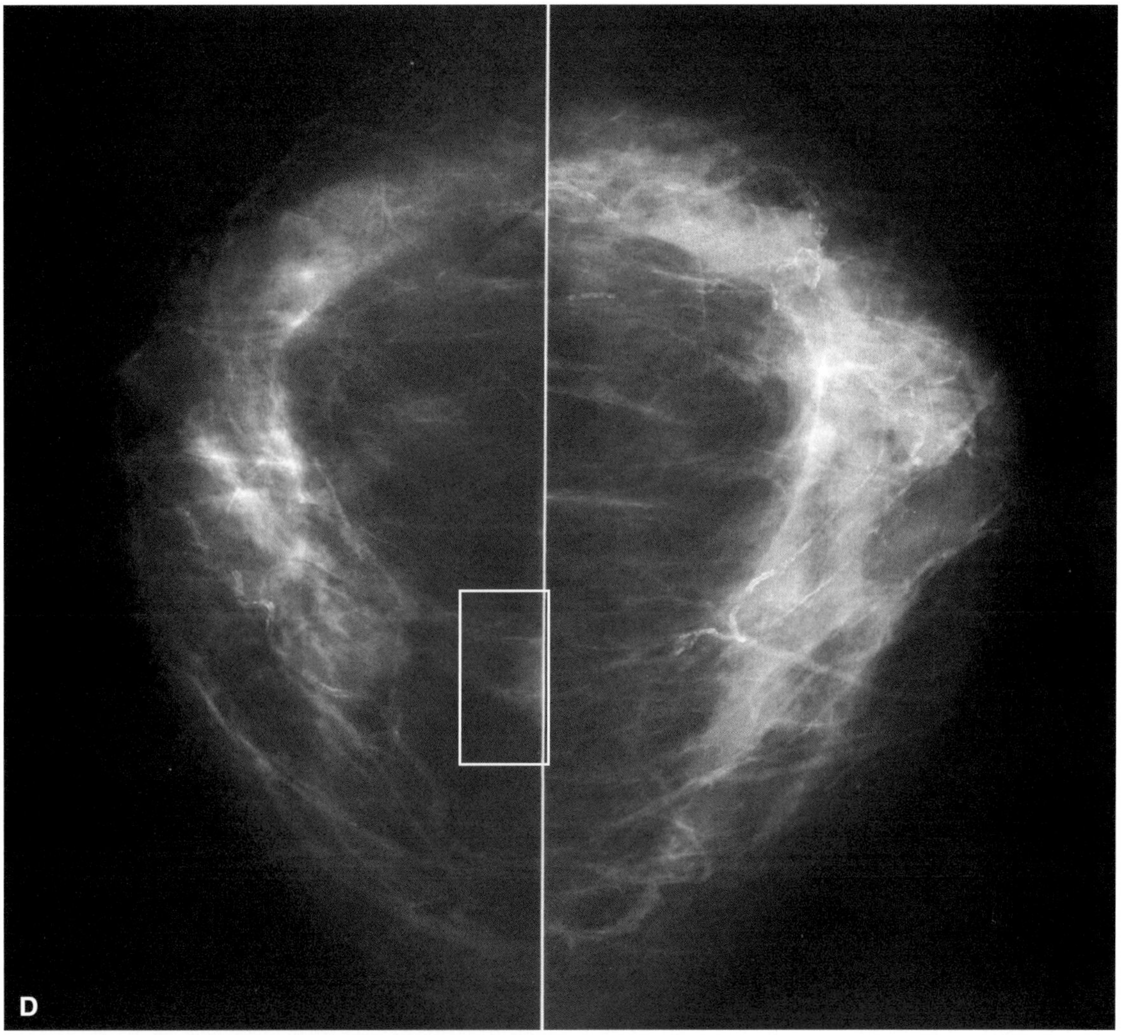


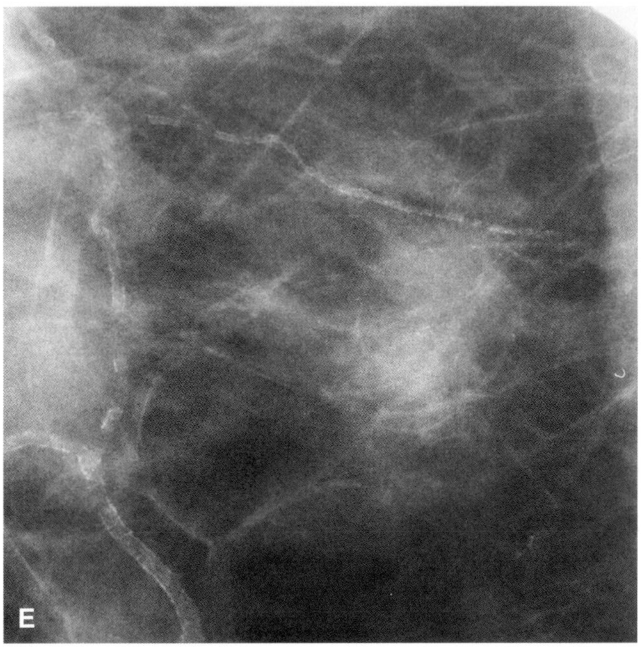


**Figura 3.5.** *(Continuação)* Revisão adicional das incidências CC **(D)** demonstra uma possível massa na borda da incidência CC direita medialmente (*caixa*). Incidência com compressão seletiva **(E)** do aspecto medial do seio direito na projeção CC demonstra uma massa com margens indistintas e espiculadas. Algumas calcificações pontilhadas podem estar presentes. Agora, o músculo peitoral também é visto posteriormente na borda da incidência com compressão seletiva. A placa com compressão seletiva frequentemente possibilita a visualização de áreas difíceis como os quadrantes superiores internos posteriormente. *(Continua.)*

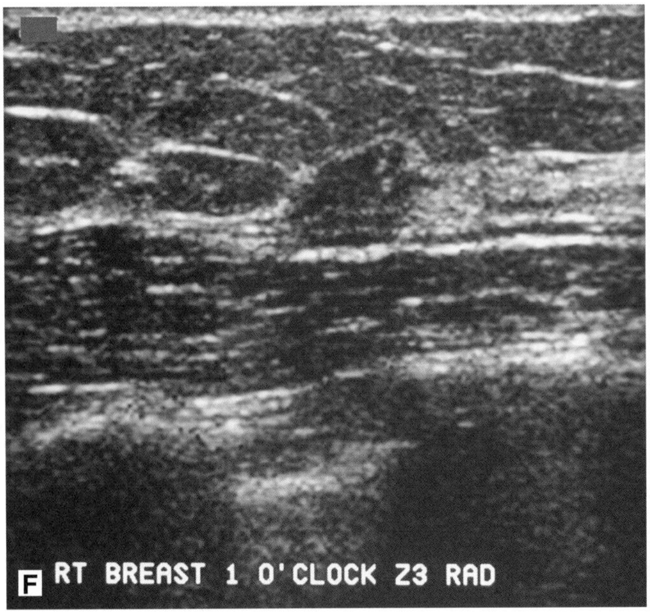


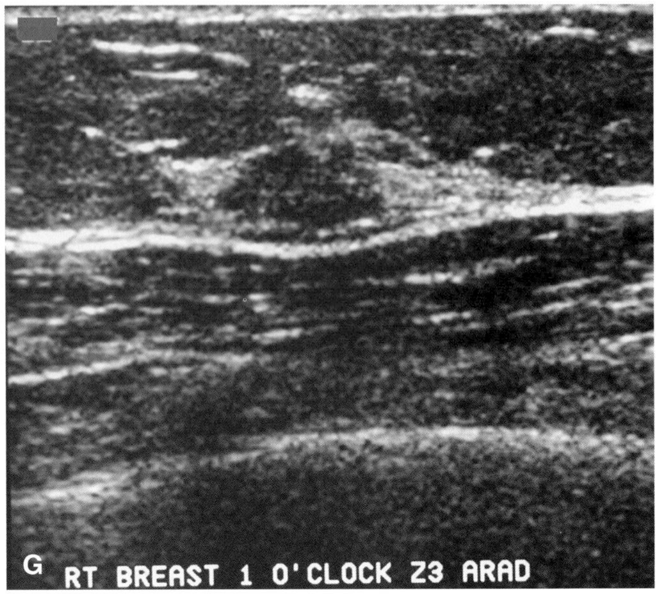


**Figura 3.5.** *(Continuação)* Imagens de US, quadrante superior interno, seio direito, cortes RAD **(F)** e ARAD **(G)**.

## Como você descreveria os achados da ultrassonografia?

Uma massa irregular com 1,2 cm, margens indistintas, angulares e espiculadas aparece na imagem na posição de 1 hora posteriormente (Z3), adjacente à fáscia peitoral profunda (ponta das setas, Fig. 3.5H). Os ligamentos de Cooper aparecem esticados, espessos e rompidos. Esta massa corresponde à vista mamograficamente.

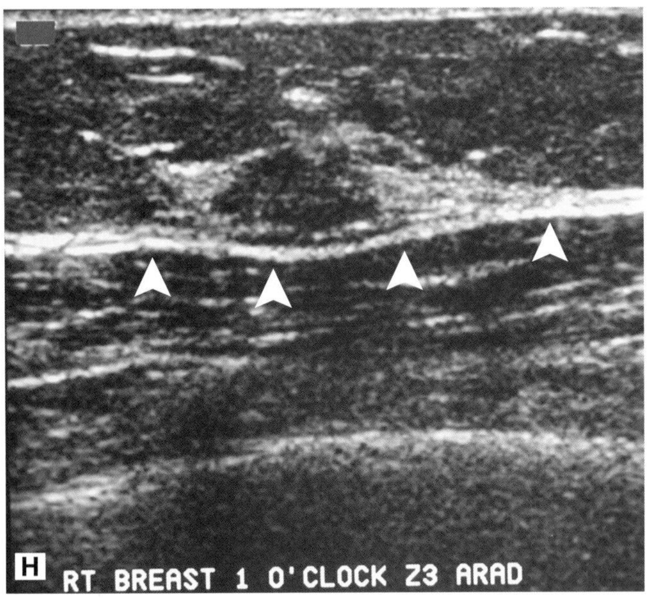


**Figura 3.5.** *(Continuação)* Imagem de US **(H)** corte ARAD, na posição de 1 hora do seio direito, posteriormente, demonstrando um suave efeito de massa na fáscia peitoral profunda *(ponta das setas)*.

## Qual é o seu diagnóstico diferencial? Que recomendações você faria a esta paciente?

Os diagnósticos diferenciais incluem carcinoma ductal invasivo não especificado de outra maneira, carcinoma lobular invasivo ou linfoma. Raramente carcinoma ductal *in situ* pode apresentar-se como massa, densidade assimétrica ou distorção na ausência de microcalcificações. As considerações benignas incluem processo inflamatório ou alterações pós-traumáticas, fibrose focal, papiloma, adenose esclerosante, hiperplasia estromal pseudo-angiomatosa, tumor de célula granular ou desmóide extra-abdominal. Devido às características da imagem desta lesão, uma biópsia é indicada.

Categoria 4 do BI-RADS®: anormalidade suspeita, uma biópsia deve ser considerada.

Uma biópsia dirigida por ultrassom é feita. Um carcinoma ductal invasivo com carcinoma ductal *in situ* associado é diagnosticado na biópsia de agulha grossa.

Um carcinoma mamário invasivo com 1,5 cm, grau I, com diferenciação apócrina e carcinoma ductal *in situ* extensivo, associado, de grau intermediário (sólido, com padrão cribriforme) é descrito na amostra da nodulectomia. Células malignas são relatadas em um linfonodo sentinela palpado intraoperatoriamente. Vinte linfonodos adicionais removidos na nodulectomia são negativos para doença metastática (pT1c, pN1a, pMX; estádio IIA).

## Qual a importância da palpação? Como é utilizada no momento da nodulectomia e da biópsia do linfonodo sentinela?

A palpação de linfonodo(s) sentinela excisado(s) é comumente feita intraoperatoriamente no momento da nodulectomia e da biópsia do linfonodo sentinela. O linfonodo é seccionado e a margem cortada é espalhada nas lâminas. O material citológico nas lâminas é fixado, colorido e revisado pelo patologista. Se células malignas são identificadas nos linfonodos palpados, uma dissecção completa dos linfonodos axilares é feita no momento da nodulectomia. Contudo, a doença metastática não é excluída se os linfonodos palpados são descritos como benignos; Falso-negativos podem ocorrer durante a palpação e são comumente associados a carcinoma lobular invasivo. Em pacientes a palpação é negativa, mas a doença metastática é identificada na coloração de hematoxilina-eosina (HE) do linfonodo sentinela, uma dissecção axilar completa geralmente é feita como um segundo procedimento operatório.

## Como um componente intraductal extensivo é definido? Qual é a sua significância?

Um componente intraductal extensivo (EIC) é descrito quando um carcinoma ductal invasivo possui um componente intraductal saliente dentro dele ou quando um carcinoma intraductal está presente em partes de tecidos adjacentes outrora saudáveis. Este termo também se aplica a lesões que são predominantemente intraductais, mas possuem foco de invasão. Um EIC pode indicar a presença de doença residual 2 cm além da lesão primária em 30% das pacientes e está associado ao aumento de reincidência local após cirurgia conservadora de mama e terapia por radiação. Pacientes com tumores caracterizados por um EIC podem beneficiar-se com uma ressecção maior. Tumores com EIC são mais comumente relatados em mulheres jovens.

## PACIENTE 6

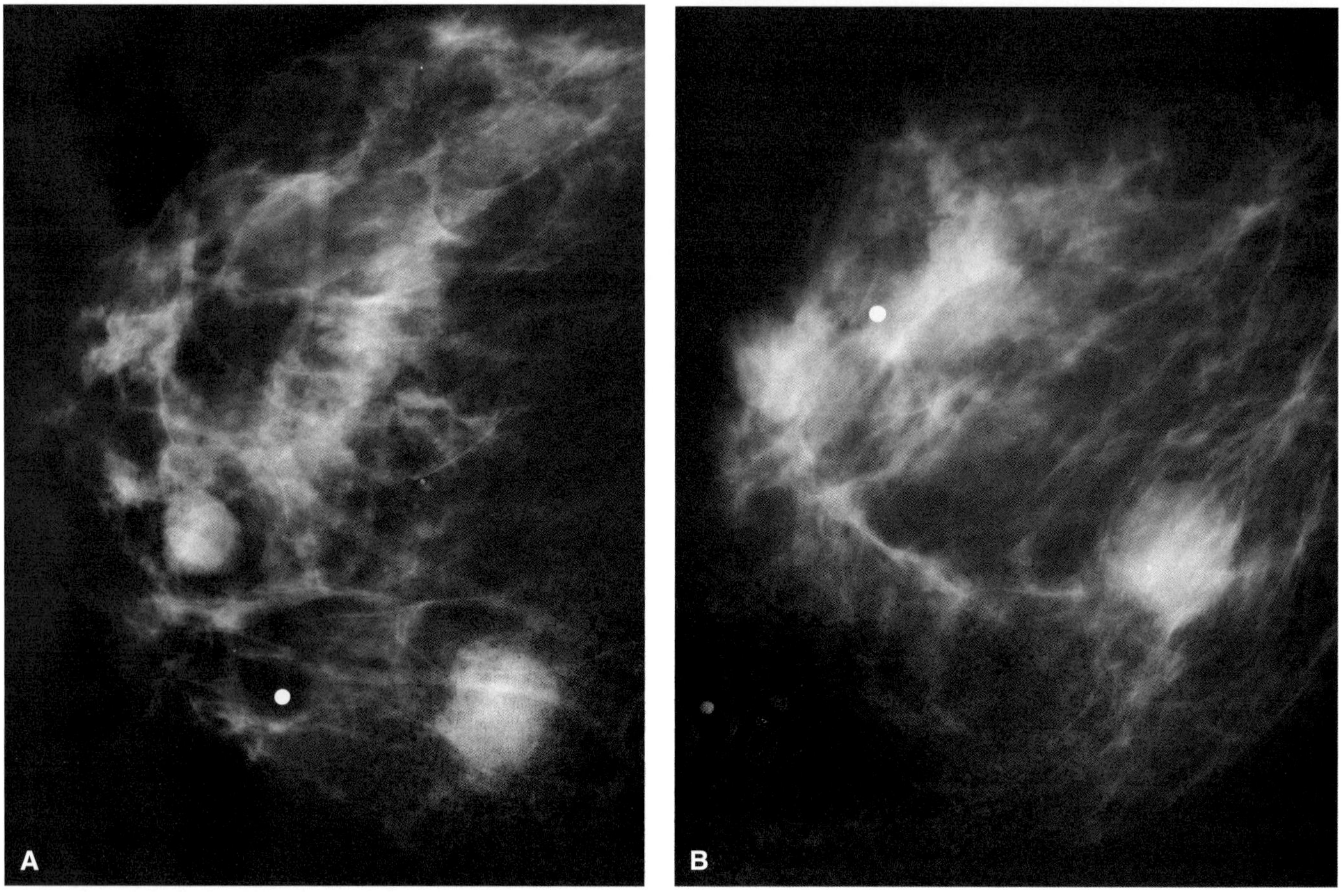


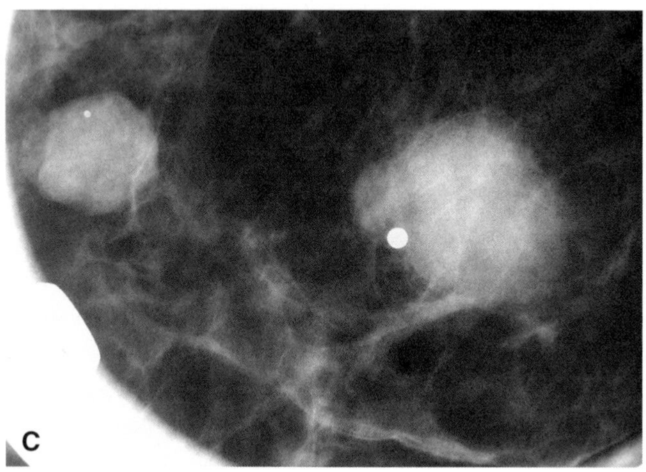


**Figura 3.6.** Avaliação diagnóstica de paciente com 49 anos de idade apresentando dois "caroços" no seio direito. Incidências CC **(A)** e MLO **(B)**, seio direito; marcadores metálicos são utilizados para marcar os "caroços". Incidência com compressão seletiva **(C)** (incidência ortogonal não exibida), seio direito.

### Como você descreveria as duas massas? O que faria em seguida?

Duas massas estão presentes no seio direito, correspondendo aos "caroços" descritos pela paciente. As margens da massa anterior são bem limitadas nas incidências com compressão seletiva (apenas uma é exibida). Em comparação, as margens da massa posterior maior não são tão nítidas e, em uma porção da massa, são indistintas. Para apresentar um diferencial, você precisa considerar que essas podem refletir os mesmos ou, possivelmente, diferentes processos. Cisto(s), fibroadenoma(s), adenoma(s) tubular(es), papiloma(s) de tumor(es) filódio(s), PASH, fibrose focal, abscesso(s), acúmulo de fluido pós-cirúrgico ou pós-traumático, carcinoma(s) ductal(ais) invasivo(s), carcinoma(s) medular(es), carcinoma(s) mucinoso(s), carcinoma(s) papilar(es) e lesão(ões) metastática(s) são incluídos no diferencial. Exame físico correlativo e uma US são indicados para a caracterização adicional destas lesões.

**Embora estas massas sejam palpáveis, com base na sua localização na mamografia, em que posicionamento em horas você esperaria encontrá-las? Seja específico.**

A massa anterior está localizada na posição de 12:30h, a 4 cm do mamilo direito. É uma massa oval, com 1,2 cm, bem limitada, caracterizada por áreas de reforço e sombra acústica posterior. Embora se projetem abaixo do mamilo, na incidência MLO, a massa posterior está localizada no quadrante superior interno do seio direito, na posição de 2 horas, a 8 cm do mamilo e mede 3 cm. Está orientada verticalmente, acentuadamente hipoecoica, com margens indistintas e alguma espiculação. Pouco reforço acústico posterior está presente. As características de imagem da massa anterior sugerem um processo benigno, e as da massa posterior, uma malignidade. Recomendam-se biópsias nas duas lesões.

Categoria 4 do BI-RADS®: anormalidade suspeita, uma biópsia deve ser considerada.

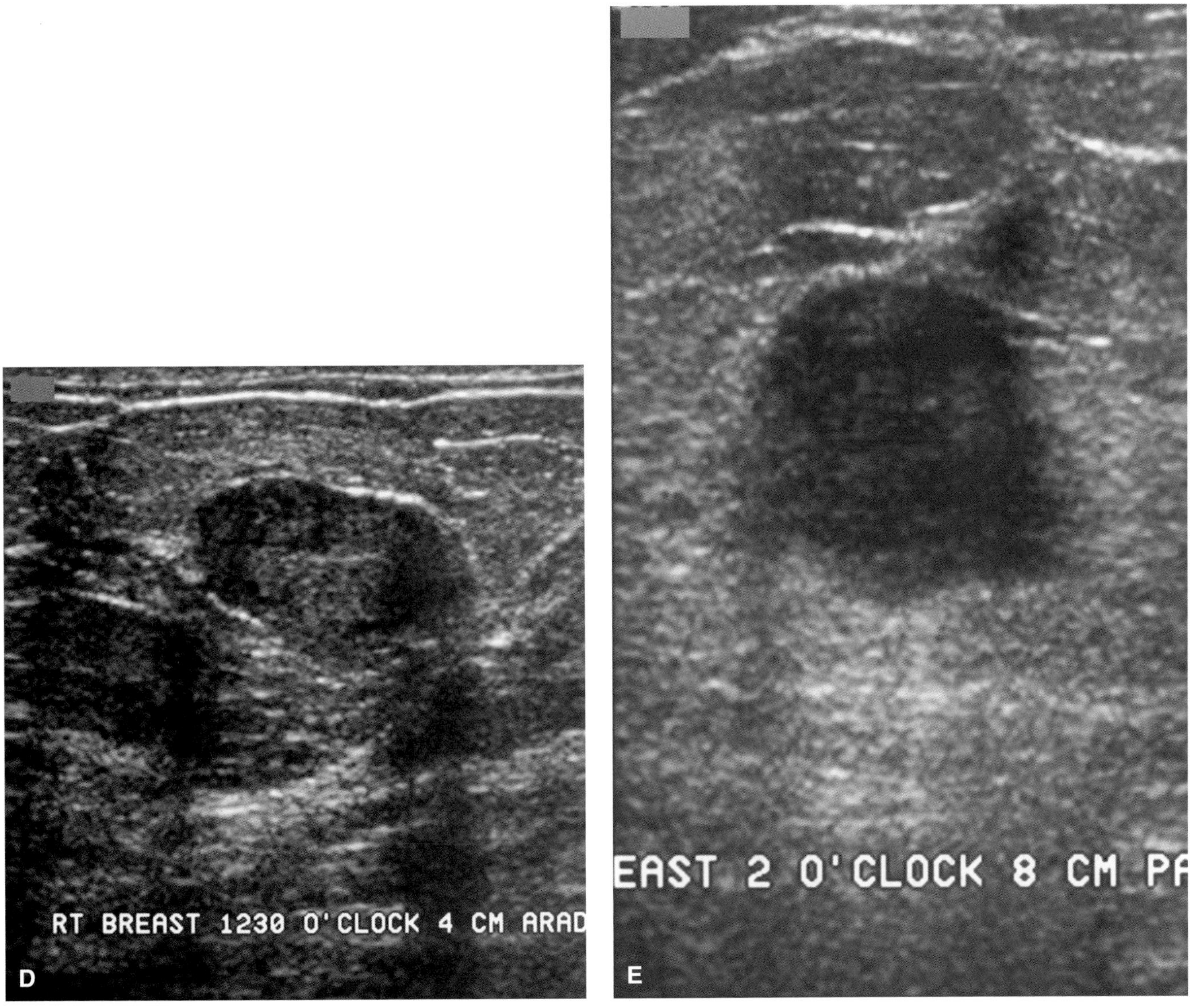


**Figura 3.6.** *(Continuação)* Imagem de US **(D)** de massa anterior, corte ARAD e imagem de US **(E)** de massa posterior, corte ARAD. *(Continua.)*

Um fibroadenoma complexo é descrito histologicamente na massa anterior. Um carcinoma mamário invasivo é diagnosticado na lesão posterior. Um carcinoma metaplásico, com elementos heterólogos, com 4 cm e uma biópsia de linfonodo sentinela normal é descrito após a cirurgia [pT2, pN0(sn)(i-), pMX, estádio IIB].

À medida que você avança da mamografia para a US, considere cuidadosamente e foque sua atenção na localização anatômica da lesão que está sendo avaliada. Obviamente, é muito importante garantir que a lesão vista na mamografia esteja relacionada com o que você achou no estudo da US. Para esta finalidade, reveja as imagens mamográficas antes de examinar a paciente, para que, quando você a avaliar saiba a posição, em horas, e a distância aproximada do mamilo da lesão que está sendo avaliada como seu ponto de partida.

Nas incidências CC e lateral de 90° (LM e ML), a localização da lesão é anatômica com relação ao mamilo. Achados medial, lateral e central nas incidências CC estão localizados medial, lateral e centralmente (ou seja, na parte de trás do mamilo) no seio. Achados superiores e inferiores com relação ao mamilo estão localizados nos quadrantes superior e inferior, respectivamente, na incidência lateral de 90° (Fig. 3.6F). Contudo, nas incidências MLO, é importante reconhecer que algumas lesões projetando-se abaixo do nível do mamilo estão no quadrante superior do seio e algumas que se projetam acima do nível do mamilo estão em um quadrante mais inferior (Fig. 3.6G-I).

Com base nas incidências CC e MLO, a localização anatômica das lesões precisa ser determinada para garantir uma correlação precisa entre o que é visto na mamografia e tudo o que pode ser encontrado no estudo da US. As informações nas incidências CC e MLO (feitas com a paciente na posição vertical e com o tecido puxado para longe do corpo) precisam ser transpostas para uma paciente que esteja na posição supinada ou levemente oblíqua para o estudo da US. O posicionamento da lesão no seio pode ser facilitado (e aprendido) utilizando-se diagramas frontais do seio, juntamente com a localização da lesão nas incidências CC e MLO.

Em um diagrama frontal do seio, a PNL é desenhada estendendo-se a partir do quadrante superior interno até o quadrante inferior externo do seio, cortando transversalmente o mamilo (isso define o curso do feixe de raios X quando a incidência MLO é feita). Em seguida, faça uma referência ao local da lesão na incidência MLO (Fig. 3.6J) com relação à PNL. A que distância, acima ou abaixo, da linha posterior do mamilo estão as lesões? As linhas que descrevem a localização da lesão, com relação à PNL na incidência MLO, são desenhadas no diagrama frontal (Fig. 3.6K). Utilizando a localização das lesões na incidência CC (Fig. 3.6L), você pode fazer uma seta até a localização em horas da lesão ao longo do curso das linhas desenhadas na incidência frontal (Fig. 3.6J). Agora você pode entrar na sala de ultrassom e colocar o transdutor na posição esperada para cada lesão e achá-las facilmente com a certeza de que o que está aparecendo no ultrassom está correlacionado com o que está sendo visto mamograficamente.

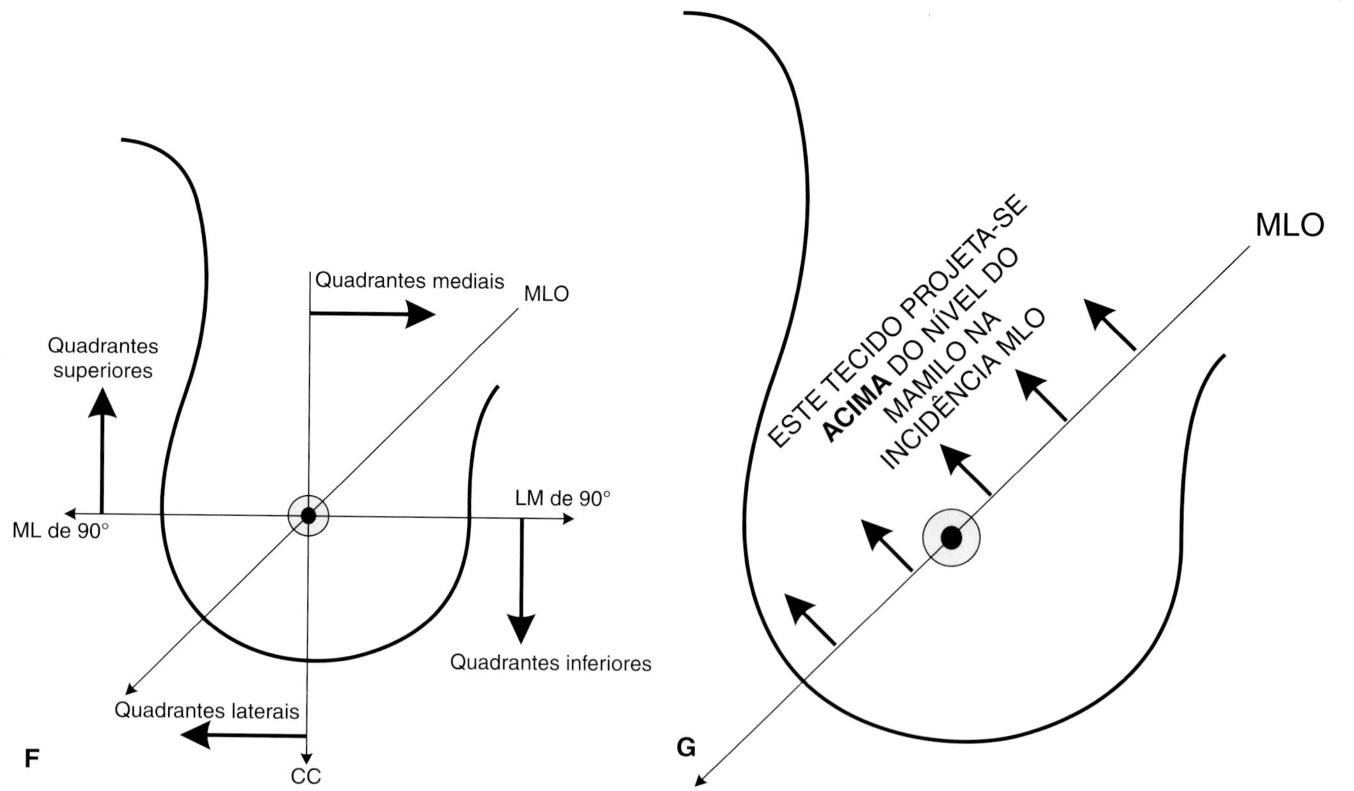


**Figura 3.6.** *(Continuação)* Diagrama frontal **(F)** do seio direito, ilustrando a trajetória do feixe de raios X nas incidências CC, lateral e MLO. Nas incidências CC, a localização das lesões é anatômica: aquelas se projetando lateral ou medialmente estão nos aspectos laterais ou mediais do seio, respectivamente. Similarmente, em incidências laterais verdadeiras, as lesões projetando-se superior ou inferiormente estão localizadas nos quadrantes superiores ou inferiores, respectivamente. Nas incidências MLO, contudo, parte do tecido que se projeta acima do nível do mamilo está inferior a este **(G)**, e parte do tecido projetando-se abaixo do nível do mamilo está superior a ele **(H)**.

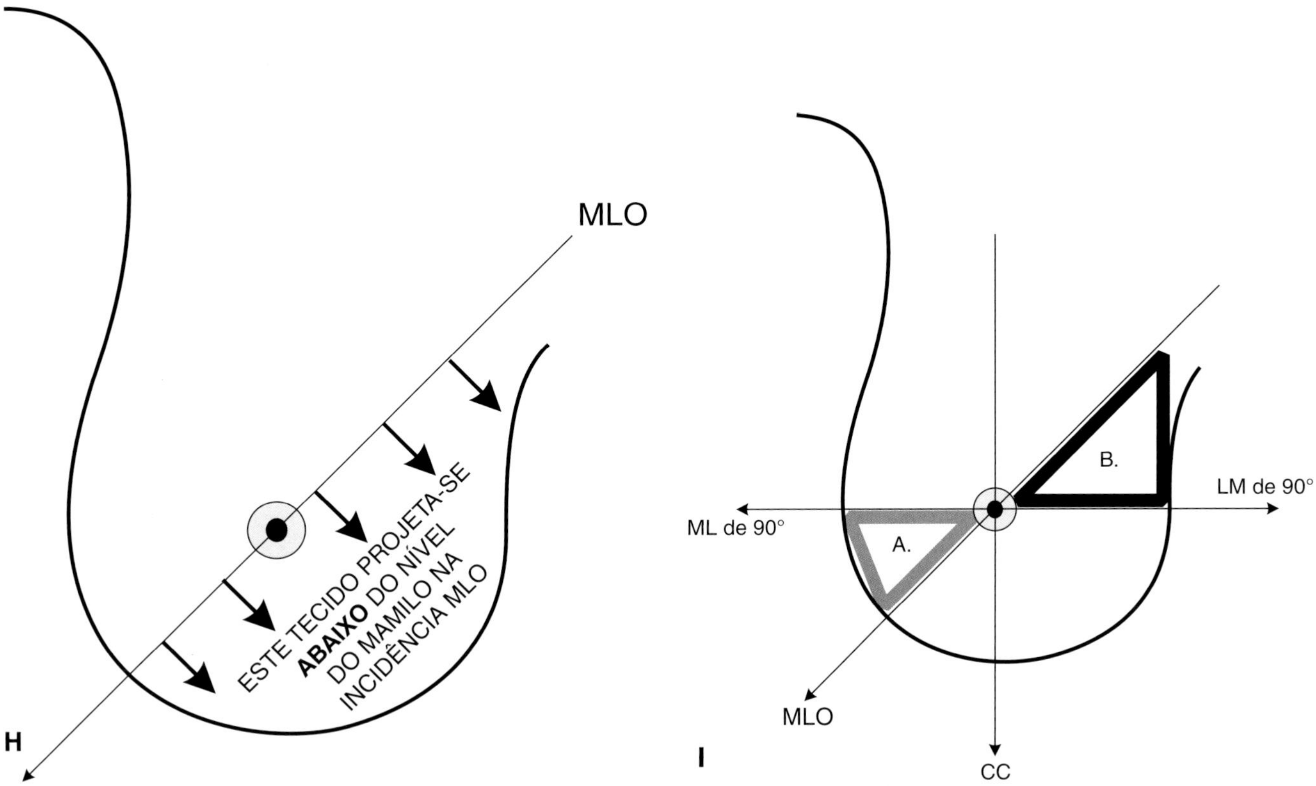


**Figura 3.6.** *(Continuação)* Diagrama frontal **(F)** do seio direito, ilustrando a trajetória do feixe de raios X nas incidências CC, lateral e MLO. Nas incidências CC, a localização das lesões é anatômica: aquelas se projetando lateral ou medialmente estão nos aspectos laterais ou mediais do seio, respectivamente. Similarmente, em incidências laterais verdadeiras, as lesões projetando-se superior ou inferiormente estão localizadas nos quadrantes superiores ou inferiores, respectivamente. Nas incidências MLO, contudo, parte do tecido que se projeta acima do nível do mamilo está inferior a este **(G)**, e parte do tecido projetando-se abaixo do nível do mamilo está superior a ele **(H)**. Consequentemente, na incidência MLO **(I)**, algumas lesões projetando-se acima do nível do mamilo (triângulo cinza, "A"), anatomicamente, estão no quadrante inferior externo e algumas lesões projetando-se abaixo do nível do mamilo (triângulo preto, "B"), anatomicamente, estão no quadrante superior interno do seio direito. *(Continua.)*

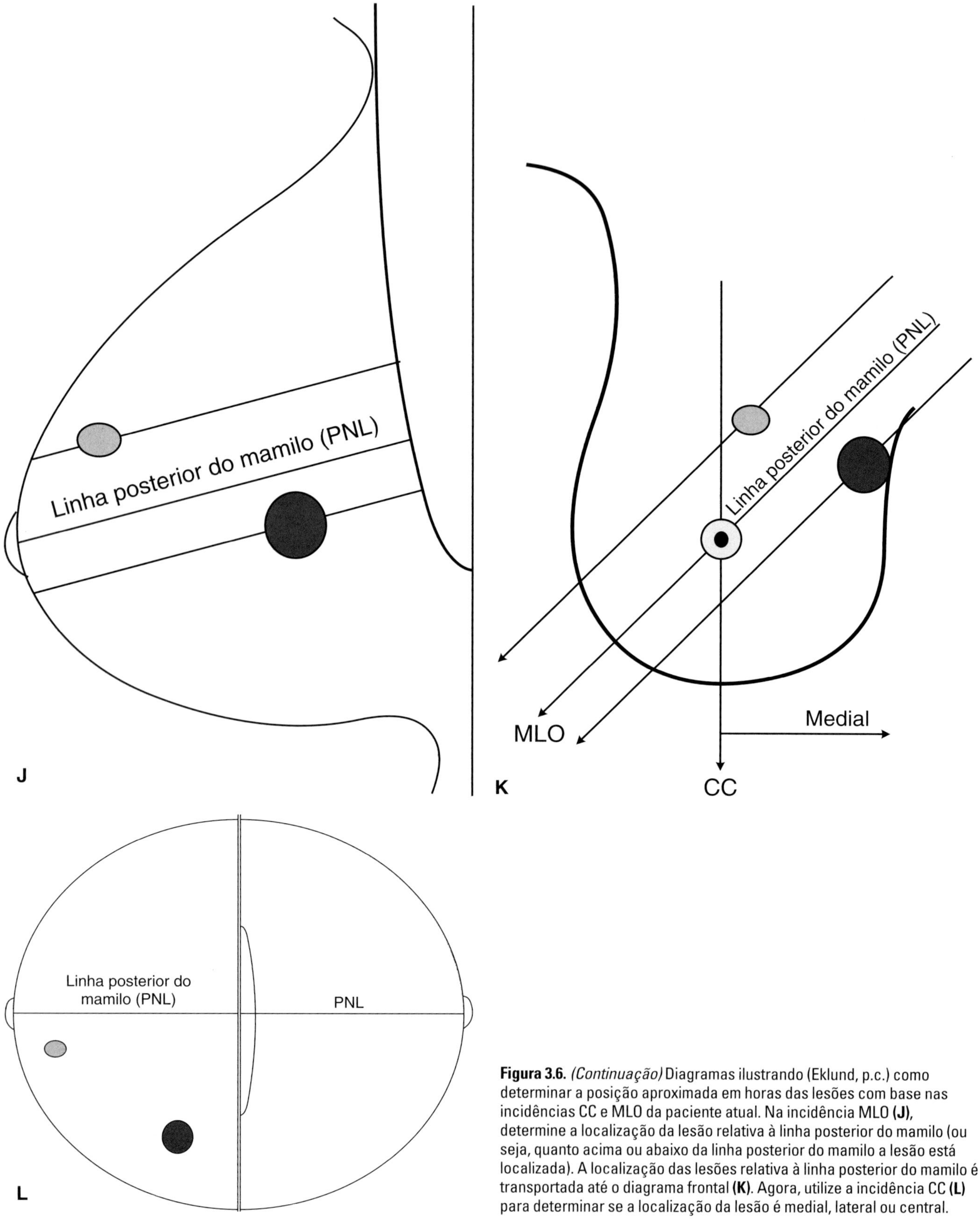


**Figura 3.6.** *(Continuação)* Diagramas ilustrando (Eklund, p.c.) como determinar a posição aproximada em horas das lesões com base nas incidências CC e MLO da paciente atual. Na incidência MLO **(J)**, determine a localização da lesão relativa à linha posterior do mamilo (ou seja, quanto acima ou abaixo da linha posterior do mamilo a lesão está localizada). A localização das lesões relativa à linha posterior do mamilo é transportada até o diagrama frontal **(K)**. Agora, utilize a incidência CC **(L)** para determinar se a localização da lesão é medial, lateral ou central.

## PACIENTE 7

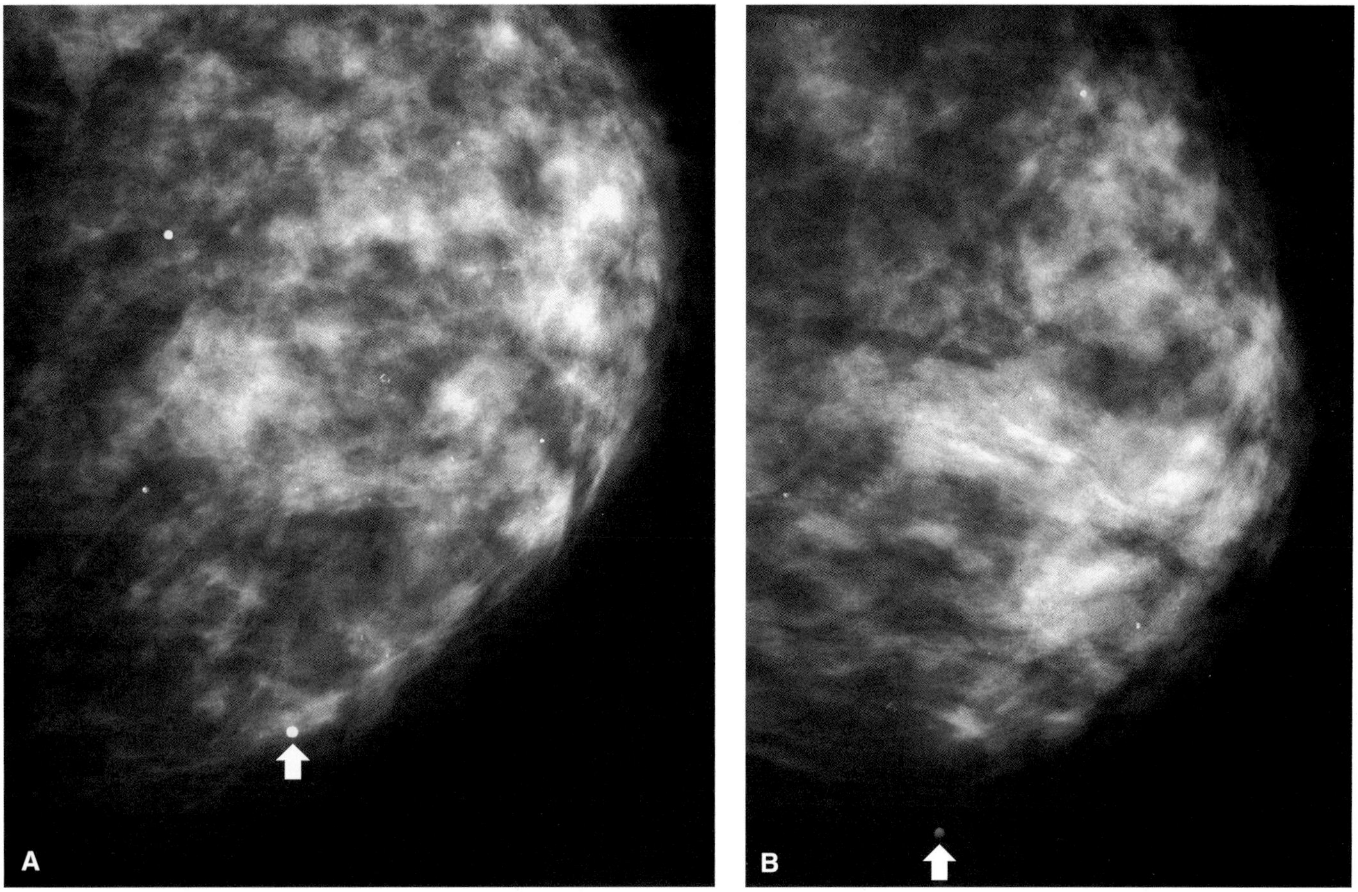


**Figura 3.7.** Avaliação diagnóstica de paciente com 82 anos de idade, apresentando um "caroço" no seio esquerdo. Incidências CC **(A)** e MLO **(B)** com visão ampliada da área de interesse no seio esquerdo. Um marcador metálico *(setas)* indica a localização da massa palpável. *(Continua.)*

### Nesta etapa, o que você pode afirmar e com quanta certeza? O que mais pediria para o técnico fazer?

Calcificações espalhadas e algumas pontilhadas e arredondadas agrupadas, bem como algumas com centro transparente, grosseiras e densas, estão presentes. Contudo, nenhuma anormalidade definitiva está aparente nas incidências CC e MLO que corresponda ao local de preocupação para a paciente. Nesta etapa, temos informações insuficientes para afirmar qualquer coisa em caráter definitivo. Uma incidência tangencial seletiva do achado palpável pode ser útil; se não for, um exame físico correlativo e uma US são indicados.

Quando mulheres com mais de 30 anos apresentam um "caroço" ou outro sintoma focal (dor focal, alteração na pele etc.), um marcador metálico é posicionado no local de interesse focal. Isso é seguido por uma incidência CC e uma MLO, bilateralmente, bem como uma incidência tangencial seletiva da anormalidade focal (um estudo unilateral do seio sintomático é feito se a paciente fez uma mamografia nos últimos 6 meses). Com base nas imagens iniciais, a incidência com compressão seletiva adicional ou de dupla compressão seletiva e magnificação pode ser feita. Dependendo da localização do achado focal e da aparência desta área na incidência tangencial seletiva, um exame físico correlativo e uma US geralmente são indicados.

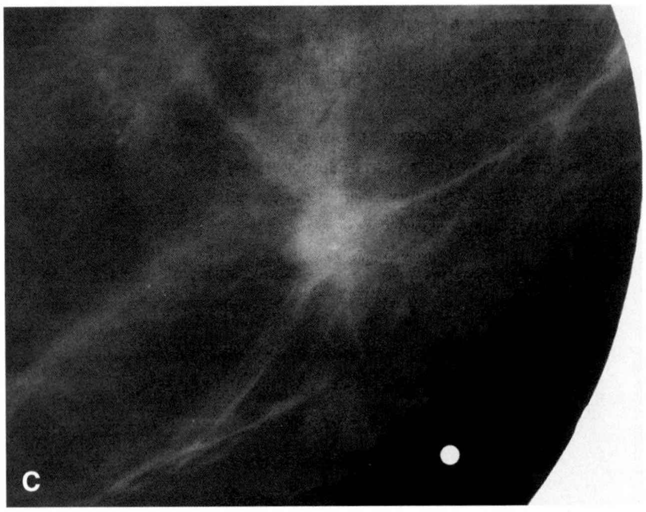


**Figura 3.7.** *(Continuação)* Incidência tangencial seletiva **(C)** do achado palpável no quadrante inferior interno do seio esquerdo.

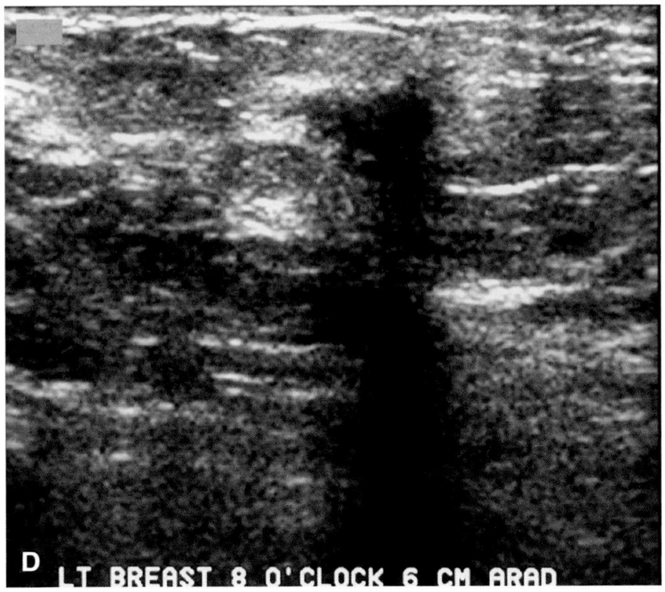


**Figura 3.7.** *(Continuação)* Imagem de US **(D)** do achado palpável no quadrante inferior interno do seio esquerdo, no corte ARAD.

**Quão útil é a incidência tangencial desta paciente? Nesta etapa, o que você pode afirmar e com quanta certeza? A que categoria de avaliação no BI-RADS® você atribuiria?**

Para esta paciente, uma incidência tangencial é útil. Uma massa espiculada está aparente, correspondendo ao achado palpável. A menos que a paciente tenha tido algum trauma ou cirurgia localizada especificamente nesta área, ou se houver sintomas relacionados com um processo inflamatório, uma biópsia é indicada e a probabilidade de malignidade em uma paciente com 82 anos de idade é alta. A paciente não possui histórico de cirurgia ou trauma associado à mama.

**Uma ultrassonografia é indicada para esta paciente com a finalidade de avaliar a lesão? Se não, por que fazer uma ultrassonografia?**

Devido à massa espiculada e nenhum histórico de cirurgia ou trauma, ou sintomas associados a um processo inflamatório correspondendo ao local de preocupação para a paciente, uma biópsia é indicada apesar dos achados da US. Uma US é feita para determinar se a lesão pode aparecer na imagem de maneira que uma biópsia possa ser feita rapidamente dirigida pelo ultrassom. Biópsias dirigidas por ultrassom são mais bem toleradas pelas pacientes, principalmente pelas idosas, porque permanecem em posição supinada, e não pronada (com o pescoço virado completamente para um lado) na mesa estereotáxica deitada ou sentada, se um dispositivo de extensão for usado. Não são necessárias compressão do seio ou radiação quando a biópsia é feita dirigida por ultrassom. Além disso, como as imagens ortogonais da agulha podem ser obtidas após a introdução da agulha durante a biópsia, é mais fácil verificar se a agulha atravessou a massa. Isso contrasta com as imagens unidimensionais do posicionamento da agulha durante a biópsia guiada estereotaxicamente.

**Como você descreveria os achados da ultrassonografia? Qual é o seu diagnóstico principal? Qual é a sua recomendação?**

No exame físico, uma massa dura e discreta é palpada no quadrante inferior interno do seio esquerdo. Não existem achados que possam sugerir um processo inflamatório em andamento (p. ex., não há eritema, hipersensibilidade ou calor sobre o achado palpável). Uma massa irregular, hipoecoica, com 1,5 cm, margens indistintas e angulares e sombreamento aparece na imagem da US na posição de 8 horas, a 6 cm do mamilo esquerdo, correspondendo ao achado palpável. Os achados clínicos, mamográficos e ultrassonográficos são altamente sugestivos de malignidade. As considerações diferenciais incluem carcinoma ductal invasivo (NOS), carcinoma tubular ou carcinoma lobular invasivo. Embora seja pouco comum, carcinoma ductal *in situ* pode apresentar-se como uma massa de densidade assimétrica ou distorção na ausência de microcalcificações. Se houver um histórico de trauma ou cirurgia localizada especificamente neste ponto, isso pode representar uma área de necrose gordurosa. Raramente, no cenário clínico apropriado, isso representa um processo inflamatório.

Categoria 4 do BI-RADS®: anormalidade suspeita, uma biópsia deve ser considerada.

Em vez de apenas considerada, uma biópsia é feita, dirigida por ultrassom. Um carcinoma ductal invasivo é diagnosticado na biópsia de agulha grossa. Um carcinoma ductal invasivo NOS, com 1,5 cm, grau II é confirmado na amostra da nodulectomia. Nenhuma doença metastática é diagnosticada no linfonodo sentinela [pT1c, pN0(sn)(i-), pMX; estádio I].

**Quais são as características clínicas e de imagem relacionadas com o carcinoma ductal invasivo NOS?**

Carcinoma ductal invasivo NOS é a malignidade mais comum da mama, sendo diagnosticada em aproximadamente 65% de todas as pacientes com câncer de mama. Dependendo do tamanho do tumor, da sua localização e do tamanho do seio, a lesão pode ser palpável, ou espessamento ou depressão na pele podem ser observados clinicamente. Lesões subareolares podem estar associadas a retração, inversão ou deslocamento do mamilo. Uma massa espiculada é o achado mamográfico mais comum em pacientes com carcinoma ductal invasivo NOS. Calcificações pleomorfas associadas, refletindo a presença de carcinoma ductal *in situ*, às vezes são vistas na massa ou estendendo-se para longe dela por distâncias variáveis. Se existirem calcificações associadas, é importante caracterizá-las e descrever sua extensão.

Uma massa arredondada ou oval, com margens obscuras, indistintas e mal definidas é uma apresentação mamográfica menos comum para carcinoma ductal invasivo NOS. Na US, essas lesões são arredondadas ou ovais e sólidas, massas hipoecoicas com margens bem limitadas ou parcialmente indistintas; muitas possuem reforço acústico posterior. Algumas podem ser acentuadamente hipoecoicas. Alternativamente, uma massa cística complexa pode ser vista. Quando estão presentes como uma massa arredondada ou oval, carcinomas ductais invasivos NOS frequentemente são de crescimento rápido, com lesões pouco distintas, principalmente se a lesão for sólida e estiver associada a reforço acústico posterior na US. Em lesões com alterações císticas na US, é comum a necrose estar presente histologicamente.

## Quais são os subtipos mais comuns de carcinomas ductais invasivos? Quais são suas características clínicas e de imagem?

Carcinomas tubular, medular, mucinoso e papilar são alguns dos subtipos mais comuns de carcinoma ductal invasivo. Desses quatro subtipos, o carcinoma tubular é o único que se apresenta como uma pequena massa espiculada; em algumas pacientes, pequenas massas espiculadas múltiplas podem ser identificadas. O carcinoma medular geralmente aparece em mulheres no período pré-menopausa e apresenta-se como uma massa arredondada ou oval, sendo caracterizado por um crescimento rápido; muitas dessas pacientes apresentam cânceres de intervalo (no período de 1 ano a partir de um exame mamográfico normal). O carcinoma medular pode ser acentuadamente hipoecoico na US (simulando um cisto). Os carcinomas mucinoso e papilar geralmente se apresentam como uma massa arredondada ou oval em mulheres mais velhas, no período pós-menopausa, e geralmente são caracterizados por padrões de crescimento lento. A US pode ser útil para distinguir entre alguns dos carcinomas mucinosos e papilares. As lesões mucinosas comumente são iso, quase hipo, ou hiperecoicas e podem ter reforço acústico posterior. Os carcinomas papilares, principalmente aqueles se desenvolvendo em uma área subareolar, frequentemente são massas císticas complexas com reforço acústico posterior.

## PACIENTE 8

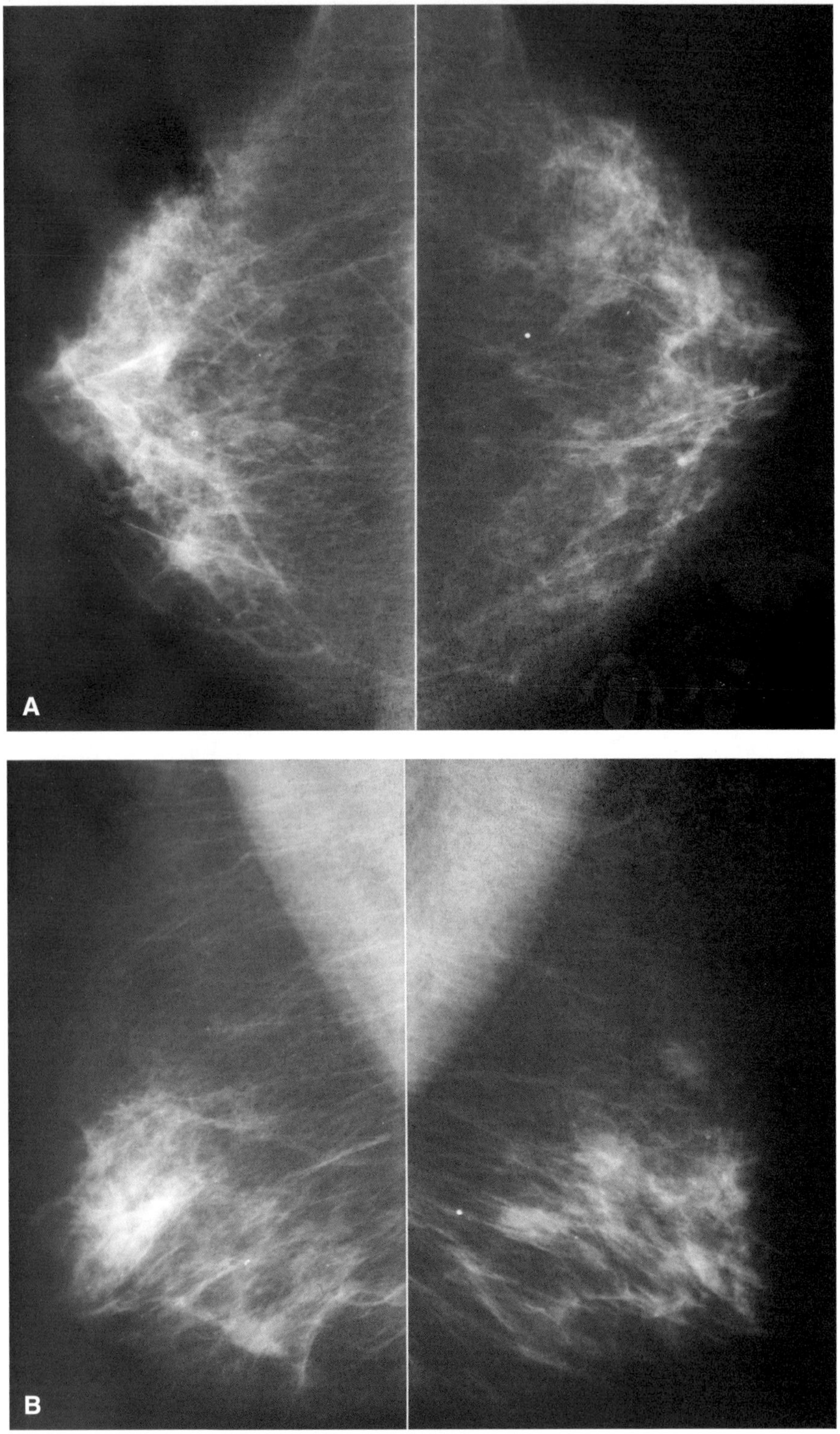

**Figura 3.8.** Mamografia de mulher com 67 anos de idade. Incidências CC **(A)** e MLO **(B)**.

### Este é um exame mamográfico normal ou você percebe alguma potencial anormalidade?

Lembre-se de concentrar sua atenção dividindo a imagem em terços. Nas incidências oblíquas, concentre sua atenção no terço inferior dos seios (Fig. 3.8C). Agora você vê alguma coisa? Você vê uma área assimétrica correspondente, medialmente no seio direito (Fig. 3.8D), na incidência CC? O que você faria em seguida?

Categoria 0 no BI-RADS®: necessita de avaliação adicional por imagem. Incidências com compressão seletiva, exame físico correlativo e US são indicados.

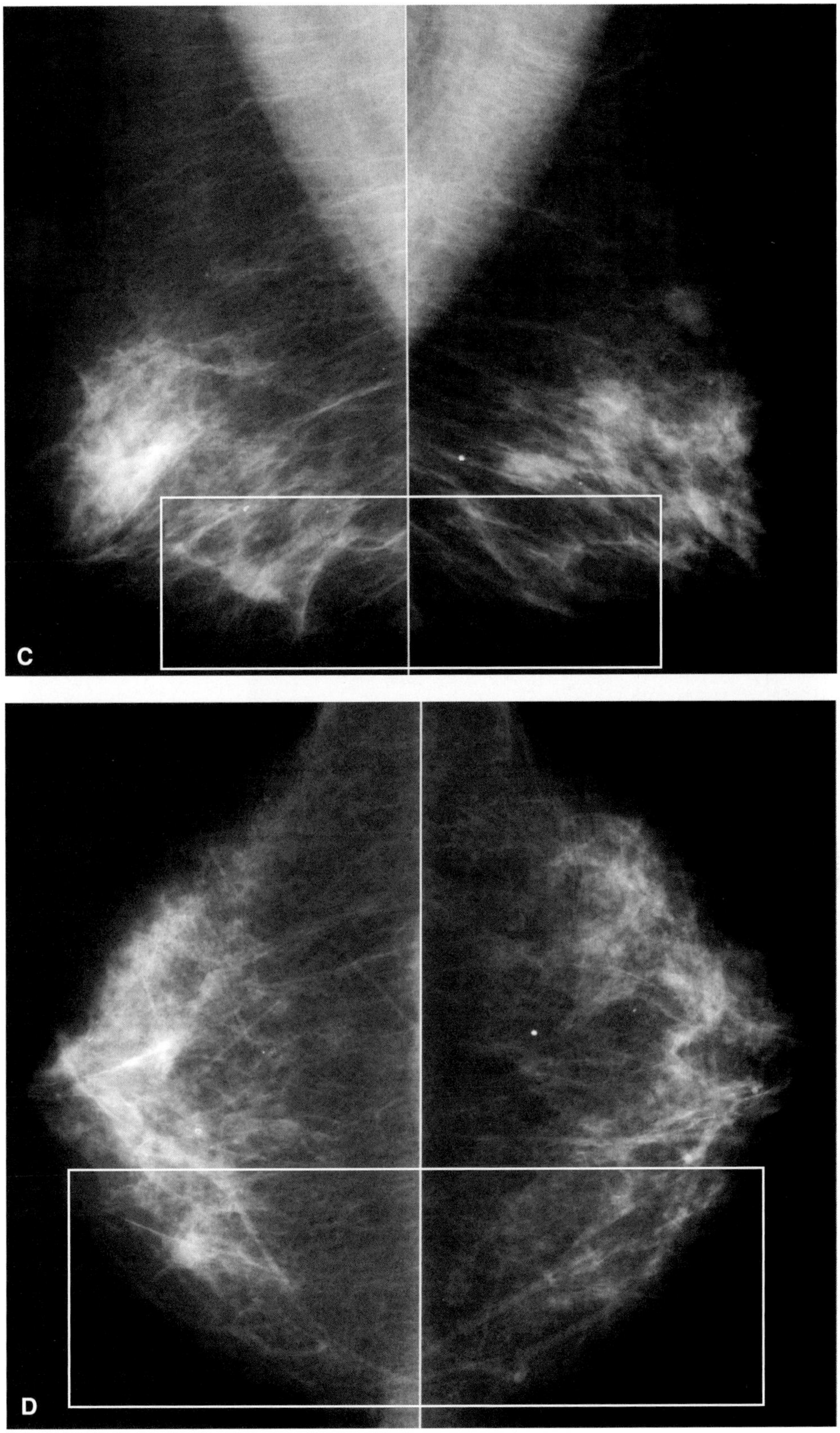


**Figura 3.8.** *(Continuação)* Incidência MLO **(C)** com uma caixa auxiliando no foco da atenção nos terços inferiores dos seios. Incidência CC **(D)** com uma caixa auxiliando no foco da atenção nos quadrantes mediais dos seios. *(Continua.)*

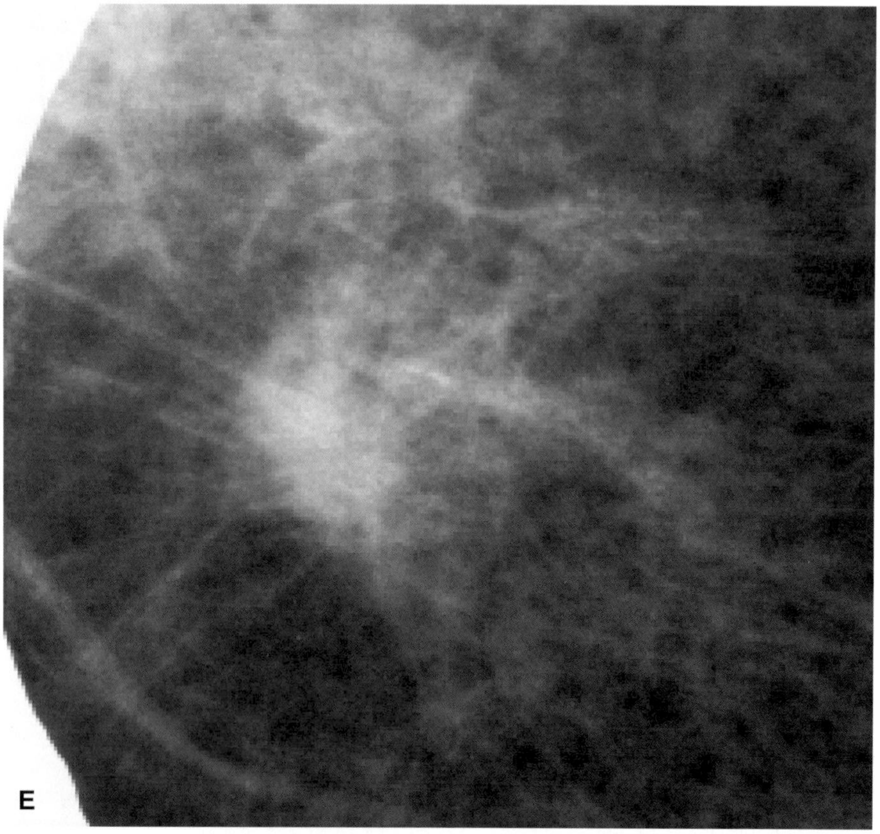

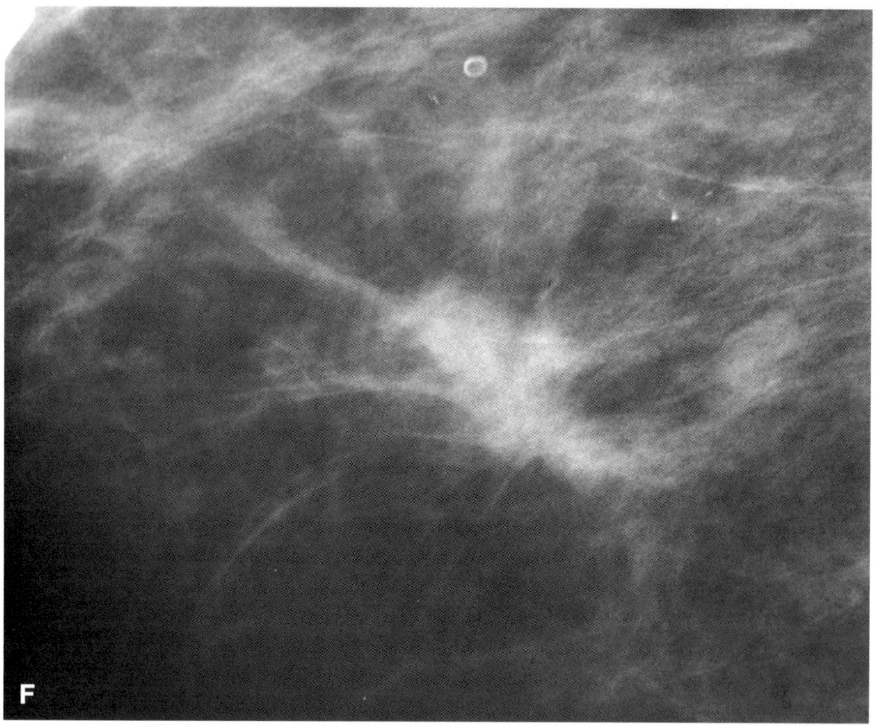

**Figura 3.8.** *(Continuação)* Incidências com compressão seletiva, projeções CC **(E)** e MLO **(F)**.

## O que você acha agora?

Uma massa irregular, espiculada, com 1 cm é confirmada nas incidências com compressão seletiva. Um pequeno foco de calcificações pleomorfas também é observado no tecido adjacente à massa. Na ausência de sintomas sugerindo uma infecção em andamento, ou um histórico de cirurgia ou trauma localizado nesta área específica, este achado requer biópsia. Embora a biópsia seja indicada somente no achado mamográfico, uma US é feita porque se a lesão for identificada com este método uma biópsia de agulha grossa pode ser feita facilmente dirigida por ultrassom.

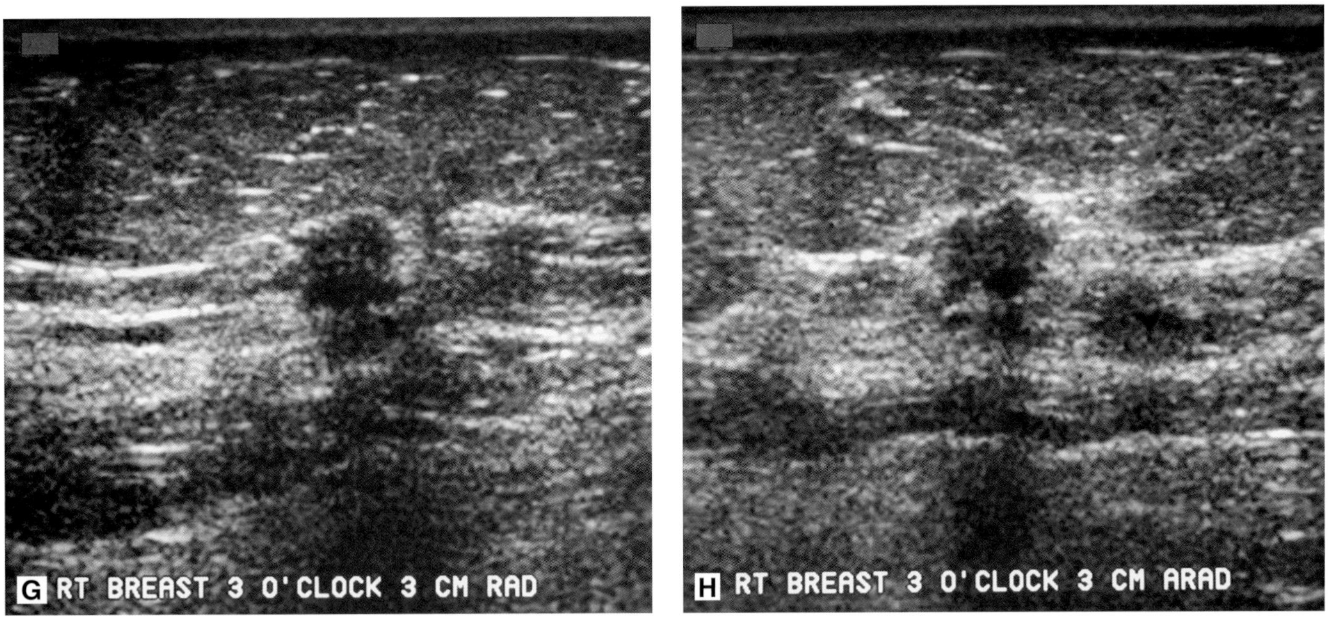


**Figura 3.8.** *(Continuação)* Imagens de US nos cortes RAD **(G)** e ARAD **(H)** na posição de 3 horas, a 3 cm do mamilo direito. *(Continua.)*

## Esta é a localização correta do achado mamográfico? Qual é o seu diferencial?

Uma massa hipoecoica com margens irregulares, espiculadas e angulares, com sombreamento associado e rompimento dos ligamentos de Cooper aparece na imagem, correspondendo à área de interesse mamográfico. Embora a lesão se projete abaixo do nível do mamilo na incidência MLO, a que aparece na US corresponde àquela vista mamograficamente (Fig. 3.8I-K). As considerações diferenciais incluem necrose gordurosa se a paciente fez cirurgia ou se ocorreu algum trauma localizado especificamente nesta área, papiloma, adenose esclerosante, mastite, tumor de célula granular (raro), desmoide extra-abdominal (raro), carcinoma ductal invasivo não especificado de outra maneira, carcinoma tubular ou carcinoma lobular invasivo. Raramente, carcinoma ductal *in situ* pode apresentar-se como uma massa, densidade assimétrica ou distorção na ausência de microcalcificações. Devido às características da imagem desta lesão (massa espiculada com calcificações adjacentes), o diagnóstico de trabalho para esta paciente é carcinoma ductal invasivo com carcinoma ductal *in situ* associado.

Categoria 4 do BI-RADS®: anormalidade suspeita, uma biópsia deve ser considerada.

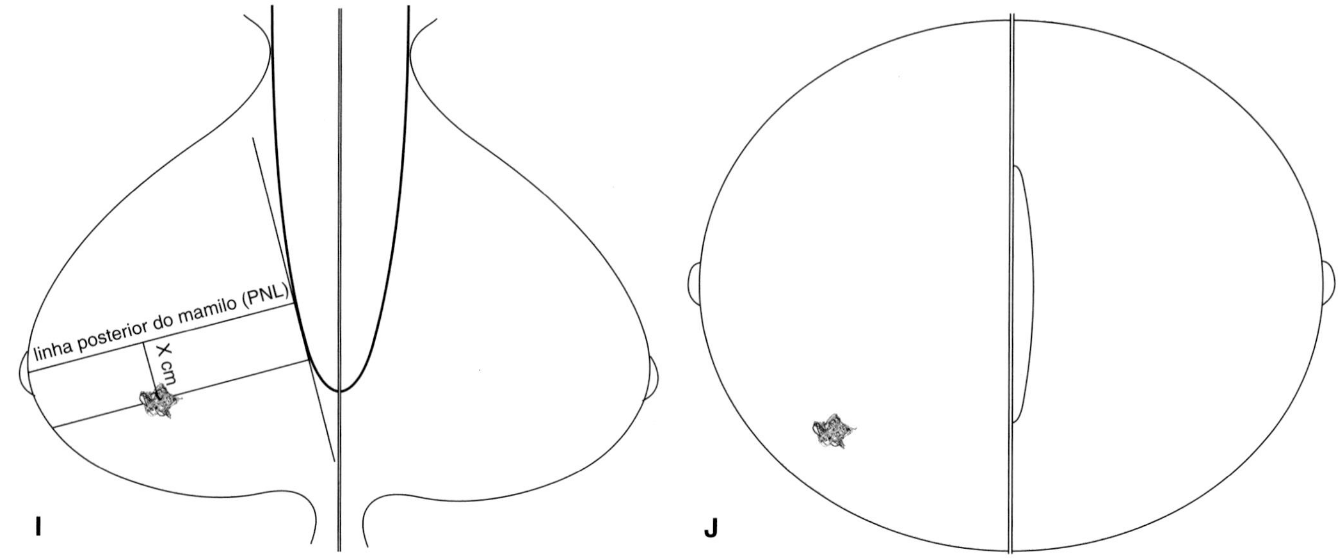


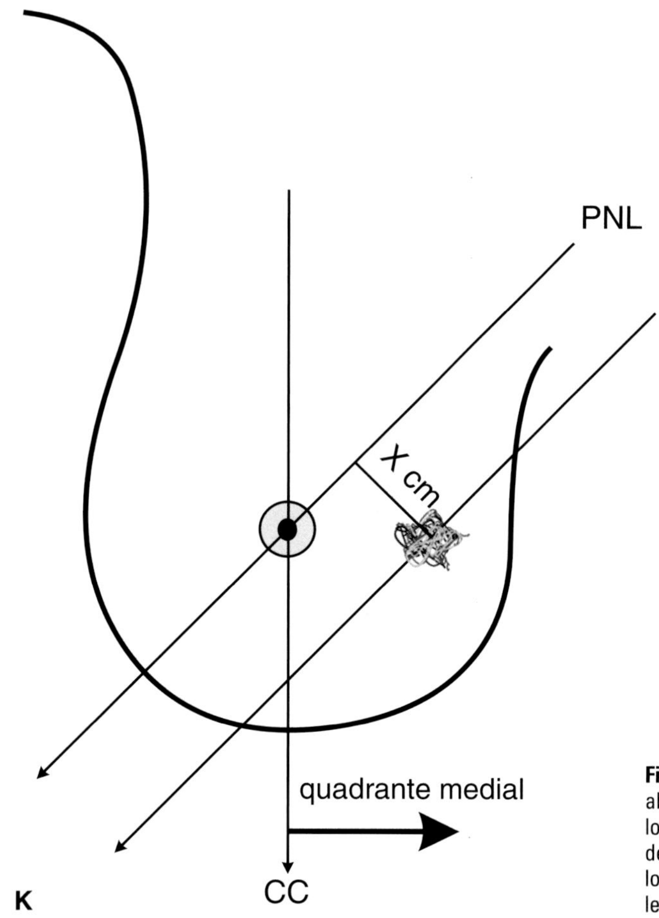


**Figura 3.8.** *(Continuação)* Na incidência MLO direita **(I)**, a lesão está "X" cm abaixo da linha posterior do mamilo (PNL). Na incidência CC **(J)**, está na localização medial. No diagrama frontal do seio direito **(K)**, uma linha é desenhada "X" cm abaixo da PNL, de maneira que, em combinação com a localização da lesão na incidência CC, você pode aproximar a localização da lesão na posição de 3 horas.

Uma biópsia dirigida por ultrassom é feita e um carcinoma ductal invasivo é descrito na amostra. Um carcinoma ductal invasivo, com 0,9 cm, grau I, com carcinoma ductal *in situ* do tipo cribriforme associado é diagnosticado na amostra da nodulectomia. Dois linfonodos sentinela excisados são normais [pT1b, pN0(sn)(i-), pMX; estádio I].

## Que conceito é base para as biópsias de linfonodo sentinela?

Tradicionalmente, a maioria das pacientes diagnosticadas com câncer de mama invasivo faz dissecções de linfonodos axilares (ALND) para estadiamento e como parte do tratamento cirúrgico do câncer de mama (controle locorregional). Mais recentemente, a biópsia de linfonodos sentinela (SLNB) tem sido sugerida como uma alternativa para avaliar o *status* da axila e tem sido amplamente utilizada para substituir a ALND na maioria das mulheres diagnosticadas com câncer de mama. É postulado que o(s) linfonodo(s) sentinela é(são) o(s) primeiro(s) linfonodo(s) que drena(m) um tumor, e que o *status* histológico desse linfonodo prediz exatamente o *status* da drenagem regional (axila) linfática.

Devido a algumas das complicações associadas à ALND, as biópsias de linfonodo sentinela agora são usadas rotineiramente em várias instituições como uma alternativa a ALND para pacientes com exames axilares clinicamente normais. A dissecção de linfonodos axilares é feita se o(s) linfonodo(s) sentinela não é(são) identificado(s), se se sabe que a doença metastática está presente após aspiração por agulha fina (FNA), ou biópsia de agulha grossa, de linfonodos anormais na axila detectados por ultrassom ou quando se suspeita clinicamente de linfonodos anormais. A dissecção de linfonodos axilares também pode ser feita em pacientes com doença metastática no(s) linfonodo(s) sentinela para estabelecer o número de linfonodos envolvidos pelo tumor.

Os métodos utilizados para identificar o linfonodo sentinela ainda estão evoluindo, passando por investigações e com variação de uma instituição para outra. Em geral, um radioisótopo é utilizado sozinho ou em combinação com um corante azul (p. ex., *Lymphazurin* azul) para mapeamento linfático; esses são injetados em um local peritumoral, intradérmico, periareolar ou intratumoral. O volume utilizado e o intervalo entre as injeções e a cirurgia variam. Se um radioisótopo é utilizado, linfocintigrafia pré-operatória pode ser utilizada para avaliar o padrão de drenagem linfática antes da cirurgia; isso também oferece informações sobre os linfonodos mamários internos. Alternativamente, uma sonda gama é utilizada intraoperatoriamente para identificar os pontos de luz na cauda axilar sem linfocintigrafia pré-operatória. Tem sido sugerido por muitos pesquisadores que resultados ótimos são obtidos quando o corante azul e o isótopo são utilizados em combinação. Em uma revisão da literatura correlacionando SLNB e ALND em mais de 3.000 pacientes com câncer de mama, Liberman relatou uma taxa de sucesso técnico, sensibilidade e exatidão de 88%, 93% e 97% respectivamente, para SLNB.

A utilização de SLNB em pacientes com carcinoma ductal *in situ* (DCIS) permanece controversa. Provavelmente é indicada para mulheres com DCIS e microinvasões conhecidas e pacientes em que se suspeita de doença invasiva pré-operatória com base no tamanho ou nas características da imagem do DCIS. A abordagem alternativa que pode ser feita é excisar o DCIS e, se doença invasiva for identificada na amostra da nodulectomia, fazer uma SLNB como um segundo procedimento operatório.

## Qual é a significância prognóstica de células de tumor isoladas ou de doença micrometastática descrita após a biópsia do linfonodo sentinela?

O advento e agora a ampla utilização da biópsia do linfonodo sentinela resultaram em uma avaliação mais meticulosa do(s) linfonodo(s) excisado(s). Isso inclui seccionar em série todo o linfonodo (ao contrário das amostras seccionadas de vários linfonodos) e uma avaliação histológica e imuno-histoquímica (IHC) mais focada do linfonodo excisado. Algumas das consequências incluem a observação de células de tumor isoladas e doença micrometastática. Consequentemente, a significância destes achados (p. ex., células de tumor isoladas e micrometástase) envolvendo os linfonodos excisados ainda não está clara e não existe um consenso quanto à sua significância prognóstica. Atualmente, a utilização da avaliação IHC dos linfonodos sentinela não é encorajada; contudo, é feita em muitas instituições. A determinação de doença micrometastática deveria ser baseada em secções histológicas de rotina coloridas com HE.

## PACIENTE 9

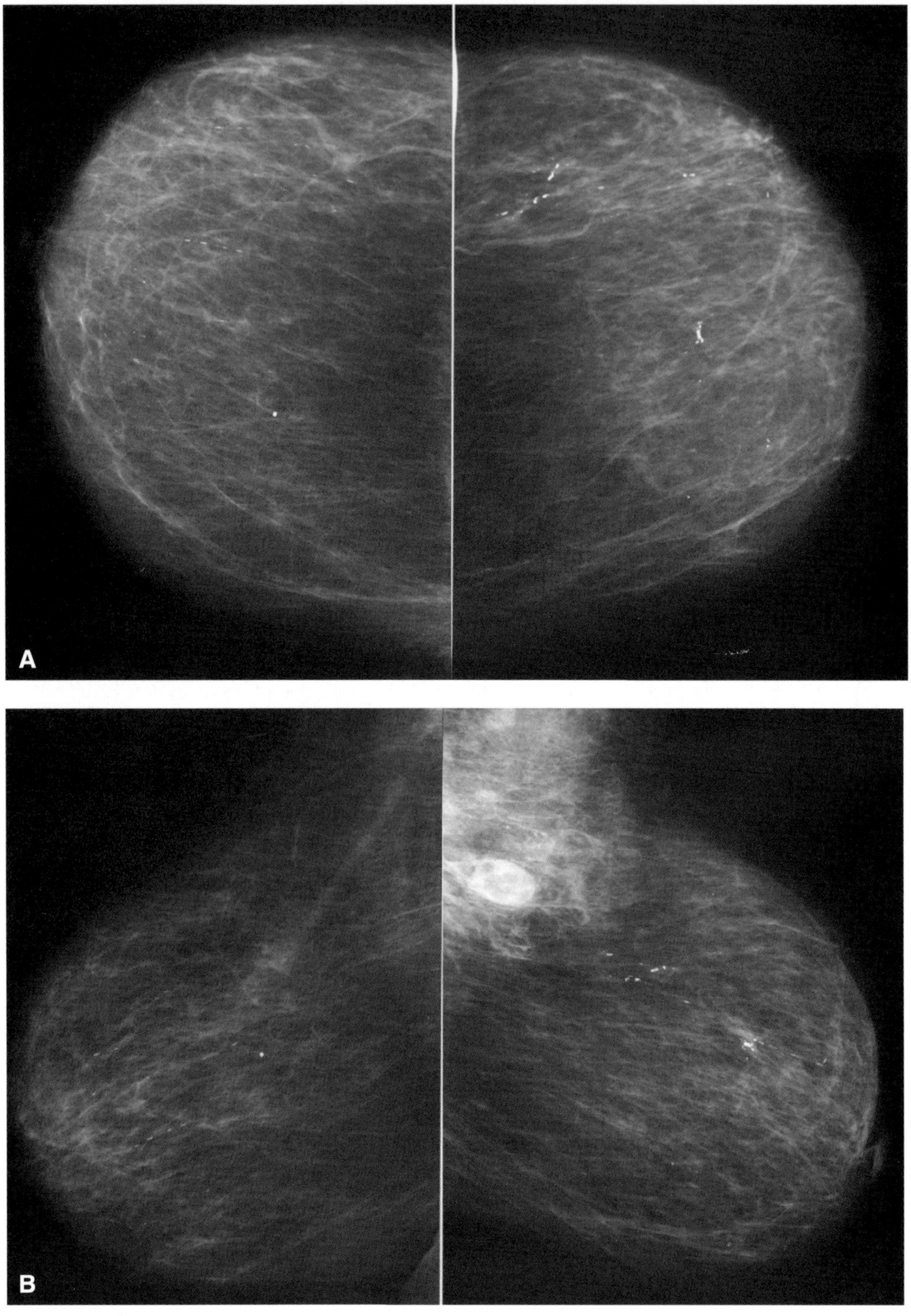

**Figura 3.9.** Avaliação diagnóstica de paciente com 79 anos de idade apresentando um "caroço" na região axilar média inferior à axila esquerda. Incidências CC **(A)** e MLO **(B)**.

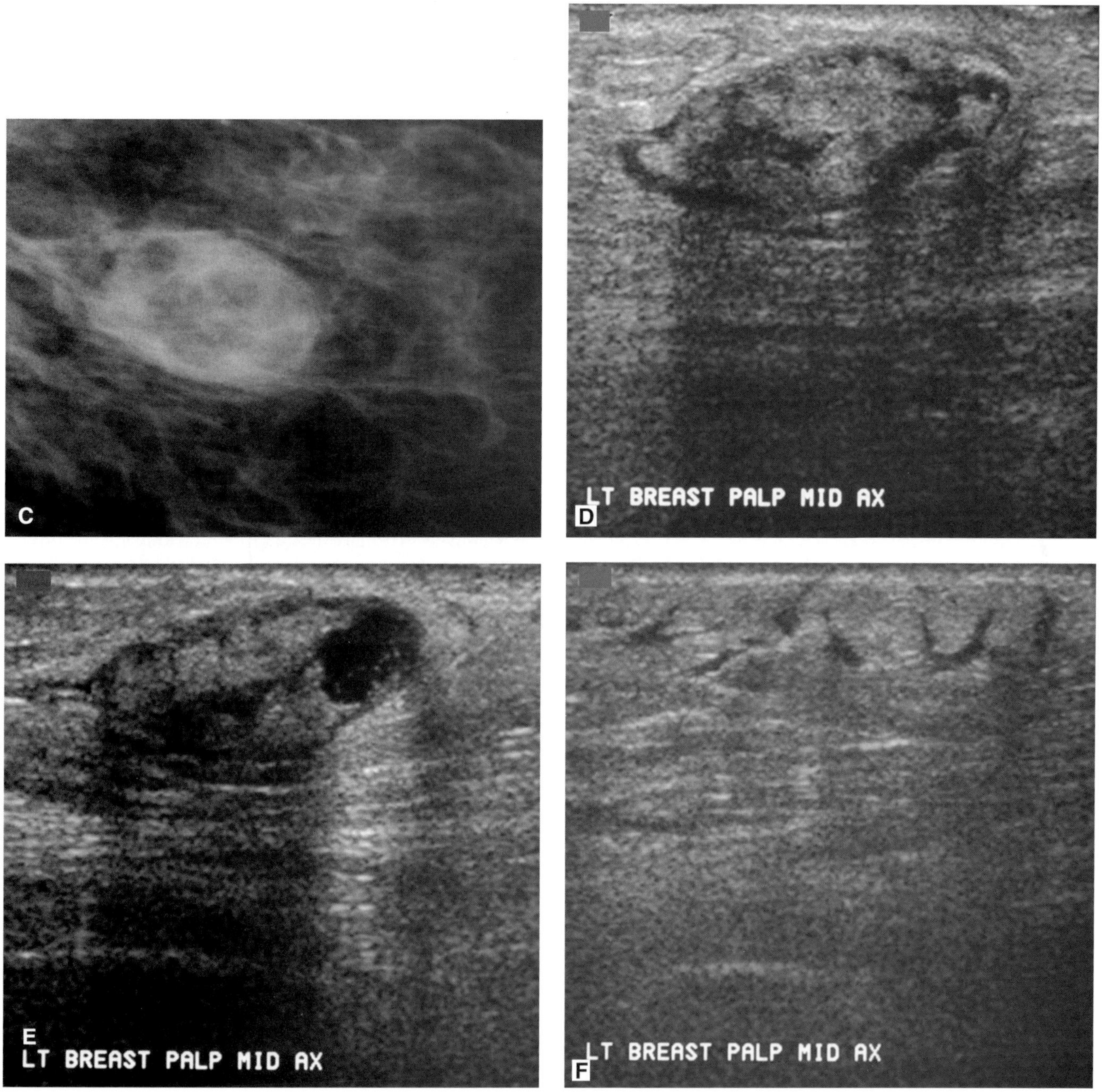


**Figura 3.9.** *(Continuação)* Incidência MLO **(C)** com visão ampliada, seio esquerdo. Uma incidência tangencial seletiva da área palpável não pode ser obtida. Imagens de US **(D, E)** do achado palpável no seio esquerdo. Imagem de US **(F)** de tecido cercando o achado palpável. A paciente está tomando coumadin.

## Como você descreveria os achados?

Calcificações distróficas espalhadas e grandes calcificações com formato de bastonete estão presentes bilateralmente. Uma massa de densidade mista (com conteúdo de gordura) aparece na imagem da incidência MLO esquerda, sobreposta ao músculo peitoral esquerdo, correspondendo à área de interesse clínico. As marcas trabeculares em volta da massa são mais densas e numerosas se comparadas àquelas na área correspondente à direita. Devido à localização lateral e posterior afastada da lesão, ela não aparece na incidência CC e uma incidência tangencial seletiva não pôde ser obtida.

## Que considerações diagnósticas você apresentaria? Com base nos achados mamográficos, a que categoria de avaliação no BI-RADS® você atribuiria? O que faria em seguida?

As principais considerações diferenciais para lesões de densidade mista incluem linfonodo, fibroadenolipoma (hamartoma), necrose gordurosa, cisto oleoso, galactocele, acúmulo de fluido pós-cirúrgico ou pós-traumático e abscesso. Embora lesões malignas raramente possam capturar gordura, as que contêm gordura deveriam ser consideradas benignas; consequentemente, nenhuma lesão maligna geralmente é incluída no diferencial para uma lesão de densidade mista. Os estudos anteriores desta paciente são normais. Especificamente, nenhum linfonodo ou fibroadenolipoma é visto no quadrante superior externo do seio esquerdo. Galactocele não é uma consideração em uma paciente com 79 anos de idade. As considerações primárias neste ponto incluem um abscesso ou um hematoma (principalmente porque a paciente está tomando coumadin), que ajudam a explicar proeminência associada das marcas trabeculares. Achados físicos e histórico adicional podem ser úteis na escolha entre estas possibilidades.

No exame físico, existe uma massa dura logo abaixo da axila esquerda na linha axilar média; nenhuma alteração da pele associada ou descoloração é observada desta vez. A massa é superficial, facilmente móvel e não hipersensível. Uma massa oval, bem limitada e com ecotextura heterogênea aparece na imagem da US no local da anormalidade palpável. Áreas de reforço acústico posterior estão associadas a zonas císticas na massa, e sombra acústica posterior é observada com mais componentes sólidos. O tecido em volta é ecogênico, consistente com hiperemia, há uma ruptura da estrutura do tecido normal e canais linfáticos ou acúmulo de fluidos intersticiais são vistos subcutaneamente como pequenos canais hipoecoicos lineares. Na ausência de hipersensibilidade ou eritema significativo, é pouco provável que haja um abscesso. Ao questionar a paciente durante a US, ela relata não ter feito cirurgia em nenhum dos seios, mas descreve ter tido um trauma neste local várias semanas antes enquanto era erguida de sua cama com a ajuda de um aparador. Ela declara que, embora dessa vez não haja nenhuma descoloração na pele, houve uma grande área equimótica no local logo após o trauma. A massa atualmente palpável desenvolveu-se conforme a equimose desaparecia.

À medida que os hematomas evoluem clinicamente, suas características na imagem também evoluem. Agudamente, pode haver uma massa com densidade líquida. Conforme o hematoma envelhece, uma massa de densidade mista frequentemente é vista na mamografia. Isso pode desaparecer completamente ou um cisto oleoso pode desenvolver-se eventualmente, bem como calcificações distróficas. Na US, uma massa cística complexa ou sólida com ecotextura heterogênea que inclui áreas hiperecoica, hipoecoica e cística pode ser vista. A ecogenicidade aumentada (p. ex., refletindo hiperemia) e ruptura da estrutura do tecido normal frequentemente são encontradas nos tecidos em volta.

Categoria 2 no BI-RADS®: achado benigno. Exame físico de acompanhamento e US em 3 a 4 meses são recomendados para esta paciente, por garantia. *Observe que as categorias de avaliação no BI-RADS® devem ser consideradas independentemente da recomendação.* Para esta paciente, o achado é benigno, mas ainda assim acompanhamento a curto prazo é recomendado. Para as pacientes em que se suspeita de uma condição inflamatória ou de alterações pós-traumática/cirúrgica, recomendo um acompanhamento em 3 a 4 meses. Sob essas circunstâncias, uma alteração (evolução) rápida é esperada nos achados. Seis meses é a recomendação mais comum para outras pacientes, às quais um acompanhamento é recomendado (p. ex., aquelas com categoria de avaliação 3 – lesão provavelmente benigna, como massa bem limitada em uma paciente sem estudos prévios).

## PACIENTE 10

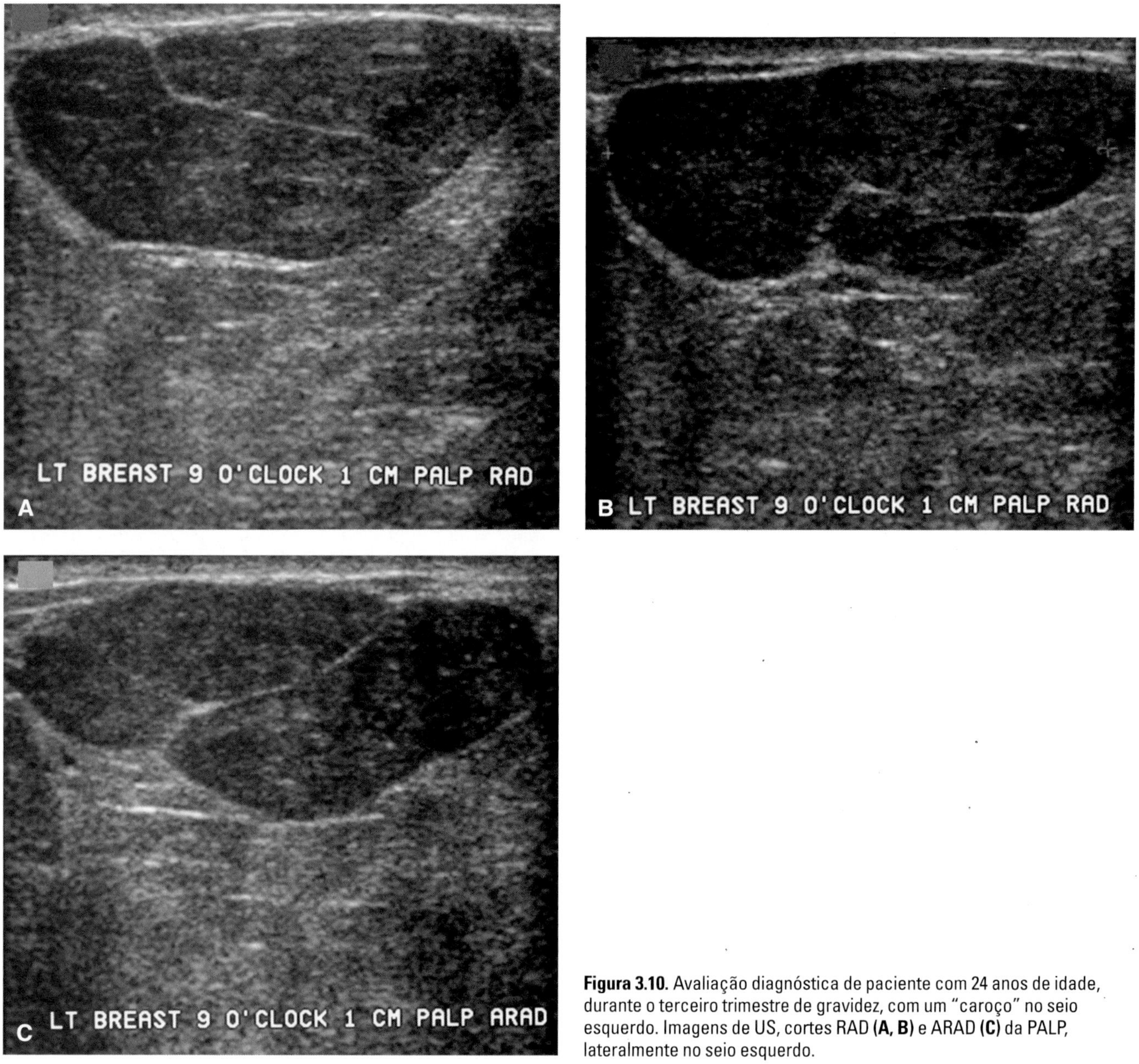


**Figura 3.10.** Avaliação diagnóstica de paciente com 24 anos de idade, durante o terceiro trimestre de gravidez, com um "caroço" no seio esquerdo. Imagens de US, cortes RAD **(A, B)** e ARAD **(C)** da PALP, lateralmente no seio esquerdo.

### Qual é a sua abordagem com uma paciente jovem, grávida ou lactante, ou com aquelas como menos de 30 anos de idade que apresentam sintomas relacionados com a mama? Sob quais circunstâncias você faria uma mamografia nessa população de pacientes?

O exame físico e a US são as ferramentas iniciais utilizadas na avaliação de mulheres jovens, grávidas ou lactantes, ou para aquelas com menos de 30 anos de idade que apresentam sintomas relacionados com a mama. Se há suspeita de câncer de mama após a avaliação inicial, ou este diagnosticado após uma biópsia percutânea, uma mamografia bilateral completa é feita.

### Como você descreveria ao achados da US? Qual é o diagnóstico mais provável?

No exame físico uma massa discreta, facilmente móvel e não hipersensível, é palpada na posição de 9 horas, a 1 cm do mamilo esquerdo. Isso corresponde ao local de preocupação para a paciente. Uma massa oval, bem limitada, com 3,7 cm, com septações internas e algum reforço acústico posterior aparece na imagem correspondendo à massa palpável. Devido aos achados clínicos e da imagem, um adenoma lactante é o diagnóstico mais provável. Uma biópsia de agulha grossa dirigida por ultrassom pode ser feita para confirmar essa impressão; acompanhamento clínico e sonográfico também são discutidos com a paciente como uma alternativa aceitável.

## Qual a apresentação clínica típica e o curso de adenomas lactantes? Quais são as características da US associadas a estas lesões?

Embora sejam chamadas de adenomas lactantes, muitas dessas lesões aparecem durante o terceiro trimestre de gravidez como massas móveis e bem limitadas. Raramente, quando crescem rapidamente durante o segundo e terceiro trimestres de gravidez, excedem seu suprimento vascular, o que resulta em áreas de infarto, de forma que as pacientes se apresentam agudamente, descrevendo uma massa sensível, de crescimento rápido. Na maioria das pacientes, os adenomas lactantes diminuem de tamanho significativamente ou desaparecem por completo após o parto ou a lactação. Eles podem retornar com gravidezes subsequentes. Pacientes com estas lesões podem ser tratadas de forma conservadora, a menos que estejam ansiosas ou que um alívio sintomático (p. ex., hipersensibilidade) seja indicado.

As características desta lesão na US sugerem uma etiologia benigna em muitas pacientes e incluem formato oval, margens bem limitadas que podem ter lobulações suaves, ecotextura interna homogênea e reforço acústico posterior. Faixas fibrosas cruzando a lesão e alterações císticas também podem ser observadas na US. Contudo, em alguns pacientes, as lesões podem demonstrar características mais sugestivas de malignidade, incluindo margens irregulares, anguladas e mal definidas e sombreamento, necessitando de biópsia.

## Que características histológicas definem os adenomas lactantes?

Não está claro se estes tumores aparecem pela primeira vez durante a gravidez ou se refletem a presença de um fibroadenoma preexistente ou adenoma tubular, estimulados por alterações hormonais que ocorrem durante a gravidez. Histologicamente, as características do adenoma lactante variam dependendo do estádio da gravidez no momento do diagnóstico. Os túbulos estão distendidos com o material secretor e as células epiteliais de revestimento interno mostram vacúolos citoplasmáticos e atividade mitótica variada. Faixas fibróticas e áreas de infarto podem ser vistas em um pequeno número de lesões.

## Gravidez e câncer de mama

Carcinoma de mama associado à gravidez (PABC) é definido como o câncer de mama diagnosticado durante a gravidez ou no ano após o parto. Estima-se que ele afete entre 1 em 1.500 a 1 em 3.000 mulheres grávidas e alguns sugerem que essa incidência aumentará conforme as mulheres adiarem a idade em que têm filhos. Os tumores que ocorrem durante a gravidez são similares àqueles diagnosticados em pacientes que não estão grávidas. Embora algumas pacientes estejam com a doença avançada no momento do diagnóstico, isso é atribuído à demora pela procura por atendimento médico e às massas acompanhadas clinicamente em vez de qualquer atributo biológico agressivo inerente aos tumores desenvolvendo-se durante a gestação ou a qualquer estimulação hormonal nos tumores relacionada com a gravidez.

O diagnóstico e estadiamento, o término da gravidez, o momento da terapia adjuvante sistêmica e local e os potenciais efeitos desta terapia sobre o feto são algumas das preocupações que enfrentam as pacientes diagnosticadas durante a gravidez e a equipe interdisciplinar assistente. Se o tratamento é modificado, devem-se levar em consideração os potenciais efeitos colaterais para a mãe. Até mesmo pequenas doses de radiação durante o primeiro trimestre de gravidez estão associadas a efeitos colaterais no feto em desenvolvimento, de maneira que a interrupção da gravidez é uma opção séria caso a radioterapia seja considerada crítica durante o primeiro trimestre. Devido aos potenciais efeitos adversos da radiação sobre o feto, alguns defendem a mastectomia para pacientes diagnosticadas com câncer de mama durante os dois primeiros trimestres de gravidez. Quando são diagnosticadas em uma fase mais avançada da gravidez, elas podem ser tratadas de forma conservadora com cirurgia, podendo a terapia por radiação ser preterível até o parto. Alternativamente, as pacientes podem ser induzidas após 34 semanas com um pequeno risco ao feto e a terapia por radiação pode ser feita após o parto. Ao contrário dos efeitos da radiação no feto em desenvolvimento, pouco se sabe a respeito dos efeitos da quimioterapia na gravidez e no feto; alguns sugerem que pode ser utilizada com segurança após o primeiro trimestre.

## PACIENTE 11

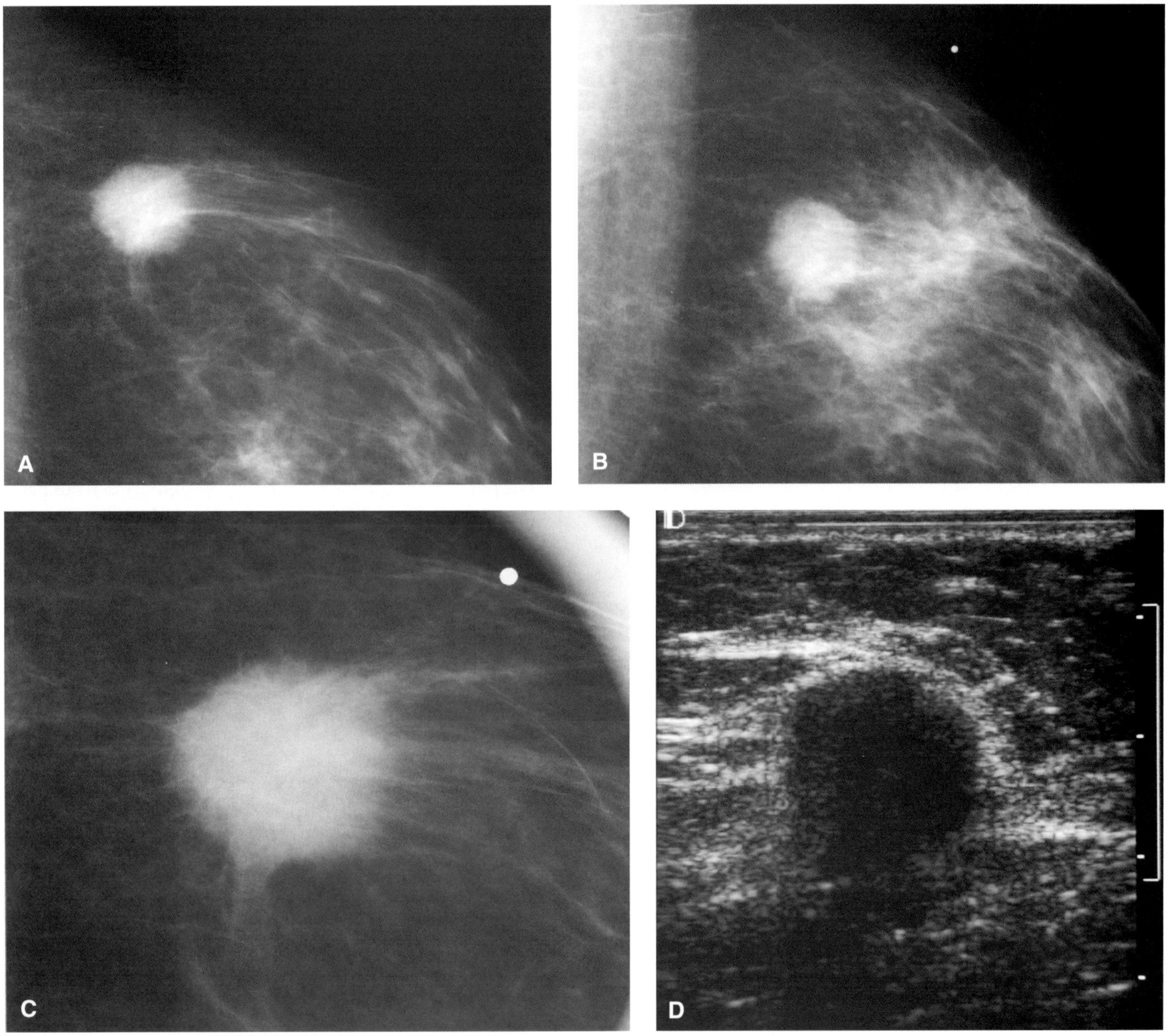

**Figura 3.11.** Avaliação diagnóstica de paciente com 50 anos de idade apresentando um "caroço" no seio esquerdo. Incidências CC **(A)** e MLO **(B)** com visão ampliada da área de interesse no seio esquerdo. Incidência com compressão seletiva **(C)** e imagem de US **(D)** do achado palpável. Um marcador metálico é utilizado pelo técnico para marcar a área de preocupação da paciente.

### Como você descreveria o achado? Quais são as suas considerações diferenciais? Qual é a sua recomendação?

Uma massa arredondada, espiculada, com 1,5 cm, aparece na imagem no quadrante superior externo do seio esquerdo, correspondendo ao local de preocupação da paciente. Uma massa sólida com sombra acústica posterior associada é vista na US na posição de 1 hora, a 10 cm do mamilo esquerdo. As considerações diferenciais para as quais um histórico e um exame físico podem ser úteis incluem necrose gordurosa se houver histórico de trauma recente ou cirurgia localizada neste local; um abscesso, principalmente se houver hipersensibilidade associada, eritema e aumento da temperatura no local palpável; ou galactocele, se houver histórico de gravidez nos últimos anos. Um papiloma, fibrose focal, hiperplasia estromal pseudoangiomatosa, tumor filódio, adenose esclerosante, tumor de célula granular ou desmoide extra-abdominal (fibromatose) são considerações benignas adicionais. Carcinoma ductal invasivo não especificado de outra maneira, carcinomas papilar, mucinoso e medular, linfoma ou doença metastática são considerações malignas. Uma biópsia é indicada.

Categoria 4 do BI-RADS®: anormalidade suspeita, uma biópsia deve ser considerada.

Um tumor de célula granular é descrito histologicamente e uma ampla excisão cirúrgica é feita.

## Quais são as manifestações clínicas dos tumores de célula granular na mama? Qual é o tratamento escolhido?

Tumores de célula granular podem ocorrer em qualquer local do corpo, mas têm predileção pela cabeça e pelo pescoço, incluindo a cavidade oral. Aproximadamente 5% destes tumores ocorrem na mama, inclusive em pacientes do sexo masculino. Uma excisão ampla é o tratamento escolhido porque menos de 1% destas lesões são malignas, mas retorno local tem sido relatado após excisão incompleta. Clinicamente, pacientes descrevem uma massa firme, dura e não sensível. Lesões superficiais ou subareolares podem causar retração na pele ou inversão do mamilo, respectivamente. Raramente pacientes com um tumor de célula granular do seio podem ter lesões múltiplas ou bilaterais na mama ou tumores de célula granular localizados fora do seio. A idade em que se apresentam varia entre 17 e 75 anos de idade.

## Quais são os achados de imagem descritos que estão associados aos tumores de célula granular?

Mamograficamente, tumores de célula granular podem ser massas arredondadas com margens bem limitadas a espiculadas, ou podem apresentar-se como massas espiculadas. Uma massa sólida com sombra acústica posterior é a aparência mais comum dessas lesões na US. Embora relatos na literatura sejam escassos, isso pode ocorrer porque tumores de célula granular benignos não possuem características malignas nas sequências dinâmicas com imagem de RM (p. ex., nenhum contraste significativo).

## Quais são algumas das características histológicas associadas a tumores de célula granular na mama?

Embora as lesões pareçam grosseiramente bem limitadas, um padrão de infiltração é comumente notado histologicamente. Nichos ou placas sólidas de células com grânulos eosinofílicos em citoplasma abundante são característicos deste tumor. Essas células, em contraste com aquelas vistas em carcinomas apócrinos, às quais se podem assemelhar, contêm glicogênio e possuem imunorreação positiva à proteína S-100. Estes tumores também podem ser positivos para o antígeno carcinoembrionário (CEA), contudo são negativos para receptores de estrogênio e progesterona. Devido a sua imunorreação positiva à proteína S-100, considera-se que estes tumores têm origem neural (possivelmente células de Schwann).

## PACIENTE 12

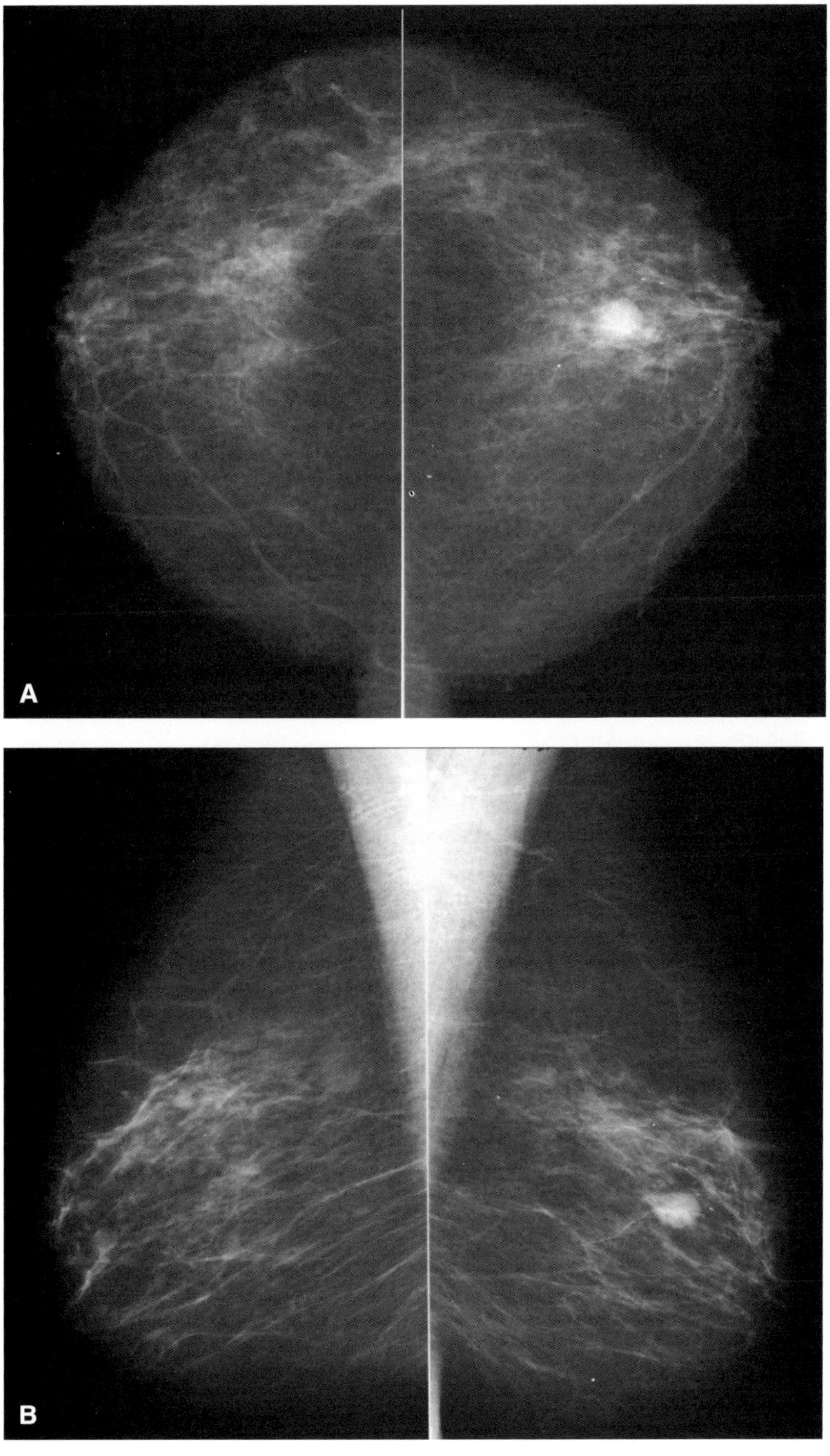


**Figura 3.12.** Mamografia de mulher com 78 anos de idade. Incidências CC **(A)** e MLO **(B)**. A mamografia para comparação feita 2 anos antes (não exibida) é normal. A paciente não está fazendo TRH. *(Continua.)*

### Qual é a principal observação? Especificamente, o que você faria em seguida?

Uma massa está presente no seio esquerdo.

Categoria 0 no BI-RADS®: necessita de avaliação adicional por imagem. A paciente é chamada de volta para avaliação adicional. Incidências com compressão seletiva para confirmação e análise de margem, exame físico correlativo e US são indicados.

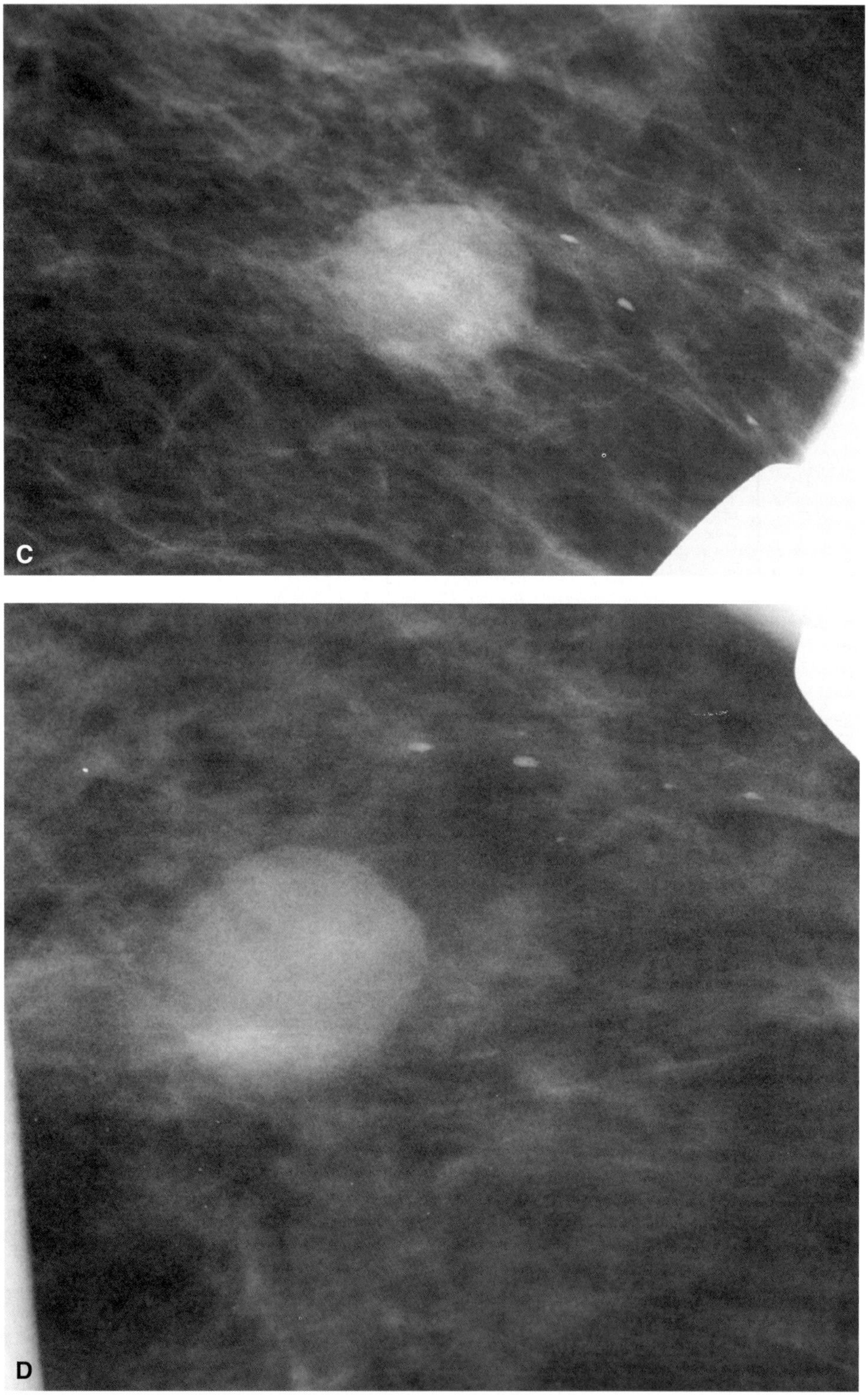


**Figura 3.12.** *(Continuação)* Incidências com compressão seletiva, projeções CC **(C)** e MLO **(D)**, massa no seio esquerdo.

**Como você descreveria a massa? Qual é o seu diferencial nesta etapa? Qual é a próxima etapa?**

Uma massa arredondada, com 1,5 cm e margens parcialmente indistintas aparece na imagem mamograficamente. Também se podem observar calcificações do tipo benignas em um dos tecidos adjacentes. As considerações diferenciais para massas benignas com densidade líquida desenvolvendo-se em uma mulher com 78 anos de idade são limitadas, mas incluem cisto, fibrose focal, papiloma, abscesso e tumor filódio. Embora seja mais frequente o desenvolvimento de cistos durante os anos da perimenopausa (anunciando o início dos sinais da menopausa, com sintomas em algumas mulheres), existe uma segunda ocorrência, de menor pico, em mulheres mais velhas no período da pós-menopausa. As considerações para malignidade incluem carcinoma ductal invasivo não especificado de outra maneira, carcinoma mucinoso, carcinoma papilar, linfoma ou doença metastática. Um fibroadenoma ou fibrose focal é pouco provável de se desenvolver em uma mulher com 78 anos de idade, principalmente se ela não está em uso de TRH. Embora sejam mais comuns em mulheres mais velhas, carcinomas lobulares invasivos geralmente não se apresentam como massas arredondadas.

Em seguida, um estudo de US é feito para avaliar as características internas desta massa. Além disso, se a massa for sólida, uma biópsia de agulha grossa pode ser feita. No planejamento da US, em que posição em horas você esperaria encontrar esta massa?

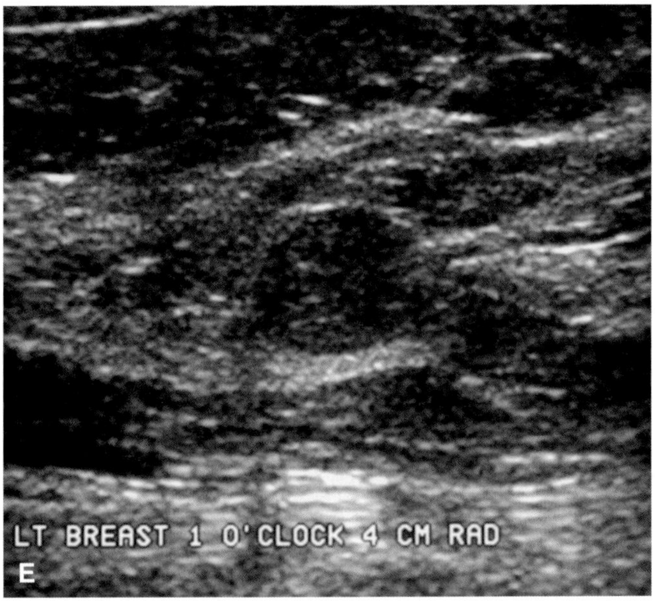


**Figura 3.12.** *(Continuação)* Imagem de US, corte RAD **(E)** correlacionada com a área de interesse mamográfico, seio esquerdo. *(Continua.)*

### Como você descreveria os achados da US? Qual diagnóstico você acha mais provável? Qual é a sua recomendação?

Uma massa arredondada, quase isoecoica, com margens parcialmente bem limitadas e indistintas aparece na imagem na posição de 1 hora, a 4 cm do mamilo esquerdo. Há algum reforço acústico posterior. A massa não é palpável, não há descoloração de pele associada e nenhuma hipersensibilidade é extraída conforme uma suave compressão é aplicada diretamente sobre a massa. A US exclui a possibilidade de um cisto. É pouco provável que seja um abscesso devido à ausência de qualquer alteração associada da pele ou hipersensibilidade, e as características da US não sugerem abscesso. Uma massa sólida desenvolvendo-se em uma mulher com 78 anos de idade requer uma biópsia; devido à idade da paciente e às características da imagem desta lesão (massa arredondada, com 1,5 cm, quase isoecoica, com reforço acústico posterior), um carcinoma mucinoso é a primeira consideração. Quando fizer a biópsia de agulha grossa, avalie as amostras cuidadosamente: amostras de carcinomas mucinosos possuem uma aparência gelatinosa característica (Fig. 3.23F, G), de aparência quase limpa (não firme, branco sólido) e pequenas gotas de ar irão desenvolver-se ao longo da borda das mesmas quando colocadas em formalina 10%.

Categoria 4 do BI-RADS®: anormalidade suspeita, uma biópsia deve ser considerada. Uma biópsia de agulha grossa dirigida por ultrassom é feita.

Na RM, um pequeno componente da massa demonstra centralmente um sinal alto em imagens ponderadas em T2 (Fig. 3.12H). Na sequência dinâmica ponderada em T1 (Fig. 3.12I, K), existe um rápido *wash-in* e *wash-out* de contraste, com reforço em formato de halo. Nenhuma lesão adicional é identificada em ambos os seios.

Um carcinoma mamário invasivo com características mucinosas é descrito após a biópsia de agulha grossa dirigida por ultrassom. Um carcinoma mucinoso com 1,5 cm é diagnosticado na amostra da nodulectomia, com nenhum carcinoma ductal *in situ* associado. Nenhuma doença metastática é identificada nos dois linfonodos sentinela [pT1c, PN0(sn)(i-), pMX; estádio I]. Por definição, carcinomas mucinosos puros são lesões de grau I.

### Quais são as características clínicas e de imagem associadas aos carcinomas mucinosos?

As características da imagem de carcinomas mucinosos são bem demonstradas nesta paciente. Caracteristicamente, desenvolvem-se em mulheres mais velhas como massas arredondadas, de densidade líquida com margens que variam entre bem limitadas a indistintas; algumas podem demonstrar macro ou microlobulações. Na US, as lesões frequentemente são iso a levemente hiperecóicas com reforço acústico posterior associado; raramente uma massa cística complexa pode ser vista em uma US. Dependendo da quantidade de mucina presente, um sinal hiperintenso na sequência ponderada em T2 pode ser vista na imagem de RM. Reforço após contraste é variável e pode estar limitado à margem da lesão (reforço irregular em formato de halo).

### Quais são os achados histológicos associados aos carcinomas mucinosos?

Carcinomas mucinosos, também chamados de carcinomas coloides, são um subtipo de carcinoma ductal invasivo caracterizados por agregados de células malignas de baixo grau flutuando em poças de mucina (Fig. 3.12L, M). A proporção mucina-por-célula varia de uma lesão para outra e isso pode explicar algumas das variações de imagem vistas com estas lesões. Carcinoma ductal *in situ* associado pode ser visto em 75% das pacientes, geralmente na periferia da lesão. Estes geralmente são tumores diploides com receptores de estrogênio e progesterona. Carcinomas mucinosos representam 1 a 2% de todos os cânceres de mama.

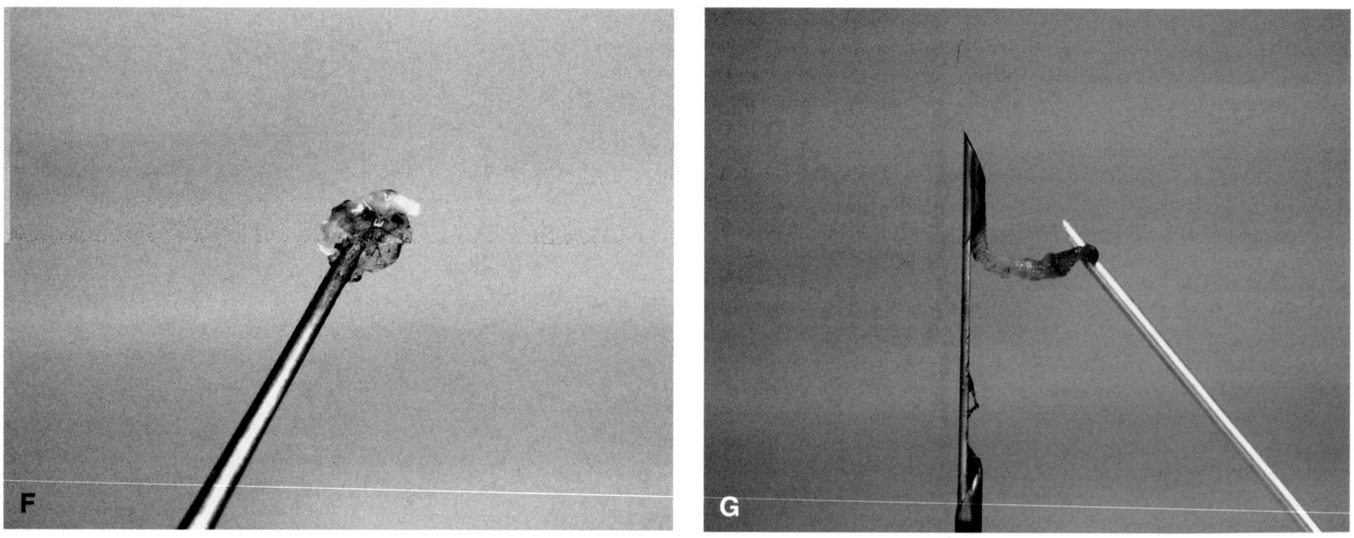


**Figura 3.12.** *(Continuação)* Amostras percutâneas **(F, G)** demonstrando a aparência típica de uma lesão mucinosa. O material é gelatinoso, com aparência transparente e brilhante. Isso está em contraste com o material rígido e geralmente branco obtido de lesões malignas, não mucinosas.

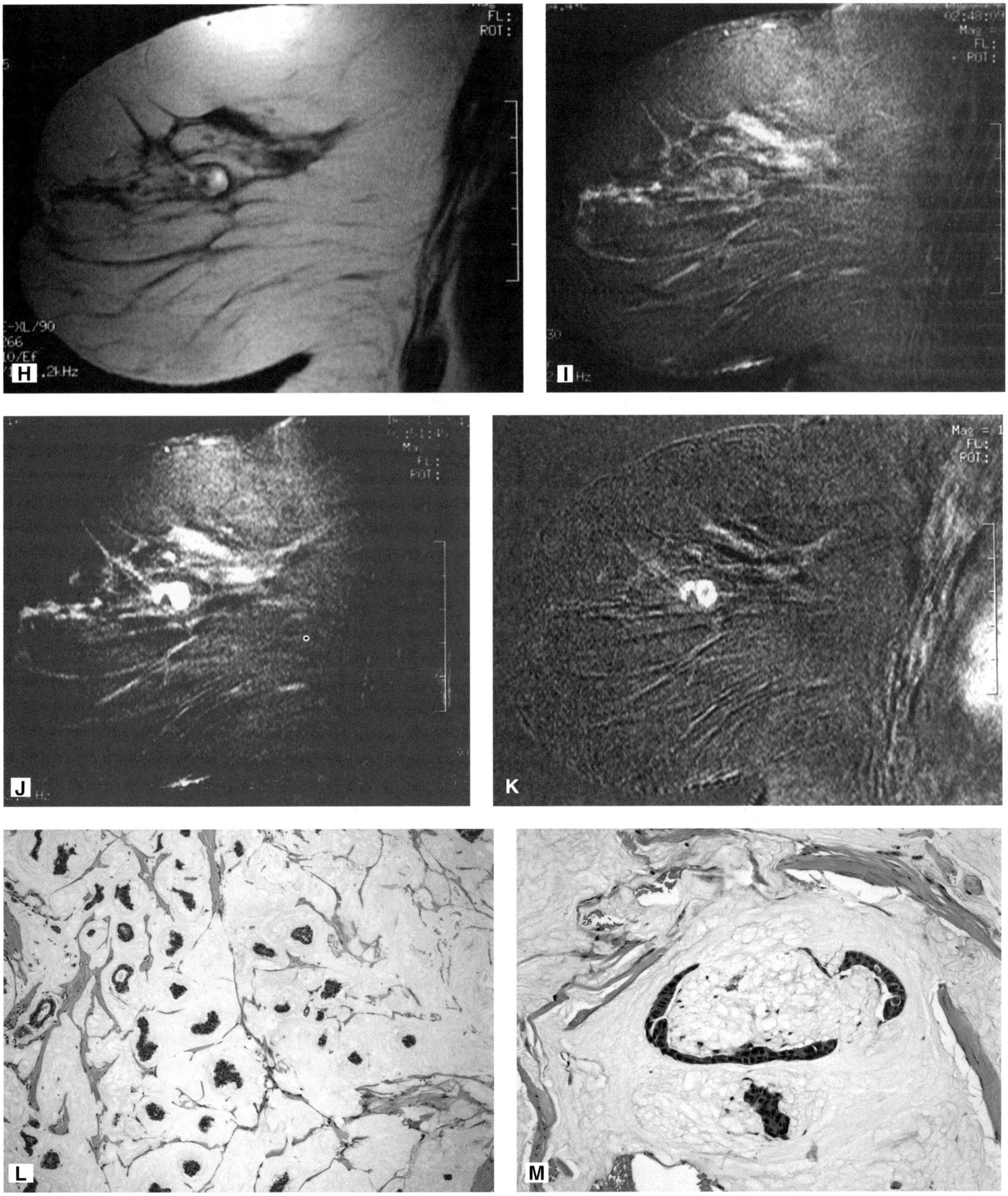


**Figura 3.12.** *(Continuação)* Imagem de RM com imagem sagital ponderada em T2 **(H)**, seio direito. Imagem sagital ponderada em T1 **(I)**, seio direito, antes do contraste. Imagem sagital ponderada em T1 **(J)**, seio direito, 1 minuto após bolo intravenoso de contraste, mesma posição de corte conforme mostrado em **(I)**. Imagem de subtração **(K)**, mesma posição de corte **(I)**. Carcinoma mucinoso em duas pacientes diferentes **(L, M)**. Aglomerados de células malignas de baixo grau flutuando em poças de mucina separadas por septos fibrosos. A celularidade dos agregados é variável dentro e entre as lesões.

# PACIENTE 13

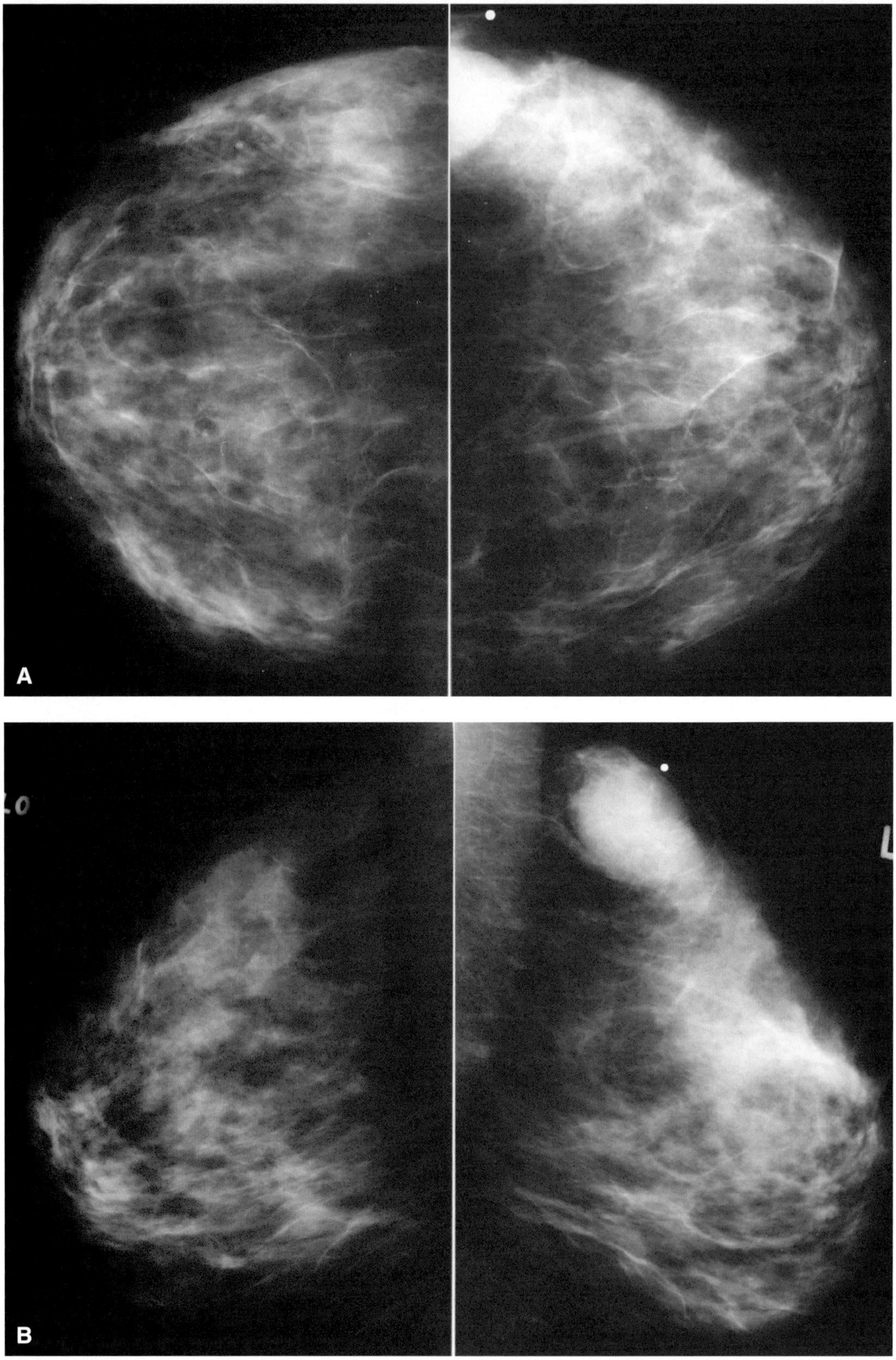


**Figura 3.13.** Avaliação diagnóstica de paciente com 52 anos de idade com um "caroço" no quadrante superior externo do seio esquerdo (um marcador metálico marca o "caroço"). Incidências CC **(A)** e MLO **(B)**.

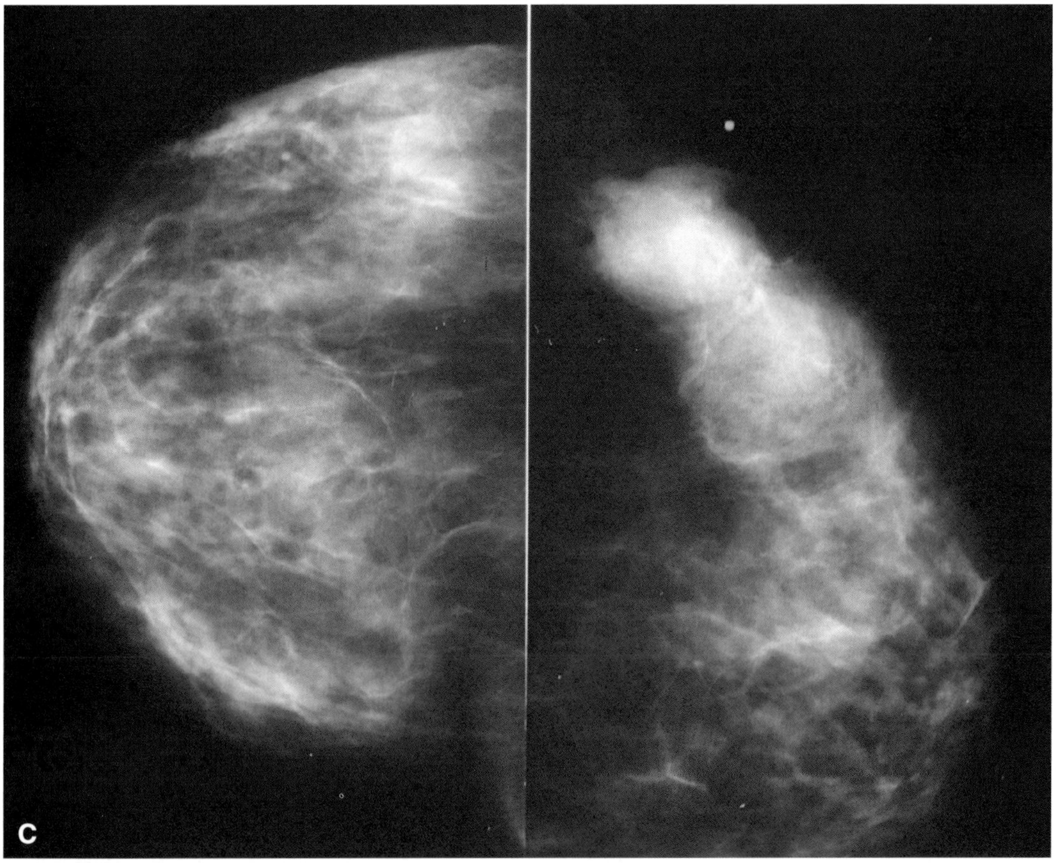


**Figura 3.13.** *(Continuação)* Incidências CC direita e esquerda exagerada lateralmente **(C)**. Um marcador metálico é utilizado pelo técnico para marcar a área de interesse clínico. *(Continua.)*

## Qual é o seu diferencial para o achado mamográfico? O que você faria em seguida?

Uma massa oval, bem limitada, com 2,5 cm aparece na imagem na incidência MLO, correspondendo à anormalidade palpável. Isso aparece parcialmente na imagem da incidência de rotina CC esquerda, mas aparece por completo na incidência CC exagerada lateralmente. As considerações diagnósticas para uma massa oval arredondada em uma mulher com 52 anos de idade incluem cisto, fibroadenoma (fibroadenoma complexo, adenoma tubular), tumor filódio, fibrose focal, PASH, papiloma, abscesso, acúmulo de fluido pós-traumático/pós-cirúrgico, carcinoma ductal invasivo NOS, carcinomas mucinoso, medular, papilar, apócrino e adenoide cístico, linfoma e carcinoma metastático. Galactocele é pouco provável em uma mulher com 52 anos de idade. Exame físico e US são feitos em seguida para caracterizar melhor a massa.

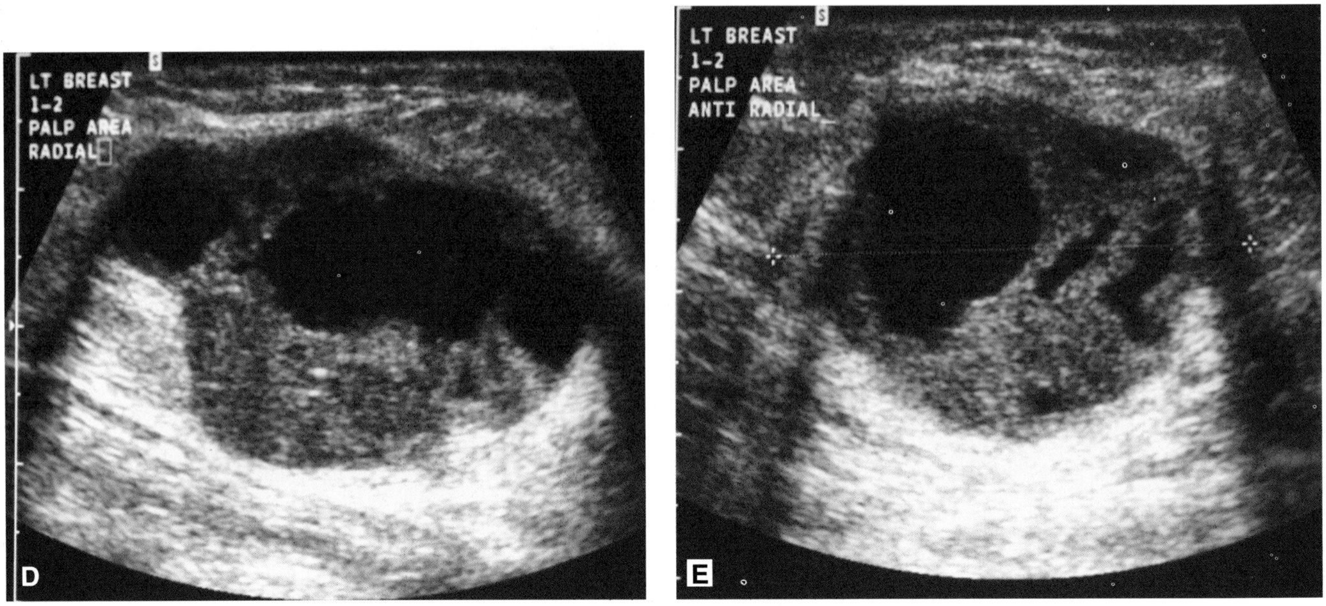


**Figura 3.13.** *(Continuação)* Imagens de US nos cortes radial **(D)** e anti-radial **(E)** correspondendo à massa palpável no quadrante superior externo do seio esquerdo.

### Como você descreveria os achados da US desta paciente? Agora, quais são suas primeiras considerações? Qual é a sua recomendação para esta paciente?

No exame físico, uma massa discreta, facilmente móvel e dura é palpada no quadrante superior externo do seio esquerdo. Não há descoloração na pele. Na US, uma massa cística complexa, bem limitada e com reforço acústico posterior aparece na imagem na posição de 1 para 2 horas no seio esquerdo. Nenhum histórico de cirurgia ou trauma é extraído desta paciente e não há hipersensibilidade associada quando esta área é palpada. A US elimina a possibilidade de um cisto simples. Com nenhum histórico de cirurgia ou trauma, é pouco provável que isto represente um acúmulo de fluido pós-traumático ou pós-cirúrgico e, na ausência de hipersensibilidade significativa ou eritema, também é pouco provável que represente um abscesso. Devido à idade da paciente, ao tamanho da lesão e a sua aparência complexa na US, é pouco provável que seja carcinoma mucinoso. Um carcinoma ductal invasivo NOS com necrose (devido à aparência complexa do cisto sonograficamente) ou uma lesão papilar é a primeira consideração no momento da biópsia de agulha grossa dirigida por ultrassom.

Categoria 4 do BI-RADS®: anormalidade suspeita, uma biópsia deve ser considerada. Um carcinoma papilar invasivo é diagnosticado após a biópsia guiada por agulha.

Na RM, intensidades de sinal variáveis são observadas nas imagens ponderadas em T2 (Fig. 3.13F, G). Após a administração de contraste, um rápido reforço não uniforme da massa é observado nas imagens ponderadas em T1 (Fig. 3.13H, I).

### Quais são as características da imagem que distinguem os carcinomas papilares centrais dos periféricos?

Assim como os papilomas, os carcinomas papilares são considerados centrais (p. ex., subareolar) ou periféricos. Pacientes com carcinomas papilares centrais geralmente apresentam-se com uma massa bem limitada na área subareolar. A massa pode ser grande o suficiente para causar deslocamento do mamilo e estiramento da pele. Algumas pacientes podem ter derrame associado do mamilo. Uma massa cística complexa comumente é vista na US. Fluido com sangue frequentemente é obtido na aspiração. Pacientes com carcinomas papilares periféricos podem apresentar uma ou várias massas com margens que variam entre bem limitadas até mal definidas, mas geralmente não são espiculadas. Massas sólidas, hipoecoicas ou císticas complexas aparecem na imagem da US. Carcinomas papilares representam aproximadamente 1 a 2% de todos os cânceres e são caracterizados por variantes *in situ* e invasivas.

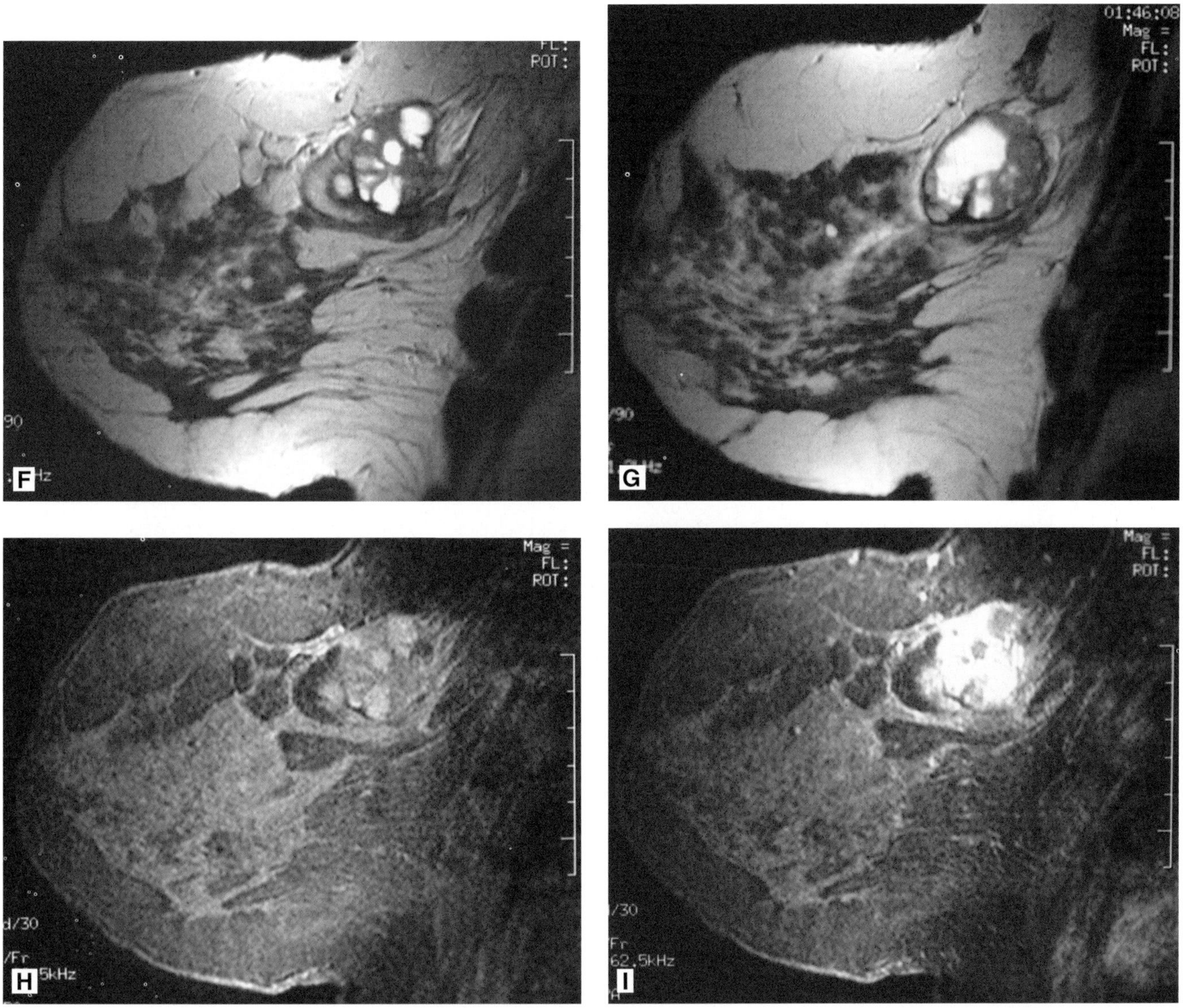


**Figura 3.13.** *(Continuação)* Imagem de RM, imagens sagitais ponderada em T2 **(F, G)** em duas posições de corte diferentes. Imagem sagital ponderada em T1 **(H)**, seio esquerdo, pré-contraste. Imagem sagital ponderada em T1 **(I)**, seio esquerdo, na mesma posição de corte **(H)**, 1 minuto após administração em bolo intravenoso de contraste.

## PACIENTE 14

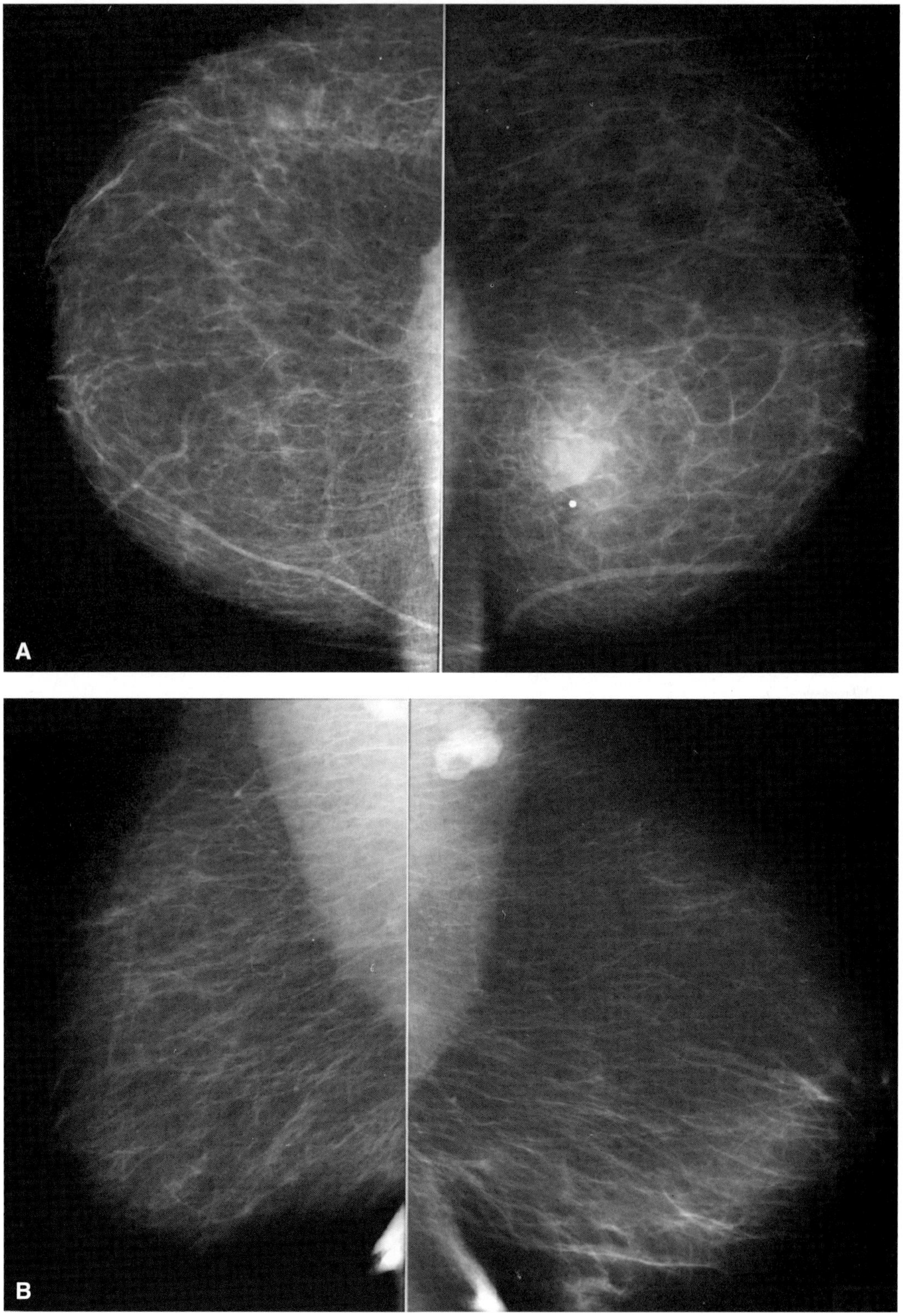


**Figura 3.14.** Avaliação diagnóstica de paciente com 51 anos de idade com um "caroço" no seio esquerdo. Incidências CC **(A)** e MLO **(B)** com um marcador metálico no local de preocupação da paciente.

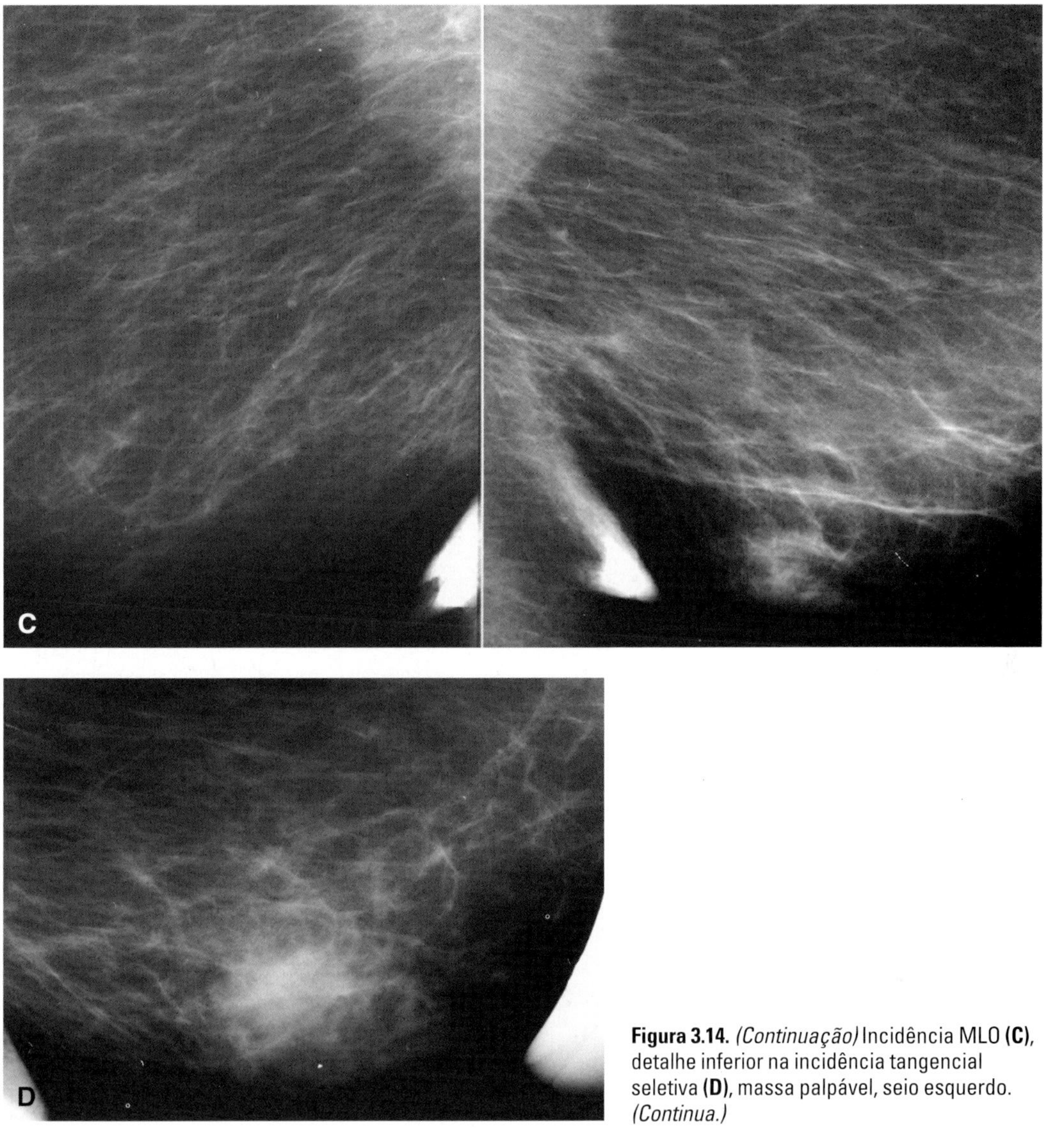


**Figura 3.14.** *(Continuação)* Incidência MLO **(C)**, detalhe inferior na incidência tangencial seletiva **(D)**, massa palpável, seio esquerdo. *(Continua.)*

**Como você descreveria o achado? Qual é o seu diferencial? O que você perguntará à paciente? O que você irá procurar quando a examinar e fizer a US?**

Uma massa com margens indistintas e mal definidas aparece na imagem, correspondendo à área de preocupação da paciente. Proeminência das margens trabeculares em volta também é observada. Um linfonodo denso e bem limitado está presente inferiormente na axila esquerda. Ele retém uma região hilar gordurosa e, em comparação com estudos anteriores, seria útil para avaliar qualquer alteração de tamanho e de densidade geral. Somente nos achados da mamografia, considerações diferenciais incluem cisto inflamado, abscesso, acúmulo de fluido pós-traumático/pós-cirúrgico, carcinoma ductal invasivo não especificado de outra maneira, carcinoma mucinoso, carcinoma medular, carcinoma papilar, linfoma e doença metastática. Devido a sua proximidade da pele na incidência tangencial seletiva, um cisto sebáceo inflamado também é incluído no diferencial. Galactocele é pouco provável em uma mulher com 51 anos de idade, a menos que tenha ocorrido gravidez com lactação nos últimos anos. Deve-se questionar a paciente com relação aos sintomas associados (p. ex., "calor" sobre a área, hipersensibilidade, indisposição geral ou trauma recente neste local). Antes de iniciar a US, examine a pele procurando por eritema, equimose ou poro saliente possivelmente associado a um cisto sebáceo. Compare a temperatura com a da área correspondente no seio contralateral.

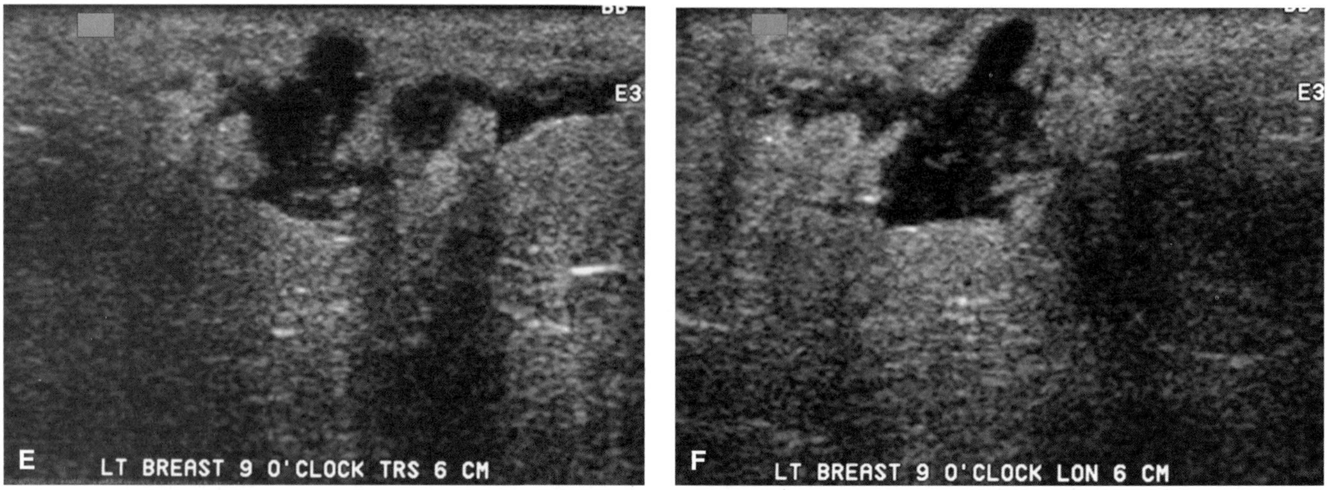


**Figura 3.14.** *(Continuação)* Imagens de US nos cortes transversal (TRS) **(E)** e longitudinal (LON) **(F)** no local de preocupação da paciente, seio esquerdo, medialmente.

## Como você descreveria os achados da US? Qual é seu diagnóstico diferencial? O que você recomendaria?

No exame físico, existe uma pequena área de eritema cobrindo a massa, e esta área está mais quente em comparação com o seio contralateral. A massa não está associada à pele porque pode ser movida independentemente (ou seja, não é um cisto sebáceo). Alguma hipersensibilidade é extraída na palpação profunda. Não há histórico de trauma ou cirurgia. Na US, o tecido é hiperecoico com acúmulos irregulares de fluido, na posição de 9 horas, a 6 cm do mamilo esquerdo. A estrutura normal do tecido está rompida. Devido aos achados clínicos, mamográficos e da US, um abscesso com processo inflamatório em desenvolvimento associado é a primeira consideração. À paciente são receitados antibióticos, com uma US de acompanhamento agendada para depois da conclusão do tratamento com antibióticos.

A necessidade de se fazer uma aspiração para avaliação de fluido (ou seja, coloração de Gram e cultura) e remover o máximo possível de fluido infectado é algo que deve ser considerado em mulheres das quais se suspeita de processo inflamatório em desenvolvimento. Agudamente, em algumas destas pacientes, as aspirações podem ser bastante dolorosas e geralmente rendem pouco fluido (mesmo com uma agulha 16G ou 18G). Apesar disso, dependendo do tamanho individual dos acúmulos de fluidos, uma aspiração pode ser feita; e presumidamente, remover o máximo possível de fluido que irá melhorar a eficácia dos antibióticos. Nesta paciente, devido ao tamanho relativamente pequeno da massa e à presença de pequenos lóculos de fluidos na US (ao contrário de um único acúmulo de fluidos), a aspiração não é feita.

## Com relação às lesões inflamatórias no seio, quais são os dois grupos de pacientes não lactantes a serem considerados? Como seus cursos clínicos diferem?

Tradicionalmente, mastite e abscessos estão associados a pacientes lactantes. Obstetras tratam desse grupo de pacientes clinicamente e o uso de imagem geralmente não é indicado. Contudo, é importante reconhecer que mulheres não lactantes de todas as idades podem apresentar mastite ou abscessos no seio. Para mulheres que não são lactantes, considere dois grupos de pacientes com apresentações e cursos clínicos diferentes: aquelas com mastite ou abscessos periféricos e aquelas com mastite ou abscessos subareolares. Mastite ou abscesso periférico são vistos em mulheres de todas as idades e, embora algumas possam ter uma condição latente como diabetes, que pode gerar uma predisposição a infecção, a maioria é saudável. As pacientes geralmente respondem bem, com desaparecimento completo dos sintomas e dos achados após um ou dois cursos de antibióticos. Reincidência após o tratamento é incomum. Em contraste, pacientes com mastite ou abscessos subareolares geralmente são jovens (na casa dos 30 anos de idade) e fumam muito. Agudamente, algumas desenvolvem fístulas periareolares (doença de Zuska) que drenam o material purulento. Aquelas com abscessos subareolares podem ser difíceis de se tratar efetivamente e a reincidência após o tratamento, necessitando de incisão cirúrgica e drenagem, é comum, bem como o desenvolvimento de abscesso subareolar contralateral.

Categoria 2 no BI-RADS®: achado benigno. Uma US de acompanhamento é agendada em 3 semanas para confirmar o desaparecimento completo dos sintomas e achados. Se os sintomas persistirem e houver achados residuais, um segundo curso de antibióticos é prescrito para algumas pacientes. Alternativamente, se um acúmulo maior de fluidos é identificado sonograficamente no acompanhamento, uma aspiração pode ser feita.

## PACIENTE 15

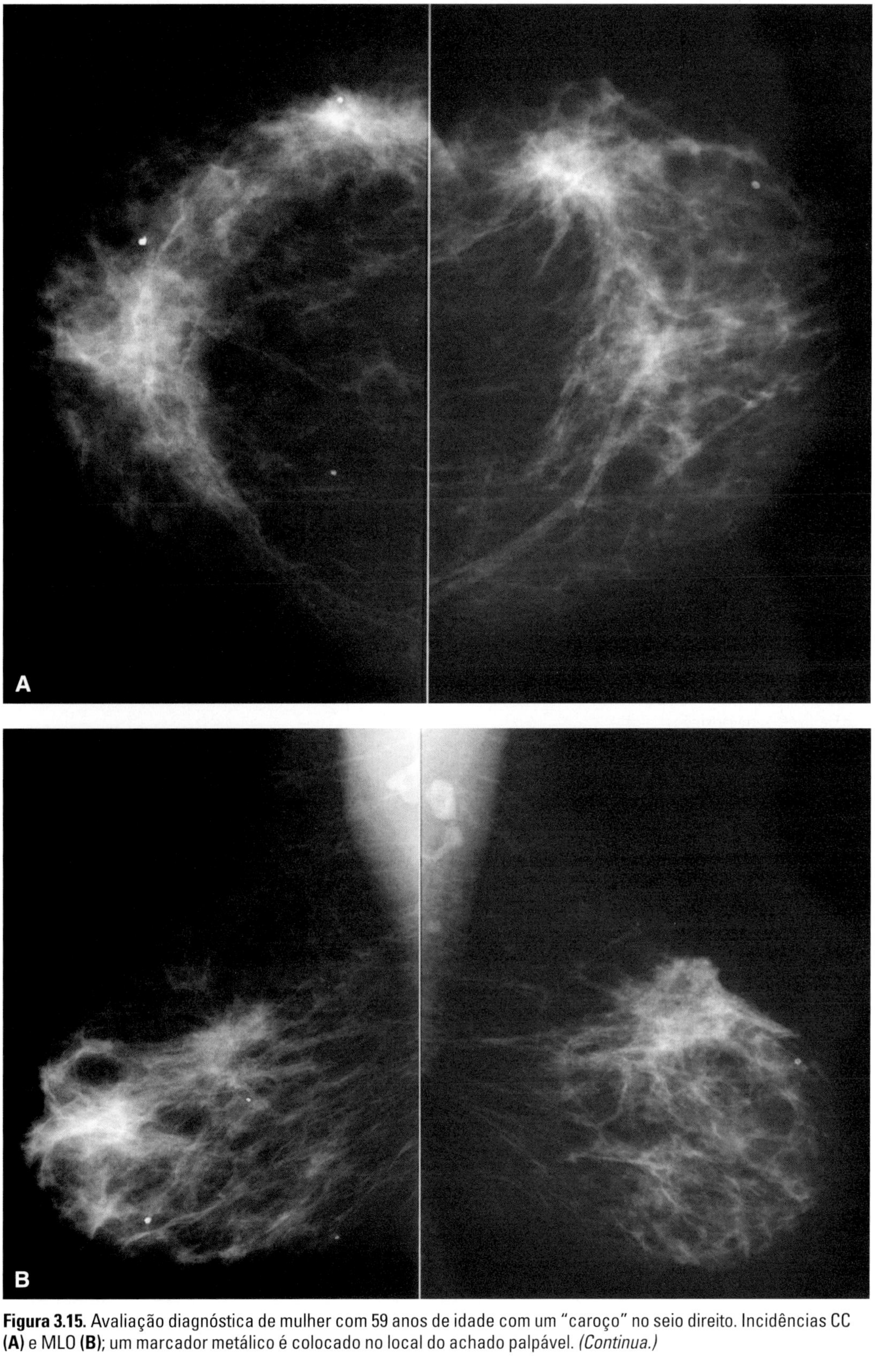


**Figura 3.15.** Avaliação diagnóstica de mulher com 59 anos de idade com um "caroço" no seio direito. Incidências CC **(A)** e MLO **(B)**; um marcador metálico é colocado no local do achado palpável. *(Continua.)*

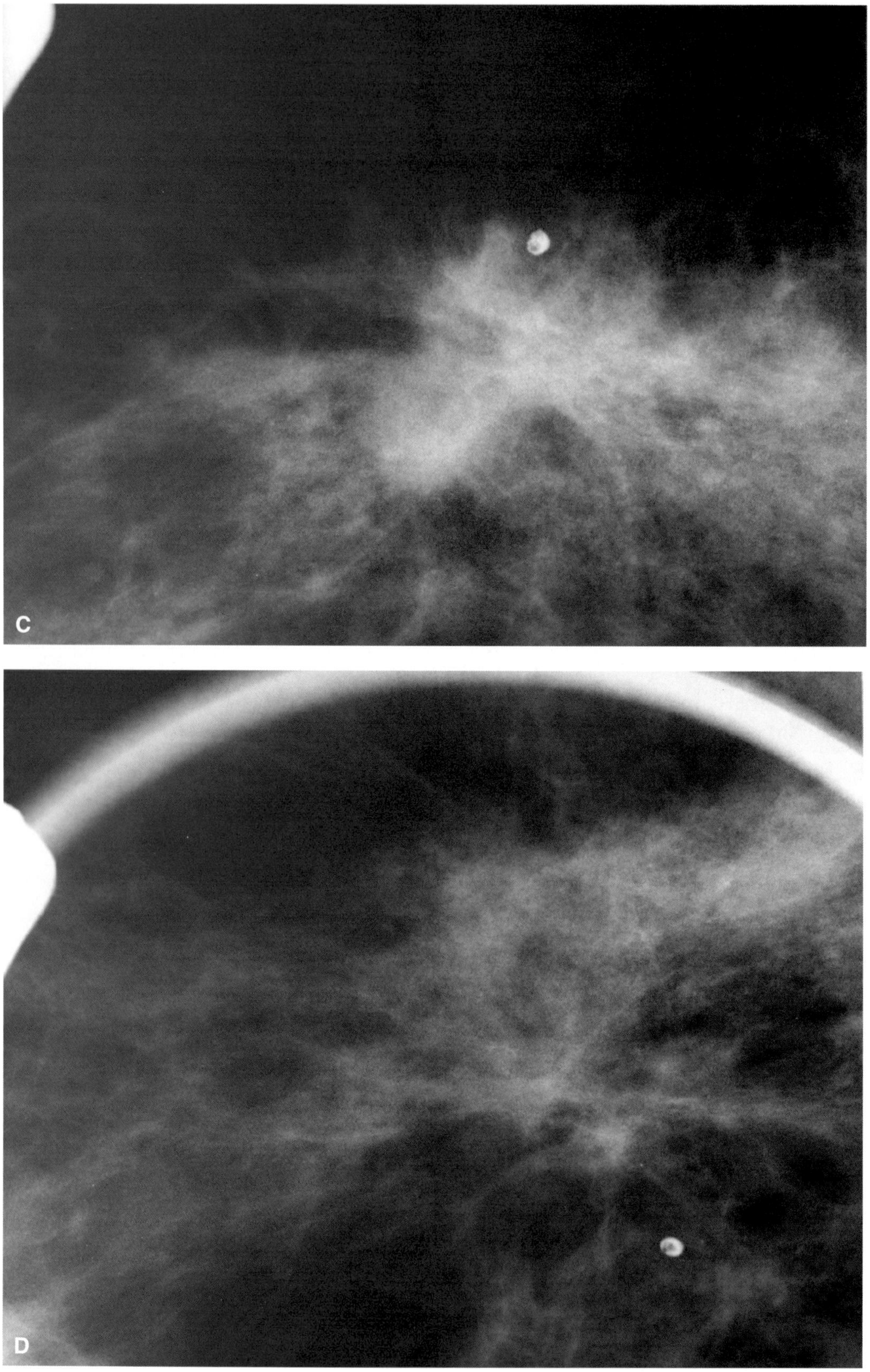

**Figura 3.15.** *(Continuação)* Incidências com compressão seletiva, seio direito, projeções CC **(C)** e MLO **(D)**.

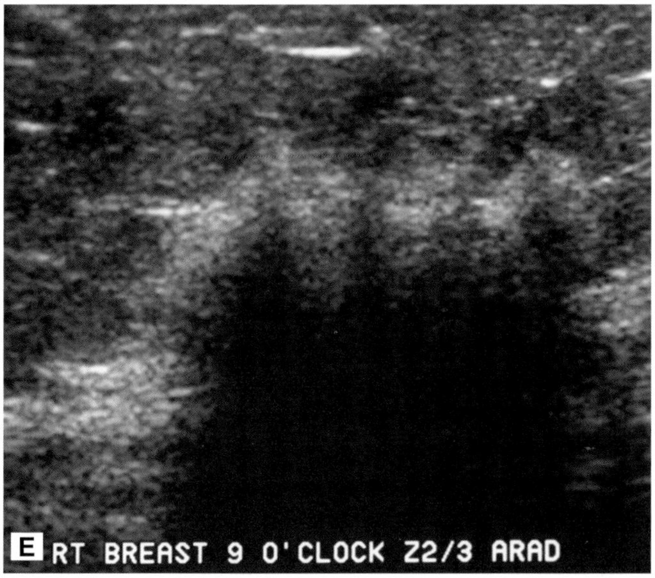


**Figura 3.15.** *(Continuação)* Imagem de US **(E)** de achado palpável, na posição de 9 horas, zona 2/3 (Z2/3), seio direito.

## Como você descreveria os achados? Qual é o seu diferencial?

Uma massa irregular com espiculações, distorção associada e calcificações pontilhadas espalhadas está presente no seio direito, correspondendo à área de interesse clínico. É mais saliente na incidência CC. No exame físico, nenhuma massa limitada é palpada; contudo, o tecido na posição de 9 horas, 5 a 6 cm do mamilo direito, é duro e espesso. Na US, uma massa irregular com um halo ecogênico e sombra acústica posterior significativa medindo no mínimo 4 cm aparece na imagem, correspondendo à área de interesse clínico. Devido à falta de uma massa distinta no exame físico, à aparência mais proeminente na incidência CC e à quantidade de sombra acústica posterior vista na US, um carcinoma lobular invasivo é o diagnóstico mais provável; contudo, o carcinoma ductal invasivo pode apresentar-se com achados similares. Possíveis considerações benignas são limitadas, mas incluem um processo inflamatório ou mastopatia fibrosa diabética se a paciente possuir histórico duradouro de diabetes dependente de insulina.

Uma biópsia é indicada. Ao planejar a biópsia, considere cuidadosamente a colocação da agulha. Na minha experiência, estes tipos de lesão com sombra acústica posterior significativa podem ser difíceis e com frequência rendem pouco ou quase nenhum tecido em uma ou mais das punções. Algumas vezes, a porção interna da agulha avança para dentro da massa, mas a bainha externa não acompanha porque não pode cortar o tecido adequadamente. Ao marcar esta lesão, eu miro nas suas margens, em vez de tentar avançar a agulha para dentro de área de sombreamento e, dependendo da aparência do tecido obtido, faço punções extras conforme necessário para obter uma ou duas amostras sólidas de tecido.

## Então, terminamos com esta paciente? Você tem alguma observação adicional? E quanto ao seio esquerdo?

Lembre-se, quando nos deparamos com achados clínicos e mamográficos óbvios, devemos nos concentrar fora deles e avaliar o restante da mamografia. Você notou a massa irregular com espiculação e distorção associada no seio esquerdo (local comparável àquele no seio direito)? A paciente possui lesões bilaterais, necessitando de uma biópsia (essa informação também deve ser procurada quando se considera carcinoma lobular invasivo o provável diagnóstico).

Após as biópsias percutâneas dirigidas por ultrassom, carcinomas lobulares invasivos são diagnosticados bilateralmente. Carcinoma lobular invasivo multicêntrico (focos de 5,5 cm e 3 cm) com envolvimento do espaço linfovascular associado é diagnosticado após uma mastectomia direita simples. Doença metastática é identificada em um dos linfonodos axilares direitos excisados [pT3, pN1, pMX; estádio IIIA]. Um carcinoma lobular invasivo, com 4,5 cm e com envolvimento do espaço linfovascular associado é diagnosticado no seio esquerdo após mastectomia simples. Doença metastática é diagnosticada em oito dos 14 linfonodos axilares esquerdos excisados [pT2, pN2, pMX; estádio IIIA].

## Quais são os achados clínicos, mamográficos e sonográficos associados ao carcinoma lobular invasivo?

Carcinoma lobular invasivo é o segundo tipo mais comum de câncer de mama, com uma incidência de 5 a 15%. A incidência desse tipo de tumor varia com a idade da paciente: é incomum em mulheres no período pré-menopausa e aumenta em frequência com o avanço da idade. Multifocalidade e bilateralidade (sincrônica ou metacrônica) devem ser consideradas em pacientes diagnosticadas com carcinoma lobular invasivo. Clinicamente, uma massa distinta pode ser palpada; contudo, é mais comum palpar uma área espessa (descrita por alguns como um "endurecimento"), o que em algumas pacientes pode ser sutil.

Uma massa espiculada é o achado mamográfico mais comum em mulheres com carcinoma lobular invasivo, ocorrendo em aproximadamente 40% das pacientes. Em seguida, aparecem a assimetria parenquimatosa e a distorção como os achados mamográficos mais comuns. Essas alterações podem ser mais aparentes em uma projeção, comumente a incidência CC. Alterações difusas incluem encolhimento progressivo do seio envolvido ou, alternativamente, aumento difuso e compressibilidade reduzida do seio envolvido podem ser vistos. O carcinoma lobular invasivo raramente se apresenta como uma massa arredondada ou oval. Da mesma maneira, quando um carcinoma lobular invasivo é diagnosticado depois que são feitas biópsias para microcalcificações, as calcificações geralmente não são encontradas em associação à lesão invasiva. As calcificações são encontradas em alterações benignas como as fibrocísticas, fibroadenoma e adenose esclerosante, e o carcinoma lobular invasivo é um achado acidental.

Massas sólidas com margens irregulares, espiculadas e angulares são vistas na US. Distorções sutis podem ser os únicos achados na US. Em algumas lesões (como a apresentada aqui), sombreamento significativo é visto associado. Em nossa experiência, alguns dos sombreamentos mais notáveis já vistos estão associados ao carcinoma lobular invasivo.

## Com quanta precisão a mamografia pode prever a extensão de um tumor em pacientes com carcinoma lobular invasivo?

Após ter descrito a apresentação de uma imagem de um carcinoma lobular invasivo, é importante enfatizar que ele pode ser sutil clínica, mamográfica, sonográfica e patologicamente (refiro-me a isso como "doença incidiosa"). A extensão da doença frequentemente é subestimada clínica, mamográfica e sonograficamente. Em nossas próprias pacientes, a doença metastática na axila é vista em 60% no momento da apresentação.

## Quais são as características histológicas distintas destas lesões?

Histologicamente, pequenas células monomorfas infiltrando o estroma em uma única disposição caracterizam estas lesões. As células infiltram o tecido insidiosamente, evocando uma reação desmoplástica pequena ou inexistente (essa probabilidade reflete as alterações sutis na imagem associadas a algumas destas lesões). Em um número significativo de pacientes, neoplasia lobular (isto é, carcinoma lobular *in situ*), embora não seja considerada uma lesão precursora ou pré-maligna, é vista no tecido em volta do carcinoma lobular invasivo. Carcinomas lobulares invasivos geralmente expressam receptores de progesterona e estrogênio; raramente a oncoproteína NEUHER/2 é expressada.

## PACIENTE 16

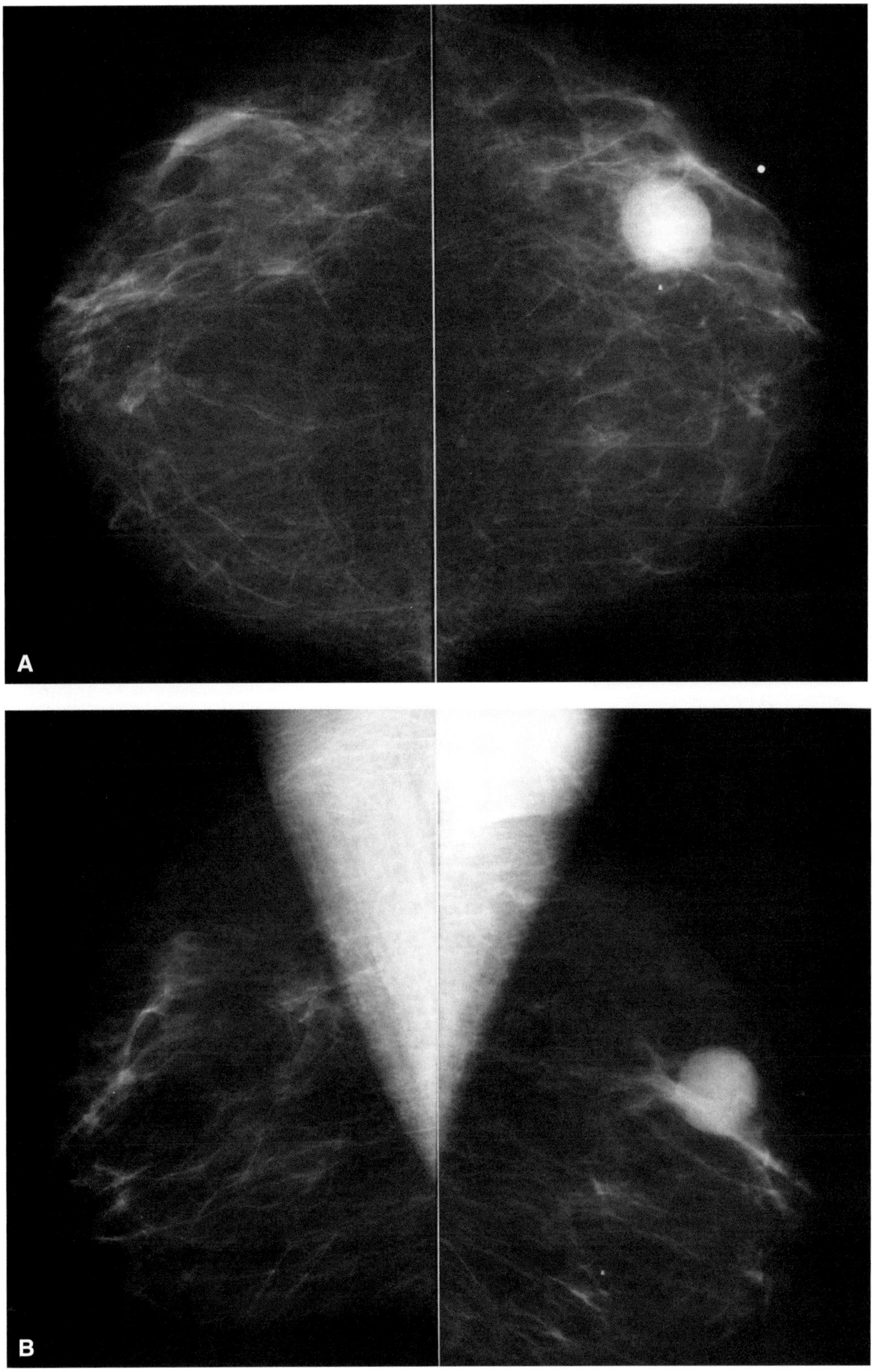


**Figura 3.16.** Avaliação diagnóstica de paciente com 53 anos de idade com um "caroço" no seio esquerdo. Incidências CC **(A)** e MLO **(B)**, um marcador metálico no local do "caroço" na incidência CC esquerda. *(Continua.)*

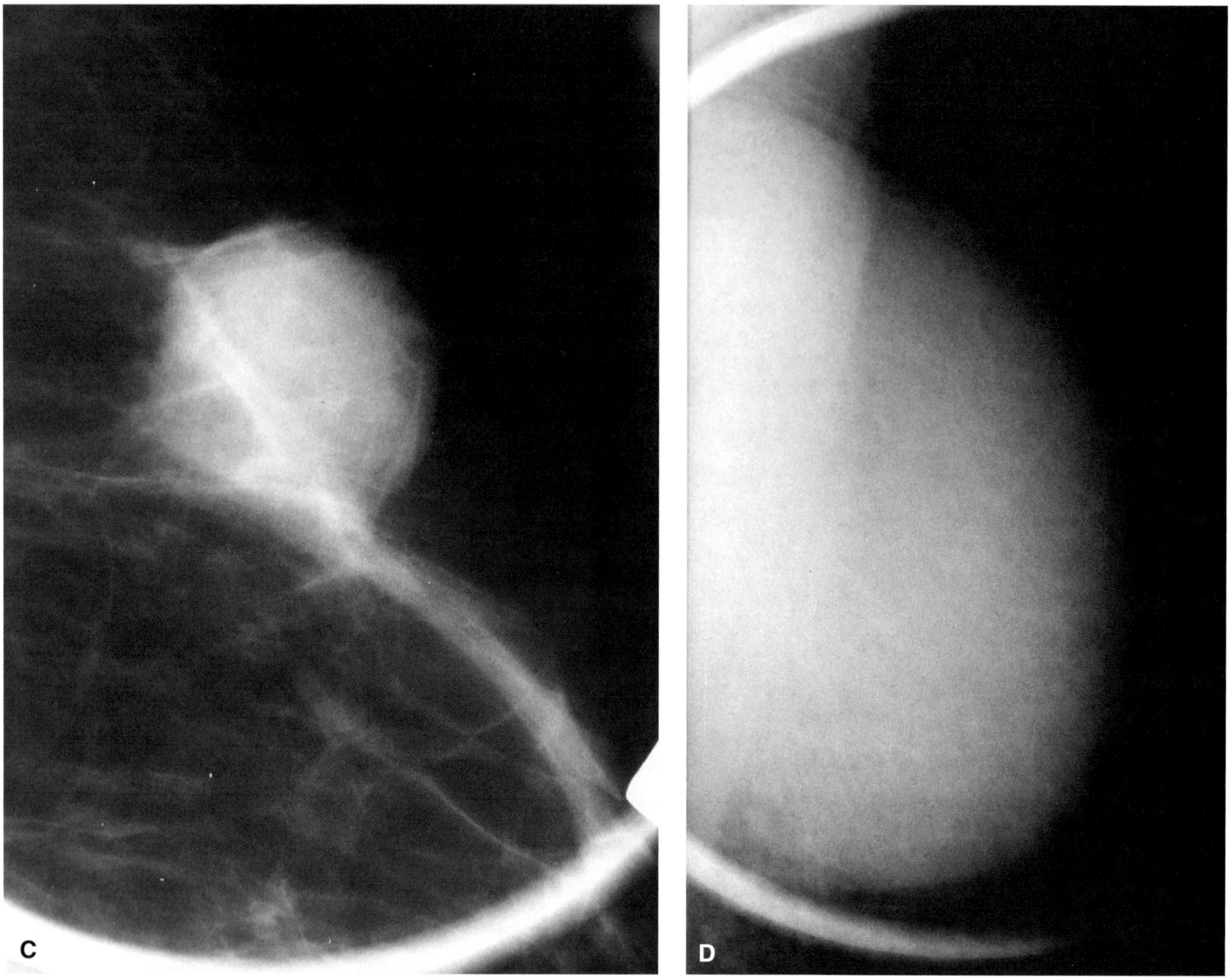


**Figura 3.16.** *(Continuação)* Incidência tangencial seletiva **(C)**, massa em seio esquerdo. Incidência axilar **(D)**, axila esquerda.

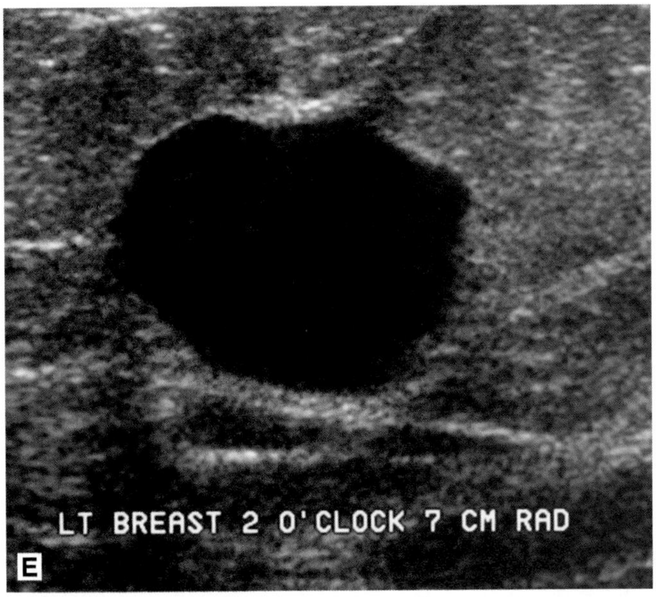


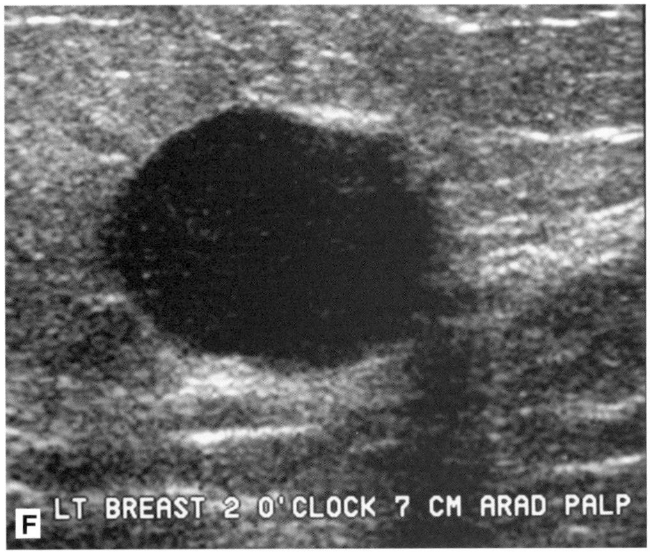


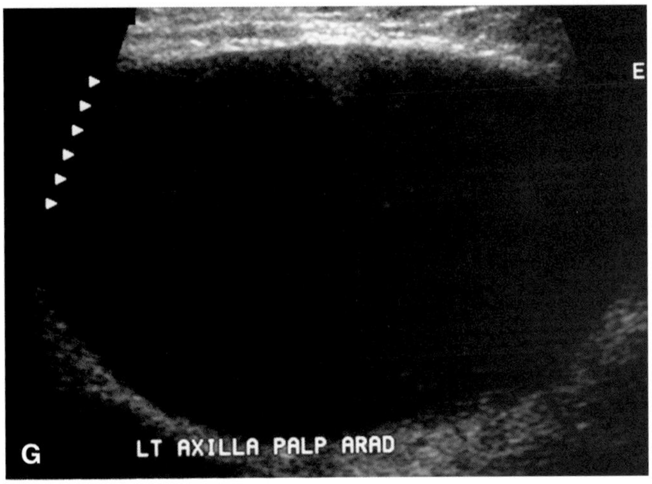


**Figura 3.16.** *(Continuação)* Imagens de US nos cortes RAD **(E)** e ARAD **(F)** da massa no seio esquerdo. Imagem de US **(G)** da massa na axila esquerda.

## Como você descreveria os achados? Qual é o seu diferencial?

Uma massa arredondada, com 1,5 cm, margens indistintas e parcialmente limitadas aparece na imagem do seio esquerdo, correspondendo à área de preocupação da paciente. Uma massa adicional medindo pelo menos 3 cm aparece parcialmente na imagem na axila esquerda. Devido a esse grupo de achados, o diferencial é limitado. As possibilidades malignas incluem um carcinoma ductal invasivo não especificado de outra maneira, com doença metastática na axila. Devido às margens, ao formato da massa no seio e à presença de adenopatia axilar, é provável que isso seja mal diferenciado. Em mulheres na pré-menopausa com uma massa arredondada, carcinoma medular é o principal subtipo de carcinoma ductal invasivo a ser considerado. Carcinomas papilar e mucinoso também se apresentam como massas arredondadas, mas são mais comuns em mulheres mais velhas, na pós-menopausa. Alternativamente, isto pode representar um linfoma. Um processo inflamatório com a formação de abscessos no seio e adenopatia reativa na axila são possíveis considerações diagnósticas benignas. Exame físico e US são indicados.

## Como você descreveria os achados? Você acha que isto poderia ser um cisto?

No exame físico, uma massa sólida é palpada na posição de 2 horas, a 7 cm do mamilo esquerdo; uma massa sólida e fixa também é palpada na axila esquerda. Nenhuma alteração da pele é observada e nenhuma hipersensibilidade é extraída na palpação. Uma massa arredondada, bem limitada, acentuadamente hipoecoica com reforço acústico posterior aparece na imagem correspondendo ao achado palpável no seio; e uma massa com 4 cm, bem limitada, acentuadamente hipoecoica (quase anecoica) aparece na imagem da axila esquerda. Embora você fique tentado a dizer que a massa na axila poderia ser um cisto, é importante reconhecer que linfonodos axilares anormais e ampliados podem ser quase anecoicos em algumas pacientes.

## Qual é a sua recomendação?

O processo maligno deve ser a principal consideração nesta paciente, portanto biópsias do seio esquerdo e das massas axilares são indicadas.

Categoria 5 no BI-RADS®: altamente sugestiva de malignidade – ação apropriada deve ser tomada.

A ação apropriada é tomada e um carcinoma medular com doença metastática na axila esquerda é diagnosticado após as biópsias percutâneas da mama e das massas axilares. A paciente é tratada com terapia neo-adjuvante.

## Quais são os achados clínicos e de imagem que estão associados ao carcinoma medular?

Carcinomas medulares são um subtipo descrito de carcinoma ductal invasivo. Quando critérios histológicos rígidos são utilizados para classificar essas lesões, elas representam < de 2% de todos os cânceres de mama. Clinicamente, sua apresentação mais comum é como uma massa palpável que frequentemente tem desenvolvimento rápido, segundo a paciente. Mamograficamente, os carcinomas medulares são massas arredondadas ou ovais com margens que podem variar desde bem limitadas até mal definidas; contudo, geralmente não são espiculadas. Na US, são moderada a notadamente hipoecoicos (podem simular um cisto) e podem demonstrar algum reforço acústico posterior. Como esses tumores podem ter áreas de necrose, você pode obter material com sangue se tentar fazer uma aspiração; contudo, um componente sólido residual permanecerá, de maneira que uma biópsia de agulha grossa também pode ser feita.

## Que achados histológicos são descritos para um carcinoma medular?

Esses tumores possuem ninhos de grandes células epiteliais, de alto grau nuclear, formam um padrão sincicial e carecem de quantidade significativa de estroma em volta. Os núcleos são pleomorfos e um grande número de figuras mitóticas está presente. Os tumores estão cercados por uma significante infiltração de linfócitos e células plasmáticas. O carcinoma ductal *in situ* geralmente não é um achado associado. Devido à natureza localmente agressiva destas lesões, áreas de tumor necrótico podem estar presentes histologicamente. Presumidamente, o suprimento vascular é superado pelo rápido crescimento do tumor. Muitos desses tumores têm receptores negativos para estrogênio e progesterona.

## PACIENTE 17

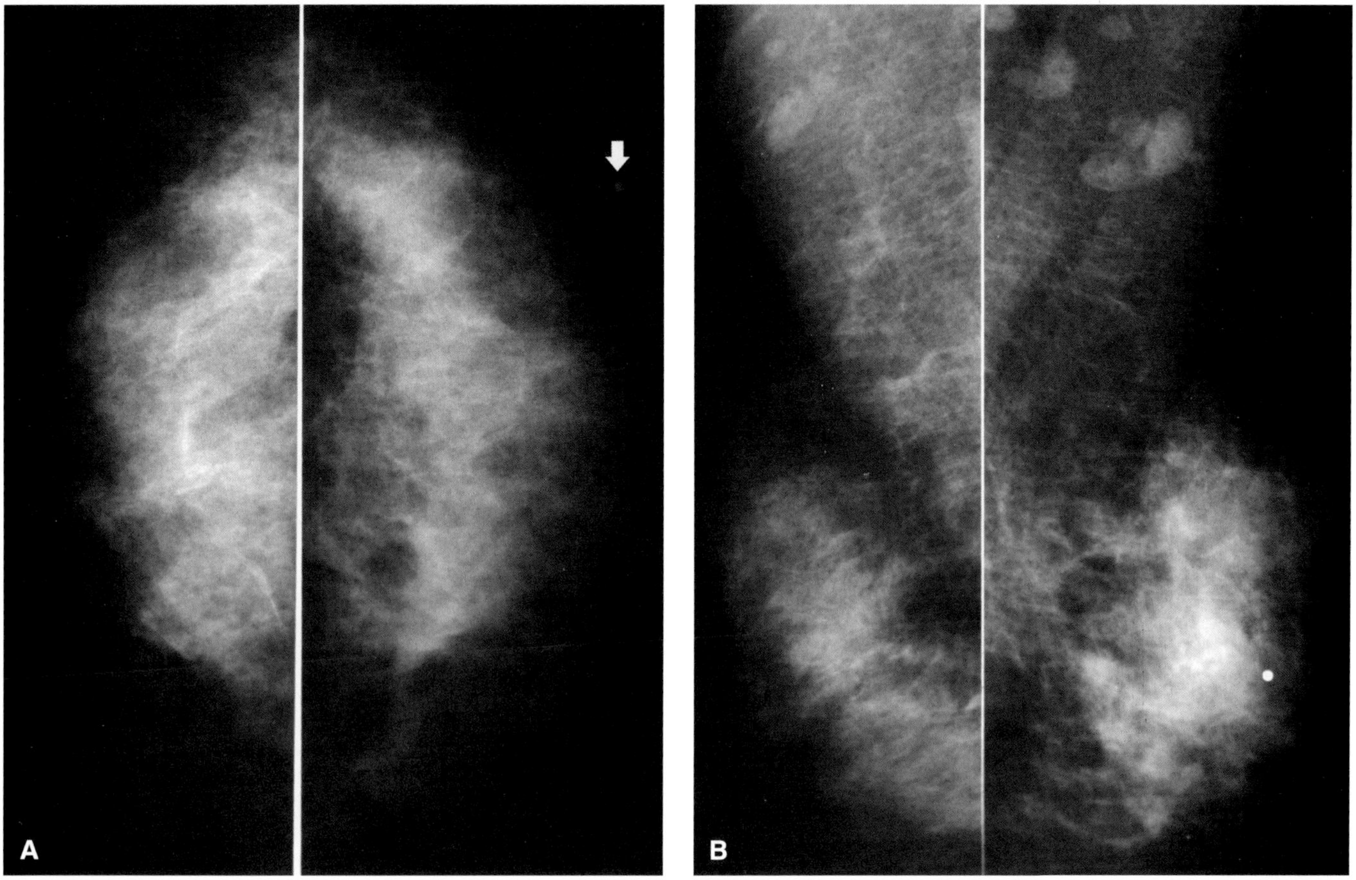


**Figura 3.17.** Avaliação diagnóstica de paciente com 51 anos de idade com um "caroço" e espessamento no seio esquerdo. Incidências CC (**A**) e MLO (**B**) com um marcador metálico (*seta* na incidência CC) utilizado no local de preocupação da paciente. Fatores técnicos utilizados para a exposição são os seguintes: *(Continua.)*

| Fator | CC DIR | CC ESQ | MLO DIR | MLO ESQ |
|---|---|---|---|---|
| kV | 26 | 31 | 26 | 27 |
| mAs | 296 | 293 | 269 | 439 |
| Comp (mm) | 63 | 76 | 60 | 68 |

### O que você acha? Como você descreveria os achados?

A densidade geral do seio esquerdo está aumentada e esse seio parece maior que o direito. Conforme evidenciado pelos milímetros com compressão utilizados, o seio esquerdo é menos compressível do que o direito. Essas observações são confirmadas e fundamentadas pelos fatores técnicos utilizados para exposições adequadas. Embora a quilovoltagem utilizada na incidência MLO esquerda seja maior em comparação com a utilizada no seio direito, a miliamperagem resultante é muito maior na MLO esquerda. Em comparação, quando a quilovoltagem é aumentada para 31 kV na incidência CC esquerda, a miliamperagem resultante é comparável àquela observada nas incidências CC e MLO do seio direito. Também se observam linfonodos axilares levemente mais salientes na axila esquerda em comparação com aqueles na axila direita.

### Quais possibilidades diagnósticas você está considerando agora? O que você recomendaria?

As considerações diferenciais para alterações difusas geralmente unilaterais, embora raramente bilaterais, incluem efeito de terapia por radiação, alterações inflamatórias (p. ex., mastite), trauma, adenopatia axilar ipsolateral com obstrução linfática, desvio de diálise no braço ipsolateral com sobrecarga de fluido, carcinoma ductal invasivo não especificado de outra maneira, carcinoma inflamatório, carcinoma lobular invasivo ou linfoma. Carcinoma lobular invasivo pode resultar no aumento da densidade e do tamanho do seio ou na diminuição do tamanho do seio (o seio retraído). As considerações diferenciais para alterações difusas geralmente bilaterais, embora raramente unilaterais, incluem terapia de reposição hormonal (p. ex., estrogênio), alterações de peso, insuficiência cardíaca congestiva, insuficiência renal com sobrecarga de fluidos e síndrome da veia cava superior. Causas benignas raras adicionais incluem mastite granulomatosa, necrose por coumadin, arterite e distúrbios autoimunes (p. ex., esclerodermia). Obter um histórico completo, examinar a paciente e obter uma US frequentemente é útil para escolher entre as considerações diferenciais.

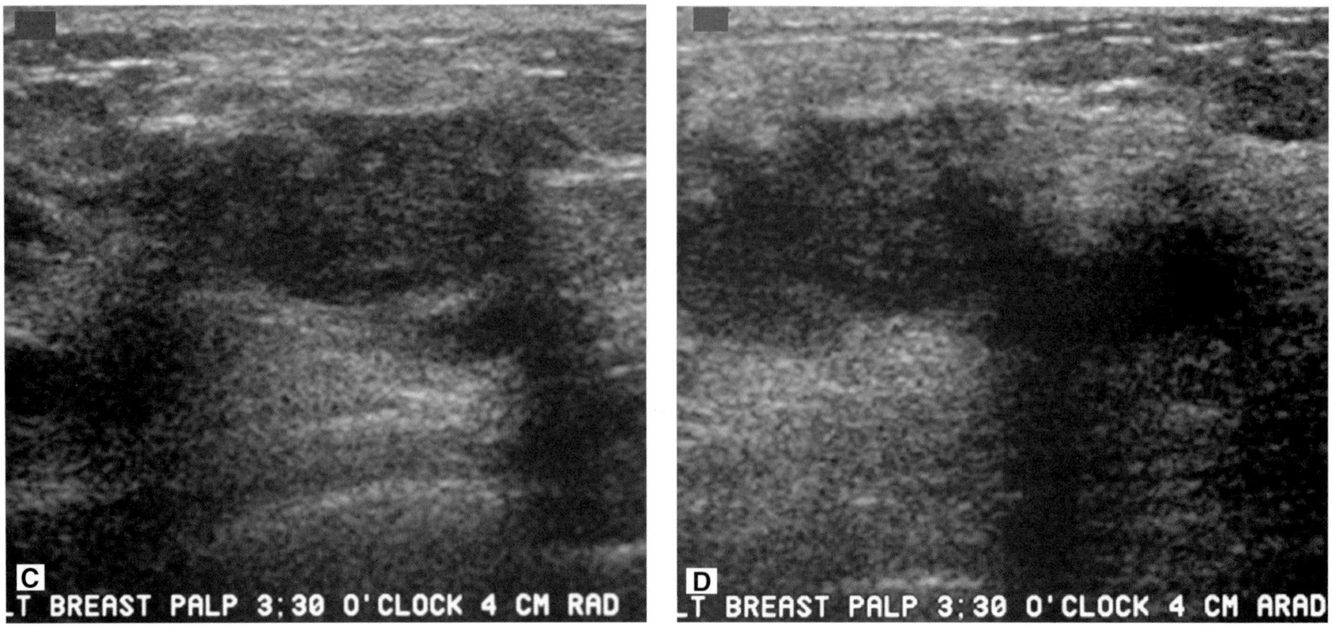


**Figura 3.17.** *(Continuação)* Imagens de US, cortes RAD **(C)** e ARAD **(D)**, seio esquerdo lateralmente.

## Como você descreveria os achados da US?

Uma área irregular hipoecogênica, com áreas associadas de reforço e sombra acústica posterior, aparece na imagem na posição de 3:30h, a 4 cm do mamilo esquerdo. Alguma hipersensibilidade é extraída durante o estudo da US, mas não há eritema, calor demasiado ou *peau d'orange* (pele semelhante à casca de laranja). Nenhum outro histórico clínico relevante é extraído (trauma, terapia por radiação ou outros problemas médicos conhecidos). Os achados clínicos e da imagem não fornecem uma etiologia benigna definida; ao contrário, existe a preocupação de uma possível malignidade.

Categoria 4 do BI-RADS®: anormalidade suspeita – uma biópsia deve ser considerada.

Uma biópsia de agulha grossa dirigida por ultrassom é feita. Uma mastite severa com características sugestivas de formação de abscesso é diagnosticada na biópsia de agulha grossa. Incisão cirúrgica e drenagem são feitas depois do desaparecimento incompleto dos sintomas e achados após dois cursos de antibiótico. Nenhuma malignidade é diagnosticada no tecido excisado colhido no momento da drenagem cirúrgica e a paciente teve um curso pós-operatório sem complicações com desaparecimento completo dos sintomas.

## Em qual diagnóstico se deve insistir agressivamente em pacientes com este tipo de apresentação?

Devido às apresentações clínica e mamográfica desta paciente, carcinoma inflamatório é a principal consideração diagnóstica. Carcinoma inflamatório representa < de 1% de todos os cânceres de mama e as pacientes geralmente se apresentam agudamente com rápido desenvolvimento dos sintomas que simulam os de um processo inflamatório. Carcinoma inflamatório é, primeiramente, um diagnóstico clínico considerado em pacientes que descrevem rápido desenvolvimento de alterações difusas da mama, incluindo calor, peso, espessamento, alterações da pele consistentes com edema em (*peau d'orange* e vermelhidão no seio. Embora possa haver alguma hipersensibilidade, ela geralmente não é um componente significativo. Adenopatia axilar está presente em mais de 50% das pacientes com carcinoma inflamatório no momento da apresentação. O diagnóstico de carcinoma inflamatório às vezes pode ser atrasado se a paciente for tratada repetidamente com antibióticos. Se os sintomas não desaparecerem, ou se piorarem, com antibióticos, deve-se insistir agressivamente no diagnóstico de carcinoma inflamatório. Uma biópsia de pele geralmente é feita para estabelecer o diagnóstico. Contudo, se achados focais forem identificados na US, uma biópsia dirigida por ultrassom também pode ser útil para determinar o diagnóstico. Como adenopatia refletindo doença metastática é comum em mulheres com carcinoma inflamatório, a axila deve ser examinada e uma aspiração por agulha fina ou uma biópsia de agulha grossa pode ser feita se um linfonodo potencialmente anormal for identificado.

Em pacientes com carcinoma inflamatório, a compressibilidade do seio é significativamente diminuída, a densidade do parênquima é aumentada e o espessamento associado da pele resulta em dificuldades significativas para a obtenção da exposição mamográfica adequada (agora, duas camadas de pele espessa precisam ser penetradas para a exposição adequada do parênquima). Na US, espessamento da pele, ruptura da estrutura normal do tecido, aumento na ecogenicidade do tecido (consistente com hiperemia) e vasos linfáticos subcutâneos dilatados podem ser vistos. Em um pequeno número de mulheres, uma ou mais massas podem ser identificadas no seio envolvido. Um carcinoma ductal invasivo pouco diferenciado, com embolia de tumor associada a linfáticos dérmicos dilatados, é o achado mais comum em mulheres com carcinoma inflamatório. A presença de tumor em linfáticos dilatados é identificada em aproximadamente 80% das mulheres com sinais e sintomas clínicos de carcinoma inflamatório.

## PACIENTE 18

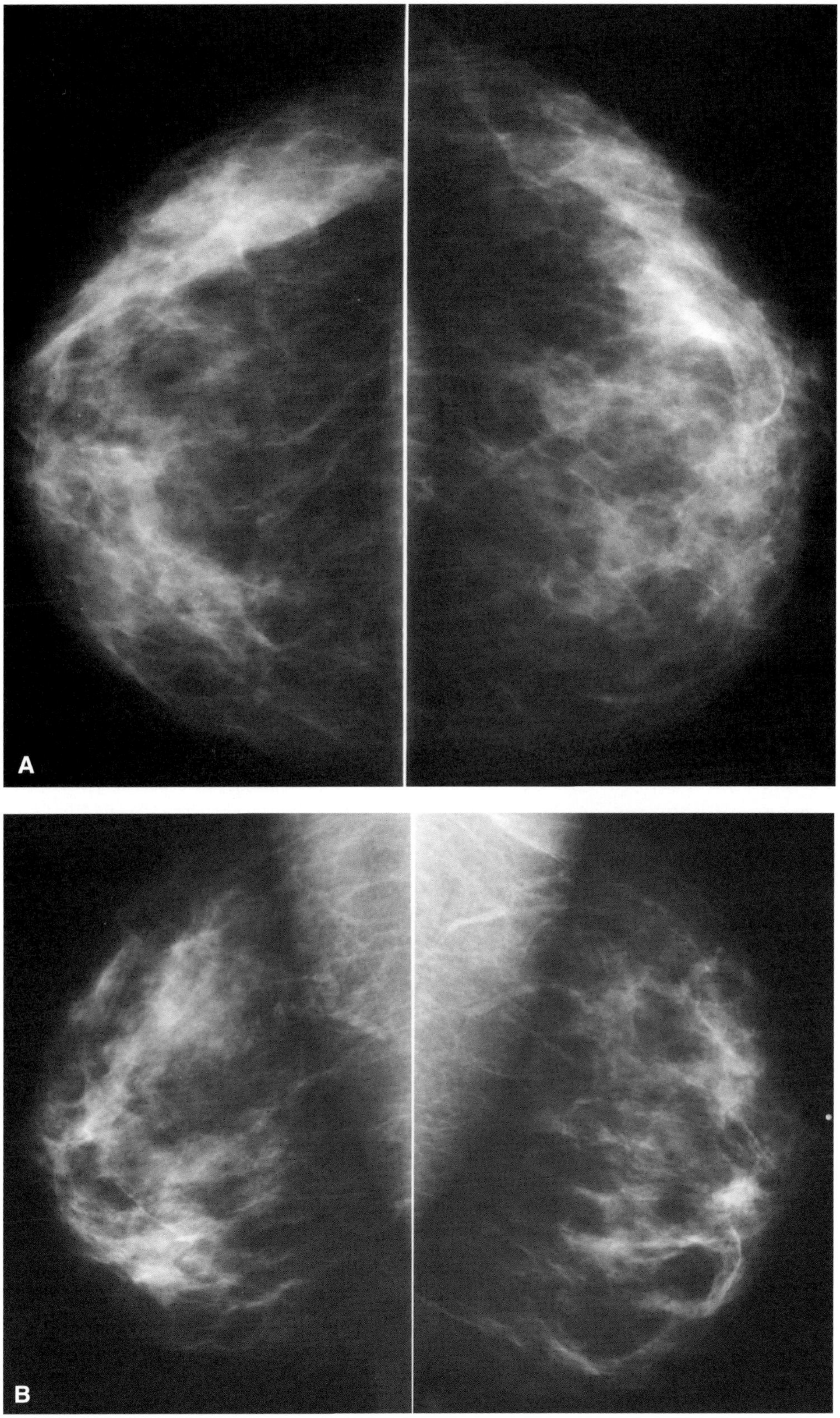

**Figura 3.18.** Avaliação diagnóstica de paciente com 37 anos de idade com um "caroço" no seio esquerdo. Incidências CC **(A)** e MLO **(B)**. *(Continua.)*

**Nesta etapa, o que você pode afirmar? Com quanta confiança? O que mais você pediria para o técnico fazer?**

Nenhuma anormalidade está aparente nas incidências CC e MLO. Em mulheres com mais de 30 anos de idade que se apresentam com um "caroço" ou outro sintoma (dor focal, alterações na pele etc.), um marcador metálico é colocado no local de interesse e incidências CC e MLO, bem como uma incidência tangencial seletiva do local da anormalidade focal, são feitas. Um estudo unilateral do seio sintomático é feito, caso a paciente tenha feito uma mamografia nos últimos 6 meses. Com base nas imagens iniciais, incidências com compressão seletiva adicional ou incidência de dupla compressão seletiva e magnificação podem ser feitas. Dependendo do local do achado e da aparência dessa área na incidência tangencial seletiva, exame físico correlativo e US geralmente são indicados. A US pode ser adiada em pacientes nos quais não há chance de a lesão ter sido excluída do campo de visão, com tecido completamente gorduroso ou uma lesão benigna (p. ex., um cisto oleoso) aparecendo na imagem, correspondendo à área de interesse.

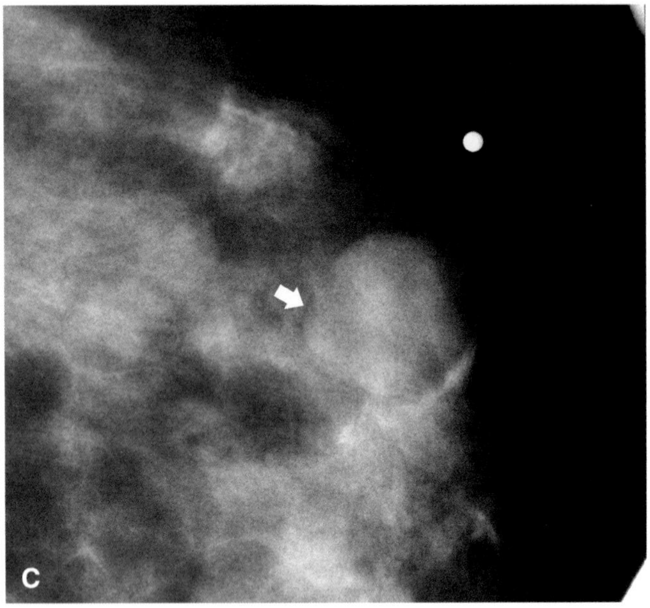


**Figura 3.18.** *(Continuação)* Incidência tangencial seletiva **(C)** feita no local do achado palpável no quadrante superior externo do seio esquerdo.

## Nesta etapa, o que você pode afirmar? Qual é o seu diferencial?

Uma massa arredondada, com 1 cm e margens bem limitadas é demonstrada na incidência tangencial seletiva. Um sinal de halo parcial é visto (seta, Fig. 3.18C). O sinal de halo, definido como uma radiotransparência bem definida com 1 a 2 mm, parcial ou completamente delineando a massa, é um sinal de que a lesão é benigna. Da mesma maneira que o sinal de halo é sinal de lesão benigna, a espiculação é sinal de malignidade. Algumas lesões que apresentam sinal de halo acabam sendo malignas, mas a maioria não o é; algumas massas espiculadas acabam sendo benignas, mas a maioria não o é. Considera-se que o sinal de halo reflete uma lesão de crescimento rápido, e o tipo mais comum é um cisto ou fibroadenoma (consequentemente, pode ser visto com as lesões malignas de crescimento mais rápido). Outras considerações benignas nesta paciente incluem adenoma tubular, papiloma, PASH, fibrose focal, galactocele, tumor filódio, acúmulo de fluidos pós-traumático ou um abscesso. Carcinoma ductal invasivo não especificado de outra maneira e carcinoma medular são as primeiras considerações malignas para uma paciente nesta idade. Tipicamente, os carcinomas mucinosos são menores e mais comuns em pacientes mais velhas, na pós-menopausa, bem como são os carcinomas papilares, ao passo que os lobulares invasivos não se apresentam como uma massa arredondada e são mais comuns em mulheres mais velhas, na pós-menopausa.

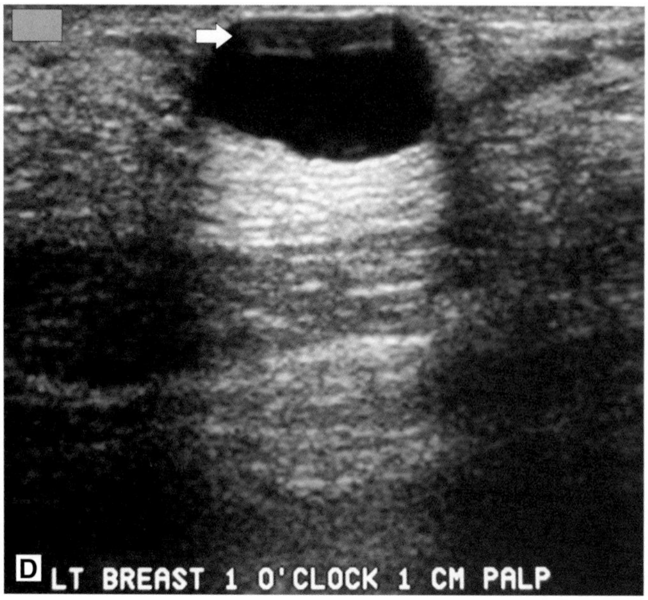


**Figura 3.18.** *(Continuação)* Imagem de US **(D)** da massa palpável no quadrante superior externo do seio esquerdo.

**Qual é o seu diagnóstico? A qual categoria no BI-RADS® você atribuiria? Você faria mais alguma coisa?**

No exame físico, uma massa superficial, distinta, dura e facilmente móvel é palpada na posição de 1 hora, a 1 cm do mamilo esquerdo. Uma massa anecoica, bem limitada, com 1,3 cm e reforço acústico posterior aparece na imagem, correspondendo ao achado palpável. Isso é um cisto simples. Um artefato de reverberação (seta, Fig. 3.18D) está presente superficialmente. Nesta paciente, mais nenhuma intervenção é justificável, a menos que haja uma hipersensibilidade significativa ou que ela necessite de uma aspiração. Parte do nosso trabalho é educar as mulheres. Portanto, é importante informá-las de que os cistos são comuns (isto é, a maioria das mulheres apresenta cistos na mesma etapa da vida), frequentemente múltiplos e podem variar de tamanho e hipersensibilidade associada. Mas o que exatamente estas pacientes esperam ouvir de você? Elas prestam atenção em cada palavra que você diz, aguardando que você lhes diga com certeza que o que elas estão sentindo *não* é câncer de mama. Portanto, faço desta etapa um momento para olhá-las nos olhos quando digo especificamente: "O caroço que você está sentindo não é câncer de mama, é um cisto, uma bolsa de fluidos no seu seio e não se transformará em câncer." Contudo, você ainda precisa avaliar individualmente a resposta de cada paciente a essa informação. Se eu sentir que a preocupação persiste, discutirei fazer uma aspiração. Incluídos nessa discussão estão a probabilidade de retorno após a aspiração e o pequeno risco de causar sangramento ou infecção.

Os fluidos aspirados podem variar de aparência. O fluido pode fluir livremente e variar entre transparente ou opaco, seroso a verde até quase preto. Em algumas mulheres, o fluido é mais espesso e gelatinoso; nessas pacientes, a aspiração pode ser incompleta mesmo com uma agulha 18G. Rotineiramente, não envio o fluido para a citologia, a menos que obtenha um fluido excessivamente ensanguentado após uma punção não-traumática.

Categoria 2 no BI-RADS®: achado benigno. Recomenda-se um estudo mamográfico anual a partir dos 40 anos, a menos que haja preocupações clínicas intervenientes ou persistentes, necessitando de avaliação antecipada.

## PACIENTE 19

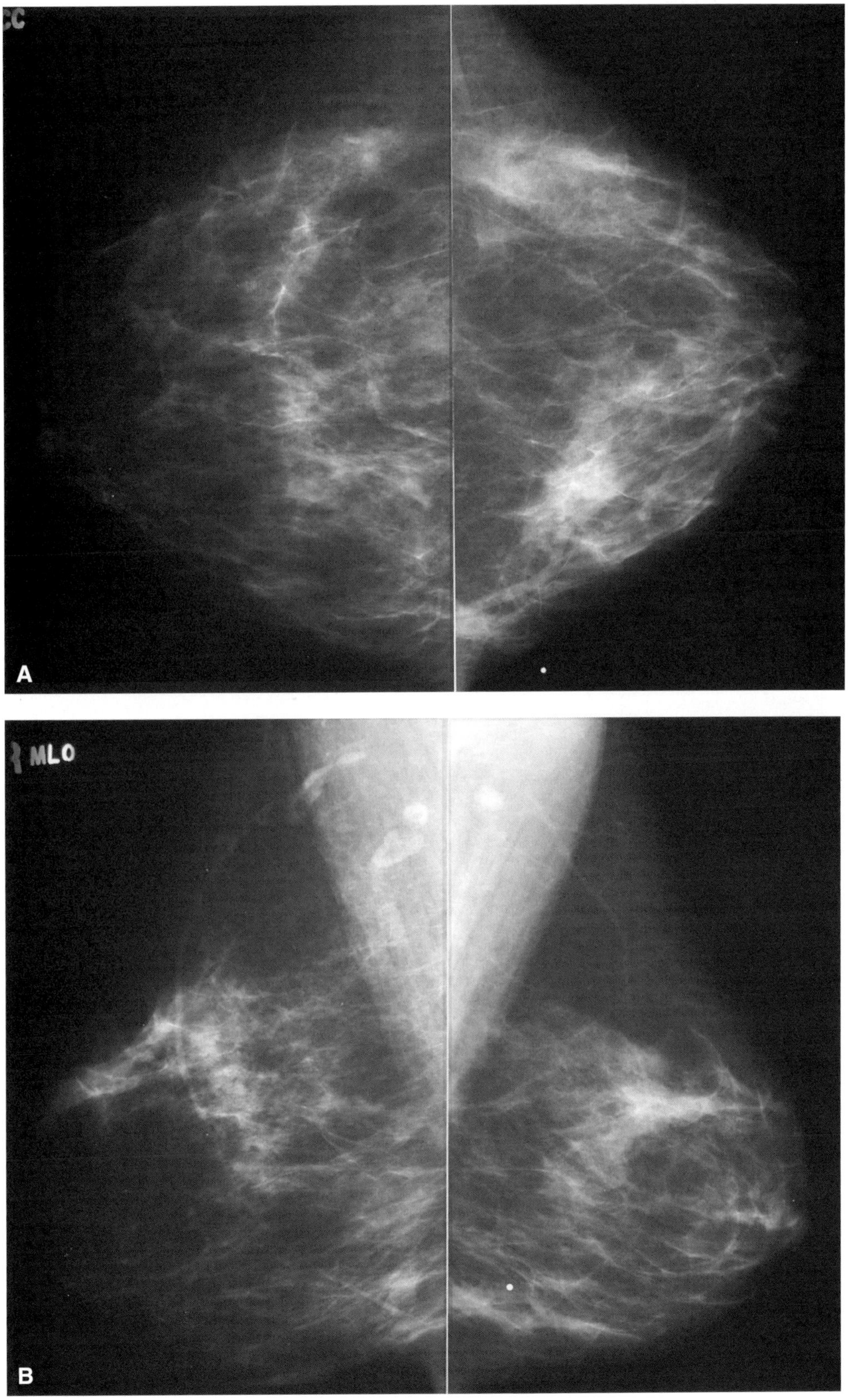


**Figura 3.19.** Avaliação diagnóstica de paciente com 42 anos de idade com um "caroço" no seio esquerdo. Incidências CC **(A)** e MLO **(B)**, com um marcador metálico na anormalidade palpável. *(Continua.)*

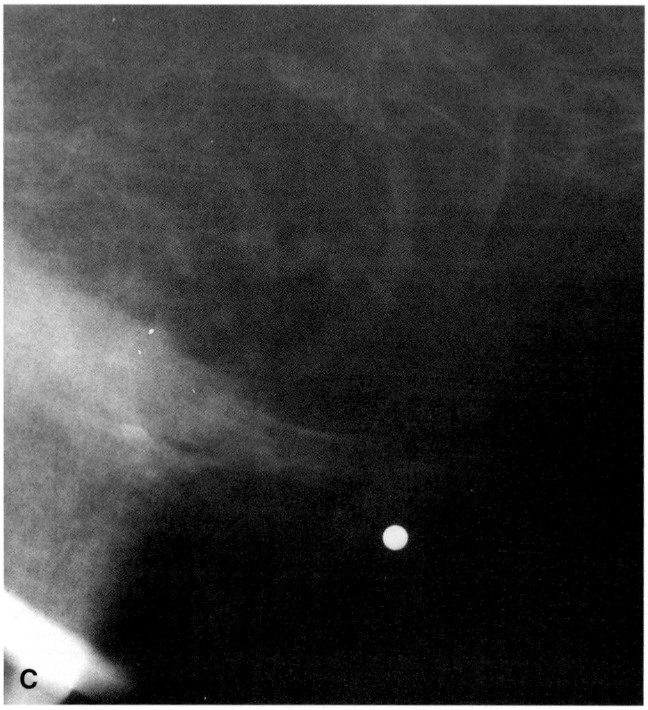


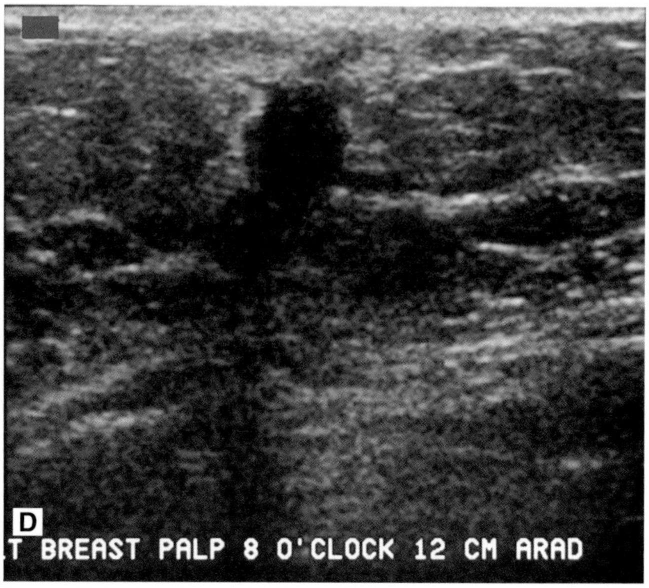


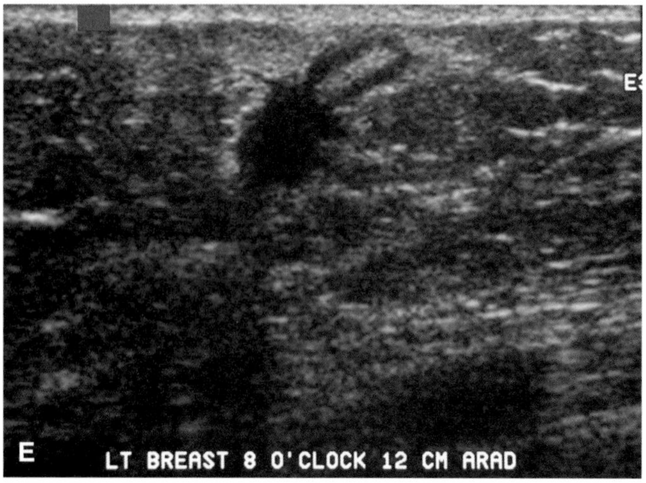


**Figura 3.19.** *(Continuação)* Incidência tangencial seletiva **(C)** do achado palpável. Imagens de US **(D, E)**, corte ARAD feito através de duas áreas diferentes da massa palpável.

## Como você descreveria os achados da imagem?

Linfonodos espalhados são notados bilateralmente, sobrepostos ao músculo peitoral. Assimetria parenquimatosa focal aparece incompleta na imagem no local de preocupação para a paciente, na posição ínfero-medial no seio esquerdo. No exame físico, uma massa suave, dura e fixa é palpada logo acima da extensão mais medial da dobra inframamária à esquerda. Isso está associado a uma retração na pele. Uma massa orientada verticalmente, com margens espiculadas e angulares e com algum sombreamento aparece na imagem correspondendo ao achado palpável na posição de 8 horas, a 12 cm do mamilo esquerdo.

## Qual é o seu diferencial? Qual é a sua recomendação para esta paciente?

As considerações diagnósticas mais comuns incluem processo inflamatório ou alterações pós-traumáticas; lesões benignas raras a serem consideradas incluem papiloma, adenose esclerosante, tumor de célula granular ou fibromatose (principalmente com uma lesão próxima ou associada ao músculo peitoral). Carcinoma ductal invasivo não especificado de outra maneira e carcinoma lobular invasivo são as primeiras considerações malignas. Raramente um carcinoma ductal *in situ* pode apresentar-se como uma massa, com densidade assimétrica ou distorção na ausência de microcalcificações. Devido aos achados clínicos e de imagem descritos, uma biópsia é indicada.

Categoria 4 do BI-RADS®: anormalidade suspeita – uma biópsia deve ser considerada.

Fibromatose (desmóide extra-abdominal) é descrita histologicamente nas amostras. O diagnóstico é confirmado após biópsia excisional.

## Quais são as características da imagem da fibromatose?

Mamograficamente, uma massa espiculada, irregular e não calcificada é o achado mais comum em mulheres com fibromatose. Menos comum, a assimetria parenquimatosa focal, que pode ter distorção associada, pode ser vista. Na US, as lesões geralmente são massas hipoecoicas, arredondadas, ovais ou irregulares com um halo ecogênico, sombra acústica posterior e margens que não são bem limitadas. Menos comumente margens bem limitadas e reforço acústico posterior podem ser vistas. Em um número limitado de casos apresentados, estas lesões são descritas como heterogêneas em imagem de RM, e com sinal de alta a baixa intensidade em imagens ponderadas em T2, isointensas em imagens ponderadas em T1, e com reforço que varia de moderado a forte após a administração de contraste. Em nossa experiência, o reforço destas lesões varia e alguns podem não ser significativos na RM.

## O que é fibromatose (desmóide extra-abdominal)? O que é crítico no tratamento das pacientes diagnosticadas com fibromatose?

Fibromatose é um tumor pouco comum que soma menos de 0,2% de todos os tumores de mama primários, sendo indistinguível da fibromatose, que ocorre em qualquer outro local do corpo. O tumor é composto primeiramente por células fusiformes sem atipia significativa, celularidade baixa a moderada, figuras mitóticas raras e colágeno. Tipicamente não sofrem metástase, mas podem aparecer novamente e ser agressivos, principalmente se a lesão for excisada inadequadamente. Excisão cirúrgica ampla é, portanto, crítica no tratamento destas pacientes. A fibromatose pode ocorrer em qualquer local do seio, mas frequentemente é notada próxima ao músculo peitoral. Retração do mamilo foi descrita em lesões próximas ao mamilo. Em algumas pacientes, esta lesão está associada à síndrome de Gardner. Uma relação com trauma e implantes de silicone também foi descrita. Embora sejam tipicamente indolores, podem ser hipersensíveis, como nesta paciente. Histologicamente é importante distinguir estas lesões de fibrossarcomas que podem sofrer metástase.

## PACIENTE 20

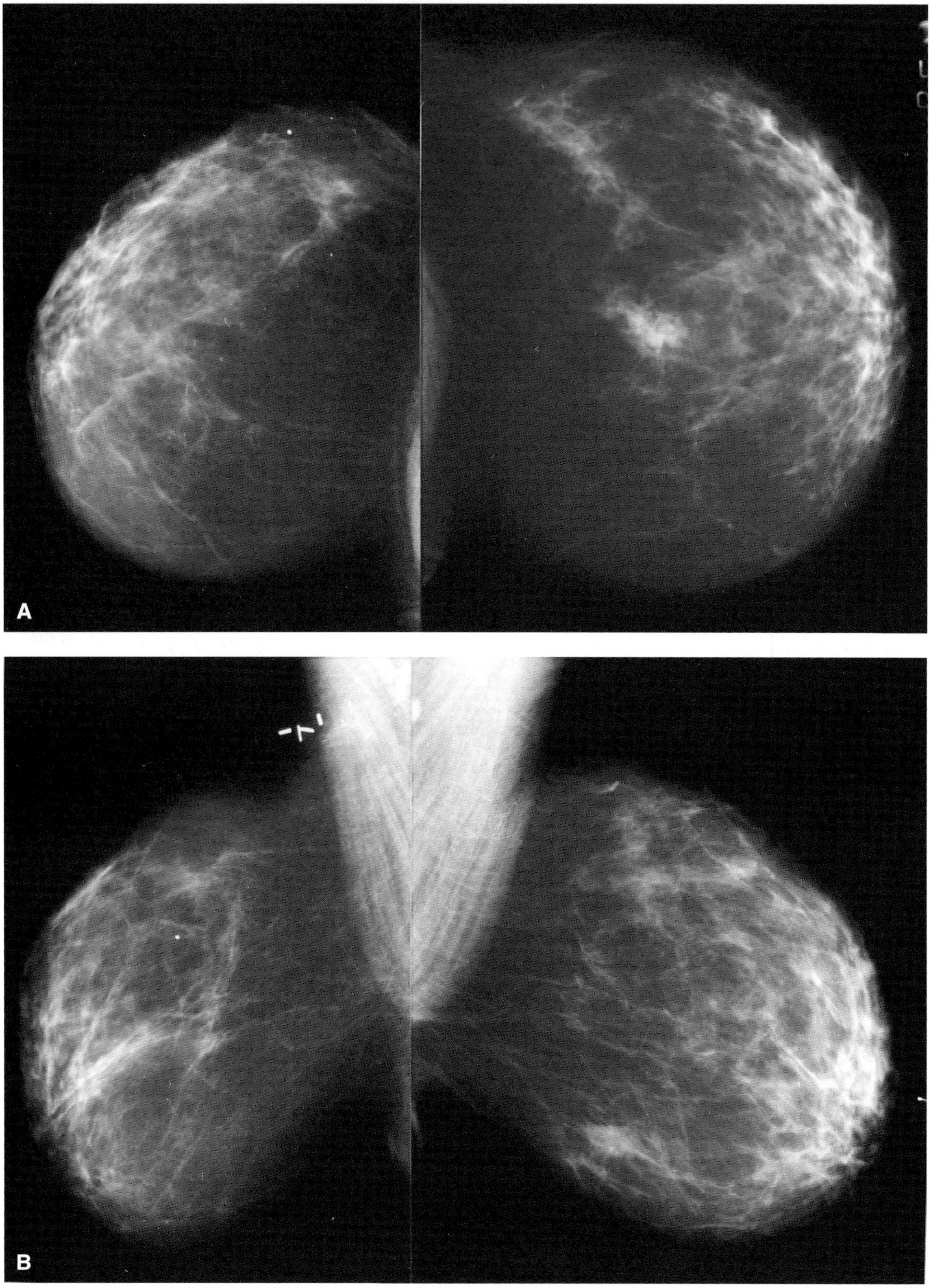

**Figura 3.20.** Avaliação diagnóstica de paciente com 42 anos de idade, com histórico de sarcoma de Ewing na coluna 15 anos antes, previamente tratada com terapia por radiação, e câncer no seio direito tratado com nodulectomia e terapia por radiação 3 anos antes desta mamografia. Incidências CC **(A)** e MLO **(B)**.

**O que você acha? Que recomendações você faria a esta paciente?**

O seio direito é menor do que o esquerdo e clipes cirúrgicos estão presentes na incidência MLO, anteriores ao músculo peitoral, consistente com o histórico de câncer na mama direita, 3 anos antes, tratado de maneira conservadora. Você vê uma potencial anormalidade no seio esquerdo? Que tal uma avaliação adicional antes de fazer qualquer recomendação?

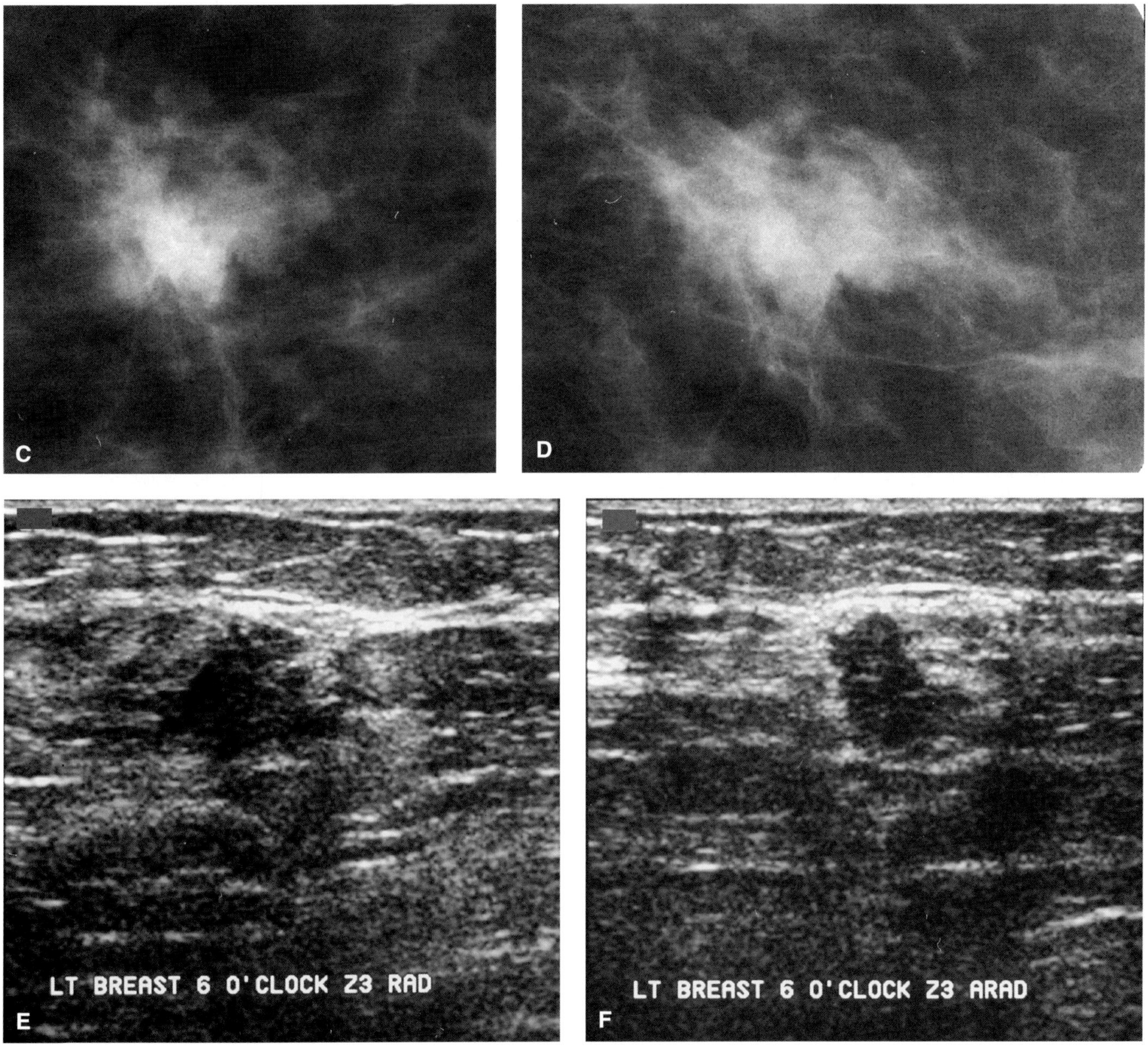


**Figura 3.20.** Incidências com compressão seletiva CC **(C)** e MLO **(D)**, seio esquerdo. Imagens de US nos cortes RAD **(E)** e ARAD **(F)** da lesão na posição de 6 horas, na zona 3 (Z3).

## Como você descreveria o achado? Que considerações diferenciais você apresentaria? Qual é a sua recomendação?

Uma massa irregular, com 1,2 cm, áreas de lobulação, bem como margens indistintas e mal definidas, é confirmada nas incidências com compressão seletiva. Essa é uma massa hipoecoica, orientada verticalmente, com margens indistintas, parcialmente microlobuladas, espiculadas e angulares na US. Os achados mamográficos e sonográficos sugerem um processo maligno em andamento, principalmente em uma paciente com histórico de câncer de mama. As considerações diferenciais incluem carcinoma ductal invasivo metacrônico não especificado de outra maneira, carcinoma lobular invasivo, linfoma ou uma lesão metastática. Raramente carcinoma ductal *in situ* pode apresentar-se como uma massa, densidade assimétrica ou distorção na ausência de microcalcificações. As considerações benignas incluem processo inflamatório ou alterações pós-traumáticas, fibrose focal, papiloma, adenose esclerosante, tumor de célula granular e desmoide extra-abdominal. Uma biópsia é indicada.

Categoria 4 do BI-RADS®: anormalidade suspeita – uma biópsia deve ser considerada. Uma biópsia dirigida por ultrassom é feita. Um carcinoma ductal *in situ* complexo (DCIS) é descrito nas amostras percutâneas. Um DCIS complexo medindo 1,1 cm é confirmado na amostra da nodulectomia. Nenhuma invasão é descrita. Dois linfonodos sentinela excisados são normais [pTis(DCIS), pN0(sn) (i-), pMX; estádio 0].

Calcificações pleomorfas, principalmente quando as calcificações individuais são lineares, ou quando calcificações lineares, arredondadas e pontilhadas apresentam orientação linear (distribuição), são os achados mamográficos mais comuns associados ao DCIS. Raramente DCIS pode ser detectado mamograficamente como uma massa (de bem limitada a espiculada e, em algumas pacientes, microlobulada), assimetria parenquimatosa focal ou distorção na ausência de calcificações. Clinicamente, algumas pacientes diagnosticadas com DCIS apresentam massa palpável, descarga papilar espontânea (que pode ser transparente ou serosa, negativa para sangue oculto) ou doença de Paget no mamilo.

## PACIENTE 21

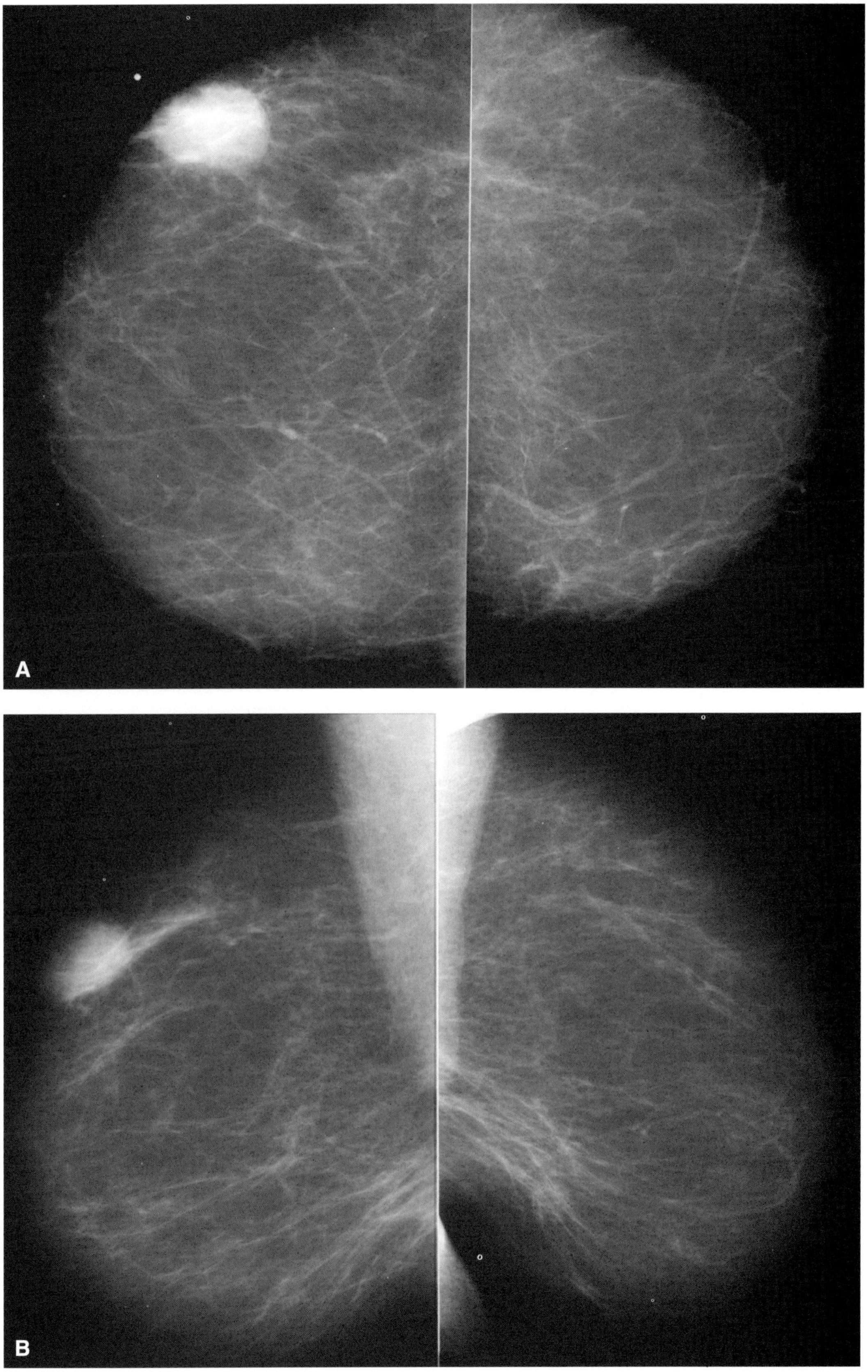


**Figura 3.21.** Avaliação diagnóstica de paciente com 64 anos de idade com um "caroço" no seio direito. Incidências CC **(A)** e MLO **(B)**, com um marcador metálico no local de interesse clínico. *(Continua.)*

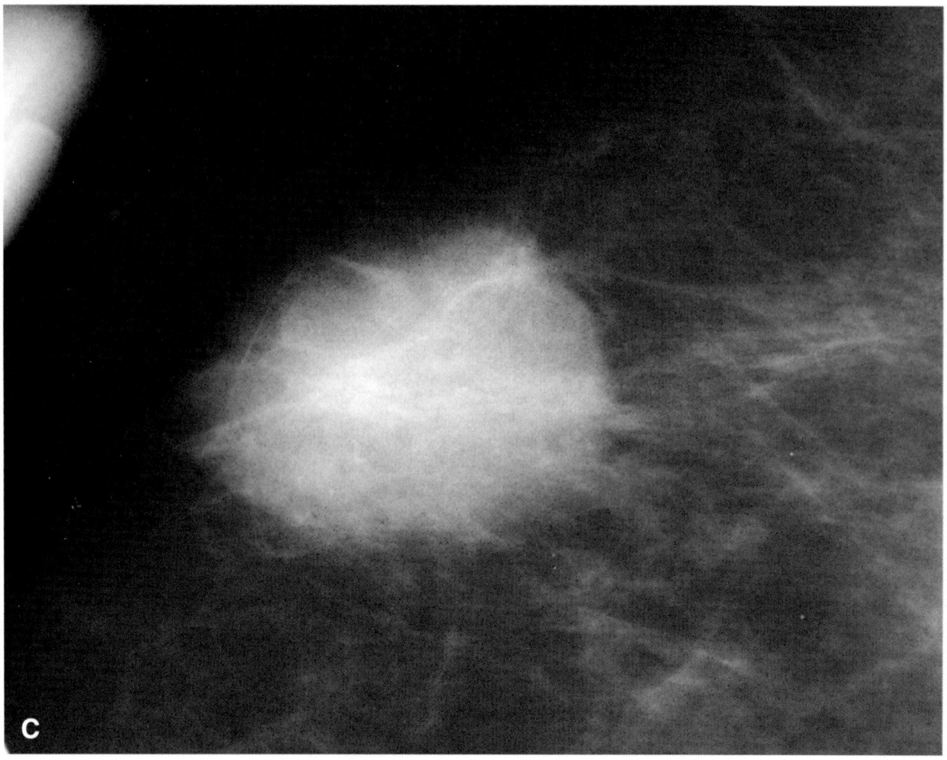


**Figura 3.21.** *(Continuação)* Incidência tangencial seletiva **(C)**, massa em seio direito.

### Qual é o seu diferencial? Qual é o próximo passo apropriado na avaliação desta paciente?

Uma massa oval com 2,5 cm e margens indistintas aparece na imagem no local de preocupação para a paciente, lateralmente no seio direito. As considerações diferenciais benignas com base nos achados mamográficos incluem cisto (uma galactocele é pouco provável em uma mulher com 64 anos de idade), fibroadenoma (fibroadenoma complexo, adenoma tubular), tumor filódio, papiloma, adenose nodular, PASH, fibrose focal, acúmulo de fluido pós-traumático e abscesso. As considerações malignas incluem carcinoma ductal invasivo não especificado de outra maneira, carcinoma mucinoso, carcinoma papilar e linfoma. Uma lesão metastática também é uma consideração, principalmente se houver histórico de malignidade latente (melanoma, pulmonar, renal, no cólon etc.), embora, no diferencial para uma massa arredondada e bem limitada, o carcinoma medular seja menos comum devido à idade da paciente. Carcinomas lobulares invasivos geralmente não se apresentam como massas arredondadas ou ovais. Exame físico correlativo e US são feitos.

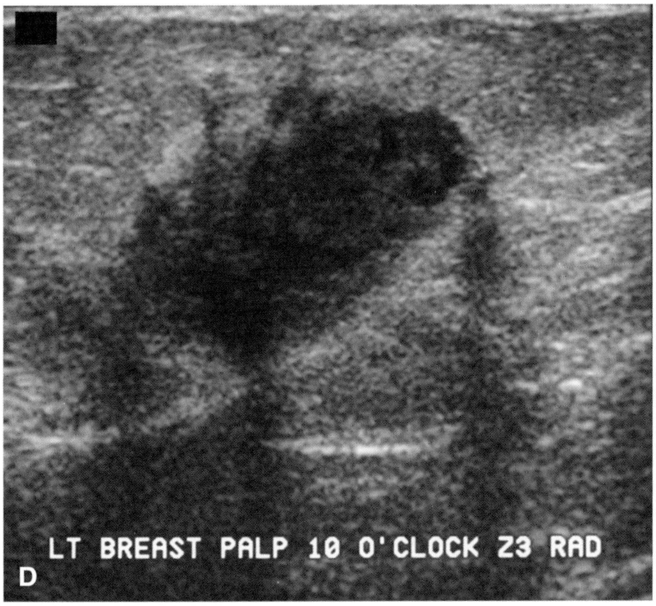


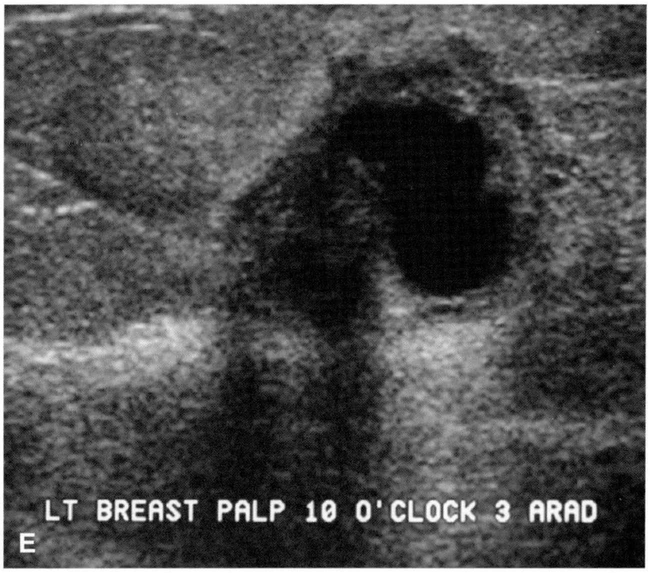


**Figura 3.21.** (*Continuação*) Imagens de US nos cortes RAD **(D)** e ARAD **(E)** do achado palpável (PALP), seio direito.

## Como você descreveria os achados? Como você avaliaria mais esta paciente?

Uma massa dura é palpada na posição de 10 horas posteriormente (Z3) no seio direito. Uma massa cística complexa com margens indistintas, microlobuladas, espiculadas e angulares aparece na imagem correspondendo à massa palpada. Devido aos achados mamográficos e sonográficos, um carcinoma ductal invasivo pouco diferenciado, com necrose é a principal consideração diagnóstica. Uma abordagem gradual é feita na avaliação desta paciente. A primeira etapa é tentar uma aspiração. Caso nenhum fluido seja obtido ou se houver anormalidade residual após a aspiração, uma biópsia de agulha grossa dirigida por ultrassom é feita. Embora pouco provável, se fluido sem sangue for aspirado e nenhuma anormalidade residual for vista na US, uma pneumocistografia pode ser feita para avaliar a presença de anormalidades murais. Apenas uma pequena quantidade de fluido com sangue é aspirada nesta paciente. Uma biópsia de agulha grossa é feita.

Categoria 4 do BI-RADS®: anormalidade suspeita – uma biópsia deve ser considerada. Um carcinoma ductal invasivo com necrose é descrito nas amostras percutâneas. Um carcinoma ductal invasivo, com 3,2 cm, grau III, é diagnosticado na amostra da nodulectomia. Envolvimento do espaço linfovascular está presente. Células malignas são descritas em um dos dois linfonodos sentinela palpados; uma dissecção axilar completa é concluída no momento da nodulectomia. Doença metastática com extensão extracapsular é descrita envolvendo o linfonodo sentinela. Nenhuma doença metastática é diagnosticada nos 14 linfonodos adicionais excisados [pT2, pN1a, pMX; estádio IIB]. O tumor é aneuploide e negativo para receptores de estrogênio e progesterona.

Carcinoma ductal invasivo pouco diferenciado e necrótico frequentemente se apresenta como massas arredondadas ou ovais, limitadas (ao contrário de espiculada) e sólidas, com reforço acústico posterior e alterações císticas associadas (refletindo o tumor necrótico). É comum estar presente uma margem de carcinoma ductal invasivo pouco diferenciado. Tem sido sugerido que necrose extensiva pode ser um fator prognóstico pobre, principalmente porque quase 50% das pacientes com tumores necróticos possuem metástase para linfonodo axilar e os tumores são aneuploides e tipicamente carecem de receptores de estrogênio e progesterona, conforme descrito para esta paciente. Pode ser que estes tumores estejam se proliferando com tanta rapidez que estejam ultrapassando seu suprimento vascular angiogenético.

Envolvimento do espaço linfovascular é descrito em aproximadamente 15% das pacientes com carcinoma ductal invasivo. Ele tem sido descrito como um achado prognóstico não favorável, principalmente em pacientes com linfonodos negativos tratadas com mastectomia ou nodulectomia. A significância em pacientes com linfonodos axilares positivos (como nossa paciente atual) não está clara. A extensão de tumor extracapsular em linfonodos envolvidos também foi descrita como fator prognóstico não favorável e alguns consideram esse achado um indicativo de irradiação axilar, principalmente em pacientes que não fizeram dissecção axilar. A presença de doença metastática em linfonodos axilares, contudo, é o fator prognóstico mais importante, havendo correlação direta entre o número de linfonodos positivos e a sobrevivência livre de doença, bem como mortalidade.

# PACIENTE 22

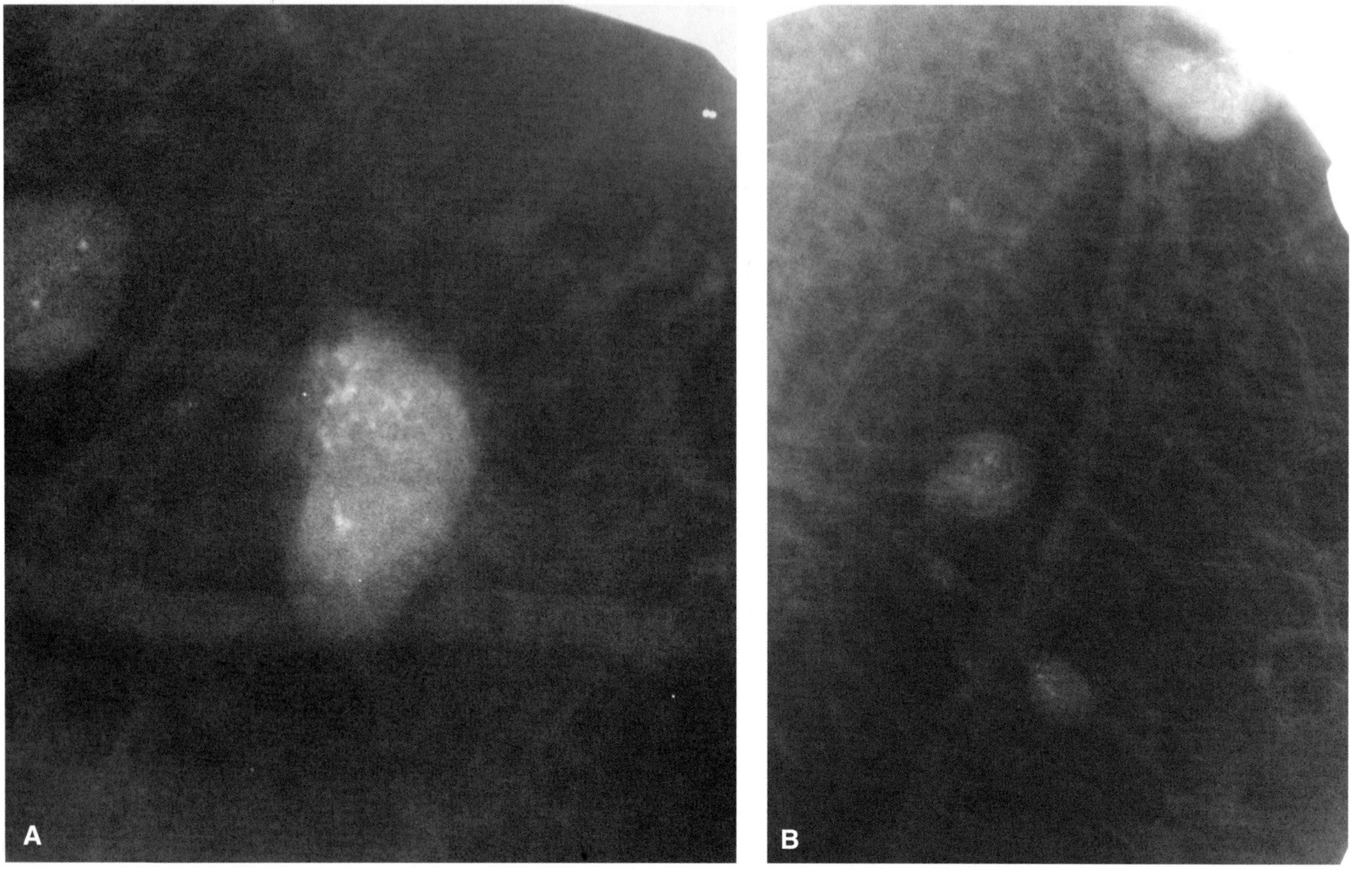


**Figura 3.22.** Avaliação diagnóstica de mulher com 72 anos de idade chamada de volta para avaliação adicional dos linfonodos axilares. Incidências com compressão seletiva **(A, B)**, axila esquerda. Achados similares são observados na axila direita (não exibidos).

## Como você descreveria os achados? Qual é o seu diferencial?

Vários linfonodos axilares apresentam no interior formas pontilhadas, arredondadas e amorfas de um material de alta densidade (com aparência de renda). Embora haja partes com alta densidade, isso pode refletir calcificações. Doença granulomatosa incluindo histoplasmose, tuberculose e sarcoide envolvendo os linfonodos axilares podem calcificar-se; contudo, calcificações refletindo alterações granulomatosas geralmente são grosseiras, densas e maiores que as vistas nesta paciente. Doença metastática do ovário ou tumor papilar primário da tireoide podem apresentar-se com calcificações arredondadas, pontilhadas e amorfas envolvendo um ou vários linfonodos axilares. Nessas doenças, as calcificações geralmente refletem a formação de corpos psamomatosos pelo tumor. Por fim, calcificações podem ser vistas nos linfonodos envolvidos por doença metastática de um câncer de mama primário. Isso tipicamente representa calcificações desenvolvendo-se em um tumor necrótico. Embora existam relatos sobre carcinoma ductal *in situ* com calcificações associadas nos linfonodos axilares, esses são extremamente raros (ou seja, não se esperaria que doença metastática em um linfonodo refletisse processo intraductal, não invasivo).

## Existe mais alguma possibilidade a ser considerada?

A possibilidade alternativa é a de que este material não seja cálcio e, devido à alta densidade do material, ele deverá ser suspeito. No passado, pacientes com artrite reumatoide eram tratadas com ouro sistêmico. Mamograficamente, o ouro pode ser depositado bilateralmente em todos os linfonodos intramamários e axilares visualizados. Devido ao envolvimento bilateral de todos os linfonodos nesta paciente, a próxima etapa é falar com a paciente e perguntar se ela tem artrite reumatoide e se tem sido tratada com ouro. A resposta é sim, ela tem artrite reumatoide e tem sido tratada com ouro sistêmico. Mais nenhuma intervenção ou acompanhamento são indicados.

Categoria 2 no BI-RADS®: achado benigno. Recomenda-se um estudo mamográfico anual.

## PACIENTE 23

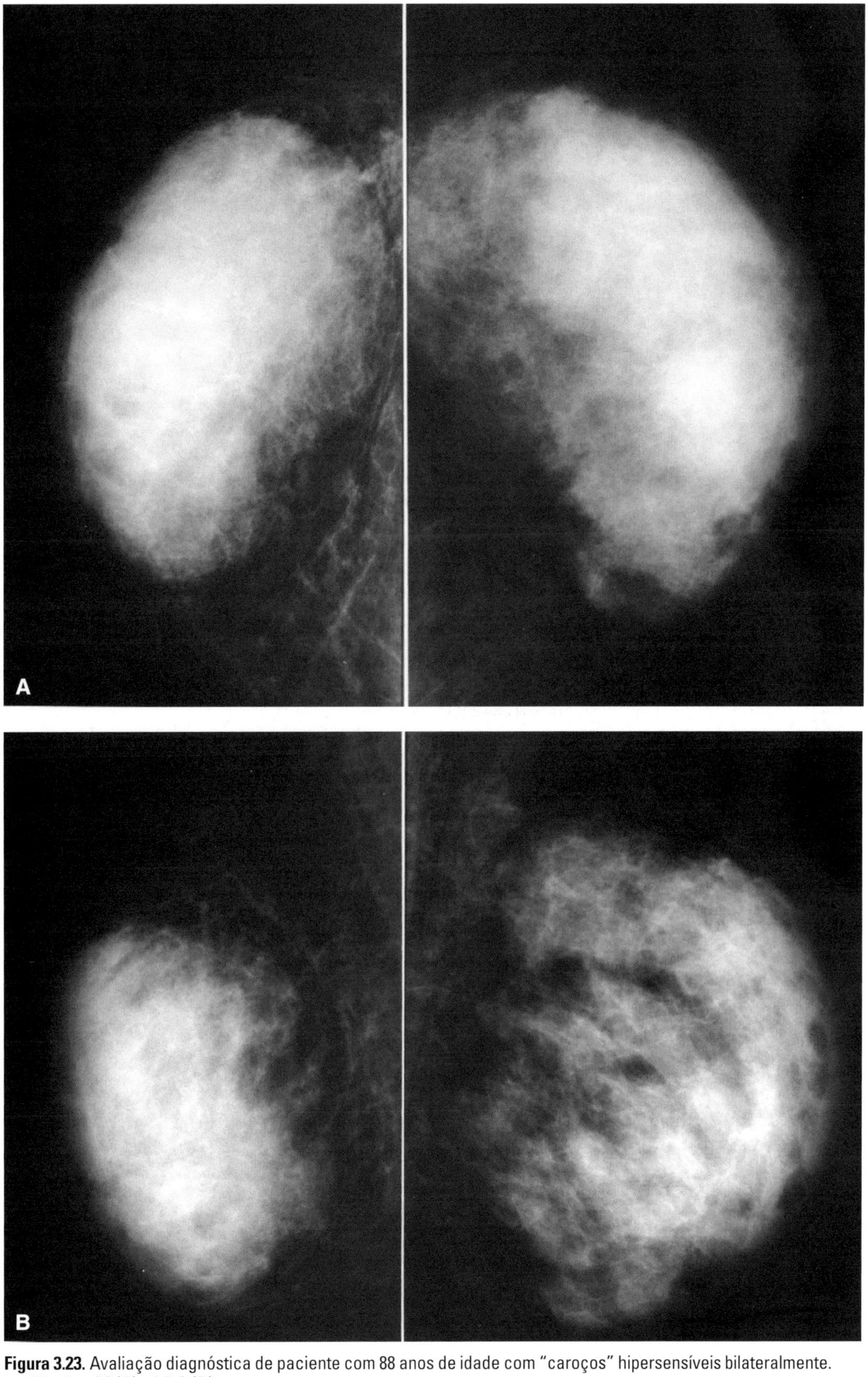

**Figura 3.23.** Avaliação diagnóstica de paciente com 88 anos de idade com "caroços" hipersensíveis bilateralmente. Incidências CC **(A)** e MLO **(B)**.

### O que você acha? Ao rever estes filmes, quais informações você procura?

Isto é um padrão fibroglandular denso. Nenhuma anormalidade focal está aparente. Ao rever os filmes você deve, rotineiramente, revisar o nome da paciente, a data de nascimento e os fatores técnicos utilizados para obter a imagem (p. ex., quilovoltagem, miliamperagem, centímetros com compressão, ângulo de obliquidade utilizado para a incidência MLO). *Lembre-se: não faça suposições.* Embora a maioria das pacientes que apresentam um problema relacionado com a mama seja de mulheres, isso nem sempre acontece. Ao verificar o nome da paciente (e ao falar com o técnico), você pode estabelecer que este é um paciente do sexo masculino com "caroços" bilaterais, hipersensíveis. Os caroços que este paciente descreve refletem a presença de tecido mamário. Ele desenvolveu ginecomastia e não necessita de avaliação adicional por imagem ou acompanhamento.

Categoria 2 no BI-RADS®: achado benigno.

Os pacientes do sexo masculino que se apresentam para imagem da mama geralmente são sintomáticos e descrevem aumento uni ou bilateral do peito, uma massa ou hipersensibilidade focal. Nossa função com esses pacientes é excluir uma malignidade latente. Dependendo do processo latente, os achados mamográficos irão variar. Em homens com ginecomastia, o tecido glandular aparece na imagem centralizado na área subareolar. A quantidade de tecido pode variar desde alguns filamentos trabeculares até um tecido denso indistinguível daquele visto em algumas mulheres. Os achados podem ser de aparência uni ou bilateral, simétrica ou assimétrica. O diagnóstico de ginecomastia é estabelecido mamograficamente; a US geralmente não é indicada. Na US, a ginecomastia possui aparência variável. Frequentemente é uma área irregular hipoecogênica centralizada na área subareolar. Pseudoginecomastia pode ser vista em homens obesos, uma vez que o aumento do peito é caracterizado pelo tecido adiposo sem tecido glandular associado.

A apresentação mamográfica do câncer de mama masculino é similar à descrita nas mulheres e inclui uma massa espiculada ou arredondada que pode ter microcalcificações pleomorfas associadas. Distorção ou assimetria podem ser vistas, mas são menos comuns. A lesão pode ser subareolar ou de localização mais excêntrica.

### O que é ginecomastia? O que é considerado um fator de risco ou um precursor para o desenvolvimento subsequente de câncer de mama masculino? Esses pacientes necessitam de um acompanhamento mamográfico?

A ginecomastia reflete a proliferação de tecido ductal ou estromal em pacientes do sexo masculino. Pode apresentar-se como um aumento difuso da mama, unilateral ou bilateral (simultaneamente ou em momentos diferentes), que pode estar associado à hipersensibilidade, ou como uma "massa" no centro da área subareolar. A ginecomastia não é considerada um fator de risco ou uma lesão precursora do desenvolvimento de câncer de mama masculino. Se os achados clínicos e mamográficos são consistentes com ginecomastia, não recomendo nenhum estudo de imagem adicional ou acompanhamento.

### Em quais grupos de homens a ginecomastia pode ser vista como uma mudança "fisiológica"?

Ginecomastia fisiológica relacionada com desequilíbrio hormonal pode ocorrer durante três fases diferentes em pacientes do sexo masculino. Em recém-nascidos do sexo masculino, ginecomastia com regressão rápida é comum e reflete o efeito do estrogênio da placenta. De 60 a 70% dos meninos púberes (idade entre 12 e 15 anos) 1 a 2 anos depois que o aumento testicular inicia, apresentam ginecomastia que, tipicamente, regride depois de 2 anos. Por fim, em homens mais velhos, conforme os níveis de testosterona diminuem, e principalmente naqueles com um índice de massa corporal superior a 25 kg/m$^2$, o aumento das mamas pode ser visto.

### Quais das condições devem ser consideradas em um homem com ginecomastia que não se encaixa em uma das três categorias da ginecomastia fisiológica?

Causas fisiopatológicas de ginecomastia podem ser consideradas em várias categorias principais, incluindo (1) excesso de estrogênio (tumores Leydig, Sertoli e tumores de células teca-granulosas, coriocarcinoma, seminoma, teratoma, célula embrionária, hepatoma e tumores pituitário e adrenal feminilizantes), (2) deficiência de androgênio (insuficiência testicular primária – por exemplo, síndrome de Klinefelter –, insuficiência testicular secundária resultante de trauma, orquite, criptorquidia, irradiação, hidrocele ou varicocele), (3) relacionada com drogas (esteroides anabólicos, dietilestilbestrol, digital, estrogênio, heroína, maconha, cimetidina, diazepam, cetoconazol, fenitoína, espironolactona, amiodarona, bumetanida, bussulfam, calcitonina, furosemida, isoniazida, metildopa, nifedipina, reserpina, teofilina, antidepressivos tricíclicos, verapamil, finasterida), (4) doenças sistêmicas (hiperparatireoidismo, cirrose, insuficiência renal crônica, doença pulmonar crônica, síndrome da imunodeficiência adquirida [AIDS] e infecção pelo vírus da imunodeficiência humana [HIV] e trauma na parede do tórax) e (5) idiopática.

### Quais características histológicas estão associadas às duas fases principais da ginecomastia?

A ginecomastia é caracterizada histologicamente por uma fase proliferativa completamente desenvolvida e ativa dos ductos e uma fase fibrosa inativa. A proliferação epitelial com padrões papilares e cribriformes, hiperplasia de célula mioepitelial associada e aumento na celularidade do estroma periductal com vascularidade aumentada é descrito na fase proliferativa completamente desenvolvida. Dentro de 1 ou 2 anos após o começo, a proliferação epitelial torna-se muito menos proeminente e o estroma fibroso denso com escassa celularidade e diminuição da vascularidade estão presentes. A pseudoginecomastia é caracterizada por tecido adiposo sem proliferação ductal ou estromal.

### Que componente do tecido da mama feminina não é tipicamente visto em homens que desenvolvem ginecomastia (consequentemente, que grupo de processos patológicos é raro em homens)?

Formação de lóbulos não é tipicamente vista em homens normais. Consequentemente, processos lobulares como fibroadenomas, cistos, adenose esclerosante e carcinoma lobular invasivo são raros em homens. Processos ductais e estromais como papilomas, ectasia do ducto, hiperplasia estromal pseudoangiomatosa, metaplasia apócrina e metaplasia escamosa foram relatados em homens e associados à ginecomastia. Processos inflamatórios, cistos de inclusão epidérmica, lipomas, linfonodos intramamários, tumores de células granulares e necrose gordurosa relacionada com trauma também podem afetar pacientes do sexo masculino, com apresentações similares àquelas descritas nas mulheres.

## Quais opções de tratamento estão disponíveis para homens com ginecomastia?

No momento da apresentação, é importante excluir uma causa latente séria de ginecomastia (p. ex., um tumor secretor de estrogênio). Tratar (ou remover) a causa latente é apropriado para aqueles homens cuja causa da ginecomastia é definida. Considerando-se um tratamento para aqueles pacientes em que nenhuma causa definida para ginecomastia é identificada, é importante reconhecer que na maioria dos homens uma abordagem conservadora é apropriada porque a regressão espontânea é comum. Garantia de que o processo é benigno pode ser todo o necessário. Contudo, muitos tratamentos médicos foram relatados com respostas variáveis (e, algumas vezes, associados a efeitos colaterais significativos), incluindo o uso de diidrotestosterona, danazol e tamoxifeno. A opção cirúrgica de uma mastectomia simples está disponível; contudo, os resultados estéticos podem não ser ótimos. Mais recentemente, lipoaspiração tem sido usada para tratar alguns homens com ginecomastia.

# PACIENTE 24

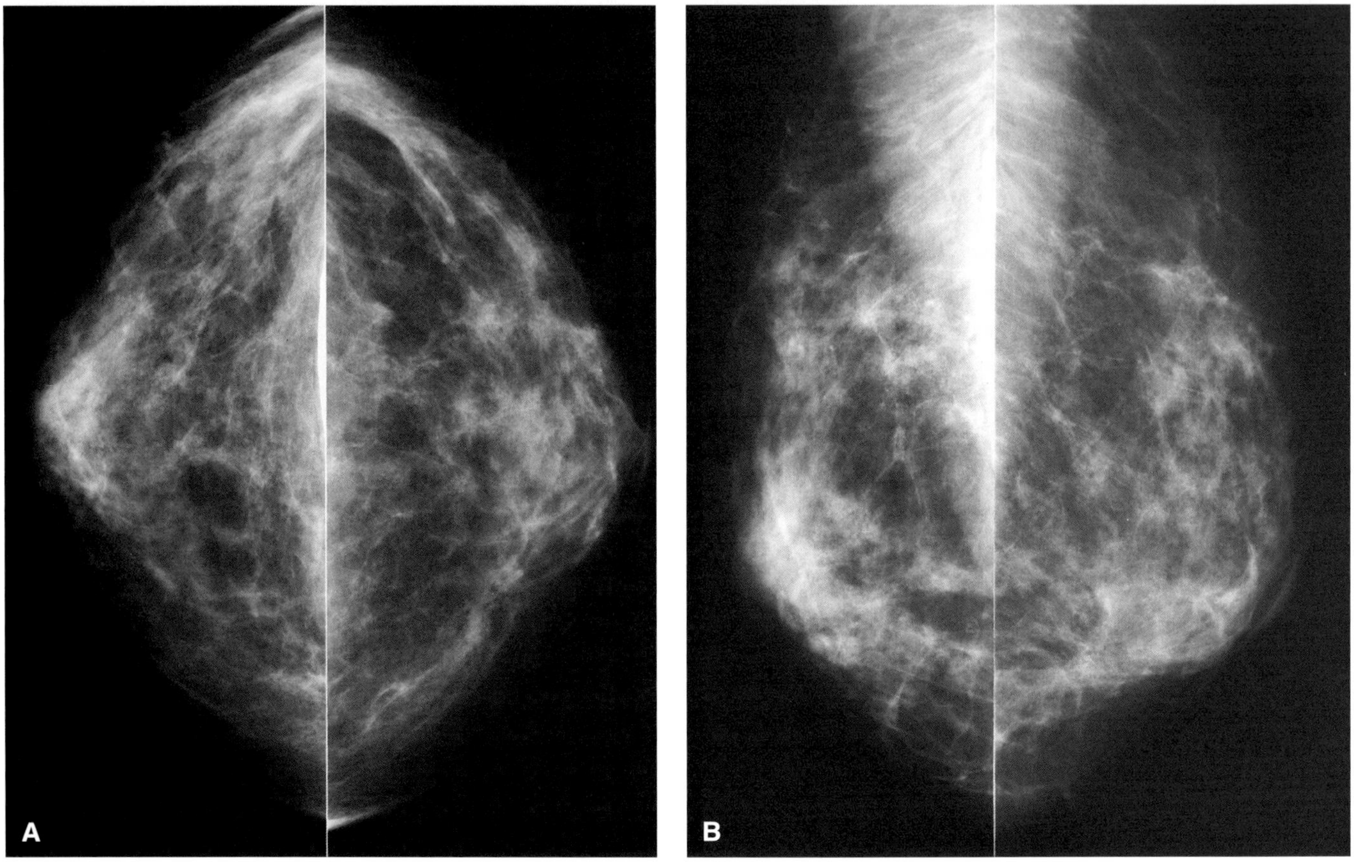


**Figura 3.24.** Mamografia de mulher com 55 anos de idade com implantes na localização subpeitoral. Remoção de implante, incidências CC **(A)** e MLO **(B)**, seio esquerdo. *(Continua.)*

## Esta é uma mamografia normal ou existe uma potencial anormalidade? Se há alguma área de interesse, onde ela está?

Reveja as imagens sistematicamente. Divida-as em terços de maneira que na incidência CC você concentre sua atenção nos tecidos lateral, mediano e medial e que na incidência MLO você reveja os aspectos superior, mediano e inferior dos seios. Você vê alguma coisa? Se não vê, procure especificamente por possíveis massas, assimetria, distorção ou calcificação. Agora, você vê alguma coisa? Se ainda não vê, procure em locais específicos: interface adiposa-glandular, faixa de tecido entre o músculo peitoral e o tecido glandular nas incidências MLO, áreas subareolares e tecido medial nas incidências CC. Ao avaliar os quadrantes mediais na incidência CC, você percebe uma sutil assimetria com uma possível distorção à esquerda, anteriormente? Ao revisar a MLO esquerda na distância aproximada do mamilo, também há uma possível área de assimetria com distorção. A significância deste potencial achado nestas incidências é desconhecida. Avaliação adicional será útil.

Categoria 0 no BI-RADS®: necessita de avaliação adicional por imagem.

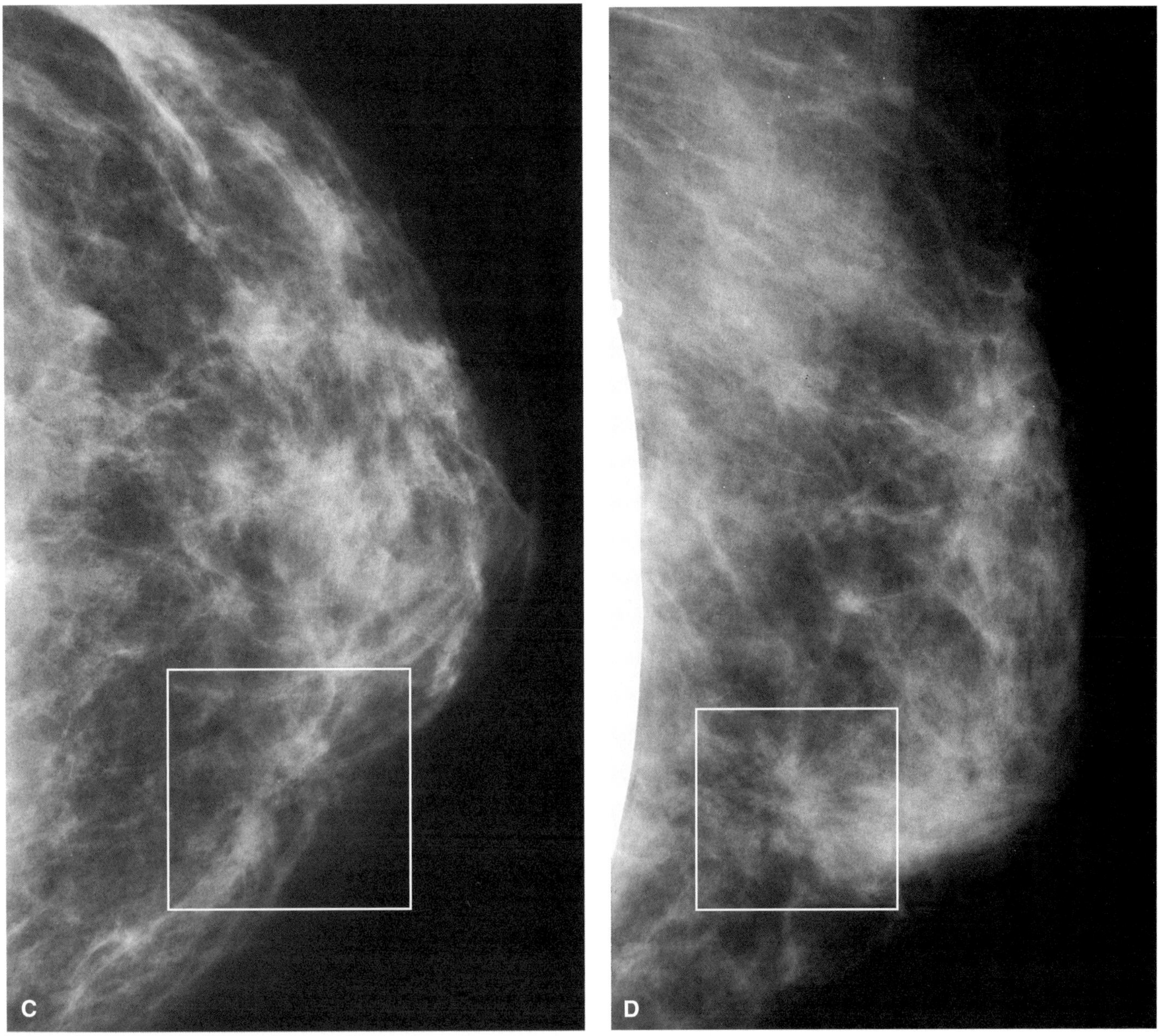


**Figura 3.24.** *(Continuação)* Incidências CC **(C)** e MLO **(D)** do seio esquerdo, visão ampliada. Uma caixa é utilizada para envolver a potencial anormalidade.

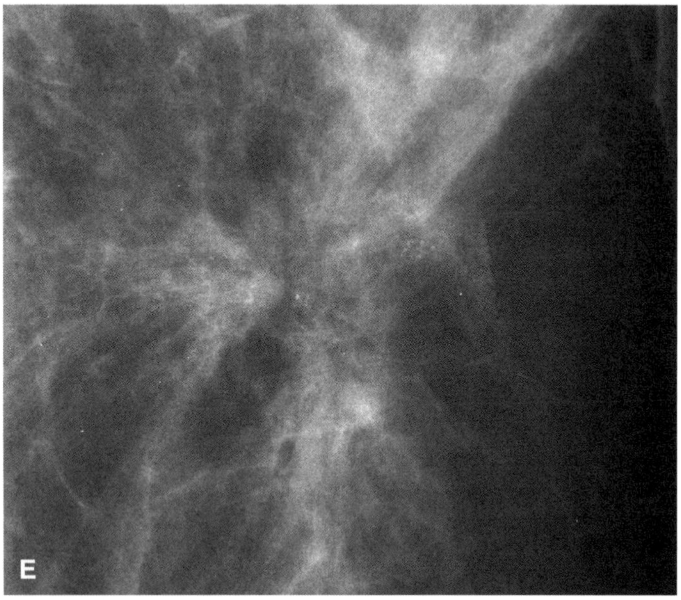


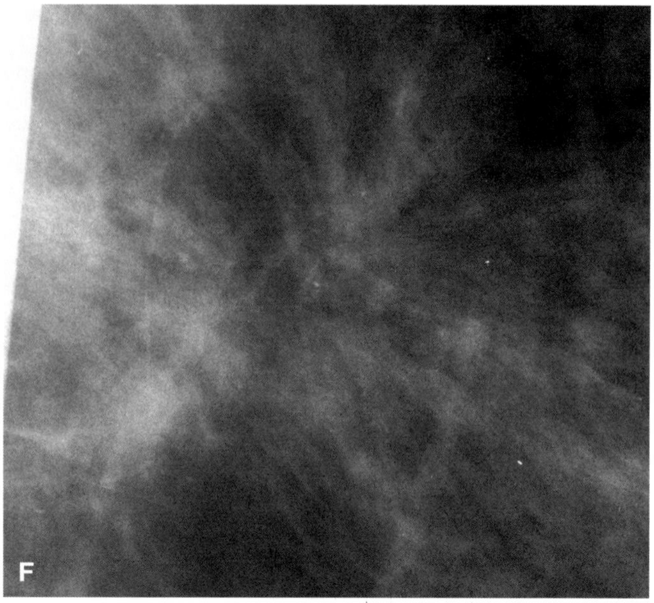


**Figura 3.24.** *(Continuação)* Incidências de dupla compressão seletiva com magnificação do seio esquerdo, projeções CC **(E)** e MLO **(F)**. *(Continua.)*

## Agora, como você descreveria os achados? Com quanta certeza você pode afirmar que uma lesão está presente?

As incidências adicionais são valiosas para nos auxiliar a estabelecer a presença de uma lesão. Uma área de distorção com espículas longas e curvilíneas, transparência central e calcificações pontilhadas e arredondadas associadas é confirmada nas incidências adicionais. Nesta etapa, quais são as suas considerações diferenciais e o que você recomendaria em seguida? As considerações diferenciais incluem necrose gordurosa, principalmente se a paciente fez uma biópsia ou se teve algum trauma neste local, lesão esclerosante complexa (cicatriz radial com menos de 1 cm de tamanho), fibrose focal, adenose esclerosante, papiloma, processo inflamatório, carcinoma ductal invasivo não especificado de outra maneira e carcinoma lobular invasivo. Embora este seja um tanto maior que a maioria, isto também pode ser um carcinoma tubular.

## Como você pode escolher entre estes diferenciais e restringir o diagnóstico?

Como ponto de partida, um bom histórico é útil. A paciente possui uma cicatriz que corresponda a este local? Ela se recorda de ter sofrido algum trauma neste local? Caso não haja cicatriz ou trauma no local, é pouco provável que seja necrose gordurosa. A paciente possui algum sinal ou sintoma de inflamação no local (p. ex., eritema, calor, hipersensibilidade)? O exame físico também é útil. Há algum achado palpável? Lesões esclerosantes complexas geralmente não são palpáveis, e achados normais ou sutis são vistos na US. Em contraste, carcinomas ductais invasivos deste tamanho geralmente são palpáveis, e na palpação os achados com carcinoma ductal invasivo geralmente superestimam o tamanho visto nos estudos de imagens (ou seja, sente-se um achado maior que é visto nas imagens). Na US, uma massa que possa ter sombra acústica posterior associada é provável que seja um carcinoma ductal invasivo. Carcinoma lobular invasivo é imprevisível: achados físicos podem ser normais, mas uma área espessa sem uma massa distinta ou uma massa qualquer pode ser palpável. Na US, uma massa com sombra acústica posterior associada pode ser vista, mas a US pode ser normal. Esta paciente não fez cirurgia ou teve trauma no local e seu exame físico e US são normais. É mais provável que isto represente uma lesão esclerosante complexa.

Categoria 4 do BI-RADS®: anormalidade suspeita, uma biópsia deve ser considerada.

Uma lesão esclerosante complexa, com adenose apócrina atípica, alteração colunar com extremidade apical saliente e secreções e hiperplasia epitelial sem atipia são descritas na biópsia excisional.

Lesões caracterizadas por esclerose central e proliferação epitelial com irradiação ao redor são referidas como cicatriz radial quando possuem < de 1 cm de tamanho e como lesões esclerosantes complexas quando possuem > de 1 cm de tamanho. Focos associados de adenose esclerosante, formação de papiloma, alterações císticas e hiperplasia epitelial podem ser vistos nestas lesões. Hiperplasia atípica, carcinoma ductal *in situ* (geralmente de baixo grau), neoplasia lobular e carcinoma invasivo também foram relatados em meio às cicatrizes radiais, porém mais comumente nas lesões maiores esclerosantes complexas. Identificados como achados acidentais na histologia, cicatrizes radiais (< de 1 cm de tamanho) são comuns, múltiplas e, com freqüência, bilaterais. Em contraste, lesões esclerosantes complexas (> de 1 cm de tamanho) identificadas mamograficamente são menos comuns, apresentando-se como lesões únicas e unilaterais. Tem sido sugerido que a infartação ocorrendo em áreas de alterações proliferativas preexistentes pode ocorrer para os achados histológicos. Contudo, essas lesões são consideradas idiopáticas e, embora a palavra "cicatriz" seja usada para as menores lesões, estas não refletem as alterações da biópsia (ou seja, não ocorrem em locais onde foi feita uma biópsia).

Os achados mamográficos que deveriam sugerir uma lesão esclerosante complexa incluem uma área de distorção mais bem vista em uma das duas projeções padrão (geralmente a incidência CC), longas espículas curvilíneas que contrastam com as curtas espiculações espessas vistas com muitos carcinomas ductais invasivos e transparência central. Aproximadamente 30% dessas lesões podem ter calcificações arredondadas e pontilhadas associadas. Os achados na US são variáveis e podem ser sutis, limitados a uma pequena

quantidade de sombreamento irregular. O exame físico frequentemente é normal ou limitado a um espessamento mínimo.

O tratamento de mulheres com lesões esclerosantess complexas permanece controverso. Se esta entidade é suspeita com base nos achados clínicos de imagem, uma biópsia dirigida por imagem deve ser feita ou uma biópsia excisional é a recomendação apropriada? Se uma lesão esclerosante complexa for diagnosticada após uma biópsia de agulha grossa dirigida por imagem, uma excisão é necessária ou a lesão pode ser deixada no seio? Com base na minha experiência, aproximadamente 30% das pacientes com lesões esclerosantes complexas possuem hiperplasia ductal atípica associada, neoplasia lobular, carcinoma ductal *in situ* (geralmente de baixo grau) ou carcinomas tubulares. Conseqüentemente, se eu suspeitar de uma lesão esclerosante complexa com base nas características clínicas e de imagem da lesão, eu recomendo uma biópsia excisional. Se eu fizer uma biópsia de agulha grossa em uma lesão e uma lesão esclerosante complexa for relatada histologicamente, recomendo uma biópsia excisional. Outros defendem a biópsia dirigida por imagem dessas lesões sem a necessidade de uma excisão se a biópsia incluir pelo menos 12 amostras, nenhuma hiperplasia ductal atípica for relatada e os achados mamográficos forem conciliados com os achados histológicos. Não está claro por que há tanta confusão na literatura com relação ao tratamento apropriado destas lesões. Poderia ser que, prognosticamente, as lesões que identificamos mamograficamente não fossem as mesmas vistas rotineiramente por patologistas em achados acidentais em biópsias feitas por outras razões? As lesões que identificamos mamograficamente não são comuns e quase sempre medem > de 1 cm; não identificamos rotineiramente pequenas lesões (ou seja, cicatrizes radiais que medem < de 1 cm) descritas pelos patologistas como achados benignos comuns e acidentais.

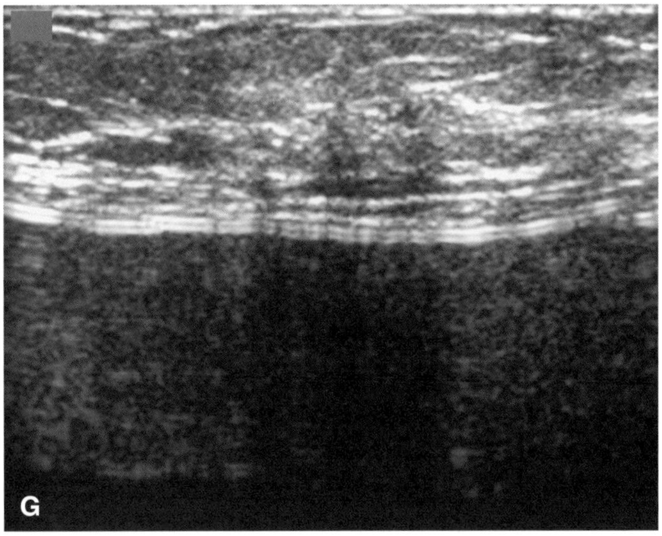


**Figura 3.24.** *(Continuação)* Imagem de US **(G)** mostrando ecos espiculares altos e sombreamento sutil correspondendo à área de interesse mamográfico no seio esquerdo.

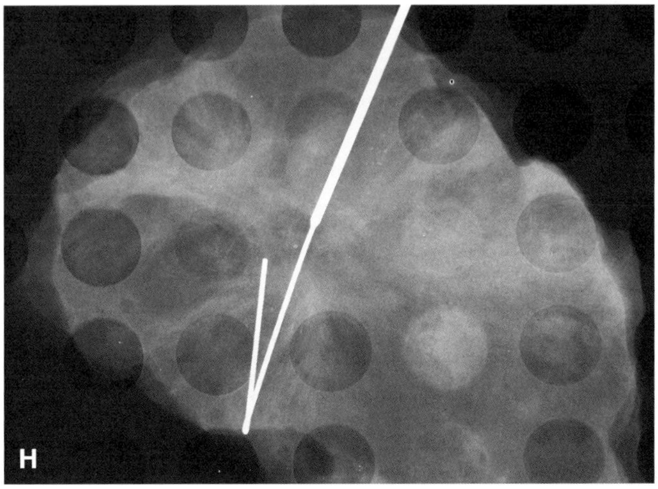


**Figura 3.24.** *(Continuação)* Amostra radiográfica **(H)** demonstrando distorção e calcificações pontilhadas associadas centralmente, bem como espículas em volta. Uma porção do fio-guia de localização também está evidente.

## PACIENTE 25

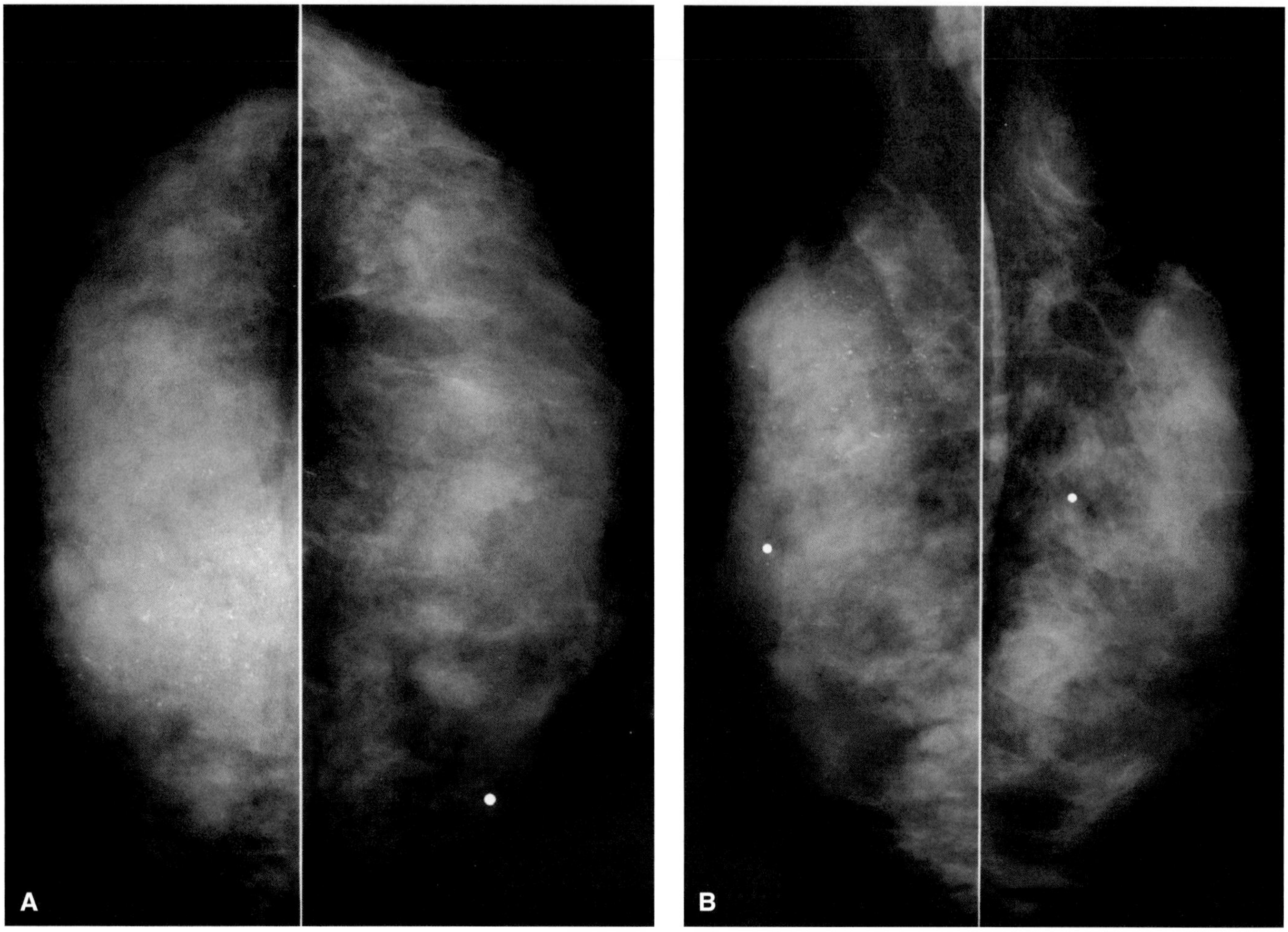


**Figura 3.25.** Avaliação diagnóstica de paciente com 33 anos de idade com "caroços" no quadrante superior interno do seio direito. Incidências CC (**A**) e MLO (**B**). *(Continua.)*

### Como você descreveria os achados?

Há um padrão fibroglandular denso com uma área regional de calcificação no quadrante superior interno do seio direito. Você notou que a aparência das calcificações é diferente entre a incidência CC e a MLO? Na incidência CC, as calcificações são de tamanho variável, arredondadas e não são bem definidas (amorfas); na incidência MLO, possuem densidade maior, são mais definidas e algumas demonstram aparência curvilínea. Essa aparência diferencial entre as duas incidências indica a possibilidade de leite de cálcio e, embora o diagnóstico seja estabelecido com as incidência atuais, uma incidência com compressão seletiva lateral de 90° pode ser feita. Nesta paciente, precisamos fazer mais alguma coisa? E quanto ao "caroço" que ela está sentindo? Lembre-se: não seja tranquilizado por achados benignos, esquecendo-se de olhar para o resto da mamografia e avaliar os achados clínicos.

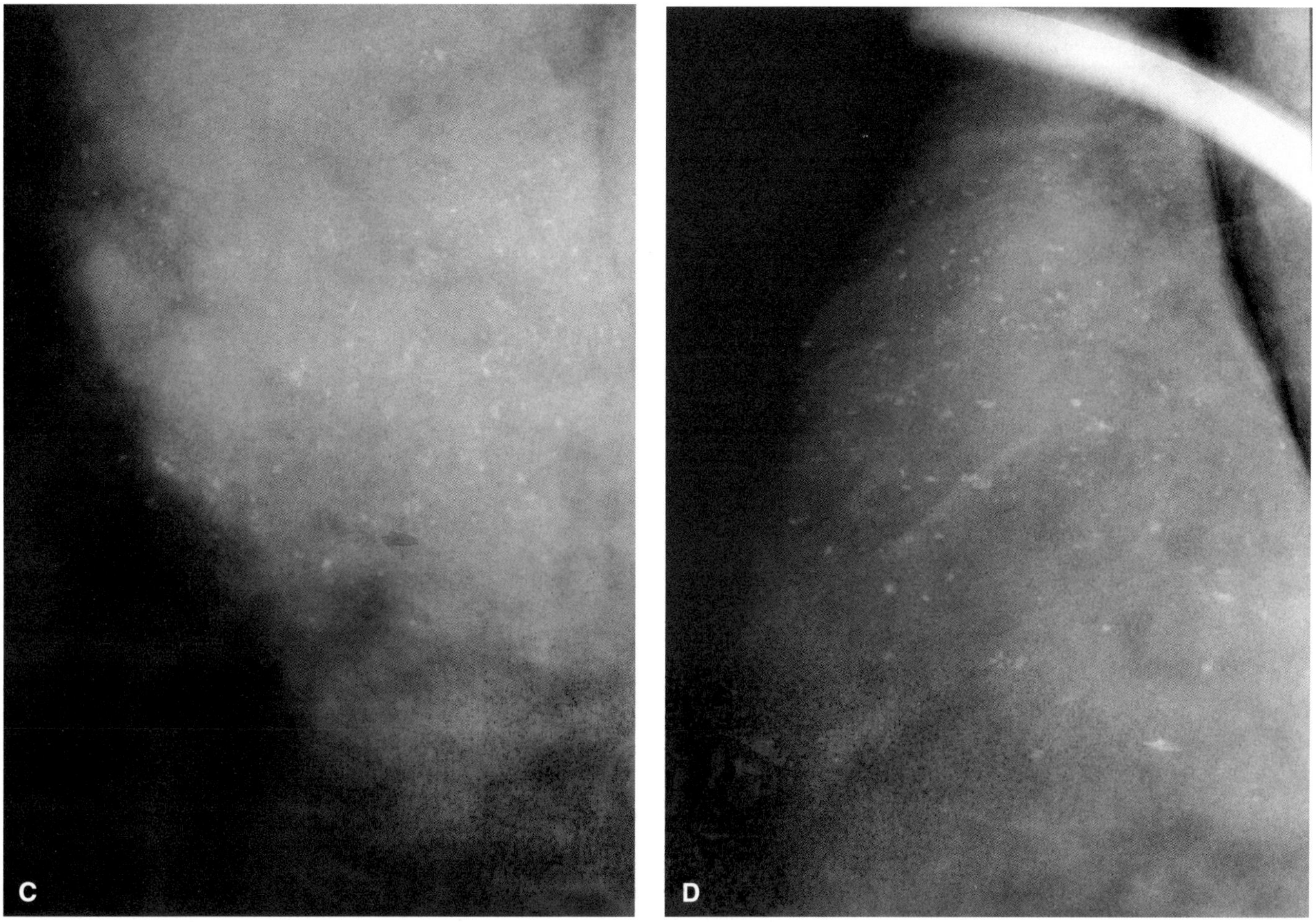

**Figura 3.25.** *(Continuação)* Incidência CC **(C)**, visão ampliada no aspecto medial do seio direito e incidência com compressão seletiva lateral de 90° **(D)** do aspecto superior do seio direito, demonstrando a alteração na aparência das calcificações nas incidências ortogonais.

## O que é indicado em seguida?

Exame físico correlativo e uma US do achado palpável são indicados. No exame físico, uma área de tecido globular de 2 cm a 3 cm é palpada, o que ocupa quase todo o quadrante superior externo do seio direito. É facilmente móvel e hipersensibilidade é sentida quando uma leve compressão é aplicada no local. Nenhuma alteração de pele está presente. Na US, cistos de tamanhos variados aparecem na imagem nesta área. Focos de ecogênicos são identificados na porção pendente de muitos dos cistos. Nenhuma massa sólida aparece na imagem neste quadrante e não há distorção ou sombreamento. Isto é um complexo fibrocístico palpável com leite de cálcio associado e corresponde à preocupação da paciente. Eu asseguro à paciente que o que ela está sentindo é benigno e que não há nenhum achado mamográfico ou sonográfico que sugira câncer de mama.

Categoria 2 no BI-RADS®: achado benigno.

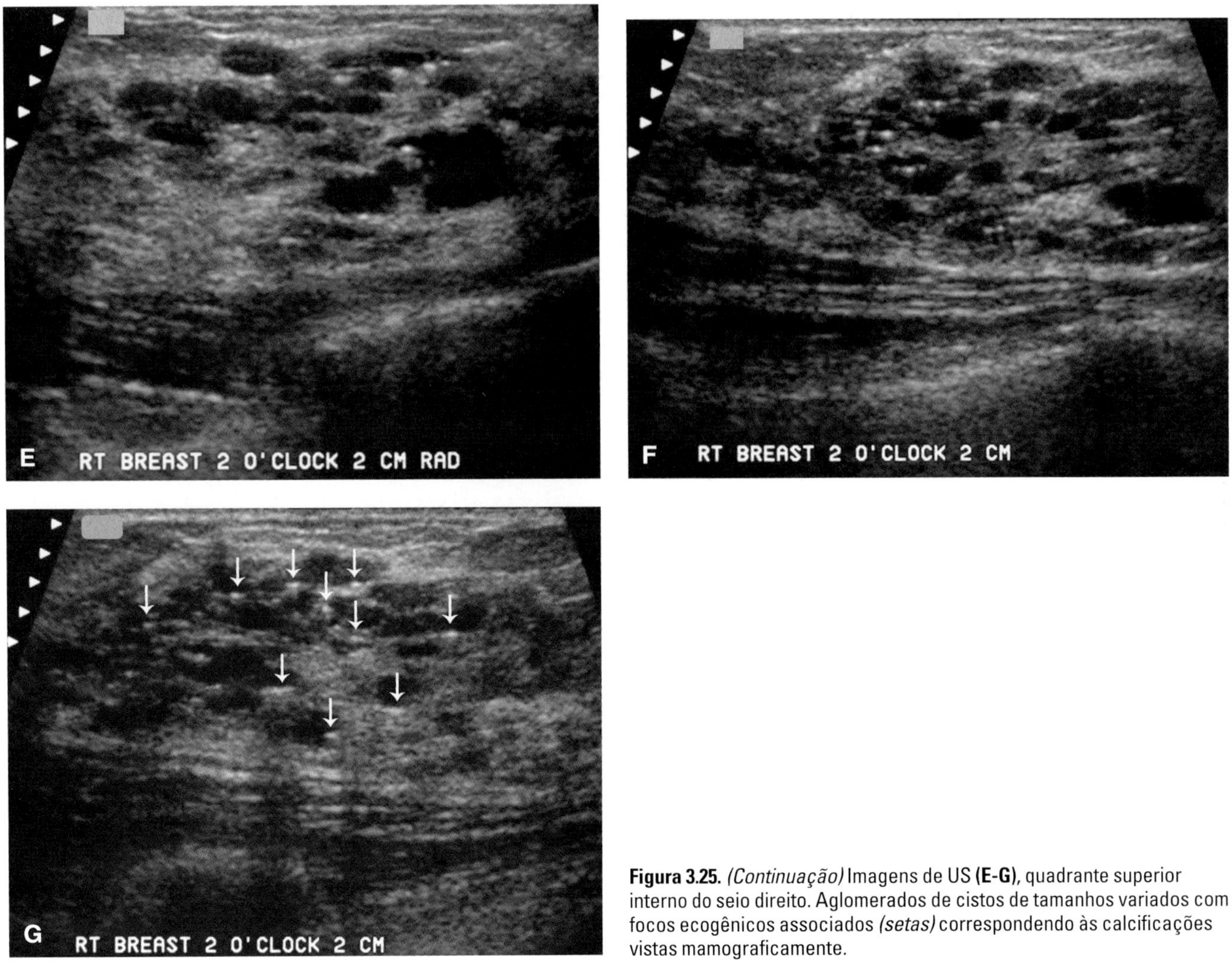


**Figura 3.25.** *(Continuação)* Imagens de US **(E-G)**, quadrante superior interno do seio direito. Aglomerados de cistos de tamanhos variados com focos ecogênicos associados *(setas)* correspondendo às calcificações vistas mamograficamente.

## PACIENTE 26

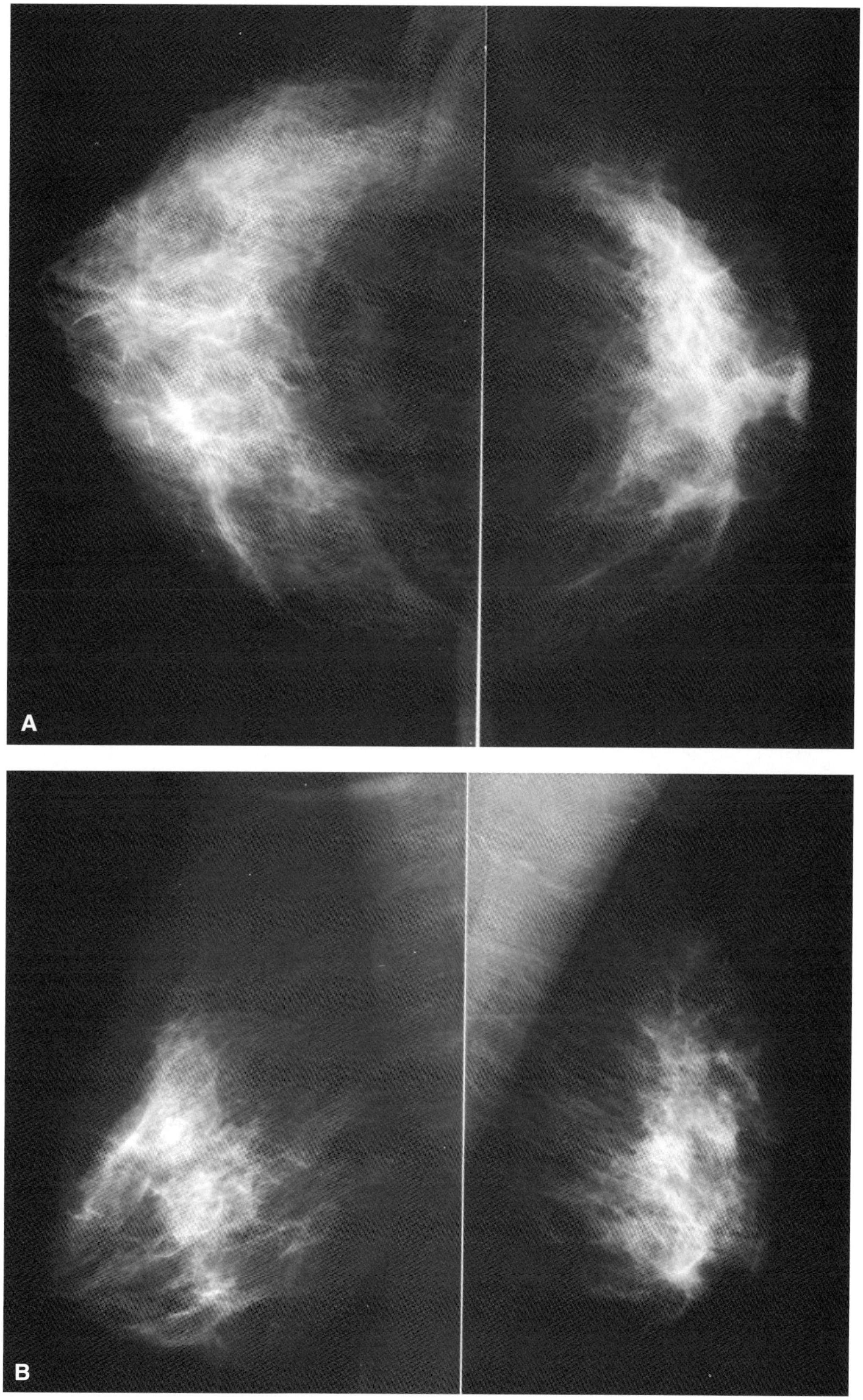


**Figura 3.26.** Avaliação diagnóstica de paciente com 73 anos de idade com alterações envolvendo o seio esquerdo e dor nas costas. Incidências CC **(A)** e MLO **(B)**.

## Como você descreveria os achados?

O seio esquerdo é difusamente anormal. É menor e mais denso que o direito. Embora sutil, o tecido à esquerda tem aparência deformada com proeminência associada das marcas trabeculares. Alterações difusas da mama podem ser difíceis de se perceber, principalmente quando se desenvolvem lentamente, de um ano para outro; contudo, se você se preparar considerando essa possibilidade, elas se tornam mais fáceis de serem detectadas. Em algumas pacientes, pode ser difícil decidir qual dos seios é o normal. É por isso que rever estudos anteriores e mamografias prévias pode ser útil para indicar a alteração progressiva. Além disso, quando você suspeitar de alterações difusas, considere os fatores técnicos utilizados (p. ex., centímetros utilizados para compressão, quilovoltagem e miliamperagem) para a exposição.

Alterações difusas da mama podem ser caracterizadas por aumento na densidade do parênquima da mama, proeminência de padrão trabecular (com aparência "aracnóide") e espessamento da pele que resulta em diminuição progressiva (retração) ou aumento do tamanho do seio envolvido. Comumente, o seio afetado é menos compressível e requer quilovoltagem e miliamperagem mais altas para uma exposição correta.

No exame físico, o seio esquerdo é menor que o direito (Fig. 3.26E). Há uma distorção medialmente, formando uma cova inferiormente e retração do mamilo. O seio esquerdo é firme se comparado ao direito, mas nenhuma massa distinta é palpada, nenhuma hipersensibilidade é sentida e não há alterações cutâneas semelhantes à casca de laranja. Na US (Fig. 3.26C, D), o tecido na posição de 1 hora, a 2 cm do mamilo esquerdo, está distorcido com sombra acústica posterior significativa associada. Carcinoma lobular invasivo é a principal consideração diagnóstica nesta paciente. Considerações menos prováveis incluem carcinoma ductal invasivo, lipoma, alterações pós-traumáticas ou um processo inflamatório em andamento. Uma biópsia é indicada. Um carcinoma lobular invasivo é diagnosticado após biópsia de agulha grossa dirigida por ultrassom. Também se descobre que a paciente possui um exame ósseo positivo com lesões líticas envolvendo a coluna torácica, consistente com doença metastática.

Uma massa espiculada é o achado mamográfico mais comum em mulheres com carcinoma lobular invasivo, ocorrendo em quase 40% das pacientes. Assimetria parenquimatosa e distorção são os segundos achados mamográficos mais comuns. Estas alterações podem ser mais aparentes em uma projeção, comumente a incidência CC. Alterações difusas incluem retração progressiva do seio envolvido ou, alternativamente, aumento difuso e compressibilidade reduzida do seio envolvido podem ser vistos. Carcinoma lobular invasivo raramente se apresenta como uma massa arredondada ou oval. Da mesma maneira, quando um carcinoma lobular invasivo é diagnosticado depois que as biópsias são feitas para microcalcificações, as calcificações geralmente não são encontradas em associação à lesão invasiva. As calcificações são encontradas em alterações benignas como alterações fibrocísticas, fibroadenoma e adenose esclerosante, e o carcinoma lobular invasivo é um achado acidental. É importante enfatizar que o carcinoma lobular invasivo pode ser sutil clínica, mamográfica, sonográfica e patologicamente (refiro-me a isso como a "doença insidiosa"). Com frequência, a extensão da doença é subestimada clínica, mamográfica e sonograficamente. Em nossos pacientes, doença metastática na axila é vista em 60% delas no momento da apresentação.

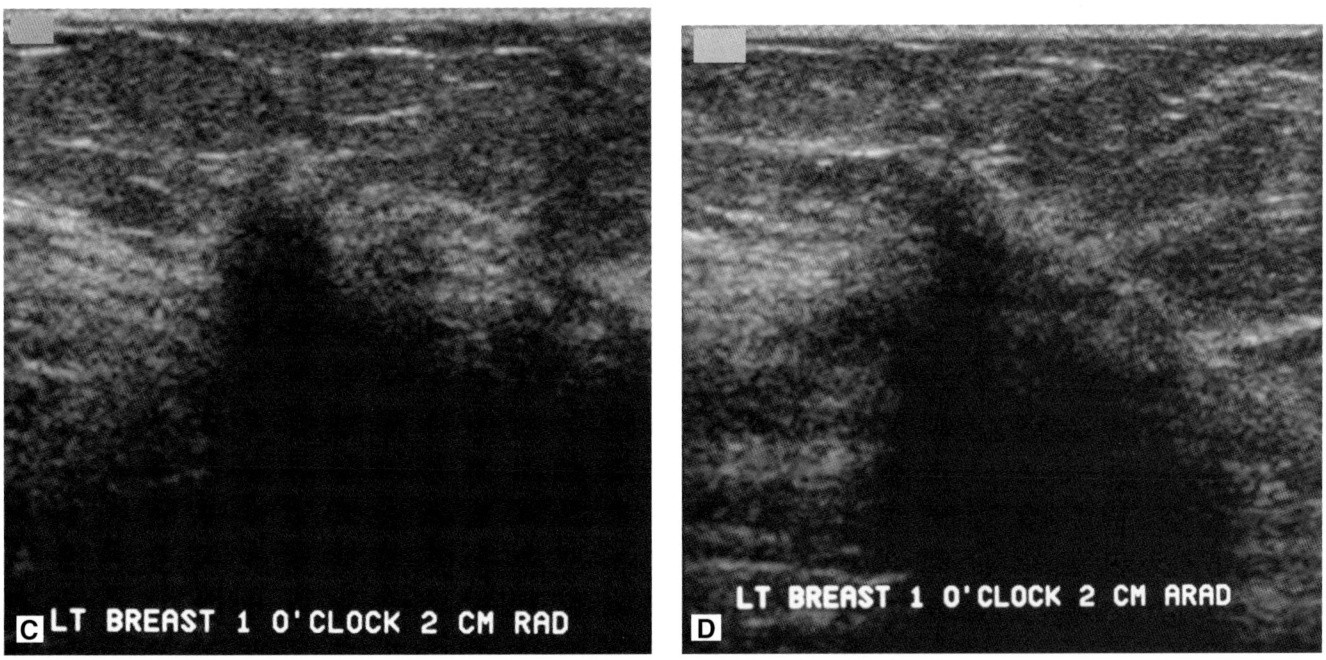


**Figura 3.26.** *(Continuação)* Imagens de US, cortes RAD **(C)** e ARAD **(D)**. *(Continua.)*

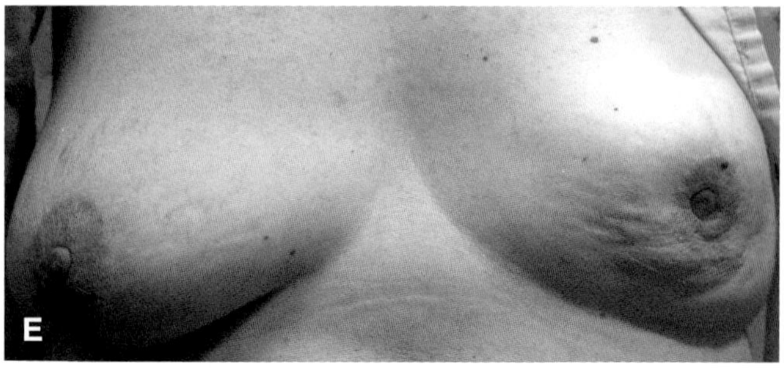


**Figura 3.26.** *(Continuação)* Fotografia **(E)** dos seios desta paciente.

## PACIENTE 27

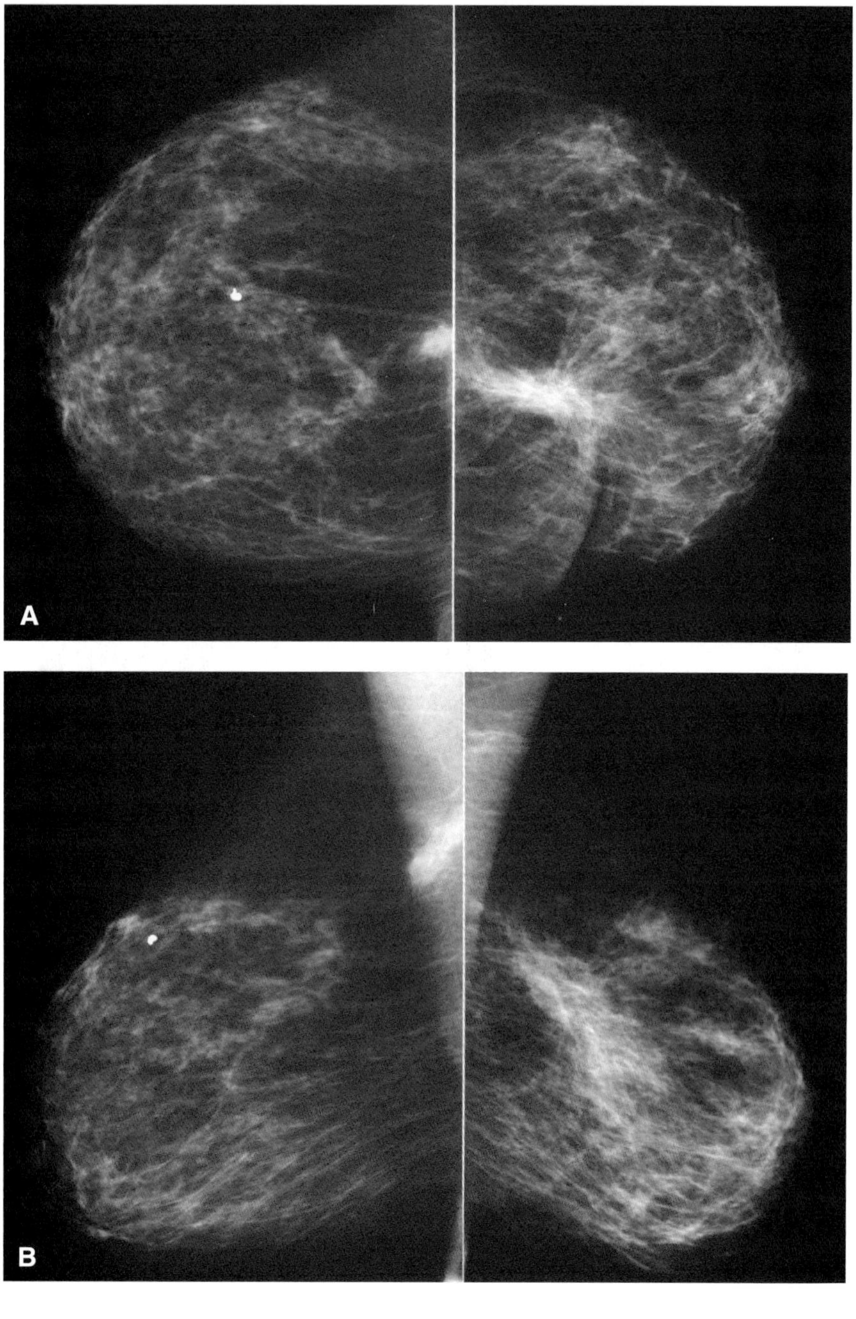


**Figura 3.27.** Avaliação diagnóstica de paciente com 57 anos de idade, com um histórico de câncer no seio esquerdo tratado com nodulectomia e terapia por radiação. Incidências CC **(A)** e MLO **(B)**.

### Como você descreveria os achados? O que faria em seguida?

O seio esquerdo é menor se comparado ao direito, existindo proeminência das marcas trabeculares e assimetria parenquimatosa com distorção no local da nodulectomia à esquerda. Esses achados são consistentes com o histórico de nodulectomia e terapia por radiação à esquerda. Você notou a massa à direita? Uma massa com margens indistintas está presente no quadrante superior central no aspecto interno do seio direito posteriormente. Embora preocupante, devido a sua localização (superior central no quadrante interno), a possibilidade de que esteja relacionado com um local de suporte para cateter prévio deve ser considerada.

No exame físico uma cicatriz curada é observada no local ocupado pelo suporte para cateter no quadrante superior interno do seio direito. Uma massa oval, com 1 cm, ecotextura heterogênea, margens indistintas e trato fino na pele, é vista correspondendo ao local da cicatriz e à área de interesse mamográfico na posição de 1 hora, a 12 cm do mamilo direito (Fig. 3.27C). Esta paciente pode ser tratada de forma conservadora. As alterações frequentemente evoluem até seu desaparecimento completo (Fig. 3.27D, E). Alternativamente, as alterações se estabilizam e em algumas mulheres calcificações podem desenvolver-se nestes locais. Devido ao número de mulheres com câncer de mama que recebem quimioterapia, você deve estar ciente das alterações que podem ser vistas após a remoção destes cateteres, que são comumente posicionados no quadrante superior interno do seio contralateral normal e são removidos após a conclusão da quimioterapia. Se você revisar filmes anteriores, a localização do suporte para cateter pode ser estabelecida e associada à aparência deste novo achado. As alterações que vimos após a remoção do cateter incluem uma massa arredondada com margens bem limitadas a indistintas, uma massa espiculada, de assimetria parenquimatosa focal, e calcificações que podem variar desde pontilhadas, arredondadas e pleomorfas até aquelas com aparência mais distrófica.

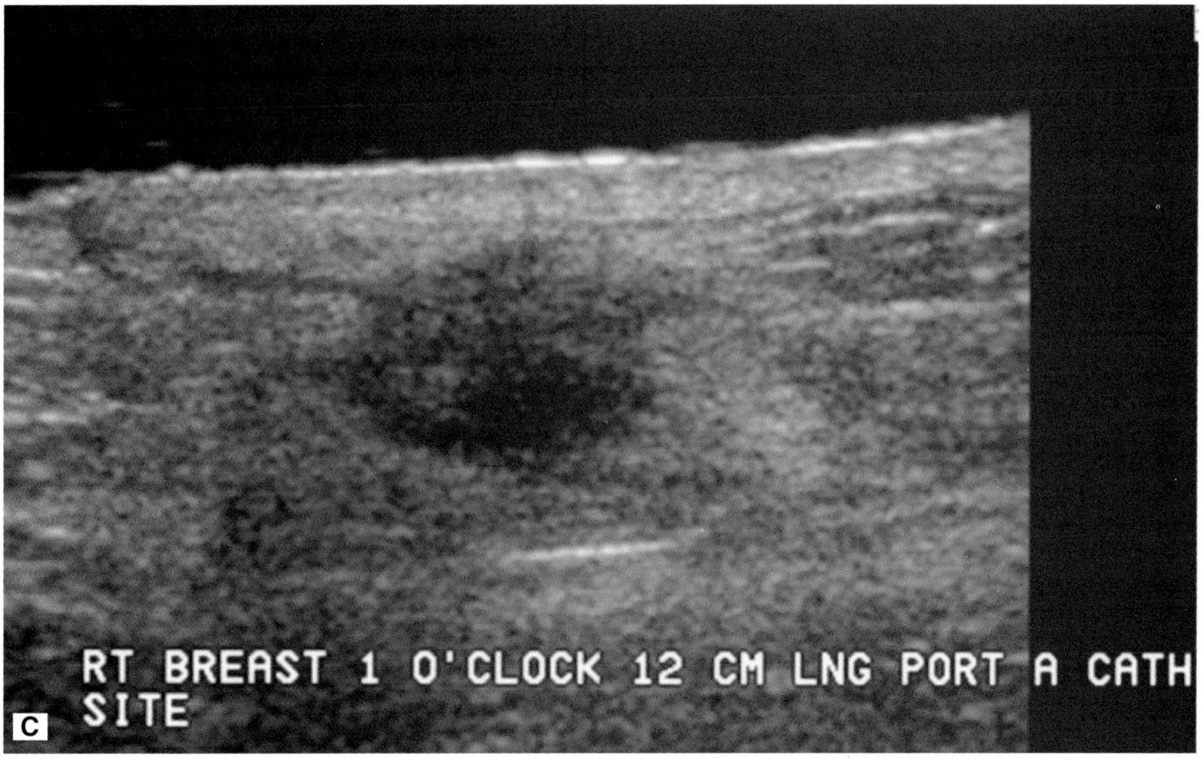


**Figura 3.27.** Imagens de US **(C)** correspondendo à massa vista mamograficamente no seio direito e no exame físico diretamente sobre o local do suporte para cateter. *(Continua.)*

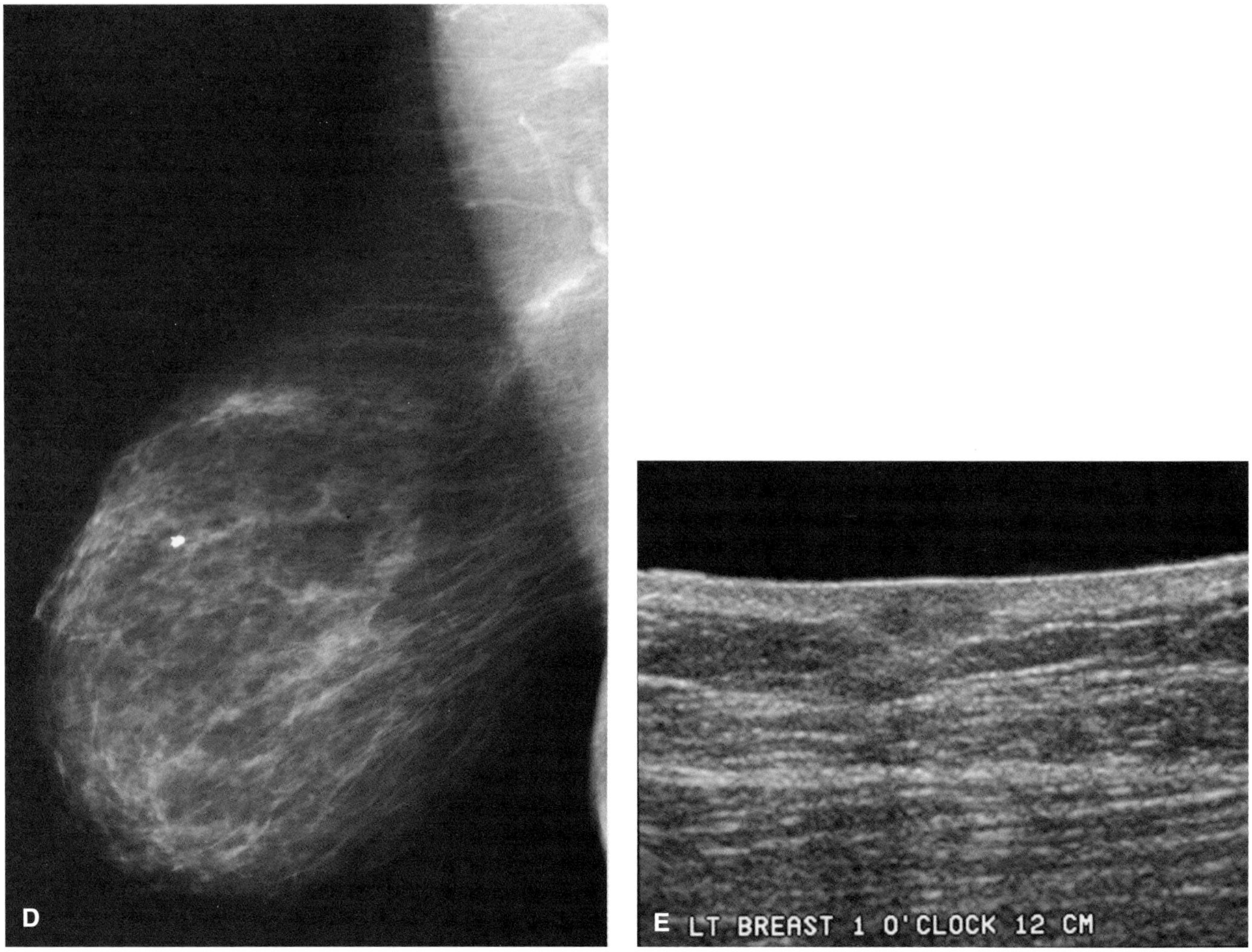


**Figura 3.27.** *(Continuação)* Incidência MLO **(D)** de acompanhamento e US **(E)**, seio esquerdo, 6 meses após o que é mostrado em **(B, C)**. Houve o desaparecimento quase completo dos achados observados em **(A-C)**.

## PACIENTE 28

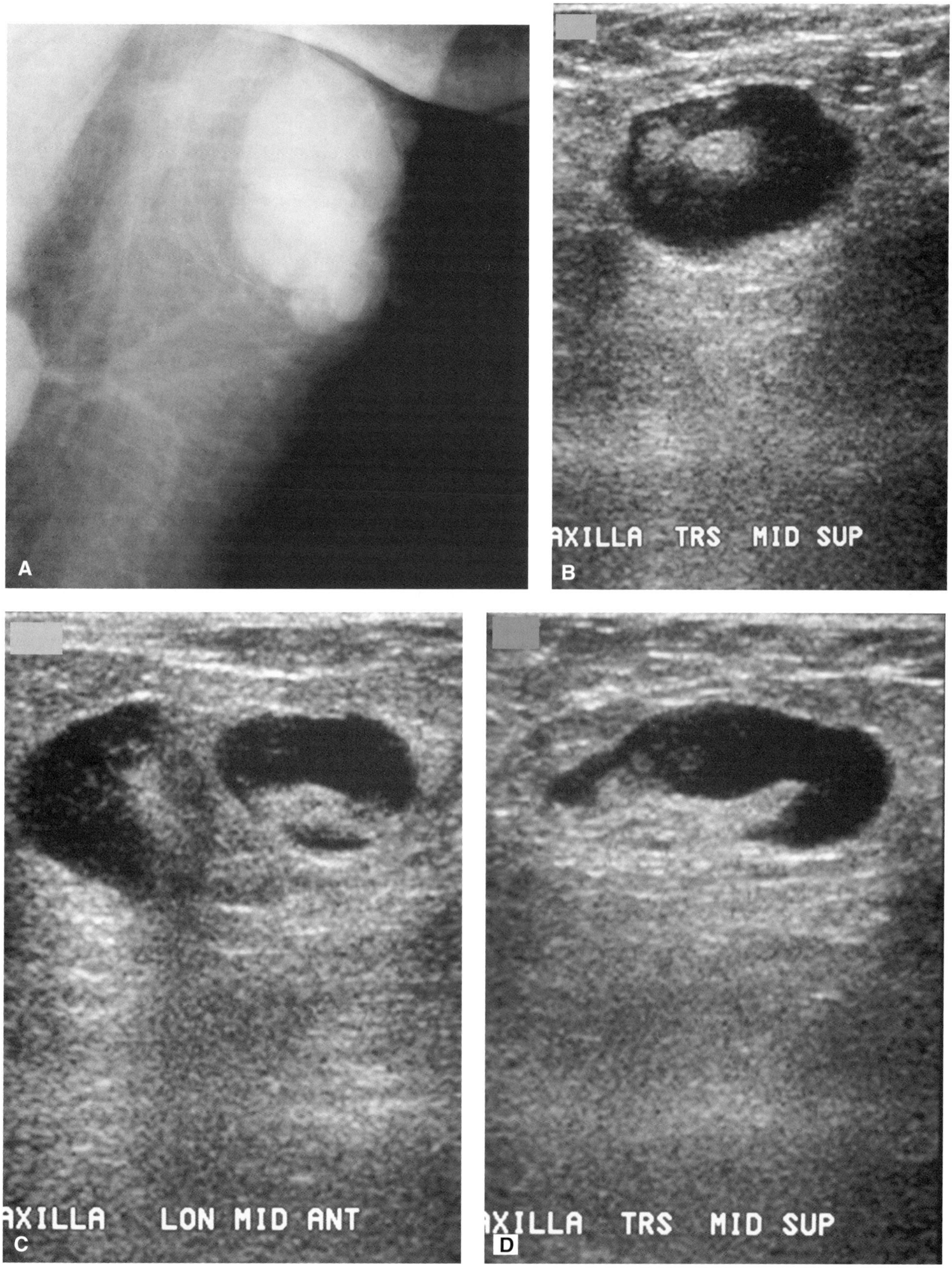


**Figura 3.28.** Avaliação diagnóstica de mulher com 39 anos de idade com uma massa hipersensível na axila esquerda. Incidência axilar **(A)**, axila esquerda. Imagens de US **(B-D)** da axila esquerda.

## Como você descreveria os achados? Qual é o seu diferencial?

Uma massa oval, bem limitada e macrolobulada aparece na imagem na incidência axilar, correspondendo à área de preocupação da paciente; uma segunda massa é vista parcialmente na borda do filme inferiormente. Nenhuma calcificação associada está presente. No exame físico, várias massas duras, móveis e hipersensíveis são palpadas na axila esquerda. Na US, massas bem limitadas com regiões hipoecoicas proeminentes e áreas hiperecoicas localizadas central ou excentricamente aparecem na imagem correspondendo aos achados palpáveis e consistentes com linfonodos. Os achados não são específicos e o diferencial é extensivo, variando desde adenopatia reativa a hiperplasia linfoide, distúrbios vasculares do colágeno (p. ex., escleroderma, dermatomiosite) artrite reumatoide, doenças granulomatosas (sarcoide, tuberculose, histoplasmose), HIV/AIDS, dermatopatia, toxoplasmose, doença da arranhadura do gato, doença metastática (seio ou outra primária) e linfoma.

## Em pacientes como esta, o que mais pode ser útil na escolha do diferencial?

Que tal obter um histórico mais extenso relacionado com qualquer outra doença sistêmica latente e também examinar a paciente? Durante o estudo da US, enquanto examinava a paciente, notei várias marcas de arranhadura cicatrizando no braço esquerdo. Ao questioná-la, ele disse que recentemente adquiriu um gato, tendo as arranhaduras ocorrido aproximadamente há 2 semanas. A suspeita diagnóstica de doença da arranhadura do gato é estabelecida após teste sorológico.

## O que é a doença da arranhadura do gato? Como humanos contraem essa doença? Quais são as manifestações clínicas?

A doença da arranhadura do gato é uma infecção bacteriana causada pela *Bartonella henselae* e é transmitida a humanos após arranhão, lambida (em pele lesionada) ou mordida de um gato infectado, adulto ou filhote. Não é transmitida de um humano para outro. A infecção é mais comum nos meses de outono e inverno. Dentro de algumas semanas após a exposição, o paciente pode desenvolver linfadenopatia eritematosa endurecida e hipersensível, próxima ao local de inoculação, durando de 4 a 6 semanas na maioria dos pacientes, embora possa persistir por até 1 ano. Os grupos de linfonodos mais comumente envolvidos incluem os axilares, cervicais, submandibular, pré-auricular, epitoclear, femoral e inguinal. Embora as infecções frequentemente sejam moderadas, alguns pacientes podem desenvolver sintomas sistêmicos incluindo febre, fadiga, perda de apetite, dor de cabeça, erupção cutânea e dor de garganta. Em alguns pacientes, a infecção pode envolver os olhos (síndrome oculoglandular Parinaud), com dor na conjuntiva, vermelhidão no olho e linfonodos pré-auriculares inchados. Raramente, com o envolvimento do sistema nervoso central, encefalite com febre alta, coma e convulsões podem aparecer dentro de 6 semanas após o desenvolvimento da linfadenopatia. Neurite ótica com cegueira passageira também foi relatada. Outras manifestações raras incluem lesão óssea osteolítica, hepatite granulomatosa, eritema multiforme, púrpura trombocitopênica e linfadenite mesentérica. Contudo, na maioria das vezes, é um processo autolimitante que desaparece sozinho e não requer tratamento. Embora antibióticos sejam usados em alguns pacientes, a cobertura antibiótica apropriada não é estabelecida.

## Quais são as características da imagem da doença da arranhadura do gato?

Os linfonodos intramamários e axilares do lado arranhado pelo gato podem aumentar, ficar mais densos e perder a região hilar gordurosa; entretanto, eles tipicamente permanecem bem limitados. Na US, os linfonodos envolvidos demonstram proeminência, espessamento e saliência da região cortical hipoecoica e atenuação, efeito de massa ou perda do foco ecogênico geralmente visto em linfonodos normais.

## Quais são as características histológicas da doença da arranhadura do gato?

Histologicamente, granulomas necrosados cercados por linfócitos limitados aos linfonodos são a marca registrada desta doença. Bacilos Gram-negativos, ramificados, Warthin-Starr positivo para a bactéria raramente podem ser vistos em centros necróticos. As culturas geralmente não rendem crescimento do agente causador.

## PACIENTE 29

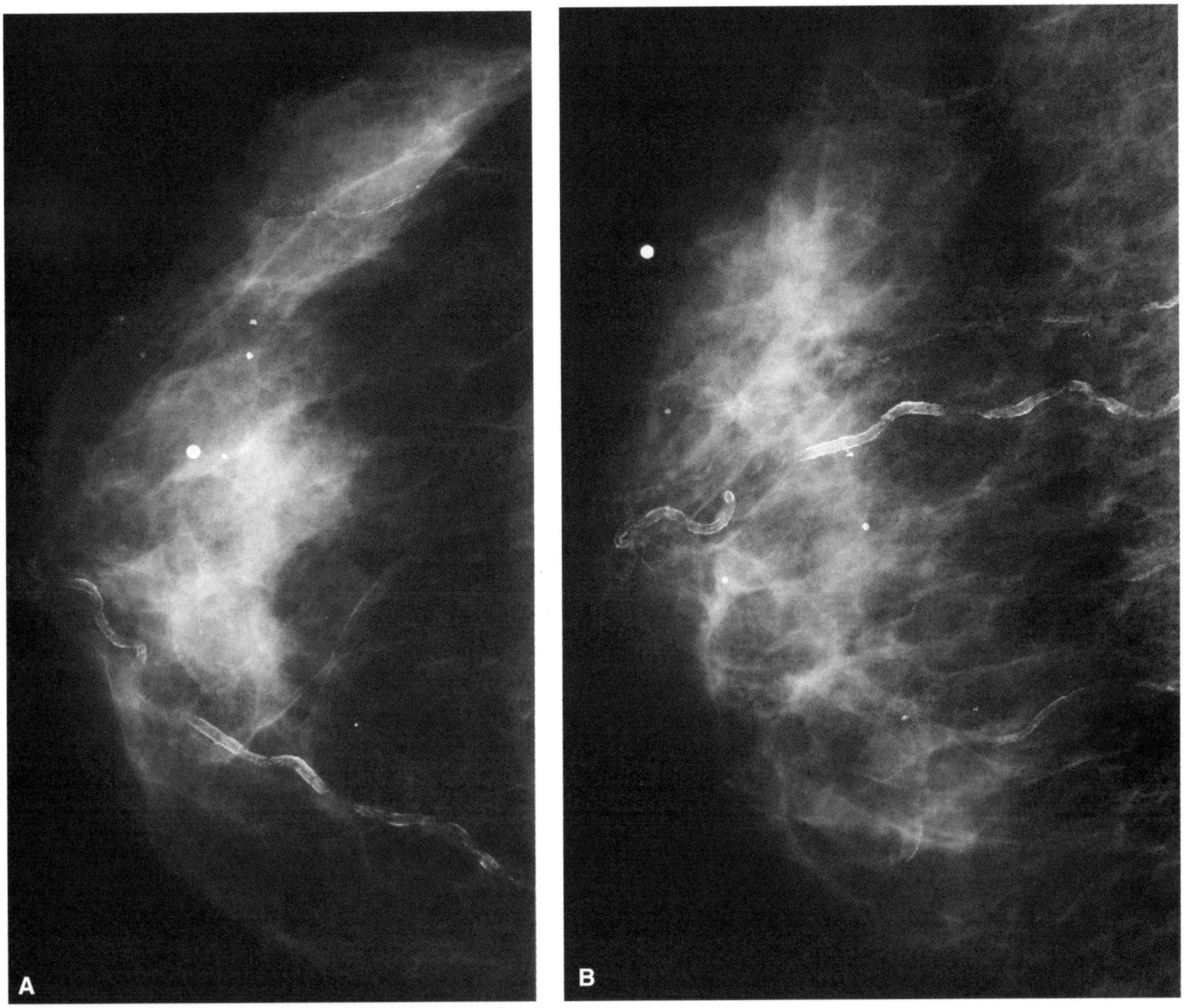

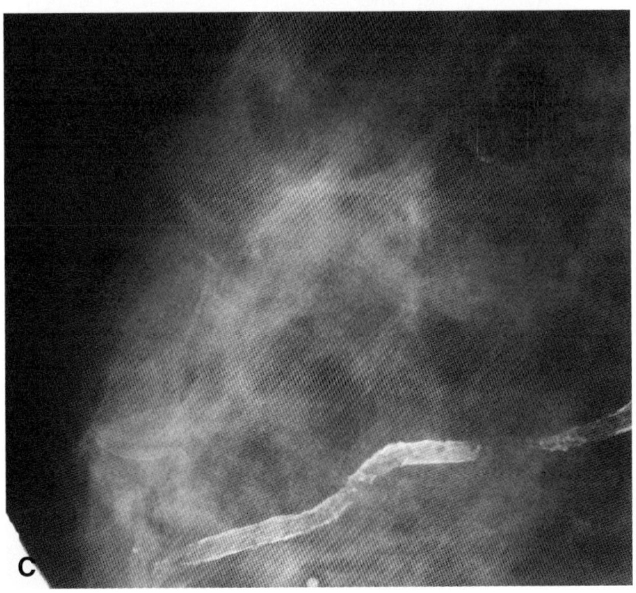

**Figura 3.29.** Avaliação diagnóstica de paciente com 64 anos de idade com um "caroço" no seio direito. Incidências CC **(A)** e MLO **(B)** do seio direito. Incidência tangencial seletiva **(C)** no local do achado palpável. Um marcador metálico encontra-se no achado palpável. *(Continua.)*

## Como você descreveria os achados? O que faria em seguida?

O tecido glandular aparece na imagem do seio direito, com nenhuma massa ou distorção aparente. Calcificações arteriais e distróficas espalhadas são observadas. Exame físico correlativo e US são indicados.

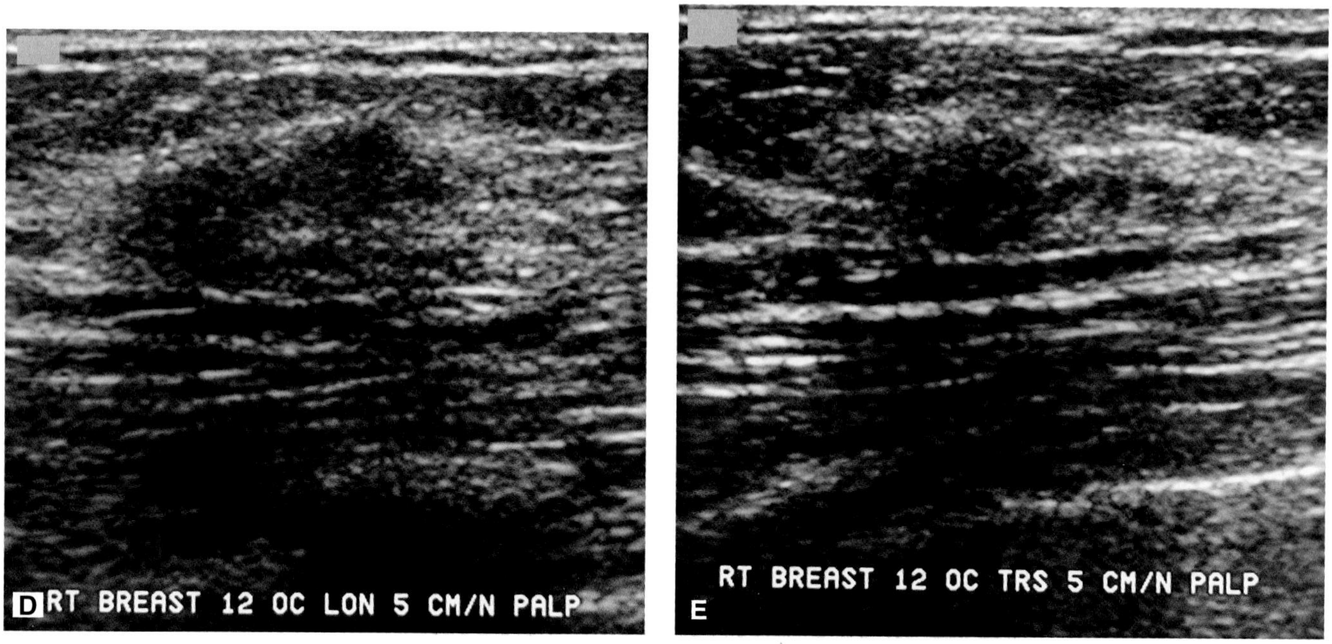


**Figura 3.29.** *(Continuação)* Imagens de US nos cortes longitudinal (LON) **(D)** e transversa (TRS) **(E)** correspondendo ao local palpável na posição de 12 horas, a 5 cm do mamilo direito.

## Como você descreveria os achados? Qual é o seu diferencial? Qual é a sua recomendação?

No exame físico, uma massa dura é palpada na posição de 12 horas, a 5 cm do mamilo direito. Na US, uma massa irregular, com 1,2 cm, ecotextura heterogênea e sombra acústica posterior mínima aparece na imagem correspondendo ao achado palpável. As considerações diferenciais incluem carcinoma ductal invasivo não especificado de outra maneira, carcinoma lobular invasivo e linfoma. As considerações benignas são limitadas, mas incluem fibrose ou processo inflamatório. Na ausência de sintomas focais, é pouco provável que seja um processo inflamatório. Uma biópsia é indicada.

Categoria 4 do BI-RADS®: anormalidade suspeita – uma biópsia deve ser considerada. Mastopatia fibrosa diabética é diagnosticada na biópsia de agulha grossa. Nestas pacientes, pode ser difícil de obter uma quantidade adequada de tecido porque a fibrose densa pode impossibilitar uma amostra adequada. Se uma amostra inadequada for um problema, uma biópsia excisional deve ser recomendada.

## Como se apresentam pacientes com mastopatia fibrosa diabética? Em que grupo de pacientes essa entidade geralmente é diagnosticada?

Mastopatia fibrosa diabética é uma entidade rara que afeta pacientes diabéticas dependentes de insulina há muito tempo e que apresentam uma ou múltiplas massas palpáveis duras, irregulares, facilmente móveis, distintas e indolores. Caracteristicamente, o tecido glandular denso aparece na imagem da mamografia e uma massa irregular com sombra acústica posterior densa, na imagem da US correspondendo à área palpável. Com frequência, biópsias nessas áreas são difíceis devido à resistência encontrada e à incapacidade da agulha em penetrar o tecido adequadamente. Devido ao histórico de diabetes, calcificações vasculares são vistas com frequência bilateralmente. Lesões múltiplas podem estar presentes, ocorrendo simultaneamente ou em momentos diferentes. Muitas destas pacientes possuem outras complicações associadas ao diabetes, incluindo nefropatia, retinopatia e neuropatia.

## Que achados histológicos são descritos em pacientes com mastopatia fibrosa diabética?

As lesões são caracterizadas por fibrose densa e predominantemente infiltração linfocítica de células B cercando os ductos, lóbulos e vasos. Uma etiologia autoimune tem sido sugerida para esta entidade.

## PACIENTE 30

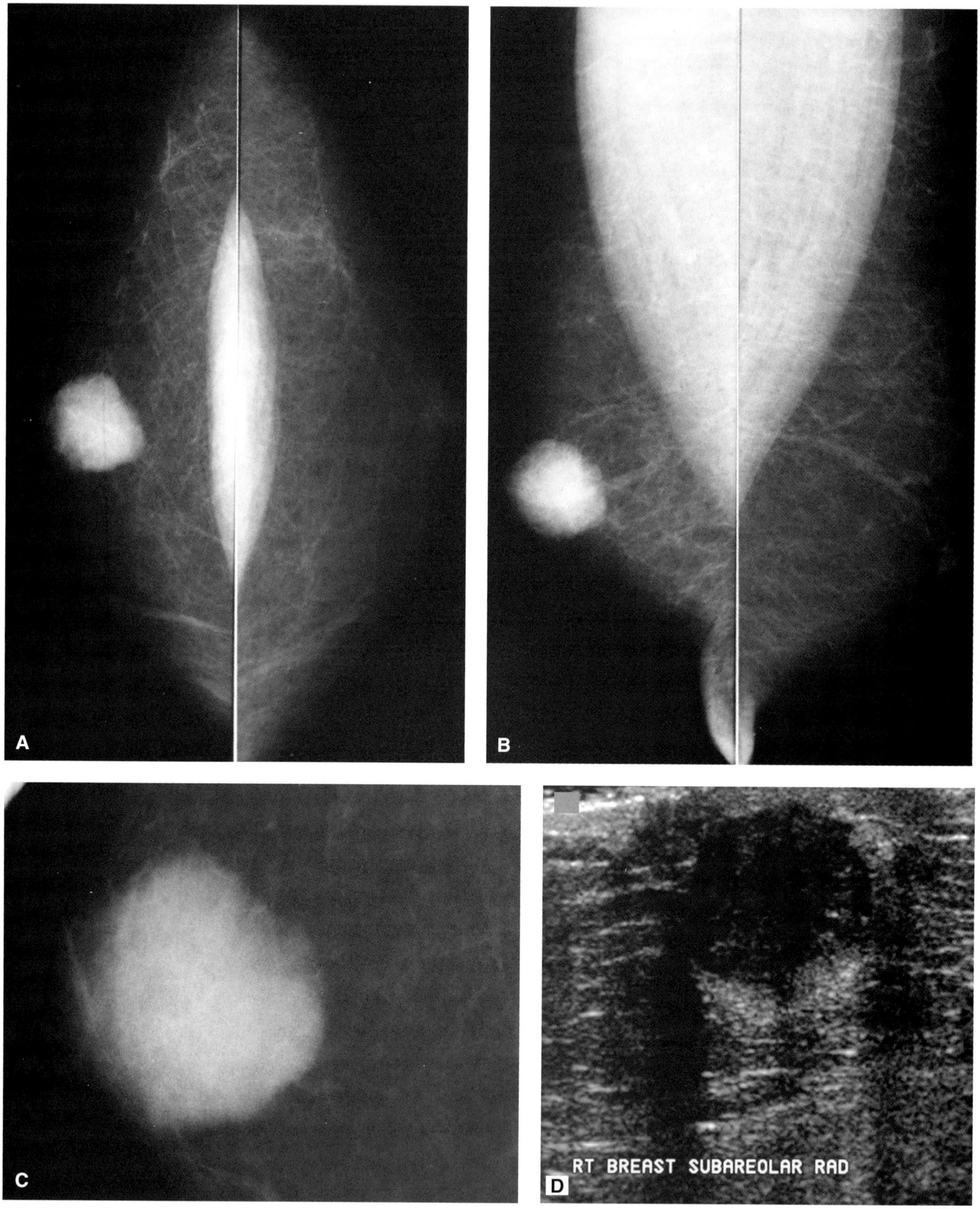


**Figura 3.30.** Avaliação diagnóstica de paciente com 62 anos de idade com um "caroço" no seio direito. Incidências CC **(A)** e MLO **(B)**. Incidência com compressão seletiva **(C)** do "caroço" no seio direito. Imagem de US **(D)** no corte radial do achado palpável na área subareolar direita.

## Como você descreveria os achados? Qual é o seu diferencial?

Devido ao tamanho pequeno do seio, aos músculos peitorais proeminentes e ao padrão gorduroso à esquerda, considere que este possa ser um paciente do sexo masculino. Isso pode ser confirmado ao procurar-se pelo nome do paciente no filme. Uma massa arredondada, com 2,5 cm e margens parcialmente bem limitadas está presente na área subareolar direita. Não há calcificações associadas. No exame físico, uma massa dura, não hipersensível é palpada na área subareolar à direita. Na US, uma massa arredondada com margens indistintas e microlobuladas e reforço acústico posterior aparece na imagem correspondendo à área de preocupação do paciente.

O diferencial em um paciente do sexo masculino é limitado. A principal consideração diagnóstica em homens que apresentam um "caroço" é ginecomastia; contudo, os achados clínicos e da imagem neste paciente não são consistentes com ginecomastia. Se houver um histórico de trauma ou cirurgia, pode ser um acúmulo de fluido pós-traumático ou cirúrgico. Um processo inflamatório também está no diferencial; contudo, nenhuma hipersensibilidade é extraída e nenhuma alteração na pele (p. ex., eritema, calor) é observada no exame. Outras lesões benignas que podem ser vistas em homens incluem hiperplasia estromal pseudoangiomatosa, ectasia do ducto, papiloma, necrose gordurosa, cisto epidérmico de inclusão e tumor de célula granular. Na categoria maligna, um carcinoma ductal invasivo não especificado de outra maneira seria a principal consideração. Carcinoma papilar é o mais comum entre homens; outros subtipos que podem ser vistos incluem carcinomas cístico medular, mucinoso e adenoide. Caso se saiba que o paciente apresenta uma malignidade (próstata, hematopoiética etc.), isso pode representar uma lesão metastática. Como os homens geralmente não têm lóbulos, processos lobulares como fibroadenomas, cistos, adenose esclerosante e carcinoma lobular invasivo raramente são vistos.

## Qual é a sua recomendação?

Uma biópsia é indicada e feita. Um carcinoma ductal invasivo é diagnosticado após a biópsia de agulha grossa. Um carcinoma ductal invasivo não especificado de outra maneira, com 2,5 cm, grau III, com invasão vascular/linfática associada é confirmado na mastectomia. Quatro dos oito linfonodos possuem doença metastática e extensão extracapsular descrita em um dos linfonodos positivos [pT2, pN2, pMx, estádio IIB].

## Quais são alguns dos fatores de risco para o câncer de mama masculino?

Câncer de mama masculino é pouco comum, contabilizando menos de 1% de todos os cânceres de mama. Homens com câncer de mama são de idade um pouco mais avançada em comparação com as mulheres e frequentemente têm duração mais longa dos sintomas. Vários fatores de risco têm sido postulados para câncer de mama masculino, incluindo aumento nos níveis de estradiol e outros hormônios estrogênicos; caxumba; orquite (após os 20 anos de idade); trauma testicular; testículo não descido; ferimento traumático no tórax; cirrose; histórico de trabalho em metalúrgicas, fornalha de vapor e oficina de laminação; exposição à radiação; síndrome de Klinefelter; a mutação BRCA 2; e menos comum, mas relatado, BRCA 1. A ginecomastia não é considerada um fator de risco ou precursora do câncer de mama masculino.

## Tipicamente, como se apresentam homens com câncer de mama? Que formas de câncer de mama são diagnosticadas histologicamente?

A maioria dos pacientes do sexo masculino apresenta uma massa indolor de localização subareolar ou mais excêntrica (p. ex., quadrante superior externo) ou descreve descarga papilar. Carcinoma ductal invasivo não especificado de outra maneira representa quase 85% de todos os cânceres de mama diagnosticados em pacientes do sexo masculino. Um componente intraductal associado pode ser visto em até 50% dessas lesões invasivas. Cerca de 5 a 10% dos pacientes são diagnosticados com doença intraductal na ausência de invasão. Devido à ausência de tecido lobular na maioria dos homens, o carcinoma lobular invasivo é raro. Câncer de próstata com metástase para a mama às vezes pode ser difícil de distinguir de câncer de mama primário, principalmente porque alguns cânceres de próstata são receptores positivos de estrogênio.

## PACIENTE 31

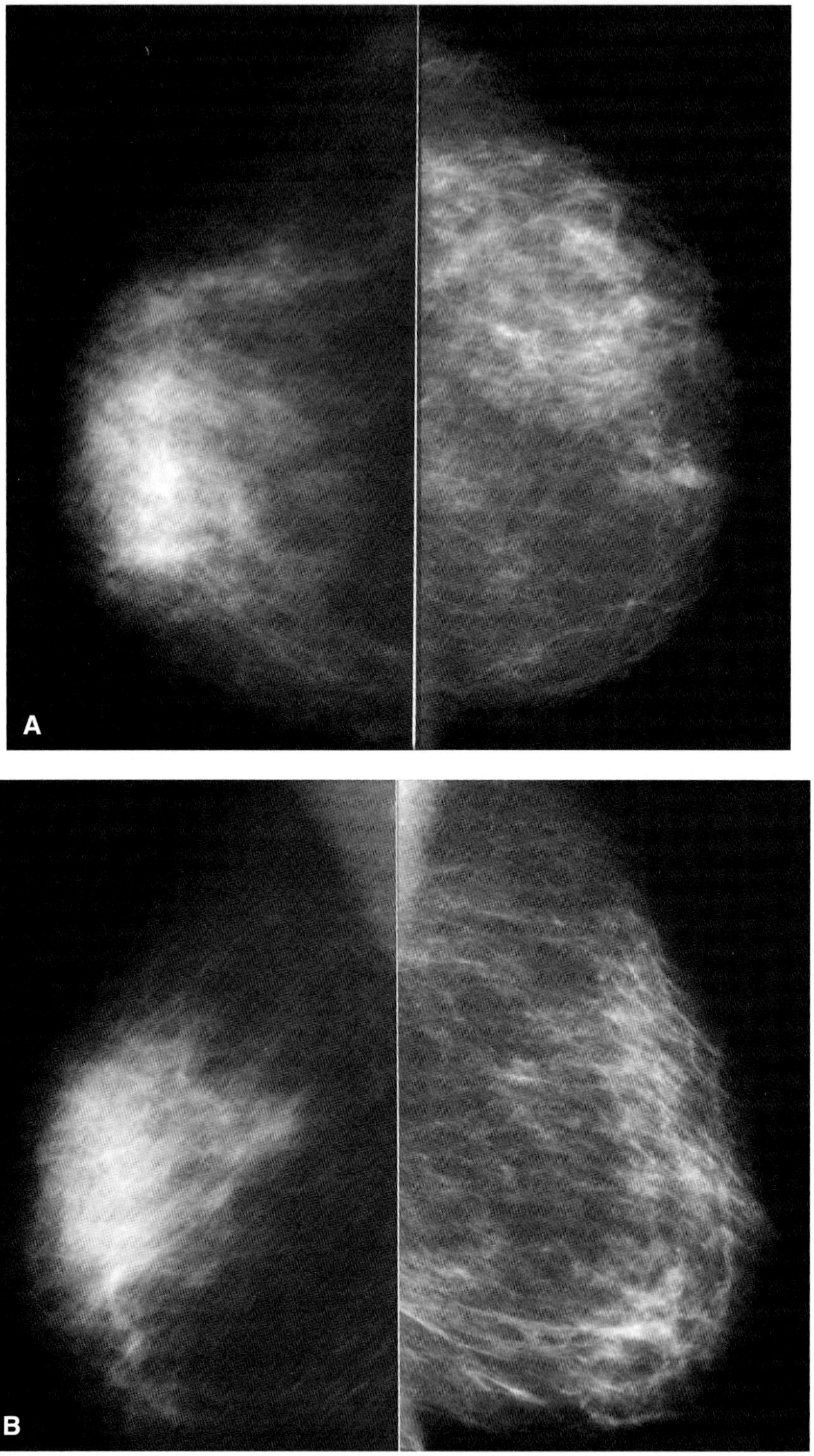

**Figura 3.31.** Avaliação diagnóstica de paciente com 66 anos de idade descreve alterações em seu seio direito. Incidências CC (**A**) e MLO (**B**). Os fatores técnicos utilizados para as incidências de rotina foram as seguintes:

| Fator | CC DIR | CC ESQ | MLO DIR | MLO ESQ |
|---|---|---|---|---|
| kV | 35 | 28 | 35 | 28 |
| mAs | 201 | 319 | 170 | 341 |
| Comp (mm) | 101 | 79 | 94 | 81 |

## O que você acha? Que informações adicionais você gostaria de obter?

O seio direito é difusamente anormal e parece ser menor que o esquerdo. A compressibilidade diminuída do seio direito é evidenciada pelo número elevado de milímetros necessário para a compressão. Também são notáveis os 35 kV utilizados para obter uma exposição adequada do seio direito.

As considerações diferenciais para alterações difusas que geralmente são unilaterais, embora raramente possam ser bilaterais, incluem efeito de terapia por radiação, alterações inflamatórias (p. ex., mastite), trauma (p. ex., hematoma, edema), adenopatia axilar ipsolateral com obstrução linfática, devido a diálise no braço ipsolateral com sobrecarga de fluido, carcinoma ductal invasivo não especificado de outra maneira, carcinoma inflamatório, carcinoma lobular invasivo ou linfoma. Carcinoma lobular invasivo pode resultar no aumento da densidade e do tamanho do seio ou na diminuição do tamanho do seio (o seio retraído). As considerações diferenciais para alterações difusas, que geralmente são bilaterais, embora raramente possam ser unilaterais, incluem TRH (p. ex., estrogênio), alterações de peso, insuficiência cardíaca congestiva, insuficiência renal com sobrecarga de fluidos e síndrome da veia cava superior. Causas benignas raras adicionais incluem mastite granulomatosa, necrose por coumadin, arterite e distúrbios autoimunes (p. ex., esclerodermia). Obter um histórico completo, examinar a paciente e realizar uma US frequentemente é últil para escolher entre as considerações diferenciais.

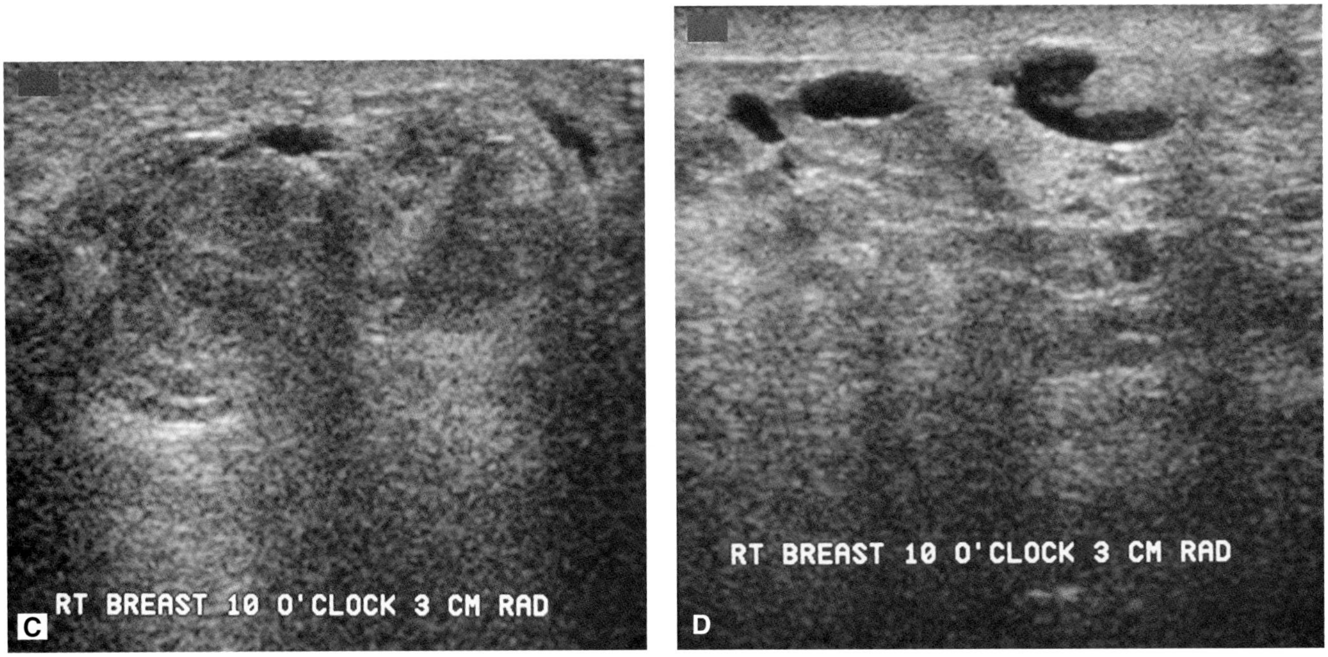


**Figura 3.31.** *(Continuação)* Imagens de US **(C, D)** feitas no corte radial do quadrante superior externo do seio direito.

## Baseando-se somente nas imagens da US, qual é o diagnóstico mais provável?

Sonograficamente, o tecido é hiperecoico, consistente com hiperemia, e estrutura e planos de tecido normal estão rompidos com acúmulos de fluidos espalhados associados. Os achados sonográficos sugerem alterações pós-traumáticas ou inflamatórias. Durante a mamografia e a US, nenhuma hipersensibilidade significativa é observada, o que se esperaria se isso fosse um processo inflamatório bacteriano em desenvolvimento. Ao examinar a paciente, o radiologista está em posição única para obter um histórico completo e preciso da paciente. De fato, nesta paciente, um histórico de acidente de carro com *airbag* é obtido enquanto a US é feita. Ela descreve equimose significativa, envolvendo difusamente o seio, após o acidente e que agora desapareceu completamente. Os achados nesta paciente provavelmente estão relacionados com o trauma.

Embora a categoria 2 no BI-RADS®: achado benigno seja utilizada, solicita-se que a paciente retorne em 3 ou 4 meses para acompanhamento. Conforme este processo desaparece, massas de densidades mistas (com conteúdo de gordura) e cistos oleosos podem desenvolver-se; alternativamente, calcificações distróficas podem ser vistas ou os achados podem desaparecer completamente sem estádios intermediários.

Observe que as categorias de avaliação devem ser consideradas independentes da recomendação. Nesta paciente, o achado é benigno, mas, ainda assim, um acompanhamento a curto prazo é recomendado. Às pacientes das quais eu suspeito de uma condição inflamatória ou alterações pós-traumáticas/cirúrgicas, recomendo um acompanhamento após 3 a 4 meses. Sob essas circunstâncias, uma rápida alteração é esperada nos achados. Seis meses é a recomendação normal para outras pacientes às quais um acompanhamento a curto prazo é recomendado (p. ex., aquelas com categoria de avaliação 3 – lesão provavelmente benigna – massa bem limitada em uma mulher sem filmes anteriores).

## PACIENTE 32

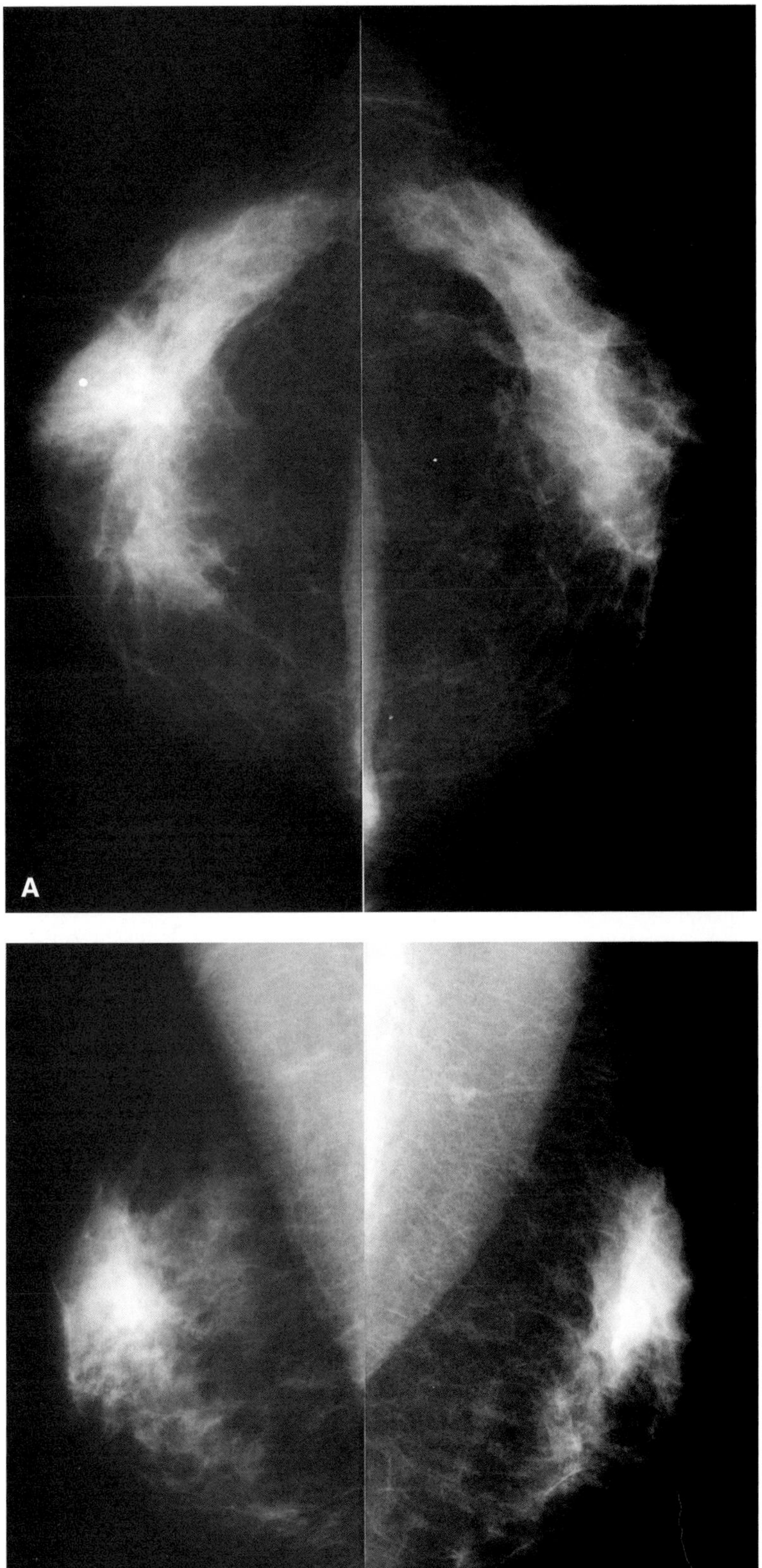

**Figura 3.32.** Avaliação diagnóstica de paciente com 42 anos de idade com um "caroço" no seio direito. Incidências CC **(A)** e MLO **(B)**. Um marcador metálico é visto na incidência CC no local de preocupação da paciente. *(Continua.)*

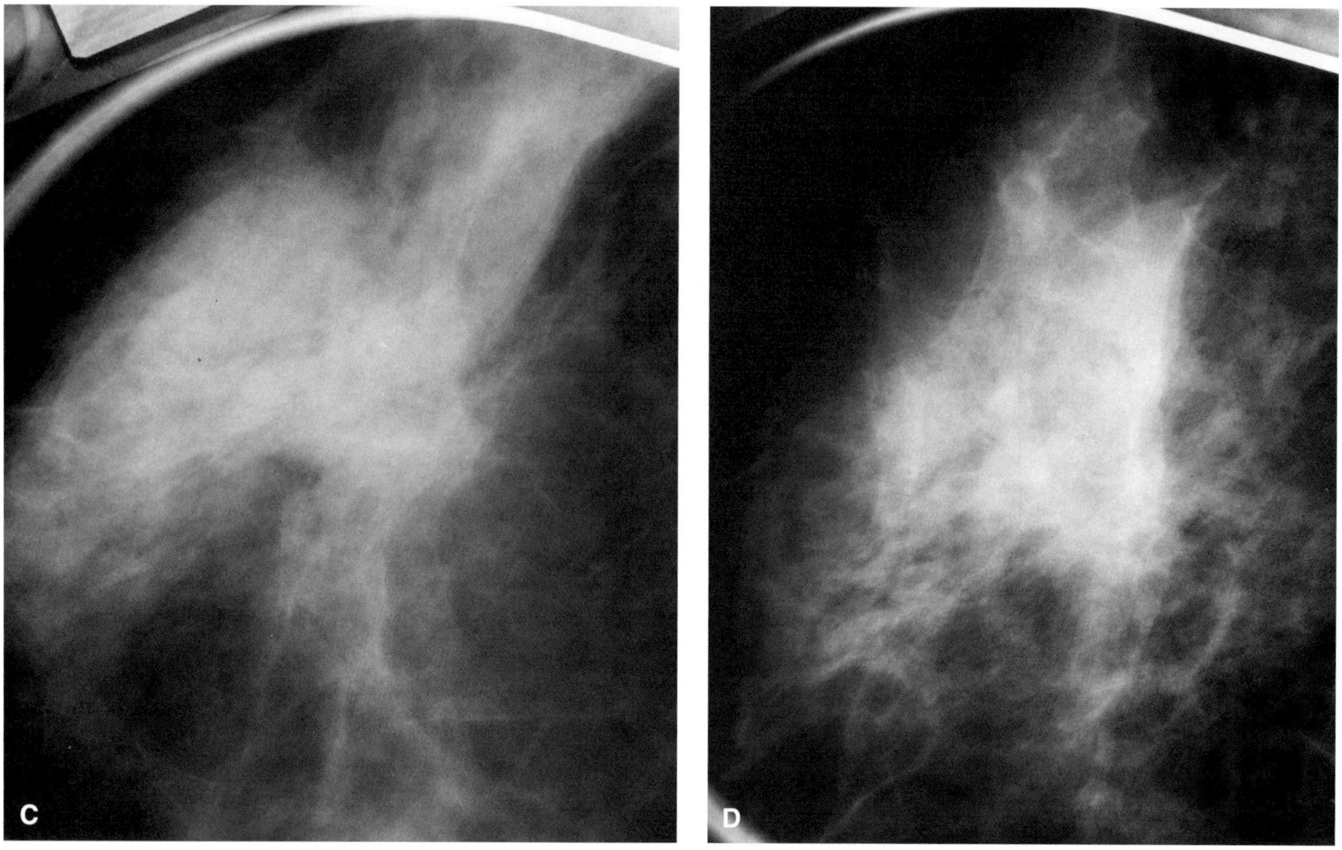


**Figura 3.32.** *(Continuação)* Incidências com compressão seletiva CC **(C)** e MLO **(D)** da anormalidade palpável, seio direito.

## Como você descreveria os achados? Quais são as principais considerações diferenciais?

A densidade geral do parênquima do seio à direita está aumentada e uma massa com distorção é observada na incidência CC direita no local de preocupação da paciente (marcador metálico). A incidência com compressão seletiva CC direita confirma a presença de uma massa com margens indistintas e obscuras, distorção associada e calcificações pontilhadas. Exceto por algumas calcificações pontilhadas, os achados na incidência com compressão seletiva MLO não surpreendem: nenhuma massa definida é vista, há um recorte no tecido e gordura parece estar presente, intermisturada ao tecido glandular. Embora geralmente os tumores sejam tridimensionais e facilmente aparentes em todas as incidências, pode haver momentos em que os achados são mais notáveis em uma das duas projeções obtidas. Isso é verdade principalmente para carcinoma lobular invasivo; contudo, também pode ser visto em carcinoma ductal invasivo. Raramente um processo inflamatório pode estar presente com este conjunto de achados.

No exame físico, uma massa dura e fixa é palpada, envolvendo centralmente o seio direito. Uma massa arredondada, com 2,5 cm e margens indistintas, angulares e microlobuladas, aparece na imagem na posição de 12 horas, a 2 cm do mamilo direito, correspondendo ao achado palpável. Sombra e reforço acústico posterior são vistos à medida que diferentes áreas da massa são examinadas (Fig. 3.32E, F). Na imagem de RM, a massa demonstra um rápido *wash-in* e *wash-out* do contraste, consistente com malignidade (Fig. 3.32G). Nenhuma lesão adicional é identificada em nenhum dos seios na RM.

Categoria 4 do BI-RADS®: anormalidade suspeita – uma biópsia deve ser considerada.

Uma biópsia dirigida por ultrassom é feita. Um carcinoma ductal invasivo e um carcinoma ductal *in situ* são diagnosticados na biópsia de agulha grossa. A paciente é tratada com quimioterapia neo-adjuvante seguida por uma nodulectomia e biópsia do linfonodo sentinela. Carcinoma ductal invasivo residual de grau III (1,5 cm) e carcinoma ductal *in situ* de alto grau com necrose central são relatados após a nodulectomia. O linfonodo sentinela é normal [ypT1c, pN0(sn)(i-), pMX; estádio I].

Tradicionalmente, a terapia neo-adjuvante (quimioterapia pré-operatória) tem sido o tratamento de escolha para mulheres com carcinoma de mama inflamatório. Tem sido usada com uma frequência crescente, contudo, em mulheres com câncer localmente avançado. Após a terapia, conforme o tumor é reduzido, algumas dessas pacientes podem ser tratadas adequadamente com cirurgia conservadora de mama. Pacientes com uma remissão histológica completa após a terapia neo-adjuvante têm melhora significativa na sobrevivência em longo prazo em comparação com aquelas com nenhuma resposta ou com resposta parcial à terapia. Após a cirurgia conservadora de mama, terapia por radiação também é utilizada para tratar as pacientes.

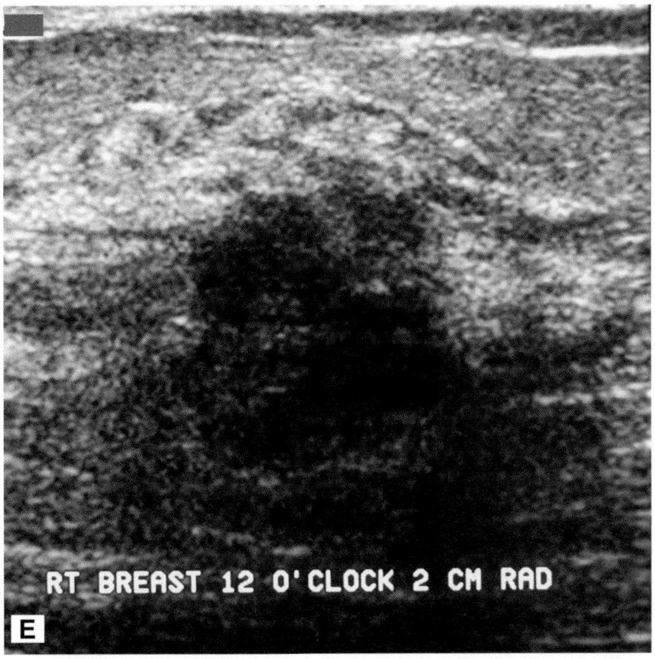


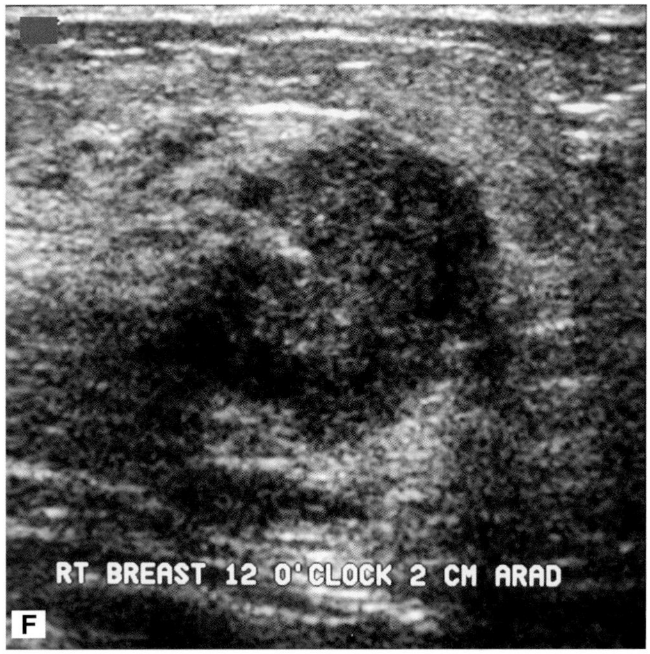


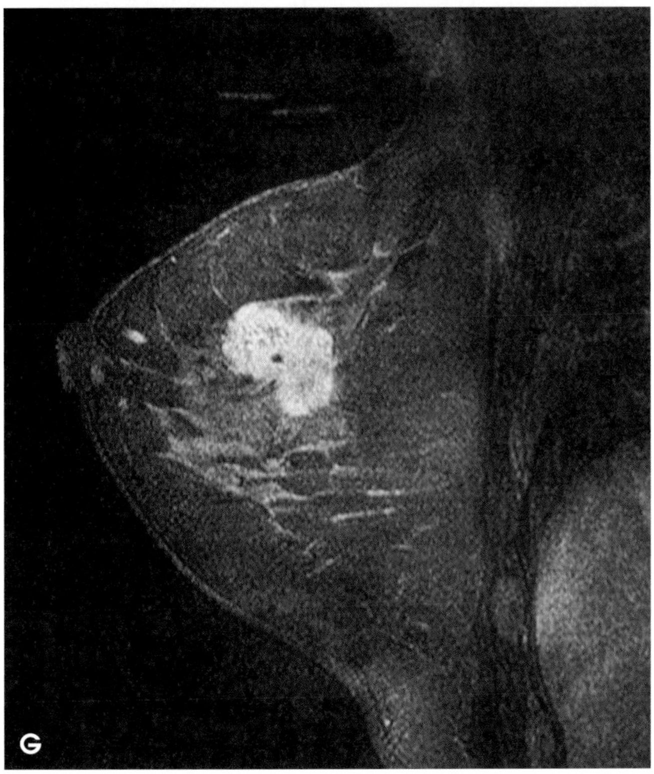


**Figura 3.32.** *(Continuação)* Imagens de US nos cortes RAD **(E)** e ARAD **(F)** do achado palpável no seio direito. Imagem com subtração de RM **(G)** da lesão no seio direito.

## PACIENTE 33

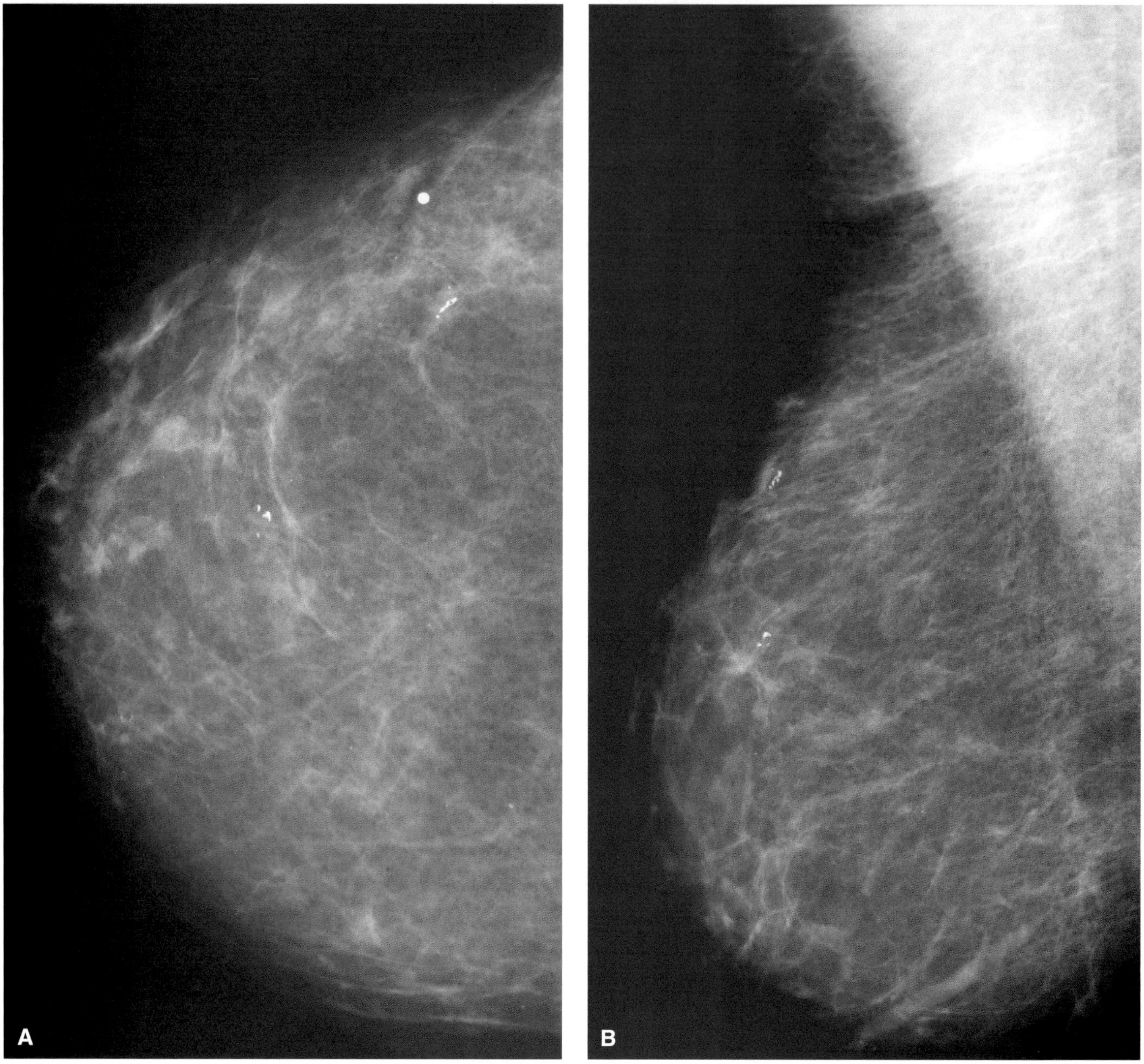

**Figura 3.33.** Avaliação diagnóstica de paciente com 77 anos de idade com um "caroço" no seio direito. Incidências CC **(A)** e MLO **(B)**, seio direito, com um marcador metálico no local do achado palpável.

### O que você acha? Com quanta certeza você pode fazer recomendações? O que mais pode ser útil na avaliação de mulheres que apresentam achados localizados?

Calcificações distróficas grosseiras estão presentes; contudo nenhuma anormalidade significativa é aparente nas incidências CC e MLO do seio direito. Uma incidência tangencial seletiva no local do achado palpável é feita rotineiramente em pacientes com achados localizados. Em algumas pacientes, a lesão pode estar parcial ou completamente delineada por gordura na incidência tangencial seletiva, facilitando a detecção e a caracterização do achado palpável.

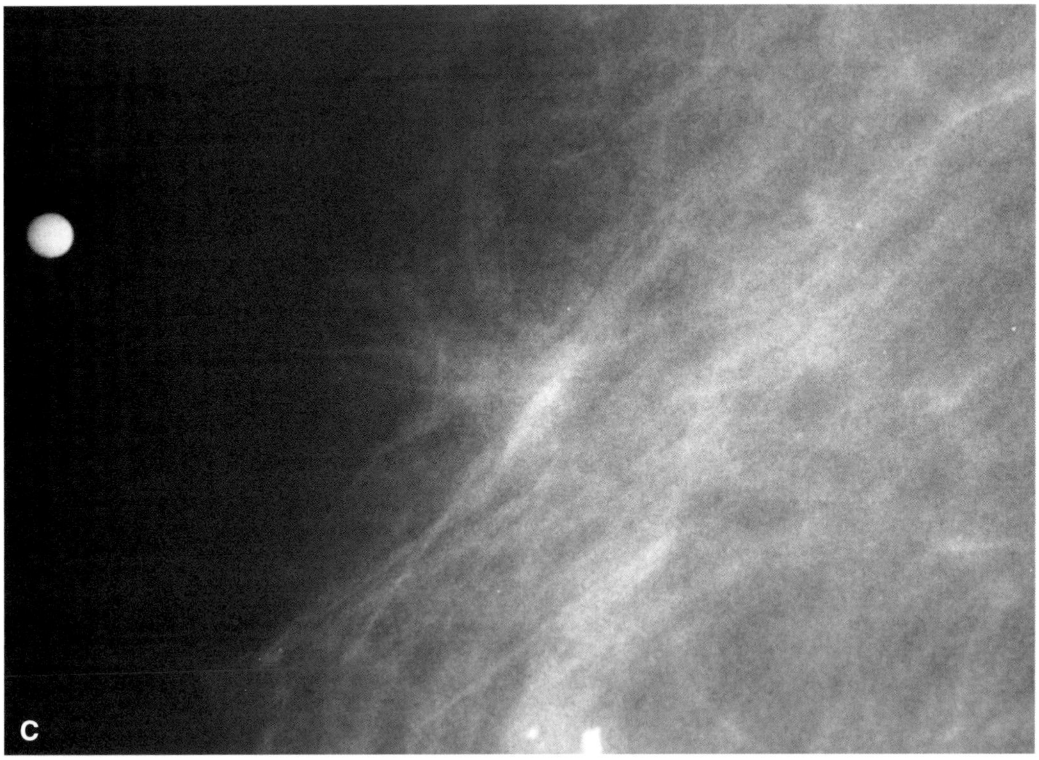


**Figura 3.33.** *(Continuação)* Incidência tangencial seletiva **(C)**, achado palpável, seio direito. Um marcador metálico é utilizado para indicar a localização do "caroço". *(Continua.)*

## Agora, o que você pode afirmar? Com quanta certeza? Qual é o seu diferencial?

Uma massa espiculada aparece na imagem da incidência tangencial seletiva, correspondendo ao achado palpável. Recortes de ligamentos de Cooper finos e nitidamente definidos podem ser vistos na interface do tecido subcutâneo adiposo-glandular em muitas mulheres. Quando o ligamento é espesso, retificado ou parece irregular e espiculado, como mostrado aqui, é preocupante e uma avaliação adicional é indicada. As considerações diferenciais incluem carcinoma ductal invasivo não especificado de outra maneira, carcinoma tubular e carcinoma lobular invasivo. As considerações benignas incluem necrose gordurosa (pós-traumática ou cirúrgica), adenose esclerosante, papiloma, lesão esclerosante complexa e alterações inflamatórias. Causas raras incluem tumor de célula granular ou fibromatose (desmoide extra-abdominal).

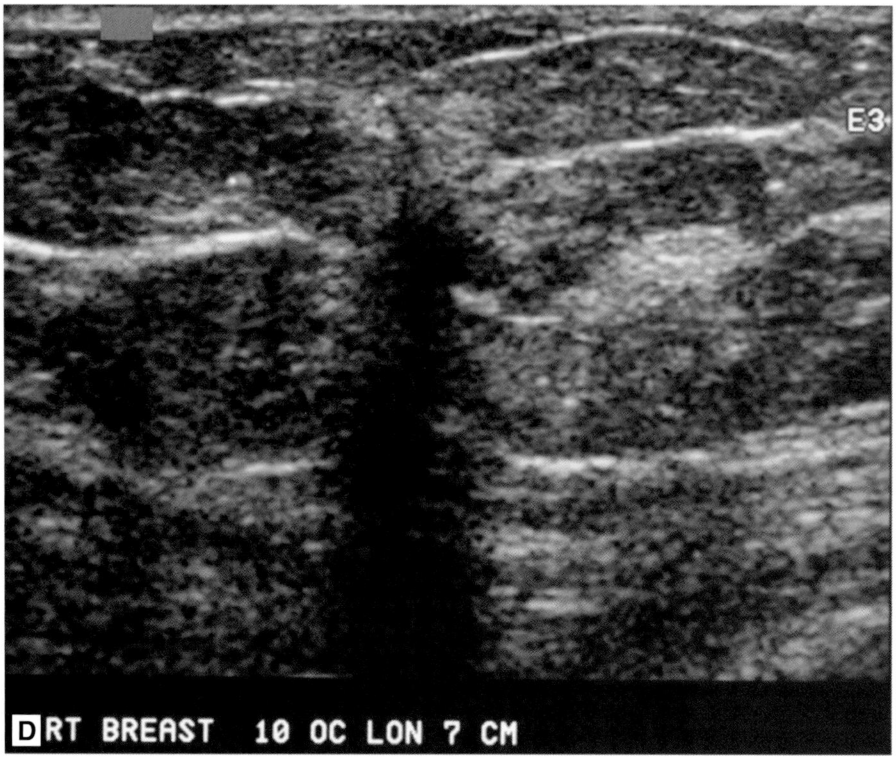


**Figura 3.33.** *(Continuação)* Imagens de US **(D)** no corte longitudinal no local de interesse no quadrante superior externo do seio direito.

## Como você descreveria os achados? O que é indicado em seguida?

Na US, uma massa irregular, hipoecoica, com 1 cm, margens espiculadas e angulares e com sombra acústica posterior associada aparece na imagem na posição de 10 horas, a 7 cm do mamilo. Isso corresponde à área de preocupação para a paciente e ao achado mamográfico.

Categoria 4 do BI-RADS®: anormalidade suspeita – uma biópsia deve ser considerada.

Uma biópsia dirigida por ultrassom é feita e um carcinoma mamário invasivo é descrito nas amostras. Um carcinoma mamário invasivo, grau I, com 1,1 cm, com características tubulolobulares e com carcinoma ductal *in situ* de grau intermediário associado é relatado na amostra da nodulectomia. Invasão perineural extensa é vista. Nenhuma doença metastática é vista nos três linfonodos sentinela excisados [pT1c, pN0(sn)(i-), pMX; estádio I].

Carcinomas tubulolobulares são classificados como uma variante dos carcinomas lobulares invasivos, caracterizados pela presença de células pequenas e coesas infiltrando o estroma em ordem singular e determinando a formação de túbulos estreitados (similares àqueles descritos no carcinoma tubular, porém menores). Contudo, deve-se notar que a classificação de uma lesão com túbulos como o carcinoma lobular invasivo é controversa. Invasão perineural não é um achado comum em cânceres de mama (< de 10% dos carcinomas invasivos) e, quando relatada, não possui significância prognóstica.

## PACIENTE 34

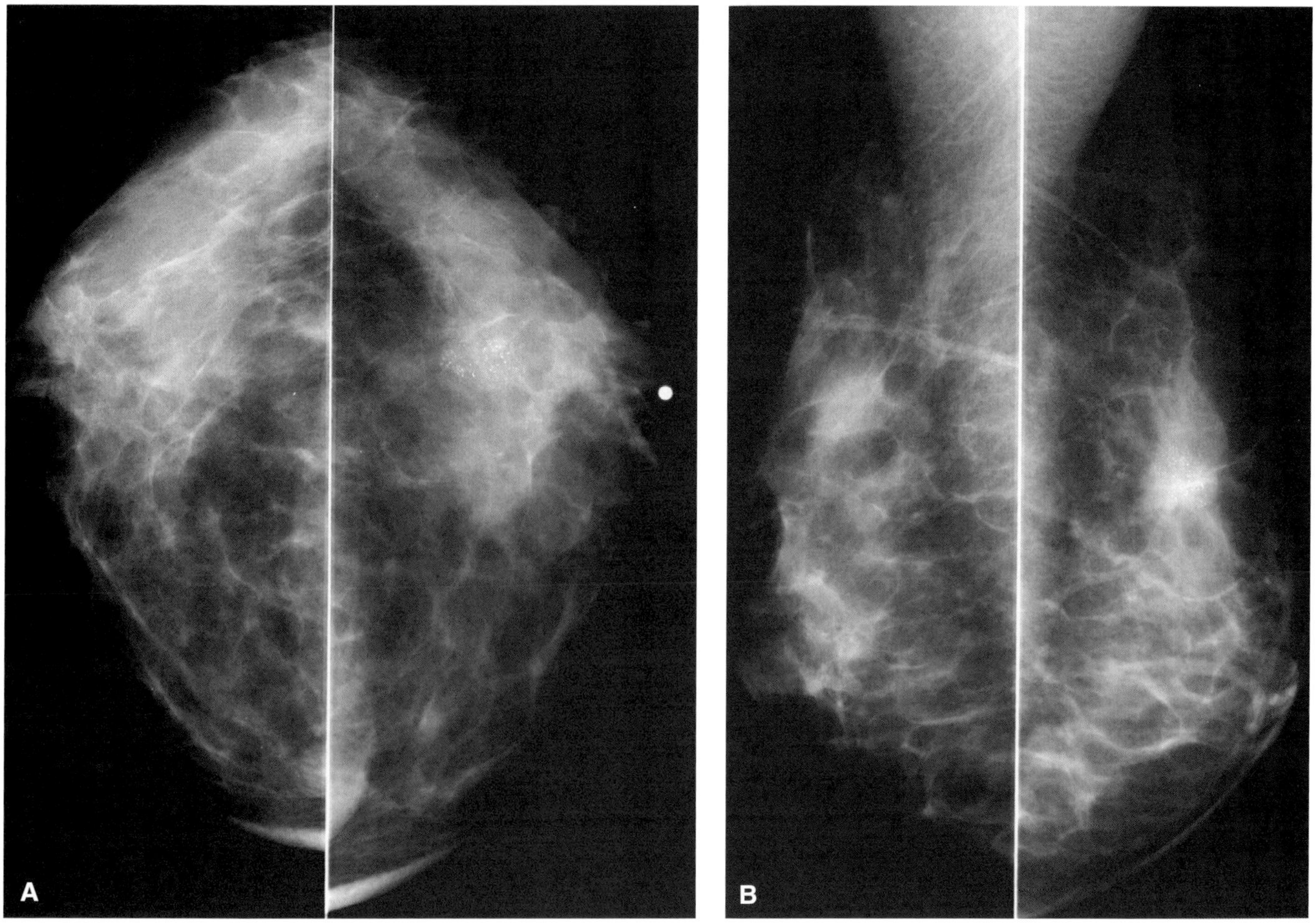


**Figura 3.34.** Avaliação diagnóstica de paciente com 31 anos de idade com um "caroço" no seio esquerdo. Incidências CC **(A)** e MLO **(B)**, com um marcador metálico no local do achado palpável (incidência tangencial seletiva, não exibida). *(Continua.)*

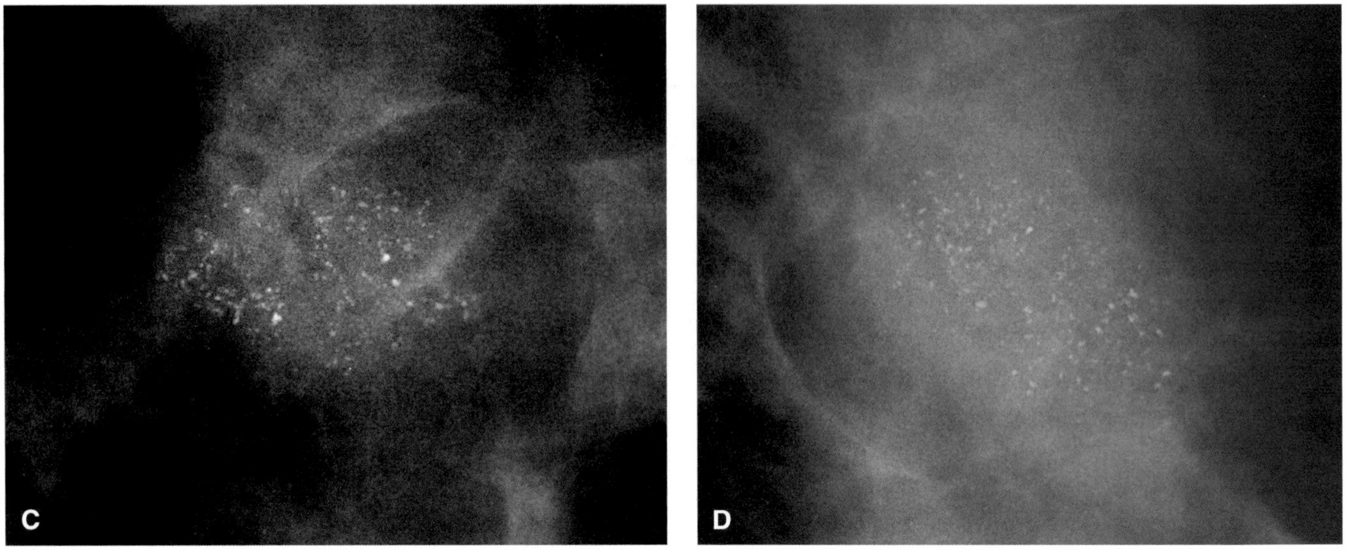


**Figura 3.34.** *(Continuação)* Incidências de dupla compressão seletiva e magnificação, projeções CC **(C)** e MLO **(D)**.

## Como você descreveria os achados? O que é indicado em seguida?

Devido à presença de calcificações nas incidências de rotina, incidências de dupla compressão seletiva e magnificação são feitas para caracterizar melhor as calcificações e a extensão da doença. Um aglomerado de calcificações pleomorfas aparece na imagem correspondendo ao "caroço" descrito pela paciente, mas nenhuma massa é vista mamograficamente. Exame físico correlativo e US são feitos para avaliar melhor o achado palpável.

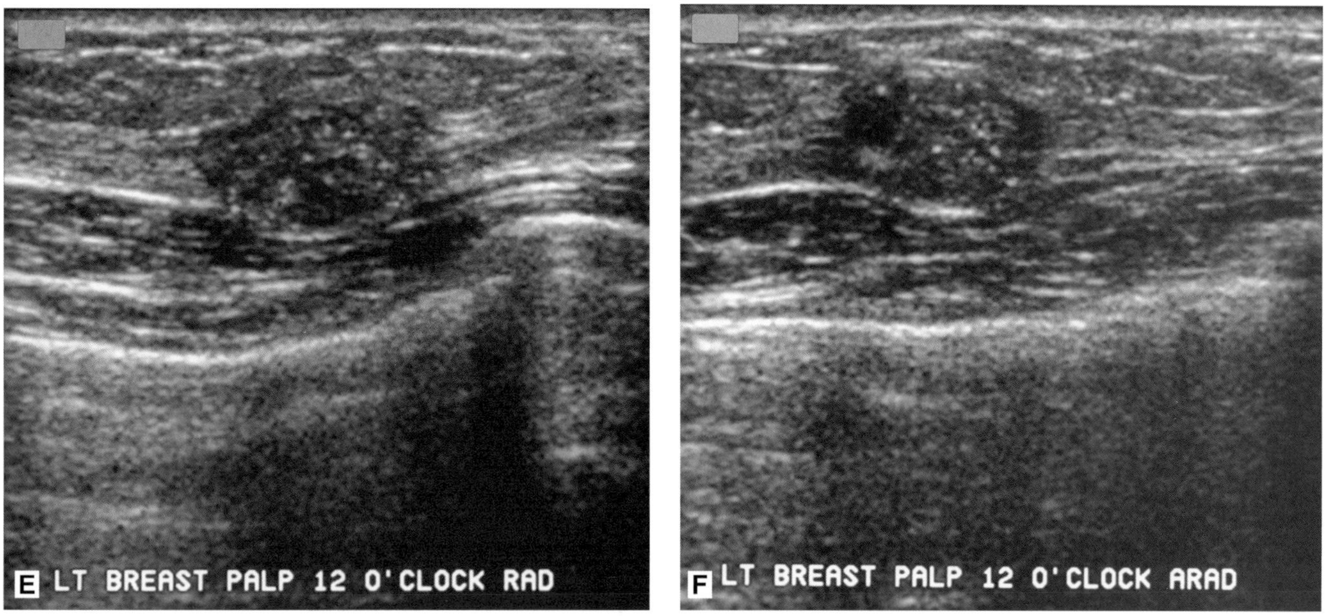


**Figura 3.34.** *(Continuação)* Imagens de US nos cortes RAD **(E)** e ARAD **(F)** do achado palpável, seio esquerdo.

## Como você descreveria os achados? Qual é o seu diferencial?

Uma massa dura é palpada no exame físico. Uma massa oval, hipoecoica, com 1,2 cm, margens indistintas e calcificações associadas aparece na imagem da US na posição de 12 horas, a 3 cm do mamilo esquerdo. Os ligamentos de Cooper estão rompidos e há efeito de massa na fáscia peitoral profunda. As considerações diferenciais incluem fibroadenoma (fibroadenoma complexo devido às calcificações associadas, com adenose esclerosante associada; adenoma tubular), adenose esclerosante, papiloma, tumor filódio, hiperplasia estromal pseudoangiomatosa e carcinoma ductal invasivo não especificado de outra maneira com carcinoma ductal *in situ* associado. Um carcinoma ductal *in situ* (DCIS), com nenhum componente invasivo associado, também é uma possibilidade, embora menos provável, devido à presença de uma massa palpável que é confirmada na US. Uma biópsia é indicada.

Categoria 4 do BI-RADS®: anormalidade suspeita – uma biópsia deve ser considerada.

Carcinoma ductal *in situ* é diagnosticado na biópsia de agulha grossa dirigida por ultrassom. Um carcinoma ductal *in situ*, de grau intermediário, com 1,4 cm, com um padrão cribriforme e necrose central é diagnosticado na amostra da nodulectomia. Nenhuma invasão é relatada. Nenhuma doença metastática é diagnosticada nos quatro linfonodos sentinela excisados [pTis (DCIS), pN0(sn)(i-), pMX; estádio 0].

Pacientes com DCIS podem apresentar-se clinicamente com massa palpável, descarga papilar espontânea ou doença de Paget. Mais comumente, contudo, o DCIS está clinicamente oculto, diagnosticado após detecção mamográfica de calcificações pleomorfas, principalmente quando algumas delas são lineares, ou quando calcificações lineares, arredondadas e pontilhadas apresentam orientação linear. Menos comum, o DCIS pode ser detectado mamograficamente com uma massa (bem limitada a espiculada e, em algumas pacientes, macrolobulada), assimetria parenquimatosa focal ou distorção na ausência de calcificações.

A utilização da biópsia do linfonodo sentinela (SLNB) em pacientes com DCIS permanece controversa. Provavelmente é indicada para mulheres com DCIS e microinvasão conhecida e para aquelas em que se suspeita de doença invasiva pré-operatoriamente com base no tamanho ou nas características da imagem do DCIS. Uma abordagem alternativa pode ser feita para excisar o DCIS e, caso seja identificada a doença invasiva na amostra da nodulectomia, a SLNB é realizada como um segundo procedimento operatório.

## PACIENTE 35

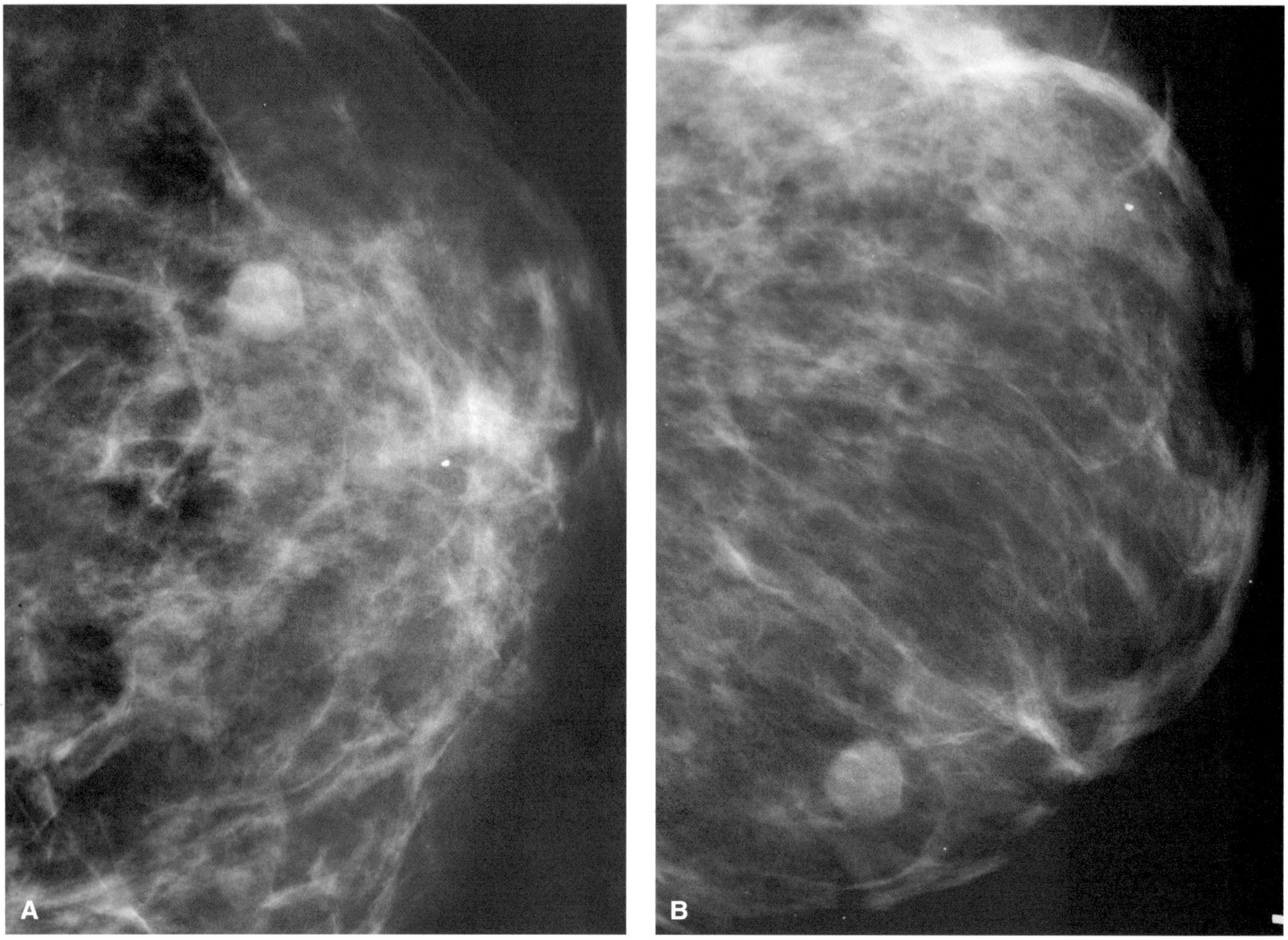


**Figura 3.35.** Avaliação diagnóstica de paciente com 40 anos de idade com um "caroço" no seio esquerdo. Incidências CC **(A)** e MLO **(B)**, com visão ampliada.

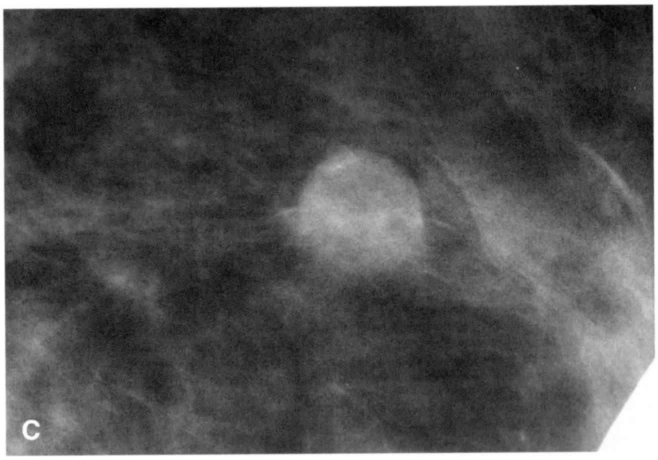


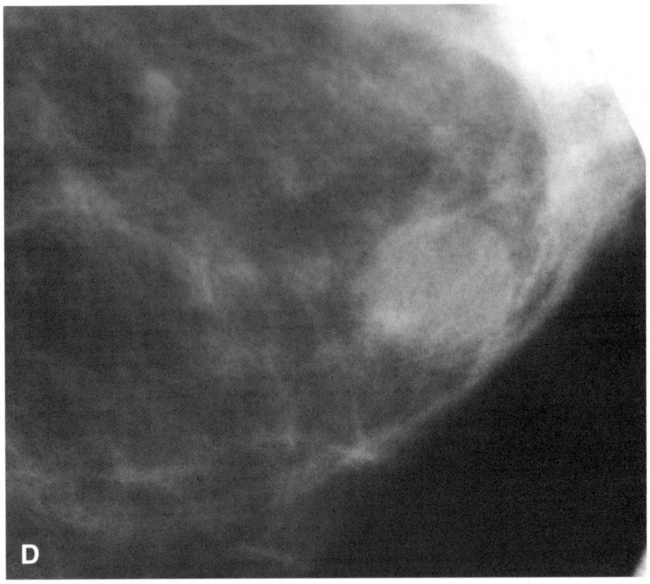


**Figura 3.35.** *(Continuação)* Incidências com compressão seletiva CC **(C)** e MLO **(D)** do achado palpável. *(Continua.)*

**Como você descreveria os achados? Que considerações diagnósticas você faz nesta etapa? O que você faria em seguida?**

Uma massa bem limitada, arredondada e com densidade líquida aparece na imagem correspondendo ao "caroço" descrito pela paciente. As considerações diferenciais benignas baseadas no achado mamográfico incluem um cisto, galactocele (o histórico fornecido dá embasamento para isso), fibroadenoma (fibroadenoma complexo, adenoma tubular), tumor filódio, papiloma, adenose nodular, PASH, fibrose focal, acúmulo de fluido pós-traumático (ou cirúrgico), lesões vasculares, tumor de célula granular e abscesso. As considerações malignas incluem carcinoma ductal invasivo não especificado de outra maneira, carcinoma medular, carcinoma adenoide cístico e linfoma. Embora estejam incluídos no diferencial para massas bem limitadas e arredondadas, carcinomas mucinoso e papilar são pouco prováveis devido à idade da paciente. Exame físico correlativo e US são indicados para melhor avaliação.

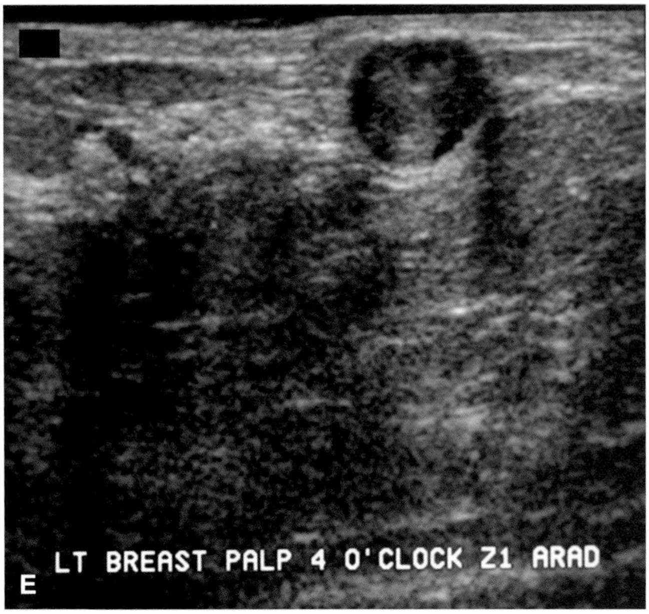


**Figura 3.35.** *(Continuação)* Imagem de US **(E)** do achado palpável (PALP) na posição de 4 horas, anteriormente (Z1) no seio esquerdo.

## Devido aos achados da US e ao histórico adicional fornecido, como você trataria a paciente?

No exame físico, uma massa superficial, distinta, dura e facilmente móvel é palpada no local de preocupação da paciente. Uma massa cística complexa com 1 cm, arredondada, bem limitada, com reforço acústico posterior aparece na imagem correspondendo à massa palpável. Conforme a US vai sendo feita, um histórico de gravidez recente é fornecido pela paciente, de forma que galactocele é uma possibilidade realista. Esta paciente pode ser tratada de duas maneiras. Se é assintomática, o acompanhamento em 3 a 4 semanas é uma possibilidade. Alternativamente, se a massa é hipersensível ou se a paciente continuar preocupada após a discussão sobre as possíveis etiologias, uma abordagem gradual é feita para melhor avaliação. A primeira etapa é tentar uma aspiração. Caso nenhum fluido seja obtido ou se uma anormalidade residual for vista após a aspiração, uma biópsia de agulha grossa dirigida por ultrassom é feita. Nesta paciente, um fluido leitoso espesso é aspirado e nenhuma anormalidade residual é vista depois da aspiração. Mais nenhuma intervenção ou acompanhamento são indicados.

Categoria 2 no BI-RADS®: achado benigno. Recomenda-se fazer a próxima mamografia em 1 ano.

## Que achados da imagem estão associados à galactocele?

As mulheres podem apresentar galactocele no terceiro trimestre da gravidez, durante a lactação ou até mesmo vários anos após a interrupção da lactação com uma massa que pode ser hipersensível. Mamograficamente, as galactoceles são massas bem limitadas, arredondadas, de densidade líquida ou mista, mas pode ser caracterizada por margens mal definida e indistintas, principalmente se estiverem inflamadas. Raramente, um nível de gordura/fluido pode ser visto. A aparência destas lesões na US também é bastante diversificada, variando desde massas bem limitadas sólidas ou císticas até massas císticas complexas com reforço acústico posterior; contudo, algumas podem ser indistintas e associadas a sombra acústica posterior significativa. Níveis de fluido/fluido também podem ser vistos na US. Se eles são hipersensíveis ou se o diagnóstico não pode ser estabelecido com bases nos achados clínicos e de imagem, uma aspiração é indicada. Se houver uma anormalidade residual após a aspiração ou se a preocupação persistir quanto ao diagnóstico, uma biópsia de agulha grossa poderá ser feita.

## PACIENTE 36

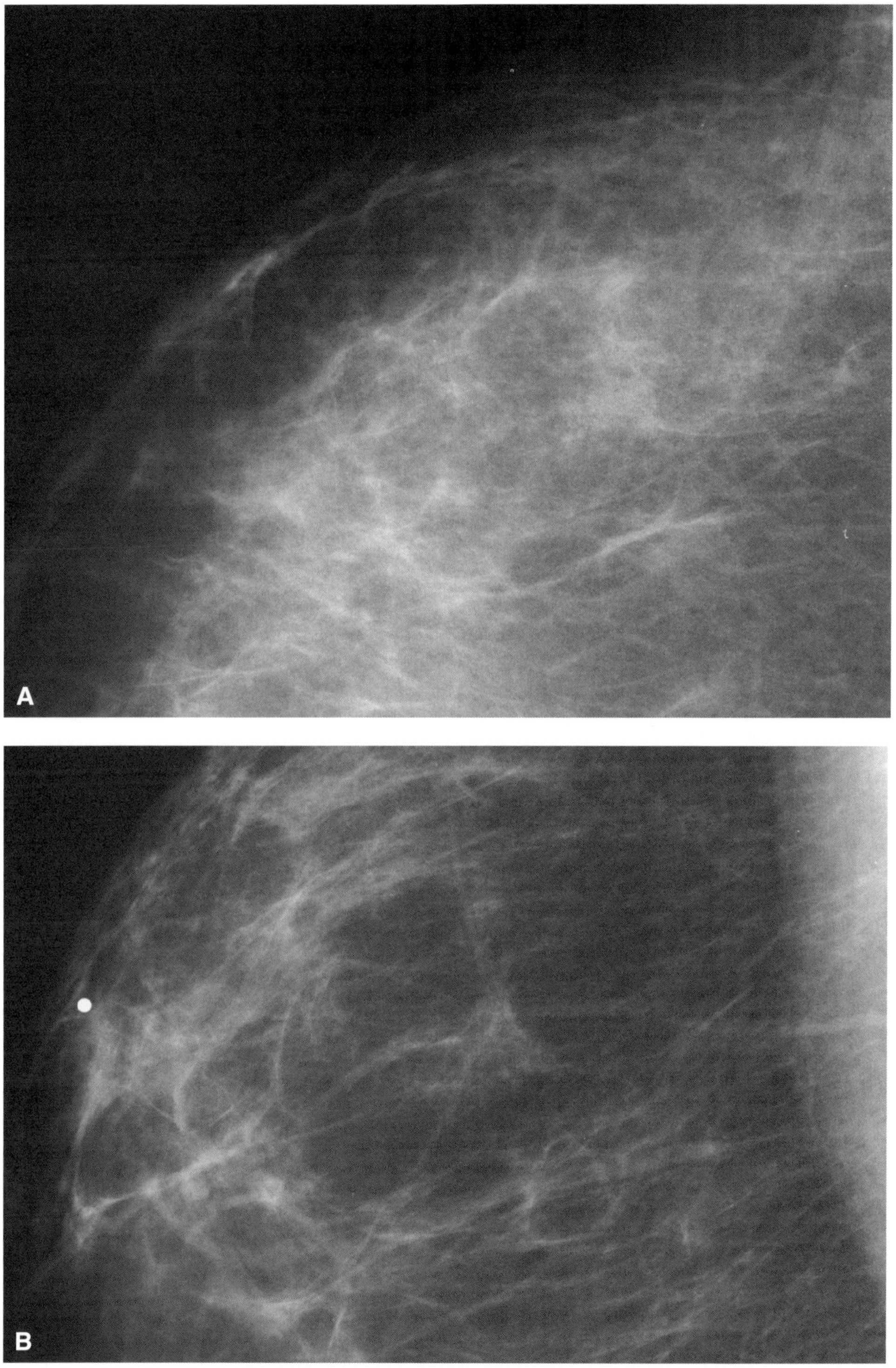


**Figura 3.36.** Avaliação diagnóstica de paciente com 47 anos de idade com um "caroço" no seio direito. Incidências CC **(A)** e MLO **(B)**, seio direito, com visão ampliada; um marcador metálico é visto na incidência MLO no local do "caroço". *(Continua.)*

**Com base nas incidências de rotina, o que pode ser dito e com quanta certeza? O que você faria em seguida?**

Nenhuma anormalidade é percebida nas incidências de rotina. Uma incidência tangencial seletiva no local do "caroço" é útil em muitas pacientes porque a lesão pode estar parcial ou completamente delineada por gordura, possibilitando visualização e caracterização.

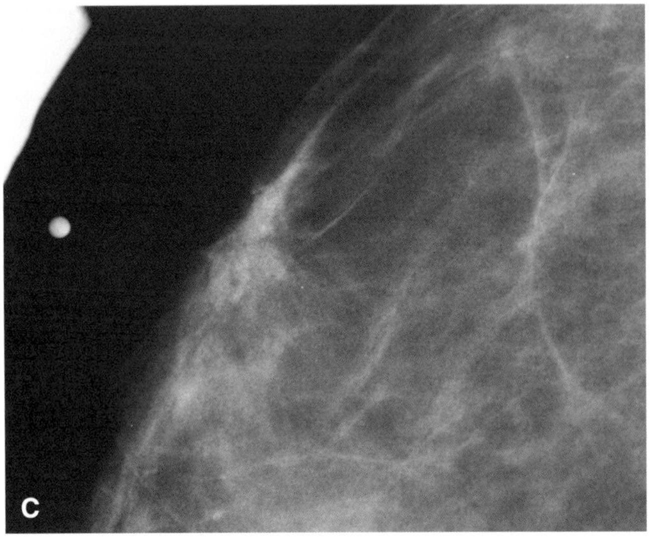


**Figura 3.36.** *(Continuação)* Incidência tangencial seletiva **(C)** do achado palpável, seio direito.

## Agora, o que você pode afirmar? Com quanta certeza?

A incidência tangencial seletiva demonstra uma massa espiculada correspondendo à área de interesse clínico. As considerações diferenciais nesta etapa incluem carcinoma ductal invasivo não especificado de outra maneira, carcinoma tubular e carcinoma lobular invasivo. As considerações benignas incluem necrose gordurosa (pós-traumática ou cirúrgica), adenose esclerosante, papiloma, fibrose focal, lesão esclerosante complexa e alterações inflamatórias (mastite). Causas raras incluem tumor de célula granular e fibromatose (desmoide extra-abdominal). A menos que haja uma correlação direta desta área com um local de trauma anterior ou cirurgia, este achado requer uma biópsia.

Uma massa com 1 cm, irregular e hipoecoica com margens indistintas e angulares e sombra acústica posterior aparece na imagem, comprometendo e rompendo um ligamento espesso de Cooper (Fig. 3.36D, E). Os achados clínicos, mamográficos e da US indicam que uma biópsia é necessária.

Categoria 4 do BI-RADS®: anormalidade suspeita – uma biópsia deve ser considerada.

Uma biópsia por agulha dirigida por ultrassom é feita, e um carcinoma mamário invasivo é diagnosticado nas amostras percutâneas. Um carcinoma ductal invasivo com 1,3 cm, grau I, com carcinoma ductal *in situ* de grau intermediário associado é relatado na nodulectomia. Extenso envolvimento do espaço linfovascular também é observado; contudo quatro linfonodos sentinela excisados são normais: [pT1c, pN0(sn)(i-), pMX; estádio I].

Artefatos determinando retração podem simular o envolvimento do espaço linfovascular criando espaços artefatuais em volta das células tumorais durante o processamento. Consequentemente, o diagnóstico de envolvimento do espaço linfovascular às vezes é difícil e subjetivo. O envolvimento do espaço linfovascular é descrito em aproximadamente 15% das pacientes com carcinoma ductal invasivo e em 5 a 10% das pacientes sem doença metastática nos linfonodos axilares. Ele tem sido descrito como um achado prognóstico não favorável, principalmente em pacientes com nódulos negativos tratadas com mastectomia ou nodulectomia. A presença de extenso envolvimento do espaço linfovascular em pacientes com tumores outrora favoráveis parece identificar um subconjunto de pacientes com alta recorrência sistêmica e taxas de mortalidade para câncer de mama metastático.

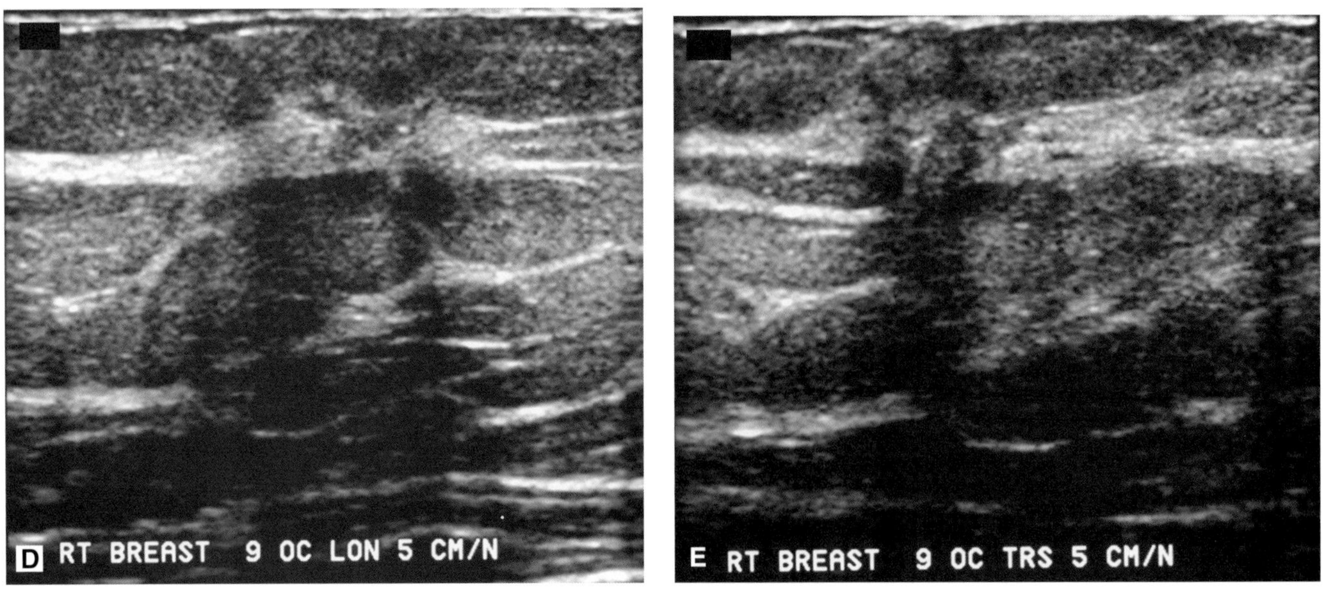


**Figura 3.36.** *(Continuação)* Imagens de US do achado palpável nos cortes longitudinal (LON) **(D)** e transverso (TRS) **(E)**, na posição de 9 horas, a 5 cm do mamilo direito.

## PACIENTE 37

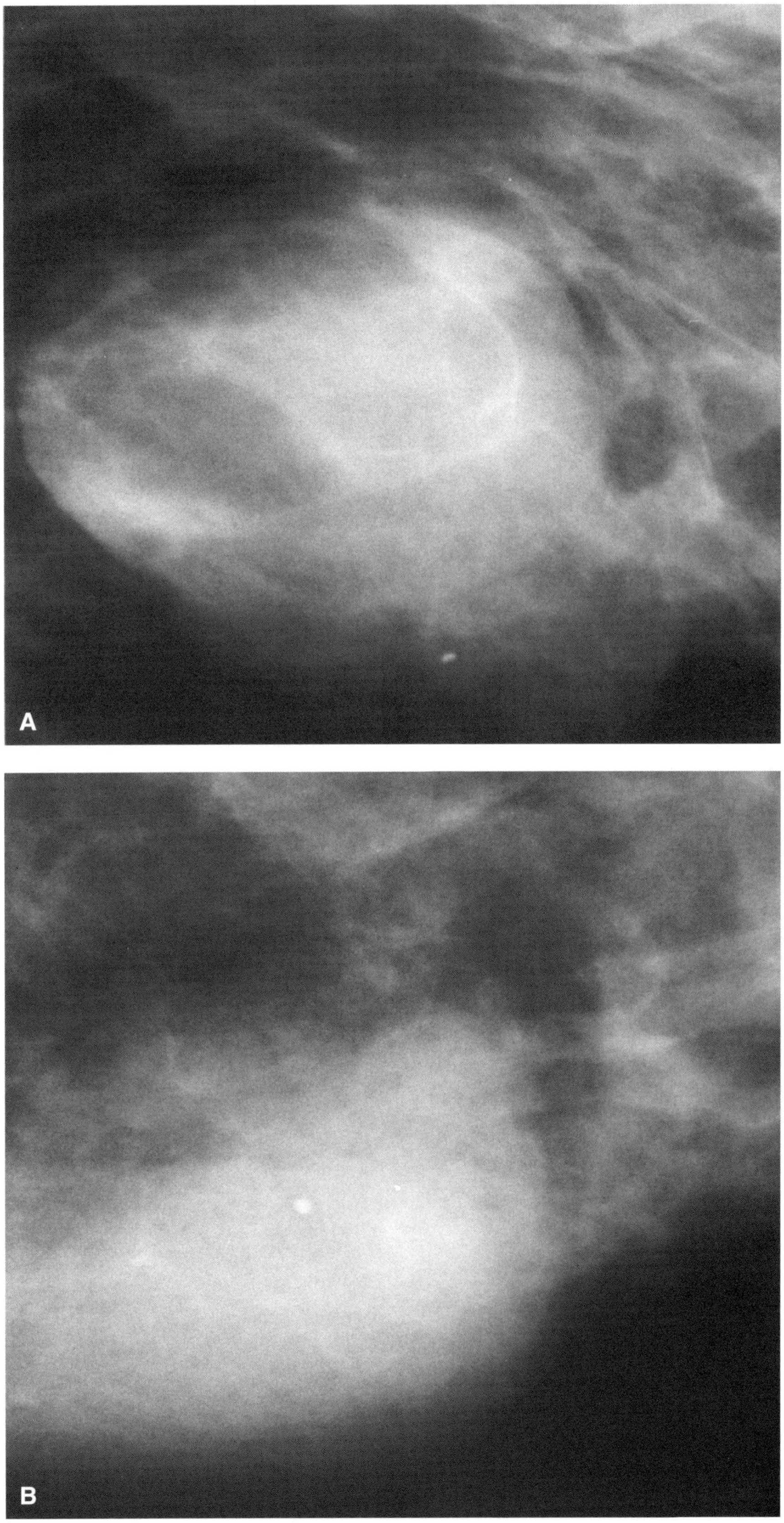

**Figura 3.37.** Avaliação diagnóstica de paciente com 44 anos de idade com um "caroço" no seio esquerdo. Incidências com compressão seletiva CC **(A)** e MLO **(B)** de um "caroço" no seio esquerdo. *(Continua.)*

**Como você descreveria os achados? Qual é o seu diferencial?**

Uma massa oval com margens parcialmente bem limitadas e obscuras aparece na imagem correspondendo ao achado palpável. Com base nos achados mamográficos, as considerações diferenciais benignas incluem cisto, galactocele, fibroadenoma (adenoma tubular, fibroadenoma complexo), tumor filódio, fibrose focal, PASH, abscesso e acúmulo de fluido pós-traumático. As considerações malignas incluem carcinoma ductal invasivo não especificado de outra maneira e carcinoma medular. Carcinomas mucinoso ou papilar e lesões metastáticas geralmente se apresentam como massas arredondadas ou ovais; contudo, devido à idade da paciente, essas considerações são menos prováveis.

Uma massa hipoecoica com 2,5 cm e componente cístico aparece na imagem correspondendo ao achado palpável na posição de 9 horas posteriormente no seio esquerdo (Fig. 3.37C, D). Embora as margens sejam bem limitadas superficialmente, isso não acontece nas margens profundas.

**Você concordaria com categoria 3 no BI-RADS® (lesão provavelmente benigna, um acompanhamento a curto prazo sugerido) para esta massa? Por que não? Se não concorda, o que você recomendaria que fosse feito em seguida?**

A lesão não se encaixa na descrição de uma lesão provavelmente benigna, portanto essa designação não é apropriada. As margens não são bem limitadas e a lesão é palpável. Uma biópsia é indicada e feita. Um fibroadenoma é diagnosticado. A categoria "provavelmente benigna" deveria ser reservada para lesões detectadas mamograficamente e completamente avaliadas que incluem massas sólidas não palpáveis, não calcificadas e bem limitadas, aglomerados de calcificações arredondadas ou ovais, assimetria focal não alpável com margens côncavas e gordura de permeio, um ducto assintomático com dilatação única e achados similares múltiplos (três ou mais) distribuídos aleatoriamente (massas limitadas, calcificações arredondadas ou ovais agrupadas ou espalhadas individualmente pelos dois seios).

Se filmes anteriores estiverem disponíveis, devem ser revisados antes de atribuir a categoria 3 de avaliação no BI-RADS® (achado provavelmente benigno, acompanhamento em curto prazo sugerido). Se a massa está estável ou diminuindo, acompanhamento em curto prazo não é sugerido. Se a massa é sólida ou está aumentando, ou se é nova, uma biópsia é mais apropriada do que um acompanhamento em curto prazo. Além disso, lesões detectadas devem ser avaliadas com incidências com compressão seletiva e US (se uma massa bem limitada é um cisto, acompanhamento em curto prazo geralmente não é indicado) ou, no caso de calcificações, incidências com magnificação devem ser feitas, para que as características provavelmente benignas da lesão possam ser documentadas. Em se tratando de lesões provavelmente benignas, é particularmente importante discutir os achados, a baixa probabilidade de malignidade e as opções disponíveis com a paciente. Por fim, a decisão é da paciente e, embora a maioria opte por um acompanhamento após 6 meses, algumas solicitam que uma biópsia seja feita para a confirmação histológica. Outras pacientes nas quais uma biópsia pode ser apropriada, incluem aquelas em que a concordância com a recomendação de acompanhamento é uma preocupação.

Em minha opinião, há inconsistência no tratamento de massas sólidas, bem limitadas e não calcificadas (ou seja, lesões provavelmente benignas). Por que, se uma massa sólida provavelmente benigna está próxima da pele ou desenvolve-se em uma paciente de seio pequeno e é palpável, consideramos uma doença cirúrgica? Ainda assim, se a mesma massa está profunda no seio ou desenvolve-se em uma mulher com seios grandes e não é palpável, é aceitável e recomenda-se um acompanhamento em 6 meses para a paciente? Na minha prática, se os achados clínicos, mamográficos e da US de uma massa são consistentes com o processo benigno (p. ex., fibroadenoma) e a paciente está confortável com a opção, recomendo acompanhamento clínico e sonográfico em 6 meses mesmo se a lesão for palpável.

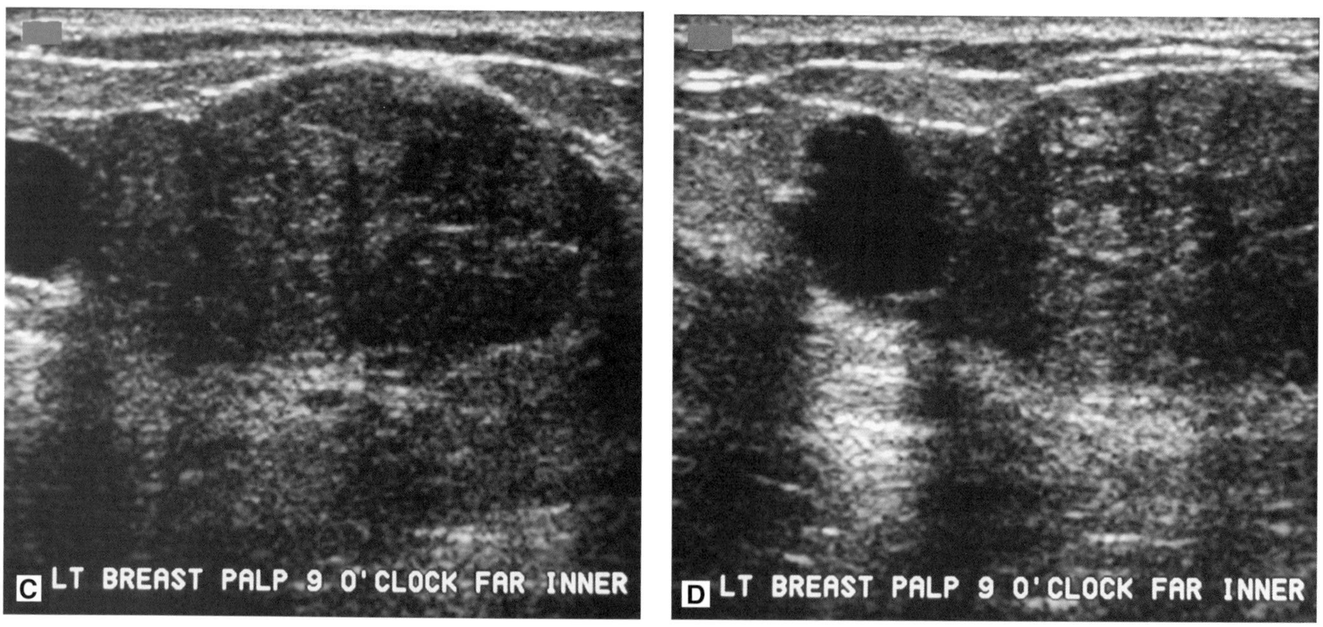


**Figura 3.37.** *(Continuação)* Imagens de US **(C, D)** do achado palpável, seio esquerdo.

## PACIENTE 38

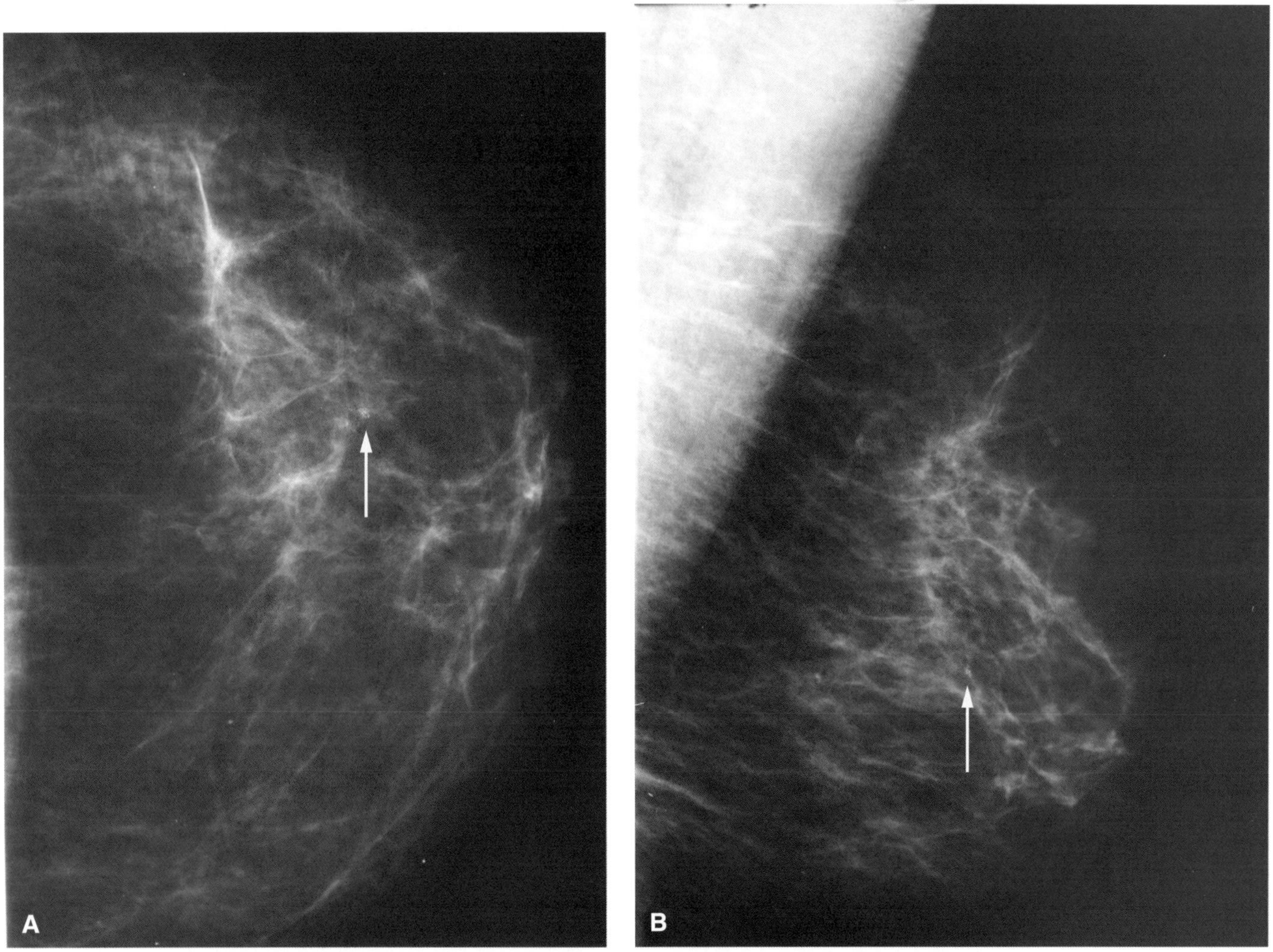


**Figura 3.38.** Mamografia de mulher com 38 anos de idade. Incidências CC **(A)** e MLO **(B)**, seio esquerdo. *(Continua.)*

### Qual deve ser a próxima etapa?

Incidências de dupla compressão seletiva em duas projeções são obtidas para avaliar as calcificações (seta) detectadas no seio esquerdo no exame mamográfico.

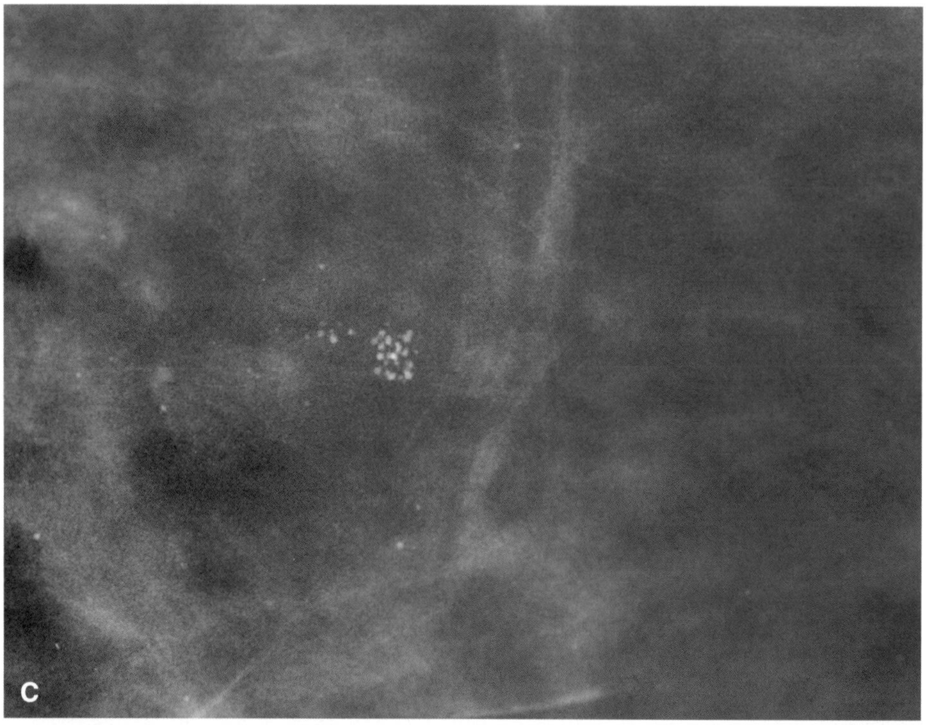

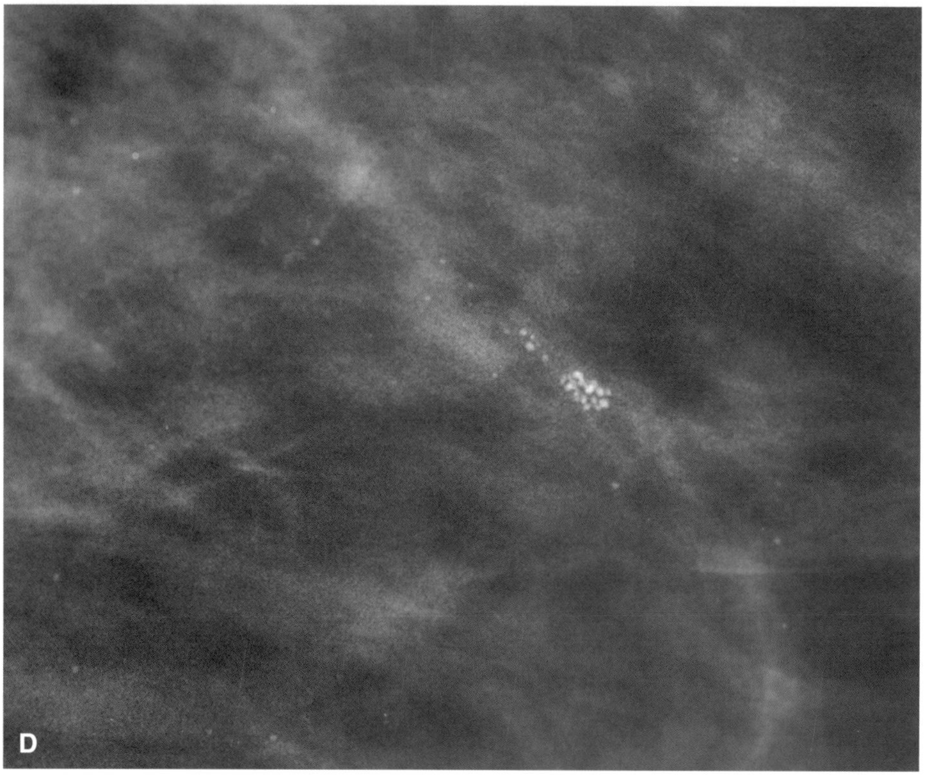

**Figura 3.38**. *(Continuação)* Incidências de dupla compressão seletiva e magnificação, projeções CC (**C**) e MLO (**D**).

## Como você descreveria as calcificações? O que faria em seguida?

Um agrupamento de calcificações é confirmado nas incidências de dupla compressão seletiva e magnificação. As imagens têm boa exposição, alto contraste e demonstram bem as calcificações, sem perda de definição por movimento. As calcificações são de densidade homogênea, sem formas lineares; contudo, são pleomorfas, portanto uma biópsia por agulha dirigida estereotaxicamente é feita. As considerações diferenciais incluem fibroadenoma, papiloma, alterações fibrocísticas incluindo hiperplasia ductal, hiperplasia ductal atípica, adenose esclerosante, alteração colunar com extremidade apical saliente (CAPPS) e carcinoma ductal *in situ*. A adenose esclerosante com calcificações associadas é diagnosticada nas amostras percutâneas. Isso é congruente com os achados da imagem, portanto mais nenhuma intervenção é justificada. Exame mamográfico anual é recomendado a partir dos 40 anos de idade.

A apresentação mamográfica da adenose esclerosante é variável. Quando a paciente apresenta calcificações, dois padrões distintos podem ser descritos: aglomerados únicos ou múltiplos de calcificações comprimidas, bem definidas, porém pleomorfas, algumas das quais podem ser lineares e uni ou bilateral, com distribuição localizada ou regional e calcificações amorfas em tecido glandular. Alternativamente, uma massa com características marginais variáveis, incluindo espiculação e distorção, pode ser vista. Algumas pacientes podem apresentar uma massa palpável, que tem sido chamada de "tumor da adenose". As pacientes que apresentam um tumor de adenose estão, tipicamente, no período pré-menopausa.

A adenose é qualificada por termos que incluem adenose da mama, adenose microglandular e adenose esclerosante. Histologicamente, a adenose é um processo proliferativo lobulocêntrico, com hiperplasia das células epiteliais e mioepiteliais e do estroma intralobular em volta. Especificamente, na adenose esclerosante geralmente há alguma atrofia do componente da célula epitelial e proeminência de células mioepiteliais. Quanto aos fibroadenomas, o componente glandular destas lesões é mais proeminente em mulheres no período pré-menopausa, já que a esclerose predomina em mulheres no período pós-menopausa. Curiosamente, uma pequena porcentagem destas lesões demonstra extensão perineural e vascular dos ácinos em proliferação.

## PACIENTE 39

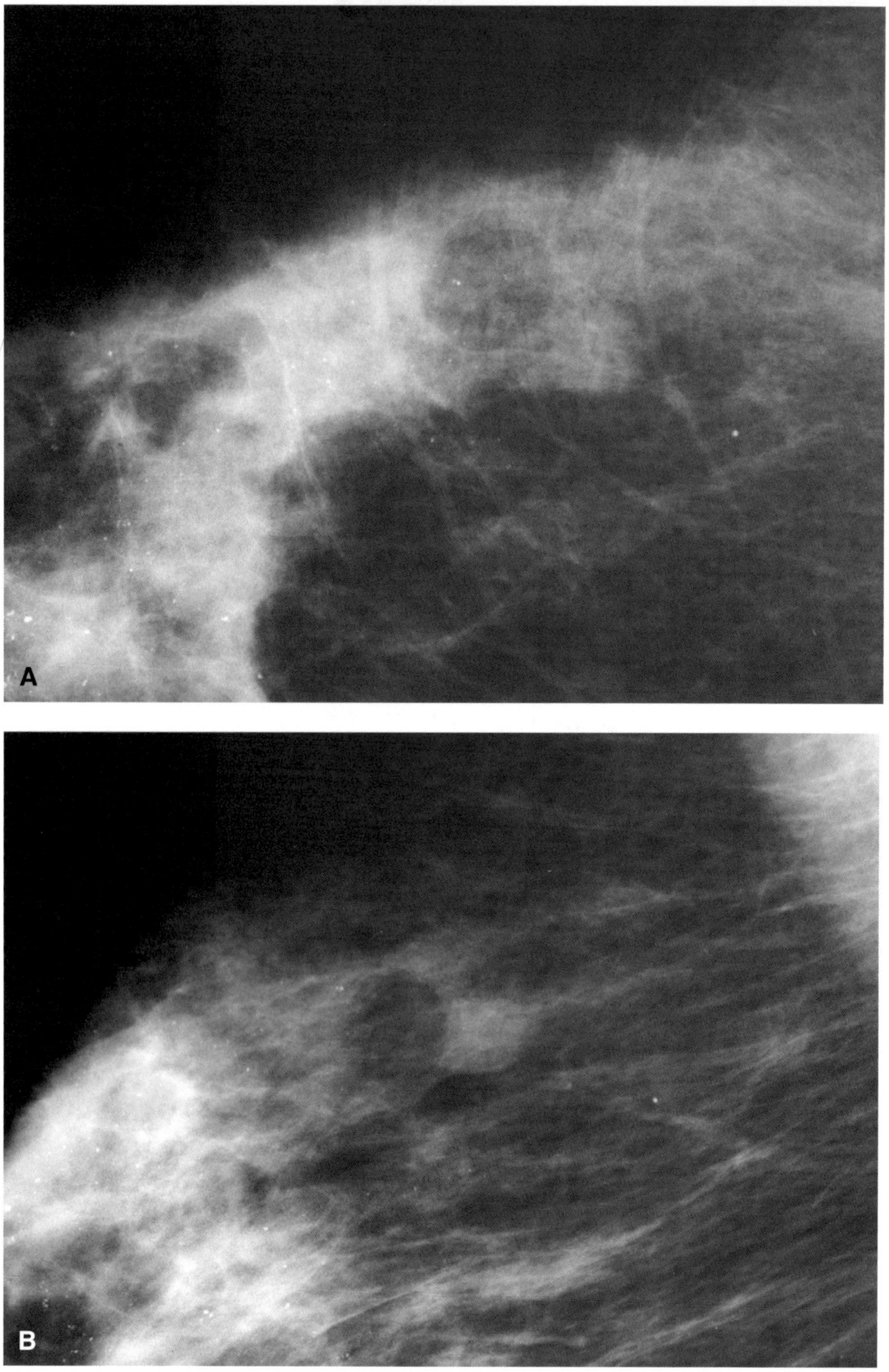


**Figura 3.39.** Mamografia de mulher com 60 anos de idade. Incidências CC **(A)** e MLO **(B)**, seio direito, com visão ampliada.

### Quais são as suas observações? O que você faria em seguida?

Várias observações podem ser feitas. Existem calcificações arredondadas e pontilhadas espalhadas difusamente no parênquima da mama. Essas são benignas e não precisam de avaliação ou intervenção adicional. Você vê a massa radiotransparente arredondada na margem do tecido glandular (Fig. 3.39C, seta)? O que você recomendaria para isso? Massas com conteúdo de gordura são benignas e não justificam nenhuma avaliação adicional. Mais alguma coisa? Você notou a massa de densidade líquida medial e posterior à massa radiotransparente (Fig. 3.39D, E, ponta das setas)? As margens dessa massa são indistintas, principalmente na incidência CC.

Categoria 0 no BI-RADS®: necessita de avaliação adicional por imagem. Incidências com compressão seletiva (não exibidas), exame físico correlativo e US são feitos para uma melhor avaliação da massa com densidade líquida.

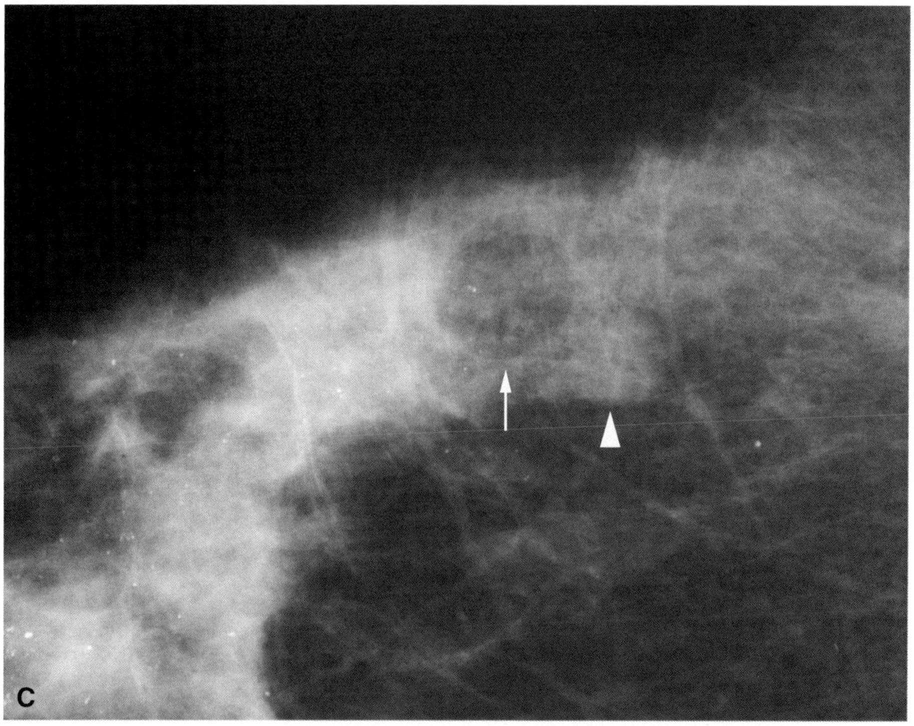

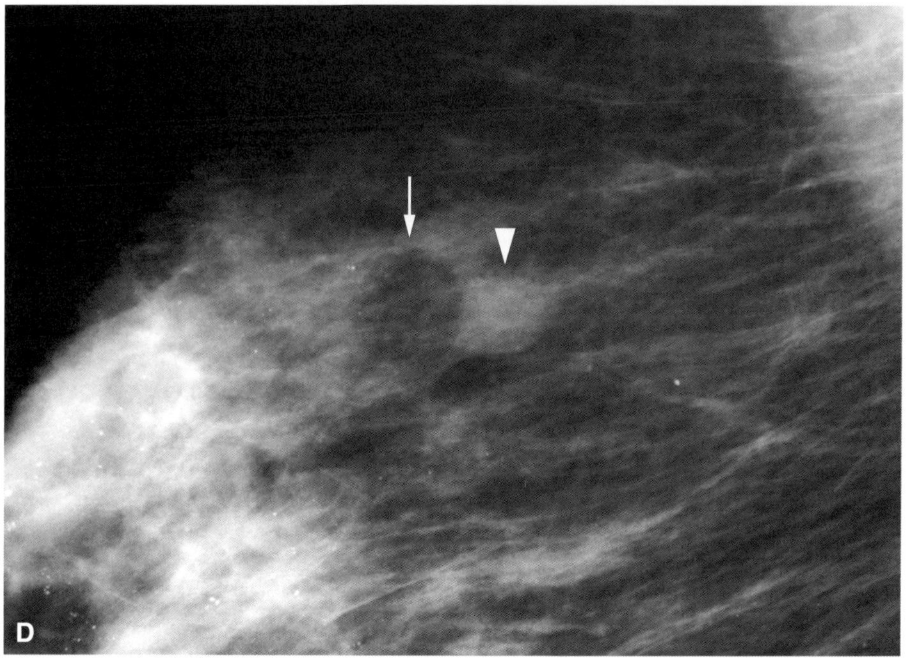

**Figura 3.39.** *(Continuação)* Incidências CC **(C)** e MLO **(D)**, seio direito, com visão ampliada, demonstram massa arredondada e radiotransparente *(setas)* e massa arredondada, adjacente, com densidade líquida *(ponta das setas)*. *(Continua.)*

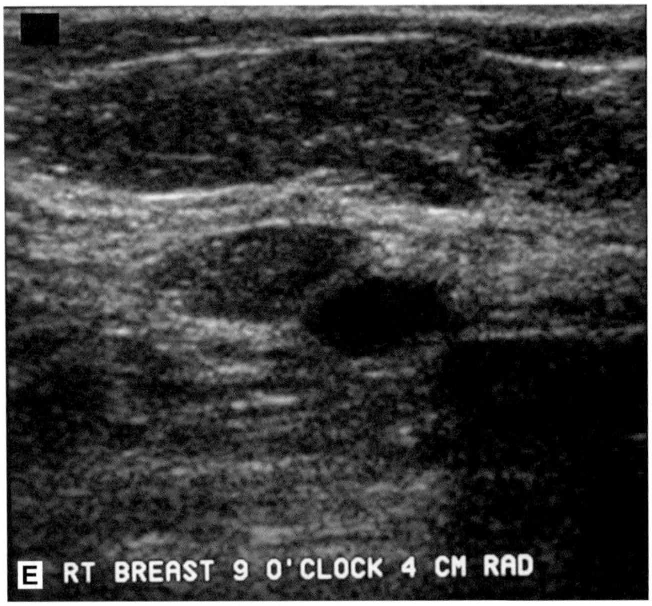


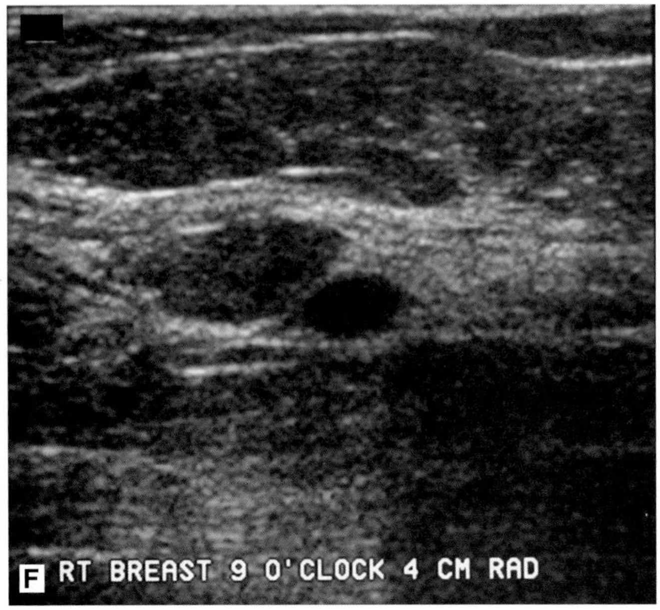


**Figura 3.39.** *(Continuação)* Imagens de US no corte RAD **(E, F)**, na posição de 2 horas, a 4 cm do mamilo direito.

**Com base nos achados da imagem, qual é o seu diagnóstico? Qual categoria do BI-RADS® você usaria no seu relatório? Que recomendações você faria à paciente?**

Na US, duas massas adjacentes aparecem na imagem na posição de 9 horas, a 4 cm do mamilo direito. A massa radiotransparente, vista mamograficamente, é hipoecoica, oval, com 1,2 cm, margens bem limitadas e consistente com um lipoma. Uma massa anecoica, oval, com 0,9 cm e margens limitadas é vista adjacente ao lipoma. Embora nenhum reforço acústico posterior seja visto, isto é um cisto simples e não necessita de intervenção. O reforço acústico posterior pode não estar facilmente aparente com cistos pequenos ou aqueles mais profundos no seio.

Cistos oleosos e lipomas podem não ser distinguíveis mamograficamente, porque ambos são massas radiotransparentes. Na US, os lipomas são massas sólidas hipo, iso a levemente hiperecoicas. Em contraste, os cistos oleosos são de aparência diversificada, variando entre massas anecoicas (indistinguíveis de cistos), massas císticas complexas, até massas sólidas irregulares com sombra acústica posterior significativa.

Categoria 2 no BI-RADS®: achado benigno. Recomenda-se fazer a próxima mamografia em 1 ano.

# PACIENTE 40

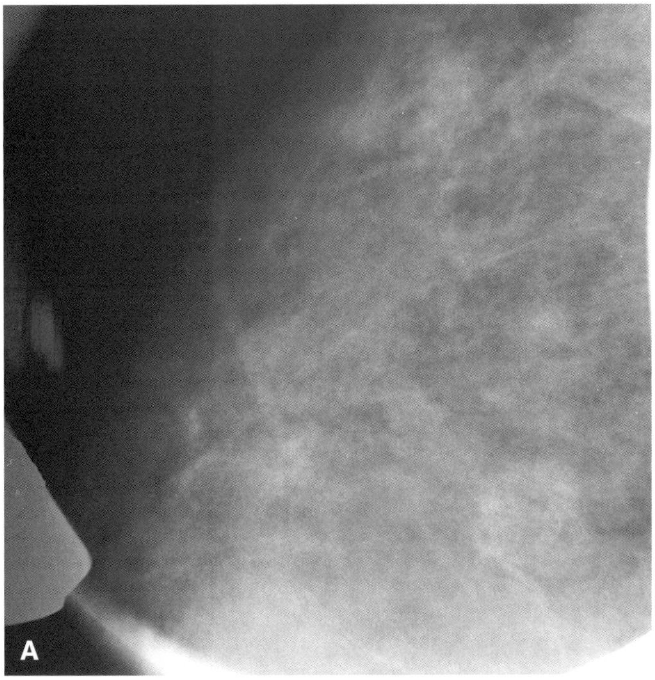


**Figura 3.40.** Avaliação diagnóstica de paciente com 42 anos de idade com um "caroço" no seio direito. Incidência tangencial seletiva **(A)** do "caroço" no seio direito. Tecido glandular denso aparece na imagem nas incidências de rotina (não exibidas).

## Com base na incidência tangencial, o que você diria? O que faria em seguida?

Tecido glandular denso aparece na incidência tangencial seletiva. Nesta paciente, nenhuma anormalidade é facilmente aparente na incidência tangencial. Devido à presença de tecido glandular denso na incidência tangencial seletiva, exame físico correlativo e US são indicados para uma melhor avaliação.

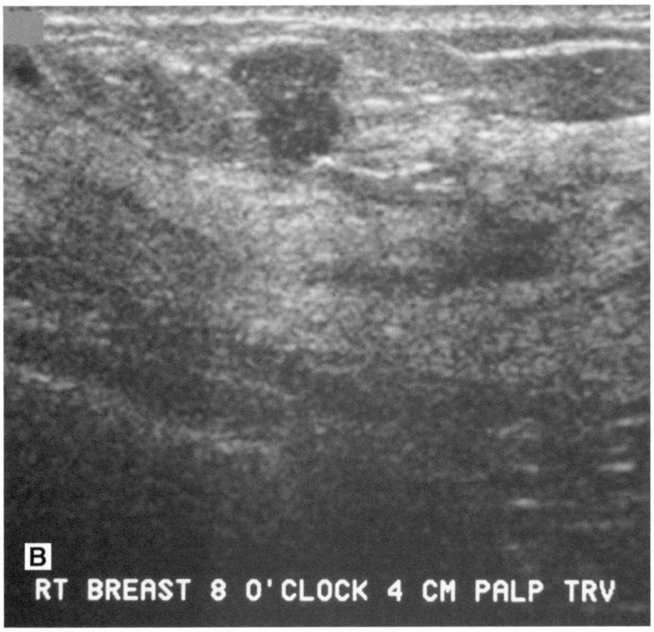


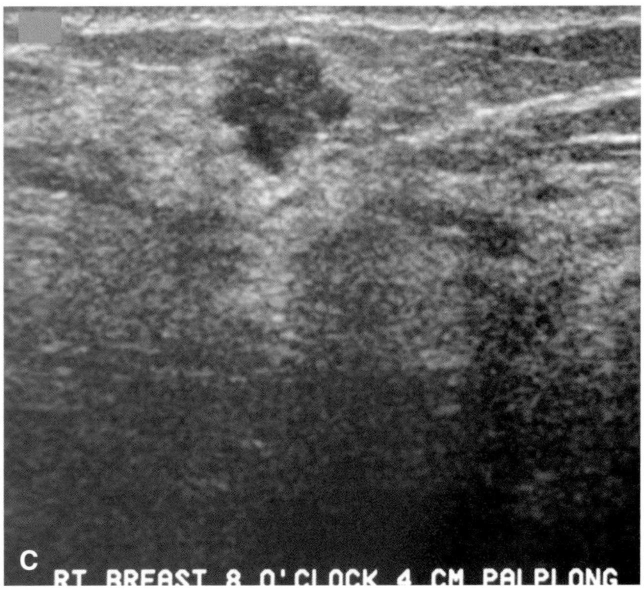


**Figura 3.40.** *(Continuação)* Imagens de US **(B - D)** através de diferentes áreas da massa palpável no seio direito. *(Continua.)*

## Como você descreveria os achados da US? Qual é o seu diferencial? O que deve ser feito em seguida?

No exame físico, uma massa distinta, superficial, dura e facilmente móvel é palpada na posição de 8 horas, a 4 cm do mamilo, correspondendo à área de preocupação para a paciente. Uma massa hipoecoica orientada verticalmente com margens angulares e microlobuladas é vista correspondendo ao achado palpável. Extensão ductal é observada (Fig. 3.40D, setas). As características clínicas e sonográficas desta lesão sugerem malignidade; contudo, considerações diferenciais incluem fibroadenoma (fibroadenoma complexo, adenoma tubular), papiloma, adenose esclerosante, PASH, carcinoma ductal invasivo não especificado de outra maneira ou carcinoma medular. Devido à idade da paciente, é pouco provável que seja carcinoma mucinoso e papilar. Na ausência de uma malignidade conhecida, doença metastática também é improvável.

Categoria 4 do BI-RADS®: anormalidade suspeita, uma biópsia deve ser considerada.

Uma biópsia é feita e um carcinoma ductal invasivo é diagnosticado na biópsia de agulha grossa. Dois carcinomas ductais invasivos (0,8 cm e 0,6 cm) com carcinoma ductal *in situ* de alto grau com necrose central são descritos na amostra da nodulectomia. O linfonodo sentinela é negativo para doença metastática [pT1b, pN0(sn)(i-), pMX; estádio I].

## Por que fazer incidências tangenciais seletivas em pacientes com achados localizados?

Em pacientes que apresentam sintomas localizados, a incidência tangencial seletiva às vezes é útil porque as lesões podem estar parcialmente (ou, menos comum, completamente) cercadas por gordura subcutânea, possibilitando a visualização e a caracterização de uma porção da sua margem. Se uma massa ou distorção é vista ou se, como nesta paciente, o tecido glandular aparece na imagem tangencial seletiva, exame físico correlativo e US são indicados para melhor avaliação. A sonografia pode ser preterível caso o tecido completamente gorduroso ou um achado benigno apareçam na imagem da incidência tangencial correspondendo à área de preocupação para a paciente, não havendo chance de a lesão ter sido excluída das imagens mamográficas.

## Quais são algumas das características das imagens de US associadas a lesões malignas?

Características de US sugerindo processos malignos incluem orientação vertical (ou seja, mais alto que largo), microlobulação, espiculação, margens angulares, sombra acústica posterior, extensão ductal, padrão ramificado, calcificações, halo ecogênico espesso, hipoecogenicidade e ecotextura heterogênea. A maioria das massas malignas possui características múltiplas sugestivas de malignidade. Estruturas tubulares saindo de uma massa podem ser caracterizadas como extensão ductal ou padrão ramificado, dependendo de sua relação com o mamilo; isso é determinado durante o estudo em tempo real. A extensão ductal refere-se à presença de estruturas tubulares hipoecoicas estendendo-se a partir da massa e indo em direção ao mamilo. Um padrão ramificado está presente se as estruturas tubulares saindo da massa são direcionadas para longe do mamilo. Nesta paciente, um padrão ramificado está presente (Fig. 3.40D, seta).

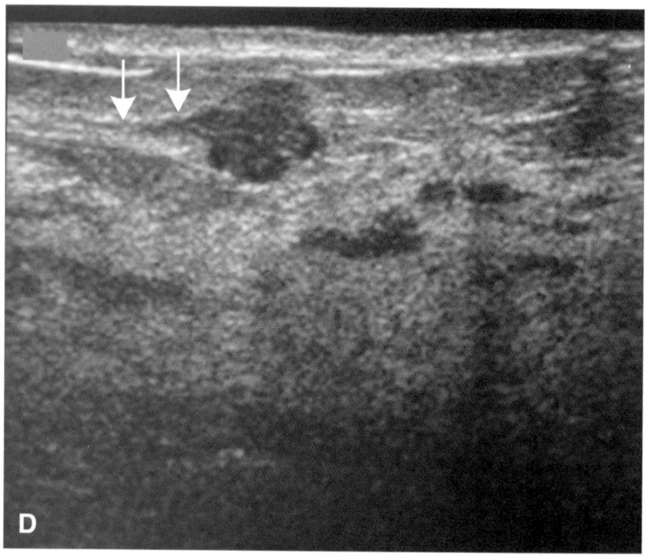


**Figura 3.40.** *(Continuação)*

## PACIENTE 41

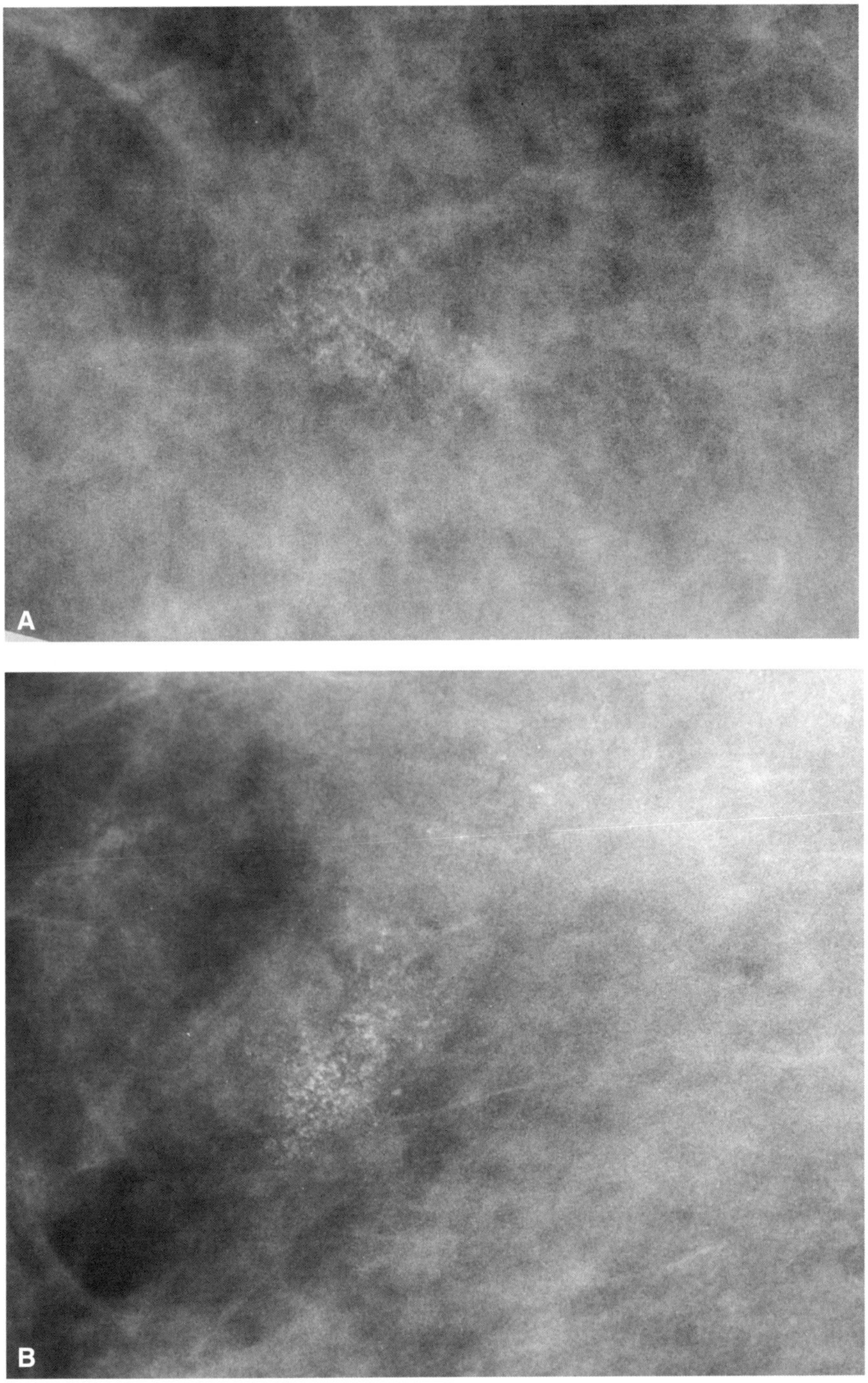

**Figura 3.41.** Avaliação diagnóstica de mulher com 62 anos de idade chamada de volta devido às calcificações detectadas no exame mamográfico. Incidências de dupla compressão seletiva com magnificações CC **(A)** e MLO **(B)**. *(Continua.)*

### Como você descreveria os achados? Qual é a sua recomendação?

Um agrupamento de calcificações amorfas ("com formato de renda") é demonstrado nas incidências com magnificação. Embora o termo "amorfas" seja utilizado para descrever essas, na verdade elas representam calcificações agrupadas e pontilhadas que estão além da resolução das imagens que podem ser obtidas com a paciente. Quando mais magnificação é utilizada nas radiografias de amostra (como a extensão da exposição não é um problema com a amostra, mais magnificação pode ser obtida), as calcificações podem ser resumidas como pontilhadas. As considerações diferenciais incluem fibroadenoma, papiloma, alterações fibrocísticas, incluindo hiperplasia ductal, hiperplasia ductal atípica, adenose esclerosante e alteração colunar com extremidade apical saliente e secreções (CAPSS) e carcinoma ductal *in situ* (geralmente um DCIS de grau baixo ou intermediário sem necrose central associada).

Categoria 4 do BI-RADS®: anormalidade suspeita – uma biópsia deve ser considerada.

Uma biópsia de agulha grossa dirigida estereotaxicamente é feita.

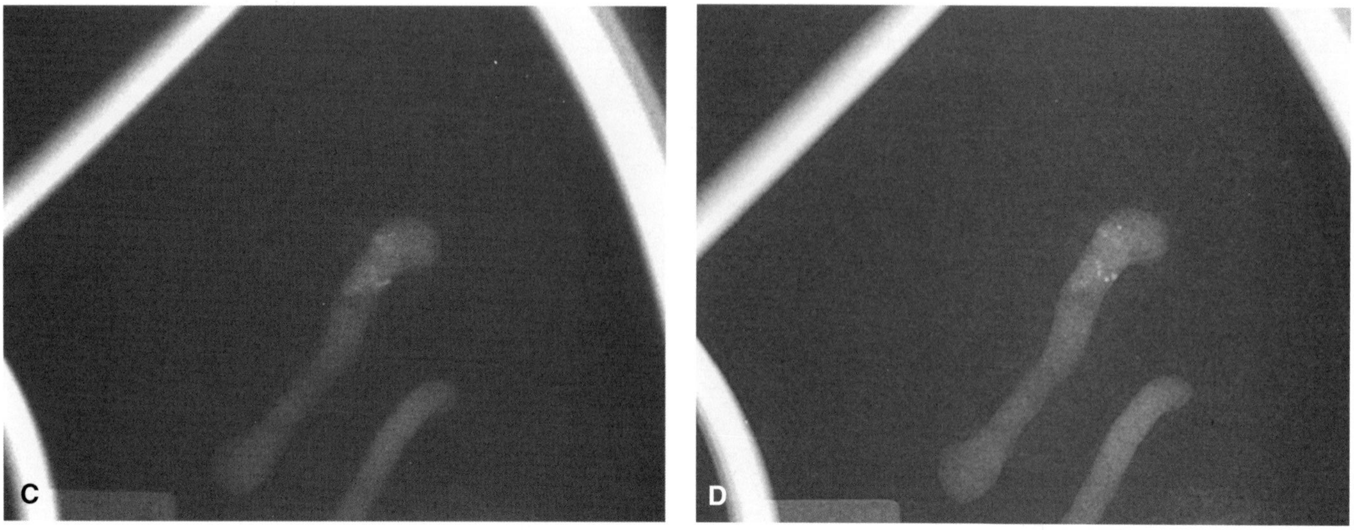


**Figura 3.41.** *(Continuação)* Radiografias das amostras **(C, D)** feitas como parte da biópsia de agulha grossa dirigida estereotaxicamente.

## Qual é a diferença entre estas duas imagens? O que causou isto?

Quando uma biópsia é feita para calcificações, uma radiografia das amostras é obtida para garantir que as calcificações foram excisadas para esta avaliação histológica. Nós utilizamos a técnica de magnificação para radiografar as amostras. Na primeira radiografia (Fig. 3.41C), as calcificações são indistintas e difíceis de se reconhecer e caracterizar. Quando você detecta imagens fora de foco, precisa considerar uma compressão subótima, movimentação da paciente ou um ponto focal inapropriada. Obviamente, compressão subótima e movimentação da paciente não são considerações em uma radiografia das amostras da biópsia. A causa mais provável é a utilização da ponto focal de 0,3 mm nas incidências com magnificação. A imagem repetida (Fig. 3.41D), feita com um ponto focal de 0,1 mm, demonstra as calcificações como estruturas mais definidas e distintas, enquanto as outras permanecem apagadas e de aparência mais "amorfa". Com a técnica de magnificação, a seleção focal é alterada de 0,3 mm para 0,1 mm para sobrepor o efeito de penumbra resultante conforme a distância objeto-filme é aumentada.

CAPSS com calcificações associadas, mas nenhuma atipia é diagnosticada nas amostras percutâneas. CAPSS tem sido relatada com uma frequência crescente em biópsias feitas para calcificações arredondadas e pontilhadas ou amorfas identificadas mamograficamente. CAPSS envolve a unidade lobular de ducto terminal e é caracterizada por achados que incluem células epiteliais colunares com extremidade citoplasmática apical saliente, secreção intraluminal e graus variados de atipia nuclear e complexidade estrutural. Algumas lesões CAPSS podem apresentar dilemas diagnósticos para o patologista porque o espectro do CAPSS varia desde alteração da coluna das células epiteliais com ou sem atipia até achados sugestivos de carcinoma ductal *in situ* de baixo grau nuclear (micropapilar). Biópsia excisional é indicada quando CAPSS está associada à atipia ou quando há alguma preocupação com relação ao DCIS latente.

## PACIENTE 42

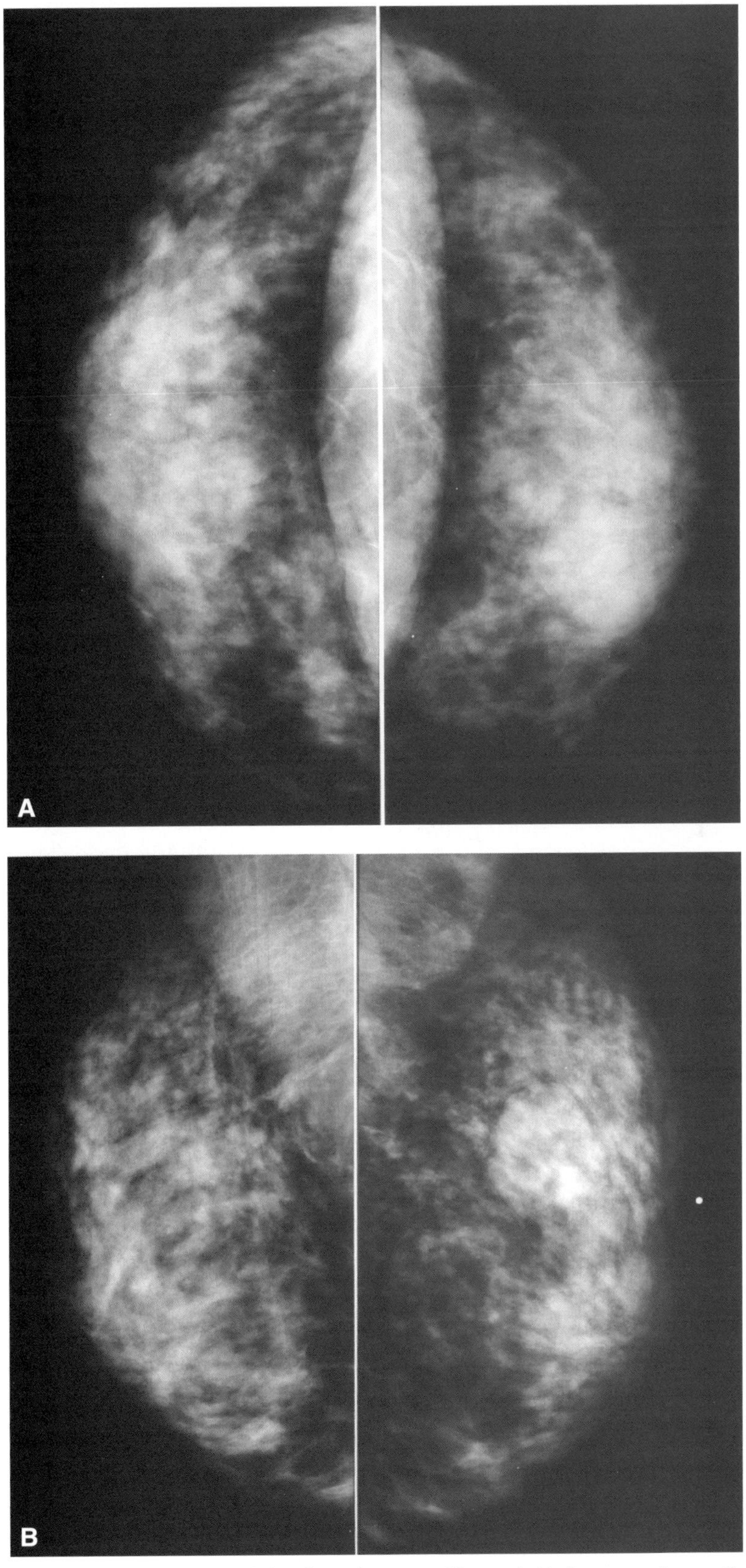


**Figura 3.42.** Avaliação diagnóstica de paciente com 41 anos de idade com um "caroço" (um marcador metálico é visto na incidência MLO) no seio esquerdo. Incidências CC **(A)** e MLO **(B)**. *(Continua.)*

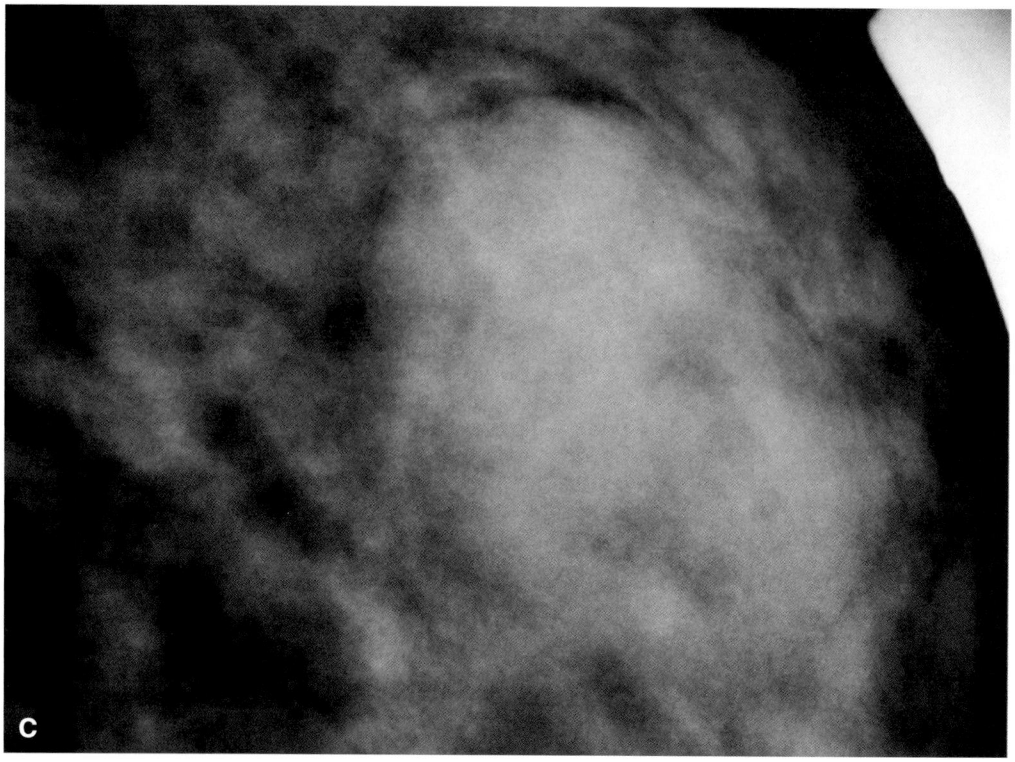


**Figura 3.42.** *(Continuação)* Incidência tangencial seletiva **(C)** do "caroço", seio esquerdo.

## Como você descreveria os achados? O que você faria em seguida?

Tecido fibroglandular denso está presente. Uma massa arredondada com margens obscuras é vista no seio esquerdo, correspondendo ao "caroço" descrito pela paciente. Na incidência tangencial, uma massa oval aparece na imagem, com margens parcialmente bem limitadas e obscuras e um sinal de "halo" associado a uma porção da massa. Uma massa dura, facilmente móvel e não hipersensível é palpada no seio esquerdo no local de preocupação da paciente.

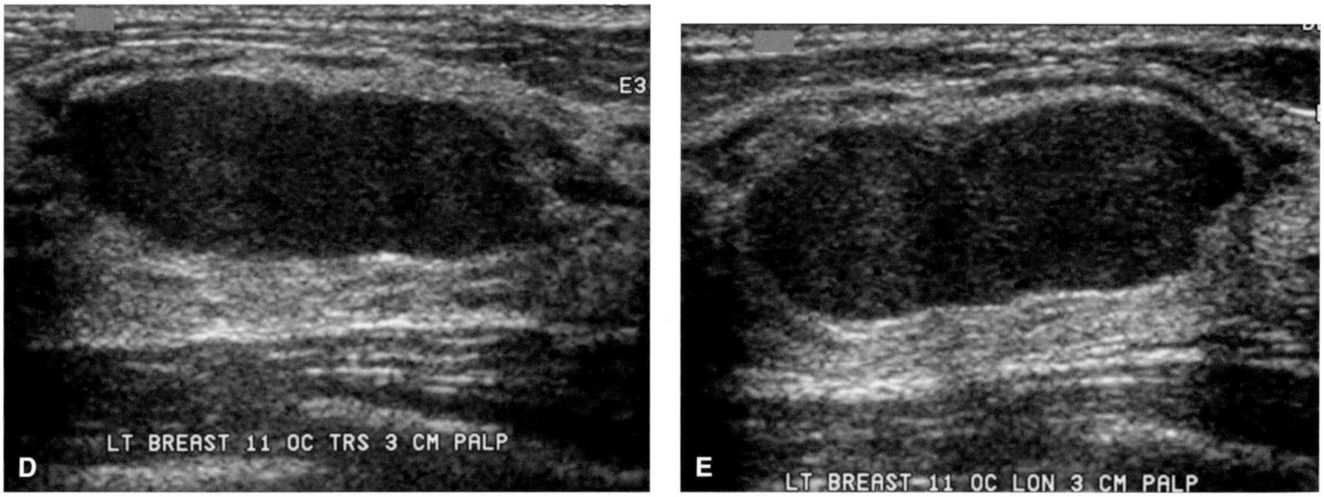


**Figura 3.42.** *(Continuação)* Imagens de US, cortes TRS (**D**) e LON (**E**) da massa PALP, na posição de 11 horas, a 3 cm do mamilo esquerdo.

## Como você descreveria os achados? Qual é o seu diferencial?

Uma massa oval, com 2,5 cm, macrolobulada, com reforço acústico posterior aparece na imagem da US na posição de 11 horas, a 3 cm do mamilo esquerdo, correspondendo ao local da anormalidade palpável. Embora a maioria das margens seja bem limitada, algumas são observadas no corte transverso. Considerações diferenciais incluem fibroadenoma (fibroadenoma complexo, adenoma tubular), tumor filódio, adenose nodular, PASH e fibrose focal. Um papiloma é consideração adicional, mas o tamanho da lesão faz com que seja pouco provável. Lesões malignas incluem carcinoma ductal invasivo não especificado de outra maneira e carcinoma medular. Devido à idade da paciente, carcinomas mucinoso e papilar são pouco prováveis e sem uma malignidade conhecida; uma lesão metastática também é improvável.

## O que você recomendaria? Por quê?

Devido as margens desta lesão na US, uma biópsia é recomendada.

Categoria 4 do BI-RADS®: anormalidade suspeita – uma biópsia deve ser considerada.

Uma biópsia é feita e adenoma tubular é diagnosticado nas amostras percutâneas. Mais nenhuma intervenção é necessária, a menos que a paciente deseje ou solicite uma biópsia excisional. Recomenda-se fazer a próxima mamografia em 1 ano.

## Quais são as características histológicas e de imagem dos adenomas tubulares?

A apresentação mais comum dos adenomas tubulares é como massas não calcificadas, arredondadas ou ovais, com margens bem limitadas ou obscuras mamograficamente e homogeneamente hipoecoicas, com margens bem limitadas e possível reforço acústico posterior na US. Os achados são indistinguíveis daqueles associados a alguns fibroadenomas. Em algumas pacientes, calcificações pontilhadas em um agrupamento, isoladas ou com massa associada, podem ser vistas na mamografia.

O adenoma tubular é um dos muitos tipos de lesão adenomatosa que incluem fibroadenomas, fibroadenomas complexos e adenomas de lactação. Glândulas comprimidas (ácinos), com pouco estroma em volta, caracterizam histologicamente os adenomas tubulares. Embora não sejam comuns, calcificações agrupadas, densas, pontilhadas ou irregulares foram relatadas em adenoma tubulares. Histologicamente, as calcificações relatadas ocorrem entre secreções inspissadas em glândulas dilatadas, e não no estroma.

## PACIENTE 43

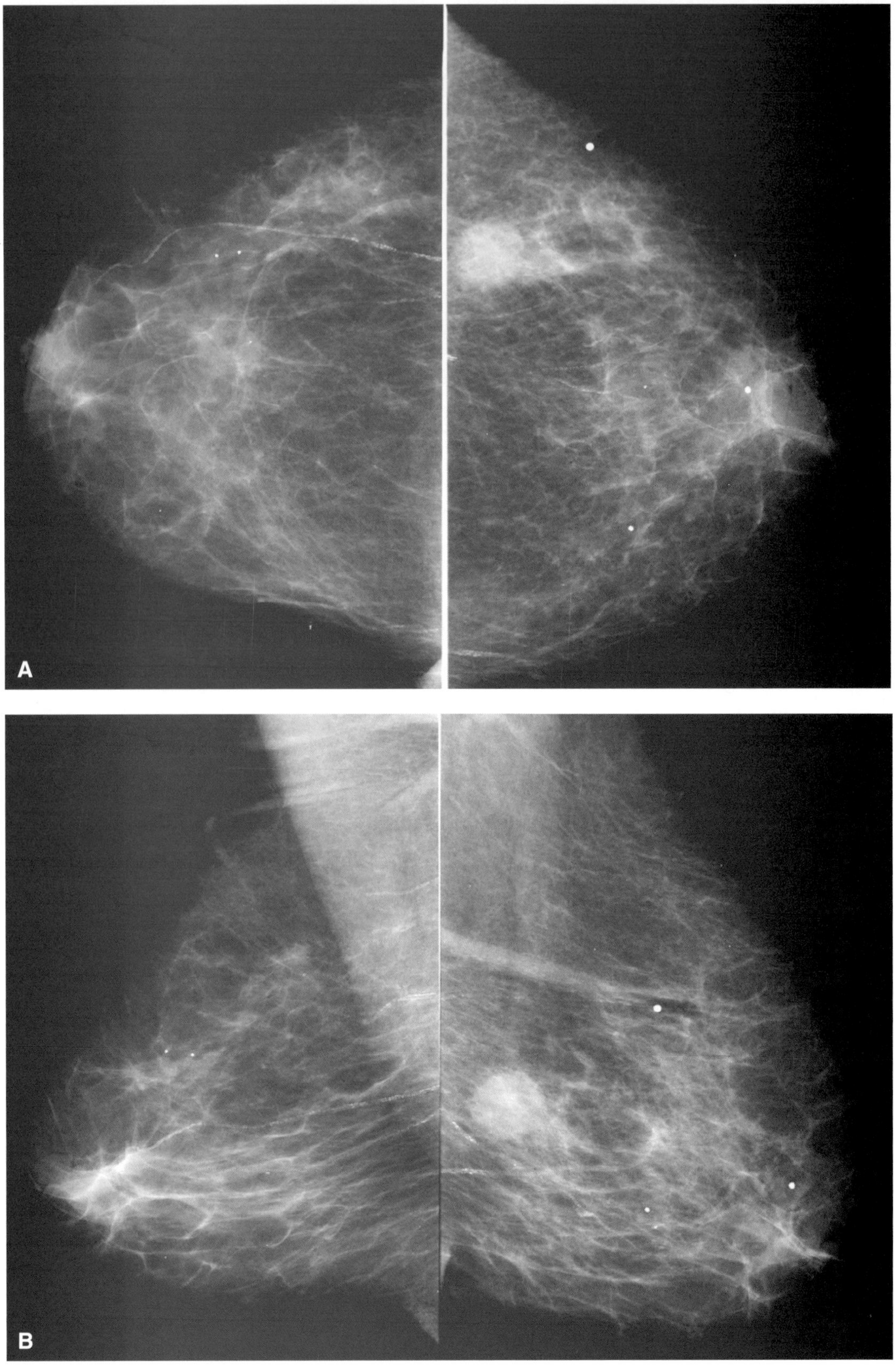


**Figura 3.43.** Avaliação diagnóstica de paciente com 84 anos de idade com um "caroço" no seio esquerdo. Incidências CC (**A**) e MLO (**B**).

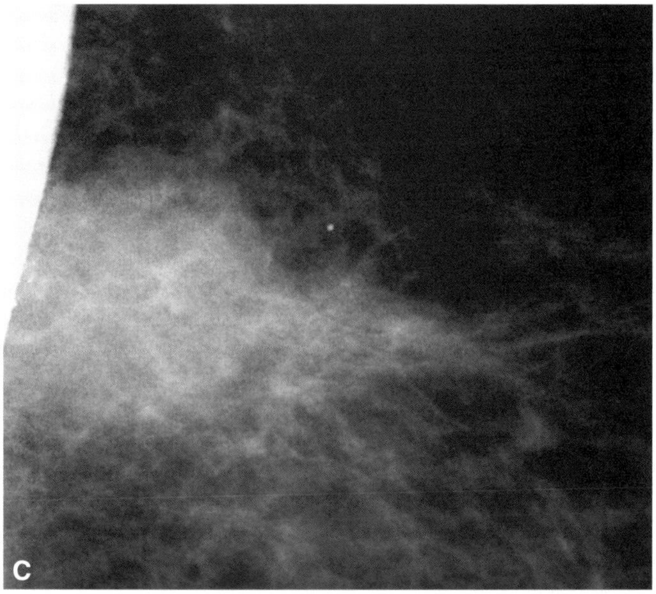


**Figura 3.43.** *(Continuação)* Incidência com compressão seletiva **(C)**, massa seio esquerdo. *(Continua.)*

**Como você descreveria os achados mamográficos? Qual é a sua principal consideração diagnóstica? O que faria em seguida?**

Calcificações vasculares estão presentes bilateralmente – não é um achado pouco usual devido à idade da paciente. Embora haja um artefato relacionado com a paciente na incidência com compressão seletiva, uma massa arredondada, com margens indistintas e irregulares aparece parcialmente na imagem do seio esquerdo, correspondendo à área de preocupação para a paciente. Em uma paciente com 84 anos de idade que apresenta massa palpável caracterizada por margens indistintas, a probabilidade de um carcinoma ductal invasivo não especificado de outra maneira é alta e deve ser a principal consideração diagnóstica. Outras possibilidades incluem doença metastática (principalmente se confirmar que a paciente possui alguma malignidade latente), carcinoma papilar, carcinoma mucinoso ou linfoma. Embora os carcinomas lobulares invasivos sejam mais comuns em mulheres mais velhas no período pós-menopausa, o formato arredondado do tumor diminui a probabilidade desse diagnóstico. Considerações benignas incluem processo inflamatório, principalmente se houver hipersensibilidade associada, eritema ou calor no local da massa. Acúmulo de fluido pós-traumático ou operatório deve ser considerado se houver um histórico recente de cirurgia no seio. Por fim, isto poderia representar uma apresentação atípica de cisto ou papiloma. Alterações císticas são mais comumente associadas a período perimenopausa; contudo, há um pequeno segundo pico em mulheres mais velhas no período pós-menopausa, possivelmente relacionado com o aumento dos níveis de estrogênio do tecido adiposo ou com a diminuição da função hepática.

Uma US é feita para melhor caracterização do achado no seio esquerdo. Nossa rotina para pacientes suspeitas de malignidade primária da mama é avaliar o seio envolvido em sua integridade, procurando por lesões adicionais da mama. Nós também examinamos a axila ipsolateral. Caso linfonodos potencialmente anormais forem identificados, uma aspiração por agulha fina ou uma biópsia de agulha grossa é feita para estabelecer a presença de doença metastática. Uma dissecção axilar completa (ou seja, desviando a biópsia do linfonodo sentinela) para estabelecer o número de linfonodos axilares envolvidos e terapia neo-adjuvante são consideradas para aquelas pacientes nas quais estabelecemos a presença de doença metastática na axila ipsolateral.

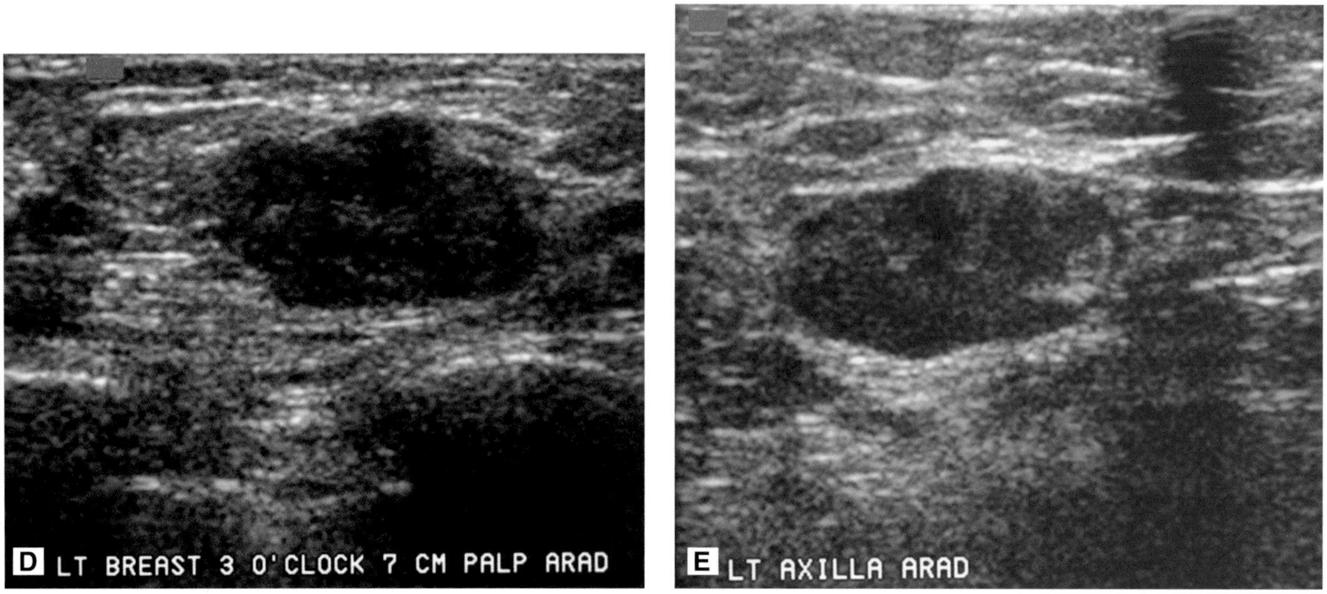


**Figura 3.43.** Imagem de US, corte ARAD **(D)**, massa PALP, seio esquerdo, na posição de 3 horas, a 7 cm do mamilo esquerdo e imagem de US, corte ARAD **(E)**, axila esquerda.

## Como você descreveria os achados da US? Quais são as suas impressões e recomendações?

No exame físico, uma massa dura e fixa é palpada lateralmente no seio esquerdo. Não há hipersensibilidade, eritema, calor ou ferimento associados neste local. Não há histórico de procedimento cirúrgico recente. Na US, uma massa oval e hipoecoica, com margens microlobuladas aparece na imagem correspondendo ao achado palpável no seio esquerdo. Uma massa oval e hipoecoica com foco hiperecóico aparece na imagem da axila esquerda. Os achados sustentam o diagnóstico de uma lesão invasiva, que provavelmente está associada à doença metastática em pelo menos um linfonodo axilar.

Um carcinoma mamário invasivo com diferenciação escamosa focal (possivelmente um carcinoma metaplásico) é relatado na biópsia de agulha grossa dirigida por ultrassom. Doença metastática é diagnosticada no linfonodo axilar na aspiração por agulha fina. Um carcinoma ductal invasivo com 1,9 cm, grau III, com diferenciação escamosa, consistente com um carcinoma metaplásico ou adenoescamoso é diagnosticado na amostra da nodulectomia. Devido à idade da paciente, é tirada uma amostra dos linfonodos no momento da cirurgia [pT1c, pNX, pMX; estádio I].

## Que características da imagem de um linfonodo sugerem a possibilidade de doença metastática?

No que se refere à aparência de imagem de linfonodos axilares e intramamários, a superposição entre achados normais e anormais pode ser significativa. Alterações e oscilações em tamanhos, densidade e perda de hilo gorduroso mamograficamente podem estar relacionadas com alterações reativas benignas ou doença metastática e, similarmente, linfonodos com aparência normal com um hilo gorduroso e nenhuma alteração considerável em tamanho ou densidade podem apresentar depósitos metásticos significativos quando excisados. Contudo, com base na apresentação clínica e nas características da imagem, doença metastática em linfonodos intramamários ou axilares podem ser suspeitas em algumas pacientes e uma aspiração por agulha fina ou biópsia de agulha grossa podem ser feitas para confirmar a impressão diagnóstica. Pacientes com antecedente de mama conhecido, aumento no tamanho, densidade, perda de hilo gorduroso e limite marginal (margens indistintas ou espiculadas) deveriam sugerir a possibilidade de doença metastática. Na US, proeminência, saliência, lobulação e hipoecogenicidade marcada da região cortical são características de preocupação, principalmente se uma região hilar ecogênica não é identificada ou se parece estar atenuada. Em algumas pacientes, há um aparente efeito de massa do que é visto na região hilar ecogênica.

Se suspeitarmos de um linfonodo axilar ou intramamário anormal, uma aspiração por agulha fina ou biópsia de agulha grossa (caso possa ser feita com segurança) do linfonodo é feita, dirigida por ultrassom. Na marcação, evitamos a região hilar ecogênica devido à possibilidade teórica de que a agulha possa romper os vasos aferentes para o linfonodo, tendo potencialmente um efeito negativo na biópsia do linfonodo sentinela caso uma seja feita posteriormente.

## Quais são as características clínicas, de imagem e histológicas relacionadas com os carcinomas metaplásicos?

Carcinomas metaplásicos representam menos de 2% de todos os cânceres de mama. Eles apresentam-se como uma massa descrita pela paciente com rápido desenvolvimento e relativamente bem limitada mamograficamente. Naquelas lesões com metaplasia óssea, calcificações densas podem ser vistas mamograficamente.

Esses são tumores heterogêneos caracterizados por metaplasia das células epiteliais no tipo escamoso ou mesenquimatoso (célula fusiforme, condroide, óssea ou mioide). Histologicamente, essas podem ser amplamente divididas em diferenciação escamosas e com elementos heterólogos como cartilagem, osso, músculo, tecido adiposo, elementos vasculares, melanócitos e assim por diante.

## PACIENTE 44

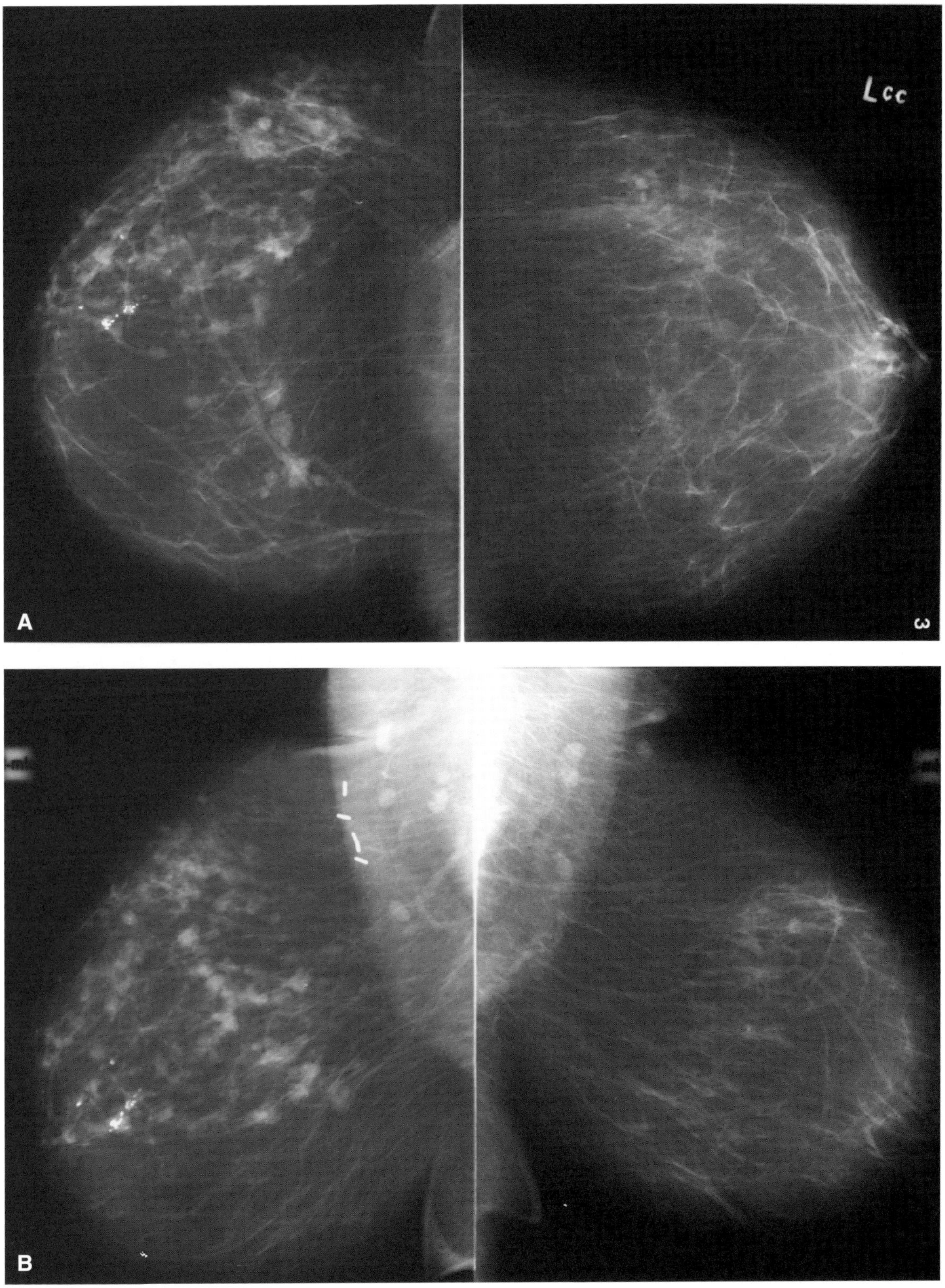


**Figura 3.44.** Avaliação diagnóstica de paciente com 61 anos de idade com um "caroço" no seio direito. Incidências CC **(A)** e MLO **(B)**. *(Continua.)*

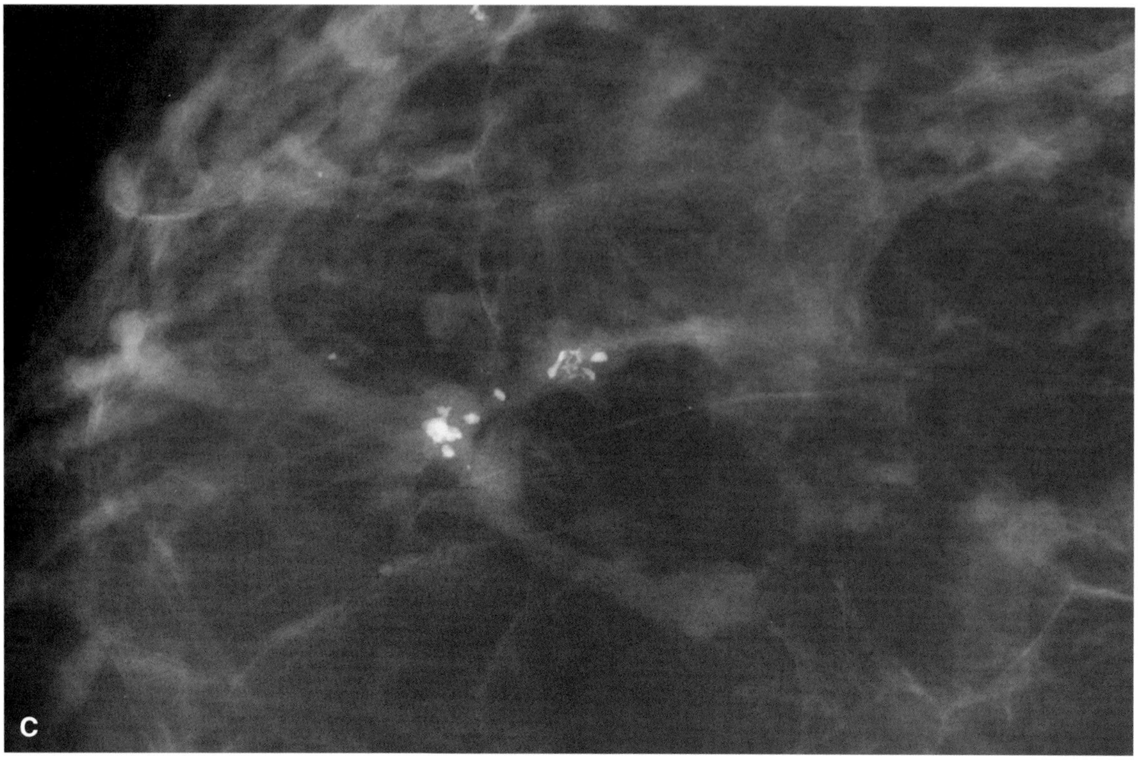

**Figura 3.44.** *(Continuação)* Incidência com compressão seletiva **(C)**, projeção CC, seio direito.

## Como você descreveria os achados? Qual é o seu diferencial? Qual é o diagnóstico mais provável? Por quê?

Múltiplas massas com tamanho de subcentímetros estão presentes no seio direito, bem como uma estrutura tubular dilatada dentro da qual existem duas áreas de calcificações densas e grosseiras. Clipes de um procedimento cirúrgico anterior com diagnóstico benigno também são observados na incidência MLO direita. O seio esquerdo é normal. As principais considerações diagnósticas benignas em uma paciente com massas múltiplas incluem cistos, fibroadenomas e papilomas. Doença metastática, carcinoma ductal invasivo e linfoma são as principais considerações na categoria maligna. Nesta paciente, o achado adicional de uma estrutura tubular proeminente com calcificações grosseiras associadas faz com que papilomas periféricos múltiplos sejam o diagnóstico mais provável. Uma US para avaliar as massas e o "caroço" descrito pela paciente é feita em seguida.

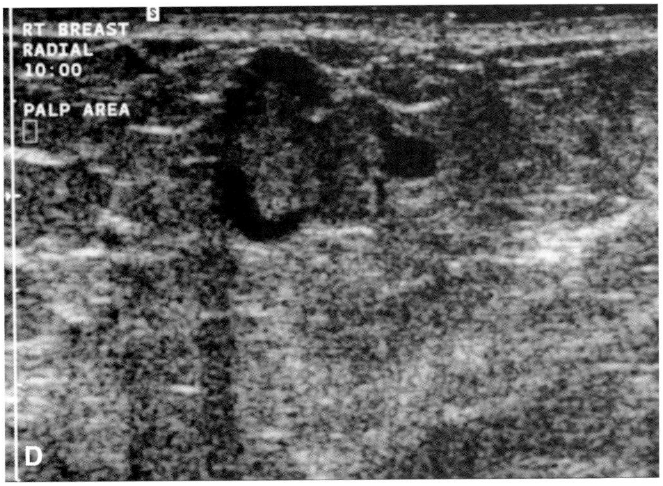


**Figura 3.44.** *(Continuação)* Imagem de US, corte radial **(D)**, achado palpável, seio direito, posição de 10 horas.

## Como você descreveria o achado correspondendo à área de preocupação para a paciente?

Massas císticas complexas aparecem na imagem correspondendo ao achado palpável no seio direito. Isso confirma nossa impressão inicial de que os achados mamográficos representam papilomas. Conforme o restante do seio é examinado, massas císticas complexas adicionais e massas hipoecoicas sólidas são vistas espalhadas no quadrante superior externo do seio direito.

## Como papilomas solitários e múltiplos periféricos contrastam? Qual é o seu significado?

Os papilomas solitários são mais comuns nos ductos subareolares principais e apresentam descarga papilar espontânea. Eles podem ser identificados como uma massa solitária ou um aglomerado de calcificações arredondadas e pontilhadas (com ou sem uma massa associada) na mamografia. Calcificações grosseiras, densas e curvilíneas observadas incidentalmente no meio de estruturas ductais dilatadas provavelmente são papilomas esclerosados. Papilomas periféricos geralmente são múltiplos e são detectados em exames mamográficos como massas múltiplas ou aglomerados múltiplos de calcificações arredondadas e pontilhadas. Sua distribuição é variável e inclui aglomerados em uma pequena área de tecido, envolvimento segmental e regional difuso da mama. Em algumas pacientes, os achados são bilaterais. Na US, os papilomas centrais solitários podem ser identificados como uma massa sólida dentro de um ducto dilatado, uma massa cística complexa ou uma massa hipoecoica indistinguível de qualquer outra massa sólida. Papilomas periféricos múltiplos frequentemente são vistos como uma combinação de massas císticas complexas e massas hipoecoicas sólidas espalhadas na mama.

## Quais são as características histológicas básicas dos papilomas?

Os papilomas são caracterizados histologicamente pela presença de um centro vascular e uma linha epitelial similar àquelas vistas em ductos, células epiteliais contíguas e células mioepiteliais basilares intermitentes. Alterações proliferativas, incluindo hiperplasia, hiperplasia atípica e carcinoma ductal *in situ*, têm sido descritas em associação ao revestimento epitelial de papilomas. Em contraste com os pacientes com papilomas solitários, de ocorrência mais central (subareolar), em que o tecido em volta excisado frequentemente é brando, pacientes com papilomas periféricos múltiplos comumente apresentam alterações proliferativas significantes no tecido em volta dos papilomas. As alterações proliferativas descritas incluem áreas de hiperplasia ductal atípica, neoplasia lobular e carcinoma ductal *in situ*. Essas alterações podem ser vistas em quase 45% das pacientes, de maneira que alguns consideram papilomas periféricos múltiplos como lesões marcadoras. O tratamento de algumas destas pacientes pode apresentar um dilema, principalmente quando os achados são regionais ou difusos e bilaterais.

Nossa abordagem a pacientes com papilomas periféricos múltiplos que são localizados é fazer uma biópsia excisional. Em mulheres com achados mais regionais ou difusos, excisamos qualquer área clinicamente sintomática ou qualquer lesão ou lesões que se modificam nas mamografias e na US de acompanhamento.

## PACIENTE 45

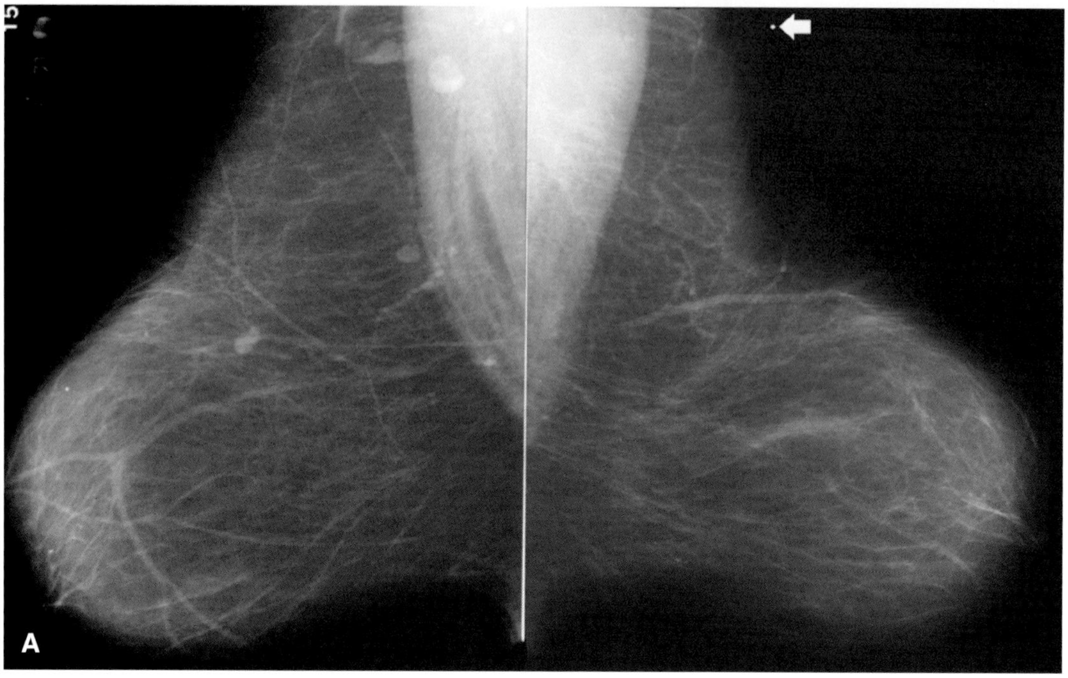


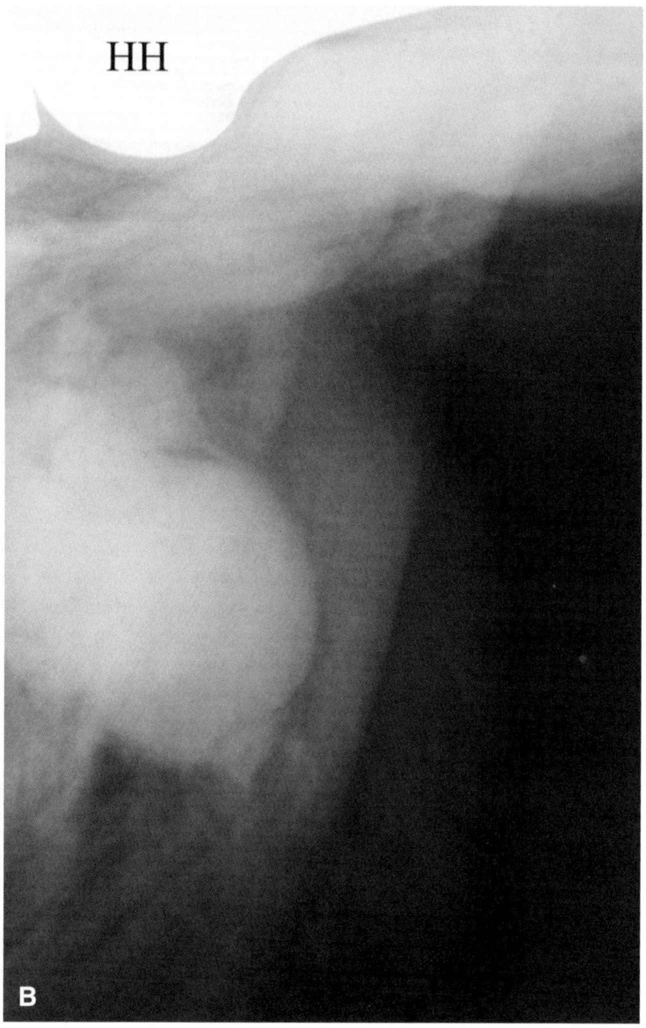


**Figura 3.45.** Avaliação diagnóstica de paciente com 36 anos de idade com um "caroço" hipersensível na axila esquerda. Incidência MLO **(A)** com uma seta apontando a posição do marcador metálico utilizado para marcar o "caroço". Incidências CC (não exibidas) são normais. Incidência axilar esquerda **(B)**.

## Como você descreveria os achados? Qual é o seu diferencial? O que você faria em seguida?

Tecido predominantemente gorduroso aparece na imagem. Linfonodos espalhados de aparência benigna estão presentes à direita. Uma massa com pelo menos 3 cm de tamanho aparece parcialmente na imagem da incidência axilar esquerda, com pequenas massas associadas em volta. Conforme esperado na incidência axilar, a cabeça do úmero (HH) também é vista parcialmente. Os achados na axila esquerda provavelmente representam uma adenopatia. Um histórico detalhado deve ser extraído desta paciente. Especificamente, pergunte sobre um histórico de lúpus, artrite reumatoide, sarcoidose, psoríase, tuberculose, infecção pelo HIV, exposição recente a gatos (doença da arranhadura do gato), processo infeccioso em andamento ou malignidade conhecida (linfoma, câncer de mama, melanoma etc.). Exame físico correlativo e US são feitos em seguida.

No exame físico, a paciente possui limitações significativas na amplitude de movimento do ombro esquerdo e significante hipersensibilidade associada a qualquer movimento do braço esquerdo ou palpação da axila esquerda. Uma massa dura com nódulos-satélites é palpada na axila esquerda. Na US, uma massa arredondada notadamente hipoecoica aparece na imagem correspondendo à anormalidade dominante palpável. Durante o estudo da US e após várias perguntas, um histórico de infecção por HIV é extraído da paciente. Embora os achados possam ser benignos e reativos, uma biópsia de agulha grossa dirigida por ultrassom é indicada.

Categoria 4 do BI-RADS®: anormalidade suspeita – uma biópsia deve ser considerada. Um linfoma não Hodgkin de células B é diagnosticado na biópsia de agulha grossa. Um exame CT do tórax confirma adenopatia na axila esquerda; contudo, nenhuma outra adenopatia é identificada. Similarmente, exames CT de pescoço, abdominal e pélvico são normais.

## Como o linfoma de mama primário se apresenta?

O linfoma de mama, classificado como extranodal, representa menos de 0,1% de todas as malignidades da mama e somente é considerado primário quando a paciente não possui linfomas muito espalhados ou um histórico de linfoma em outro local do corpo. Pacientes que apresentam uma ou múltiplas massas, mas comumente envolvendo uma mama, embora algumas tenham doença bilateral sincrônica (e metacrônica). Até 20% das pacientes relatam suor noturno, febre e perda de peso. A adenopatia axilar é identificada em 30 a 40% das pacientes. Mamograficamente, uma ou múltiplas massas com margens bem a mal definidas são as apresentações mais comuns. Raramente alterações difusas que incluem aumento na densidade, proeminência do padrão trabecular e espessamento da pele podem ser vistas. Na US, uma massa sólida e hipoecoica é o achado mais comum.

A maioria das pacientes com linfoma de mama primário possui linfoma difuso de células grandes, origem em célula B, do tipo imunoglobulina M de cadeia pesada. A idade em que se apresenta e o curso da doença são variáveis. Tipo e estádio histológico no momento do diagnóstico são os principais determinantes prognósticos. Uma segunda apresentação do linfoma de mama primário é o do tipo-Burkitt com envolvimento bilateral do seio, descrito em pacientes grávidas ou lactantes. Isso é caracterizado por um curso mais rápido e agressivo. A adenopatia axilar é identificada em 30 a 40% das pacientes. As pacientes geralmente são tratadas com nodulectomia seguida de terapia por radiação.

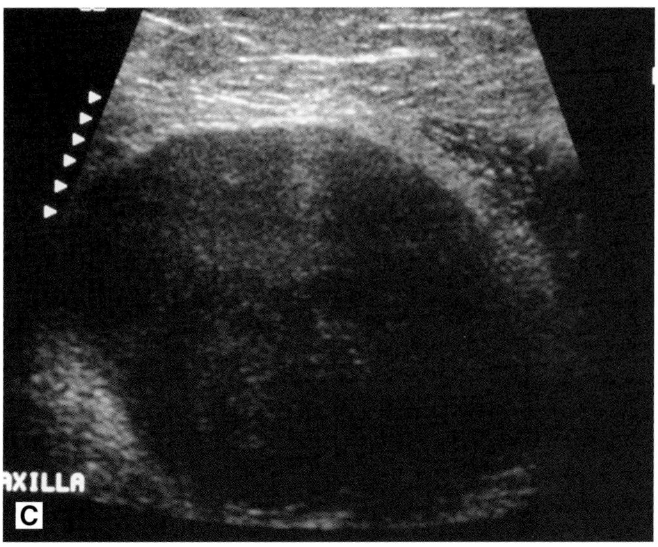


**Figura 3.45.** *(Continuação)* Imagem de US **(C)**, axila esquerda.

## PACIENTE 46

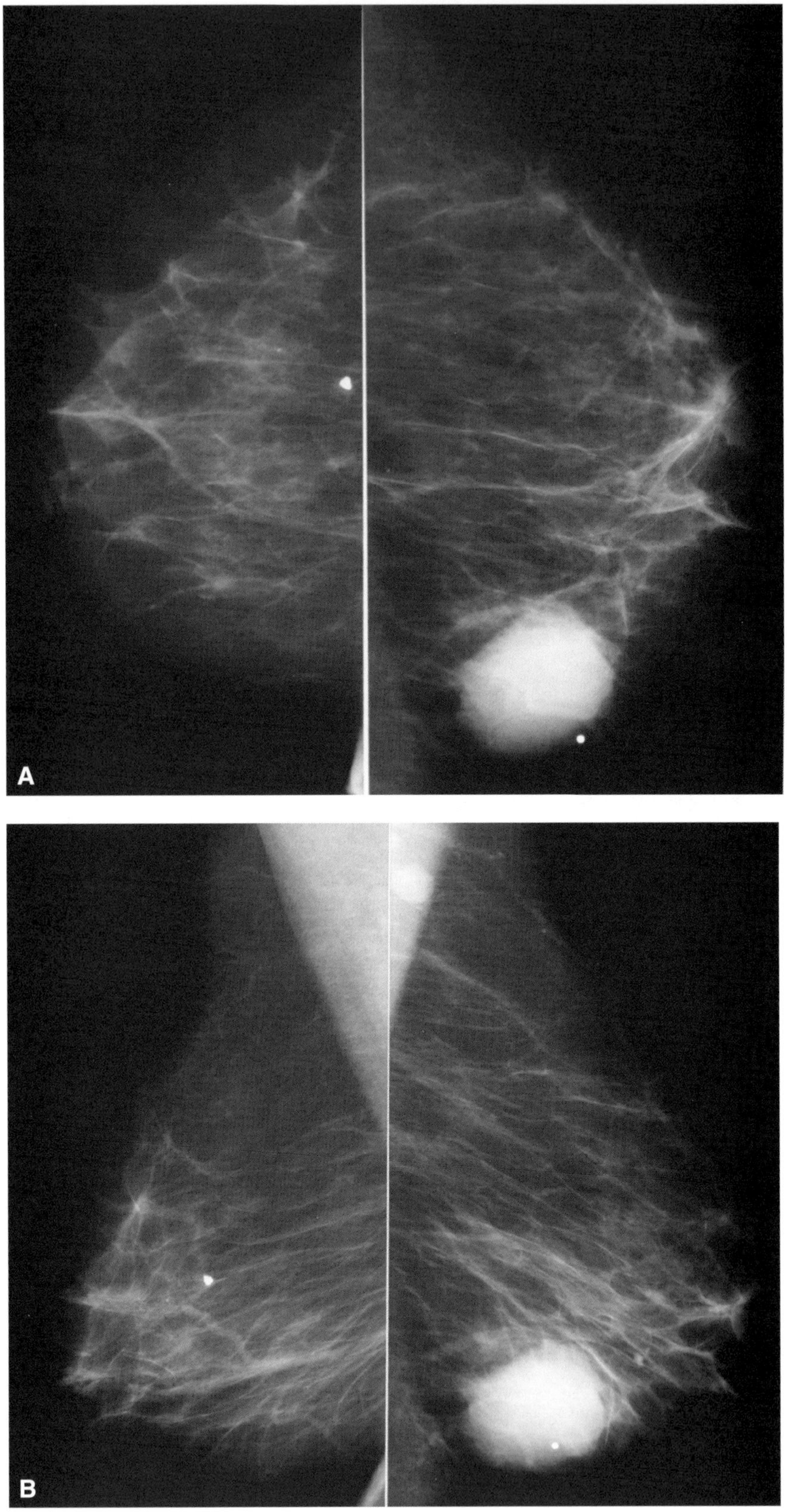


**Figura 3.46.** Avaliação diagnóstica de paciente com 74 anos de idade com um "caroço" no seio esquerdo. Um marcador metálico é utilizado para marcar a localização do "caroço". Incidências CC **(A)** e MLO **(B)**.

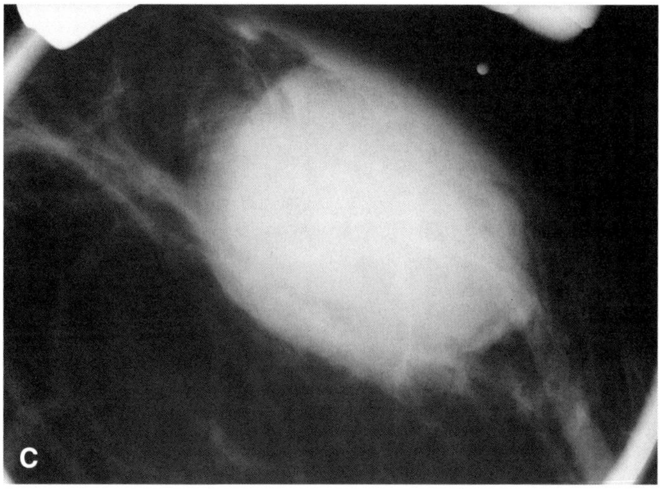


**Figura 3.46.** *(Continuação)* Incidência tangencial seletiva **(C)** da massa palpável, seio esquerdo. *(Continua.)*

## Como você descreveria os achados? Qual é o seu diferencial?

Uma massa arredondada com a maioria das margens limitadas e com espessamento da pele associado está presente correspondendo ao local de preocupação da paciente. Uma massa oval também é observada sobreposta ao músculo peitoral esquerdo inferiormente.

O diferencial para a massa no seio esquerdo inclui cisto sebáceo, cisto e papiloma. Um hematoma ou abscesso seriam considerações se houvesse um histórico de trauma neste local ou sinais e sintomas de um processo inflamatório em andamento. As considerações malignas incluem carcinoma ductal invasivo não especificado de outra maneira, carcinoma papilar ou mucinoso ou doença metastática. É provável que a massa sobreposta ao músculo peitoral seja um linfonodo.

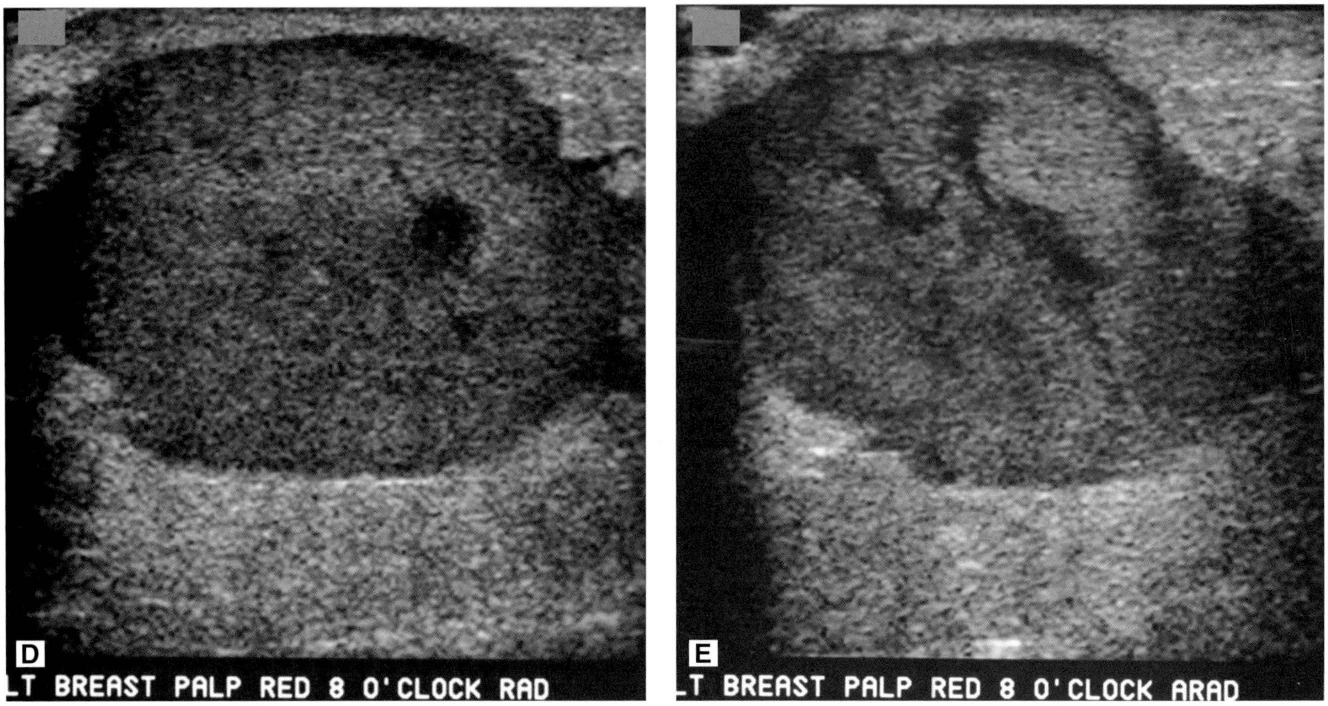


**Figura 3.46.** *(Continuação)* Imagens de US, cortes RAD **(D)** e ARAD **(E)** da massa palpável no seio esquerdo, na posição de 8 horas.

**Como você descreveria os achados? Qual é a sua recomendação?**

No exame físico, uma massa dura que está fixa na pele é palpada na posição de 8 horas no seio esquerdo. A pele está eritematosa, mas não há hipersensibilidade associada à compressão. Na US, uma massa arredondada com ecotextura heterogênea e reforço acústico posterior aparece na imagem correspondendo ao achado papável no seio esquerdo. Devido ao eritema, isto pode representar um processo inflamatório ou um possível hematoma, mas uma biópsia é justificada.

Categoria 4 do BI-RADS®: anormalidade suspeita – uma biópsia deve ser considerada.

Como ponto de partida, após infiltrar a pele e o tecido mamário até a lesão com lidocaína, você pode tentar fazer uma aspiração. Caso nenhum fluido (sangue ou pus) seja obtido, ou se não houver anormalidade residual, uma biópsia de agulha grossa deve ser feita. Nesta paciente, um carcinoma invasivo com mucina intra e extracelular é relatado histologicamente. Embora um antecedente da mama seja o diferencial, o patologista está interessado em uma lesão metastática no seio. Um antecedente pulmonar é identificado em um exame TC do tórax.

Doença metastática na mama não é comum, contudo tipicamente se apresenta como uma ou várias massas arredondadas com características marginais variáveis entre bem limitadas e mal definidas, mas geralmente não são espiculadas. Os antecedentes mais comuns a serem considerados incluem melanoma de pulmão, colo e renal; câncer de próstata é uma consideração em pacientes do sexo masculino.

## PACIENTE 47

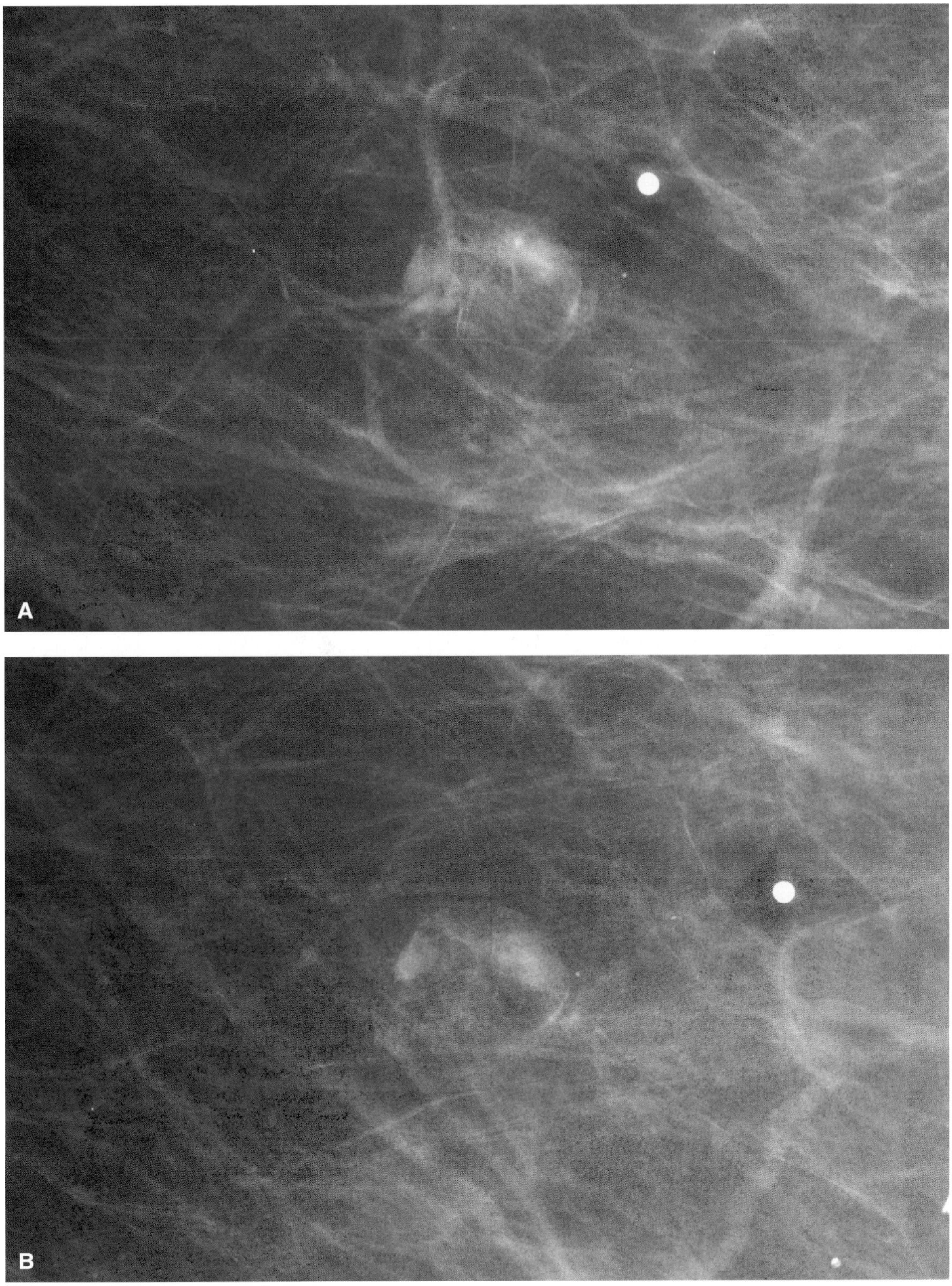

**Figura 3.47.** Avaliação diagnóstica de paciente com 55 anos de idade com um "caroço" no seio esquerdo. Incidências CC **(A)** e MLO **(B)**, com visão ampliada da área de preocupação para a paciente, seio esquerdo. *(Continua.)*

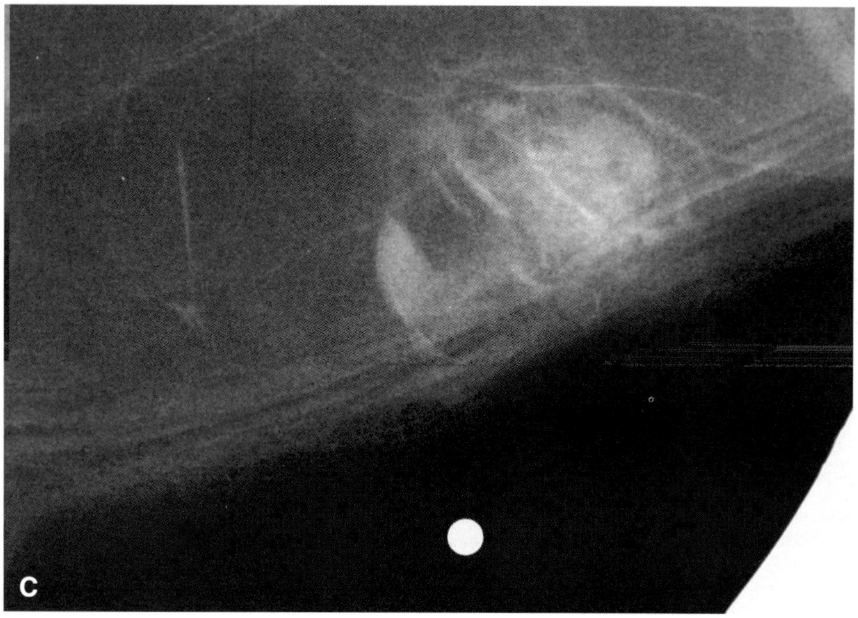

**Figura 3.47.** *(Continuação)* Incidência tangencial seletiva **(C)** do achado palpável. Um marcador metálico é utilizado para marcar o achado palpável.

## Como você descreveria os achados? Qual é o seu diferencial?

Uma massa de densidade mista (com conteúdo de gordura) aparece na imagem no quadrante superior interno do seio esquerdo no local de preocupação para a paciente. As considerações diferenciais incluem fibroadenolipoma, necrose gordurosa relacionada com cirurgia ou trauma posterior, cisto oleoso, galactocele ou um abscesso. Um linfonodo intramamário também está no diferencial; contudo esse é mais comumente visto nos quadrantes laterais. Ao estabelecer uma etiologia, revisar filmes anteriores e obter um histórico pode ser útil. Nesta paciente, um fibroadenolipoma ou linfonodo intramamário é pouco provável porque seu mamograma anterior é normal. Em pacientes com lesões de densidade mista, a etiologia benigna do achado é estabelecida mamograficamente e nenhuma avaliação adicional é indicada.

Categoria 2 no BI-RADS®: achado benigno.

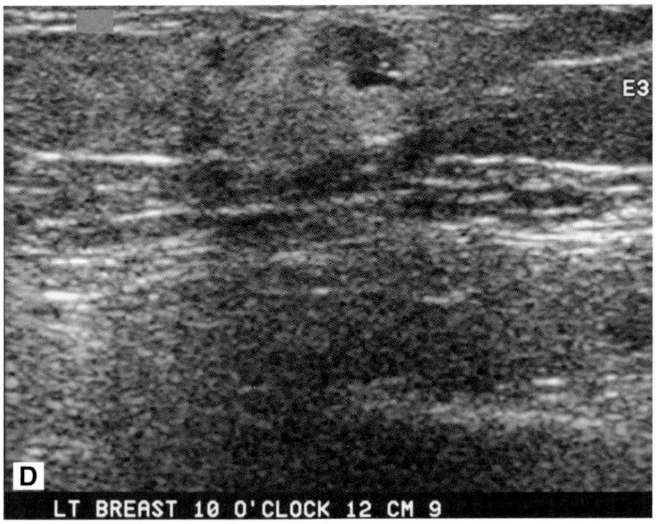


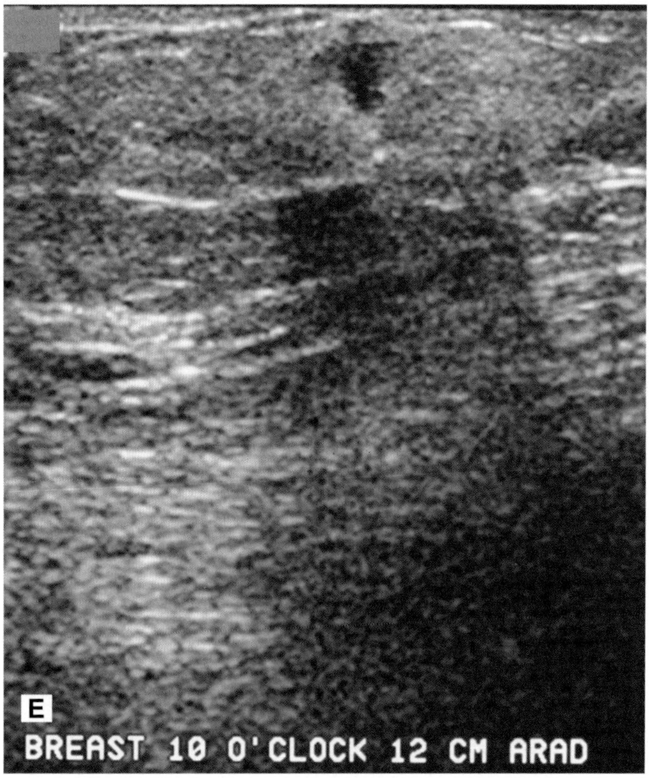


**Figura 3.47.** *(Continuação)* Imagens da US, cortes RAD **(D)** e ARAD **(E)** do achado palpável no seio esquerdo, na posição de 10 horas, a 12 cm do mamilo.

## Como você descreveria os achados? Qual é o seu diagnóstico?

Uma área arredondada mal definida com leve hiperecogenicidade e área de alteração cística associada aparece na imagem correspondendo ao achado palpável. Nenhuma hipersensibilidade é extraída conforme essa massa é palpada, fazendo com que um processo inflamatório seja improvável. Embora a paciente não se recorde de nenhum trauma nesta área, os achados são mais sugestivos de necrose gordurosa relacionada com um trauma. (Eu incluo a US para complementar, não porque ela seja necessária para estabelecer a etiologia benigna do achado mamográfico.)

## PACIENTE 48

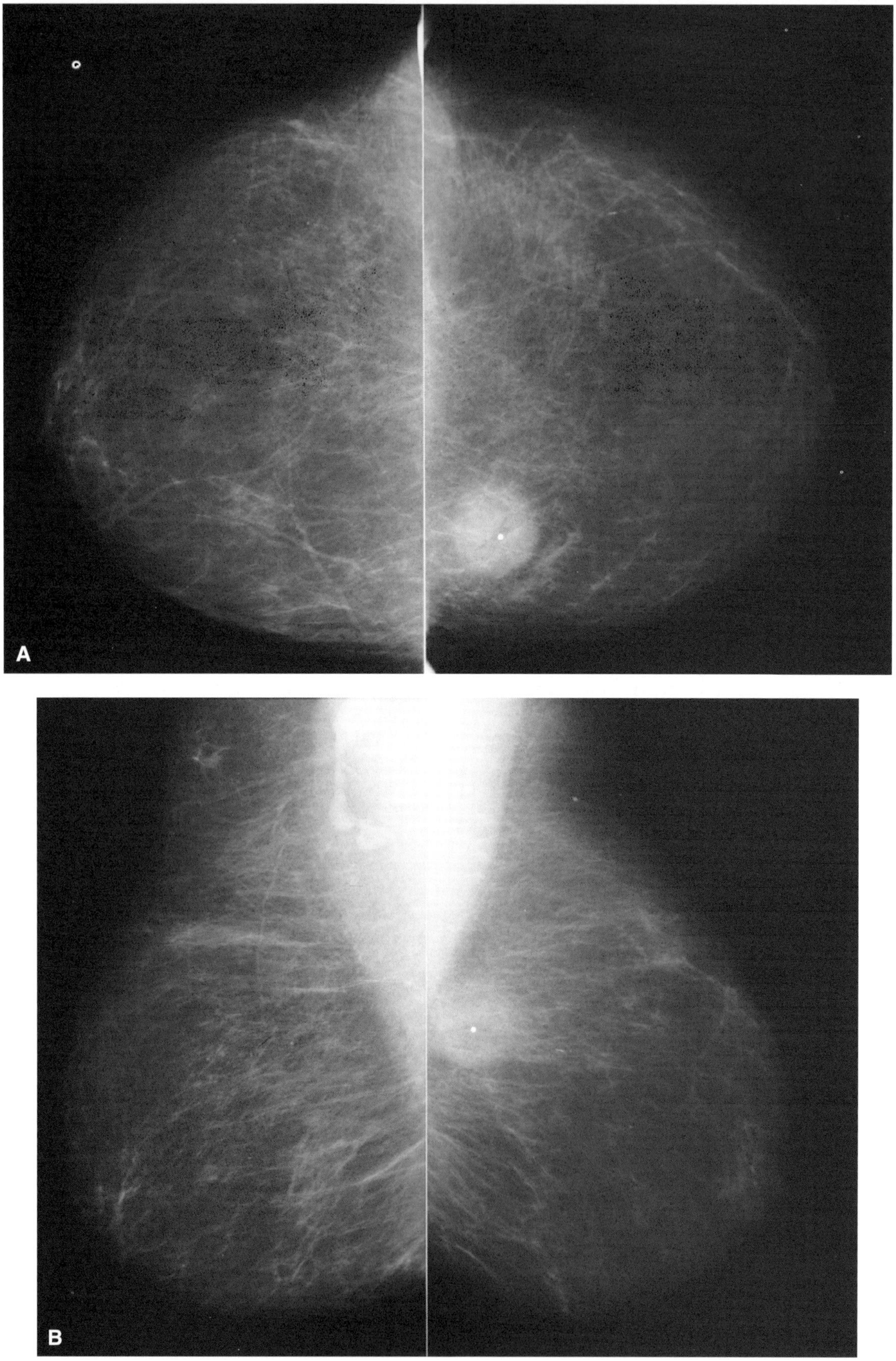


**Figura 3.48.** Avaliação diagnóstica de paciente com 78 anos de idade com um "caroço" hipersensível no seio esquerdo. Incidências CC **(A)** e MLO **(B)** com marcador metálico utilizado para marcar o achado palpável.

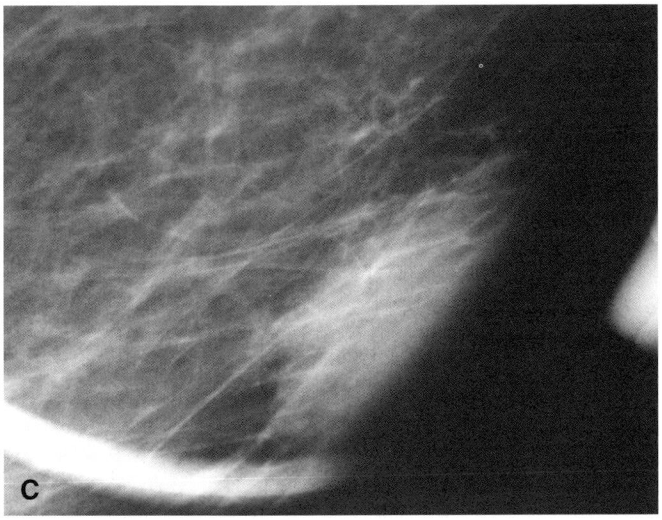

**Figura 3.48.** *(Continuação)* Incidência tangencial seletiva **(C)** do achado palpável, seio esquerdo.

**Como você descreveria os achados? Qual você considera ser o provável diagnóstico? Como você pode confirmar sua impressão?**

Uma massa arredondada com margens indistintas aparece na imagem no quadrante superior interno do seio esquerdo, correspondendo ao "caroço" descrito pela paciente. Na incidência tangencial seletiva, essa massa está associada à pele e provavelmente representa um cisto sebáceo. Isso pode ser confirmado por um exame da paciente. No exame físico, uma massa que está fixa à pele (a massa move-se com a pele; não pode mover-se independentemente da pele) é palpada no quadrante superior interno do seio esquerdo. Na inspeção visual, um poro proeminente é visto no centro do achado palpável. Com uma compressão suave, material branco e espesso pode ser expelido do poro visualizado, confirmando a impressão de que o achado palpável é um cisto sebáceo.

Categoria 2 no BI-RADS®: achado benigno.

Cistos sebáceo e epidérmico de inclusão são clínica, mamográfica e sonograficamente indistinguíveis. Cistos epidérmicos de inclusão possuem um revestimento de células epidérmicas, em contraste com o revestimento de células epiteliais que caracterizam os cistos sebáceos. Esses geralmente são facilmente palpáveis, bem definidos, massas cutâneas ou subcutâneas que podem tornar-se bastante grandes e ser visíveis quando causam uma suave protuberância na pele. O orifício da glândula sebácea pode ser visível como um ponto preto ("cravo"). Em algumas pacientes, um material branco, espesso, semelhante a queijo, pode ser espremido pelo orifício da glândula sebácea obstruída. Mamograficamente, são massas bem limitadas, comumente estão nos quadrantes mediais dos seios. Em algumas pacientes, as margens são indistintas, principalmente se houver inflamação associada. As calcificações podem ser vistas associadas a alguns cistos sebáceos. Na US, o achado mais comum é o de uma massa bem limitada erguendo-se na pele e comumente se estendendo no tecido sebáceo. Eles podem ser anecoicos, hipoecoicos, levemente hiperecoicos ou heterogêneos e, em algumas pacientes, uma fina estrutura hipoecoica tubular (p. ex., uma trajetória) pode ser vista estendendo-se a partir da massa até a superfície da pele. A menos que a paciente esteja assintomática, nenhuma intervenção é necessária. Se a paciente estiver sintomática, uma excisão cirúrgica pode ser indicada.

## BIBLIOGRAFIA


Adeniran A, Al-Ahmadie H, Mahoney MC, Robinson-Smith TM. Granular cell tumor of the breast: a series of 17 cases and a review of the literature. *Breast J.* 2004;10:528-531.

Adler DD, Helvie MA, Oberman HA, *et al.* Radial sclerosing lesion of the breast: mammographic features. *Radiology.* 1990;176:737-740.

Aguirregengoa K, Benito JR, Montejo M, *et al.* Cat-scratch disease: series of 14 cases. The diagnostic usefulness of serology. *Enferm Infecc Microbiol Clin.* 1999;17:15-18.

American College of Radiology (ACR). ACR BI-RADS® magnetic resonance imaging. 4th ed. In: *ACR Breast Imaging Reporting and Data System, Breast Imaging Atlas.* Reston, VA: American College of Radiology; 2003.

American College of Radiology (ACR). ACR BI-RADS®–mammography. 4th ed. In: ACR Breast Imaging Reporting and Data System, Breast Imaging Atlas. Reston, VA: American College of Radiology; 2003.

American College of Radiology (ACR). ACR BI-RADS® ultrasound. 4th ed. In: *ACR Breast Imaging Reporting and Data System, Breast Imaging Atlas.* Reston, VA:. American College of Radiology; 2003.

American College of Radiology. *Mammography Quality Control Manual.* Reston, VA: American College of Radiology, 1999.

*American College of Radiology Practice Guideline for the Performance of Diagnostic Mammography.* Reston, VA: American College of Radiology; rev. 2002.

Bradley RA, Katner HP, Dale PS. Cat scratch disease presenting as breast mastitis. *Can J Surg.* 2005;48:254-255.

Brenner RJ, Jackman RJ, Parker SH, *et al.* Percutaneous core needle biopsy of radial scars of the breast: when is excision necessary? *AJR Am J Roentgenol.* 2002;179:1179-1184.

Cohen MA, Sferlazza SJ. Role of sonography in evaluation of radial scars of the breast. *AJR Am J Roentgenol.* 2000; 174:1075-1078.

Darling ML, Smith DN, Rhei E, *et al.* Lactating adenoma: sonographic features. *Breast J.* 2000;6:252-256.

Erguvan-Dogan B, Dempsey PJ, Ayyar G, Gilcrease MZ. Primary desmoid tumor (extraabdominal fibromatosis) of the breast. *AJR Am J Roentgenol.* 2005;185:488-489.

Feder JM, de Paredes ES, Hogge JP, Wilken JJ. Unusual breast lesions: radiologic-pathologic correlation. *Radiographics.* 1999;19:11-26.

Fraser it, Raza S, Chorny K, *et al.* Columnar alteration with prominent apical snouts and secretions: spectrum of changes frequently present in breast biopsies performed for microcalcifications. *Am J Surg Pathol* 1998;12:1521-1527.

Frouge C, Tristant H, Guinebretiere JM, *et al.* Mammographic lesions suggestive of radial scars: microscopic findings in 40 cases. *Radiology.* 1995;195:623.

Garstin WI, Kaufman Z, Mitchell MJ, Baum M. Fibrous mastopathy in insulin dependent diabetics. *Clin Radiol.* 1991;44:89-91.

Godet C, Roblot F, Le Moal G, *et al.* Cat-scratch disease presenting as a breast mass. *Scand J Infect Dis.* 2004;36:6-7.

Greenstein-Orel S, Evers K, Yeh IT, *et al.* Radial scar with micro-calcifications: radiologic-pathologic correlation. *Radiology.* 1992;183:479-482.

Harvey JA, Fechner RE, Moore MM. Apparent ipsolateral decrease in breast size at mammography: a sign of infiltrating lobular carcinoma. *Radiology.* 2000;214:883-889.

Ingram DL, Mossier JA, Snowhite J, *et al.* Granular cell tumors of the breast. Steroid receptor analysis and localization of carcinoembryonic antigen, myoglobin and S100 protein. *Arch Pathol Lab Med.* 1984;108:897-901.

Jacobs TW, Byrne E, Colditz G, *et al.* Radial scars in benign breast biopsy specimens and the risk of breast cancer. *N Engl J Med.* 1999;340:430-436.

Leibman AJ, Kossoff MB. Sonographic features of fibromatosis of the breast. *J Ultrasound Med.* 1991;10:43-45.

Logan WW, Hoffman NY. Diabetic fibrous breast disease. *Radiology.* 1989;172:667-670.

Markaki S, Sotiropoulou M, Papaspirou P, Lazaris D. Cat-scratch disease presenting as a solitary tumor in the breast: report of three cases. *Eur J Obstet Gynecol Reprod Biol.* 2003;106:175-178.

Miller JA, Karcnik TJ, Karimi S. Granular cell tumor of the breast: definitive diagnosis by sonographically guided percutaneous biopsy. *J Clin Ultrasound.* 2000;28:89-93.

Mitnick JS, Vasquez MF, Harris MN, *et al.* Differentiation of radial scar from scirrhous carcinoma of the breast: mammographicpathologic correlation. *Radiology.* 1989;173:697-700.

Murakami K, Tsukahara M, Tsuneoka H, *et al.* Cat scratch disease: analysis of 130 seropositive cases. *J Infect Chemother.* 2002;8: 349-352.

Nakazono T, Satoh T, Hamamoto T, Kudo S. Dynamic MRI of fibro matosis of the breast. *AJR Am J Roentgenol.* 2003;181:1718-1719.

Nielsen M, Christesen L, Andersen J. Radial scars in women with breast cancer. *Cancer.* 1987;59:1019.

Okada K, Ozeki K, TI, *et al.* Granular cell tumor of the breast: a case report describing dynamic MR mammography. *Breast Cancer.* 1998;5:179-282.

Povoski SP, Spigos DG, Marsh WL. An unusual case of cat-scratch disease from Bartonella quintana mimicking inflammatory breast cancer in a 50-year-old woman. *Breast J.* 2003;9:497-500.

Rosen PP. *Rosen 's Breast Pathology.* 2nd ed. Philadelphia: Lippincott Williams & Wilkins; 2001.

Sickles EA. Combining spot-compression and other special views to maximize mammographic information. *Radiology.* 1989;173:571.

Sickles EA. Further experience with microfocal spot magnification mammography in the assessment of clustered breast microcalcifications. *Radiology.* 1980;137:9-14.

Sickles EA. Microfocal spot magnification mammography using xeroradiographic and screen film recording systems. *Radiology.* 1979;131:599-607.

Soler NG, Khardori R. Fibrous disease of the breast, thyroiditis and cheiroarthropathy in type I diagetes mellitus. *Lancet.* 1984;1:193-195.

Soo MS, Dash N, Bentley R, *et al.* Tubular adenomas of the breast: imaging findings with histologic correlation. *AJR Am J Roentgenol.* 2000;174:757-761.

Sumkin JH, Perrone AM, Harris KM, *et al.* Lactating adenoma: US and literature review. *Radiology.* 1998;206:271-274.

Tavassoli FA. *Pathology of the Breast.* 2nd ed. New York: McGraw-Hill; 1999.

Tomaszewski JE, Brooks JS, Hicks D, Livolsi VA. Diabetic mastopathy: a distinctive clinicopathologic entity. *Hum Pathol.* 1992;23:780-786.

Capítulo 4

# Tratamento

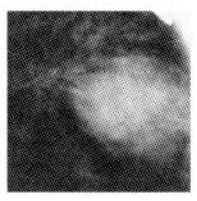
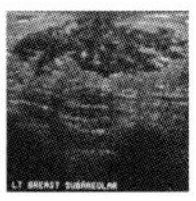
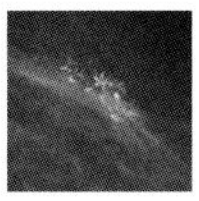
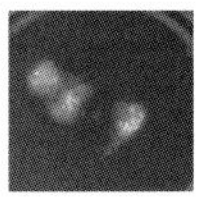

## TERMOS

Hiperplasia ductal atípica (ADH)
Hiperplasia lobular atípica (ALH)
Alteração colunar com proeminente bico apical e secreção (CAPSS)
Lesão esclerosante complexa
Carcinoma ductal *in situ* cribriforme
Carcinoma ductal *in situ* (DCIS)
Ductografia
E-caderina
Falso-negativo (FN)
Falso-positivo (FP)
Fibroadenoma
Hiperplasia
Taxa incidente de detecção de câncer de mama
Carcinoma intracístico
Recorrência de tumor de mama ipsolateral (IBTR)
Carcinoma lobular *in situ* (LCIS)
Neoplasia lobular
Recorrência local
Auditoria médica
Carcinoma ductal *in situ* micropapilar
Câncer de mama mínimo
Lesão semelhante a mucocele
Papilomas periféricos múltiplos
Papiloma
Papilomatose
Tumor filódio
Pneumocistografia
Valor preditivo positivo (VPP)
Taxa prevalente de detecção de câncer
Hiperplasia estromal pseudoangiomatosa (PASH)
Cicatriz radial
Recorrência regional
Adenose esclerosante
Carcinoma secretor
Sensibilidade
Especificidade
Verdadeiro negativo (VN)
Verdadeiro positivo (VP)

## TRATAMENTO

No tratamento das muitas situações que surgem na imagem da mama, é importante considerar não apenas qual será o primeiro passo para o cuidado com o seu paciente, mas também o segundo e o terceiro. Seu paciente? Sim, *seu* paciente. Conheça e considere a série de eventos que você prevê para as pacientes com base no que você lhes diz, como você escreve seu relatório e as recomendações que faz. Você está suficientemente certo sobre o que está afirmando para justificar qualquer coisa que possa vir a resultar para a paciente? A sua decisão é motivada por uma postura defensiva e pelo reconhecimento, em algum nível, de que o exame diagnóstico está incompleto (inferior ao padrão) e que você está operando com informações inadequadas ou incompletas, ou em algum que seja justificável baseado no senso comum, como um exame diagnóstico completo, e o que é bom para a paciente?

## CORRELAÇÃO

A necessidade de correlação em cada processo feito é fundamentalmente importante. Se uma ultrassonografia (US) é feita para avaliar um achado de imagem de ressonância magnética (RM) ou mamográfica, o que você vê na US está correlacionado com o achado mamográfico ou da RM? Caso a paciente se apresente com um achado focal, o que você vê mamograficamente está correlacionado com o achado clínico? Quando recomenda uma biópsia excisional ou dirigida por imagem, considere o que você aceitará como diagnóstico e o que recomendará caso os resultados sejam diferentes dos esperados. Os achados da imagem e histológicos concordam entre si? Se os achados da imagem e histológicos são benignos e coerentes, as pacientes podem retornar para um exame mamográfico anual. Para pacientes diagnosticadas com malignidades, RM e consulta cirúrgica são agendados. Se os achados não concordam, repetir a biópsia ou biópsia excisional são recomendadas. Para pacientes com diagnóstico de hiperplasia ductal atípica (ADH), possível tumor filódio, papilomas periféricos múltiplos, fibromatose ou tumor de célula granular, uma excisão cirúrgica ampla é indicada após as biópsias dirigidas por imagem.

O tratamento de vários tipos de lesão diagnosticados nas biópsias de agulha grossa permanece controverso. Incluídos neste grupo estão papilomas solitários, neoplasia lobular (neoplasia lobular atípica, carcinoma lobular *in situ* [LCIS]), lesões de adenose complexa e lesões semelhantes à mucocele. O consenso atual é de que biópsia excisional é apropriada quando estas lesões são diagnosticadas em biópsias de agulha grossa devido à incidência relatada de malignidade associada à frequência com a qual algumas destas lesões se tornam cânceres quando mais tecido é examinado histologicamente.

## CONSULTAS DE IMAGEM DA MAMA

Conforme mencionado anteriormente, apesar do tipo de estudo feito, o título na descrição por escrito do que é feito é "Consulta de Imagem da Mama", e não um "Relatório de Radiologia". As amplas avaliações que podem ser feitas por meio de imagens da mama nos colocaram em uma função de consultores. Um esboço geral utilizado para imagens consultivas da mama inclui:

- Tipo do estudo (p. ex., exame ou diagnóstico mamográfico).
- Motivo do estudo.
- Tipo do tecido.
- Descrição sucinta e localização dos achados.
- Impressão, *com suas recomendações específicas.*
- Categoria de avaliação (solicitada pela Lei de Padrões de Qualidade Mamográfica para todos os estudos mamográficos) escrita da maneira indicada pelo Colégio Americano de Radiologia, pelo Breast Imaging and Reporting Data System (BI-RADS®) para mamografia:
  - Categoria 1: negativo.
  - Categoria 2: achado benigno.
  - Categoria 3: achado provavelmente benigno; um acompanhamento em curto prazo é sugerido.
  - Categoria 4: anormalidade suspeita – uma biópsia deve ser considerada.
  - Categoria 5: altamente sugestiva de malignidade – ação apropriada deve ser tomada.
  - Categoria 6: biópsia conhecida – malignidade comprovada – ação apropriada deve ser tomada.
  - Categoria 0: necessita de avaliação adicional por imagem e/ou mamografias anteriores para comparação.

  As lesões da categoria 4 podem ser subdivididas de acordo com a escolha do estabelecimento para uso interno em:

  - Categoria 4A: baixa suspeita para malignidade.
  - Categoria 4B: suspeita intermediária para malignidade.
  - Categoria 4C: preocupação moderada.

Faço todo o possível para gerar relatórios descritivos, porém sucintos, que são clinicamente relevantes e que oferecem direções e recomendações específicas. Não utilizo advertências nos meus relatórios e não abdico das correlações clínicas para outros. Ao considerar escrever um relatório, é minha contenda que se, com base nas avaliações clínicas e de imagens completas, você tem bastante certeza com relação a um diagnóstico, relatórios consultivos claros com recomendações específicas podem ser emitidos fácil e sucintamente (p. ex., "uma massa espiculada medindo 7 mm aparece na imagem na posição de 3 horas, a 5 cm do mamilo direito. Uma biópsia é indicada. Ela será feita e descrita separadamente"). Decida o que você irá dizer antes de começar a escrever. Barreiras e advertências são utilizadas quando você está desconfortável e incerto sobre um achado e sua significância. Nesta situação, eu sugeriria que o que precisamos é fazer tudo o que for preciso para aumentar nosso nível de certeza, de maneira que possamos ser mais decisivos.

Para exames mamográficos potencialmente anormais, declaro o que é a potencial anormalidade (p. ex., massa, calcificações, distorção) e em qual seio está localizada; também comento especificamente sobre o outro seio. A descrição e a caracterização da lesão são deferidas até que uma avaliação completa seja concluída (p. ex., para uma massa, incidências de compressão seletiva, exame físico e US). As recomendações para uma mulher com exame mamográfico potencialmente anormal é: "avaliação adicional é indicada, entraremos em contato diretamente com a paciente para agendar avaliação adicional" (consulte a introdução do Capítulo 2 para discussão adicional). Consequentemente, as únicas categorias de avaliação utilizadas para exames mamográficos são 0, 1 e 2.

No cenário diagnóstico, emito um relatório consultivo que inclui os achados da mamografia diagnóstica, o exame físico e a US. Com base nas características da imagem e clínica da lesão, os achados são descritos e uma impressão com recomendações é gerada. A impressão não é utilizada para repetir uma descrição dos achados, mas para oferecer um conceito final, clinicamente relevante com o que eu considero ser indicado para a paciente.

Leia seus relatórios e seja crítico. Empenhe-se nas impressões (p. ex., forneça medidas para uma lesão e evite caracterizações como: "pequeno" ou "grande") e elimine palavras desnecessárias (p. ex., "claramente", "parece ser", "muito" etc.), que não oferecem informações relevantes e que podem obscurecer a sua mensagem. É importante familiarizar-se com os léxicos da mamografia, US e RM fornecidos pelo Colégio Americano de Radiografia, BI-RADS®, uma vez que eles oferecem diretrizes sobre o que deve ser descrito para achados particulares e sugerem a terminologia a ser utilizada para achados relevantes.

## AUDITORIA MÉDICA

Em imagem da mama, responsabilidade precisa estar presente em cada etapa do processo. Embora o controle de qualidade e o rastreamento dos dados sejam frequentemente relegados ao técnico, os radiologistas deveriam estar ativamente envolvidos nestes processos devido a sua prática. É somente pelo monitoramento dos resultados que os problemas podem ser dirigidos e muito aprendizado pode acontecer. Precisamos saber se estamos indo bem e queremos identificar potenciais problemas que podem ser dirigidos para que o cuidado com as pacientes melhore. Ao rastrear dados e aprender com os resultados, podemos melhorar os cuidados com as pacientes. Os números gerados a partir desta auditoria devem ser vistos não como algo fixo, mas como eles se modificam conforme você adquire mais experiência.

Os dados que devem ser coletados incluem:

- Data da auditoria.
- Número de estudos de exame das mamas (primeiro estudo *vs.* exame repetido).
- Número dos estudos diagnósticos.
- Recomendações de chamadas de retorno (p. ex., categoria 0 no BI-RADS®: necessita de avaliação adicional por imagem).
- Recomendações de biópsia (categorias 4 e 5 do BI-RADS®: anormalidade suspeita e altamente sugestiva de malignidade).
- Resultados das biópsias (p. ex., benigno *vs.* maligno; FNA *vs.* biópsia de agulha grossa *vs.* biópsia excisional).
- Estadiamento do tumor: subtipo histológico, grau, tamanho e *status* nodal.

Os dados que você pode calcular incluem:

- Verdadeiro positivo (VP): câncer diagnosticado no período de 1 ano após uma recomendação de biópsia para uma mamografia anormal.
- Verdadeiro negativo (VN): nenhum câncer conhecido no período de 1 ano após uma mamografia normal.
- Falso-negativo (FN): câncer diagnosticado no período de 1 ano após a mamografia normal; esse deve ser revisto e analisado.
- Falso-positivo (FP):

  FP1 = nenhum câncer conhecido diagnosticado no período de 1 ano após um exame mamográfico anormal para o qual imagem ou biópsia adicional é recomendada.
  FP2 = nenhum câncer conhecido diagnosticado no período de 1 ano após uma recomendação para biópsia ou consulta cirúrgica com base na mamografia anormal.
  FP3 = doença benigna diagnosticada na biópsia feita no período de 1 ano após recomendação para uma biópsia ou consulta cirúrgica com base na mamografia anormal.

- Valor positivo preditivo:

  VPP1 = porcentagem de cânceres diagnosticados após um exame mamográfico anormal.
  VPP2 = porcentagem de cânceres diagnosticados quando uma biópsia ou consulta cirúrgica é recomendada após um exame mamográfico.
  VPP3 = porcentagem de cânceres diagnosticados no número atual de biópsias feitas como resultado do exame mamográfico.

- Taxa de detecção de câncer em mulheres assintomáticas (*i. e.,* população de exame verdadeiro).

  Prevalência (taxa de detecção de câncer entre mulheres que se apresentam para seu primeiro exame mamográfico).
  Incidência (taxa de detecção de câncer entre mulheres com exames mamográficos prévios).
  Por grupos etários

- Porcentagem de cânceres de mama mínimos diagnosticados.
- Porcentagem de cânceres de mama linfonodo-negativos diagnosticados.
- Taxa de chamadas de retorno.
- Sensibilidade = VP/(VP + FN) ou a probabilidade de detectar um câncer quando presente.
- Especificidade = VN/(FP + VN) ou a probabilidade de uma mamografia normal quando nenhum câncer está presente.

Com base nos relatórios dos dados da auditoria, os objetivos a serem atingidos incluem:

- VPP1 (exames anormais): 5 a 10%.
- VPP2 (recomendações de biópsias): 25 a 40%.
- Tumores de estádio 0 ou 1 diagnosticados: > de 50%.
- Cânceres mínimos (câncer invasivo ≤ a 1 cm ou DCIS): > de 30%.
- Tumores linfonodo-positivos: < de 25%.
- Cânceres prevalentes/1.000: 6 a 10.
- Cânceres incidentes/1.000: 2 a 4.
- Taxa de chamadas de retorno: ≤ a 10%.
- Sensibilidade: > de 85%.
- Especificidade: > de 90%.

As taxas de sensibilidade publicadas para mamografia variam entre 85 a 90%. Contudo, reconhece-se que esta é uma das piores estatísticas para se obter por causa da dificuldade de estabelecer uma taxa precisa de falso-negativo. Acesso a um registro de tumor abrangendo todo o estado pode ser útil; entretanto, se a paciente se mudar (ou procurar por assistência médica fora do estado), o conhecimento sobre um diagnóstico de câncer pode não estar acessível no estabelecimento do exame.

O efeito da imagem da mama e a função dos radiologistas no tratamento de mulheres com câncer de mama é rebaixado e, de muitas maneiras, frequentemente mal representado. Há um ceticismo contínuo e críticas relacionadas com as nossas contribuições aos cuidados com as pacientes e a significância do que já foi alcançado: a identificação de rotina de um linfonodo-negativo, cânceres invasivos de estádios 0 e 1 e DCIS. As quedas na mortalidade por câncer de mama relatadas recentemente são atribuídas por muitos a um tratamento mais eficaz, ignorando ou relegando a um papel secundário nossa capacidade para detectar DCIS, lesões de estádios 0 e 1 em muitas pacientes. As detecções precoces são o fator mais importante e a nossa capacidade para identificar pequenas lesões não aumenta as opções de tratamentos disponíveis e recompensas mais eficazes para as pacientes?

## PACIENTE 1

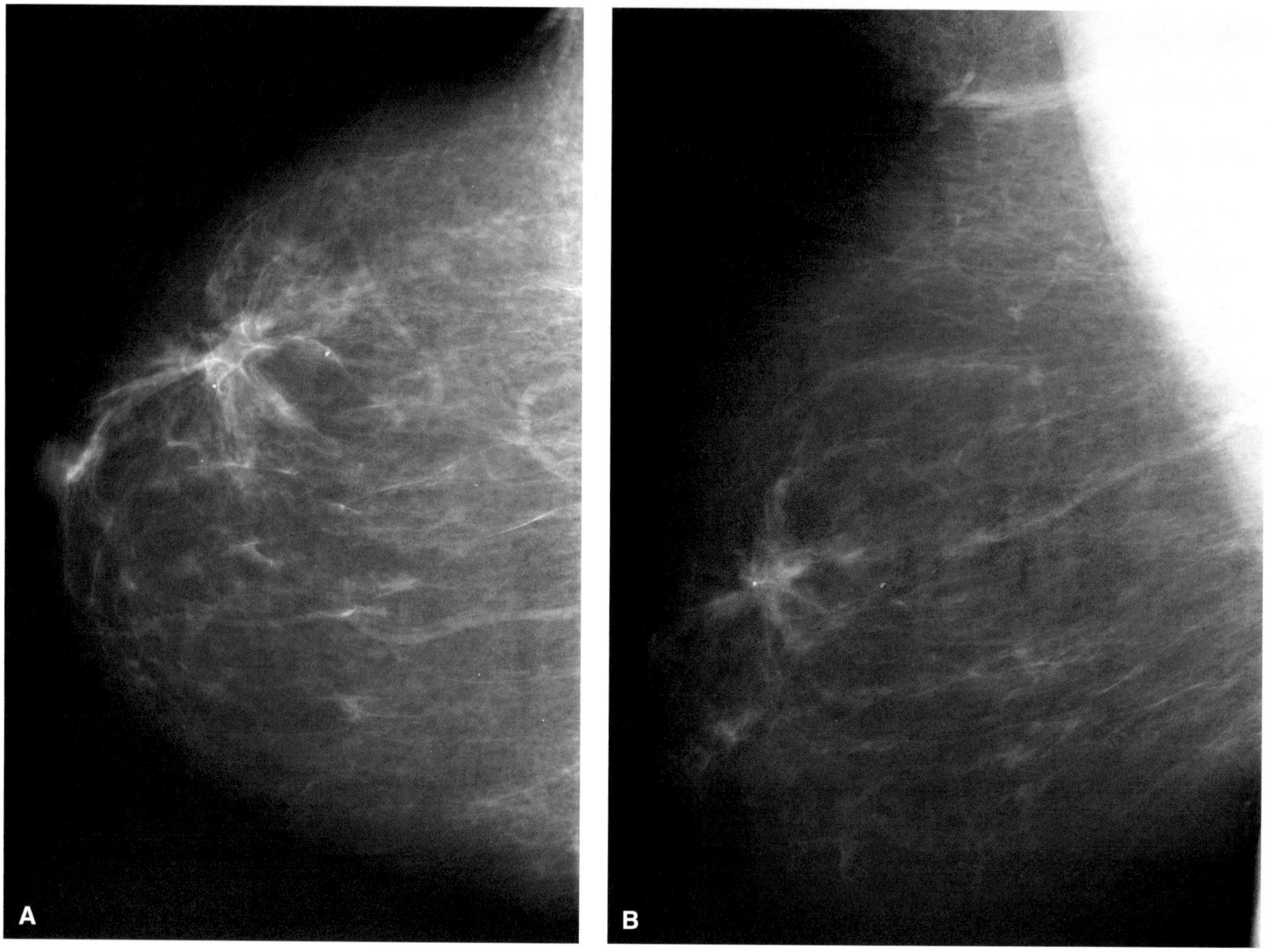

**Figura 4.1.** Mamografia de mulher com 60 anos de idade. Incidências craniocaudal (CC) **(A)** e mediolateral oblíqua (MLO) **(B)**, seio direito.

### O que você acha? O que faria em seguida?

Uma massa com centro radiotransparente, distorção associada e espículas longas está presente anteriormente no quadrante superior externo do seio direito. Devido a essas características, uma necrose gordurosa relacionada com uma biópsia anterior é uma das principais considerações. Como ponto de partida, filmes prévios seriam úteis para determinar se este achado poderia ter sido visto anteriormente e que evolução ocorreu, caso haja alguma. Uma revisão do histórico da paciente, procurando especificamente se ela já fez alguma biópsia no local, também será útil. Infelizmente, nenhum filme anterior está disponível para esta paciente e não há nada indicado no seu histórico que esteja relacionado com uma biópsia prévia no seio direito. Avaliação adicional é indicada.

Categoria 0 no BI-RADS®: necessita de avaliação adicional por imagem.

As incidências com compressão seletiva confirmam a presença de uma massa com baixa densidade na área central, distorção e espículas longas. O diferencial para este achado inclui necrose gordurosa relacionada com trauma ou cirurgia prévia, lesão esclerosante complexa, adenose esclerosante, papiloma, fibrose focal, processo inflamatório, carcinoma ductal invasivo não especificado de outra maneira, carcinoma tubular e carcinoma lobular invasivo. Ao discutir os achados com o técnico, ele relata não ter visto a cicatriz no local das incidências seletivas. Exame físico correlativo e US são indicados em seguida.

Após me apresentar para a paciente e descrever brevemente o que vimos até então e o que eu gostaria de fazer em seguida, pergunto-lhe especificamente sobre alguma cirurgia ou trauma anterior no seio. Ela não se recorda de ter feito cirurgia ou de ter sofrido algum trauma no seio direito. Na inspeção da região periareolar, contudo, uma cicatriz está aparente na margem da aréola correspondendo ao local do achado palpável. Não palpo nenhuma massa correspondente, nenhuma hipersensibilidade é sentida no local e a US é normal na área subareolar estendendo-se pelo quadrante superior externo do seio direito.

Conforme abordo a paciente, permaneço receptiva a todas as possibilidades diagnósticas; contudo, estou cética com relação às informações fornecidas. Na minha cabeça, os achados mamográficos (baixa densidade central, distorção e espículas longas), na ausência de achados palpáveis, são altamente sugestivos de necrose gordurosa ou lesão esclerosante complexa. Portanto, em vez de descartar totalmente minha impressão inicial, examino cuidadosamente a paciente, concentrando minha atenção no local dos achados mamográficos. Embora a paciente não se recorde de nenhuma cirurgia prévia (as pacientes nem sempre se recordam de procedimentos cirúrgicos, trauma ou processos inflamatórios; algumas nem mesmo se lembram de um diagnóstico de câncer de mama) e o técnico não descreva nenhuma cicatriz, examinando a paciente de perto por 2 minutos, o diagnóstico de alteração pós-operatória é estabelecido e nenhuma intervenção adicional ou acompanhamento são recomendados.

Devido a nossa fascinação total por tecnologia e imagens, frequentemente descartamos ou subestimamos ferramentas simples e baratas como o exame físico e, ainda assim, ele às vezes nos fornece prontamente a resposta correta. É impossível enfatizar quantas vezes a comunicação direta com a paciente e um exame físico completo forneceram meios eficientes para chegar à resposta correta. Como examinadores clínicos de mama, estamos em uma posição única para integrar achados clínicos, físicos, de imagem e histológicos para fornecer um cuidado ao paciente preciso e de boa qualidade. Não traia você mesmo ou seus pacientes passando por cima de uma oportunidade de exame e conversa diretos. Não relegue o exame físico e o desempenho dos estudos da US a outros.

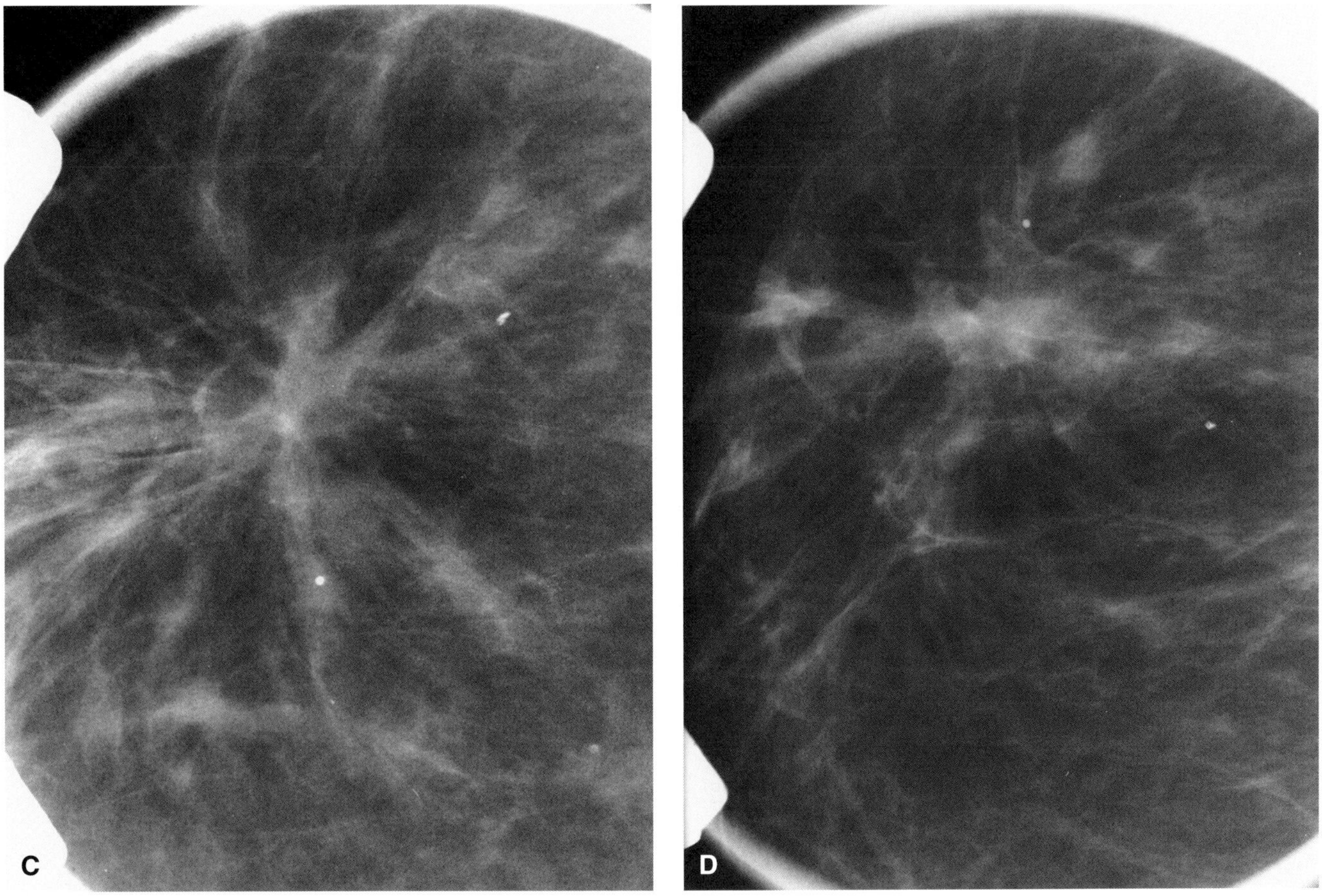


**Figura 4.1.** *(Continuação)* Incidências com compressão seletiva CC **(C)** e MLO **(D)**, seio direito.

## PACIENTE 2

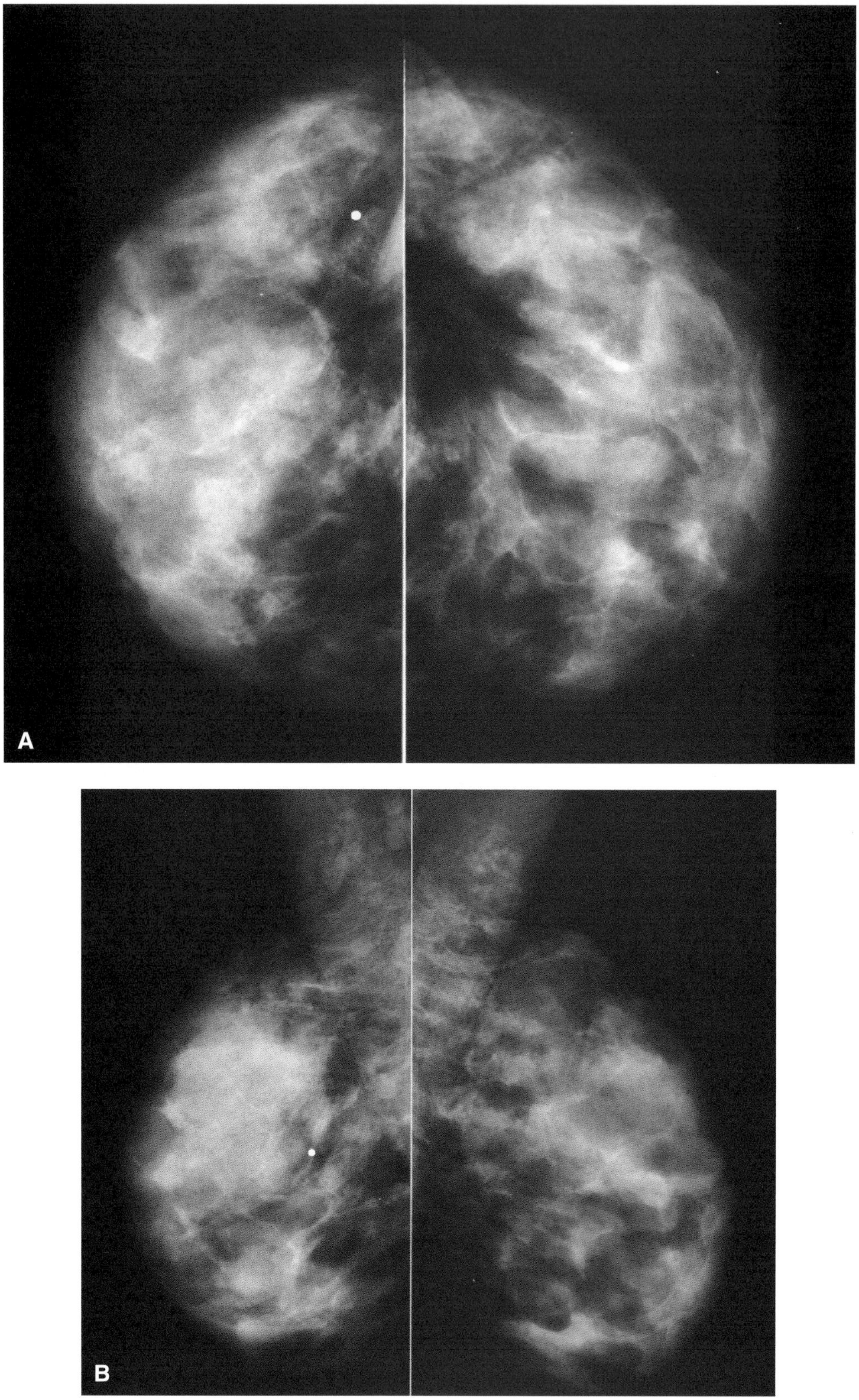


**Figura 4.2.** Avaliação diagnóstica de paciente com 33 anos de idade apresentando um "caroço" no seio direito. Incidências CC **(A)** e MLO **(B)**, marcador metálico utilizado para marcar a localização do "caroço" descrito pela paciente.

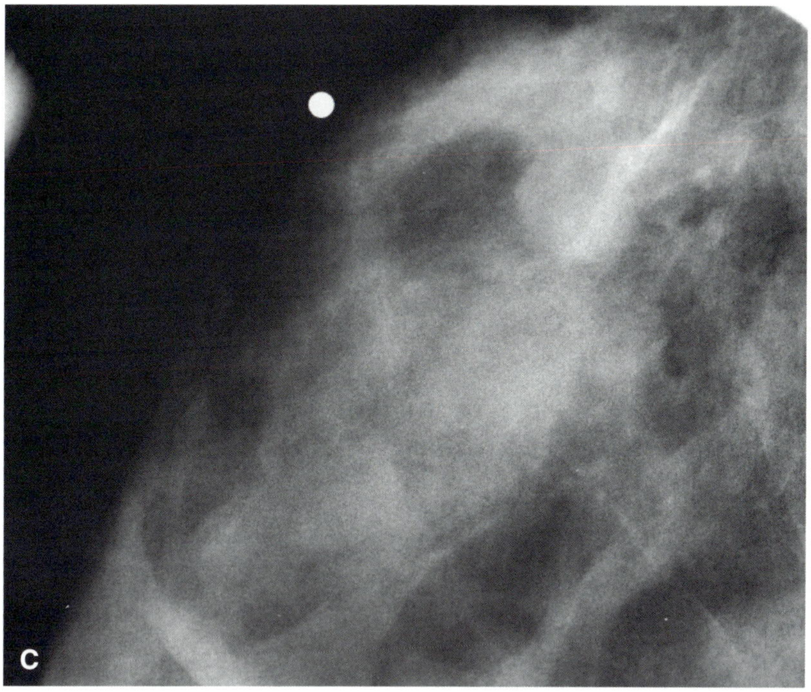


**Figura 4.2.** *(Continuação)* Incidência tangencial seletiva **(C)** do achado palpável, seio direito. *(Continua.)*

## O que você acha? O que faria em seguida?

Existe tecido fibroglandular denso e nenhuma anormalidade focal está aparente na incidência tangencial seletiva. Exame físico correlativo e US são indicados para avaliação adicional.

No exame físico, uma massa dura e fixa é palpada na posição de 9 horas, a 5 cm do mamilo direito. Na US (Fig. 4.2D, E), uma massa irregular com ecotextura heterogênea, margens indistintas e área de sombra e reforço acústico posterior aparece na imagem correspondendo ao achado palpável. A massa mede no mínimo 5 cm. Os achados clínicos e sonográficos são consistentes com um processo maligno, mais provável um carcinoma ductal invasivo. Uma biópsia é indicada.

## O que mais você avaliaria nesta paciente?

Para pacientes nas quais suspeitamos de uma malignidade, examinamos a axila ipsolateral procurando por linfonodos potencialmente anormais. Se qualquer potencial anormalidade for identificada na axila, uma aspiração por agulha fina ou uma biópsia por agulha também é feita. Pacientes com doença metastática na axila passarão por uma dissecação axilar completa no momento da nodulectomia, eliminando a necessidade de uma biópsia de linfonodo sentinela.

Nesta paciente, uma massa hipoecoica oval aparece na imagem na axila direita (Fig. 4.2F). Devido ao espessamento do córtex e à falta de uma região hilar hiperecogênica, este é um linfonodo potencialmente anormal. As biópsias do seio direito e as massas axilares confirmam as suspeitas diagnósticas. No momento da cirurgia definitiva, um carcinoma ductal invasivo grau III com envolvimento extensivo do espaço linfovascular medindo no mínimo 5,7 cm de tamanho é descrito histologicamente. Um tumor também é descrito nos linfáticos cutâneos em volta do mamilo direito [pT3, pN2, pMX; estádio IIIA].

Em pacientes com achados palpáveis, um tecido glandular com aparência mamograficamente normal, exame físico correlativo e uma US são indicados para avaliação adicional. Neste grupo de pacientes, US é uma excelente ferramenta adjunta na avaliação dos achados clínicos. Se o nosso foco for ótimo, eficiente e rápido, as avaliações clínicas mamográficas e sonográficas e, quando necessário, biópsias dirigidas por imagem da mama e da axila serão feitas em uma visita. Com um tempo de retorno de 24 horas nos resultados de uma biópsia de agulha grossa, os achados histológicos estão disponíveis no dia seguinte e a paciente é agendada para ver um cirurgião para tratamento definitivo. Como examinadores clínicos de mama, estamos em uma posição única para influenciar os cuidados que nossos pacientes recebem. Avaliações que em muitos locais demoram semanas, com ansiedade significativa por parte da paciente e da sua família, podem ser finalizadas em 24 horas. Ao fornecer este tipo de serviço, também eliminamos eficazmente a fragmentação dos cuidados (e com isso a potencial má comunicação) entre os médicos, que pode acontecer quando as avaliações levam várias semanas (p. ex., um radiologista faz o mamograma inicial, outro faz a US e possivelmente um terceiro faz as biópsias).

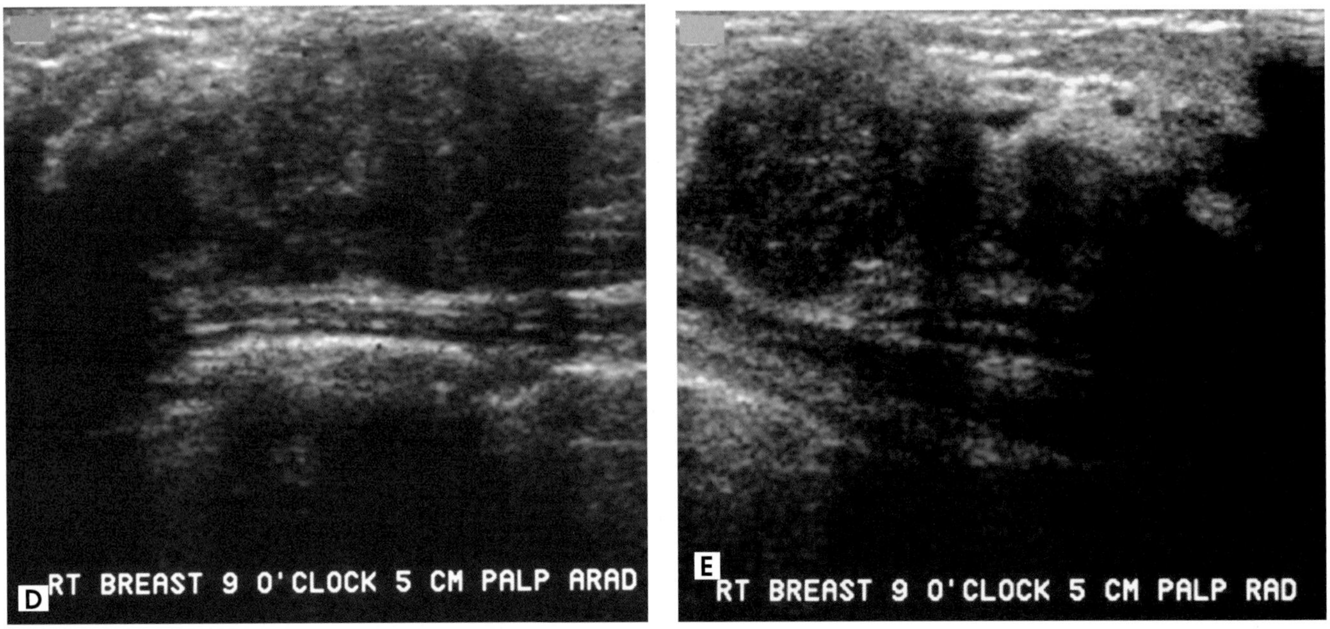


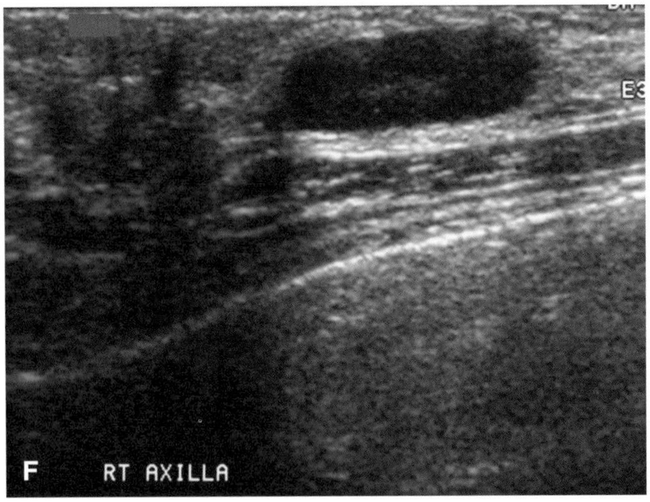


**Figura 4.2.** *(Continuação)* Imagens de US, nos cortes radial (RAD) **(D)** e antirradial (ARAD) **(E)**, correspondendo à área de preocupação da paciente no seio direito. Imagem de US **(F)**, axila direita.

## PACIENTE 3

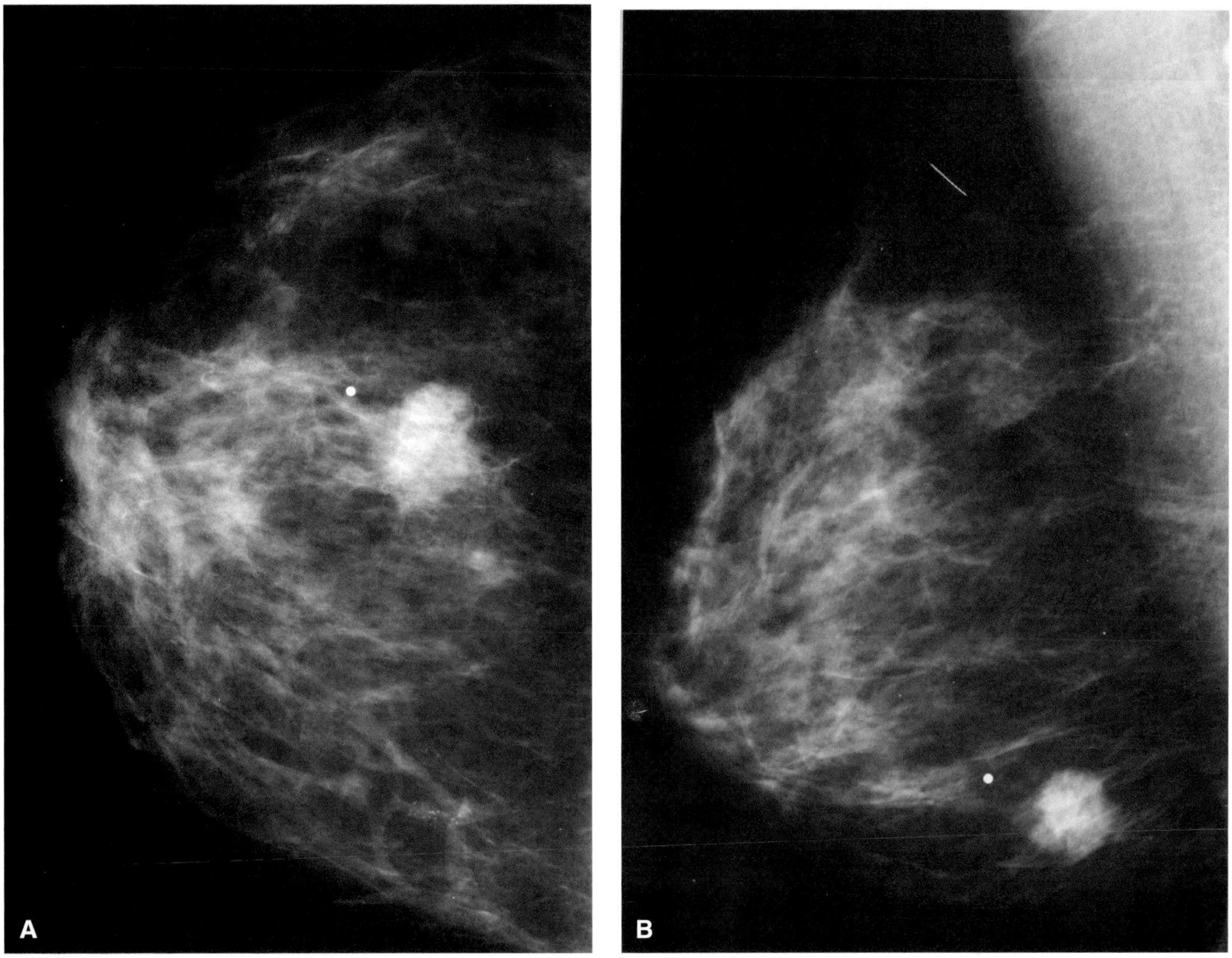


**Figura 4.3.** Avaliação diagnóstica de paciente com 38 anos de idade apresentando uma massa palpável no seio direito. Incidências CC **(A)** e MLO **(B)** do seio direito. Um marcador metálico é utilizado para marcar o "caroço" descrito pela paciente. *(Continua.)*

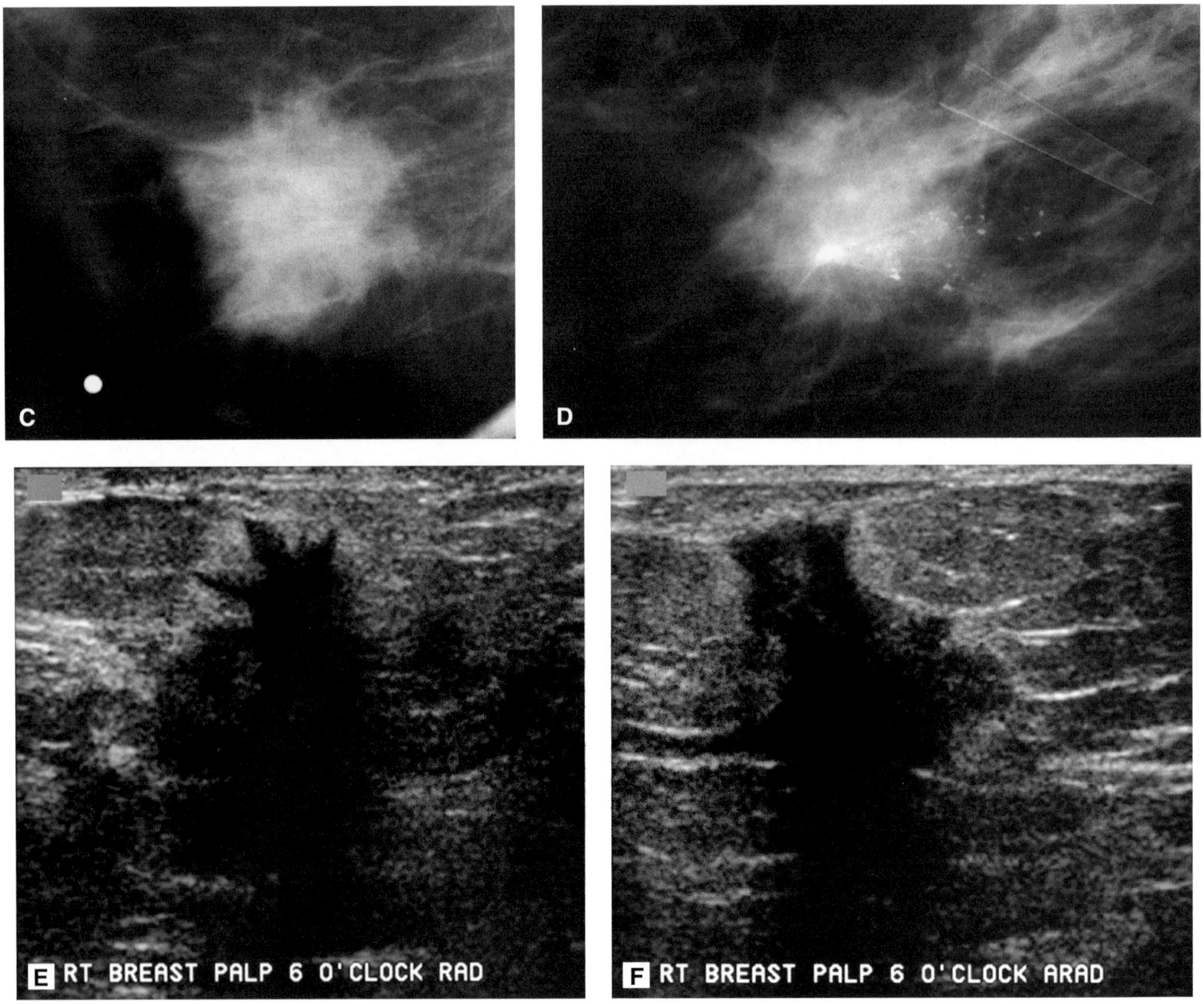


**Figura 4.3.** *(Continuação)* Incidências com compressão seletiva da massa nas incidências CC **(C)** e MLO **(D)**. Imagens de US no corte RAD **(E)** e ARAD **(F)** do achado palpável na posição de 6 horas, a aproximadamente 12 cm do mamilo direito.

## O que você acha?

Uma massa sólida, com 2 cm, margens espiculadas, indistintas e angulares e com sombra acústica posterior associada aparece na imagem do seio direito, correspondendo à área de preocupação para a paciente. Embora nenhuma calcificação seja identificada associada à massa na incidência com compressão seletiva CC ou na US, um agrupamento de calcificações pleomorfas é evidente na incidência com compressão seletiva MLO. Por que isso não é visto na incidência com compressão seletiva CC? Você viu a calcificação na incidência CC de rotina ou olhou direto para o achado clínico? Lembre-se, não se distraia com achados mamográficos/clínicos malignos ou benignos. Até mesmo quando é apresentado como achado óbvio, certifique-se de avaliar o restante da mamografia e o lado contralateral completamente.

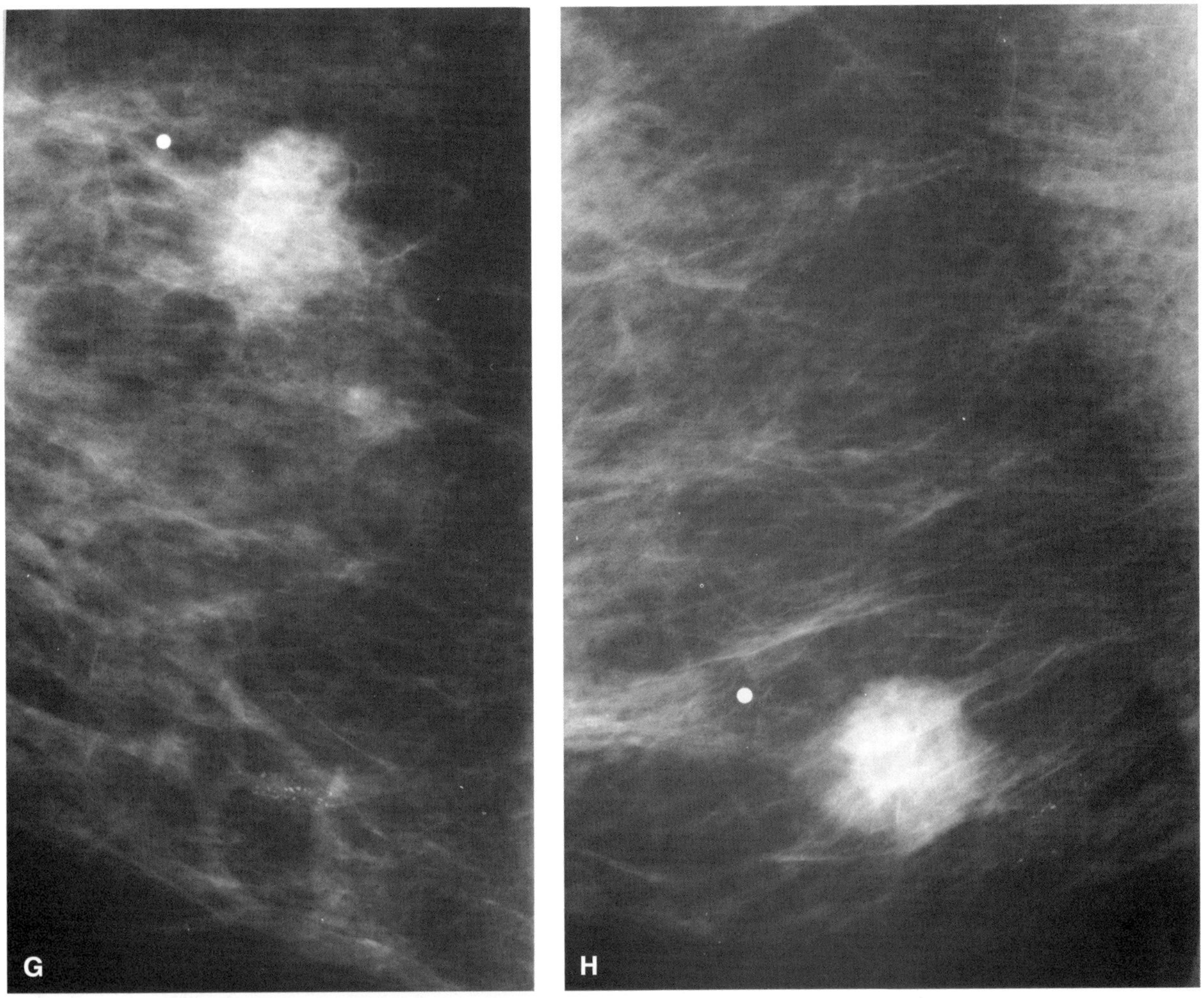


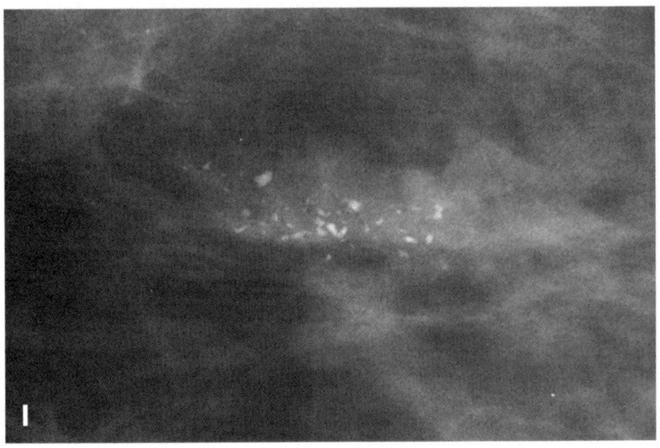


**Figura 4.3.** *(Continuação)* Incidências CC **(G)** e MLO **(H)**, seio direito, visão ampliada. Incidência de dupla compressão seletiva com magnificação **(I)**, seio direito.

## O que você acha agora? Qual é sua recomendação?

As calcificações projetam-se na massa na incidência MLO, mas são de localização medial na incidência CC e a certa distância da massa. Nas incidências com magnificação, as calcificações são pleomorfas e existem formas lineares associadas consistentes com DCIS com necrose central, provavelmente de alto grau. Biópsias da massa e das calcificações são indicadas porque, se forem confirmadas as suspeitas diagnósticas, isso representa doença multicêntrica e uma mastectomia provavelmente é indicada para esta paciente.

Histologicamente, um DCIS complexo é diagnosticado, correspondendo a um agrupamento de calcificações visto mamograficamente em um carcinoma ductal invasivo com 2,5 cm, grau III, com o envolvimento do espaço linfovascular associado é descrito para a massa. Doença micrometastática é descrita no linfonodo sentinela [pT2, pN1 mi(sn) (i), pMX, estádio IIB].

Devido à incidência de lesões multifocais, multicêntricas e bilaterais, a avaliação completa de pacientes que provavelmente têm uma malignidade é crítica pré-operatoriamente. A mamografia precisa ser revisada cuidadosamente. As avaliações de US completas dos seios e da axila e ipsolateral, bem como imagem de RM, também são úteis na avaliação de pacientes diagnosticadas com câncer de mama. Com os protocolos de imagem apropriados, a RM também torna possível a avaliação de linfonodos mamários internos, axilares, supraclaviculares e do pescoço para os nossos pacientes.

## PACIENTE 4

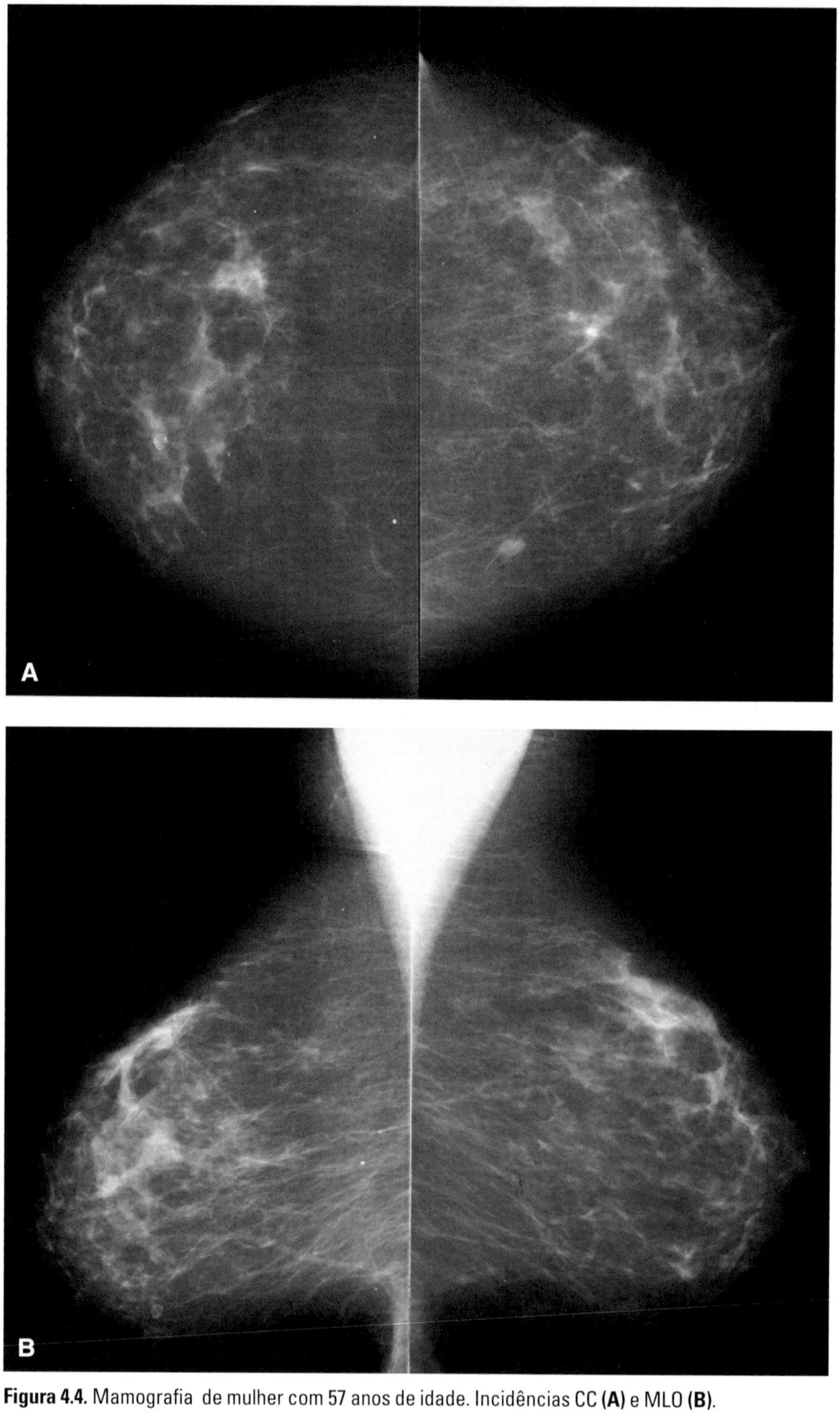


**Figura 4.4.** Mamografia de mulher com 57 anos de idade. Incidências CC **(A)** e MLO **(B)**.

**O que você acha? Este é um estudo normal, ou há uma potencial anormalidade?**

Uma calcificação com centro transparente, do tipo benigno, está presente no seio direito medialmente. Ao revisar estas imagens sistematicamente, uma potencial anormalidade é observada medialmente na incidência CC esquerda. Com base na localização esperada para esta anormalidade na incidência CC, suspeita-se de um nódulo de baixa densidade inferiormente na incidência MLO esquerda. Caso disponíveis, filmes anteriores seriam úteis para avaliar se este achado é novo, estável, ou está diminuindo de tamanho. Se filmes anteriores não estiverem disponíveis ou se isto representa uma massa nova e crescente, avaliação adicional é indicada.

Categoria 0 no BI-RADS®: necessita de avaliação adicional por imagem.

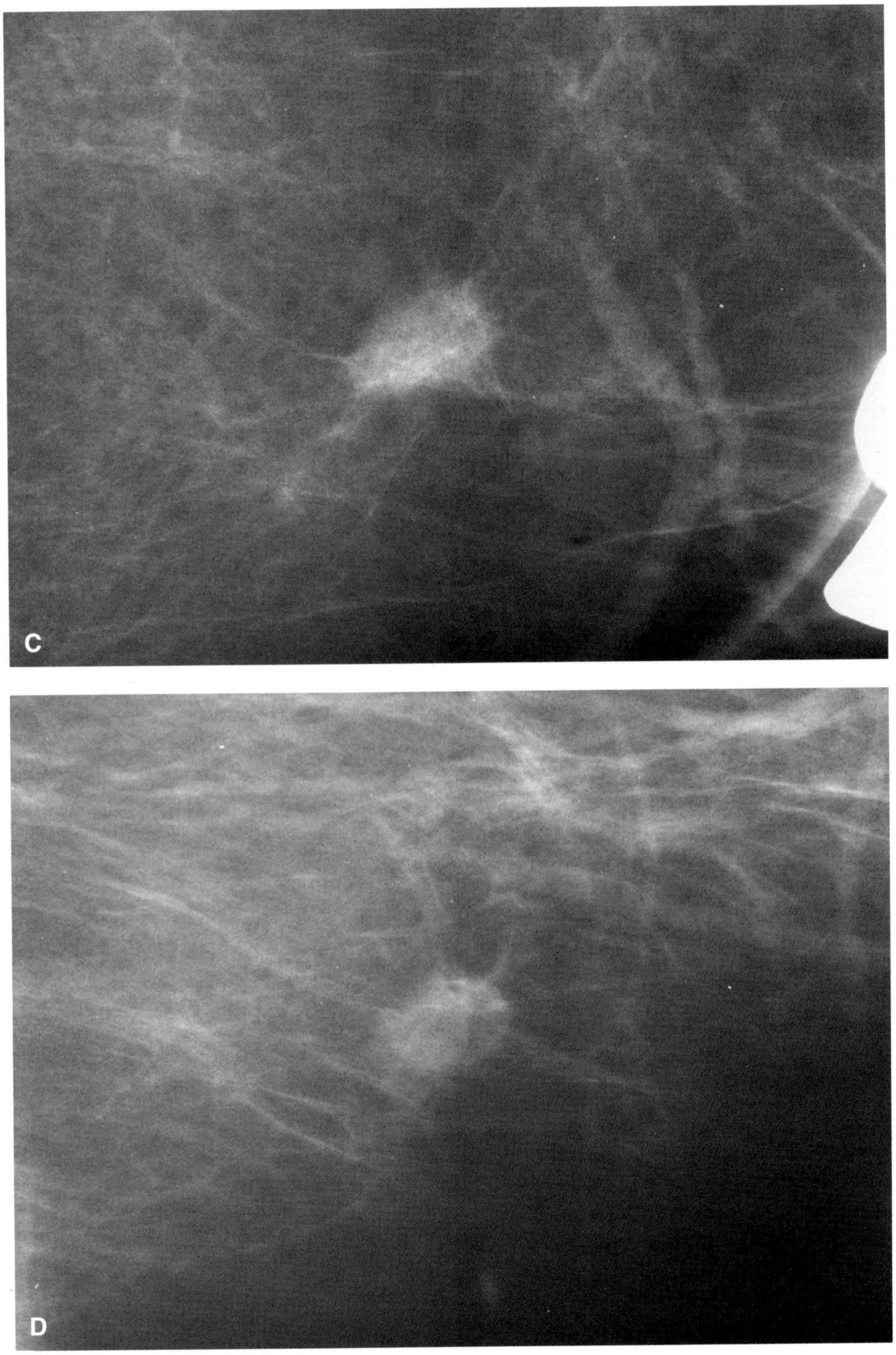


**Figura 4.4.** *(Continuação)* Incidências de compressão seletiva CC **(C)** e MLO **(D)**. *(Continua.)*

## O que você acha agora? Com quanta certeza você pode fazer uma recomendação?

Você notou a impressão digital sobreposta à massa na incidência com compressão seletiva CC? Este é um artefato que reflete manuseio impróprio do filme depois que o filme foi exposto, mas antes de ter sido processado. Uma massa oval com margens indistintas e espiculadas é confirmada nas incidências com compressão seletiva. Com base nos achados mamográficos, essa massa requer uma biópsia. Ao planejar a biópsia, uma US é feita porque, se a lesão é nela identificada, a US pode ser utilizada para guiar a biópsia. Se a massa não é identificada sonograficamente, uma biópsia dirigida estereotaxicamente pode ser feita.

Categoria 4 no BI-RADS®: a anormalidade suspeita, uma biópsia deve ser considerada.

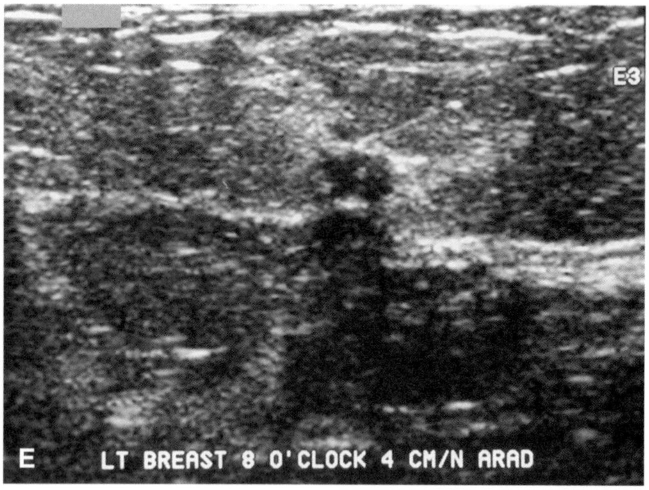


**Figura 4.4.** *(Continuação)* Imagem de US, corte ARAD **(E)**, na posição de 8 horas, a 4 cm do mamilo esquerdo.

## Com base nos achados mamográficos e sonográficos, o que você aceitará como diagnóstico para esta massa?

Uma massa hipoecoica aparece na imagem na posição de 8 horas, a 4 cm do mamilo esquerdo. Por meio da US, uma biópsia guiada para esta massa é feita. Alterações fibrocísticas são descritas histologicamente. O que você acha? O que você recomendaria para esta paciente? Os achados patológicos e da imagem são coerentes. Devido às características mamográficas desta massa, a probabilidade de malignidade é alta, e um diagnóstico benigno não é aceitável.

Ao avaliar esta situação e a solução do problema em geral, é útil ser prático. O patologista deve ser questionado se o seccionamento adicional do material precisa ser feito, porque às vezes a lesão é profunda e é possível que ainda não tenha sido examinada histologicamente. Caso todo o tecido disponível tenha sido seccionado e examinado, as imagens mamográficas e da US devem ser revisadas. As imagens obtidas durante a biópsia confirmam o posicionamento adequado da agulha através da massa? Idealmente, imagens ortogonais da agulha são obtidas durante a biópsia para documentar seu posicionamento final. Com pequenas lesões é particularmente importante documentar que a agulha esteja associada à massa longitudinalmente, bem como em seção transversal (Fig. 4.4F [I e III] e Fig. 4.4G, I). Estes são momentos em que a agulha parece estar através da massa longitudinalmente, mas ela na verdade está na margem da massa (e não dentro dela) quando a agulha aparece na imagem em seção transversal (Fig. 4.4F [II] e Fig. 4.4H). Por fim, você deve perguntar-se: o que é visto sonograficamente está correlacionado com o achado mamográfico?

Nesta paciente, o patologista revisou todo o material disponível e as imagens durante a biópsia, documentando a posição adequada da agulha. O que você acha com relação à correlação da lesão vista mamograficamente com aquela que é vista na US? Em que posição em horas você esperaria encontrar o achado mamográfico e a que distância esta lesão estaria do mamilo? Espera-se que a lesão esteja na posição de 8 h; contudo, ao medir a partir do mamilo, a lesão está há quase 8 cm, e não a 4 cm (Fig. 4.4J-L) do mamilo. Quando a paciente é examinada na posição de 8 horas, a 8 cm do mamilo, uma massa espiculada com 9 mm, margens angulares e sombreamento associado aparece na imagem neste local (Fig. 4.4M, N). Isso corresponde à massa vista mamograficamente, e as suas características na US sugerem um processo maligno semelhante àquele visto mamograficamente. A US é utilizada pré-operatoriamente para localizar a massa na posição de 8 horas, a 8 cm do mamilo esquerdo (Fig. 4.4O). Um carcinoma ductal invasivo não especificado de outra maneira, com 0,8 cm e bem diferenciado é descrito após a nodulectomia. Nenhuma doença metastática é identificada nos dois linfonodos sentinela excisados [pT1b, pN0, pMX; estádio I].

A correlação é clinicamente importante. Para achados clínicos, o que é visto mamograficamente correlaciona-se com o que a paciente ou o mastologista estão descrevendo? Nesta situação, falar diretamente com a paciente durante o exame físico e o estudo da US pode oferecer a correlação necessária. Especificamente, peça que a paciente mostre o local daquilo que ela está sentindo. Para achados mamográficos, o que é visto na US é o mesmo visto na mamografia? Se estou fazendo uma US para um achado mamográfico, entro na sala de ultrassom com uma posição em horas em mente e uma distância estimada do mamilo. Esse é o meu ponto de partida para o exame físico e é onde eu coloco o transdutor. Após avaliar esta área completamente, examino o restante do quadrante ou o seio conforme necessário. Para achados de RM, o que é visto na US é o mesmo visto na RM? Conhecendo a espessura do corte, a distância da lesão com relação ao mamilo pode ser estimada e utilizada como ponto de partida para o estudo da US. Se uma biópsia dirigida por imagem é feita, os achados da imagem e histológicos são coerentes? Caso não sejam, é devido a um problema com a imagem ou existe a possibilidade de a lesão não ter sido avaliada histologicamente (*i. e.,* todo o tecido foi seccionado?)?

Por fim, após as biópsias excisionais, existe uma correlação entre os achados clínicos e da imagem e a histologia descrita? A incidência radiográfica da amostra é feita para confirmar que uma lesão clinicamente oculta, localizada pré-operatoriamente (fio-guia) é excisada e a localização da lesão na amostra é marcada para o patologista, confirmando, assim, que a lesão é examinada. Contudo, para pacientes nas quais a localização pré-operatória e a amostra radiográfica não são feitas, tivemos situações em que uma massa sólida, com densidade líquida, foi excisada com base nos achados palpáveis e um lipoma ou outra lesão não coerente é descrito histologicamente. Nesta situação, ou a lesão não foi excisada ou o patologista não avaliou a lesão de interesse na amostra. Nestas pacientes, repetir a mamografia é útil para determinar se a lesão de interesse foi excisada.

Se formos metódicos em nossas abordagens e fornecermos a correlação necessária para cada etapa do processo, o exame físico é um fator crítico para aperfeiçoar o cuidado com as pacientes. Estamos em uma posição única para oferecer a correlação necessária entre os achados clínicos, de imagem e histológicos.

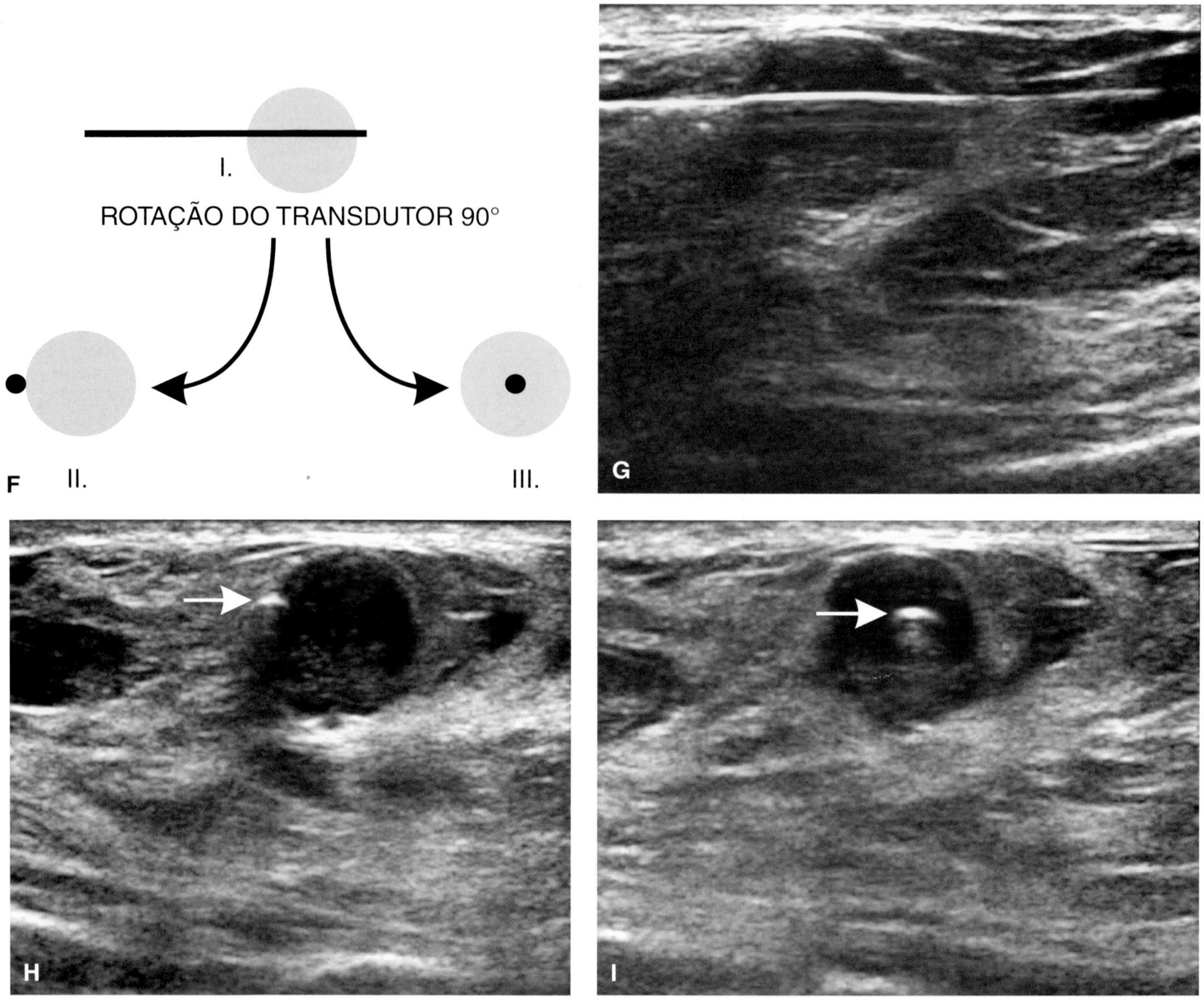


**Figura 4.4.** *(Continuação)* Diagrama **(F)** ilustrando imagens ortogonais do posicionamento da agulha. Obter imagens ortogonais para documentar o posicionamento final da agulha é crítico para amostra de pequenas lesões. Pode parecer que a agulha está atravessando a lesão (I); contudo, na imagem ortogonal, a agulha está ao longo da margem da massa (II). Idealmente, a agulha é cercada pela lesão na imagem ortogonal (III). Imagens de US em pacientes diferentes que demonstram a agulha através da lesão **(G)** longitudinalmente. Quando o transdutor gira na imagem ortogonal **(H)**, a agulha é vista na margem da massa *(seta)*, e não através dela. Idealmente, quando o transdutor gira na imagem ortogonal **(I)**, a agulha é vista dentro da massa *(seta)*.

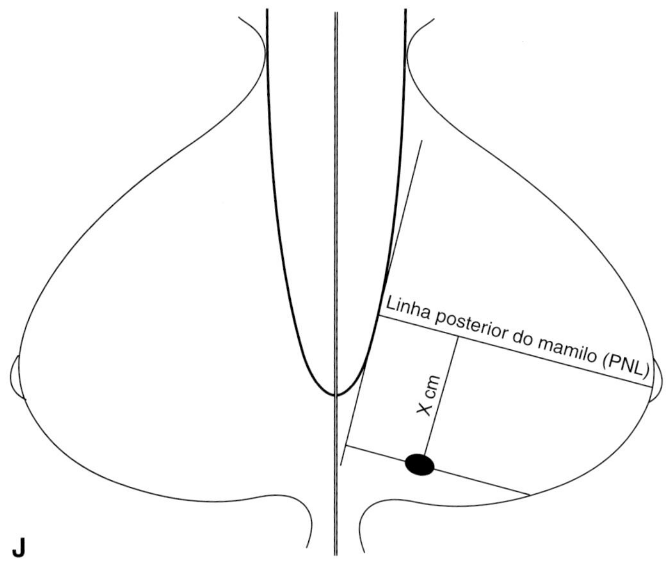


J

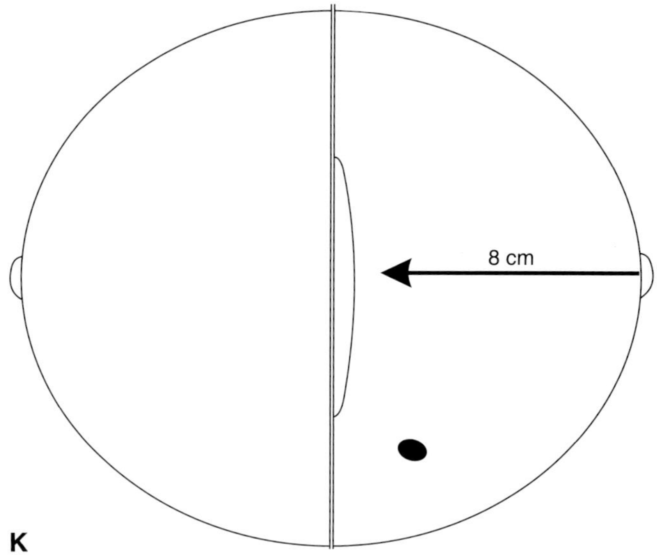


K

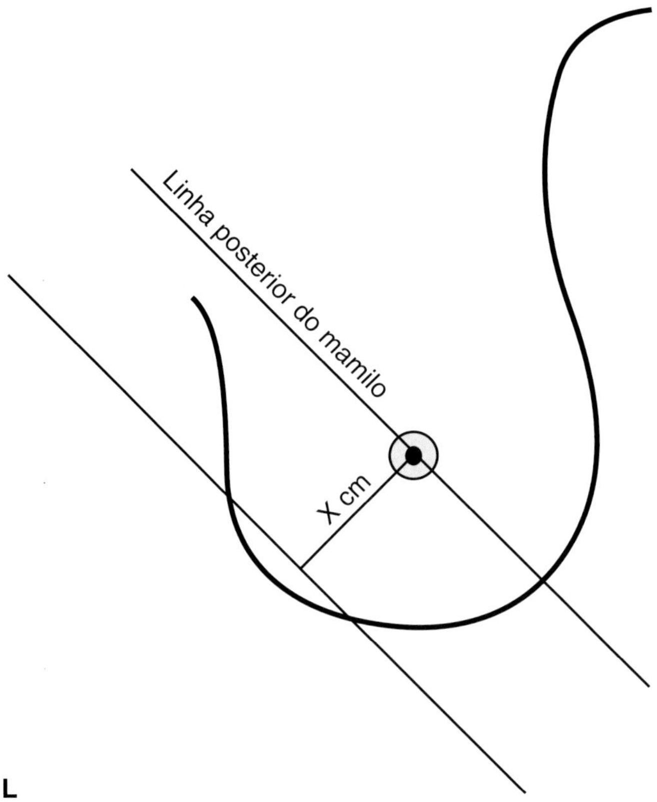


L

**Figura 4.4.** *(Continuação)* Diagramas que podem ser utilizados juntamente com as incidências CC e MLO para estimar a localização da lesão antes do estudo da US. Na correlação entre achados mamográficos e da US, é útil iniciar a US com a localização em horas estimada da lesão e sua distância esperada do mamilo. Na incidência MLO/diagrama **(J)**, a lesão está a "x" cm abaixo da linha posterior do mamilo. Na incidência CC/diagrama **(K)**, essa lesão é de localização medial de posterior. A lesão está a aproximadamente 8 cm posteriormente ao mamilo. No diagrama frontal **(L)**, que simula a posição da paciente para o estudo da US, a posição é esperada em horas para a lesão é estimada desenhando-se uma linha com "x cm" abaixo da linha posterior do mamilo. Nesta paciente a lesão deveria estar na posição de 8 horas, a 8 cm do mamilo. *(Continua.)*

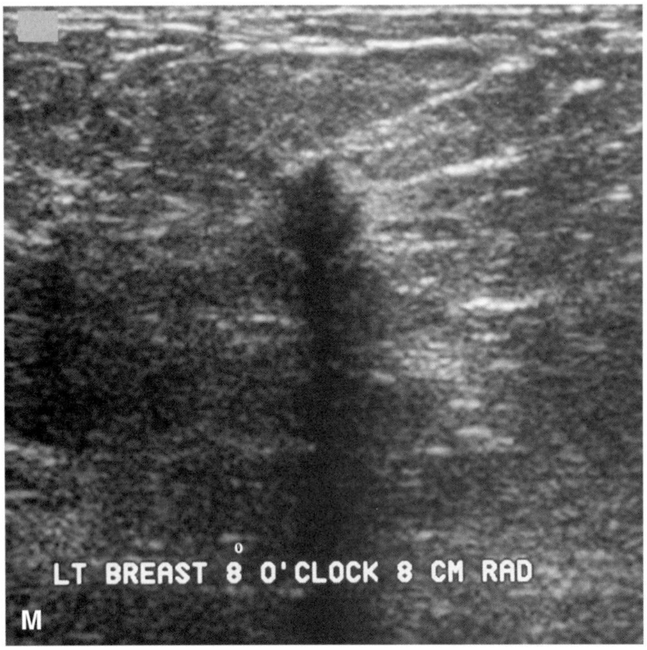


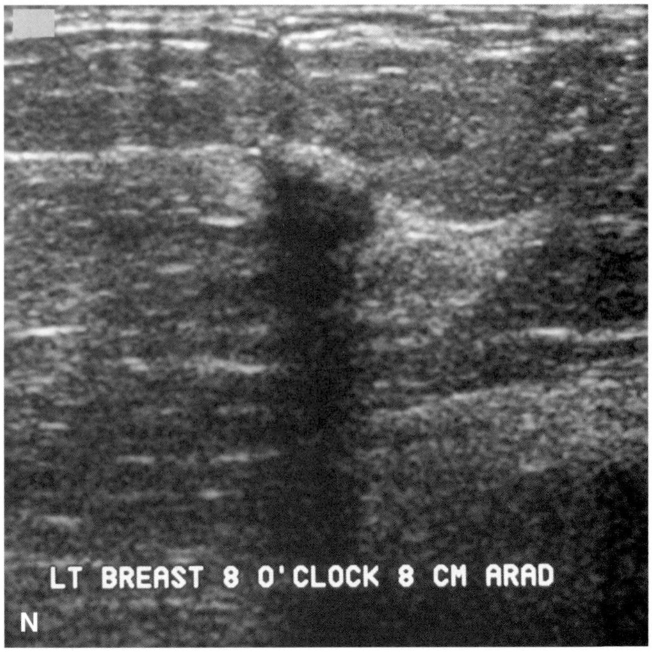


**Figura 4.4.** *(Continuação)* Imagens de US, cortes RAD **(M)** e ARAD **(N)** obtidas na posição de 8 horas, a 8 cm do mamilo esquerdo, confirmam a localização de uma massa que corresponde ao achado mamográfico. Suas características sonográficas são mais semelhantes àquelas da massa vista mamograficamente.

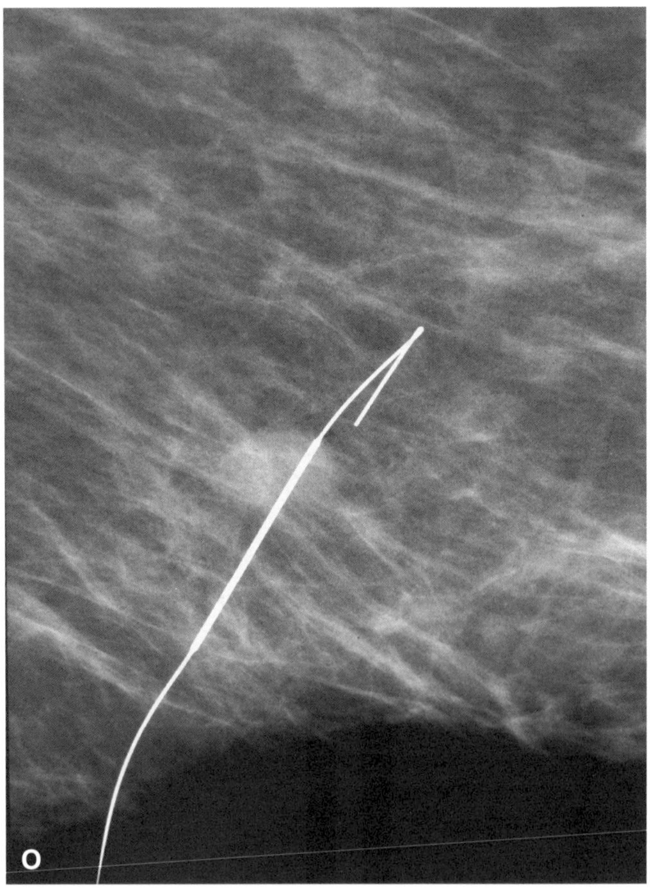


**Figura 4.4.** *(Continuação)* Incidência mamográfica única **(O)** obtida após a colocação dirigida por ultrassom do fio-guia de localização na lesão, na posição de 8 horas, a 8 cm do mamilo esquerdo. O fio-guia de localização atravessa a massa.

## PACIENTE 5

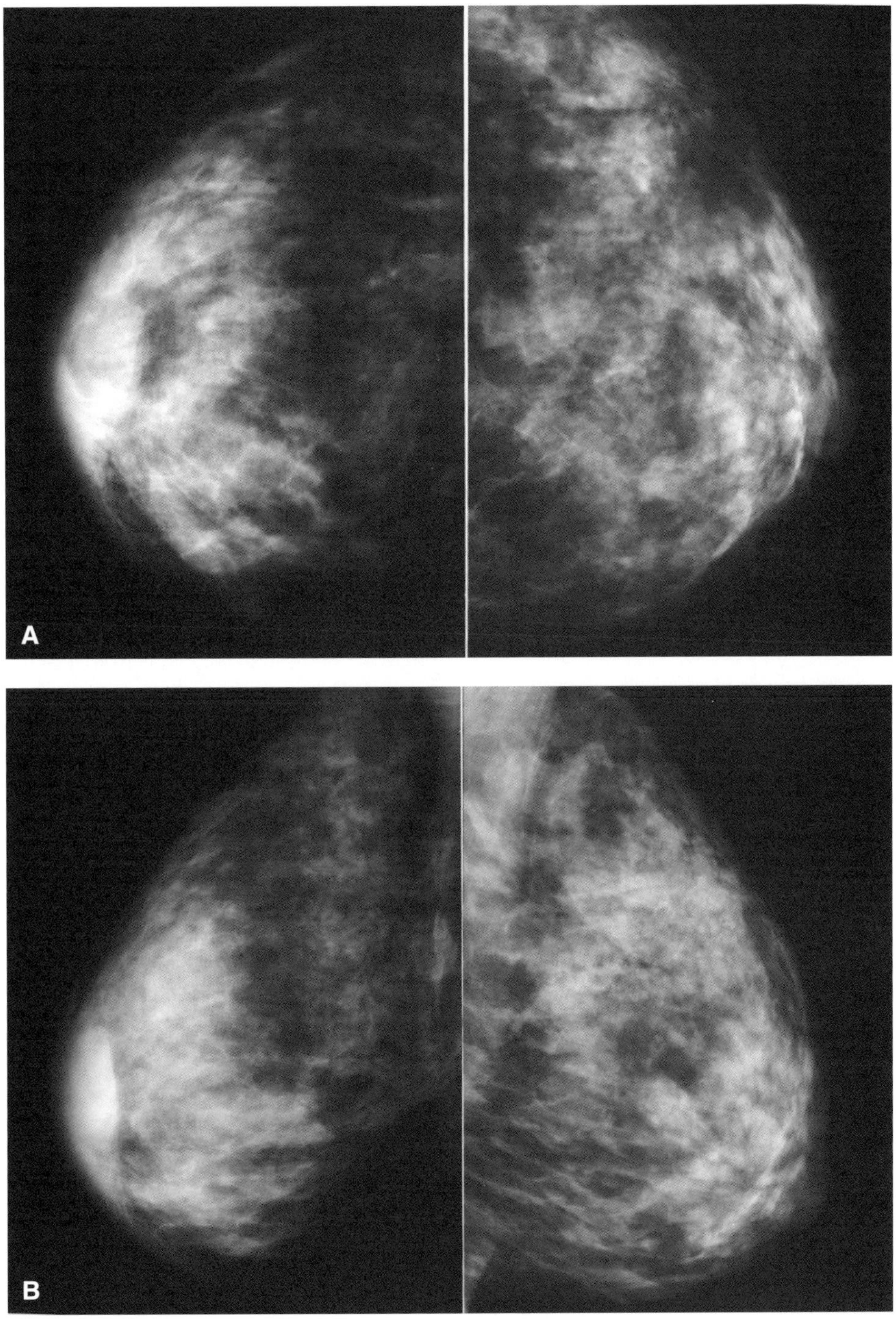

**Figura 4.5.** Avaliação diagnóstica em paciente com 43 anos de idade apresentando um "caroço" na área subareolar direita. Incidências CC **(A)** e MLO **(B)**. *(Continua.)*

## Quais são as suas observações?

Existe uma densidade aumentada na área subareolar direita correspondendo ao local de preocupação da paciente. A olhar os fatores técnicos, o seio direito é menos compressível e uma quilovoltagem e miliamperagem maiores são necessárias para exposição quando em comparação com o seio esquerdo. Exame físico e US são indicados para avaliação adicional.

No exame físico, um eritema e alterações ***peau d'orange*** são observados na área periareolar. Hipersensibilidade significativa é extraída com uma compressão suave. Uma massa é palpada na área subareolar direita. Sonograficamente, uma massa com reforço acústico posterior aparece na imagem na área subareolar, correspondendo ao achado palpável (Fig. 4.5C). Com base na apresentação clínica e nos achados da imagem, suspeita-se de um processo inflamatório em andamento. A paciente começa a tomar antibióticos.

A paciente retorna em 72 horas descrevendo sintomas progressivos e fluido purulento que sai da área periareolar. No exame físico, eritema e alterações ***peau d'orange*** são novamente observados, porém agora são muito mais extensos e há uma massa protuberante estendendo-se no quadrante superior interno do seio direito. A pele está fina e há uma fístula drenando fluido purulento na margem areolar na posição de 1 hora (Fig. 4.5D). Na US, o abscesso aumentou de tamanho (Fig. 4.5E). Devido ao rápido progresso dos sintomas, à formação de uma fístula e à localização subareolar deste abscesso, a paciente é transferida para o hospital para consulta e drenagem cirúrgica.

## Considerando-se mastite e formação de abscesso, que grupos de pacientes você deve considerar?

Três populações diferentes de pacientes podem ser consideradas em relação a mastite e formação de abscesso. Mais comumente, associamos essas condições inflamatórias a mulheres que estão amamentando: isto é *mastite puerperal*. Dizem que a mastite ocorre em aproximadamente 2,5% das mulheres que estão amamentando e a formação de abscessos afeta < de 1 em 15 de todas as lactantes. Nesta população de pacientes *Staphylococcus aureus* é o agente causador mais comum. Pacientes somente com mastite geralmente são tratadas eficazmente com antibióticos. Caso um abscesso desenvolva-se, drenagem por agulha grossa pode ser útil e drenagem cirúrgica pode ser necessária para algumas pacientes. Estas pacientes geralmente são tratadas por seus obstetras e geralmente não são encaminhadas para imagem.

O segundo grupo de pacientes a ser considerado em termos de infecções da mama é aquele com formação recorrente de *abscessos subareolares* não relacionados com *piercings* no mamilo. Estas pacientes são mulheres não lactantes, no período de pré-menopausa, a maioria com histórico de tabagismo. Conforme visto nesta paciente, muitas destas pacientes desenvolvem fístulas periareolares espontaneamente *(Doença de Zuska)*. Metaplasia escamosa envolvendo os ductos subareolares é vista histologicamente nesta paciente, sendo postulado que este processo resulta na obstrução dos ductos, com espessamento das secreções, erosão das paredes do ducto e desenvolvimento de mastite periductal e formação de abscessos.

Somente terapia com antibióticos em geral não é eficaz nestas pacientes. Embora alguns defendam a drenagem percutânea, isto também nem sempre é eficaz e uma excisão cirúrgica ampla é necessária. Contudo, mesmo em pacientes que passam por uma drenagem cirúrgica, há alta incidência de recorrência. Com episódios recorrentes, o mamilo começa a achatar-se e algumas pacientes desenvolvem inversão horizontal central no mamilo (Fig. 4.5F, G). A formação de abscessos bilaterais é vista em até 1/4 destas pacientes, simultaneamente ou em momentos diferentes. Uma mistura de organismos aeróbicos e anaeróbicos frequentemente aparece em culturas destas pacientes. Tem sido relatado que estas pacientes possuem alta incidência de acne, hidradenite supurativa e cistos de inclusão perineal.

Por fim, *mastite periférica ou formação de abscessos podem ser vistas sem ter relação com gravidez e lactação.* Raramente algumas destas pacientes são diabéticas; contudo, a maioria das mulheres neste grupo é saudável, sem uma fonte identificável de infecção. Estas pacientes respondem bem à terapia com antibióticos e a infecção geralmente não retorna. Também é pouco provável que apresentem achados bilaterais.

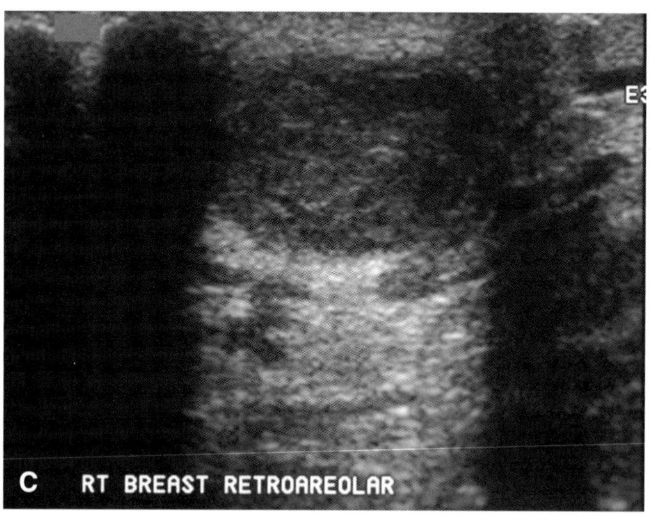


**Figura 4.5.** *(Continuação)* Imagem de US **(C)** da área subareolar direita no local do achado palpável.

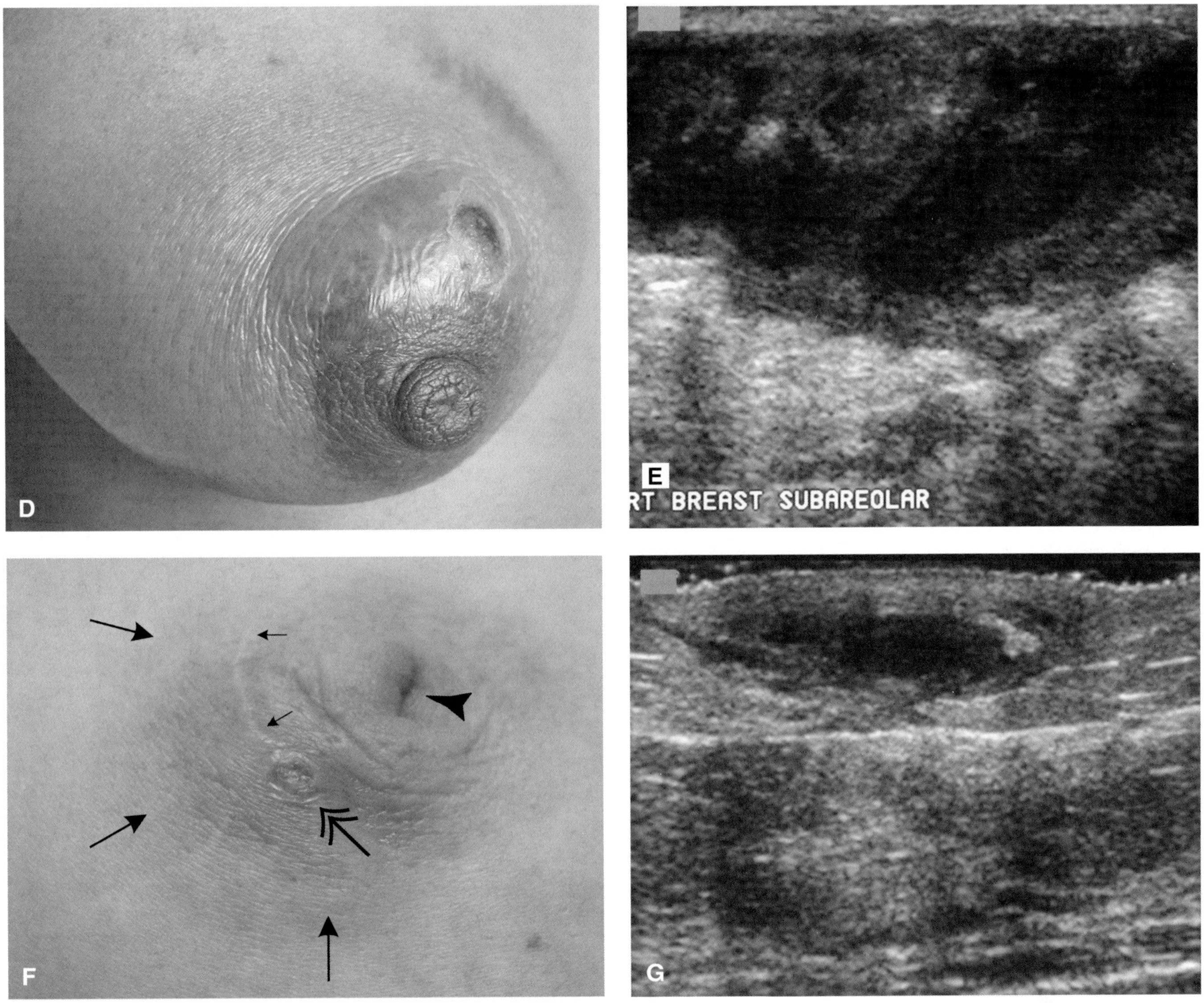


**Figura 4.5.** *(Continuação)* Fotografia do seio **(D)** e imagem de US **(E)** da área subareolar direita 72 horas após **(C)**. Segunda paciente apresentando-se com uma massa hipersensível na área subareolar direita. No exame físico **(F)**, há eritema (*setas longas*) na região periareolar lateralmente. Outras observações pertinentes incluem uma cicatriz periareolar (*setas pequenas*) e uma fístula curada *(setas de ponta dupla)*. Esta paciente teve vários episódios recorrentes de formação de abscesso subareolares com cirurgia prévia e formação de fístula. Observe também a inversão horizontal *(pontas das setas)* do mamilo. É postulado que este tipo de inversão do mamilo é um reflexo de fibrose periductal resultante de episódios recorrentes de inflamação. Nesta paciente, a US **(G)** demonstra uma massa cística complexa com formato lentiforme nos tecidos subcutâneos da área subareolar (como se fosse dissecando através dos tecidos subcutâneos), uma aparência de US comum da formação precoce de abscessos subareolares.

## PACIENTE 6

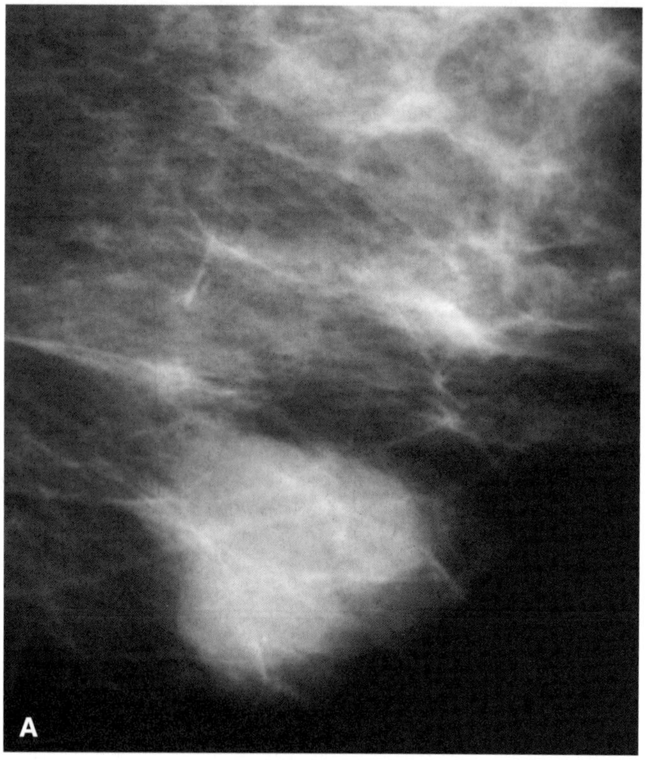


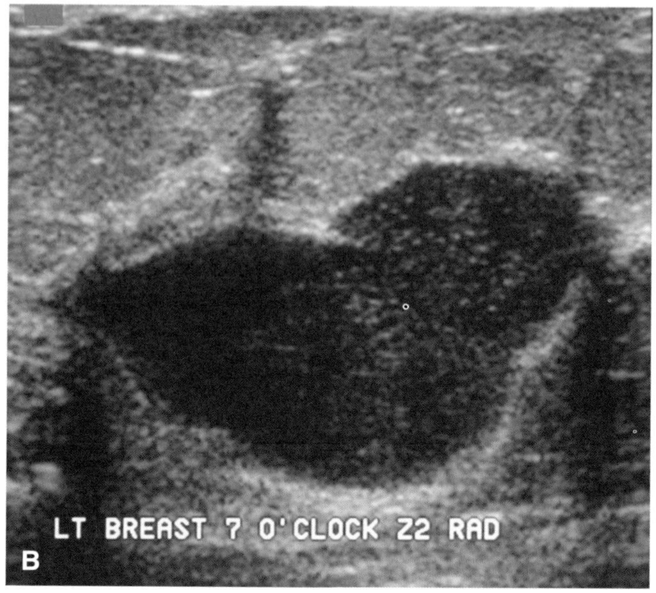


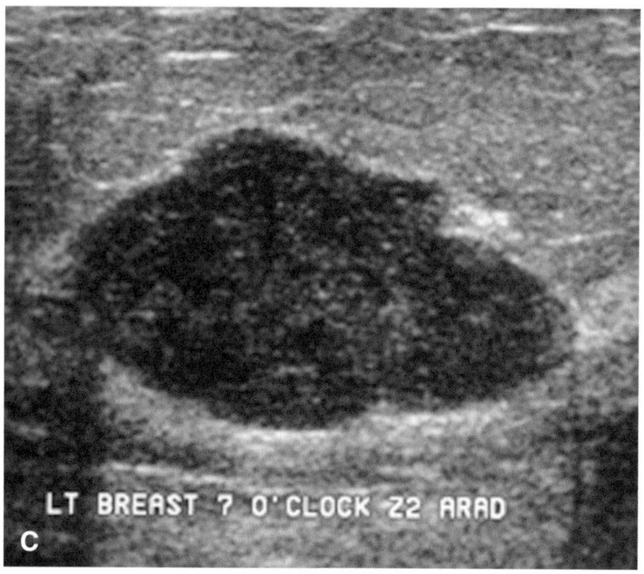


**Figura 4.6.** Avaliação diagnóstica de mulher com 54 anos de idade chamada de volta devido a uma massa no seio esquerdo detectada em sua mamografia. Incidência MLO esquerda **(A)**, visão ampliada. Imagens de US, cortes RAD **(B)** e ARAD **(C)** correspondendo à área da anormalidade mamográfica na posição de 7 horas, zona 2 (Z2).

### Como você descreveria os achados da imagem?

Uma massa macrolobulada, com 2 cm, margens indistintas e parcialmente bem limitadas é vista mamograficamente. Na US, uma massa irregular, bem limitada, com reforço acústico posterior aparece na imagem na posição de 7 horas, na zona 2 (Z2), correspondendo ao achado mamográfico. Embora se suspeite de um cisto, a presença de ecos internos e o formato irregular desta massa não permitem que se possa chamar de cisto simples. É feita a aspiração do cisto. Ao discutir isso com a paciente, digo-lhe que, caso eu não obtenha fluido ou se houver alguma anormalidade residual após a aspiração, farei uma biópsia por agulha e obterei tecido para avaliação histológica.

Após estabelecer uma abordagem que me permita avançar a agulha paralelamente ao transdutor, eu limpo a pele e utilizo lidocaína para anestesiá-la. Em seguida, utilizando a guia da US, injeto lidocaína no tecido, mas cuidando para não penetrar na lesão. Utilizo a guia da US para administrar anestésicos e para fazer a aspiração, mesmo naquelas pacientes com massa palpável. Comumente, o avanço da agulha desloca a massa ou corta a parede, mas não penetra na massa (acho que isso explica por que encontramos um cisto correspondendo ao achado palpável em muitas pacientes que se apresentam para a avaliação de uma massa palpável após tentativa de aspiração que rendeu nenhum fluido). Ao visualizar a trajetória da agulha, posso medir a quantidade de compressão necessária a ser aplicada para imobilizar eficazmente a massa e a quantidade de pressão controlada que preciso exercer com a agulha para que a parede do cisto seja perfurada. Uma vez que a agulha está na massa, puxo o êmbolo para fora da agulha de 20G acoplada a uma seringa de 10 mL e aspiro. Assisto à US em tempo real à medida que faço a aspiração para ter certeza de que não há nenhuma anormalidade residual depois da aspiração. Além disso, em algumas pacientes, pode ser que a agulha precise ser redirecionada (*i. e.,* a ponta da agulha colocada contra a parede do cisto) durante a aspiração para ter certeza de que todo o fluido foi aspirado. Caso não obtenha fluido, posso tentar utilizar uma agulha de 18G, e se ainda assim não obtiver nenhum fluido, ou se houver uma anormalidade residual após a aspiração, prossigo com as biópsias de agulha fina utilizando uma agulha de 14G.

Nesta paciente, 8 mL de fluido esverdeado foram aspirados e nenhuma anormalidade residual foi vista após a aspiração. Nesta etapa, injeto 4 mL de ar (50% do volume de fluido aspirado) dentro da cavidade do cisto, porque isso tem sido sugerido que pode diminuir a incidência da recorrência do cisto. O ar não machuca a paciente e, se é útil para minimizar a probabilidade de recorrência, pode ser-lhe benéfico. Se estou preocupada com a presença de uma anormalidade mural ou intracística, incidências de compressão seletiva com magnificação da massa são feitas após a injeção de ar no cisto (*i. e.,* pneumocistografia.) para melhor avaliar a parede do cisto.

Como rotina, descarto o fluido aspirado. Carcinomas intracísticos são raros (0,5% de todos os carcinomas e < de 0,1% dos cistos), e até mesmo quando um carcinoma intracístico está presente, uma citologia negativa é obtida em mais da metade das pacientes. Envio o fluido para citologia caso obtenha fluido sanguinolento após punção não traumática, se houver uma anormalidade residual após a aspiração ou se for solicitado pela paciente. Também tem sido recomendado que o fluido seja enviado para citologia quando uma aspiração repetida for feita em uma paciente que se apresenta com rápida reacumulação recorrente de fluidos. Conforme mencionado anteriormente, além de submeter o fluido aspirado para citologia, quando uma anormalidade residual é vista após a aspiração, faço biópsias de agulha grossa através da lesão residual.

Os cistos possuem aparência mamográfica variável. Geralmente são massas arredondadas ou ovais, com características marginais que variam entre bem limitadas e obscuras, até indistintas (principalmente quando há inflamação). As calcificações murais e intracísticas (leite de cálcio) podem estar presentes. Na US, cistos simples são massas bem limitadas, anecóicas, com reforço acústico posterior e sombras finas na margem. As aparições menos comuns incluem a presença de ecos intracísticos, que durante o tempo real são caracterizados por movimento (*p. ex.,* gorgolejo), e ecos persistentes, não móveis que às vezes têm uma superfície de contato com a porção mais anecoica do cisto com formato de S (símbolo *yin-yang*). Se o cisto for pequeno e profundo na mama, reforço acústico posterior pode não ser aparente.

## PACIENTE 7

**O que você faria para avaliar esta paciente? Quando você obteria uma mamografia para uma mulher de 20 anos de idade?**

Exame físico correlativo e US são o ponto de partida na avaliação dos sinais focais, e sintomas em mulheres com menos de 30 anos ou que se apresentam durante a gravidez ou lactação independentemente da idade. Uma mamografia completa é feita somente se houver suspeita de câncer de mama com base nos achados clínicos e da US.

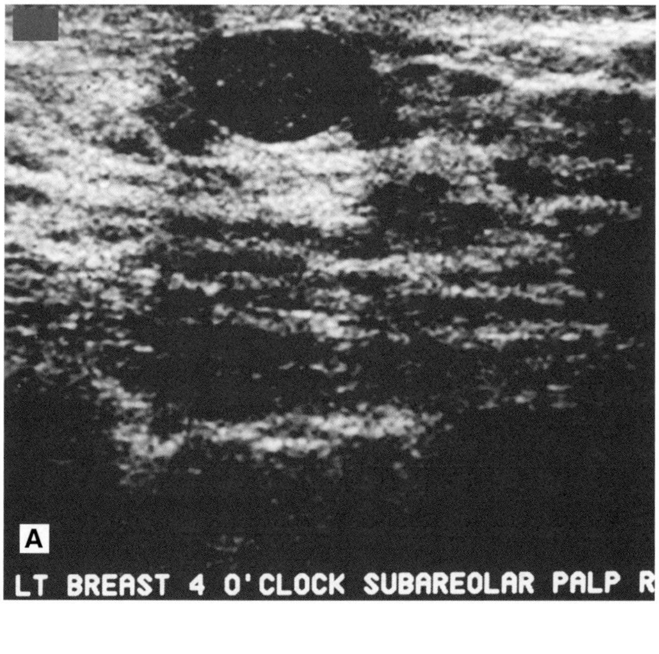


**Figura 4.7.** Avaliação diagnóstica de paciente com 20 anos de idade apresentando-se com um "caroço" no seio esquerdo. Imagem de US **(A)** no corte radial do achado palpável, na posição de 4 horas, área subareolar esquerda. *(Continua.)*

**Como você descreveria o achado? Qual é o seu diferencial? O que recomendaria que fosse feito em seguida?**

Uma massa cística complexa, oval e bem limitada, com reforço acústico posterior aparece na imagem correspondendo a um achado palpável. Embora a aparência seja um pouco atípica para um cisto, esta é a principal consideração diagnóstica. Possibilidades alternativas incluem fibroadenoma, papiloma e PASH. Galactocele, abscesso ou acúmulo de fluido pós-traumático ou pós-cirúrgico seriam considerações em um contexto clínico apropriado. Embora um cisto com características atípicas seja suspeito, uma aspiração é feita.

A imagem anterior à aspiração documenta a colocação da agulha na massa (Fig. 4.7B). Um pouco menos de 1 mL de fluido seroso é aspirado. Nenhuma anormalidade residual é vista após a aspiração (Fig. 4.7C). Na US, cistos simples são descritos como massas anecoicas, bem limitadas, com reforço acústico posterior e sombras finas nas margens. Contudo, em algumas pacientes os cistos podem ser vistos com ecos internos que mudam de posição conforme aparecem na imagem de tempo real (*i. e.,* cistos de gorgolejo), ecos persistentes que formam uma superfície de contato linear ou com formato de S (símbolo *yin-yang*) com o componente cístico da massa, ou ecos altamente espiculares que não trocam de posição. Cistos de gorgolejo não requerem a aspiração, a menos que a paciente esteja sintomática. Dependendo do seu nível de preocupação com relação aos dois últimos tipos de cistos as aspirações não são absolutamente contraindicadas.

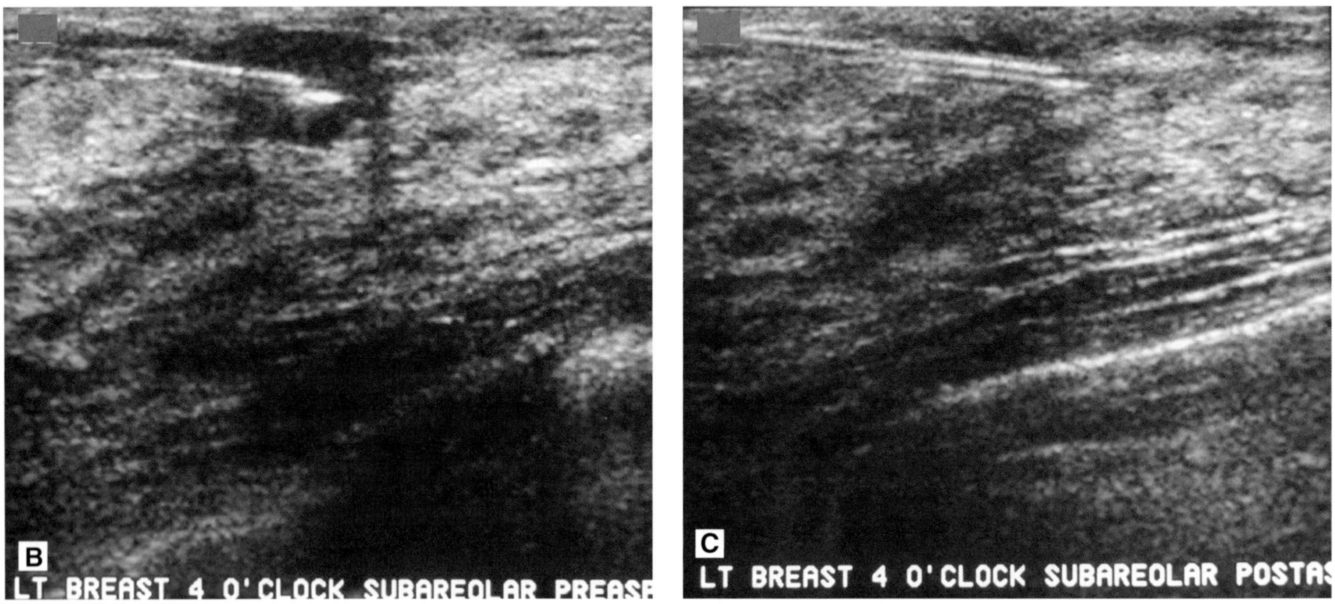


**Figura 4.7.** *(Continuação)* Imagens de US obtidas durante a aspiração dirigida por ultrassom. Imagem anterior à aspiração **(B)** documentando o posicionamento da agulha antes da aspiração no cisto, e imagem feita após a aspiração **(C)** demonstrando que não há anormalidade residual.

## PACIENTE 8

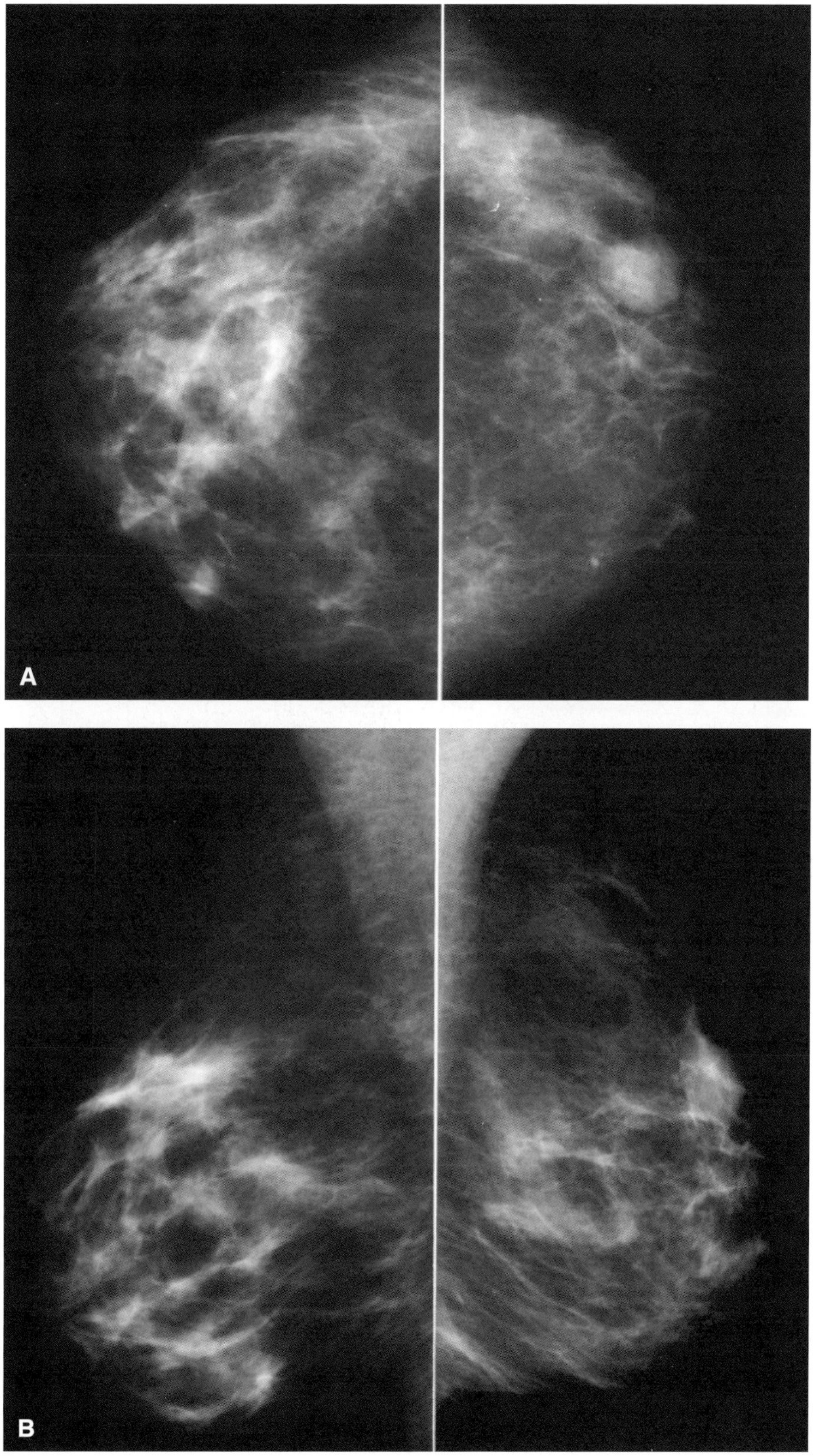


**Figura 4.8.** Mamografia de mulher com 47 anos de idade. Incidências CC **(A)** e MLO **(B)**. Nenhum filme anterior está disponível. *(Continua.)*

## O que você acha?

Uma massa arredondada está presente no quadrante superior externo do seio esquerdo. A paciente é chamada de volta para uma avaliação adicional, que inclui incidências com compressão seletiva e uma US. As considerações diferenciais nesta etapa incluem cisto, fibroadenoma (fibroadenoma complexo, adenoma tubular), tumor filódio, papiloma, PASH, adenose e fibrose focal. Dependendo do contexto clínico, cisto sebáceo, galactocele, acúmulo de fluido pós-operatório ou traumático e um abscesso também são incluídos no diferencial. Devido às margens aparentemente limitadas, é menos provável que haja malignidade; contudo, carcinoma ductal invasivo não especificado de outra maneira, carcinomas medular, mucinoso ou papilar, ou doença metastática, principalmente se a paciente possui uma malignidade conhecida, são considerações adicionais.

As incidências com compressão seletiva (não exibidas) demonstram uma massa bem limitada, sem calcificações associadas. Na US, uma massa bem limitada, anecoica, com reforço acústico posterior aparece na imagem, consistente com um cisto simples. Em uma paciente assintomática, isso não requer intervenção adicional ou acompanhamento a curto prazo. A paciente é assegurada de que o que vimos não é câncer, que cistos não se transformam em câncer, que são comuns e que muitas mulheres os desenvolvem em momentos diferentes.

Categoria 2 no BI-RADS®: achado benigno. Recomenda-se exame mamográfico anual.

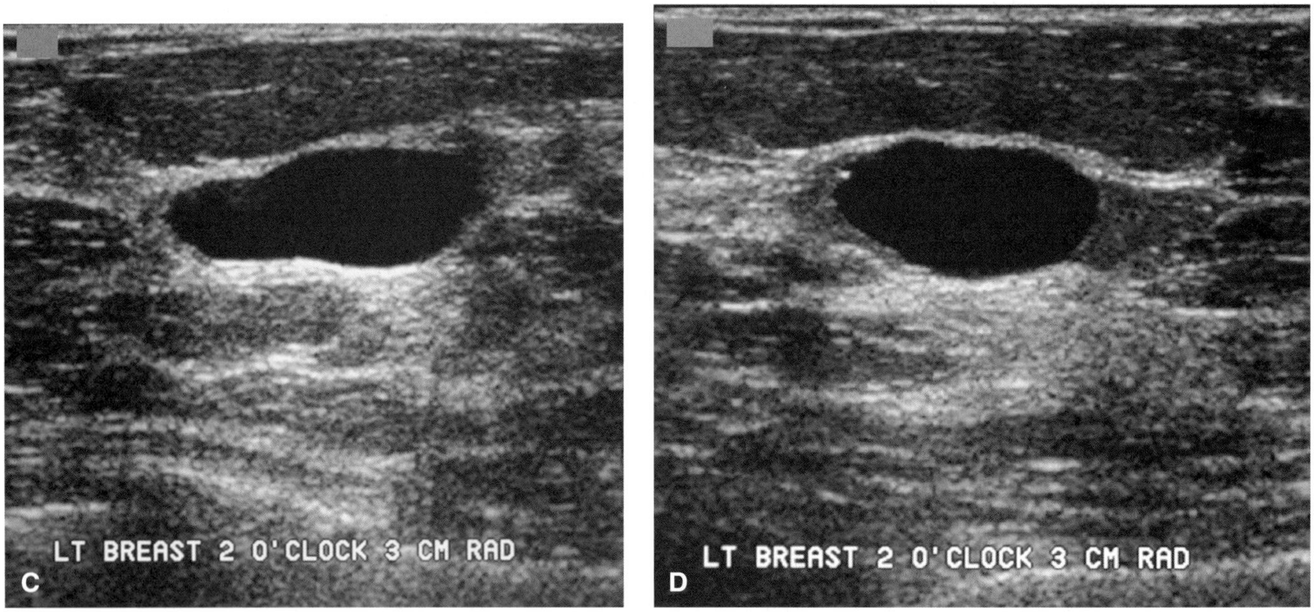


**Figura 4.8.** *(Continuação)* Imagens de US no corte RAD **(C, D)** da massa no seio esquerdo, na posição de 2 horas, a 3 cm do mamilo esquerdo.

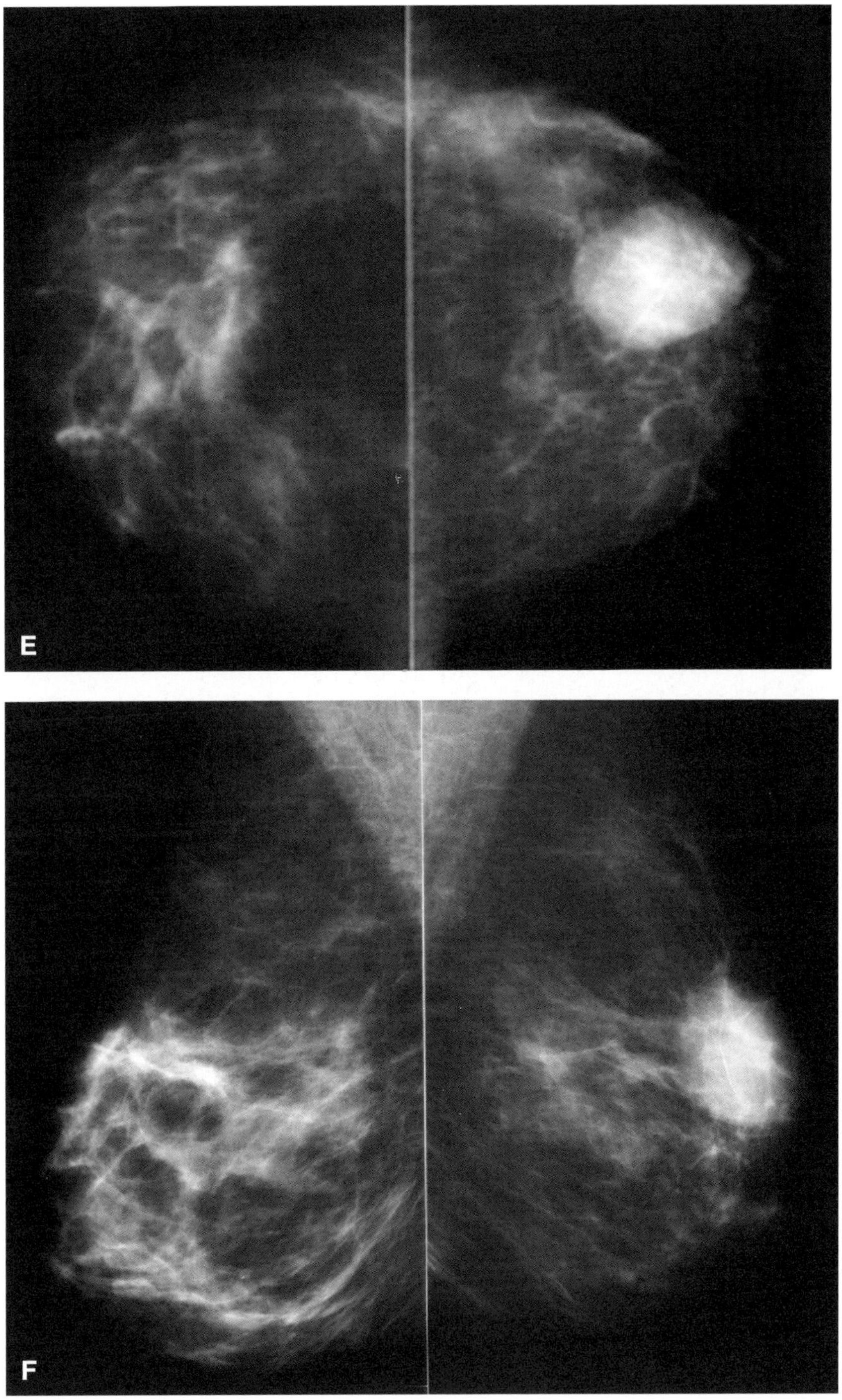


**Figura 4.8.** *(Continuação)* Estudo de exame das mamas 1 ano após **(A)** e **(B)**. Incidências CC **(E)** e MLO **(F)**.

## O que você faria em seguida?

A massa no seio esquerdo aumentou. Ao determinar o próximo passo, reviso a avaliação feita no ano anterior. Eu foco no estudo da US. Se, como nesta paciente, a US demonstra um cisto simples "clássico", não a chamo de volta para repetir a avaliação. Os cistos variam de tamanho e, enquanto a paciente permanecer assintomática, não a chamo de volta. Se, ao revisar uma US anterior, houver qualquer dúvida sobre o diagnóstico de um cisto (p. ex., ecos internos, sombra acústica posterior ou margens irregulares), chamarei a paciente de volta para repetir a US.

Categoria 2 no BI-RADS®: achado benigno. Recomenda-se exame mamográfico anual.

## PACIENTE 9

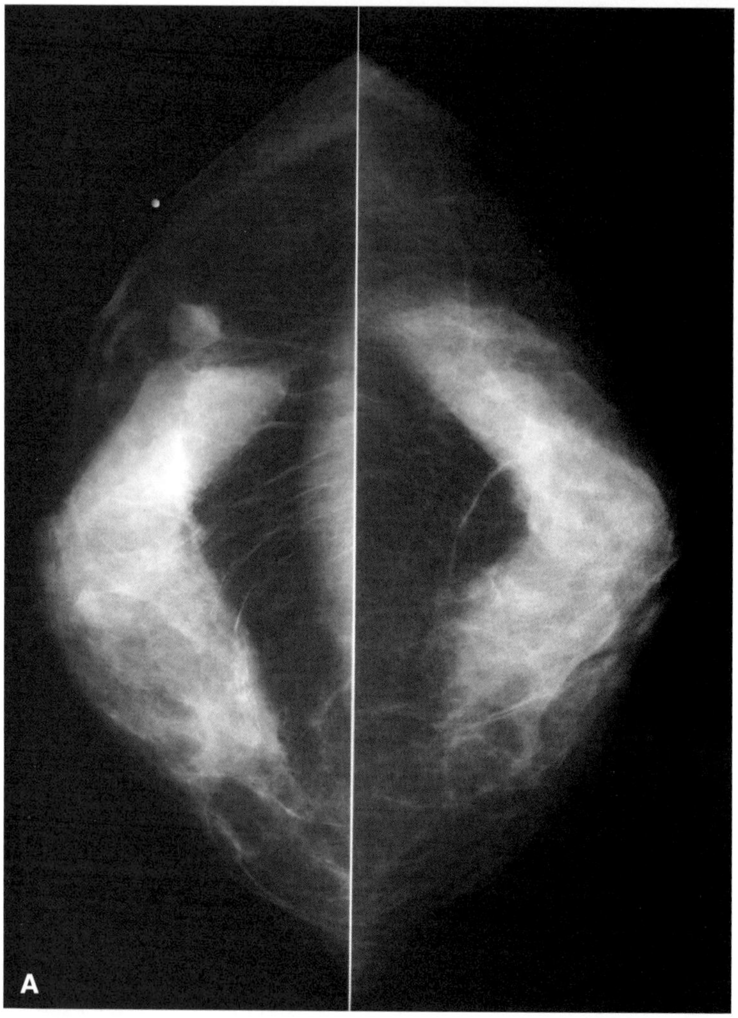


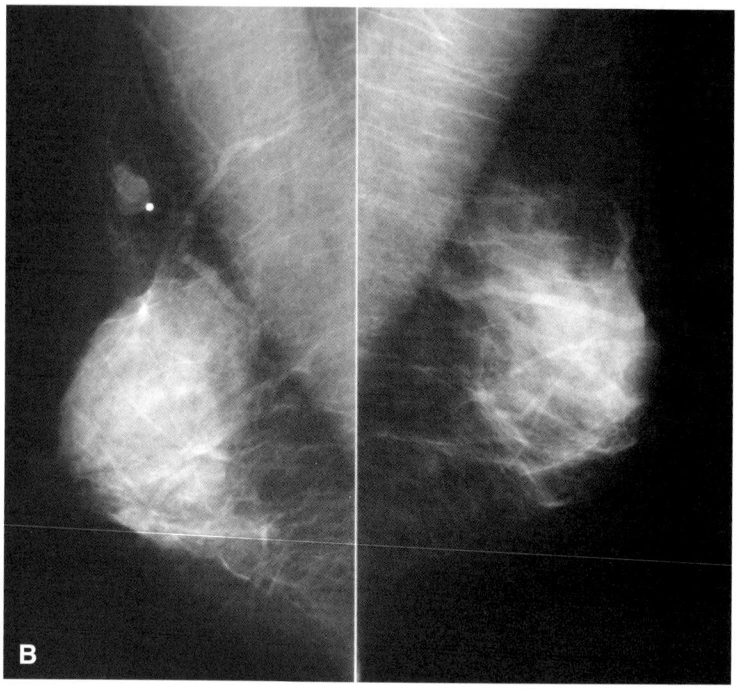


**Figura 4.9.** Avaliação diagnóstica de paciente com 47 anos de idade apresentando-se com "caroço" no seio direito. Incidências CC **(A)** e MLO **(B)**, marcador metálico é utilizado para marcar a localização do achado palpável.

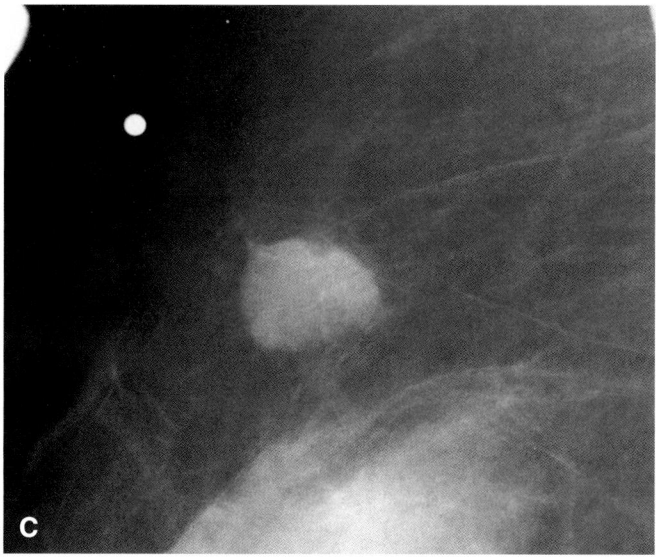


**Figura 4.9.** *(Continuação)* Incidência tangencial seletiva (**C**) do achado palpável.

**Como você descreveria os achados? O que você recomenda que seja feito em seguida?**

Uma massa bem limitada aparece na imagem correspondendo ao achado palpável. Na incidência tangencial, essa massa parece ser uma lesão de densidade mista de forma que considerações diferenciais incluem linfonodo, necrose gordurosa, hematoma, galactocele ou fibroadenolipoma. A paciente não se recorda de trauma recente e não há histórico de gravidez recente.

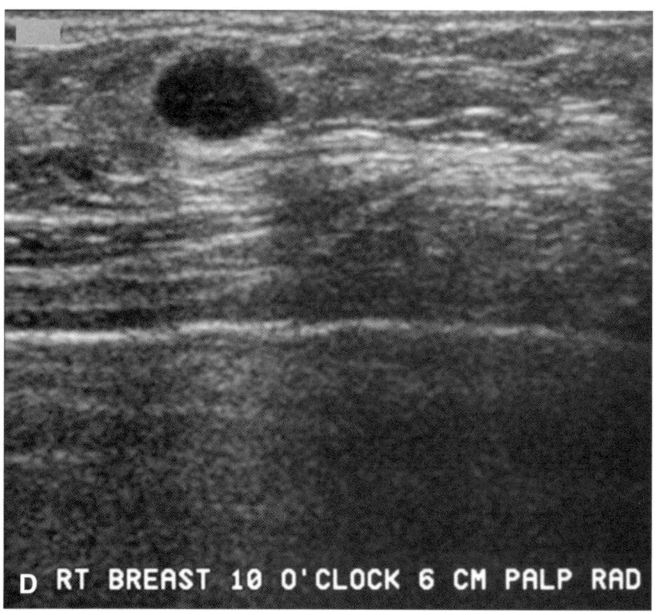


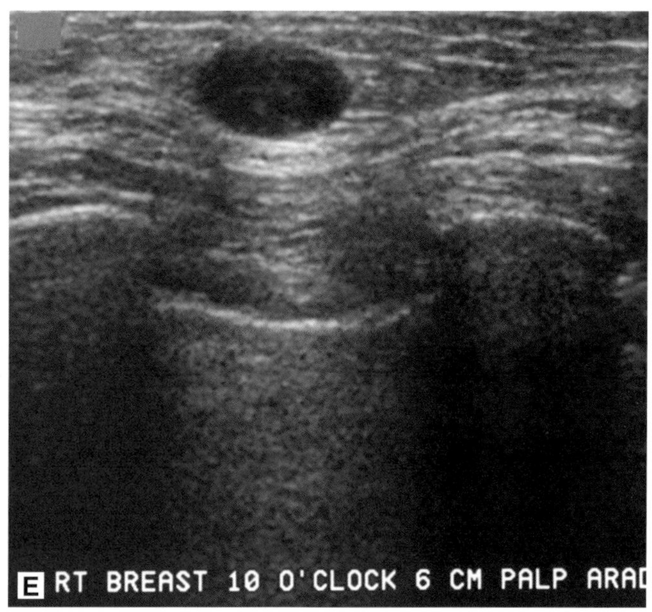


**Figura 4.9.** *(Continuação)* Imagens de US nos cortesRAD (**D**) e ARAD (**E**) do achado palpável. *(Continua.)*

## Como você descreveria os achados? Quais são as suas recomendações?

No exame físico, uma massa discreta, móvel e dura é palpada na posição de 10 horas, a 6 cm do mamilo direito. Uma massa oval, bem limitada, como 1 cm, quase anecoica, com reforço acústico posterior aparece na imagem correspondendo ao achado palpável. Embora se suspeite de um cisto devido à presença de ecos internos, após uma discussão com a paciente, uma aspiração é feita.

A massa é perfurada sem causar trauma, com o uso de uma agulha de 20G, e fluido com bastante sangue é aspirado. Embora várias tentativas sejam feitas para reposicionar a agulha, nenhum fluido adicional é obtido e uma anormalidade residual persiste. São feitas biópsias de agulha grossa na anormalidade persistente. No material da punção, uma área central de tecido hemorrágico (*i. e.*, uma lesão) é observada com tecido gorduroso ao redor. Isto está relacionado com o que é visto mamograficamente: a lesão está cercada por gordura. A aparência do material, em conjunto com o que foi aspirado, sugere um hematoma ou uma necrose gordurosa. O fluido aspirado é submetido a citologia e a porção mais sólida, a avaliação histológica. Macrófagos carregados com hemosiderina e com predominância de sangue são descritos na citologia. Tecido fibroadiposo com tecido com granulação, necrose, macrófagos carregados com hemosiderina, inflamação crônica, necrose gordurosa e células gigantes de corpo estranho são descritas no material. Os achados são coerentes com os achados clínicos e de imagem e com a aparência macroscópica. Recomenda-se mamografia anual para esta paciente.

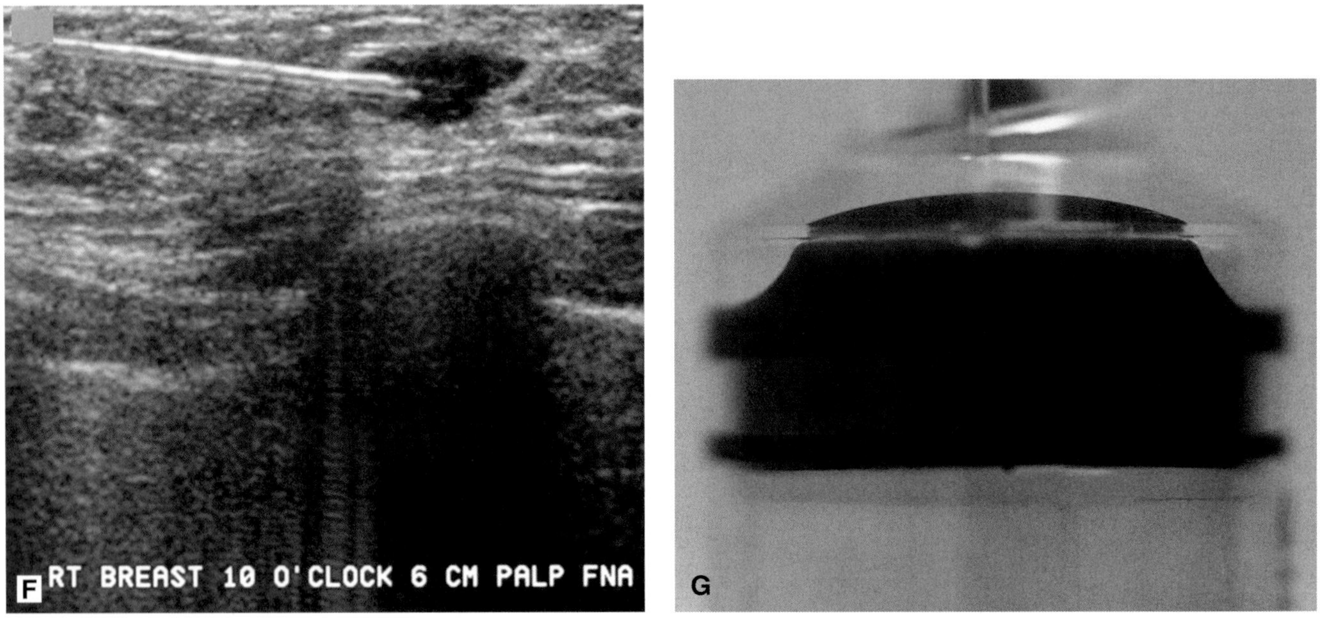


**Figura 4.9.** *(Continuação)* Imagem de US **(F)** depois que aproximadamente 0,5 mL de fluido sanguinolento **(G)** é aspirado.

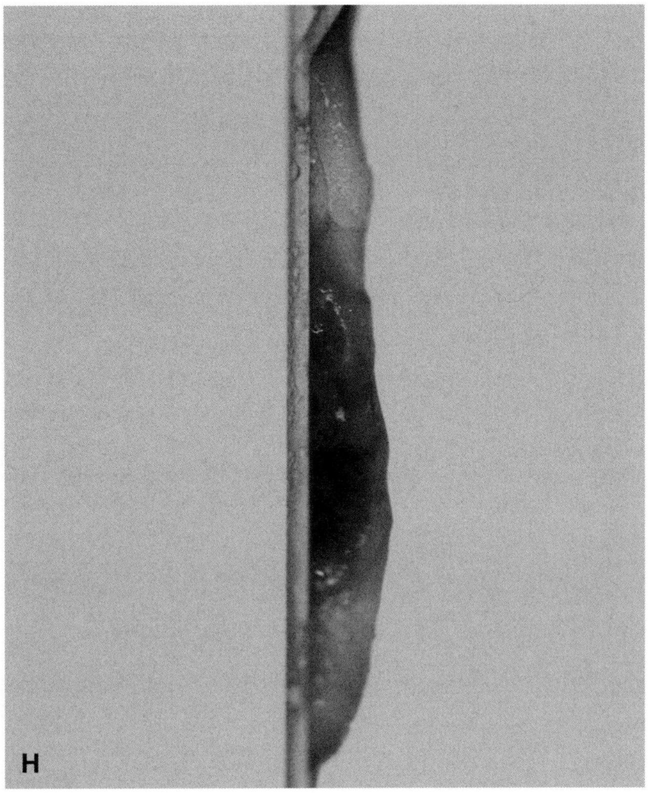


**Figura 4.9.** *(Continuação)* Imagem de uma das amostras obtida por agulha grossa **(H)** demonstrando tecido hemorrágico ladeado tecido gorduroso.

## PACIENTE 10

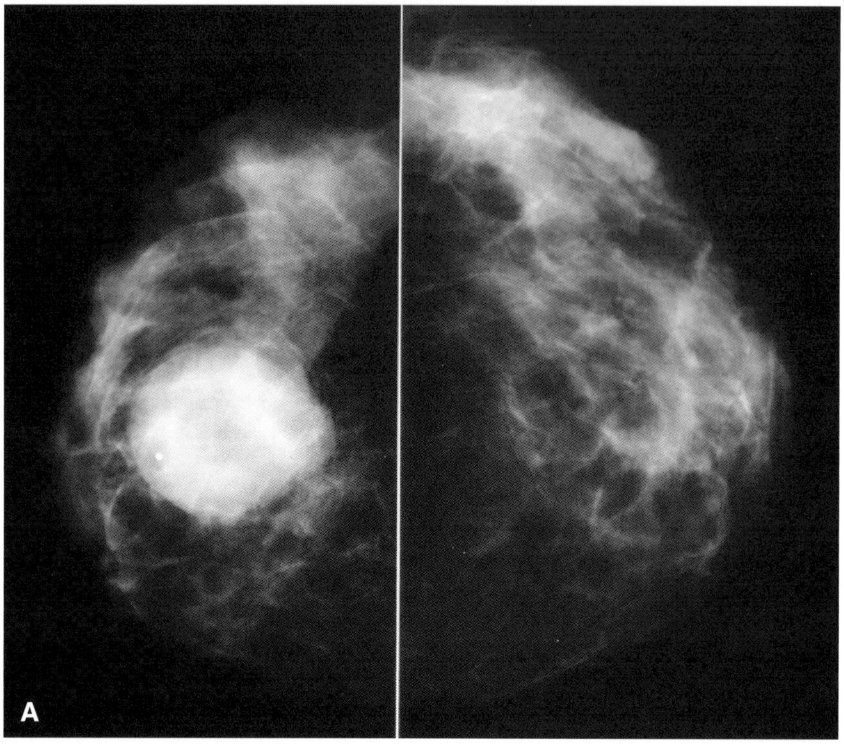


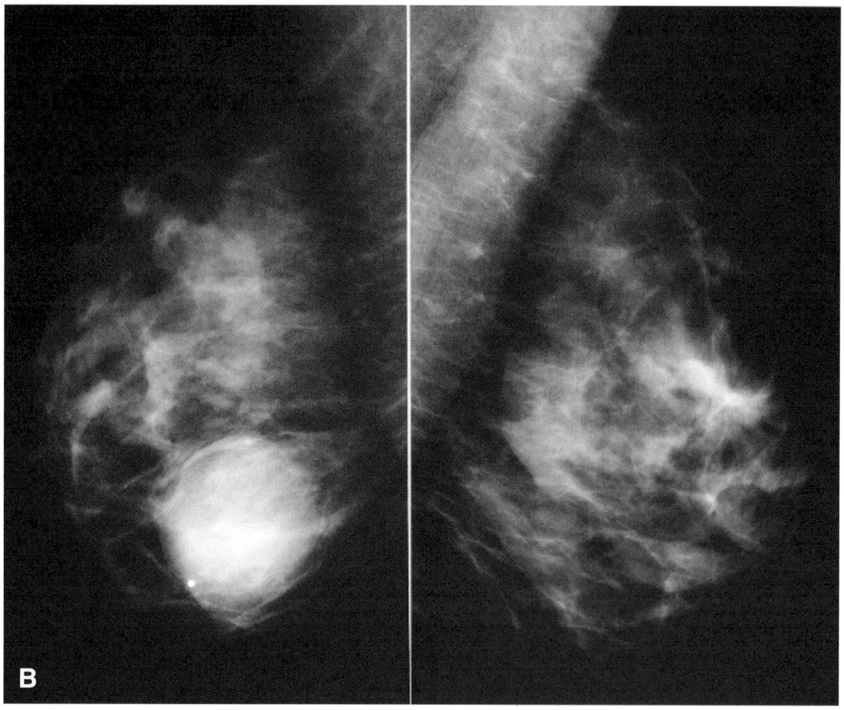


**Figura 4.10.** Avaliação diagnóstica de paciente com 47 anos de idade apresentando-se com "caroço" no seio direito. Incidências CC **(A)** e MLO **(B)** com um marcador metálico colocado no local do achado palpável, seio direito.

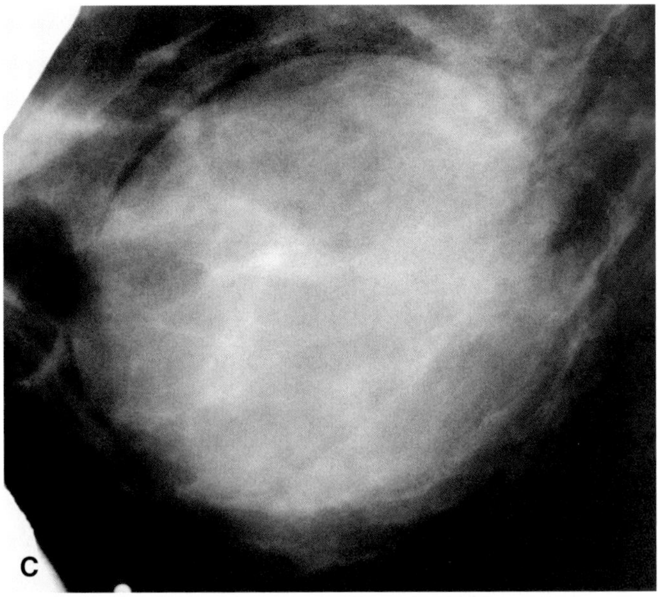

**Figura 4.10.** *(Continuação)* Incidência com compressão seletiva **(C)** do achado palpável.

Uma massa arredondada com margens parcialmente bem limitadas está presente no seio direito, correspondendo ao local de interesse clínico. As considerações diferenciais para os achados mamográficos nesta paciente incluem cisto, fibroadenoma (adenoma tubular, fibroadenoma complexo), lesão papilar, fibrose focal, PASH, adenose e tumor filódio. Dependendo do contexto clínico, galactocele, acúmulo de fluido pós-operatório ou traumático e abscessos também estão incluídos no diferencial. Devido às margens aparentemente limitadas, é pouco provável que haja malignidade; contudo, carcinoma ductal invasivo não especificado de outra maneira, carcinomas medular, mucinoso ou papilar, ou doença metastática, principalmente se a paciente possui malignidade conhecida, são considerações adicionais. Uma US é indicada para avaliação adicional.

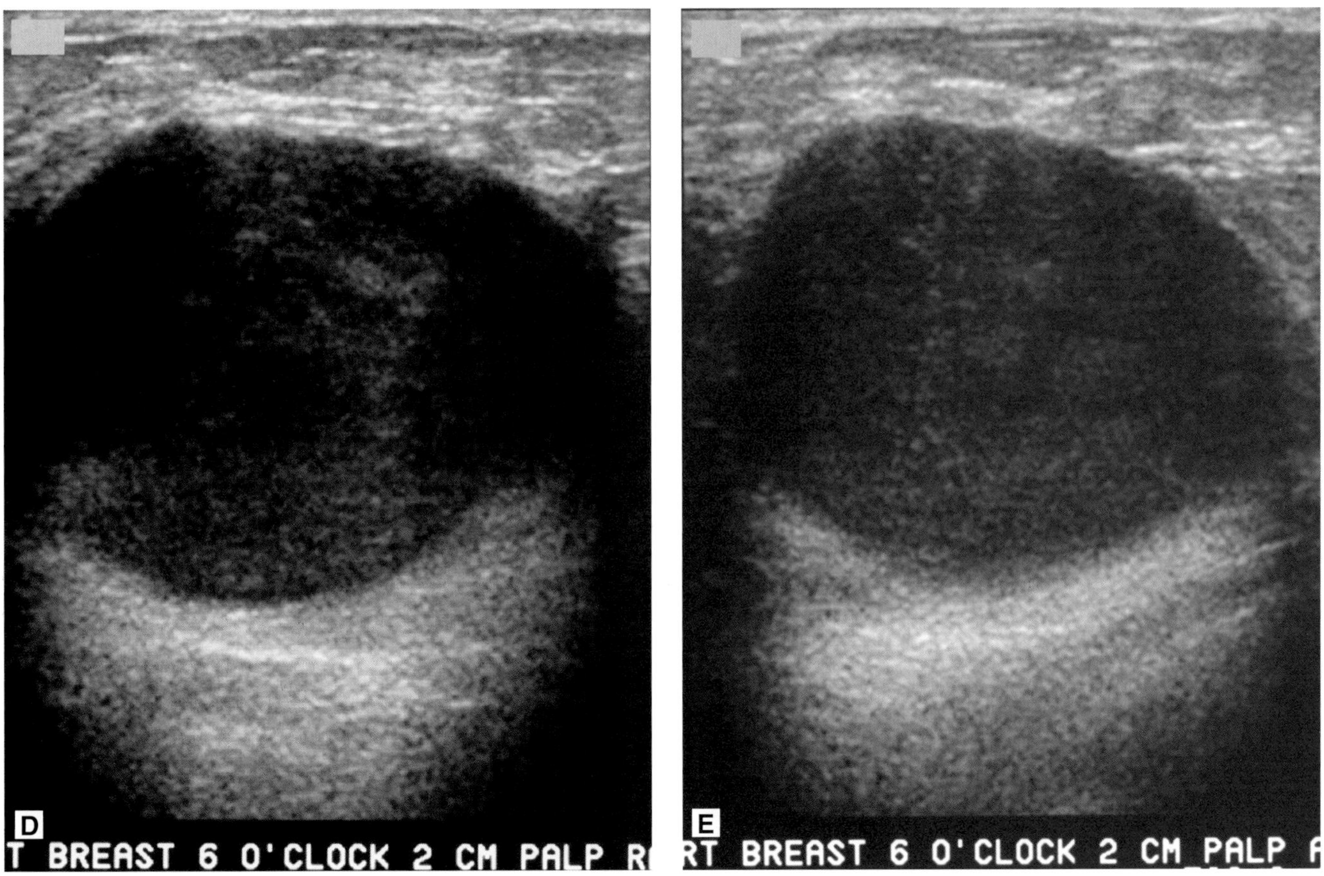


**Figura 4.10.** *(Continuação)* Imagens de US, cortes RAD **(D)** e ARAD **(E)** do achado palpável, na posição de 6 horas no seio direito, a 2 cm do mamilo. *(Continua.)*

## Como você descreveria os achados? Quais são as suas recomendações?

Não há histórico de gravidez recente, de trauma, de cirurgia ou de hipersensibilidade significativa. No exame físico, uma massa dura porém móvel é palpada na posição de 6 horas, a 2 cm do mamilo direito. Uma massa bem limitada, com ecos internos e realce acústico posterior aparece na imagem correspondendo ao achado palpável. Embora se suspeite de um cisto, os ecos não mudam de posição durante o estudo da US, portanto uma aspiração é feita. A massa é perfurada com facilidade sem causar trauma, e aproximadamente 8 mL de fluido com bastante sangue são aspirados. Nenhuma anormalidade residual é vista após a aspiração. O fluido é enviado para a avaliação citológica. Hemácias abundantes e resíduos não celulares são descritos em uma pequena quantidade de fluido e o material em *cell bock* é enviado para citologia. Nenhuma célula maligna é identificada.

O fluido acumula-se novamente em poucos dias. Isso, em combinação com fluido sanguinolento obtido durante a aspiração inicial, sugere que uma ação adicional é indicada. Uma biópsia excisional é feita, e um carcinoma papilar intracístico, de grau intermediário, é confirmado dentro de uma cápsula fibrosa (*i. e.*, DCIS) é descrito na biópsia excisional [pTis, pN0(sn), pMX; estádio 0]. Não há evidências de invasão. Hiperplasia ductal atípica é descrita no tecido em volta.

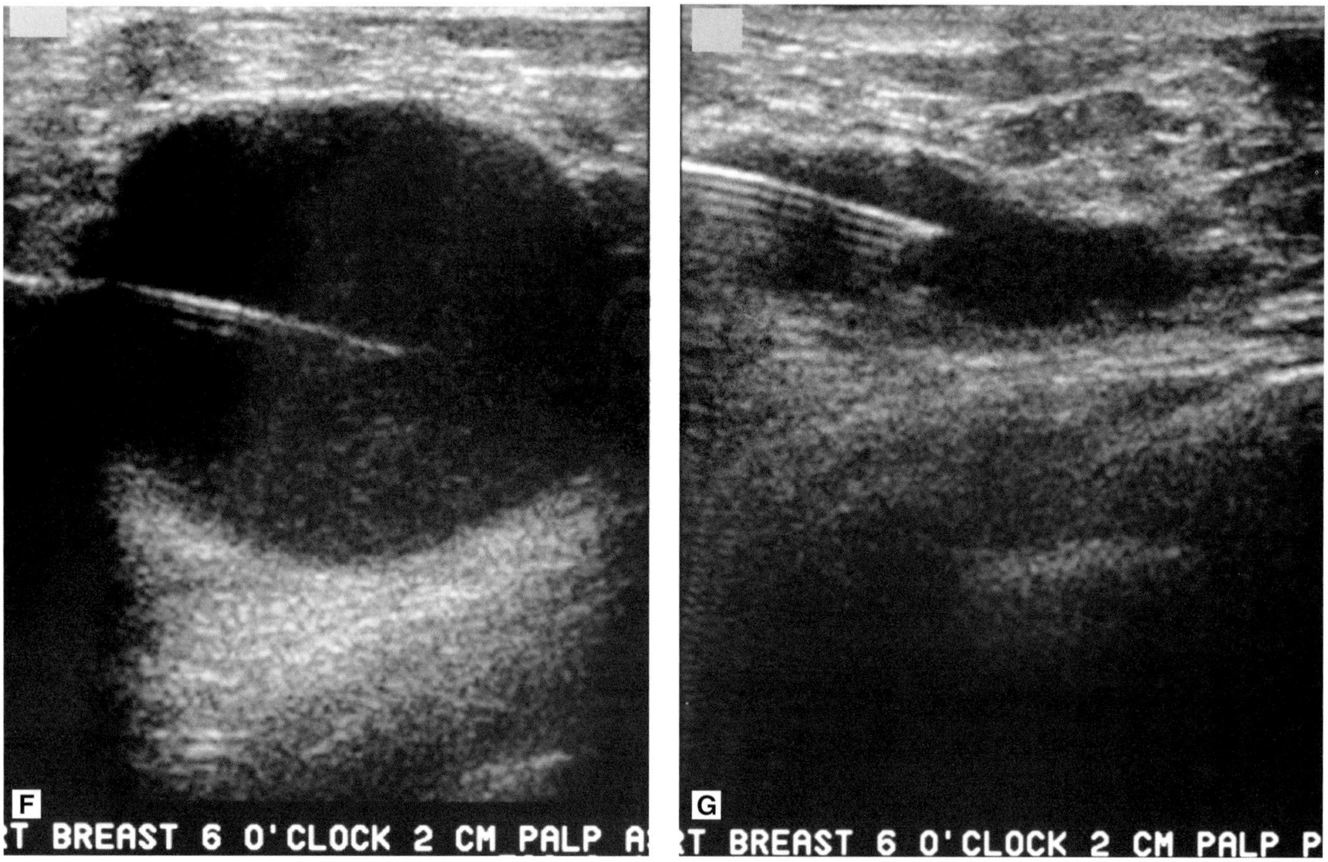


**Figura 4.10.** *(Continuação)* Imagens de US, cortes RAD **(D)** e ARAD **(E)** do achado palpável, na posição de 6 horas no seio direito, a 2 cm do mamilo. Imagens de US **(F, G)** obtidas durante a aspiração.

Carcinomas papilares intracísticos são raros, mas deve-se suspeitar deles caso fluido com sangue seja aspirado após uma punção não traumática se houver uma anormalidade residual após a aspiração ou se o fluido se acumular novamente em pouco tempo. Também é importante enfatizar que a citologia é negativa em um número significativo (> de 50%) de pacientes com carcinomas intracísticos, portanto, se há um componente mural ou intracístico, biópsias de agulha grossa nesta área podem ser úteis para estabelecer o diagnóstico correto.

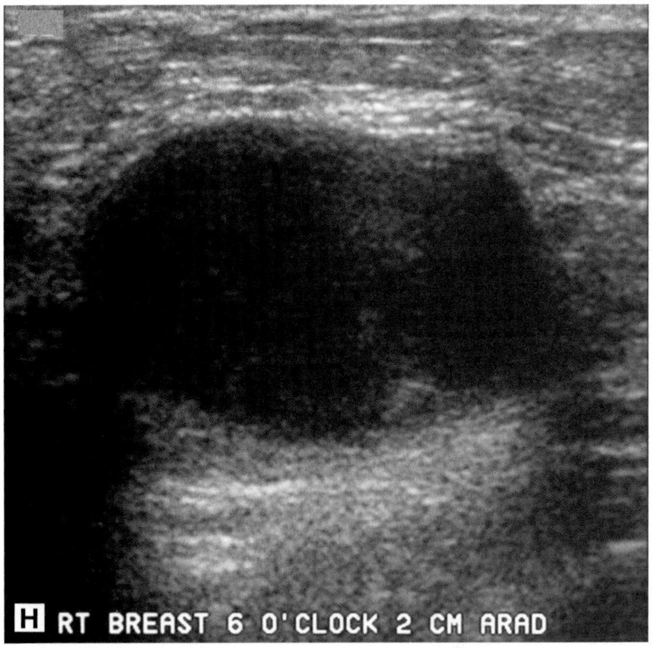


**Figura 4.10.** *(Continuação)* Imagens de US **(H)** aproximadamente 72 horas após a aspiração.

## PACIENTE 11

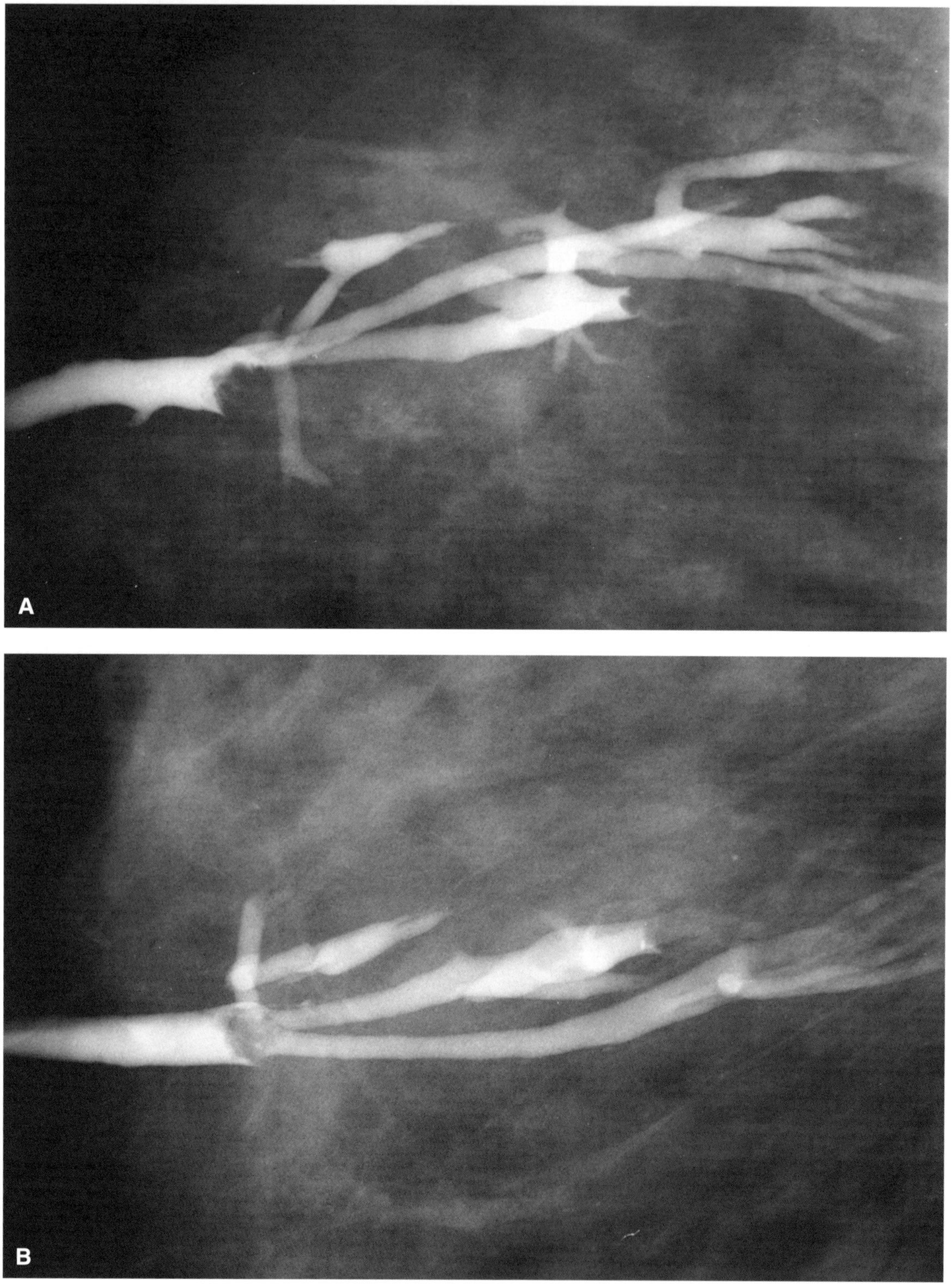


**Figura 4.11.** Avaliação diagnóstica de paciente com 58 anos de idade que se apresenta com descarga papilar à direita. Incidências CC **(A)** e lateral de 90° **(B)** com magnificação do seio direito após uma ductografia. Incidência com magnificação, projeção CC, seio direito.

## Como devem ser avaliadas as pacientes que se apresentam com descarga papilar? O que você acha deste ductograma?

Para pacientes que se apresentam com descarga papilar, uma mamografia completa é feita (imagens não exibidas para esta paciente) e obtidos histórico e exame físico. Caso seja determinado que a descarga papilar é espontânea, uma ductografia é feita. Nesta paciente, o ducto canulado está dilatado (arbitrariamente, utilizamos a cânula como uma referência interna para o tamanho do ducto; ductos normais têm o diâmetro de uma a três cânulas) e existem duas lesões nele. A lesão mais anterior é um defeito de preenchimento; a segunda lesão está obstruindo uma ramificação lateral do ducto envolvido (Fig. 4.11C, setas). É provável que esses sejam papilomas, porém uma biópsia excisional é recomendada. A biópsia excisional nesta paciente confirma a presença de papilomas intraductais sem atipia ou outras alterações proliferativas associadas.

Às vezes a US é utilizada para avaliar mulheres com descarga papilar. É importante reconhecer que isso é útil quando a lesão ou lesões estão próximas do mamilo e em um ducto dilatado. Contudo, esse nem sempre é o caso. Lesões intraductais podem ser encontradas vários centímetros distantes do mamilo em ductos não dilatados, portanto nem sempre são identificadas pela US.

A ductografia pode fornecer informações relacionadas com a trajetória do ducto anormal, o número e a localização das lesões e a provável etiologia das lesões. Não é apropriado supor, como muitos cirurgiões, que as lesões que causam descarga papilar estão na área subareolar ou que os ductos que contenham a lesão estão dilatados e, portanto, são identificados intraoperatoriamente. Mesmo se um ducto anormal é identificável no momento da cirurgia, o número e a localização das potenciais lesões não podem ser estabelecidos com segurança por meio da inspeção intraoperatória. Quando as pacientes são levadas para a sala de cirurgia devido a uma descarga papilar, porém sem a avaliação pré-operatória, excisões cegas são feitas, sem garantia de que a causa foi excisada e avaliada histologicamente. Após a excisão do ducto a descarga papilar geralmente é eliminada. A paciente pode estar aliviada, mas o que conseguimos se a lesão latente, possivelmente um DCIS, não foi excisada?

## Quais informações são úteis na avaliação de mulheres que apresentam descarga papilar?

Obter um bom histórico é útil como ponto de partida para avaliação de pacientes que apresentam descarga papilar. Perguntamos à paciente: "Como você percebeu a descarga pelo mamilo?" Invariavelmente, pacientes com descarga papilar significativa fornecem uma, ou todas, das três descrições: elas observam pontos marrons escuros no sutiã, pontos negros em pijamas ou quando, saindo do banho, secam os seios e notam fluido saindo do mamilo. Esses são derrames espontâneos pelo mamilo e, independente de sua aparência (p. ex., limpo, seroso negativo para sangue oculto ou com sangue), necessitam de avaliação adicional. Isso deve ser contrastado com descarga papilar, que é de etiologia fisiológica e geralmente não requer avaliação adicional. Uma quantidade variada de fluido é encontrada em ductos normais, portanto o derrame pelo mamilo pode ser obtido pela abertura de vários ductos, bilateralmente, na maioria das mulheres após manipulação vigorosa do seio e do mamilo.

A próxima etapa na avaliação de mulheres com descarga papilar é o exame físico. Uma fonte brilhante de luz (p. ex., lâmpada de halogênio) focada no mamilo com magnificação deste são úteis. Início examinando a superfície do mamilo à procura de alguma crosta ou abertura de ducto que pareça eritematosa ou mais dilatada do que as outras. Esses podem ser indicadores de uma abertura de ducto que precisa ser canulada para ductografia. Em seguida, utilizo álcool para limpar a superfície do mamilo (isso tira qualquer tampão de queratina que possa estar ocultando parcial ou completamente a abertura do ducto) e examino o seio procurando por massas palpáveis. Ao fazer o exame, verifico se é possível extrair algum derrame. Em muitas pacientes com lesão intraductal, é possível identificar o ponto de gatilho descrito por Haagensen. Quando se aplica pressão sobre o ponto de gatilho, um derrame é extraído. Conforme você se distancia do ponto de gatilho, o derrame para. Em muitas pacientes com lesões intraductais, o derrame é o projétil (salta para fora e pode atingi-lo nos olhos se não for cuidadoso) e abundante.

Se a paciente fornecer um histórico de derrame espontâneo pelo mamilo e um derrame em um ducto é extraído no exame físico, uma ductografia é feita mesmo em mulheres com derrame negativo para sangue oculto. Caso seja difícil obter fluido, e se ele se originar de vários ductos bilateralmente, uma ductografia não é indicada. Rotineiramente, não enviamos derrames do mamilo para citologia e não fazemos teste para sangue oculto. Contudo, um relatório de citologia negativa não exclui patologia significativa e, caso haja descrição de células atípicas, o problema de estabelecer a presença e a localização de uma lesão no ducto permanece.

Há o equívoco de que apenas a descarga papilar com sangue é significativa. Ao contrário, derrame limpo ou seroso negativo para sangue oculto pode refletir a presença de um DCIS latente, portanto, se o derrame do mamilo é espontâneo, requer avaliação adicional. Embora a ductografia não seja um teste perfeito e esteja associada a uma taxa de 15% de falso-negativo, a ductografia pode ser útil para identificar a presença de uma ou várias lesões intraductais, a localização e o trajeto do ducto que contém as lesões e a extensão das lesões. Parece ser um estudo mais útil do que fazer uma citologia e excisões cirúrgicas cegas que podem cortar um tumor ou deixar uma lesão no seio enquanto eliminam o sintoma apresentado. A abertura dos ductos está próxima à superfície do mamilo, portanto uma taxa de 15% para falso-negativo não é surpreendente. Se uma ductografia normal é obtida em uma paciente com histórico e exame físico altamente sugestivo de lesão intraductal, presumo que aductografia normal é um estudo falso-negativo e solicito que a paciente retorne em uma semana para repeti-lo.

## Como uma ductografia é feita?

A abertura do ducto secretor é canulada utilizando-se uma agulha 30G de sialografia sem corte na ponta. Como ponto de partida, 0,2 mL de contraste é injetado no ducto. A cânula é deixada no ducto e presa com fita no seio. Incidências CC e lateral de 90° com magnificação do seio são obtidas. A quantidade inicial de contraste injetado é pequena, de forma que a porção subareolar do ducto pode ser avaliada. Se mais contraste for injetado no início, a densidade dele pode mascarar pequenas lesões próximas ao mamilo, resultando em um estudo falso-negativo. Deixando a cânula no ducto, material de contraste adicional poderá ser injetado conforme necessário.

### Quais são as causas comuns de descarga papilar espontânea? Quais são os achados mais comuns na ductografia?

As causas mais comuns de descarga papilar espontânea são papilomas, alterações fibrocísticas, ectasia do ducto e câncer de mama (geralmente DCIS). Os achados na ductografia incluem um ou vários efeitos de preenchimento, obstrução do ducto, irregularidade nas paredes, deslocamento do ducto, extravasamento e dilatação do ducto.

### O que pode ser feito pré-operatoriamente para garantir a excisão do ducto anormal? Como podemos facilitar a avaliação histológica das lesões intraductais?

Além de fazer ductografias diagnósticas para estabelecer a presença, localização e extensão da lesão intraductal, também fazemos ductografias pré-operatórias. Uma combinação de contraste de azul de metileno (1:1) é injetada no ducto no dia da cirurgia. O contraste nos permite verificar se canulamos os ductos avaliados anteriormente (*i. e.,* o ducto com as lesões intraductais), e o azul de metileno tinge o ducto para o cirurgião e para o patologista. Ter a habilidade para identificar o ducto tingido de azul intraoperatoriamente pode limitar efetivamente a excisão do ducto anormal. De igual importância é a facilitação da identificação do ducto anormal para o patologista, porque, mesmo se o ducto estiver dilatado intraoperatoriamente, ele pode sofrer um colapso depois que o fluido for drenado da excisão. O azul de metileno é utilizado para identificar macroscopicamente o ducto e para direcionar a dissecção para identificação da lesão. Raramente, se a lesão intraductal é de localização periférica (*i. e.,* não está na região subareolar) ou se é uma pequena ramificação do ducto principal, a ductografia é feita no dia da cirurgia e utilizada para guiar o fio-guia de localização pré-operatório mamograficamente.

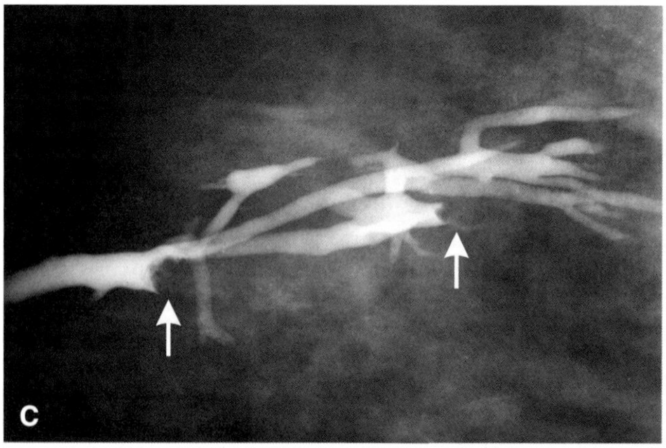


**Figura 4.11.** *(Continuação)* Duas lesões intraductais *(setas)* estão presentes **(C)** no ducto dilatado. Uma biópsia excisional confirma o diagnóstico pré-operatório de papilomas.

## PACIENTE 12

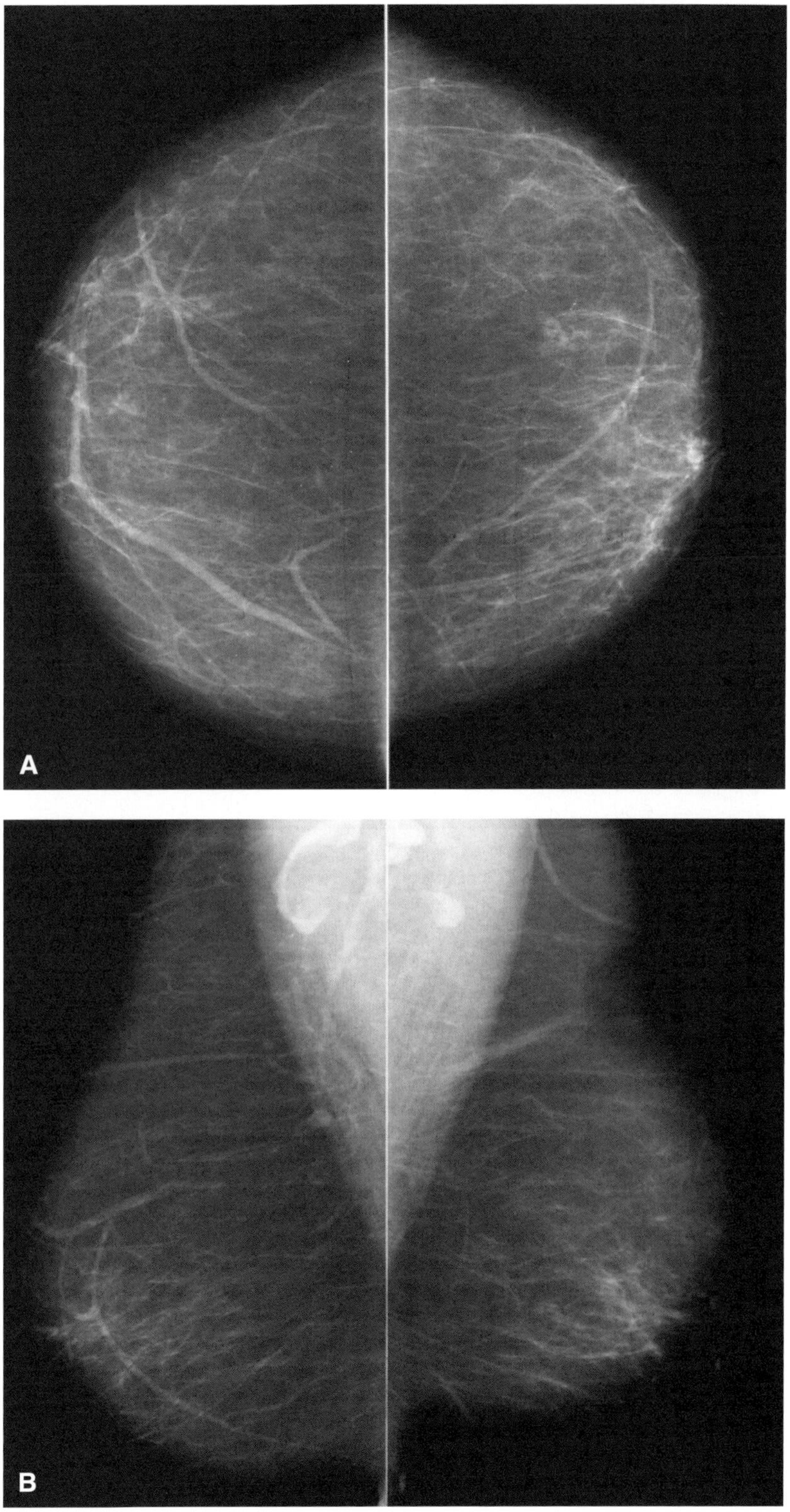


**Figura 4.12.** Avaliação diagnóstica de paciente com 61 anos de idade apresentando-se com descarga papilar à esquerda. Incidências CC **(A)** e MLO **(B)**. *(Continua.)*

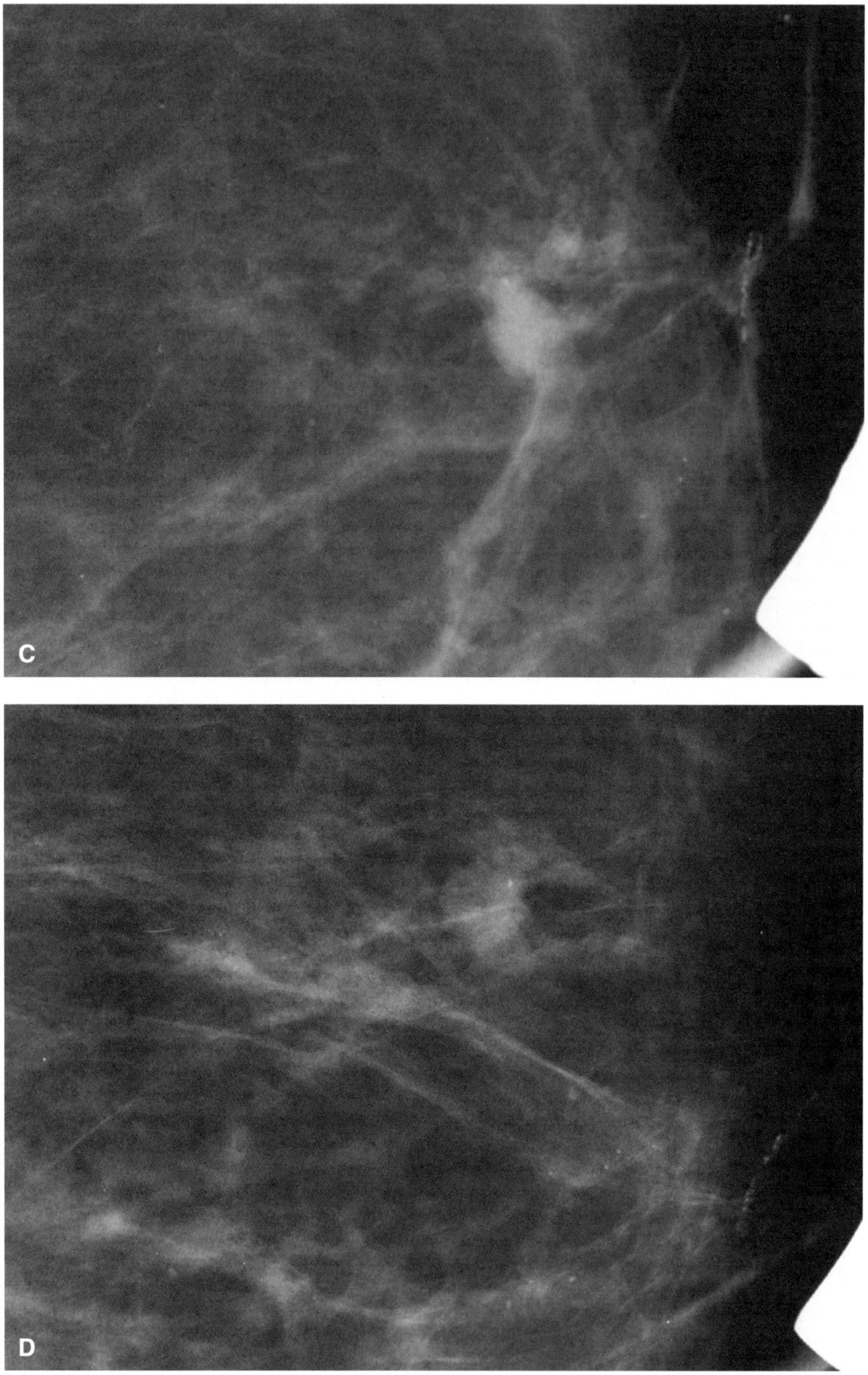


**Figura 4.12.** *(Continuação)* Incidências com compressão seletiva da área subareolar esquerda, incidências CC (**C**) e MLO (**D**).

## O que você acha? O que faria em seguida?

Um padrão predominantemente gorduroso está presente, com linfonodos axilares observados bilateralmente. Calcificações arredondadas espalhadas, calcificações arteriais e uma massa com 1 cm, com margens relativamente bem limitadas e uma calcificação arredondada são observados na incidência com compressão seletiva subareolar esquerda. Devido ao derrame do mamilo descrito, um histórico mais detalhado e um exame físico são indicados. A paciente descreve que há alguns meses aparecem pontos marrons escuros em seu sutiã, e pingando de seu mamilo após banhos quentes. No exame físico, há uma crosta envolvendo uma das aberturas do ducto do mamilo esquerdo. Álcool é utilizado para limpar a crosta. Com uma compressão suave da área subareolar esquerda, derrame é extraído facilmente da abertura que originalmente possuía a crosta. Esse ducto é canulado e 0,2 mL de contraste é injetado.

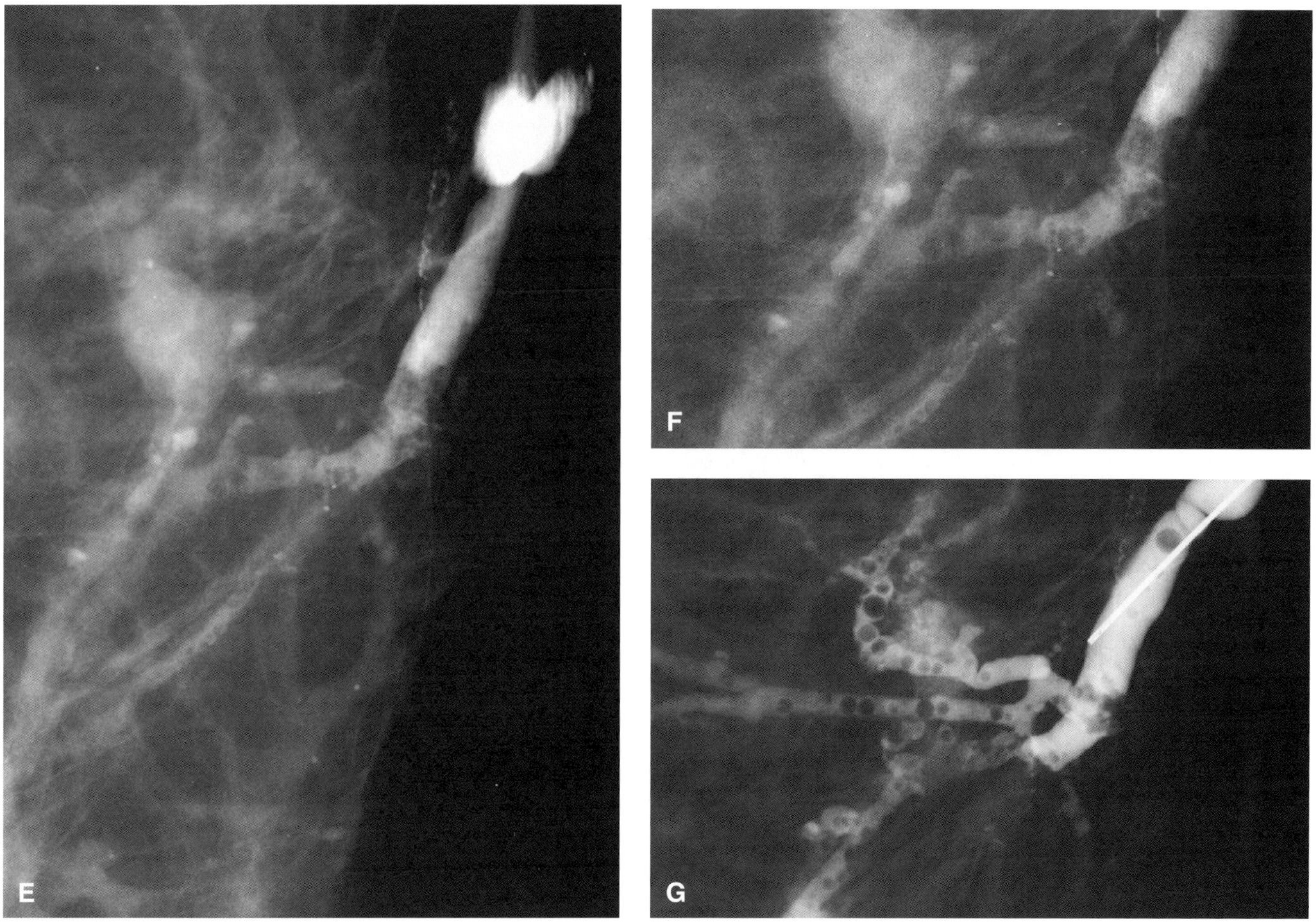


**Figura 4.12.** *(Continuação)* Ductografia, incidências com magnificação da área subareolar: incidências lateral de 90° **(E)**, lateral de 90° com visão ampliada **(F)** e CC **(G)**, seio esquerdo. *(Continua.)*

## O que você acha? Qual é seu diferencial? O que você recomendaria?

O ducto opaco está minimamente distendido. Defeitos múltiplos de preenchimento e áreas de irregularidade nas paredes do ducto estão presentes (setas,Fig. 4.12H, I). O ducto chega até a massa observada nas incidências com compressão seletiva. Na incidência CC, transparências arredondadas, bem limitadas e consistentes com bolhas de ar são vistas juntamente com os defeitos de preenchimento e a irregularidade nas paredes. As considerações diferenciais para os achados incluem papiloma(s), DCIS, ou alterações fibrocísticas (p. ex., hiperplasia, hiperplasia ductal atípica). Devido à multiplicidade dos achados, juntamente com a irregularidade das paredes, DCIS é uma consideração significativa nesta paciente. Uma biópsia excisional é recomendada. Um DCIS de alto grau é diagnosticado no momento da biópsia excisional [pTis, pNo (sn)(i-), pMX; estádio 0].

## Quais são as prováveis causas de descarga papilar espontânea? O que pode ser visto na ductografia?

Os papilomas são a causa mais comum de descarga papilar espontânea, diagnosticados em aproximadamente mais de 50% das pacientes que apresentam derrame espontâneo pelo mamilo. Um ou múltiplos defeitos de preenchimento, obstrução do ducto e irregularidade nas paredes são os achados mais comuns na ductografia de pacientes com papilomas. A maioria dos ductos que contém papilomas é dilatada.

Alterações fibrocísticas representam a segunda causa mais comum de descarga papilar, relatada em aproximadamente 35% das pacientes. Cistos com preenchimento pelo contraste, defeitos de preenchimento múltiplos, obstrução do ducto e irregularidades das paredes mais difusas do que as vistas com um papiloma são os achados associados às alterações fibrocísticas na ductografia.

Ductos distendidos em proximidade ao mamilo caracterizam a ectasia do ducto; os ductos opacificados possuem um calibre mais normal perifericamente no tecido. Nenhuma anormalidade intraductal focal é identificada em pacientes com ectasia do ducto.

Câncer de mama, comumente DCIS, é diagnosticado em 5 a 15% das pacientes que se apresentam com descarga papilar espontânea. Em algumas destas pacientes, uma massa ou calcificações pleomorfas podem ser vistas na mamografia; contudo, para muitas pacientes a mamografia é normal. Os achados na ductografia sobrepõem-se àqueles descritos para os papilomas e incluem um ou múltiplos defeitos de preenchimento, obstrução de ducto, irregularidade nas paredes, deslocamento do ducto e extravasamento de contraste. Em geral, os ductos envolvidos com DCIS são de calibre normal ou minimamente distendidos. Em contraste, os ductos associados aos papilomas frequentemente apresentam distensão moderada a significativa. Devido à incapacidade de distinguir entre papilomas e DCIS na ductografia, uma excisão é recomendada para todas as pacientes identificadas com lesão intraductal.

Potenciais armadilhas na ductografia incluem estudos falso-negativos, bolhas de ar, lesões mascaradas, perfuração do ducto e extravasamento de contraste. As aberturas dos ductos estão lado a lado à superfície do mamilo. Caso uma grande quantidade de derrame tenha sido extraída na tentativa de identificação da abertura do ducto, uma abertura adjacente pode ser inundada com fluidos e canulada inadvertidamente. Se o histórico e o exame físico sugerem lesão intraductal, uma ductografia normal é considerada um estudo falso-negativo e a paciente é solicitada a retornar para repeti-lo. Como fazemos ductografias diagnósticas e pré-operatórias (repetir a ductografia no dia da cirurgia utilizando azul de metileno: combinação de contraste), sabemos que nossa taxa de falso-negativo para ductografia é de aproximadamente 15%.

Na preparação para a ductografia, o contraste é administrado em uma seringa de Luer-Lock de 3-cc e o contraste passa pelo tubo para a agulha de sialografia. Cada esforço deve ser feito para eliminar as bolhas de ar do sistema antes da canulação. Se bolhas de ar inadvertidamente entrarem no sistema do ducto, geralmente é fácil distingui-las da lesão. As bolhas de ar são bem limitadas, transparentes e trocam de posição entre um filme e outro. As lesões intraductais são caracterizadas por contornos irregulares e não trocam de posição entre um filme e outro.

Uma pequena quantidade (0,2 mL) de contraste é inicialmente injetada, pois, caso contrário, pequenas lesões, principalmente quando próximas ao mamilo, podem ser mascaradas. Como deixamos a cânula no ducto, é possível injetar contraste adicional conforme necessário para distender as porções mais periféricas do ducto.

A perfuração de um ducto normal é rara; isso requer pressão significativa e a paciente descreve dor aguda quando o ducto é perfurado e uma queimação assim que o contraste é injetado. Aderir a algumas diretrizes básicas durante a canulação pode prevenir esta possível complicação. Após identificar a abertura do ducto secretor, coloco a cânula em um ângulo de aproximadamente 45°, colocando a ponta no ducto secretor e alinhando a cânula. Ela geralmente "cai" dentro do ducto. Caso não caia, gentilmente giro a cânula entre meus dedos polegar e indicador, mas não aplico nenhuma pressão ou tento forçar a cânula. Se identificar o ponto de gatilho, tento posicionar a cânula na direção do ponto de gatilho. Às vezes suspender o mamilo para "esticar" o ducto na porção subareolar também pode ser útil. Conforme manipulo a cânula, repetidamente pergunto à paciente se está sentindo dor. Caso ela descreva algum desconforto, paro e reposiciono a cânula. A ductografia é um procedimento indolor, portanto, se a paciente descrever um desconforto, comumente, é uma indicação de que a cânula não está na abertura do ducto.

O extravasamento de contraste pode ser visto no contexto de perfuração do ducto. Nesta situação, a paciente descreve uma sensação de queimação assim que o contraste é injetado, e um acúmulo amorfo de contraste é visto na área subareolar. Alternativamente, extravasamento periférico pode ser visto em um acúmulo amorfo de contraste em volta das laterais das ramificações de ductos normais ou hipoplásicos. Nesta situação, a paciente não sente desconforto quando é injetado o contraste, mas ela descreverá uma sensação de queimação depois que um volume do contraste for introduzido no sistema do ducto. Opacidade dos canais linfáticos às vezes também é vista em pacientes com extravasamento de contraste periférico.

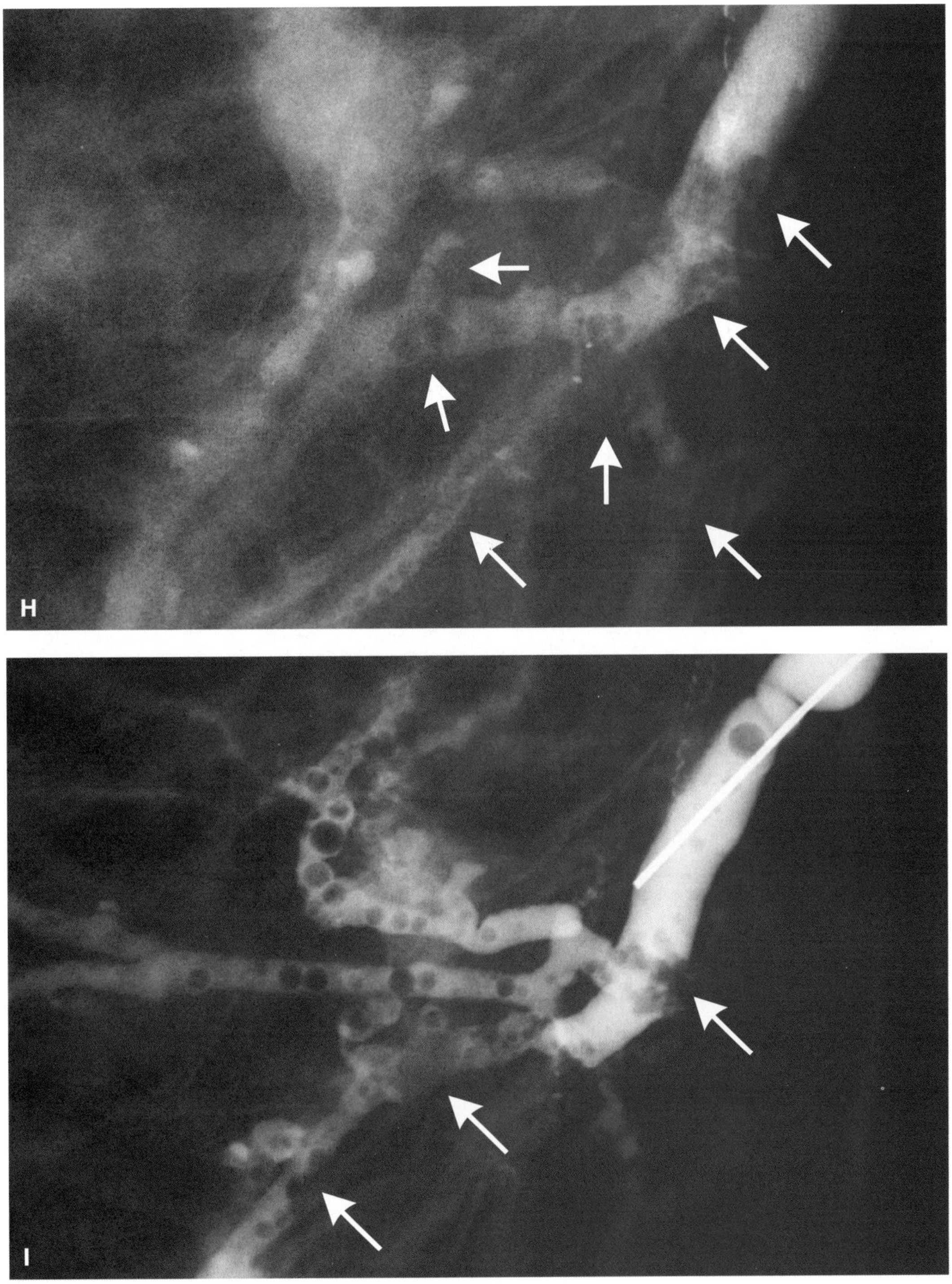


**Figura 4.12.** *(Continuação)* Incidências com magnificação da área subareolar: incidências lateral de 90° visão ampliada **(H)** e CC **(I)**, seio esquerdo. Defeitos múltiplos de preenchimento estão presentes no ducto opaco e existem várias áreas de irregularidade nas paredes *(setas)*. A porção da cânula e várias bolhas de ar também são evidentes na incidência CC.

## PACIENTE 13

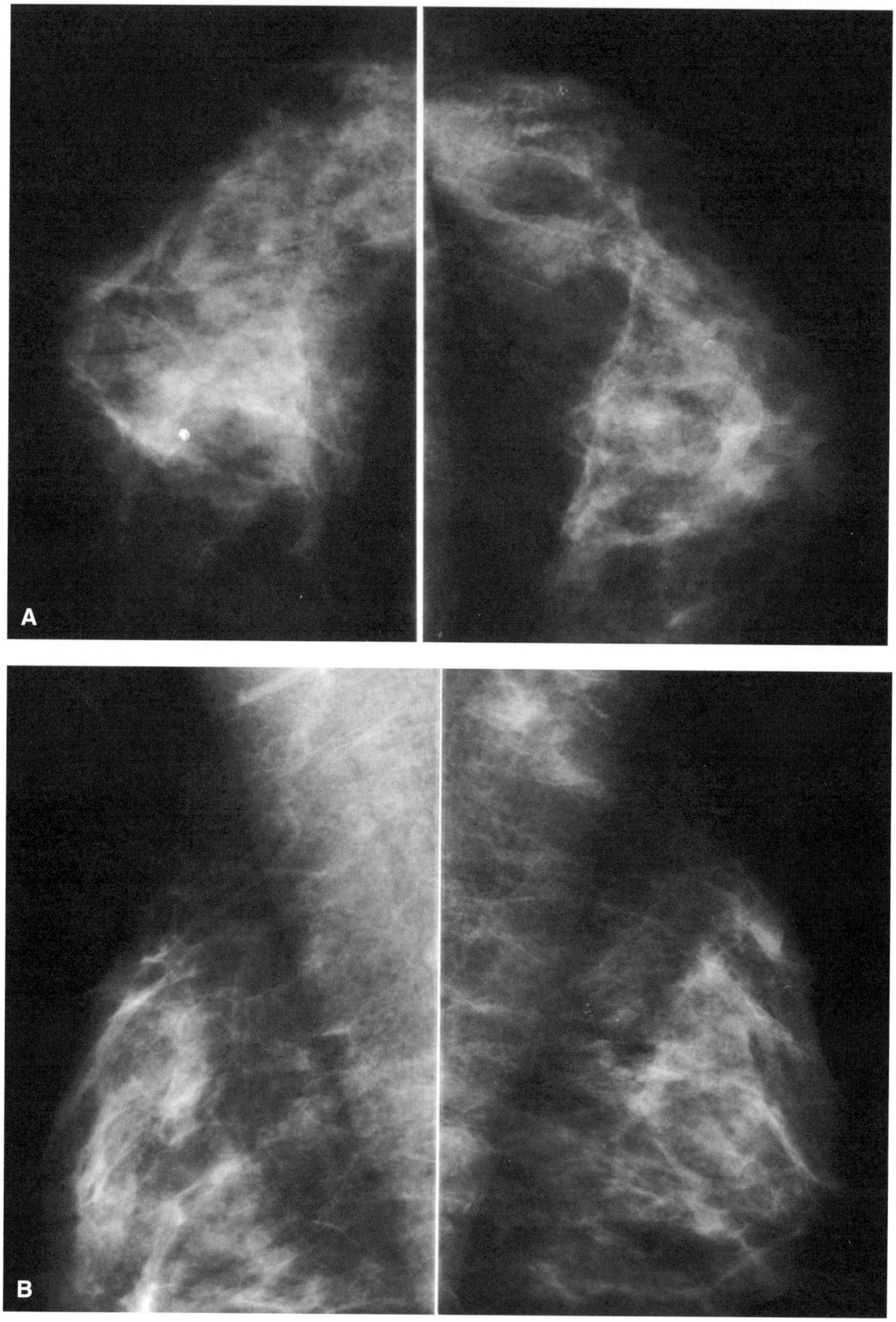


**Figura 4.13.** Mamografia de mulher com 54 anos de idade. Incidências CC **(A)** e MLO **(B)**.

## O que você acha? O que é indicado em seguida?

Existe tecido denso. Um agrupamento de calcificações está presente póstero-lateralmente no seio esquerdo. Incidências com magnificação são indicadas para a caracterização adicional.

Categoria 0 no BI-RADS®: necessita de avaliação adicional por imagem.

## Quais são o seu diferencial e a sua recomendação?

Um agrupamento de calcificações pleomorfas é confirmado nas incidências com magnificação (Fig. 4.13C, D). Alterações fibrocísticas incluindo hiperplasia, hiperplasia ductal atípica, alteração colunar com proeminente bico apical e secreção (CAPSS) e adenose esclerosante, bem como fibroadenoma, papiloma e DCIS (geralmente de grau baixo ou intermediário) estão no diferencial para este agrupamento de calcificações. Uma biópsia dirigida por imagem é indicada.

Categoria 4 no BI-RADS®: anormalidade suspeita, uma biópsia deve ser considerada. Uma biópsia dirigida estereotaxicamente é feita e um DCIS é descrito nas amostras.

## O que você recomendaria em seguida?

Uma consulta cirúrgica é indicada. Além disso, recomendamos uma RM para todas as nossas pacientes com diagnóstico de câncer de mama. Isso é particularmente útil em mulheres com tecido denso mamograficamente. A proposta da RM é avaliar melhor a extensão da doença, incluindo a presença de doença multifocal ou multicêntrica no seio ipsolateral e para avaliar melhor o seio contralateral para lesões sincrônicas.

Realce linear irregular e em bloco é observado, correspondendo à área do DCIS conhecido pela paciente no quadrante superior externo do seio esquerdo (Fig. 4.13E). Além disso, duas massas com curvas cinéticas demonstrando um rápido **wash-in e wash-out** de contraste estão presentes no quadrante inferior externo do seio esquerdo (Fig. 4.13F). Solicita-se que a paciente retorne para uma avaliação ultrassonográfica dos achados na RM.

Uma massa com sombra acústica posterior associada aparece na imagem na posição de 4h30min no seio esquerdo, a 5 cm do mamilo esquerdo. Uma biópsia dirigida por ultrassom é feita e um carcinoma ductal invasivo é descrito histologicamente. Devido à presença de doença multicêntrica (lesões sincrônicas em quadrantes diferentes), uma mastectomia é recomendada. Na amostra da mastectomia, dois focos (1,5 cm e 1,2 cm) de carcinoma ductal invasivo de grau intermediário e DCIS associado (cribriforme e micropapilar) são identificados, e doença metastática é descrita em um dos dois linfonodos sentinelas excisados; um linfonodo positivo adicional é descrito após a dissecação axilar [pT1c, pN1a, pMX; estádio IIA].

## Quais são algumas das indicações atuais para ressonância magnética dos seios?

A função da RM na imagem da mama está evoluindo, e as indicações apropriadas variam, dependendo da disponibilidade e experiência. Indicações descritas incluem a avaliação de mulheres com malignidade identificada, principalmente se possuem tecido denso mamograficamente. Nessas pacientes, doença multifocal ou multicêntrica ou um câncer de mama no seio contralateral podem ser identificados, alterando potencialmente seu tratamento. Outros usos descritos incluem a avaliação de pacientes com doença metastática na axila com um antecedente desconhecido de doença primária (porém presumido) para potencialmente o identificar; no monitoramento da resposta de um tumor em pacientes que passam por terapia neo-adjuvante; na avaliação da presença de tumor residual em pacientes com margens positivas após nodulectomia; e na distinção entre a recorrência de um tumor e uma cicatriz em um local de nodulectomia prévia. A utilização da RM para avaliar mulheres para câncer de mama é indicada a pacientes com tecido denso mamograficamente e alto risco de câncer de mama, principalmente pacientes BRCA1 ou 2 – positivo, ou aquelas pelo menos 10 anos depois de radiação na parede do peito para linfoma.

Os protocolos de exame para a RM da mama ainda estão evoluindo. Imagem das mamas bilateral e simultâneas são críticas na avaliação das áreas de assimetria, influência hormonal ou alteração difusa. Uma bobina de mama, de no mínimo 1,5-T, com resolução espacial de 1 mm em todos os planos, resolução temporal alta, espessura do corte com 2 mm, subtração ou supressão de gordura e capacidade para biópsia são as exigências mínimas para se fazer uma RM da mama. No que diz respeito a mamografia e US, uma técnica meticulosa também é crítica. Isso inclui o posicionamento da mama na bobina sem compressão significativa, bem como acesso ao braço no qual a veia é utilizada para administrar o bolo de contraste para o estudo dinâmico. As lesões são avaliadas para sinais característicos e morfologia, utilizando-se imagens ponderadas em T1 e T2 e padrões de realce de contraste e análises cinéticas nos exames T1 com estudo dinâmico obtidos após administração de contraste.

Lesões com sinal de alta intensidade em T2 geralmente são benignas e incluem cistos, linfonodos e alguns fibroadenomas mixomatosos. Exceto por alguns carcinomas mucinosos e tumores necróticos, a maioria das lesões malignas é caracterizada por sinal T2 baixo. O formato das massas detectadas na RM pode ser descrito como arredondado, oval, lobulado ou irregular, e suas margens são lisas, irregulares ou espiculadas. A análise das margens é mais bem feita na primeira imagem pós-contraste e depende do tamanho da lesão e da resolução espacial. Ao considerar-se o realce do contraste, as lesões podem demonstrá-lo homogêneo ou heterogêneo, central ou em halo, ou em septações internas. Alternativamente, septações internas escuras podem ser vistas em uma massa, refletindo a falta de realce. Realce homogêneo é mais comum em lesões benignas. Cistos inflamatórios e necrose gordurosa podem exibir realce em formato de halo. Contudo, cistos inflamatórios são brilhantes em imagens ponderadas em T2, e a utilização de imagens com supressão de gordura, juntamente com achados mamográficos e histórico clínico, é útil no diagnóstico de necrose gordurosa.

O realce também pode ser visto sem a presença da massa. Nessas situações, termos descritivos da terminologia léxica do ACR para lesões detectadas na RM incluem: área focal, linear, ductal (*i. e.*, apontando em direção ao mamilo e possivelmente ramificando), regional (não em conformação com a distribuição esperada de um ducto), segmentar (realce triangular com o ápice em direção ao mamilo), em regiões múltiplas ou difusas. Um realce não semelhante à massa pode ser mais bem qualificado como homogêneo, heterogêneo, pontilhado, aglutinado, reticular/dendrítico, simétrico ou assimétrico. Realce linear, principalmente quando aglutinado ou irregular, sugere DCIS.

Com a administração de contraste e estudo dinâmico, dados cinéticos podem ser avaliados. Os cânceres de mama se impregnam rapidamente (*i. e.*, "**wash-in**") com o realce estabilizando-se (platô) ou diminuindo gradualmente a intensidade do sinal (*i. e.*, "**wash-out**"). Considera-se que isso reflete a neovascularização do tumor. O tecido normal e a maioria das lesões benignas demonstram um realce pelo contraste contínuo e gradual. Na descrição da intensidade do sinal – a curva de tempo, *lenta, média* e *rápida* são utilizadas para descrever o padrão de realce da massa durante os primeiros 2 minutos ou quando a curva começa a mudar. A fase tardia da curva (após os primeiros 2 minutos ou depois que a curva começa a mudar) deve ser descrita como: *persistente*, se o realce continuar a aumentar com o passar do tempo; *platô*, se a intensidade do sinal não se alterar com o passar do tempo após aumento inicial; ou ***wash-out***, se a intensidade de sinal diminuir após o aumento inicial.

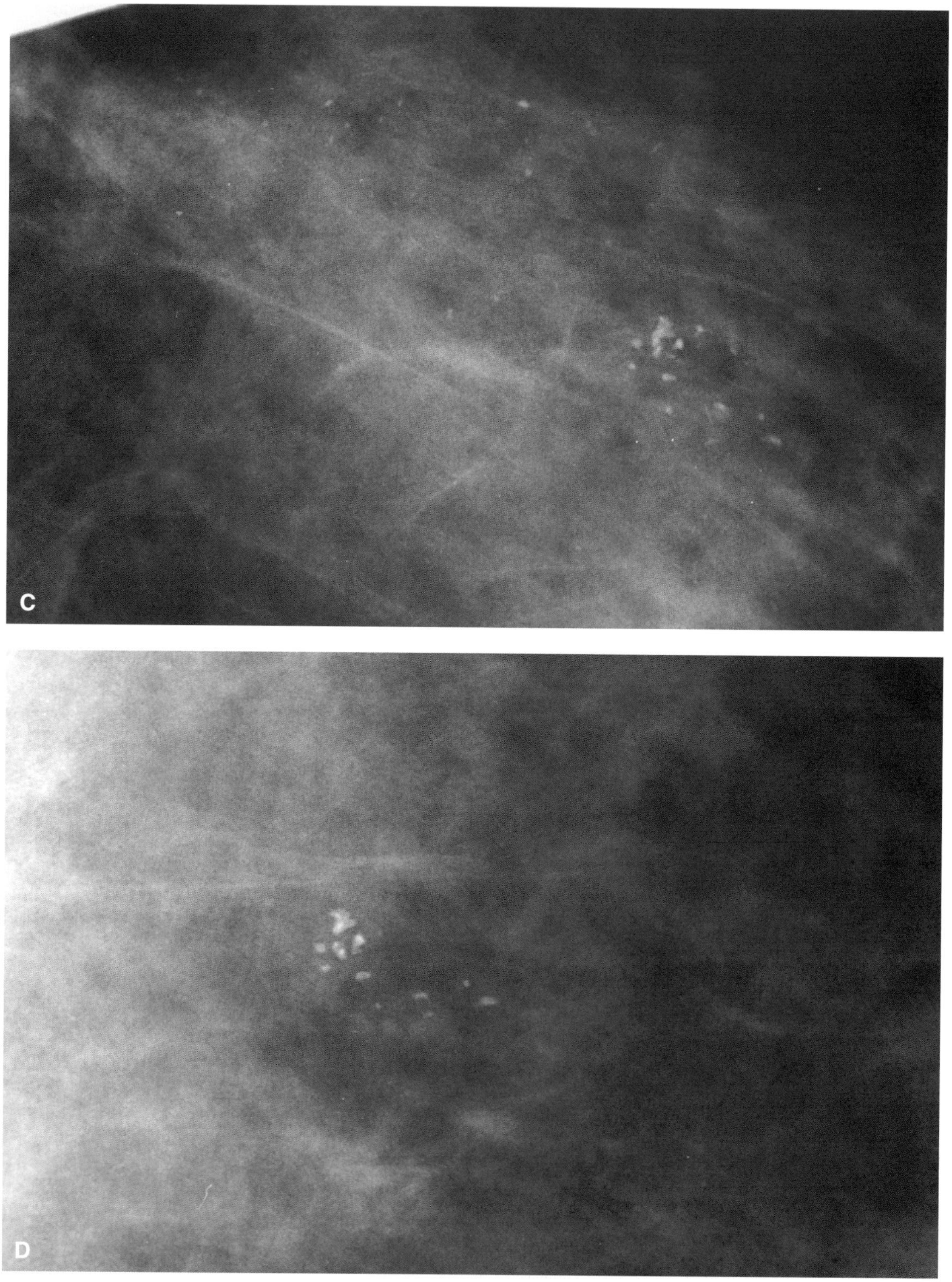


**Figura 4.13.** *(Continuação)* Incidências CC **(C)** e MLO **(D)** com dupla compressão seletiva e magnificação do seio esquerdo.

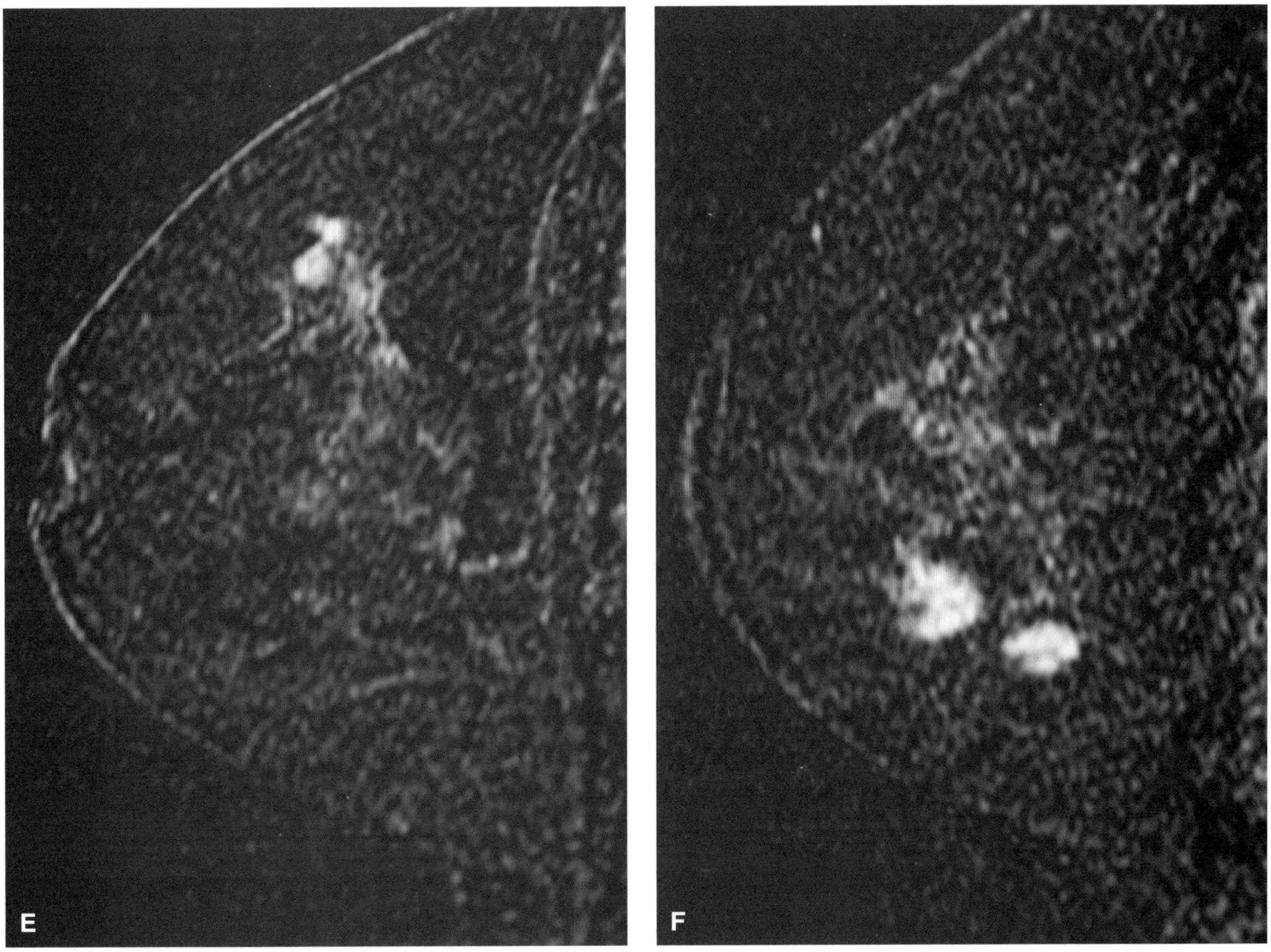


**Figura 4.13.** *(Continuação)* Imagens de subtração **(E, F)** obtidas a partir de imagens ponderadas em T1 antes do contraste e sequência sagital feita após a administração do bolo intravenoso de gadolínio.

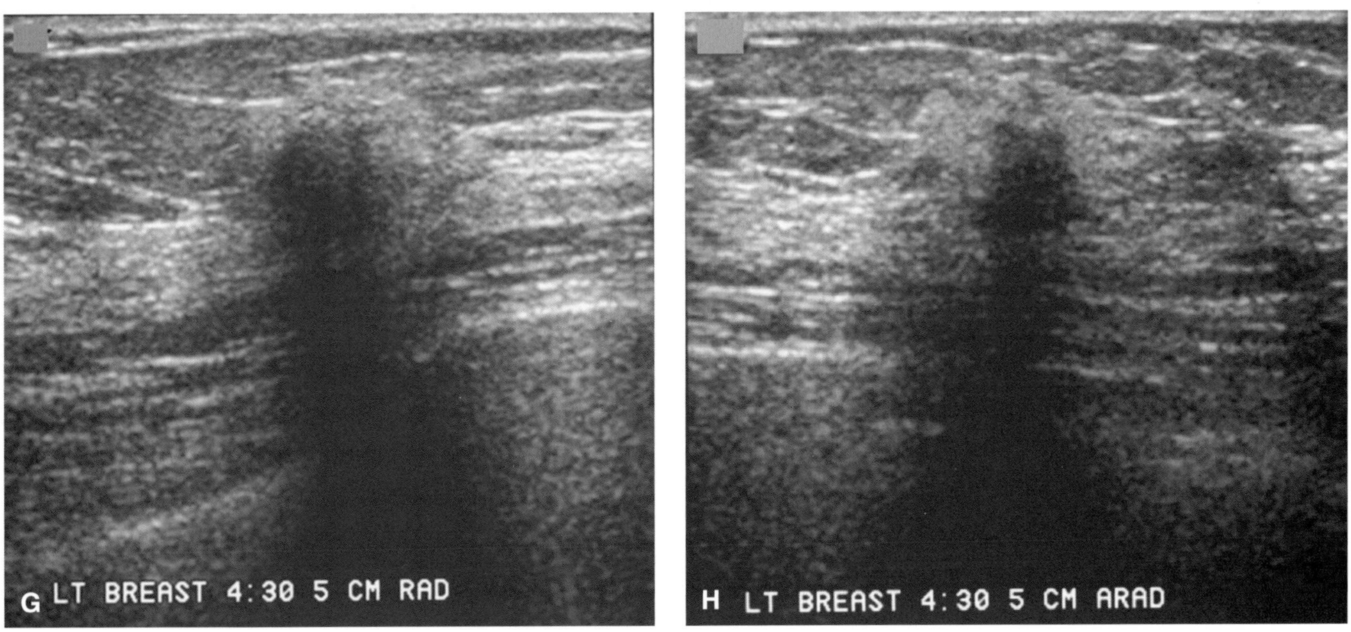


**Figura 4.13.** *(Continuação)* Imagens de US, cortesRAD **(G)** e ARAD **(H)**.

## PACIENTE 14

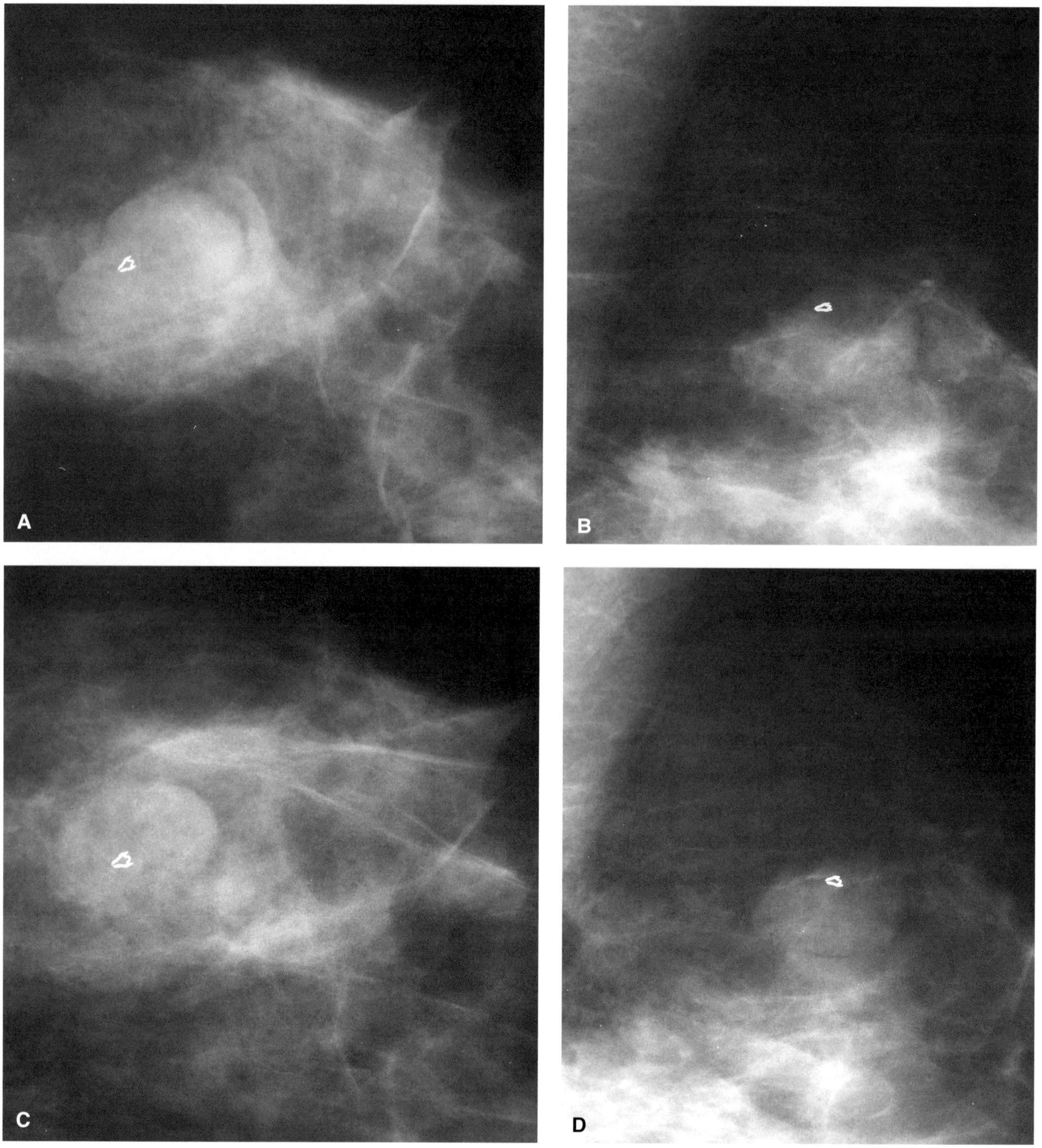


**Figura 4.14.** Exame mamográfico de mulher com 50 anos de idade, incidências CC **(A)** e MLO **(B)**, seio esquerdo, com visão ampliada de uma massa no quadrante superior externo do seio esquerdo. Incidências CC **(C)** e MLO **(D)**, um ano antes de **(A)** e **(B)**, seio esquerdo, com visão ampliada de uma massa no quadrante superior externo do seio esquerdo.

## Como você descreveria os achados? Por que há um grampo metálico na mama?

Uma massa oval e bem limitada está presente no quadrante superior externo do seio esquerdo. Um grampo metálico está presente na massa, consistente com uma biópsia de agulha grossa dirigida por imagem feita anteriormente. Os grampos metálicos são distribuídos durante o procedimento da biópsia dirigida por imagem quando a remoção completa da lesão pode ocorrer como resultado da biópsia (p. ex., biópsia de um agrupamento de calcificações ou de uma pequena massa utilizando um dispositivo assistido por vácuo com agulha de 11G). Se a lesão é diagnosticada como uma malignidade ou como uma lesão de alto risco, sendo inteiramente removida, o grampo marca o local da lesão original de forma que o tecido em volta da lesão possa ser localizado e avaliado histologicamente para tumor residual no momento da nodulectomia. Ao revisar o relatório da biópsia anterior desta paciente, um fibroadenoma foi relatado. Agora, a massa está maior.

## Nesta etapa, quais são as suas recomendações? Considerando-se que a massa está aumentando, uma biópsia excisional é indicada?

O diagnóstico original de um fibroadenoma é coerente com uma massa bem limitada e oval vista mamograficamente. Em mulheres no período pré-menopausa, fibroadenomas podem aumentar, e somente a mudança de tamanho não constitui indicação para biópsia excisional. Tem sido descrito que as taxas de volume de crescimento de < de 16% por mês em mulheres com menos de 50 anos de idade e de 13% por mês naquelas com mais de 50 anos ou até 20% de mudança significativa na dimensão em um intervalo de 6 meses, independentemente da idade, são aceitáveis e a paciente pode ser acompanhada.

Nesta paciente, a massa aumentou, mas a alteração de tamanho está dentro do limite aceitável. Contudo, a próxima etapa é chamar a patologia e solicitar a revisão do material da biópsia anterior no contexto de uma massa que aumentou levemente de tamanho. O patologista confirma o diagnóstico de um fibroadenoma; especificamente os achados histológicos não sugerem a possibilidade de tumor filódio. Recomenda-se uma mamografia anual para esta paciente.

Categoria no BI-RADS® 2: achado benigno.

Na maioria das pacientes, o diagnóstico de fibroadenoma na biópsia é confiável. Em algumas mulheres, a distinção entre fibroadenoma e tumor filódio é um problema. Nelas, as decisões adequadas de tratamento requerem posicionamento dos achados da imagem no contexto clinicopatológico apropriado. Fibroadenomas são lesões comuns em mulheres jovens no período pré-menopausa. Tumores filódios são lesões incomuns que ocorrem predominantemente em mulheres no período perimenopausa ou pós-menopausa.

Fibroadenomas e tumores filódios são lesões bifásicas (fibroepitelial), surgindo nos lóbulos e caracterizadas por proliferação epitelial e elementos estromais. É a celularidade do estroma, e não a aparência dos elementos epiteliais, que é utilizada para distinguir entre estas lesões. Em mulheres jovens, os fibroadenomas podem ser caracterizados por ter um estroma celular. Conforme os níveis de estrogênio diminuem com a idade, os elementos epiteliais e a celularidade estromal nos fibroadenomas normalmente diminuem e a hialinização (*i. e.*, fibrose) aumenta. Quando os fibroadenomas são descritos como "celulares" ou quando o termo descritivo "estroma hipercelular" é utilizado em relação ao fibroadenoma, principalmente se forem de uma paciente mais velha, no período peri ou pós-menopausa, uma discussão direta com o patologista sobre a possibilidade de tumor filódio é útil. Caso a distinção não possa ser feita com segurança com base nas amostras, uma biópsia excisional é recomendada.

## PACIENTE 15

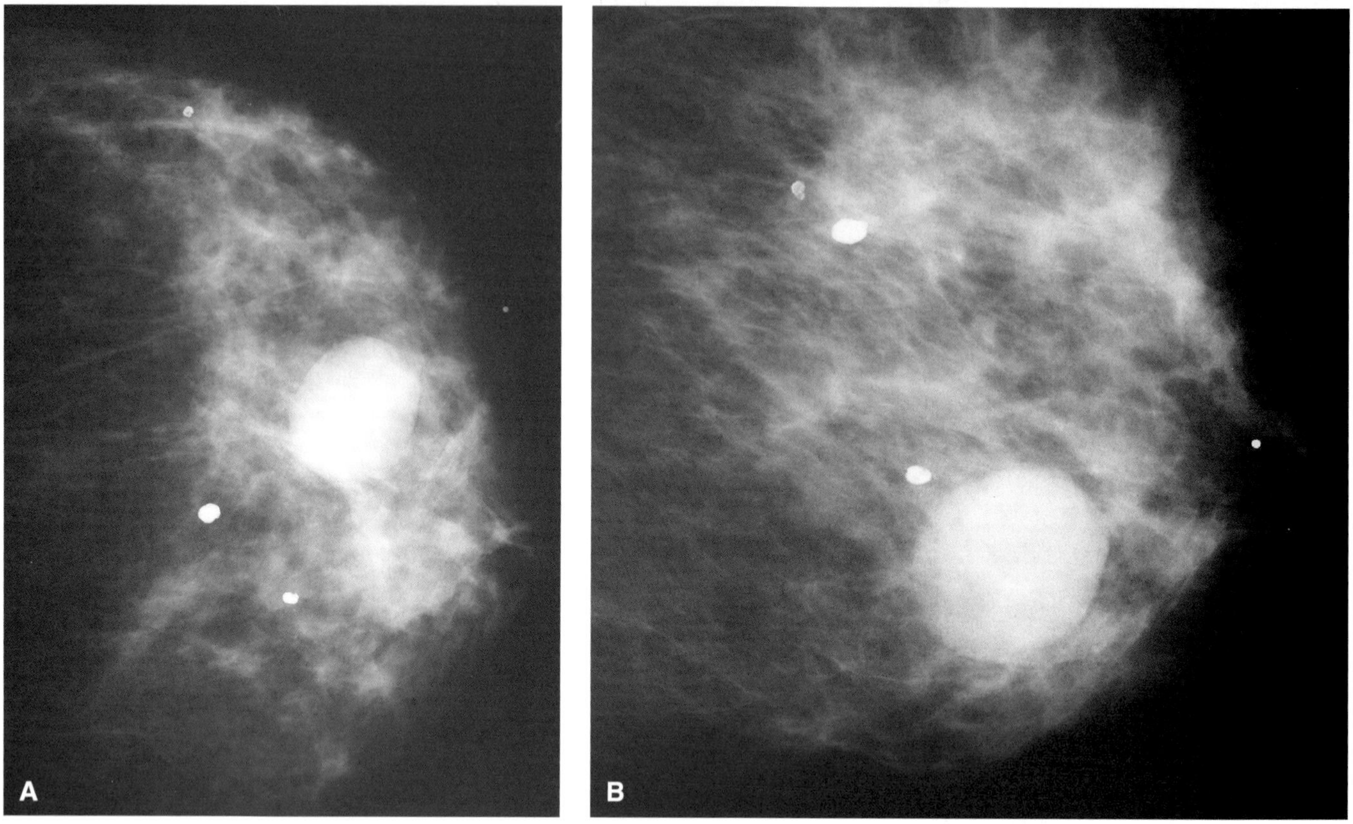


**Figura 4.15.** Mamografia de mulher com 62 anos de idade. Incidências CC **(A)** e MLO **(B)**, seio esquerdo.

### O que você acha? O que faria em seguida?

Tecido glandular denso com várias calcificações grosseiras, provavelmente refletindo fibroadenomas entrando em processo de hialinização e calcificação, é observado. Além disso, há uma massa arredondada e bem limitada no quadrante inferior externo do seio esquerdo. Filmes anteriores seriam úteis para determinar o que seria apropriado para ser feito em seguida.

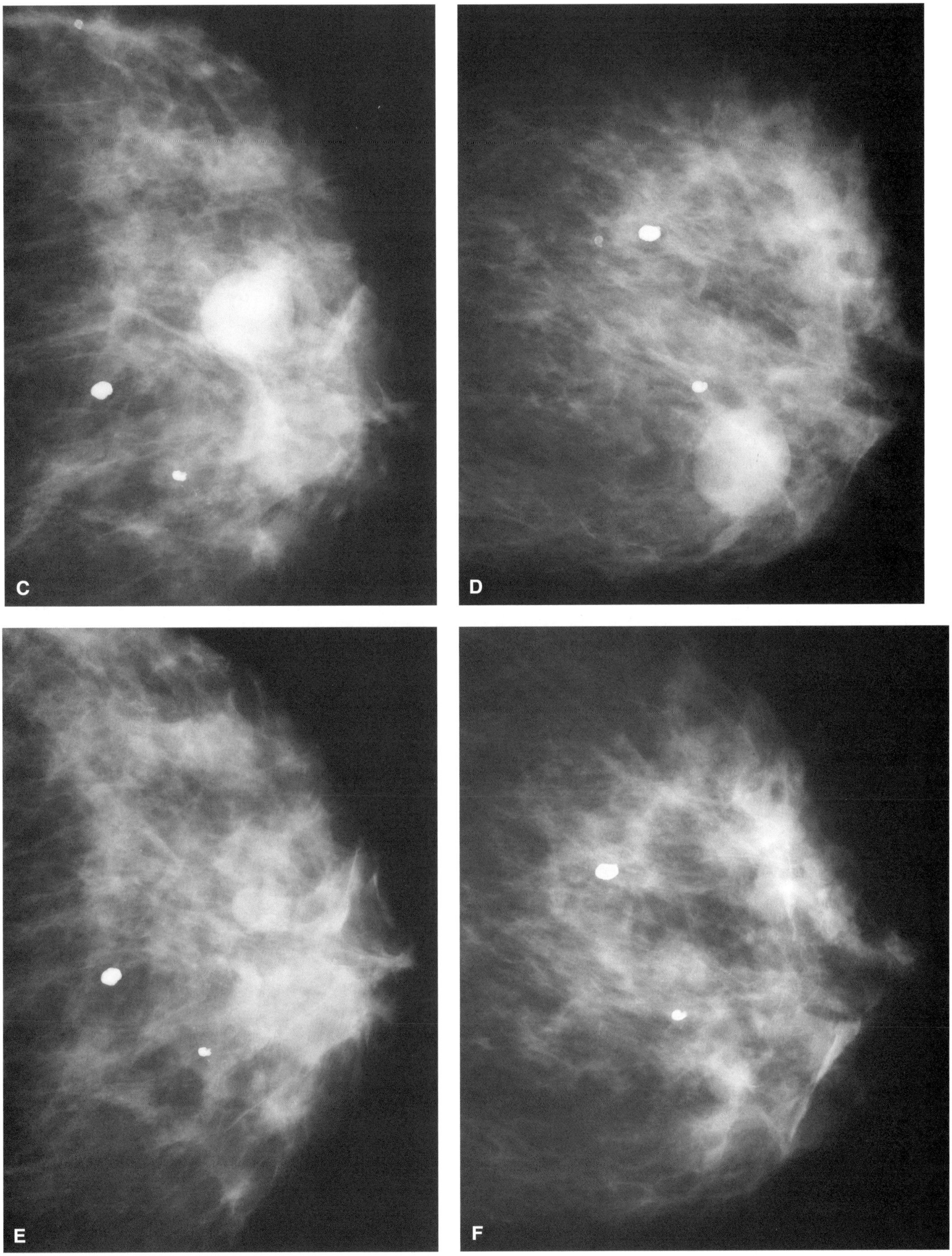


**Figura 4.15.** *(Continuação)* Incidências CC **(C)** e MLO **(D)**, seio esquerdo, um ano antes das imagens exibidas em **(A)** e **(B)**. Incidências CC **(E)** e ML **(F)**, seio esquerdo, 2 anos antes das imagens exibidas em **(A)** e **(B)**. *(Continua.)*

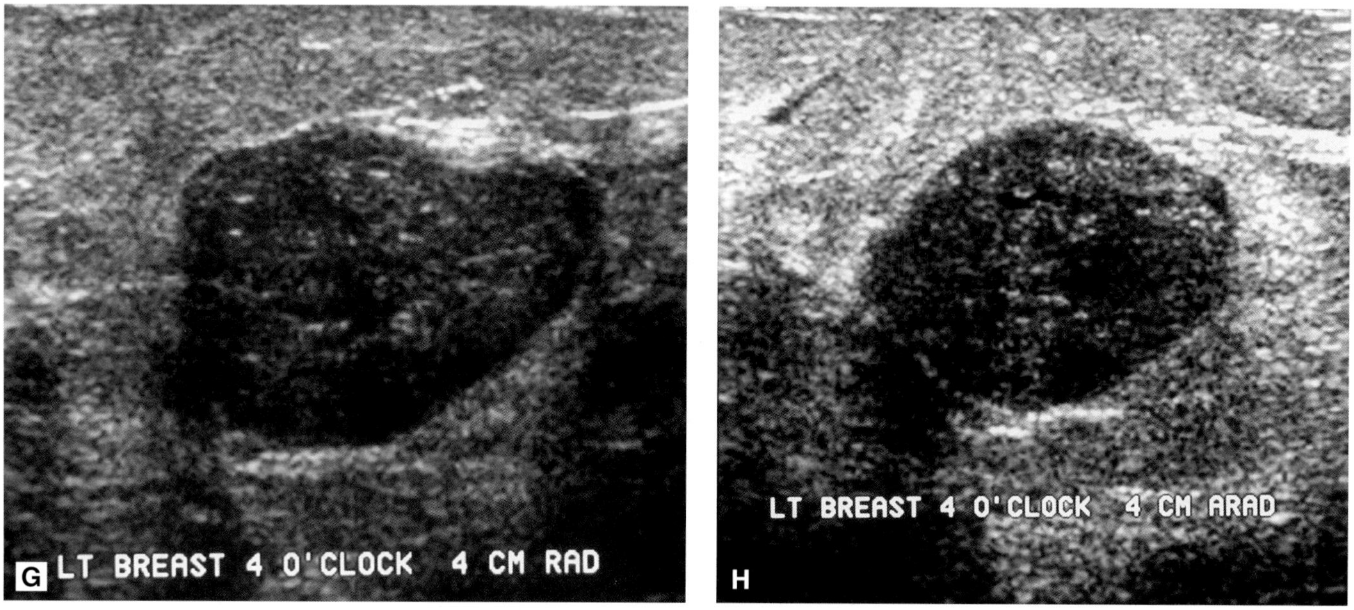


**Figura 4.15.** *(Continuação)* Imagens de US, cortes RAD **(G)** e ARAD **(H)**, há um ano, no momento de **(C)** e **(D)**.

## O que você acha?

Uma massa sólida e bem limitada no seio esquerdo está aumentando. Um fibroadenoma foi descrito nas amostras obtidas após uma biópsia dirigida por ultrassom feita há 1 ano. Não há histórico de terapia de reposição hormonal (TRH). O que você acha? As imagens clínicas e os achados histológicos são coerentes? Considerando-se a mamografia mais recente (Fig. 4.15A, B), qual a sua principal preocupação e o que recomendaria agora?

O diagnóstico de um fibroadenoma é coerente para uma massa arredondada, bem limitada e sólida, principalmente em pacientes jovens no período pré-menopausa. Em tal paciente, um aumento no tamanho de um fibroadenoma diagnosticado com uma biópsia por agulha não é indicação para excisão, a menos que a alteração de tamanho seja significativa. Contudo, em uma mulher com 61 anos de idade, principalmente se ela não está fazendo TRH, o diagnóstico de fibroadenoma deve ser considerado cuidadosamente e diretamente discutido com o patologista. Os fibroadenomas podem desenvolver-se no início do período pós-menopausa, e principalmente se a paciente está iniciando TRH. Não se espera que se desenvolvam e aumentem anos após a menopausa em pacientes sem histórico de TRH. Deve-se perguntar especificamente ao patologista sobre a possibilidade de um tumor filódio. Nesta paciente no período pós-menopausa, o diagnóstico original deve ter sido desafiador e agora, 1 ano mais tarde, conforme você revisa os estudos disponíveis e observa a alteração progressiva de tamanho desta massa, uma biópsia excisional é indicada.

Um tumor filódio benigno é diagnosticado no tecido excisado.

## O que são tumores filódios? Como se apresentam?

Os tumores filódios são raros, representando 0,3 a 1% de todos os tumores da mama. São tumores bifásicos (fibroepitelial), mais comumente diagnosticados em pacientes nos períodos perimenopausa e pós-menopausa. A idade média (45 anos de idade) de pacientes com tumores filódios é aproximadamente 15 anos mais alta que a de mulheres que apresentam fibroadenomas. Os tumores filódios comumente apresentam-se como uma massa única, bem limitada e dura; raramente as pacientes podem apresentar-se com vários tumores filódios em um ou ambos os seios. Estes tumores desenvolvem-se a partir de lóbulos, e sua semelhança com os fibroadenomas levou alguns a sugerir que eles surgem a partir de fibroadenomas preexistentes. Alternativamente, alguns postularam que eles surgem do nada.

Histologicamente, os tumores filódios são caracterizados pela presença de fissuras ou espaços císticos alinhados por células epiteliais e um estroma celular. Os elementos epiteliais dessas lesões são normais e similares àqueles vistos nos fibroadenomas. A aparência do estroma é utilizada para distinguir tumores filódios de fibroadenomas. Foram feitas tentativas para subclassificar tumores filódios em lesões malignas, benignas e limítrofes com base em suas margens, celularidade estromal e crescimento excessivo, atipia da célula estromal e atividade mitótica. Características sugestivas de malignidade incluem a presença de margens infiltradas, crescimento celular estromal excessivo, atipia das células estromais moderada a acentuada e dez ou mais figuras mitóticas por dez campos de grande aumento. As características de tumores benignos incluem margens expansivas, celularidade estromal moderada, atipia mínima das células estromais e nenhuma a quatro mitoses por dez campos de grande aumento. Um tumor limítrofe é descrito quando uma lesão demonstra margens expansivas ou infiltradas, atipia moderada das células estromais e cinco a nove mitoses por dez campos de grande aumento. Raramente elementos sarcomatosos, incluindo angiossarcoma, lipossarcoma, condrossarcoma, miossarcoma ou osteossarcoma, são descritos no estroma dos tumores filódios .

É importante enfatizar que os fibroadenomas em mulheres jovens são caracterizados pela presença de elementos epiteliais e por um estroma que pode ser descrito como celular. Conforme a paciente envelhece e os níveis de estrogênio diminuem, os elementos epiteliais e a celularidade do estroma se reduzem e ocorrem fibrose e hialinização das lesões. O diagnóstico de um fibroadenoma "celular" é aceitável em mulheres jovens (adolescentes e aquelas na casa dos 20 e início dos 30 anos), mas deve-se ter cuidado ao aceitar o diagnóstico de fibroadenoma "celular" ou um caracterizado por ter um "estroma hipercelular" em mulheres nos períodos perimenopausa e pós-menopausa. Neste amplo grupo de pacientes, deve-se questionar especificamente o patologista sobre a possibilidade de um tumor filódios e, caso seja uma preocupação, uma biópsia excisional é apropriada.

Reaparecimento local é a principal preocupação em pacientes diagnosticadas com tumor filódio, porém metástase a distância e morte podem ocorrer. Uma excisão cirúrgica ampla é importante para minimizar a probabilidade de reaparecimento local. Uma rota hematogênica disseminada é descrita em pacientes com doença metastática. Consequentemente, dissecções axilares não são indicadas para pacientes com tumores filódios, os quais, se benignos, não sofrem metástase. Eles possuem baixa incidência de reaparecimento local e o intervalo para o reaparecimento é mais longo.

## PACIENTE 16

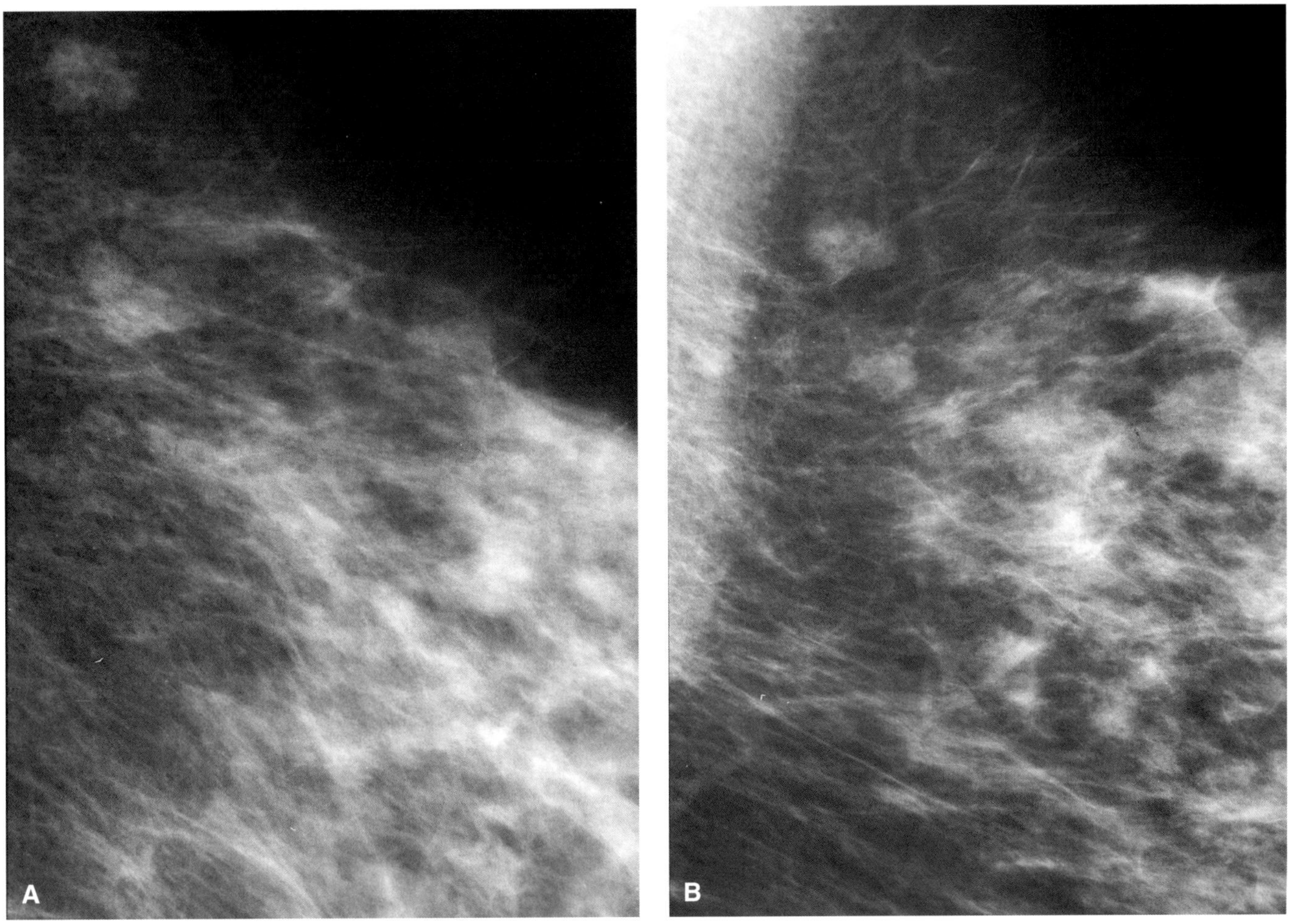


**Figura 4.16.** Mamografia com 64 anos de idade. Incidências CC esquerda **(A)** e MLO **(B)**, com visão ampliada. *(Continua.)*

### Como você descreveria os achados?

Duas massas estão presentes no quadrante superior externo do seio esquerdo. A mais superior e lateral das lesões é caracterizada por margens microlobuladas e irregulares. A segunda massa possui margens parcialmente bem limitadas. Comparados com estudos anteriores (não exibidos), esses achados representam uma mudança. Uma biópsia dirigida por imagem é feita na mais superior e lateral das lesões. Uma lesão esclerosante com hiperplasia ductal atípica associada e mucina de permeio com estroma adjacente é descrita nas amostras.

### Isto está coerente com os achados da imagem? Nesta etapa, qual é sua recomendação para paciente? Por quê?

Os achados mamográficos e histológicos são coerentes. Contudo, com uma lesão esclerosante, associada a hiperplasia ductal atípica, com mucina e estroma, é recomendada uma biópsia excisional. As duas massas, vistas mamograficamente, são excisadas após colocação do fio-guia de localização (Fig. 4.16C, D). Um papiloma intraductal com hiperplasia ductal atípica apócrina e tumor adjacente semelhante à mucocele são descritos na lesão em que foi feita a biópsia anteriormente. Um papiloma intraductal sem atipia é descrito para a segunda massa excisada.

## O que são lesões semelhantes à mucocele na mama? Como elas devem ser tratadas após o diagnóstico na biópsia de agulha grossa?

As lesões semelhantes à mucocele na mama são compostas por cistos múltiplos ou ductos dilatados contendo material mucinoso que é expelido para o estroma que está em volta. As células epiteliais revestindo esses cistos ou ductos são de aparência uniformemente achatada ou cuboide a colunar. Embora fossem inicialmente descritas como lesões benignas, agora existem relatos na literatura de hiperplasia ductal atípica associada, DCIS ou carcinoma invasivo com algumas dessas lesões. O DCIS associado geralmente é do tipo micropapilar ou cribriforme, e a lesão invasiva comumente é um carcinoma mucinoso. Consequentemente, o diagnóstico de lesões semelhantes à mucocele ou a presença de material mucinoso no estroma nas amostras de biópsia ddeveria instigar a consideração de uma biópsia excisional da lesão.

## Que achados de imagem têm sido descritos para lesões semelhantes à mucocele na mama?

Em programas de exame, estas lesões geralmente são diagnosticadas em biópsias de agulha grossa feitas para microcalcificações indeterminadas ou suspeitas; algumas das calcificações descritas são grosseiras e com formato de casca de ovo. Massas com margens que variam de bem limitadas a indistintas, com ou sem calcificações associadas, também foram descritas. Na US, cistos com nódulos murais calcificados ou não calcificados, massas hipoecoicas caracterizadas por um baixo nível de ecos internos ou estruturas tubulares com baixo nível de ecos internos podem ser vistas nessas pacientes.

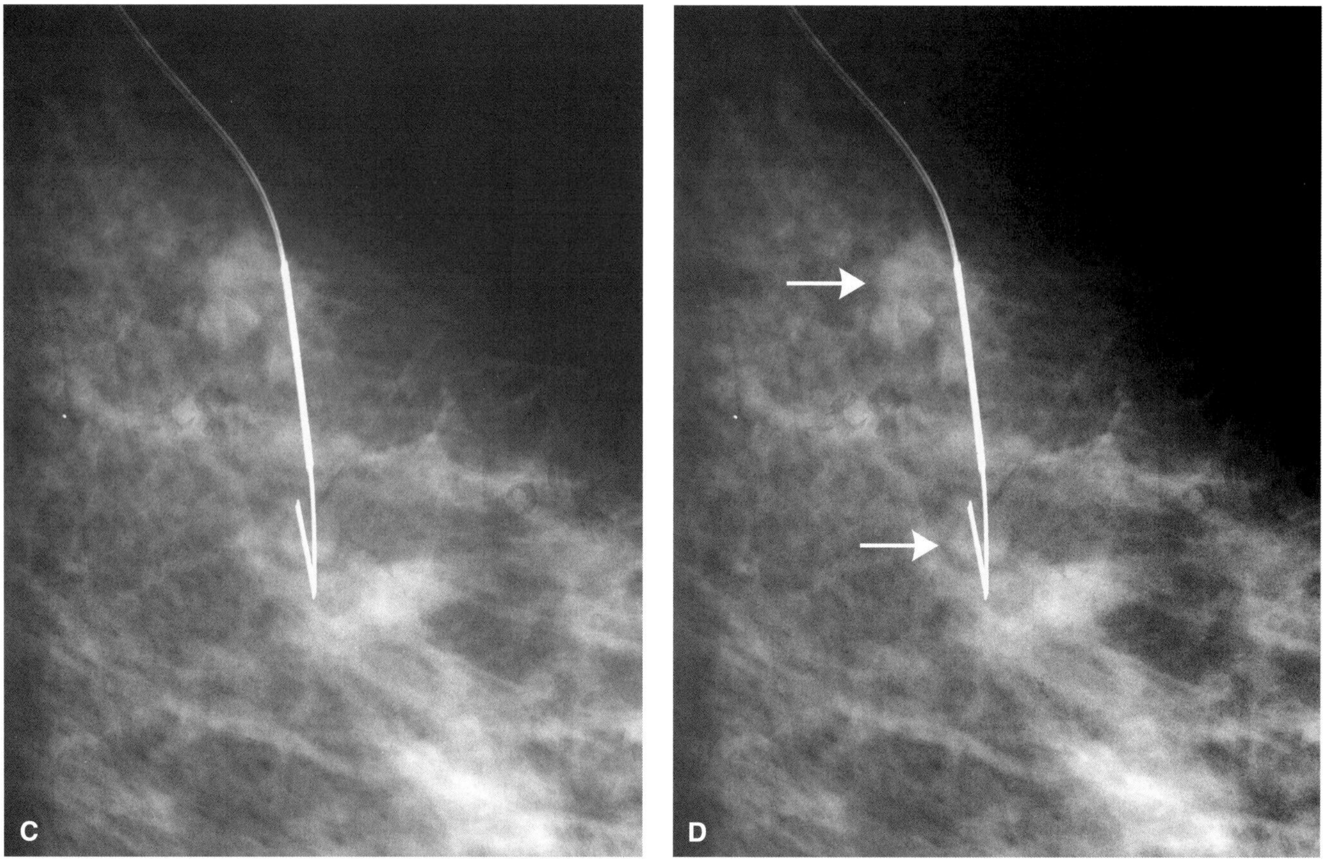


**Figura 4.16.** *(Continuação)* Incidência lateral de 90° **(C)** documentando o posicionamento final do fio-guia após uma US dirigida para localização das duas lesões [*setas* em **(D)**] no quadrante superior externo do seio esquerdo.

## PACIENTE 17

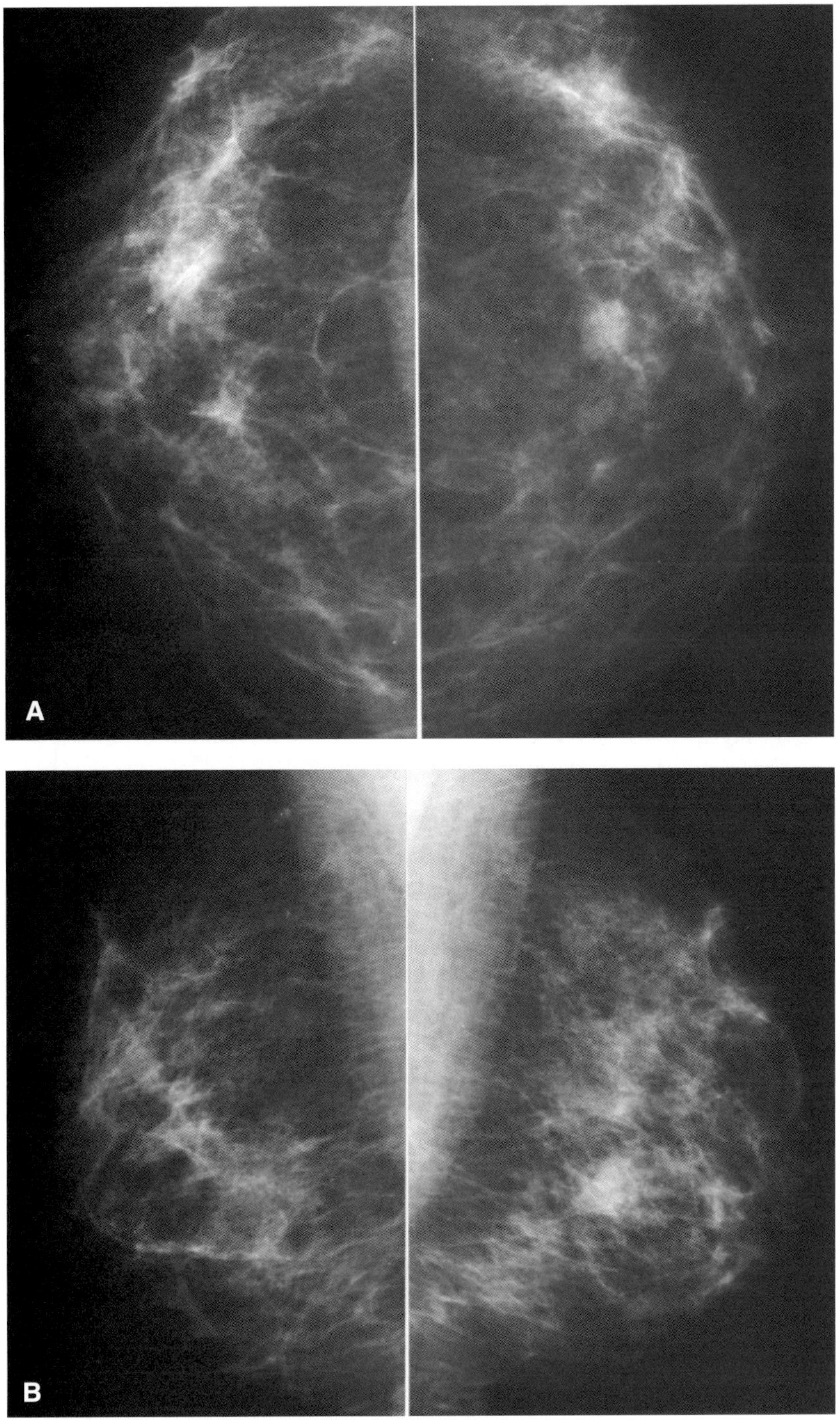


**Figura 4.17.** Mamografia de mulher com 42 anos de idade. Incidências CC **(A)** e MLO **(B)**. *(Continua.)*

### O que você acha?

Uma potencial massa é descrita no seio esquerdo. Se nenhum filme anterior estiver disponível ou se este achado representar uma mudança de intervalo, a paciente deve ser chamada de volta para incidências de compressão seletiva e possivelmente para uma US.

Categoria 0 no BI-RADS®: necessita de avaliação adicional por imagem.

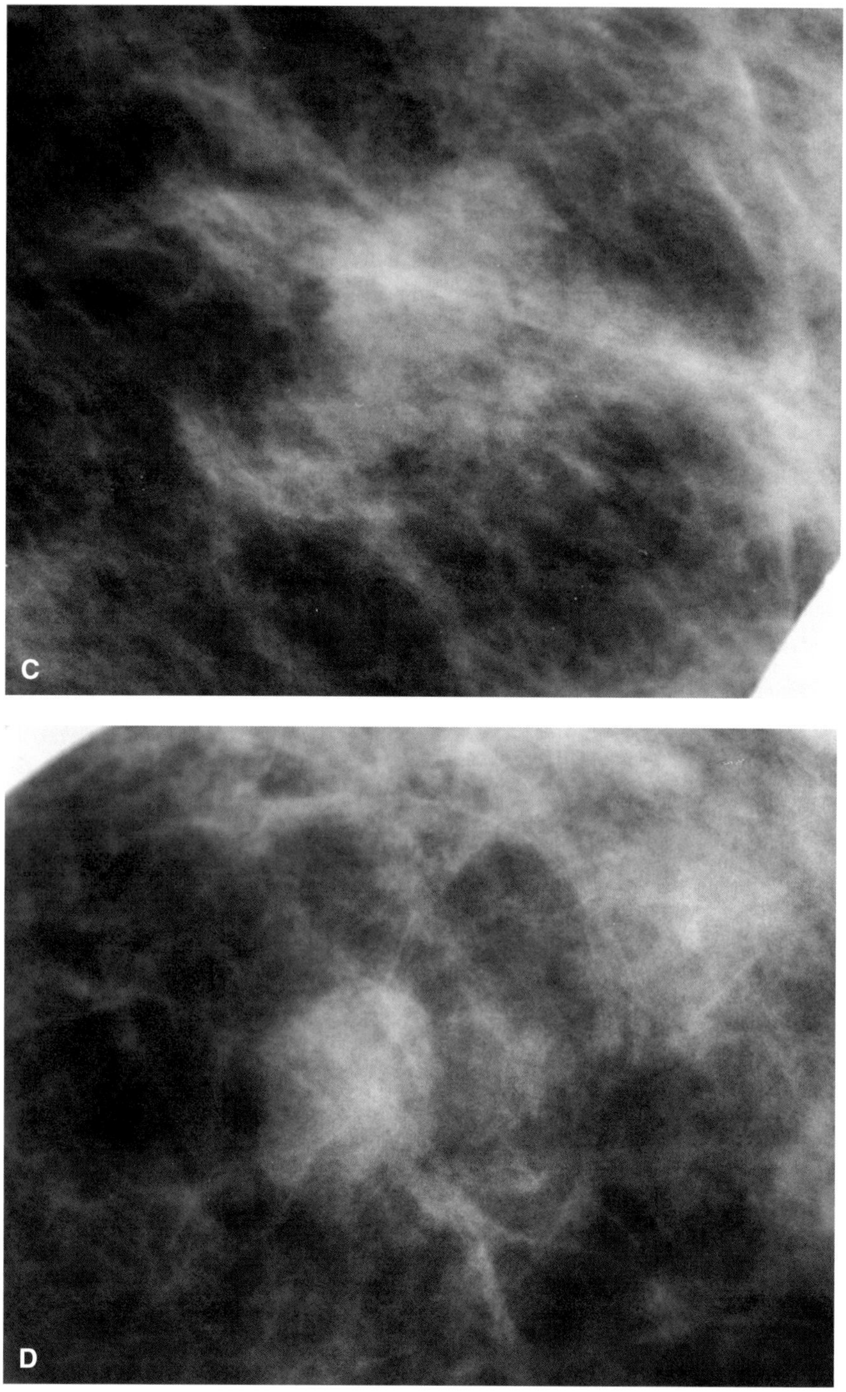

**Figura 4.17.** *(Continuação)* Incidências com compressão seletiva CC **(C)** e MLO **(D)**, seio esquerdo.

**O que você acha agora? O que recomendaria em seguida? Em que posição em horas você colocaria o transdutor do ultrassom para achar a massa?**

Uma massa é confirmada nas incidências com compressão seletiva. Embora as margens sejam obscuras na projeção CC, elas são mais bem vistas e aparecem parcialmente bem limitadas na projeção oblíqua. As considerações benignas em uma mulher com 42 anos de idade incluem cisto, fibroadenoma (fibroadenoma complexo, adenoma tubular), papiloma, fibrose focal, PASH, papiloma, adenose, tumor filódio e tumor de célula granular. Dependendo do histórico e dos achados clínicos, processo inflamatório, acúmulo de fluido pós-traumático/pós-cirúrgico e galactocele também podem ser incluídos no diferencial. As considerações malignas incluem carcinoma ductal invasivo não especificado de outra maneira, carcinoma medular ou doença metastática. Embora menos prováveis devido à idade da paciente, carcinomas mucinoso e papilar também estão no diferencial.

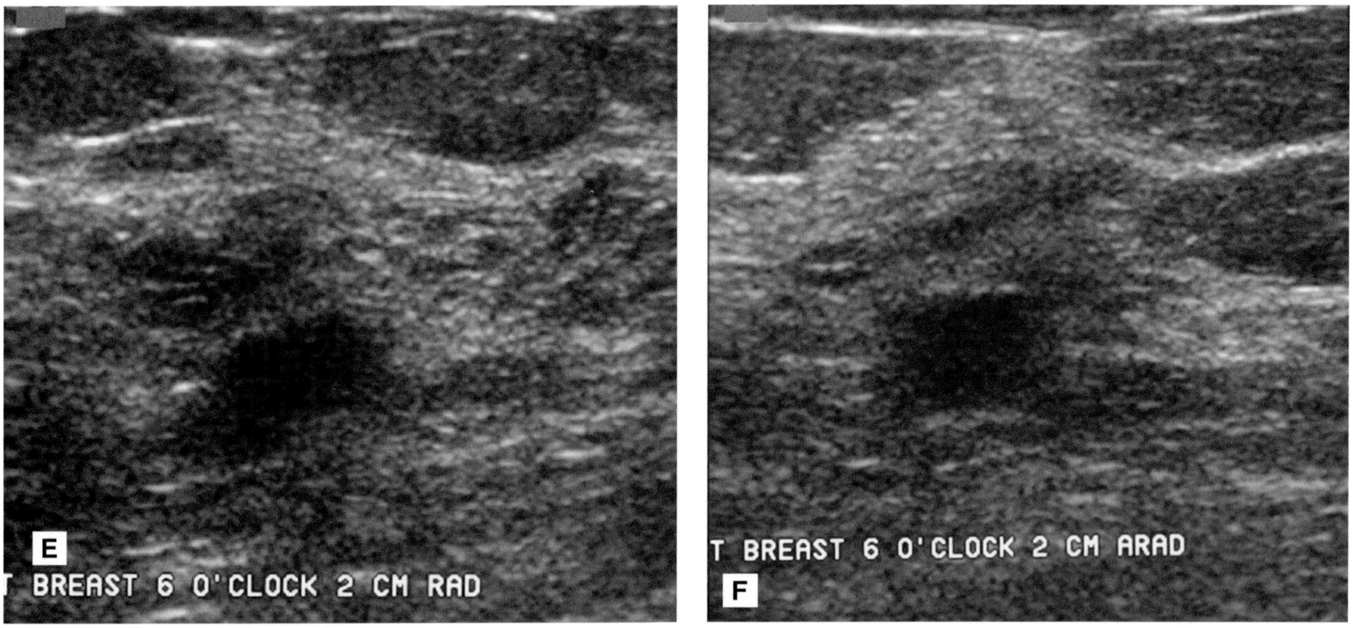


**Figura 4.17.** *(Continuação)* Imagens de US, cortes RAD **(E)** e ARAD **(F)** correspondendo à área de interesse mamográfico, na posição de 6 horas, a 2 cm do mamilo esquerdo.

## O que você acha com base nas imagens da US? Quais são as suas recomendações?

Na US, uma massa oval e hipoecoica aparece na imagem na posição de 6 horas, a 2 cm do mamilo esquerdo, correspondendo ao achado mamográfico. As margens não são bem definidas e não há reforço acústico posterior; embora você esteja tentado a chamar isso de cisto, ele não preenche o critério diagnóstico para um cisto, portanto, uma avaliação adicional é indicada.

## Como você abordaria a avaliação desta paciente?

Para pacientes em que um cisto é uma possibilidade, abordo seus procedimentos de intervenção de maneira gradual. A primeira etapa, após injetar lidocaína na pele e prever o trajeto da agulha, é tentar fazer uma aspiração. Caso nenhum fluido seja obtido ou se uma anormalidade residual foi observada após a aspiração, faço biópsias de agulha grossa na massa. Nesta paciente, nenhum fluido é aspirado e hiperplasia ductal atípica (ADH), do tipo apócrino, é descrita nas biópsias de agulha grossa.

## Esta histologia está de acordo com os achados da imagem? O que você recomendaria em seguida? Por quê?

Calcificações pleomorfas com formas arredondadas, pontilhadas e amorfas são os achados mamográficos mais comuns refletindo a presença de ADH e DCIS. Raramente ADH e DCIS apresentam-se como assimetria parenquimatosa, distorção ou massa com margens bem limitadas, frequentemente macrolobuladas que podem ser mais bem caracterizadas como indistintas e às vezes espiculadas. Portanto o diagnóstico de ADH nesta paciente com uma massa está de acordo. Contudo, dependendo de se uma pistola com agulha 14G ou um dispositivo com agulha 11G assistido por vácuo são utilizados para colher amostra, a ADH passa a ser um DCIS ou carcinoma ductal invasivo na excisão em até 56% e 27% das pacientes, respectivamente. Consequentemente, a biópsia excisional é o tratamento apropriado para pacientes diagnosticadas como ADH na biópsia de agulha grossa, apesar do achado (p. ex., calcificações, massas ou distorção).

Nesta paciente, uma biópsia excisional é feita após a inserção pré-operatória dirigida por ultrassom de um fio-guia de localização na massa no seio esquerdo. Um carcinoma ductal *in situ* com 1,1 cm, do tipo apócrino, é diagnosticado no tecido excisado [pTis, pNX, PMX; estádio 0].

# PACIENTE 18

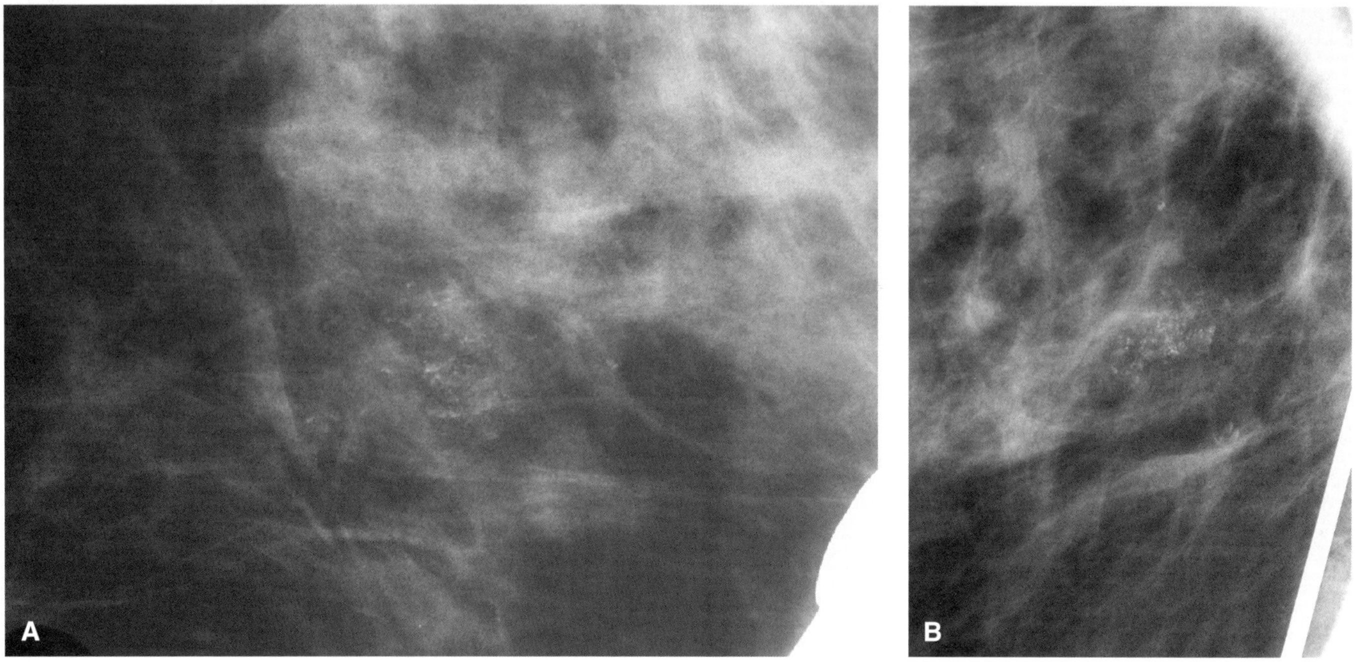

Figura 4.18. Avaliação diagnóstica de paciente com 72 anos de idade chamada de volta para avaliação das calcificações detectadas no seio esquerdo em seu exame mamográfico. Incidências com dupla compressão seletiva e magnificação CC (A) e MLO (B), seio esquerdo.

## Como você descreveria os achados?

Um agrupamento de calcificações arredondadas, pontilhadas e amorfas é confirmado nas incidências com dupla compressão seletiva e magnificação. Nenhuma forma linear, orientação linear ou alteração na configuração das calcificações (*i. e.*, nenhum leite de cálcio) é observada nas incidências com magnificação. As alterações fibrocísticas incluem hiperplasia, hiperplasia ductal atípica, CAPSS e adenose esclerosante, bem como fibroadenoma, papiloma e DCIS (geralmente de grau baixo ou intermediário) estão no diferencial para este agrupamento de calcificações. Uma biópsia é indicada.

Categoria 4 no BI-RADS®: anormalidade suspeita, uma biópsia deve ser considerada.

Biópsias de agulha grossa dirigidas estereotaxicamente são feitas nesta paciente.

Dependendo do tamanho da lesão, da agulha utilizada (p. ex., 14G, 11G, 8G), do número de amostras obtidas e do dispositivo utilizado para a biópsia (p. ex., assistido a vácuo ou pistola), a lesão pode realmente ser completamente "excisada" durante a biópsia. Se isso é uma possibilidade, um grampo metálico precisa ser colocado no momento da biópsia, de forma que a localização da lesão original seja marcada. Se uma malignidade ou lesão de alto risco for diagnosticada, o grampo colocado no momento da biópsia dirigida por imagem pode ser utilizado para localizar a área para excisão e avaliação histológica adicional. Incidências CC e lateral de 90° são obtidas depois para documentar a localização do grampo imediatamente após a biópsia. Nesta paciente, uma agulha 14G em uma pistola é utilizada para biópsia. A remoção completa da lesão não é esperada, portanto nenhum grampo é inserido. Hiperplasia ductal atípica com microcalcificações associadas surgindo em um plano de fundo da CAPSS é descrita na biópsia de agulha grossa.

## O que é indicado em seguida?

O diagnóstico de hiperplasia ductal atípica na biópsia de agulha grossa requer uma biópsia excisional. Isso é feito após a colocação pré-operatória do fio-guia de localização nas calcificações do seio esquerdo.

É confirmado que as calcificações estão na amostra (Fig. 4.18C). Com base nesta radiografia, a localização das calcificações é marcada para o patologista. Hiperplasia ductal atípica residual surgindo em um plano de fundo com CAPSS com microcalcificações associadas é descrita no tecido excisado. O patologista comenta que "a área de CAPSS está parcialmente envolvida com uma população de células uniformes de baixo grau que é de extensão insuficiente para um diagnóstico de DCIS de baixo grau". Hiperplasia ductal atípica (ADH) é considerada uma lesão marcadora de alto risco. Pacientes com ADH possuem risco de desenvolver câncer de mama aumentado de quatro a cinco vezes em comparação com a população referência. Esse risco aumenta mais em mulheres com ADH e histórico familiar de câncer de mama.

Uma camada contígua de células epiteliais e outra basilar intermitente de células mioepiteliais revestem a membrana basal dos ductos normais e dos lóbulos no seio. A *hiperplasia* refere-se ao aumento no número de células (geralmente epiteliais, embora em alguns processos possam ser células mioepiteliais que são hiperplásicas) revestindo os ductos. Na *hiperplasia comum*, o número de células epiteliais revestindo os ductos está aumentado e espaços secundários nos ductos são irregulares em tamanho e forma e comumente alongados e com ranhuras. Na *hiperplasia ductal atípica*, o número de células revestindo o ducto está aumentado, e espaços secundários de tamanhos e formatos variados, embora um pouco mais rígidos e fixos do que aqueles vistos na hiperplasia comum, estão presentes no ducto. Essas alterações proliferativas no ducto podem progredir para um DCIS (geralmente de grau baixo ou intermediário), caracterizado por uma população de células monomorfas e espaços secundários rígidos no ducto. Os termos descritivos utilizados para esses tipos de DCIS incluem *cribriforme, micropapilar* e *sólido*. Este espectro de alterações celulares no ducto não está tipicamente associado à rápida proliferação celular ou à necrose central. As calcificações que se desenvolvem associadas a estes processos proliferativos desenvolvem-se em secreções (não em resíduos necróticos). As calcificações resultantes são tipicamente variáveis na densidade (possivelmente refletindo os espaços de tamanhos variados nos quais se desenvolvem) e pleomorfas, incluindo arredondadas, pontilhadas e, em algumas pacientes, amorfas (pequenas calcificações abaixo da resolução obtida com incidências com magnificação em uma paciente).

Estes processos envolvem o ducto de uma maneira multifocal, de modo que em algumas pacientes você pode ter hiperplasia próxima ao DCIS, próximo a outra área de hiperplasia ou à ADH etc. Vários estudos relataram a presença de ADH na localização periférica de áreas de DCIS. Em algumas pacientes, as alterações proliferativas não possuem calcificações associadas. Em outras, as alterações proliferativas possuem classificações associadas, porém essas não estão associadas a células malignas. Consequentemente, quando você marca estas calcificações, pode ou não estar marcando as células malignas. Além disso, a distinção entre ADH e DCIS pode ser problemática, principalmente devido às pequenas quantidades de tecido enviadas após as biópsias por imagem dirigida por agulha. Existe necessidade de diminuir o número e o tamanho (p. ex., 14G *vs.* 11G) das amostras e recomendar excisão se ADH é relatada após as biópsias de agulha grossa.

A complexidade da situação no tratamento de pacientes com estes processos é composta porque, embora esforços tenham sido feitos para definir e padronizar os esquemas de classificações para estes processos, o diagnóstico de hiperplasia, hiperplasia ductal atípica e DCIS de baixo grau permanece subjetivo. Além disso, conforme descrito nesta paciente, alguns dos critérios para DCIS podem estar presentes, porém as alterações são insuficientes para qualificar o diagnóstico. Um estudo feito por Rosai em 1991 relatou que não existe um consenso no diagnóstico de 17 casos limítrofes enviados para revisão por cinco principais patologistas de mama, e os diagnósticos feitos em alguns casos variam entre hiperplasia e DCIS.

Este espectro da doença deveria ser contrastado com o DCIS, que é caracterizado por rápida proliferação celular (alto marcador de timidina) e necrose central. Considera-se que essas lesões surjam pela primeira vez no ducto, sem hiperplasia antecedente ou hiperplasia atípica. Embora geralmente estas sejam células de alto grau , algumas podem ser de grau intermediário ou baixo. As células revestindo estes ductos são pleomorfas, não demonstram polarização relativa à luz do ducto e possuem vários nucléolos. Figuras mitóticas, necrose celular e autofagocitose podem ser vistas envolvendo as células revestindo os ductos. Nessas pacientes, as células malignas se restringem a circunferência da luz do ducto e há resíduos necróticos no centro deste. As calcificações vistas mamograficamente desenvolvem-se em resíduos necróticos e consequentemente estão opostas às células malignas (*i. e.*, as calcificações são moldadas pela proliferação celular). Na marcação deste tipo de processo proliferativo, quando você marca as calcificações, também marca as células malignas. O número e o tamanho das amostras não é crítico nestas pacientes. Se você remover as calcificações nas suas amostras, é provável que tenha feito o diagnóstico de DCIS.

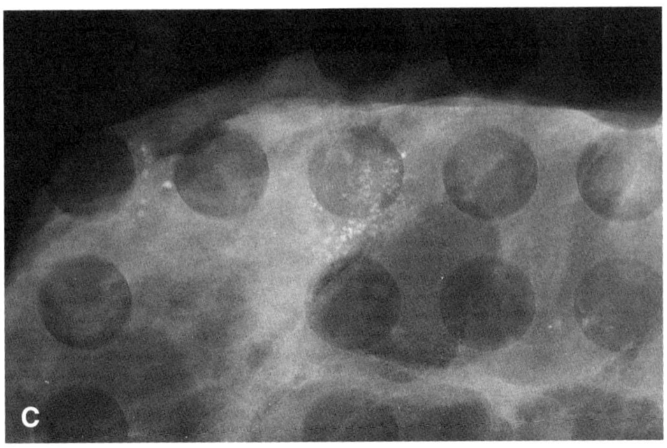


**Figura 4.18.** *(Continuação)* Amostra radiográfica **(C)** do tecido excisado.

## PACIENTE 19

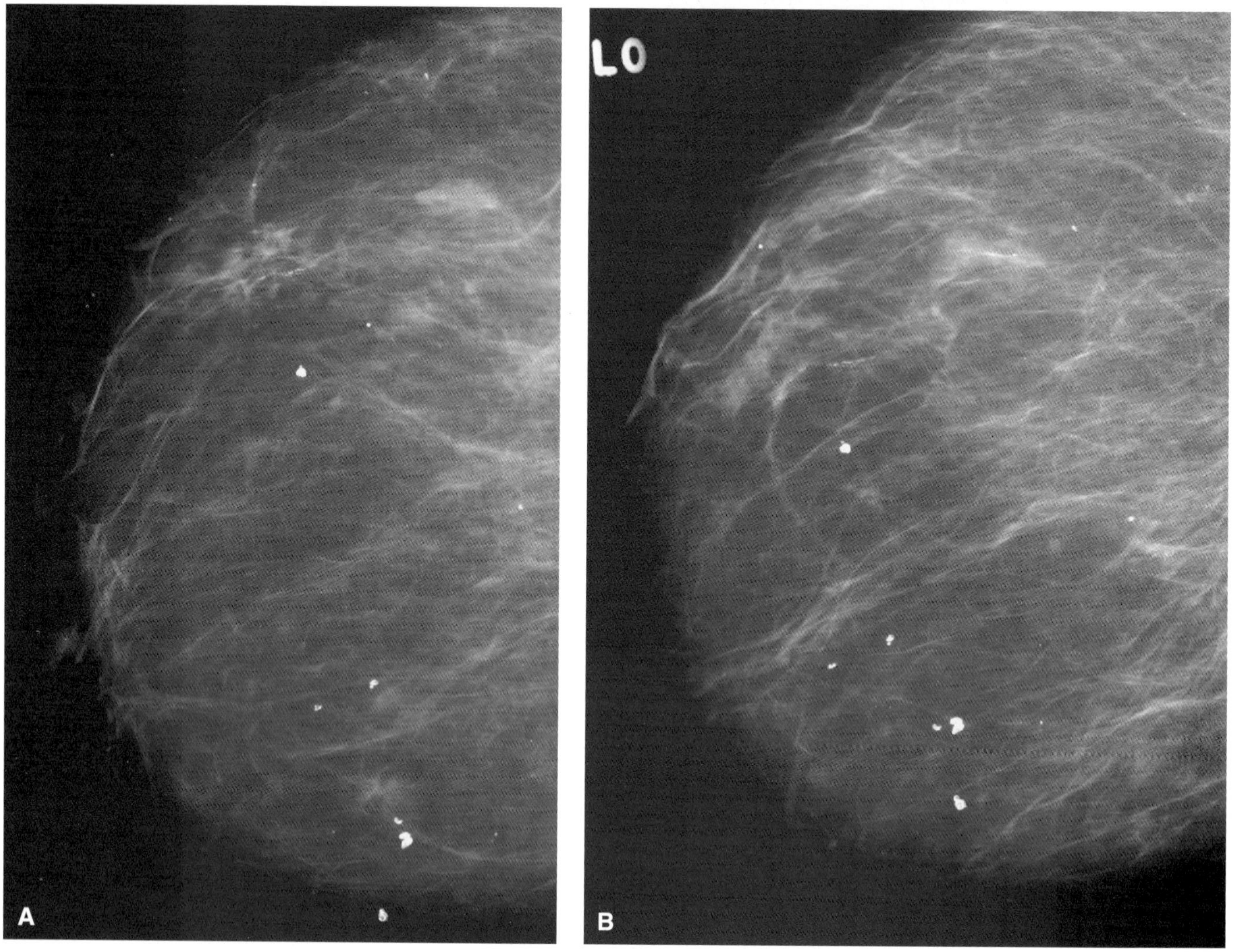


**Figura 4.19.** Mamografia de mulher com 69 anos de idade. Incidências CC direita **(A)** e MLO **(B)**.

### Como você descreveria os achados?

Várias calcificações grosseiras, do tipo distróficas, estão presentes no seio direito. Além disso, um agrupamento de calcificações, algumas das quais podem ser lineares com possível orientação linear, é observado no quadrante superior externo do seio, anteriormente. Incidências com magnificação são indicadas para melhor caracterização.

Categoria 0 no BI-RADS®: necessita de avaliação adicional por imagem.

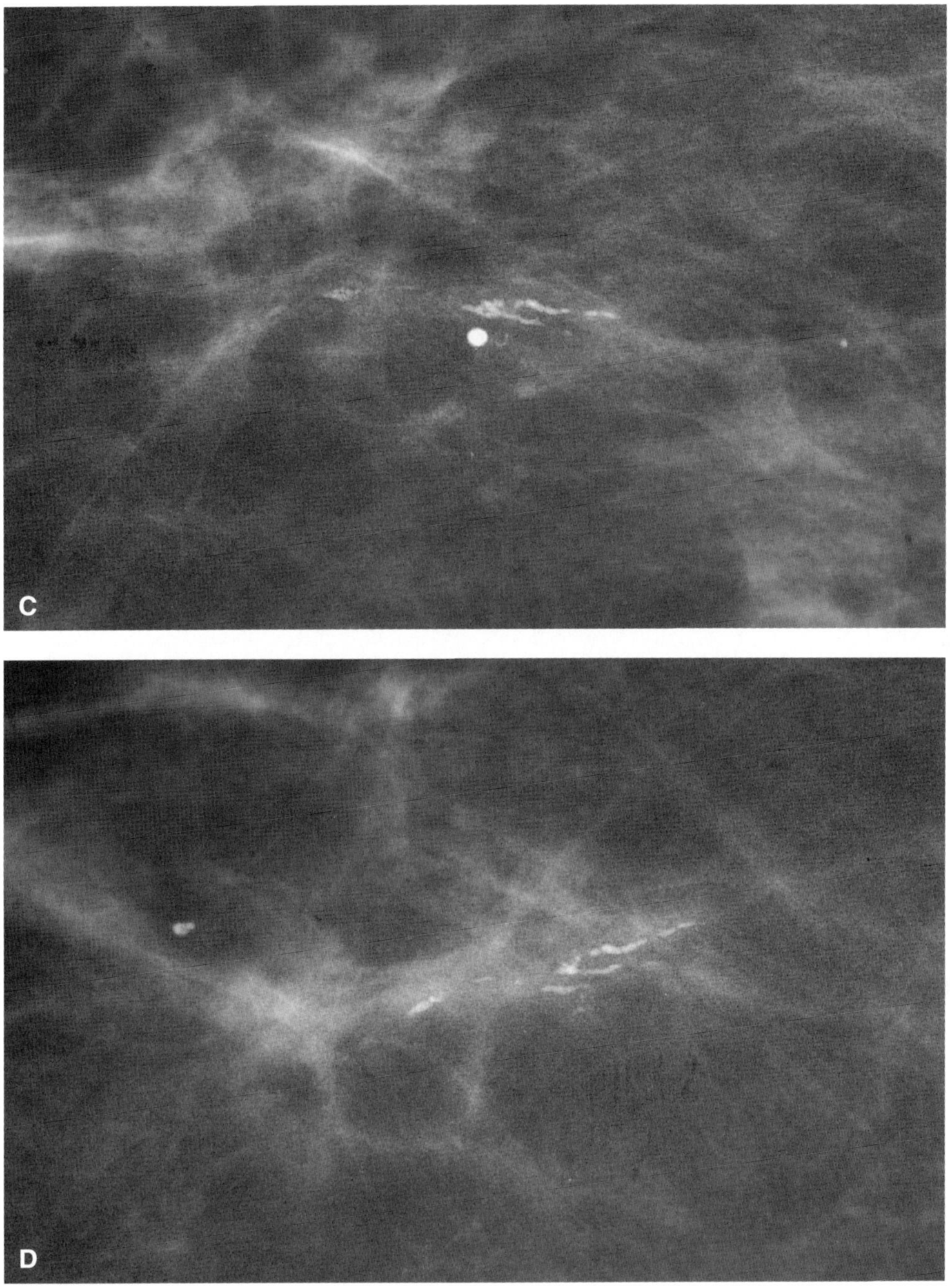


**Figura 4.19.** *(Continuação)* Incidências de dupla compressão seletiva com magnificação CC **(C)** e MLO **(D)**, seio direito.

Incidências de dupla compressão seletiva com magnificação confirmam a presença de calcificações lineares demonstrando orientação linear. As margens dessas calcificações são irregulares e existem fissuras associadas nelas. Carcinoma ductal *in situ* com necrose central associada (geralmente de alto grau) é a primeira consideração para calcificações com essas características. Uma biópsia é indicada.

## Qual é a sua recomendação?

Categoria 4 no BI-RADS®: anormalidade suspeita, uma biópsia deve ser considerada.

Um carcinoma mamário invasivo com características predominantemente lobulares e DCIS de alto grau e necrose central são diagnosticados nas amostras . Um carcinoma ductal invasivo, com 1,2 cm, grau III, com DCIS de alto grau associado e necrose central é diagnosticado na amostra da nodulectomia. O linfonodo sentinela é negativo para doença metastática [pT1c, pN0, pMX; estádio I].

O DCIS costumava ser considerado uma doença "rara", somente com descrições espalhadas na literatura relacionadas com sua aparência histológica e significância biológica. Com o uso muito difundido do exame mamográfico e nossa capacidade para detectar e fazer biópsias de microcalcificações, o DCIS agora constitui uma proporção significativa do câncer de mama que é diagnosticado e tratado. Guiado por achados mamográficos, nosso conhecimento e compreensão do processo desta doença avançaram significativamente nas últimas duas décadas. Agora é reconhecido que o DCIS não é uma doença, mas várias doenças caracterizadas por heterogeneidade. Com base nos marcadores histológicos e biológicos, além de lesões invasivas associadas, podemos considerar pelo menos dois caminhos principais de origem. Um grupo de DCIS surge ou evolui por meio de alterações proliferativas no ducto que incluem hiperplasia, hiperplasia ductal atípica e DCIS. Essas lesões proliferativas coexistem e são multifocais no ducto envolvido. São caracterizados por baixas taxas de proliferação, fases intraductais longas e nem todos os DCIS que surgem por este caminho progridem para uma invasão. Em algumas pacientes, considera-se que essas lesões sejam precursoras de carcinomas ductais invasivos de grau baixo ou intermediário.

Em contraste, um segundo grupo de DCIS desenvolve-se no ducto sem progredir para hiperplasia e hiperplasia atípica. Esse tipo de DCIS é caracterizado por proliferação celular rápida, com altas taxas de marcador de timidina, necrose central no ducto e fase intraductal curta. Considera-se que todos esses tipos de lesão desenvolvem-se em doença invasiva (*i. e.,* invasores obrigatórios), devido ao aumento de carcinomas ductais invasivos pouco diferenciados. Não se considera que baixo grau evolua (*i. e.,* não é um precursor) para alto grau.

As calcificações pleomorfas são os achados mamográficos mais comuns associados a DCIS. Dependendo do processo latente no ducto, as calcificações possuem aparência variável. No primeiro grupo de processos proliferativos, as calcificações foram descritas como se desenvolvendo em secreções. Embora sejam pleomorfas e demonstrem variação na densidade, geralmente são arredondadas, pontilhadas ou amorfas. Aglomerados múltiplos podem ser vistos. Essas calcificações podem estar associadas a hiperplasia, hiperplasia ductal atípica e DCIS (geralmente DCIS de grau baixo ou intermediário). Também é importante reconhecer que estes processos podem estar presentes na mama sem nenhuma calcificação associada. Com este tipo de processo proliferativo, subestimamos a extensão da doença em quase 50% das pacientes. Quando fizemos biópsias deste tipo de calcificação, é importante garantir uma mostra adequada aumentando o número e o tamanho dos núcleos ou até mesmo considerando uma biópsia excisional em algumas pacientes. Remover algumas das calcificações nestas pacientes não garante um diagnóstico correto, conforme refletido pela alta porcentagem de ADH que progride para DCIS ou câncer invasivo quando a ADH é excisada após o diagnóstico na biópsia de agulha grossa.

Quando há necrose central no ducto refletindo proliferação celular rápida, as calcificações frequentemente são lineares e podem demonstrar orientação linear. Nesse tipo de processo proliferativo, as calcificações estão inicialmente associadas a células malignas; as calcificações estão sendo moldadas por células em proliferação e desenvolvidas nos resíduos necróticos. Marcar a calcificação essencialmente marca as células malignas. Se as calcificações forem removidas em uma ou duas amostras, é provável que você faça o diagnóstico. Exames minuciosos completos, com incidências com magnificação são úteis nessas pacientes, porque a mamografia é boa para estimar a extensão da doença. A doença é encontrada onde vemos as calcificações. Em pacientes com lesões que ocupam vários centímetros, a utilização de vários fios-guia para a localização pré-operatória facilita a remoção completa da lesão. Uma busca agressiva por estes tipos de calcificação é muito importante devido à fase intraductal curta da doença e do desenvolvimento quase certo, e em algumas pacientes rápido, de doença invasiva (frequentemente pouco diferenciada).

## PACIENTE 20

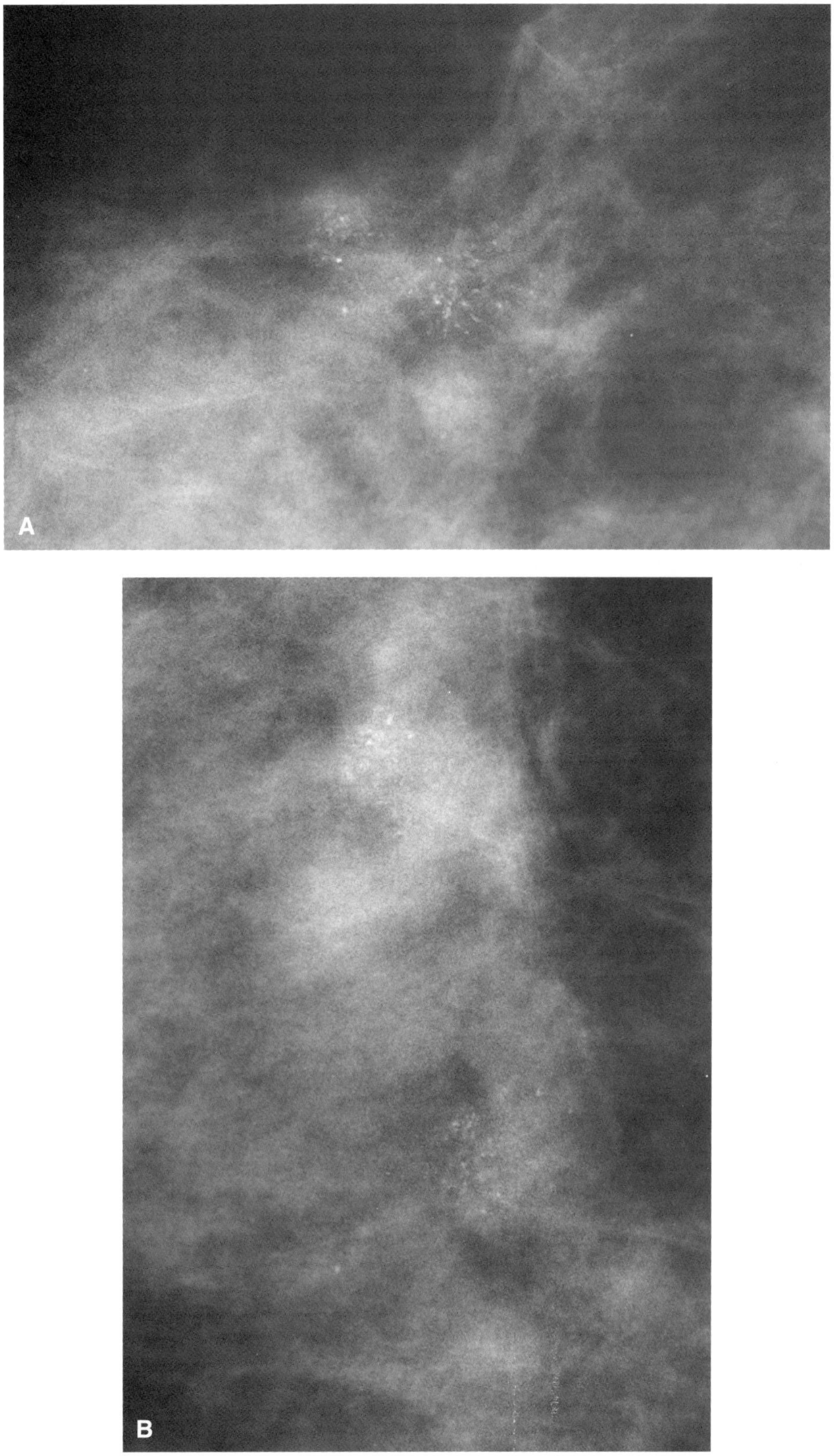

**Figura 4.20.** Avaliação diagnóstica de paciente com 51 anos de idade chamada de volta devido a calcificações detectadas em seu seio direito na mamografia. Incidências de dupla compressão seletiva com magnificação, projeções CC **(A)** e MLO **(B)**.

## Como você descreveria os achados?

As incidências com magnificação confirmam a presença de dois agrupamentos adjacentes de calcificações. As calcificações que compõem os aglomerados demonstram pleomorfismo e densidade variável; contudo, não existem formas lineares e não há orientação linear. As calcificações não se alteram significativamente de configuração entre as projeções CC e oblíqua (*i. e.,* isso não reflete leite de cálcio). Embora haja calcificações bem limitadas, arredondadas e ovais, algumas delas encaixar-se-iam na terminologia "amorfa" fornecida atualmente pelo léxico da ACR. É importante reconhecer que essas não são realmente amorfas, mas um agrupamento de calcificações pontilhadas que ficam abaixo da resolução da magnificação que podemos obter quando fazemos uma imagem da paciente. Se estas são magnificadas três ou quatro vezes, como pode ser feito com uma amostra, algumas das calcificações aparentemente amorfas podem resultar em calcificações individuais, ou agrupadas e pontilhadas. Alterações fibrocísticas incluem hiperplasia, hiperplasia ductal atípica, CAPSS e adenose esclerosante, bem como fibroadenoma, papiloma e DCIS (geralmente de grau baixo ou intermediário, sem necrose central) estão no diferencial para estes agrupamentos de calcificações. Uma biópsia é indicada.

Categoria 4 no BI-RADS®: anormalidade suspeita, uma biópsia deve ser considerada.

Uma biópsia de agulha grossa guiada estereotaxicamente é feita, e alterações fibrocísticas, incluindo adenose esclerosante, CAPSS com atipia associada e hiperplasia lobular atípica, são descritas nas amostras de agulha grossa. Ao discutir os achados diretamente com o patologista, ele confirma que as calcificações são encontradas em adenose esclerosante e CAPSS; a neoplasia lobular atípica é acidentalmente observada no tecido mamário em volta, sem calcificações associadas.

## Nesta etapa, o que você recomenda para esta paciente?

Devido à presença de CAPSS com atipia associada e neoplasia lobular atípica acidentalmente identificada, uma biópsia excisional é recomendada para esta paciente. Nenhuma malignidade é identificada na biópsia excisional e é recomendado que a paciente retorne para o exame anual.

*Neoplasia lobular* é um termo utilizado para descrever um espectro de alterações proliferativas nos ácinos dos lóbulos que variam de hiperplasia lobular atípica (ALH) a carcinoma lobular *in situ* (LCIS). Contínua com os ductos, uma camada de células dupla acima da membrana basal normalmente reveste os ácinos em um lóbulo. Há uma camada de célula epitelial adjacente e uma basilar, com camada celular mioepitelial intermitente. A hiperplasia, definida como aumento no número de células está presente quando há três ou mais células acima da membrana basal. Na ALH e no LCIS, uma população de células monomorfas preenche, distende e deforma os ácinos na unidade lobular. Na ALH, o preenchimento dos ácinos é incompleto, outros tipos de células podem estar intermixados com a população de células monomorfas e menos da metade dos ácinos na unidade lobular está expandida e distorcida por células proliferativas. No LCIS os ácinos estão preenchidos com uma população de células monomorfas e pelo menos metade dos ácinos está distendida e deformada pelas células proliferativas. Em algumas pacientes a distinção entre LCIS e DCIS pode ser difícil para o patologista. A coloração imunohistoquímica para E-caderina, uma molécula de adesão celular, é utilizada em algumas pacientes para distinguir lesões lobulares que não colorem de lesões ductais que colorem com E-caderina.

A neoplasia lobular é um diagnóstico pouco comum, descrito em 0,5 a 3,8% das biópsias benignas de mama. É predominantemente diagnosticado em mulheres no período pré-menopausa, sendo caracterizado como um processo multicêntrico e bilateral. Embora agora existam casos descritos de calcificações identificadas em focos de neoplasia lobular, isso é exceção. Na maioria das pacientes, a neoplasia lobular é um achado acidental em biópsias feitas para achados palpáveis ou mamográficos. Mulheres com neoplasia lobular correm elevado risco de desenvolver carcinoma ductal ou lobular invasivo nos primeiros dez a 15 anos após o diagnóstico. O risco elevado descrito aplica-se para ambas as mamas, embora mais recentemente tenha sido feito um relatório sugerindo que o risco é maior no seio diagnosticado com neoplasia lobular.

É postulado que a neoplasia lobular reaparece após a menopausa e que estes processos são lesões marcadoras para o risco elevado de desenvolvimento subsequente de câncer de mama. Contudo, diferentemente do DCIS, que se considera que se desenvolve em doença invasiva em algumas mulheres, o ensinamento tradicional tem sido que a neoplasia lobular não é pré-cancerosa. Contudo, é interessante observar que em quase 50% das mulheres no período pós-menopausa diagnosticadas com carcinoma lobular invasivo, neoplasia lobular proeminente é diagnosticada associada à lesão invasiva. Isso parece desafiar a noção de que não é uma lesão pré-cancerosa e que retorna em todas as pacientes. Alternativamente, pode ser que esta lesão retorne em algumas pacientes.

O tratamento de pacientes com neoplasia lobular acidentalmente diagnosticada na biópsia de agulha grossa está evoluindo e permanece controverso. Infelizmente, os estudos disponíveis neste momento são limitados pelo número relativamente baixo de pacientes relatadas e pelo potencial preconceito formado com relação à natureza retrospectiva dos estudos. No passado, a biópsia excisional geralmente não era recomendada para a maioria destas pacientes. Mais recentemente, alguns investigadores sugeriram que uma excisão é necessária se houver superposição nas características históricas entre o LCIS e o DCIS, caso os achados histológicos e da imagem discordem (p. ex., se a neoplasia lobular for todo o relatado histologicamente, isso pode ser uma explicação inadequada para os achados que instigam a biópsia), ou naquelas pacientes em que a neoplasia coexiste com outra lesão de alto de risco. Alternativamente, um número crescente de autores sugere que a excisão deveria ser a recomendação para este pequeno grupo de pacientes porque os relatórios disponíveis na literatura descrevem malignidade em 0 a 50% das pacientes nas quais uma excisão é recomendada após uma biópsia de agulha grossa com neoplasia lobular acidentalmente observada.

## PACIENTE 21

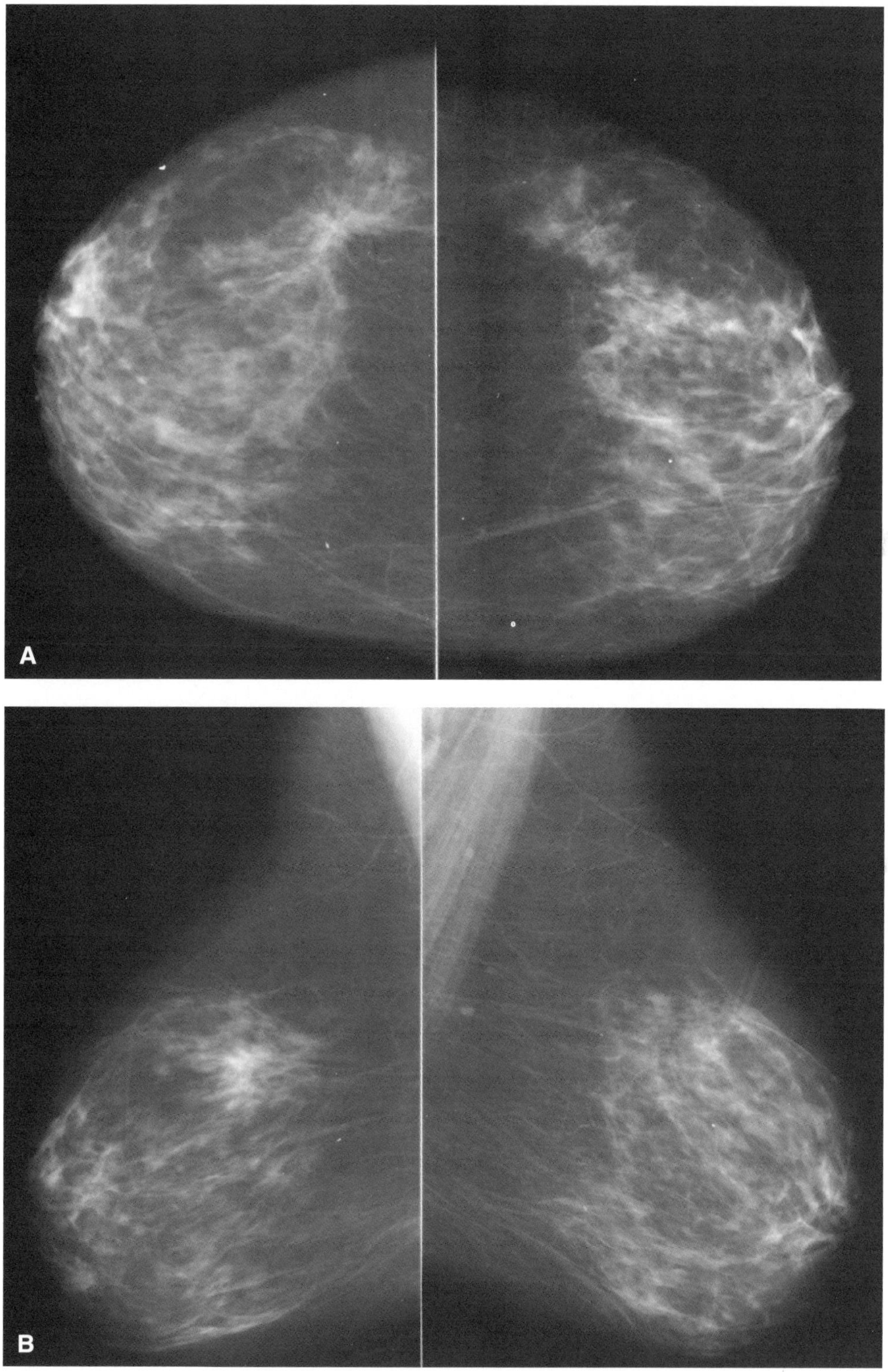


**Figura 4.21.** Mamografia de mulher com 76 anos de idade. Incidências CC **(A)** e MLO **(B)**. *(Continua.)*

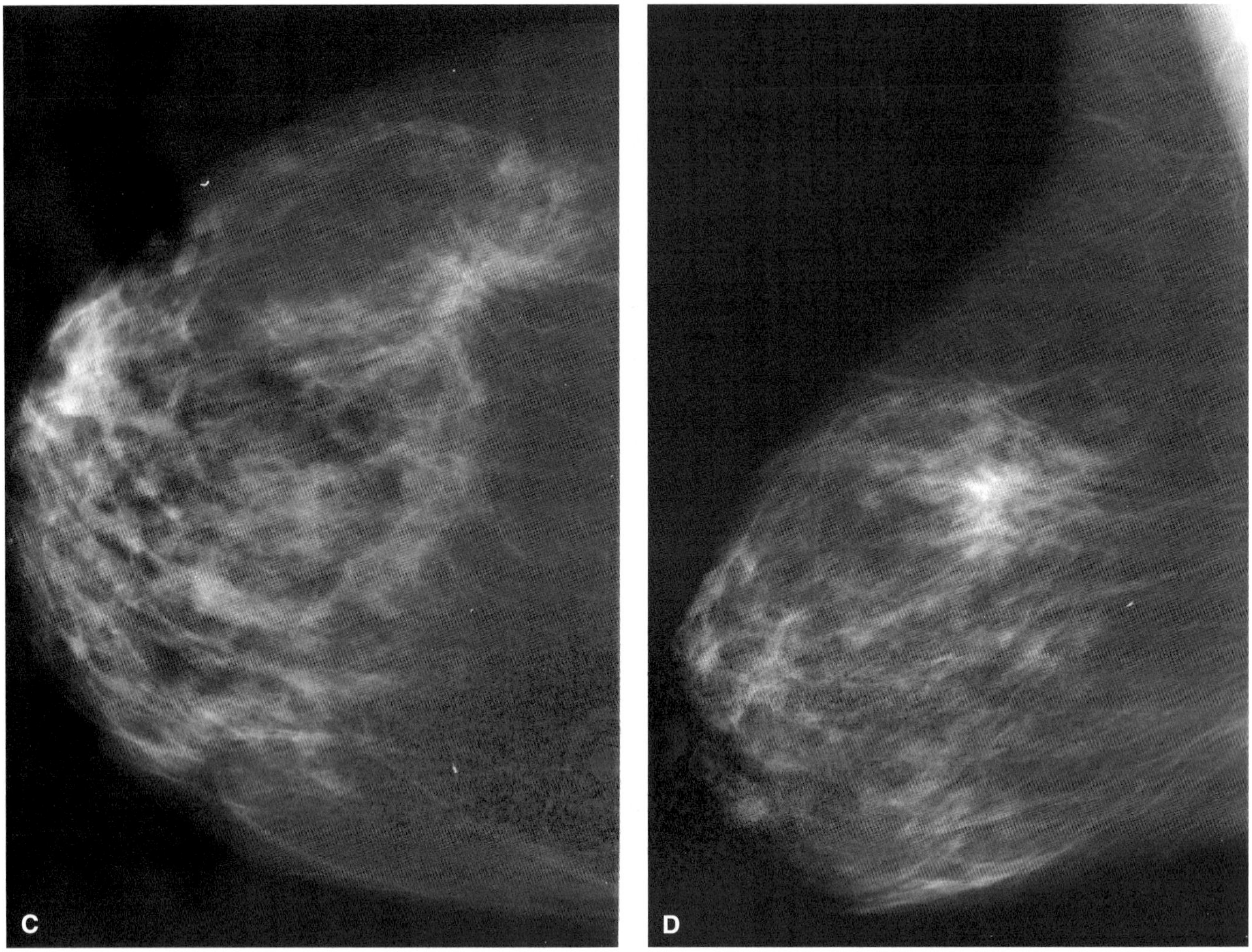


**Figura 4.21.** *(Continuação)* Incidências CC **(C)** e MLO **(D)**, seio direito.

## O que você acha? Este é um estudo normal ou avaliação adicional é indicada?

Uma possível área de distorção aparece na imagem no quadrante superior externo do seio direito. Avaliação adicional é indicada.

Categoria 0 no BI-RADS®: necessita de avaliação adicional por imagem.

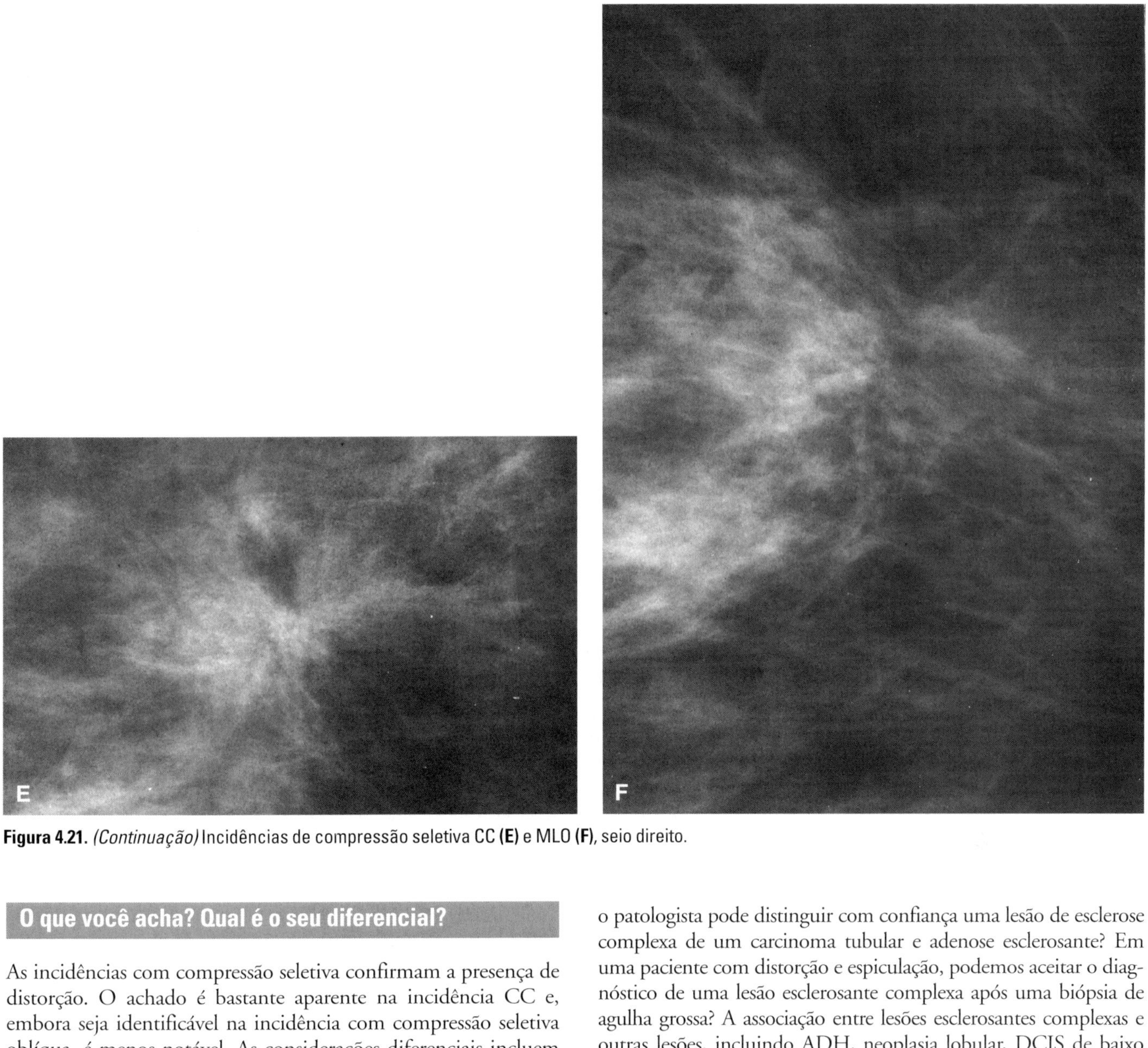


**Figura 4.21.** *(Continuação)* Incidências de compressão seletiva CC **(E)** e MLO **(F)**, seio direito.

## O que você acha? Qual é o seu diferencial?

As incidências com compressão seletiva confirmam a presença de distorção. O achado é bastante aparente na incidência CC e, embora seja identificável na incidência com compressão seletiva oblíqua, é menos notável. As considerações diferenciais incluem necrose gordurosa relacionada com cirurgia ou trauma anterior, lesão esclerosante complexa, adenose esclerosante, papiloma, fibrose focal, processo inflamatório, carcinoma ductal invasivo não especificado de outra maneira, carcinoma tubular e carcinoma lobular invasivo. Raramente, DCIS pode apresentar-se com distorção na ausência de calcificações. No exame físico, nenhuma cicatriz é identificada na localização esperada da distorção e nenhuma hipersensibilidade é sentida com a compressão. Devido ao sinal de Leborgne, motivo pelo qual carcinomas ductais invasivos são maiores na palpação do que vistos na mamografia, esperar-se-ia que essa lesão fosse palpável, mas não é. Na US, nenhuma anormalidade é vista no local esperado do achado mamográfico. Isso sugere uma lesão esclerosante complexa ou um carcinoma lobular invasivo. Hiperplasia ductal atípica é descrita nas biópsias de agulha grossa. Uma biópsia excisional é recomendada e uma lesão esclerosante complexa com hiperplasia ductal atípica e adenose esclerosante é descrita no tecido excisado.

O tratamento de pacientes com lesões de adenose complexa permanece controverso. Com relação a essas lesões, precisamos considerar várias questões relacionadas. Nas amostras de agulha grossa, o patologista pode distinguir com confiança uma lesão de esclerose complexa de um carcinoma tubular e adenose esclerosante? Em uma paciente com distorção e espiculação, podemos aceitar o diagnóstico de uma lesão esclerosante complexa após uma biópsia de agulha grossa? A associação entre lesões esclerosantes complexas e outras lesões, incluindo ADH, neoplasia lobular, DCIS de baixo grau e carcinomas tubulares, frequentemente são suficientes para justificar uma biópsia excisional em todas as pacientes com lesões esclerosantes complexas? Caso se suspeite de uma lesão esclerosante complexa com base nos achados clínicos e da imagem, uma biópsia de agulha grossa dirigida por imagem deveria ser feita?

Na maioria das pacientes, uma lesão esclerosante complexa pode ser diagnosticada nas amostras da biópsia de agulha grossa. Raramente, a distinção entre esta entidade, adenose esclerosante e carcinomas tubulares pode ser um desafio histologicamente. Como hiperplasia ductal atípica, neoplasia lobular, DCIS (geralmente de grau baixo ou intermediário) ou carcinomas tubulares são relatados em até 33% das pacientes com lesões esclerosantes complexa, recomendo a excisão de todas as lesões esclerosantes complexas. Alternativamente, alguns sugeriram que, se a lesão não está associada a ADH, a biópsia inclui no mínimo 12 amostras e os achados mamográficos são conciliados com os achados histológicos, nenhuma excisão é necessária.

Lesões esclerosantes complexas podem demonstrar achados mamográficos, sonográficos e clínicos favoravelmente distintos. Os achados mamográficos para estas lesões incluem distorção com lóculos centrais de gordura com 1 a 2 mm (*i. e.*, nenhuma densidade central significativa), espículas curvilíneas longas e melhor visualização em uma das duas projeções, comumente na incidência CC. Calcificações arredondadas e pontilhadas podem ser vistas em até 30 a 40% das lesões. Essas lesões não estão relacionadas com biópsias anteriores e, embora sejam ocasionalmente palpáveis, a maioria não possui achado clínico associado (diferente do que seria esperado para um carcinoma ductal invasivo de tamanho comparável). Na US, o tecido normal ou a área sutil de distorção com alguma sombra acústica posterior, que não é necessariamente confirmado na imagem ortogonal, podem ser observados.

Com base nas características clínicas e de imagem, a probabilidade de uma lesão esclerosante complexa pode ser prevista em uma alta porcentagem de pacientes. Naquelas em que considero alta a probabilidade de uma lesão esclerosante complexa, recomendo uma biópsia excisional e abro mão da biópsia dirigida por imagem. Naquelas pacientes em que uma lesão de esclerose complexa está no diferencial, porém os achados clínicos e da imagem não são diagnósticos, faço uma biópsia dirigida por imagem; se uma lesão esclerosante complexa é relatada nas amostras, recomendo biópsia excisional.

## PACIENTE 22

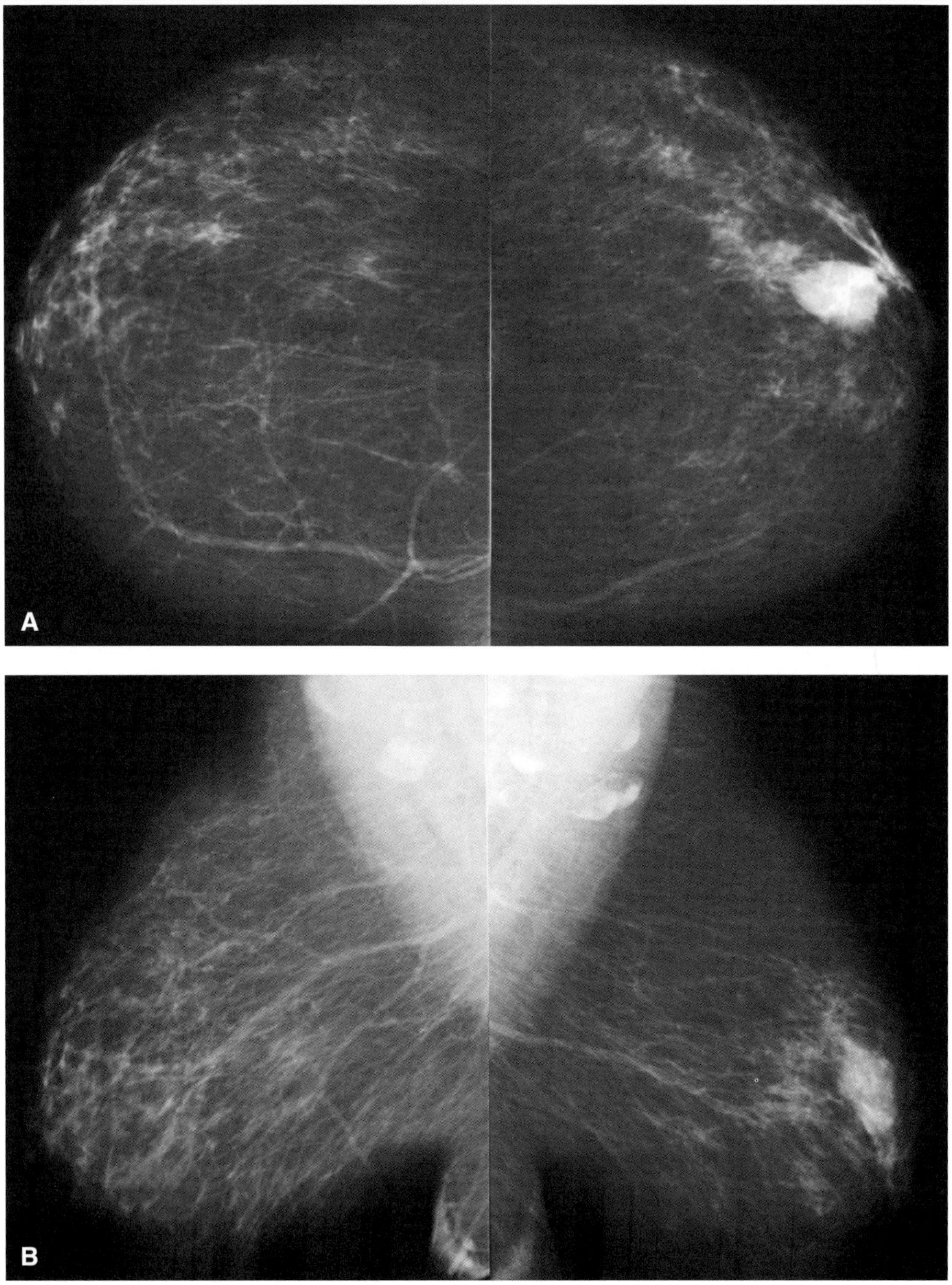

**Figura 4.22.** Primeiro estudo mamográfico de mulher com 39 anos de idade. Incidências CC **(A)** e MLO **(B)**.

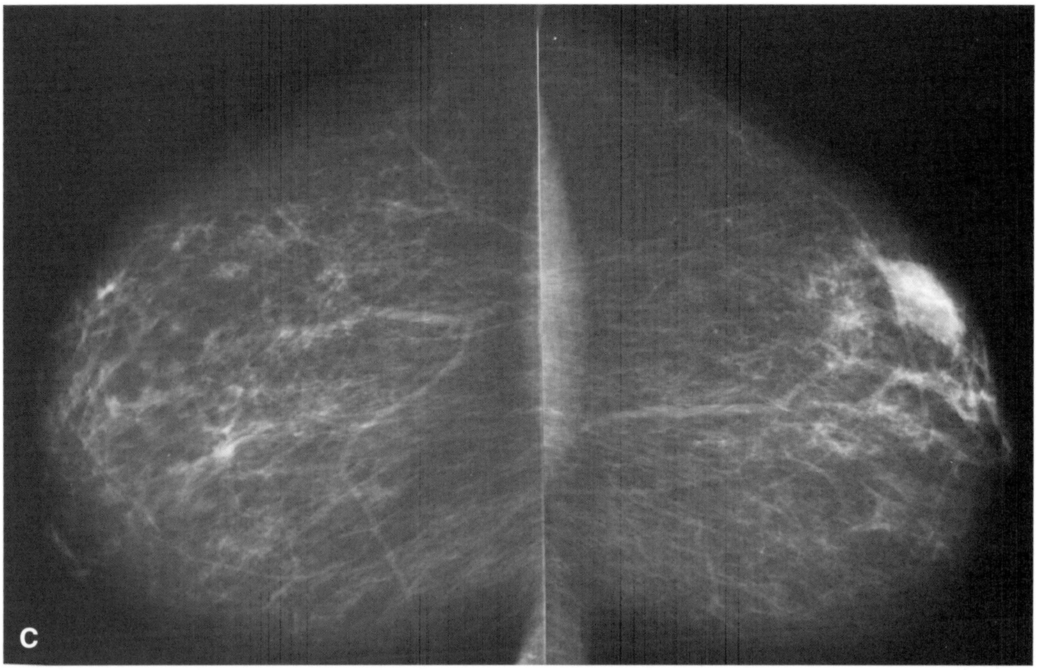


**Figura 4.22.** *(Continuação)* Incidências MLO **(C)**, compressão anterior obtida como parte do seu estudo mamográfico. *(Continua.)*

**Esta é uma mamografia normal ou potencialmente anormal? Quais são as observações pertinentes?**

Uma massa oval aparece na imagem no quadrante superior externo do seio esquerdo. Existe mais alguma observação? E quanto à possível área de distorção na margem posterior da massa óbvia no seio esquerdo?

Categoria 0 no BI-RADS®: necessita de avaliação adicional por imagem.

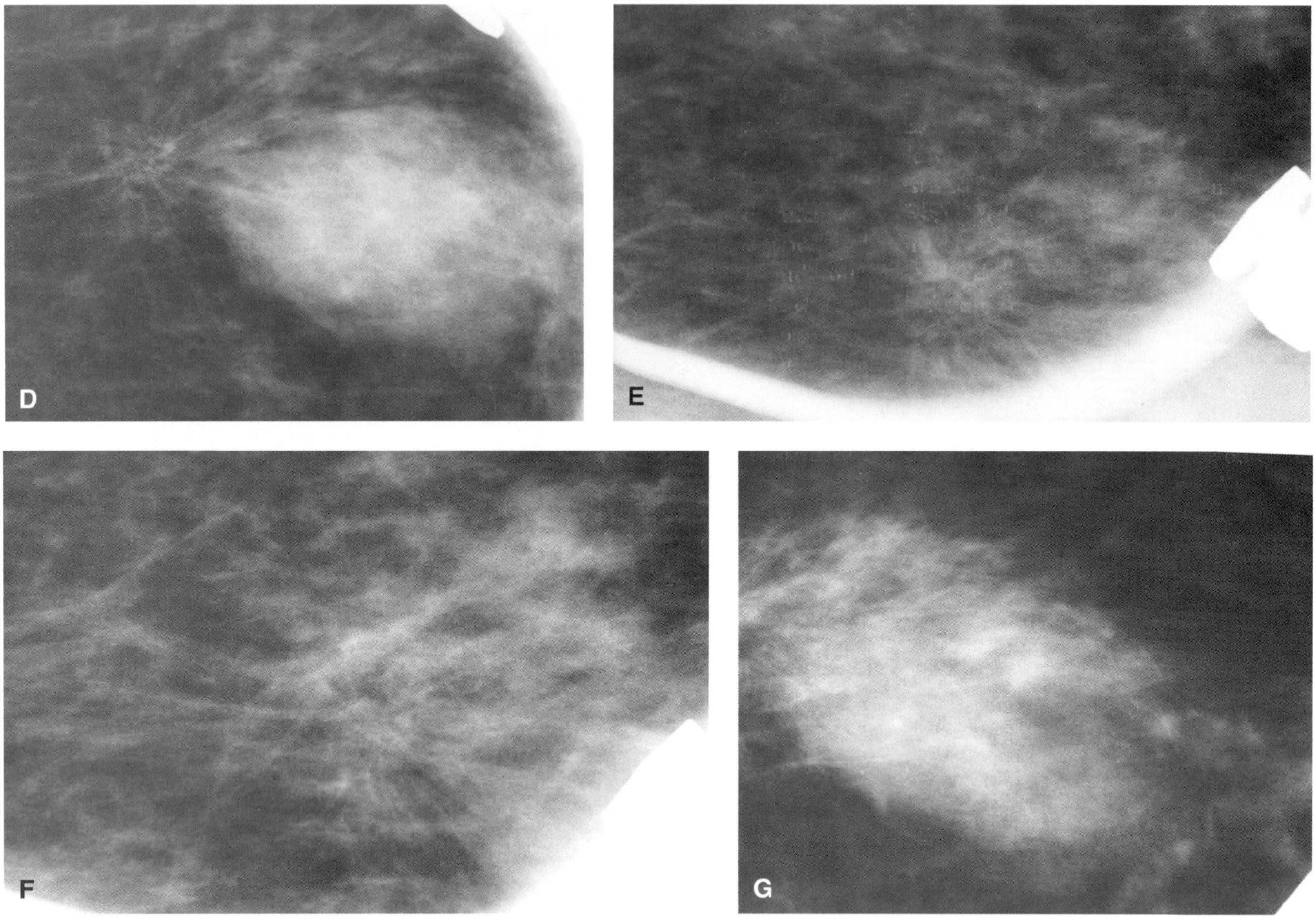


**Figura 4.22.** *(Continuação)* Incidências com compressão seletiva múltipla **(D-G)** dos achados no seio esquerdo.

### Como você descreveria os achados? Qual é o seu diferencial?

Uma área de distorção é confirmada nas incidências com compressão seletiva (Fig. 4.22D-F). É caracterizada pela presença de tecido gorduroso centralmente e longas espículas radiais. É mais aparente na incidência CC (Fig. 4.22D). As considerações diferenciais incluem alteração pós-cirúrgica ou traumática, lesão esclerosante complexa, papiloma, alteração inflamatória, fibrose focal, adenose esclerosante, fibromatose, carcinoma ductal invasivo não especificado de outra maneira e carcinoma tubular. Raramente DCIS pode apresentar-se com distorção na ausência de calcificações. Carcinoma lobular invasivo também está no diferencial, contudo, devido à idade da paciente é menos provável. A paciente não possui histórico de cirurgia no seio ou trauma, e está assintomática. Seu exame físico na localização esperada da área de distorção é normal. Nenhuma anormalidade é identificada na US correspondendo à área de distorção vista mamograficamente. Uma lesão esclerosante complexa é suspeita e uma biópsia excisional é recomendada.

Categoria 4 no BI-RADS®: a anormalidade suspeita, uma biópsia deve ser considerada.

Uma massa oval com margens parcialmente indistintas e obscuras é confirmada nas incidências com compressão seletiva (Fig. 4.22G). As considerações diferenciais para este achado incluem cisto, fibroadenoma (fibroadenoma complexo, adenoma tubular), tumor filódio, papiloma, PASH, adenose e fibrose focal. Dependendo do contexto clínico, galactocele, acúmulo de fluido pós-operatório ou pós-traumático e abscesso também estão no diferencial. Carcinoma ductal invasivo não especificado de outra maneira e carcinoma medular são as principais considerações na categoria maligna. Carcinomas mucinoso e papilar são menos prováveis devido à idade da paciente.

Na US, uma massa bem limitada, com ecotextura heterogênea e áreas císticas associadas aparece na imagem correspondendo à massa vista mamograficamente (Fig. 4.22H). Uma biópsia é indicada.

Categoria 4 no BI-RADS®: a anormalidade suspeita, uma biópsia deve ser considerada.

A amostra radiográfica é utilizada para confirmar a excisão da massa e a área adjacente de distorção (Fig. 4.22I, J). O fio-guia de localização é visto na amostra entre as duas lesões. Com base nesta imagem, a localização da massa e a distorção são marcadas para o patologista. Uma lesão esclerosante complexa sem lesões proliferativas associadas é diagnosticada na área de distorção e adenose com fibrose significativa é descrito para massa.

Lesões esclerosantes complexas podem demonstrar achados mamográficos, sonográficos e clínicos razoavelmente distintos.

Os achados mamográficos para estas lesões incluem distorção com 1 a 2 mm de lóculos centrais de gordura (*i. e.*, sem densidade central significativa), espículas curvilíneas longas e melhor visualização em uma das duas projeções, comumente a incidência CC. Calcificações arredondadas e pontilhadas podem ser vistas em 30 a 40% das lesões. Essas lesões são idiopáticas e não estão relacionadas com biópsias anteriores ou trauma. Diferentemente dos achados palpáveis, espera-se achar um carcinoma ductal e invasivo de tamanho comparável; lesões de adenose complexa geralmente não são palpáveis. Na US, tecido normal ou uma área com sutil distorção com alguma sombra acústica posterior que não é necessariamente confirmada na imagem ortogonal podem ser observados.

Para pacientes nos quais, com base nos achados clínicos e da imagem, suspeito de uma lesão esclerosante complexa, recomendo uma excisão de modo que a lesão possa ser avaliada na sua totalidade. Em quase 33% das pacientes com lesões esclerosantes complexas, hiperplasia ductal atípica, neoplasia lobular, DCIS (geralmente de grau baixo ou intermediário) ou carcinoma tubular são relatados em associação à lesão. Para pacientes em que uma lesão esclerosante complexa está no diferencial, mas os achados clínicos e da imagem não são diagnósticos, faço uma biópsia dirigida por imagem; se uma esclerose complexa é relatada, recomendo uma biópsia excisional.

Alternativamente, alguns recomendam fazer uma biópsia de agulha grossa dirigida por imagem em todas estas lesões. Se a lesão for câncer de mama, a paciente pode fazer uma cirurgia definitiva. Se uma lesão esclerosante complexa é diagnosticada nas amostras, alguns recomendam biópsia excisional. Outros sugeriram que, se uma lesão esclerosante complexa não está associada a ADH, se a biópsia inclui no mínimo 12 amostras e se os achados mamográficos estão conciliados com os histológicos, nenhuma excisão é necessária.

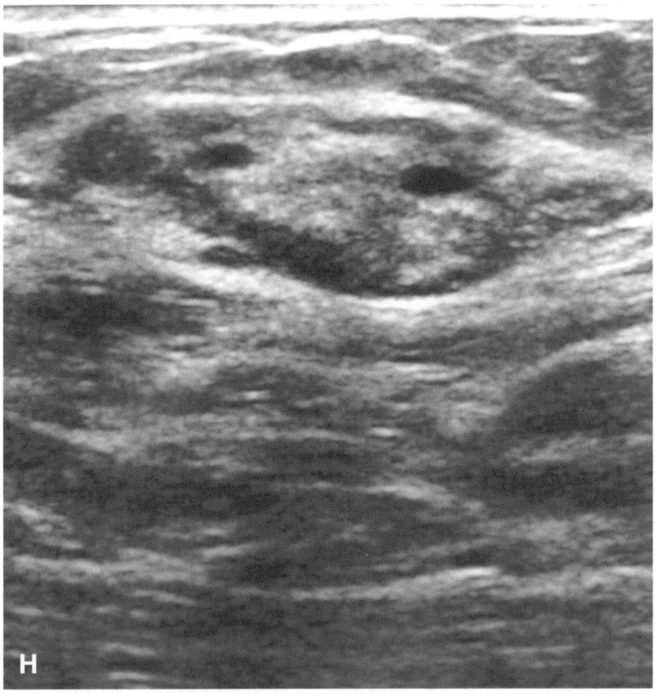


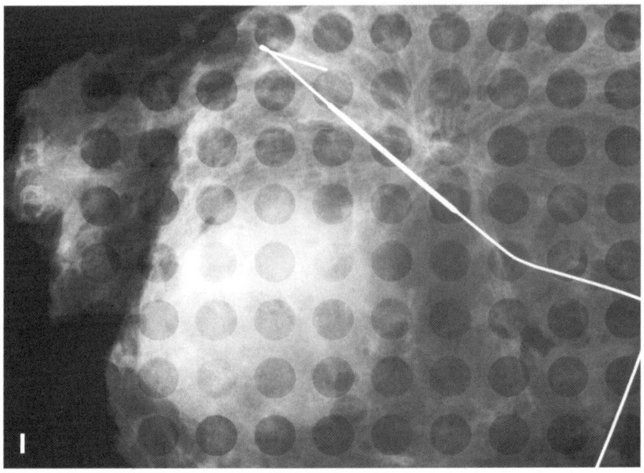


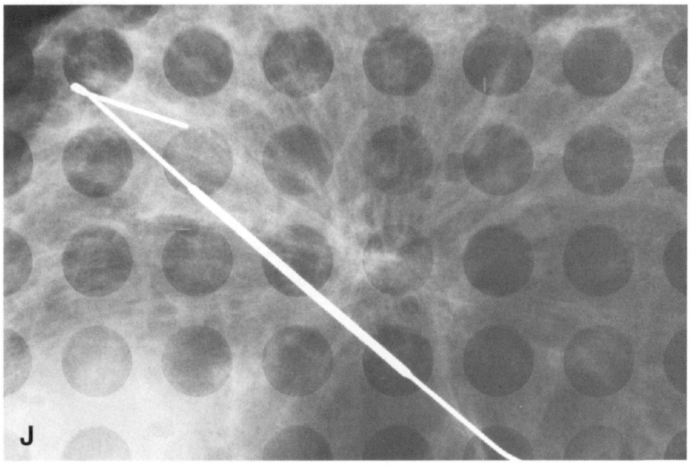


**Figura 4.22.** *(Continuação)* Imagens de US **(H)**, corte radial da massa no quadrante superior externo do seio esquerdo. Amostra radiográfica **(I)** confirmando a excisão da massa e a área adjacente de distorção. Amostra radiográfica **(J)**, com visão ampliada da área de distorção.

## PACIENTE 23

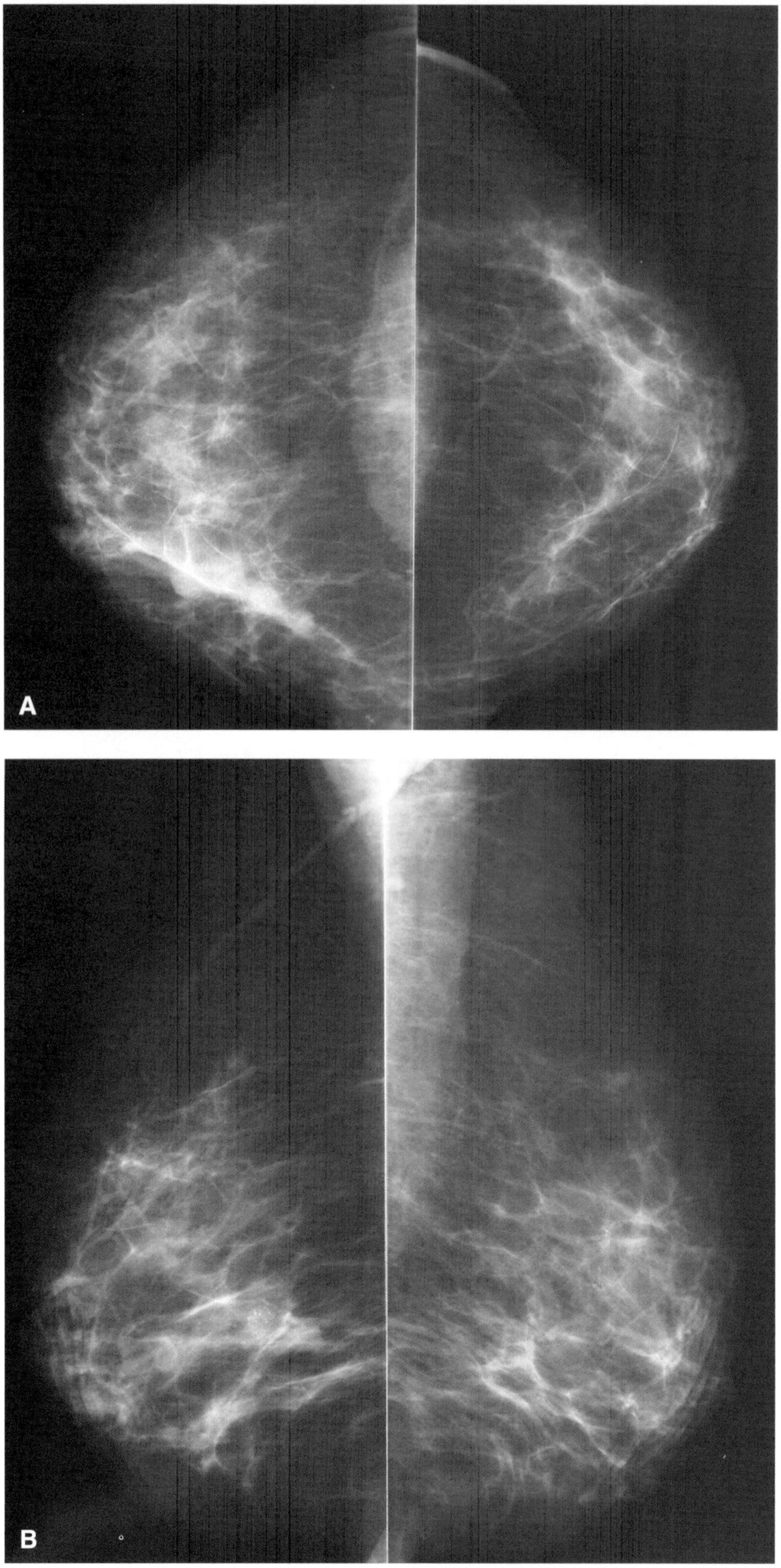

**Figura 4.23.** Mamografiade mulher com 77 anos de idade. Incidências CC **(A)** e MLO **(B)**.

## Este é um estudo normal ou a avaliação adicional é indicada?

Uma massa com calcificações associadas está presente medialmente no seio direito. Além disso, ao menos na incidência CC, observa-se nodularidade estendendo-se a partir da massa com calcificações em direção ao mamilo.

Categoria 0 no BI-RADS®: necessita de avaliação adicional por imagem.

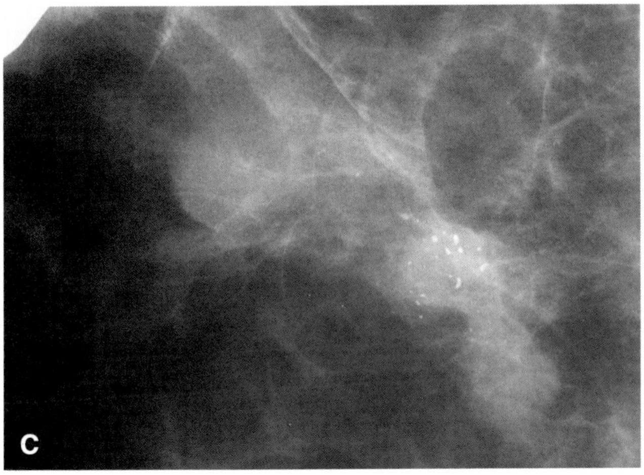

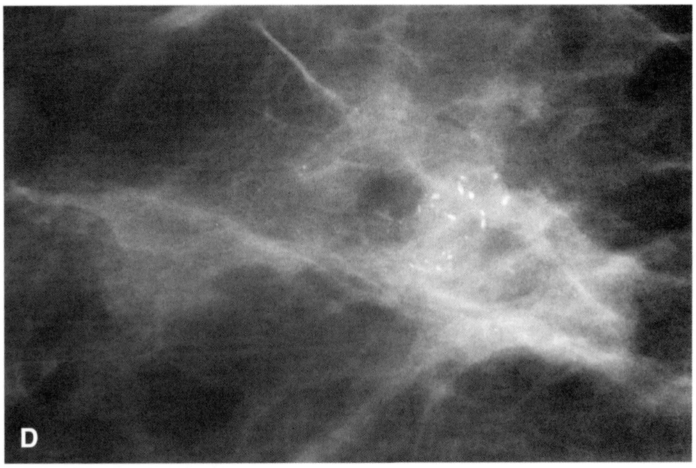

**Figura 4.23.** *(Continuação)* Incidências com compressão seletiva e magnificação CC **(C)** e MLO **(D)**, seio direito. Durante o posicionamento para incidências adicionais, o técnico observa descarga papilar. *(Continua.)*

## Como você descreveria os achados? O que faria em seguida?

Um aglomerado de massas, o qual está associado a calcificações pleomorfas, é confirmado nas incidências com compressão seletiva e magnificação obtidas do seio direito. Uma biópsia é indicada. Uma US é feita para determinar se a lesão pode ser identificada para biópsia dirigida por imagem. Como a descarga papilar é observada pelo técnico, um histórico adicional é obtido da paciente e, caso indicados, exame físico e ductograma são realizados.

Durante a entrevista, a paciente relata ter observado seu mamilo gotejando e pontos marrons escuros em seu sutiã e pijamas. No exame físico, a descarga papilar é extraída facilmente a partir da abertura de um único ducto. Um ductograma (não exibido) e uma US são feitos para avaliação adicional.

Massas intraductais múltiplas aparecem na imagem na área subareolar em ductos moderadamente dilatados. Esses são confirmados no ductograma (não exibido). Além disso, pelo menos duas massas sólidas, uma das quais possui calcificações associadas (Fig. 4.231, seta pequena), aparecem na imagem na posição de 2 horas, a 4 cm do mamilo direito. Devido aos achados clínicos e da imagem, papilomas múltiplos e carcinoma ductal invasivo associado a DCIS são as principais considerações.

Categoria 4 no BI-RADS®: anormalidade suspeita, uma biópsia deve ser considerada.

Uma biópsia dirigida por ultrassom da massa com calcificações associadas é feita. Um carcinoma ductal invasivo com DCIS associado, de alto grau e necrose central, é relatado na biópsia de agulha grossa.

No dia da nodulectomia, dois fios-guia são utilizados para agrupar as lesões intraductais vistas na US, próximas ao mamilo e aos aglomerados de massas mais periféricos. Um carcinoma ductal com 0,9 cm, grau III, com carcinoma ductal de alto grau associado e necrose central é confirmado na amostra da nodulectomia. Um DCIS com 0,9 cm, alto grau e características apócrinas é observado surgindo em um papiloma adjacente. Três linfonodos sentinela excisados são normais [pT1b, pN0, pMX, estádio I].

O tratamento de pacientes diagnosticadas com papilomas em uma biópsia de agulha grossa permanece controverso. Claramente, lesões papilares com atipia na biópsia de agulha grossa requerem biópsia excisional. A controvérsia gira em torno do diagnóstico de uma lesão papilar benigna sem atipia associada na biópsia de agulha grossa. Muitos autores defendem que essas podem ser acompanhadas sem a necessidade de uma excisão, enquanto outros recomendam excisão de todas as lesões papilares independentemente de atipia associada. Entre as pacientes que têm papilomas com atipia associada na biópsia de agulha grossa, 31 a 60% têm sido relatadas com malignidade na excisão. Entre as pacientes inicialmente diagnosticadas com papiloma (sem atipia), 0 a 18% têm sido relatadas para malignidade na excisão.

Considerando a literatura das lesões papilares, considero importante reconhecer o número relativamente baixo de pacientes descritas, a natureza retrospectiva de alguns estudos e a falta de classificação adequada das lesões em papilomas centrais, geralmente solitários, e periféricos múltiplos. Além disso, o acompanhamento de muitas destas pacientes é limitado; dois ou três anos de acompanhamento provavelmente são insuficientes para avaliar verdadeiramente a significância biológica de muitas destas lesões.

Pacientes com papilomas de ocorrência central geralmente se apresentam descrevendo descarga papilar. Os papilomas frequentemente são solitários e, na excisão, nenhuma alteração proliferativa significativa é tipicamente relatada no parênquima da mama que está em volta. Em contraste, papilomas periféricos múltiplos geralmente são detectados mamograficamente como uma massa única ou múltipla que pode ter calcificações associadas ou como agrupamentos múltiplos de calcificações pleomorfas. Alterações proliferativas associadas que incluem hiperplasia ductal atípica, neoplasia lobular, DCIS (geralmente de baixo grau) e carcinoma ductal invasivo podem ser vistas em quase 50% das pacientes com papilomas periféricos múltiplos. Além disso, após uma biópsia excisional destas lesões, muitas pacientes se apresentam com lesões recorrentes (novas massas ou calcificações em local prévio). No contexto de papilomas periféricos múltiplos, o termo *papilomatose* precisa ser considerado. Esse é um termo confuso porque alguns dos patologistas o utilizam para descrever papilomas periféricos múltiplos (*i. e.,* lesões com um núcleo central fibrovascular) e outros para hiperplasia intraductal. Julgo ser melhor evitar o termo papilomatose; quando me confronto com ele, pergunto especificamente ao patologista como ele está usando o termo.

Como em muitas outras situações na imagem da mama, o contexto clínico é importante para determinar o tratamento apropriado das pacientes com lesões papilares. Quanto maior for a lesão, maior o número de achados, e quanto mais velha for a paciente, mais apropriada é uma biópsia excisional quando um papiloma é diagnosticado na biópsia de agulha grossa. Pode ser que pacientes com papilomas periféricos múltiplos devessem ser tratadas de maneira mais agressiva e que uma biópsia excisional fosse apropriada nesta população após uma biópsia dirigida por imagem. Neste contexto, também é importante reconhecer que distinguir entre papilomas benignos e papilomas com atipia e carcinoma papilar pode ser difícil para o patologista devido às amostras de agulha grossa. Assim como ocorre com a distinção entre ductulos normais da mama e carcinoma tubular, é a presença ou a ausência de células mioepiteliais que distingue lesões papilares benignas das malignas. Até 10% de uma lesão papilar maligna possui células mioepiteliais presentes, introduzindo a possibilidade de se formar um conceito tendencioso.

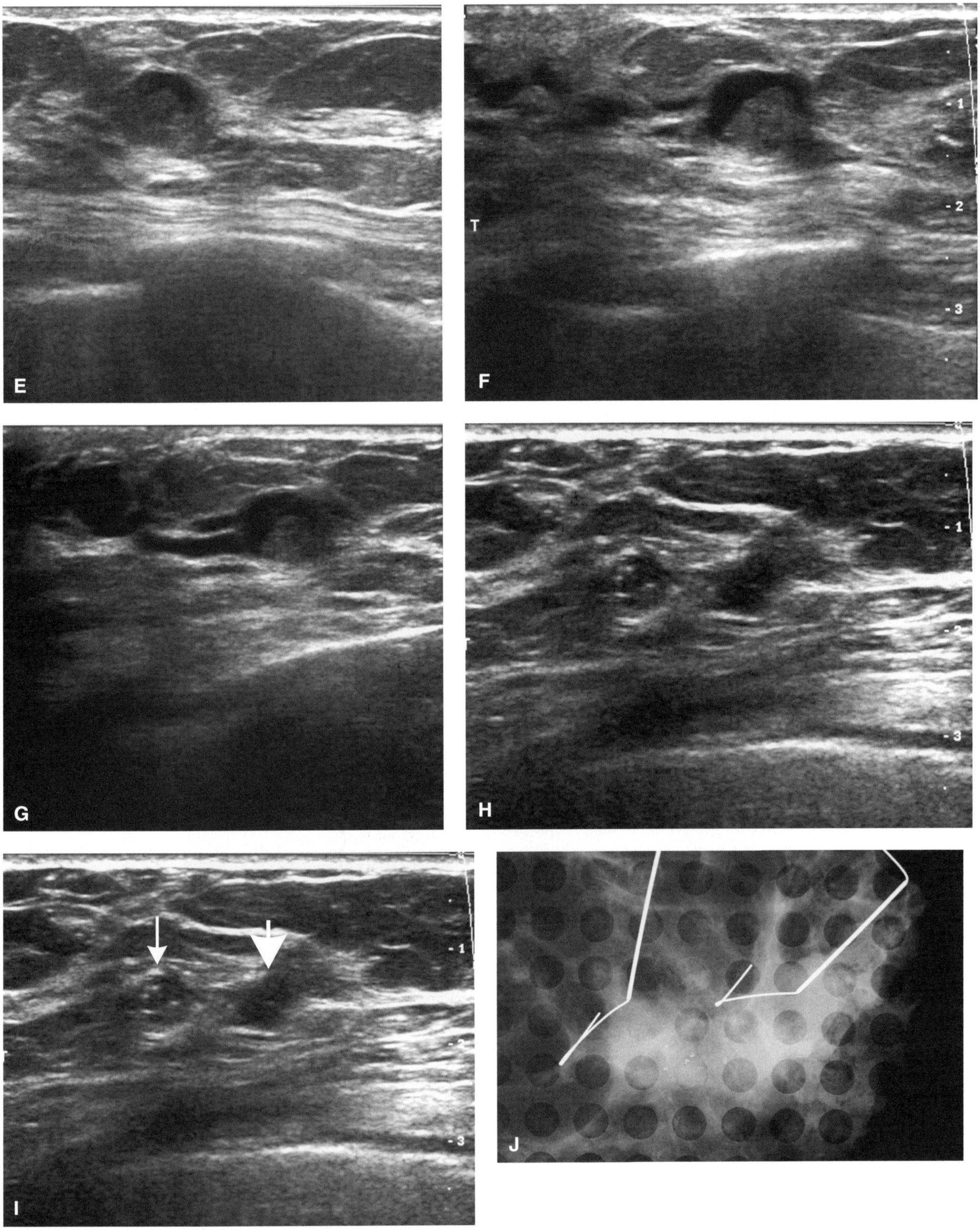


**Figura 4.23.** *(Continuação)* Imagens de US na área subareolar **(E-G)** na posição de 2 horas, a 4 cm do mamilo direito **(H)**. Imagem de US **(I)** demonstrando uma massa arredondada e sólida, com ecos especulares associados, consistente com as calcificações vistas mamograficamente *(setas finas)* e uma segunda massa adjacente, irregular e sólida *(setas grossas)* na posição de 2 horas, a 4 cm do mamilo direito. Amostra radiográfica **(J)** demonstrando várias massas, uma delas possui calcificações associadas na amostra. O fio-guia de localização pré-operatória é colocado com a utilização do ultrassom. Dois fios-guia são utilizados para delimitar a localização das lesões intraductais (vistas na US) e dos aglomerados de massas mais periféricos vistos mamograficamente.

## PACIENTE 24

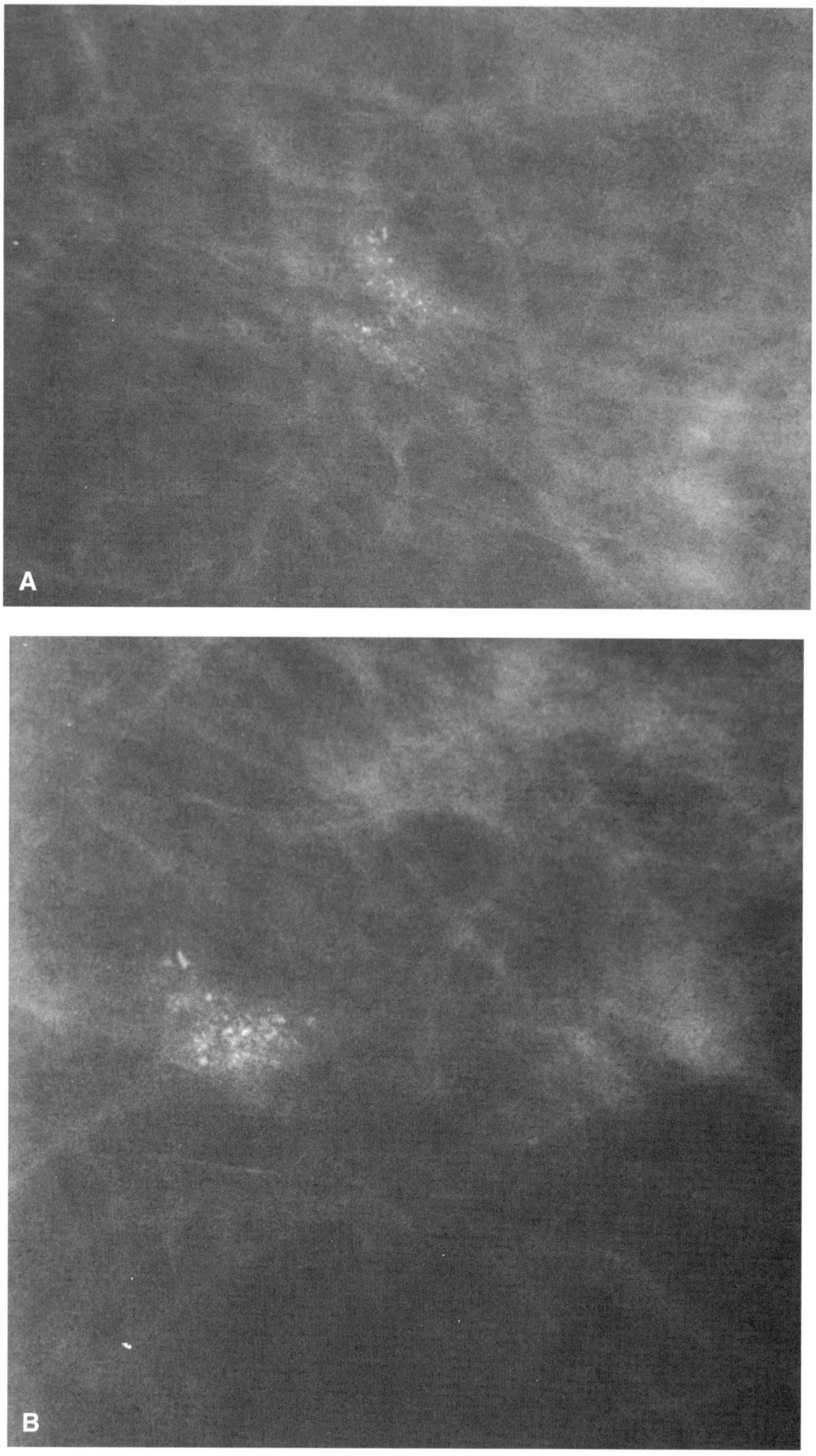

**Figura 4.24.** Avaliação diagnóstica de mulher com 71 anos de idade chamada de volta para avaliação das calcificações em seu seio esquerdo detectadas em seu estudo mamográfico. Incidências com compressão seletiva e magnificação CC **(A)** e MLO **(B)**.

## O que você recomendaria?

Um agrupamento de calcificações pleomorfas com formas arredondadas, pontilhadas e amorfas é confirmado nas incidências com magnificação. Nenhuma forma linear definida está presente, e não há orientação linear. Alterações fibrocísticas incluindo hiperplasia, hiperplasia ductal atípica, CAPSS e adenose esclerosante, bem como fibroadenoma, papiloma e DCIS (geralmente de grau baixo ou intermediário, sem necrose central) estão no diferencial para este agrupamento de calcificações. Uma biópsia dirigida estereotaxicamente por agulha é recomendada; contudo, a paciente tem dificuldades para respirar e é incapaz de deitar-se na posição pronada. Uma biópsia excisional é agendada após a colocação do fio-guia de localização no agrupamento de calcificações.

A amostra radiográfica é obtida por várias razões. A confirmação de que a lesão localizada é excisada é a primeira delas, e, embora as amostras sejam uma representação bidimensional de uma estrutura tridimensional, caso a anormalidade localizada esteja próxima às margens, também é importante que isso seja comunicado ao cirurgião. Na avaliação da amostra, você também deve certificar-se de que o fio-guia de localização foi removido com a amostra. Raramente lesões adicionais não-suspeitas podem ser detectadas na amostra; e, por fim, a localização da lesão excisada na amostra é marcada para o patologista para garantir que a lesão excisada seja avaliada histologicamente.

Para esta paciente, a ADH é descrita histologicamente no tecido excisado. Mais nenhuma intervenção é recomendada; contudo, uma mamografia deste seio dentro de 6 meses é solicitado para estabelecer a nova linha de partida para esta paciente. Nossa abordagem com pacientes diagnosticadas com lesões marcadoras de alto risco (p. ex., ADH, carcinoma lobular *in situ*, hiperplasia lobular atípica, papiloma com atipia, papilomas periféricos múltiplos, lesões esclerosantes complexas, CAPSS com atipia e lesões semelhantes à mucocele) é obter uma mamografia após a biópsia excisional para documentar as alterações em seu ponto máximo durante os primeiros seis meses após a biópsia. Após os primeiros 6 meses, as alterações pós-biópsia estabilizam-se e desaparecem lentamente. Ao avaliar a paciente seis meses após a cirurgia, é pouco provável que uma massa espiculada no local da biópsia represente um desenvolvimento de intervalo de lesão invasiva. Mais importante, evitamos nos depararmos com uma massa espiculada no local da biópsia (de uma lesão de alto o risco) 2 anos ou mais após a cirurgia, e não sabemos se esta é uma alteração pós-operatória que regressou ou o desenvolvimento de uma lesão mais significativa.

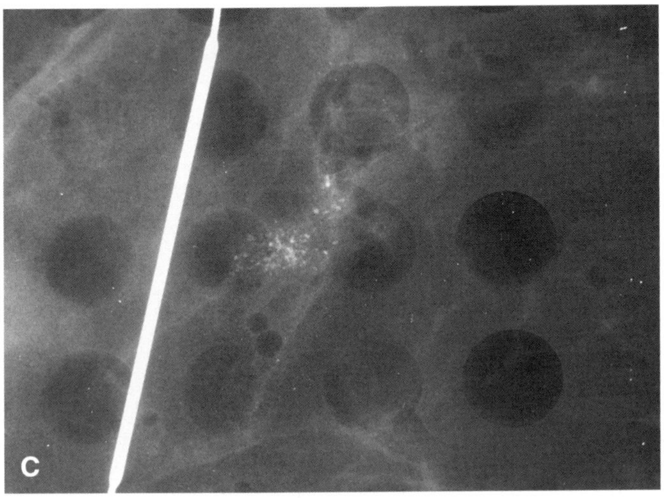


**Figura 4.24.** *(Continuação)* Amostra radiográfica **(C)** obtida após a colocação do fio-guia de localização na lesão da mama.

## PACIENTE 25

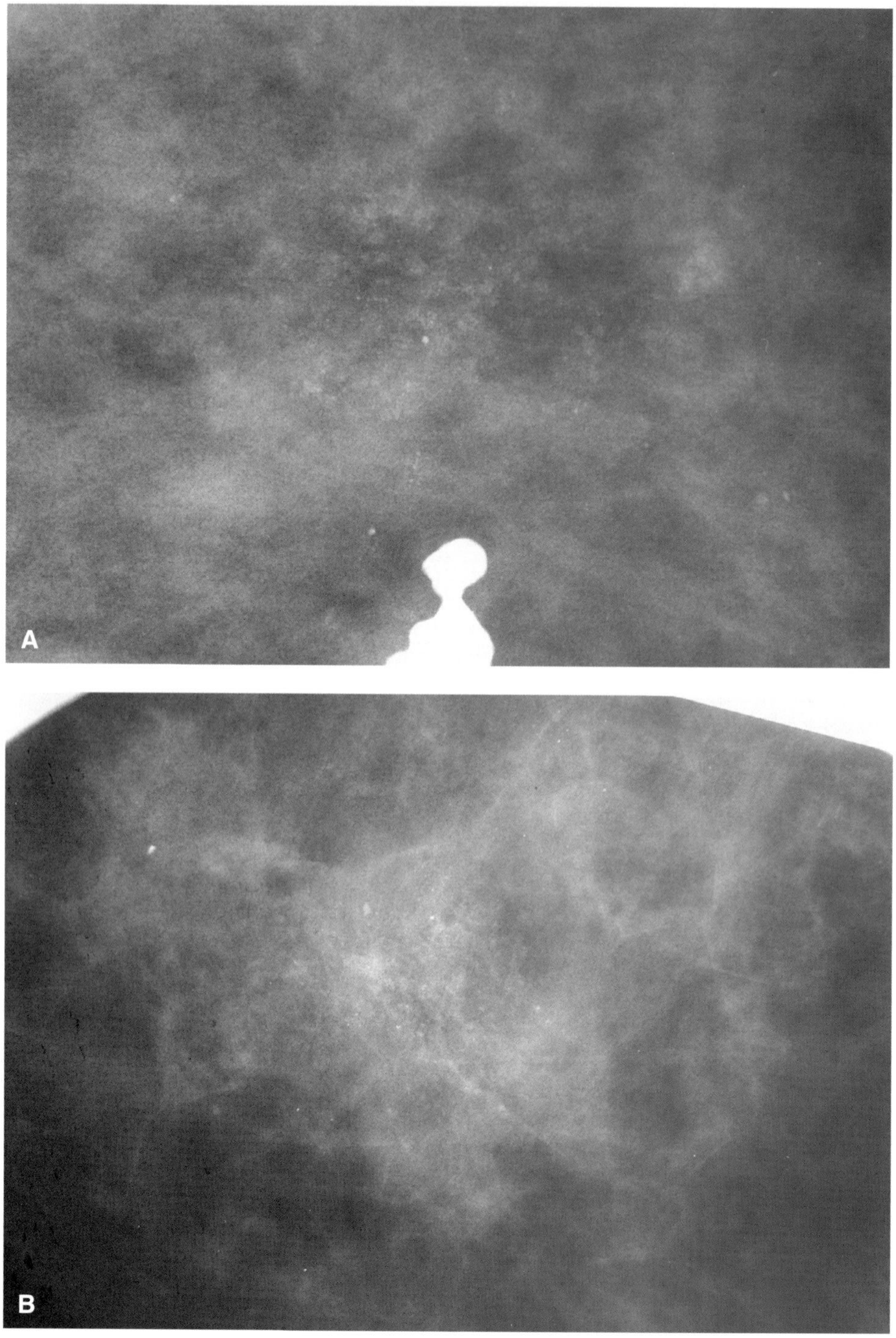


**Figura 4.25.** Avaliação diagnóstica de mulher com 61 anos de idade chamada de volta para avaliação das calcificações detectadas em seu seio direito em exame mamográfico. Incidências de dupla compressão seletiva com magnificação CC **(A)** e MLO **(B)**, seio direito.

## Como você definiria estes achados?

Uma área de calcificações amorfas é demonstrada nas incidências com magnificação. As considerações diferenciais incluem alterações fibrocísticas, hiperplasia, hiperplasia ductal atípica, adenose esclerosante, CAPSS, fibroadenoma, papiloma e DCIS (geralmente de baixo grau sem necrose central).

Categoria 4 no BI-RADS®: anormalidade suspeita, uma biópsia deve ser considerada.

Após a colocação dos fios-guia de localização, a mostra é colocada em um recipiente que permite a sua compressão com uma grade alfanumérica. Apesar de aplicarmos compressão na amostra, tentamos minimizar a quantidade de compressão porque relatos recentes na literatura sugerem que uma compressão vigorosa pode resultar em interpretações histológicas "falso-positivas" do tumor, estendendo-se para as margens. A amostra radiográfica é feita com a utilização da técnica de magnificação em uma unidade mamográfica ou uma unidade radiográfica . A utilização de uma grade alfanumérica nos possibilita colocar um pino através do centro da lesão ou quatro pinos podem ser utilizados para desenhar as margens das lesões para o patologista. Isso garante que a área de interesse mamográfico seja completamente avaliada histologicamente. Adenose esclerosante extensa e com calcificações associadas é descrita histologicamente.

## A imagem e os achados histológicos são coerentes? O que você recomenda a esta paciente?

Sim, os achados da imagem e histológicos são coerentes. As calcificações excisadas são identificadas como sendo associadas à adenose esclerosante, e nenhuma atipia ou outra lesão de alto risco (p. ex., lesão esclerosante complexa ou papiloma) é descrita pelo o patologista. Solicita-se que a paciente retorne em um ano.

As calcificações com esta aparência ocorrem tipicamente em mulheres com tecido glandular denso e pode demonstrar uma distribuição aglomerada focal, como nesta paciente, ou as calcificações podem estar difusamente espalhadas bilateralmente. O diferencial a ser considerado inclui adenose esclerosante, CAPSS, hiperplasia, hiperplasia ductal atípica, fibroadenoma, papiloma e DCIS (geralmente de grau baixo ou intermediário sem necrose central associada). O tratamento de pacientes com esse tipo de calcificação, principalmente quando envolvendo difusamente o parênquima da mama bilateralmente, pode ser um desafio. Em mulheres com achados focais, principalmente se as calcificações representam uma alteração se comparadas a estudos anteriores ou se estão em uma localização pouco comum (p. ex., quadrantes internos ao contrário de quadrante superior externo do seio envolvido), recomendo uma biópsia dirigida estereotaxicamente. Pacientes com achados mais difusos e bilaterais causam mais problemas de tratamento.

## Você colhe amostras ou não? Se a sua resposta for sim, como decide onde colher? Se você colhe amostra e a patologia é benigna, como pode ter certeza de que ela representa todas as calcificações?

Minha abordagem para pacientes com calcificações amorfas bilaterais e difusamente espalhadas é um acompanhamento anual com incidências com magnificação; recomendo uma biópsia quando alterações nas calcificações ou no tecido em volta são percebidas nos estudos de acompanhamento.

Adenose esclerosante é o componente de alteração fibrocística mais comumente visto em pacientes num período perimenopausa. É uma lesão lobulocêntrica caracterizada por proliferação desordenada dos elementos epiteliais, mioepiteliais e estromais. Este processo é caracterizado por um número elevado de ácinos que são comprimidos e destruídos pelo estroma intralobular proliferativo predominantemente no centro dos lóbulos. Ácinos mais cisticamente dilatados são vistos na periferia dos lóbulos envolvidos. Adenose esclerosante também é caracterizada por hiperplasia das células mioepiteliais. Isso pode ocorrer como uma lesão isolada ou como um componente de lesões esclerosantes complexas, papilomas, fibroadenomas (p. ex., fibroadenomas complexos) e cânceres invasivos ou *in situ*.

As características da imagem da adenose esclerosante são variáveis. Adenose esclerosante pode apresentar-se como uma massa palpável ou detectada em exame; as margens podem variar desde bem limitadas a indistintas e até espiculadas; também pode apresentar-se como uma distorção ou assimetria parenquimatosa focal, e calcificações associadas podem estar presentes. Alternativamente, a adenose esclerosante pode apresentar-se com calcificações e nenhuma massa associada. Um dos três padrões pode ser visto com relação às calcificações desenvolvendo-se em áreas de adenose esclerosante: um agrupamento de calcificações arredondadas, pontilhadas e bem limitadas; calcificações amorfas agrupadas frouxas; ou calcificações amorfas bilaterais, difusamente distribuídas no tecido glandular denso.

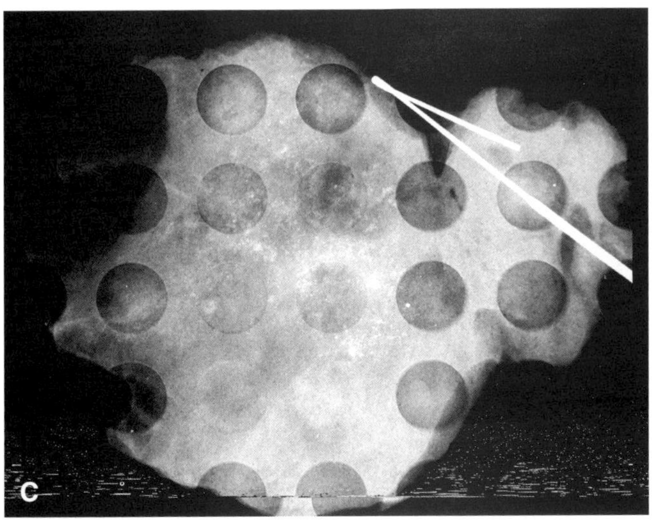


**Figura 4.25.** *(Continuação)* Amostra radiográfica **(C)** obtida para confirmar a excisão da lesão localizada e do fio-guia.

## PACIENTE 26

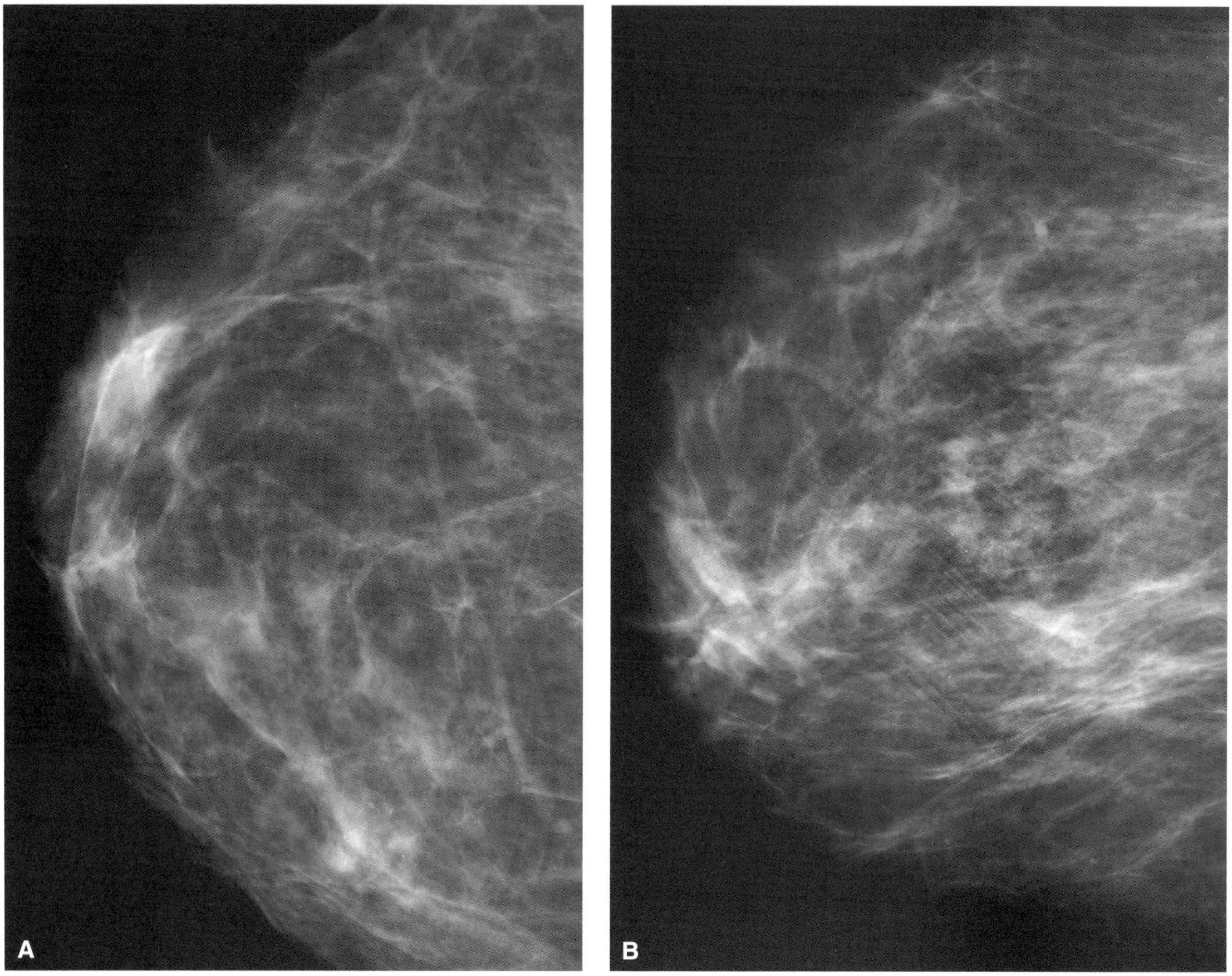

**Figura 4.26.** Mamografia de mulher com 53 anos de idade. Incidências CC direita **(A)** e MLO **(B)**.

### Como você descreveria esses achados? O que você recomendaria em seguida?

Um agrupamento de calcificações é detectado medialmente no seio direito. Incidências com compressão seletiva e magnificação são indicadas para avaliação adicional.

Categoria 0 no BI-RADS®: necessita de avaliação adicional por imagem.

As incidências com magnificação (a projeção MLO não é exibida) confirmam a presença de um agrupamento de calcificações pleomorfas no seio direito. O DCIS é a principal consideração diferencial para essas calcificações, portanto, uma biópsia é indicada. Devido à densidade associada às calcificações, uma invasão pode estar presente. O DCIS é diagnosticado após as biópsias de agulha grossa e confirmado na nodulectomia. Além da nodulectomia, a paciente é tratada com radiação no seio direito.

Alterações pós-nodulectomia e grampos cirúrgicos estão presentes no seio direito no local da nodulectomia. Imediatamente após a conclusão da terapia por radiação (Fig. 4.26D, E) há um aumento na densidade do local da nodulectomia. A densidade desaparece progressivamente e uma formação de cisto oleoso é observada no leito de nodulectomia. O que você acha desses achados no último conjunto de filmes (Fig. 4.26J, K)? Como você relata este estudo? Qual é sua recomendação?

Desta vez, há uma massa irregular com 2 cm, margens indistintas, sombra acústuica posterior e calcificações pleomorfas lineares associadas, algumas das quais demonstram orientação linear. O conjunto de achados é consistente com doença recorrente. Uma biópsia dirigida por ultrassom é feita e confirma a presença de carcinoma ductal invasivo e DCIS de alto grau com necrose central. Retrospectivamente, uma densidade é vista desenvolvendo-se no leito de nodulectomia no último conjunto de imagens (Fig. 4.26 J, K), obtido 42 meses após a conclusão do tratamento. Uma mastectomia simples com dissecação axilar é feita. Um carcinoma ductal invasivo e com 3 cm, com DCIS de alto grau associado e envolvimento do espaço linfovascular é relatado histologicamente. Nenhuma doença metastática é identificada nos dois linfonodos sentinela excisados [pT2, pN0(sn)(i-), pMX; estádio II].

Recorrência local (*i. e.,* recorrência de tumor no seio ipsolateral [IBTR]) após terapia conservadora da mama ou mastectomia é definida como o desenvolvimento de câncer no restante do tecido do seio ipsolateral ou na pele ou nas paredes do peito ipsolateral, respectivamente. Recorrência regional é definida como o desenvolvimento de câncer nos linfonodos axilares ipsolaterais restantes, além de linfonodos supraclaviculares, infraclaviculares ou mamários internos.

Protocolos de acompanhamento para pacientes após nodulectomia e terapia por radiação são variáveis. Alguns estabelecimentos acompanham as pacientes com um histórico de câncer de mama tratado conservadoramente em intervalos de meses por 3, 5 ou 7 anos, e o seio contralateral em intervalos anuais. Outros estabelecimentos obtêm mamografias anuais bilateralmente nestas pacientes. Nós recomendamos uma mamografia diagnóstica anual para estas pacientes e obtemos incidências CC e MLO de rotina, bem como uma incidência tangencial seletiva com magnificação do local da nodulectomia durante os primeiros 7 anos após a cirurgia, e depois encaminhamos a paciente para a rotina de exame habitual. O desenvolvimento de calcificações pleomorfas novas, uma massa ou aumento na densidade em distorção próxima ou no local da nodulectomia são achados mamográficos que podem estar associados a recorrência. Menos comumente, as recorrências podem ser caracterizadas por alterações difusas da mama, incluindo alteração no tamanho do seio, aumento na densidade do parênquima, proeminência das marcas trabeculares e espessamento da pele.

As taxas de recorrência relatadas variam entre 5 a 19% nos primeiros 5 a 12 anos após a nodulectomia com terapia por radiação e entre 4 a 14% após a mastectomia. Os fatores de risco relacionados com recorrência após nodulectomia com terapia por radiação incluem idade precoce no momento da apresentação, componente intraductal extenso, doença multifocal, envolvimento do espaço linfovascular, tumor de tamanho grande, grau histológico alto, tumor necrótico e margens positivas no momento da resseção original. A maioria das recorrências ocorre próxima ou no local do tumor original nos primeiros 5 anos após o tratamento.

Alterações pós-nodulectomia são variáveis, mas podem incluir áreas de densidade aumentada, distorção e espiculação no local da nodulectomia, frequentemente associados a espessamento da pele e distorção. Essas alterações geralmente são mais proeminentes no primeiro ano após a cirurgia, então se estabilizam ou desaparecem progressivamente. Em algumas pacientes, a formação de cistos oleosos e o desenvolvimento de calcificações distróficas podem ser vistos no local da nodulectomia conforme a área de densidade e distorção diminui. Algumas pacientes desenvolvem acúmulo de fluido pós-operatório; isso também pode estabilizar ou diminuir progressivamente de tamanho, às vezes desaparecendo completamente sem a necessidade de intervenção. As alterações da terapia por radiação mais comuns envolvem todo o seio e incluem aumento da densidade e proeminência das marcas trabeculares, bem como espessamento difuso da pele. As alterações da terapia por radiação tipicamente desaparecem nos primeiros 2 anos após a conclusão da terapia.

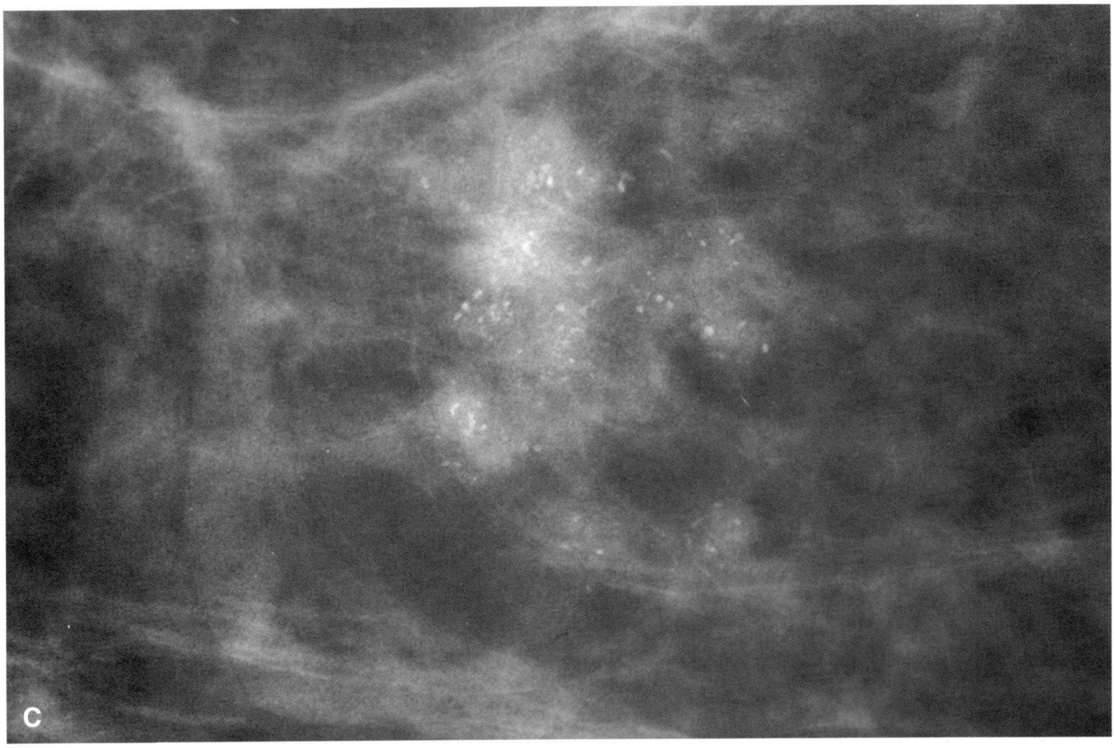


**Figura 4.26.** *(Continuação)* Incidência CC com compressão seletiva e magnificação **(C)**, seio direito. *(Continua.)*

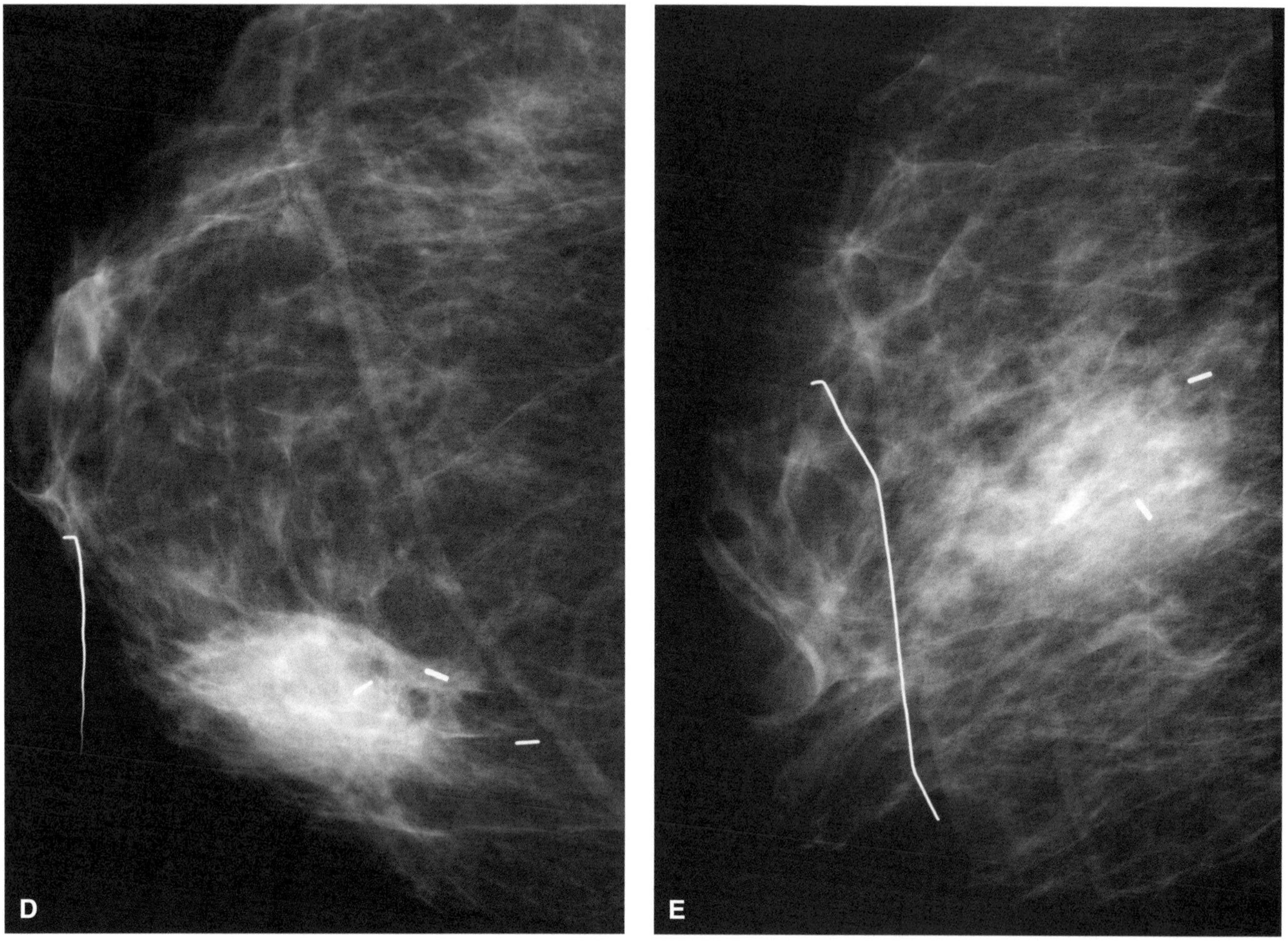


**Figura 4.26.** *(Continuação)* Incidências CC direita **(D, F, H, J)** e MLO **(E, G, I, K)** em 6,18, 30 e 42 meses após a conclusão do tratamento inicial. Marcador metálico linear visto em algumas das imagens é utilizado para indicar o local da cicatriz da nodulectomia.

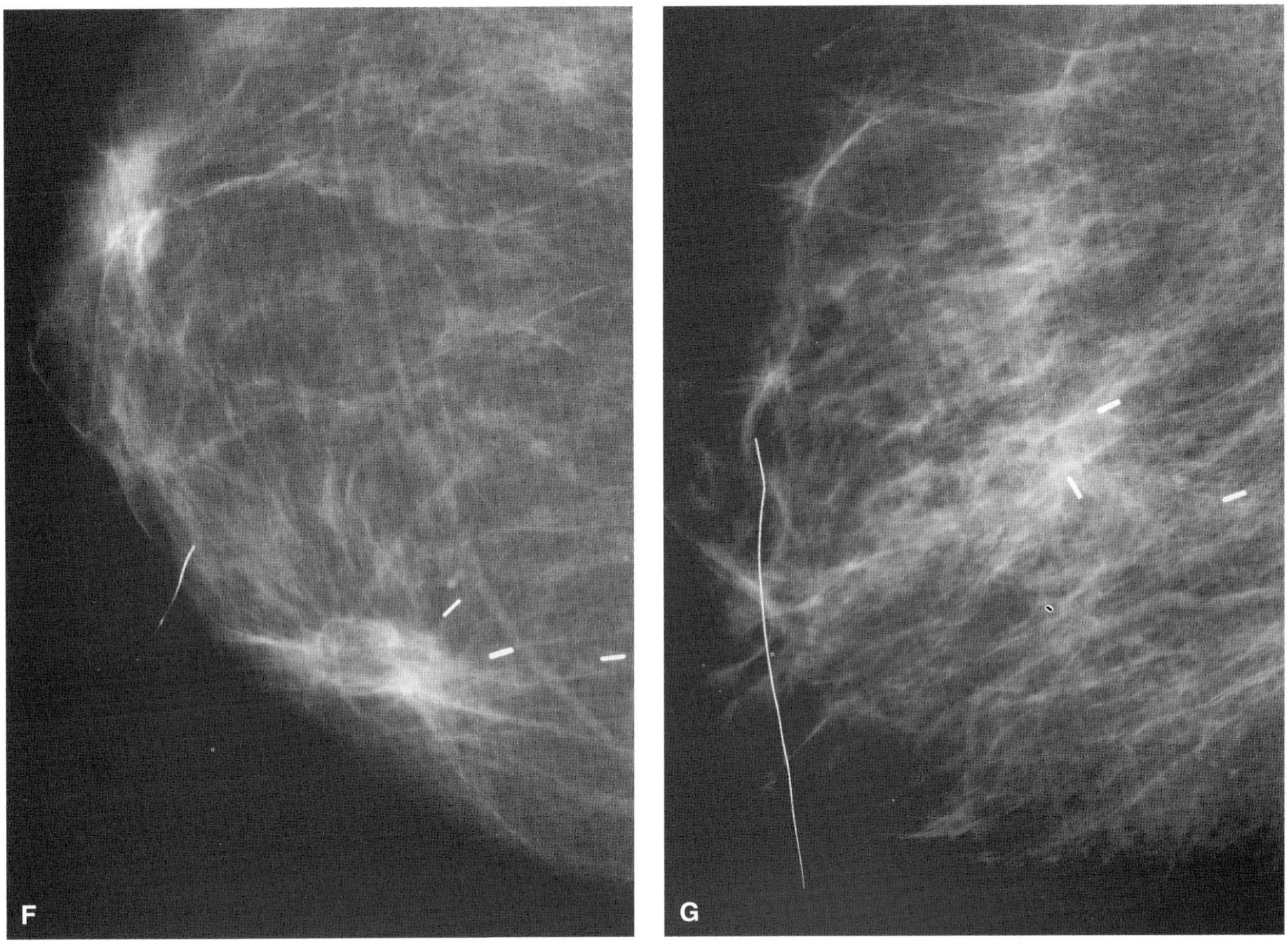


**Figura 4.26.** *(Continuação)* Incidências CC direita **(D, F, H, J)** e MLO **(E, G, I, K)** em 6,18, 30 e 42 meses após a conclusão do tratamento inicial. Marcador metálico linear visto em algumas das imagens é utilizado para indicar o local da cicatriz da nodulectomia. *(Continua.)*

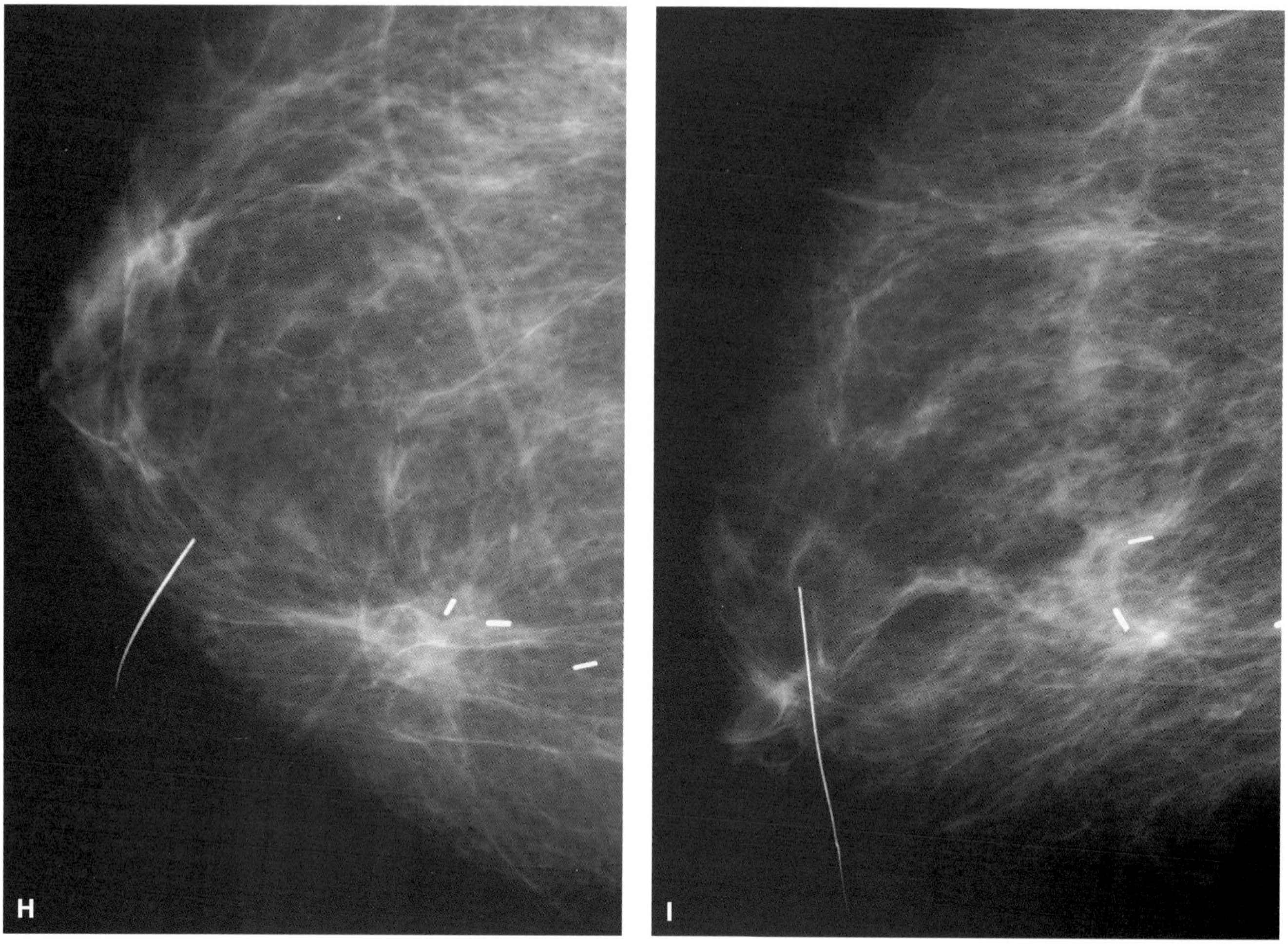

**Figura 4.26.** *(Continuação)* Incidências CC direita **(D, F, H, J)** e MLO **(E, G, I, K)** em 6,18, 30 e 42 meses após a conclusão do tratamento inicial. Marcador metálico linear visto em algumas das imagens é utilizado para indicar o local da cicatriz da nodulectomia.

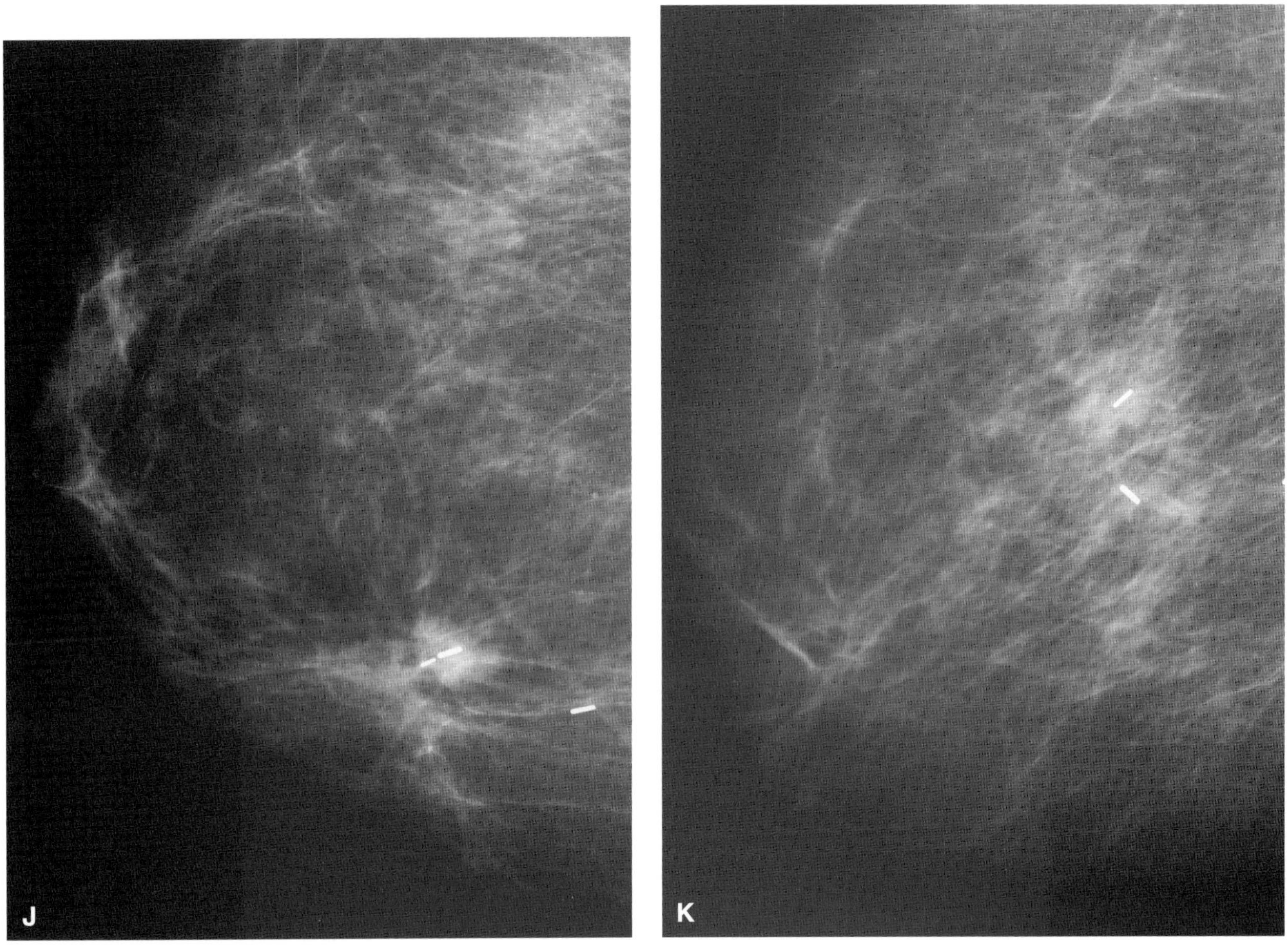

**Figura 4.26.** *(Continuação)* Incidências CC direita **(D, F, H, J)** e MLO **(E, G, I, K)** em 6,18, 30 e 42 meses após a conclusão do tratamento inicial. Marcador metálico linear visto em algumas das imagens é utilizado para indicar o local da cicatriz da nodulectomia. *(Continua.)*

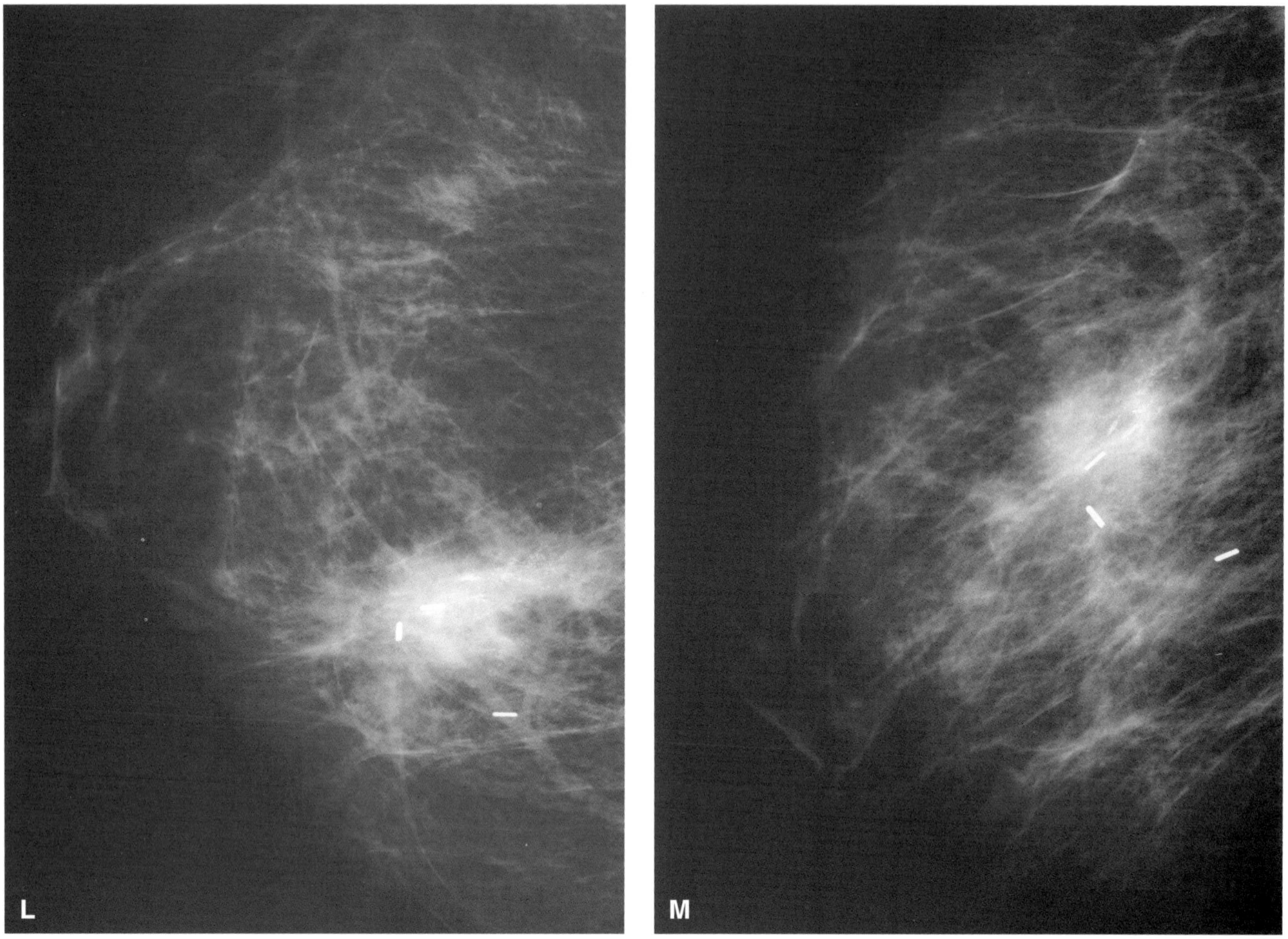


**Figura 4.26.** *(Continuação)* Incidências CC direita **(L)** e MLO **(M)** 11 meses depois dos filmes exibidos em **(J)** e **(K)**.

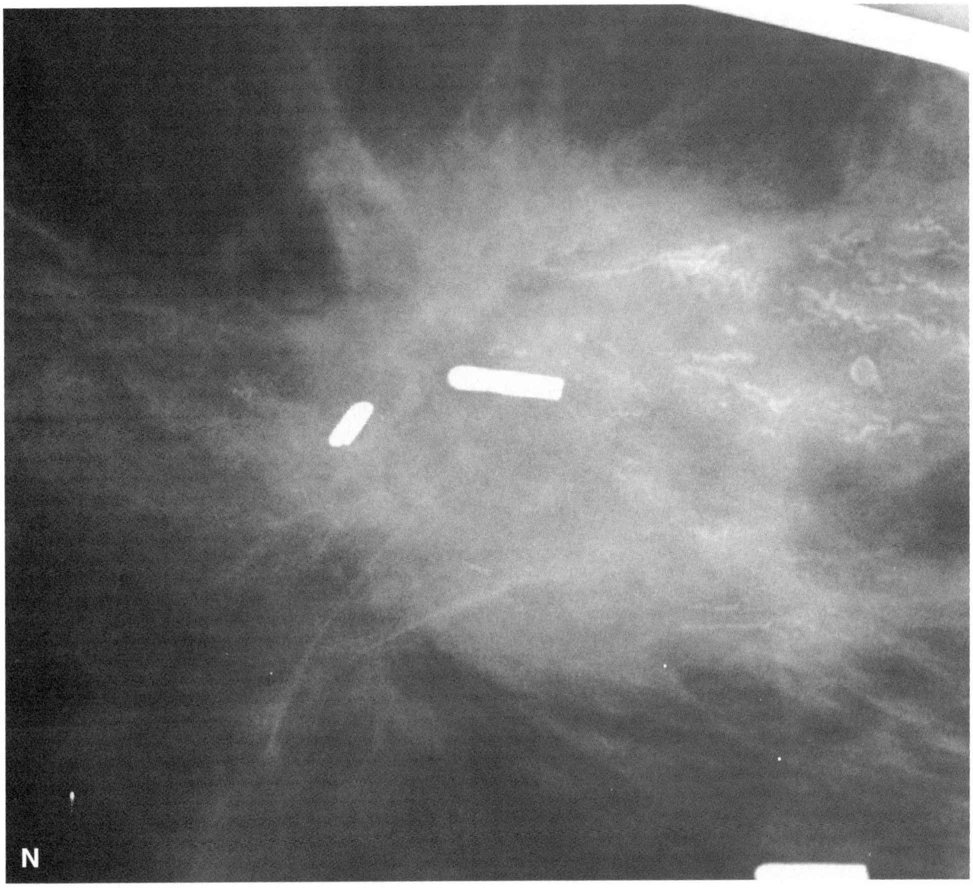


**Figura 4.26.** *(Continuação)* Agora, a paciente descreve um "caroço" no local da nodulectomia. Incidência CC com compressão seletiva e magnificação **(N)**, seio direito.

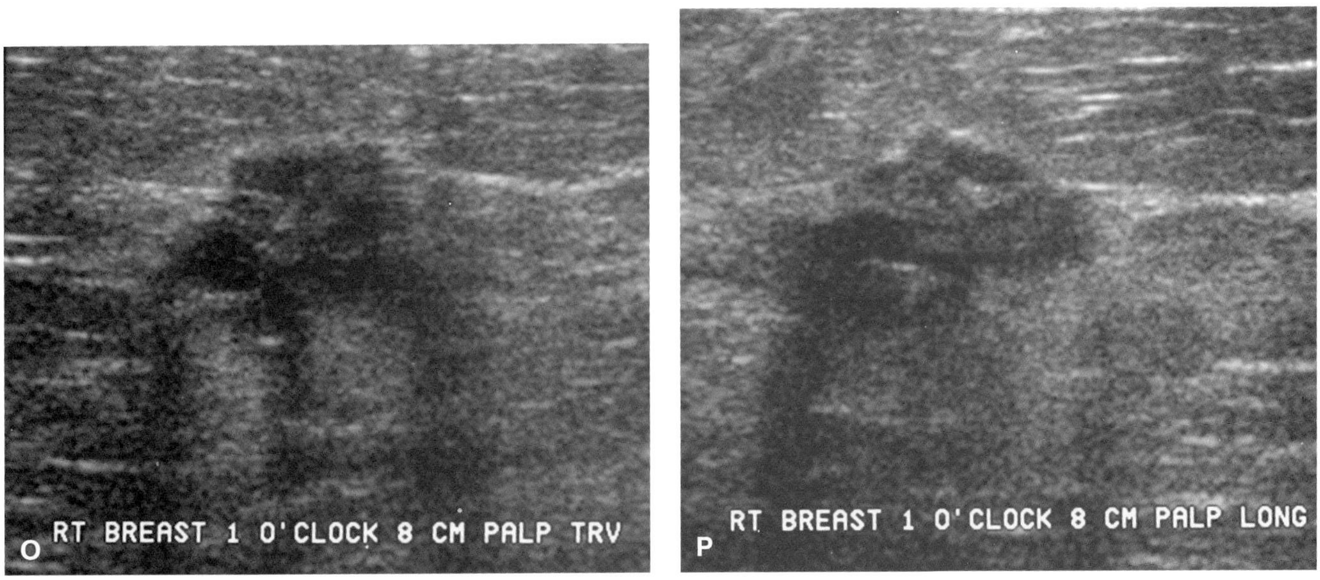


**Figura 4.26.** *(Continuação)* Agora, a paciente descreve um "caroço" no local da nodulectomia. Incidência CC com compressão seletiva e magnificação **(N)**, seio direito. Imagens de US, cortes transversal (TRV) **(O)** e longitudinal (LON) **(P)** da massa no seio direito, na posição de 1 hora, a 8 cm do mamilo.

## PACIENTE 27

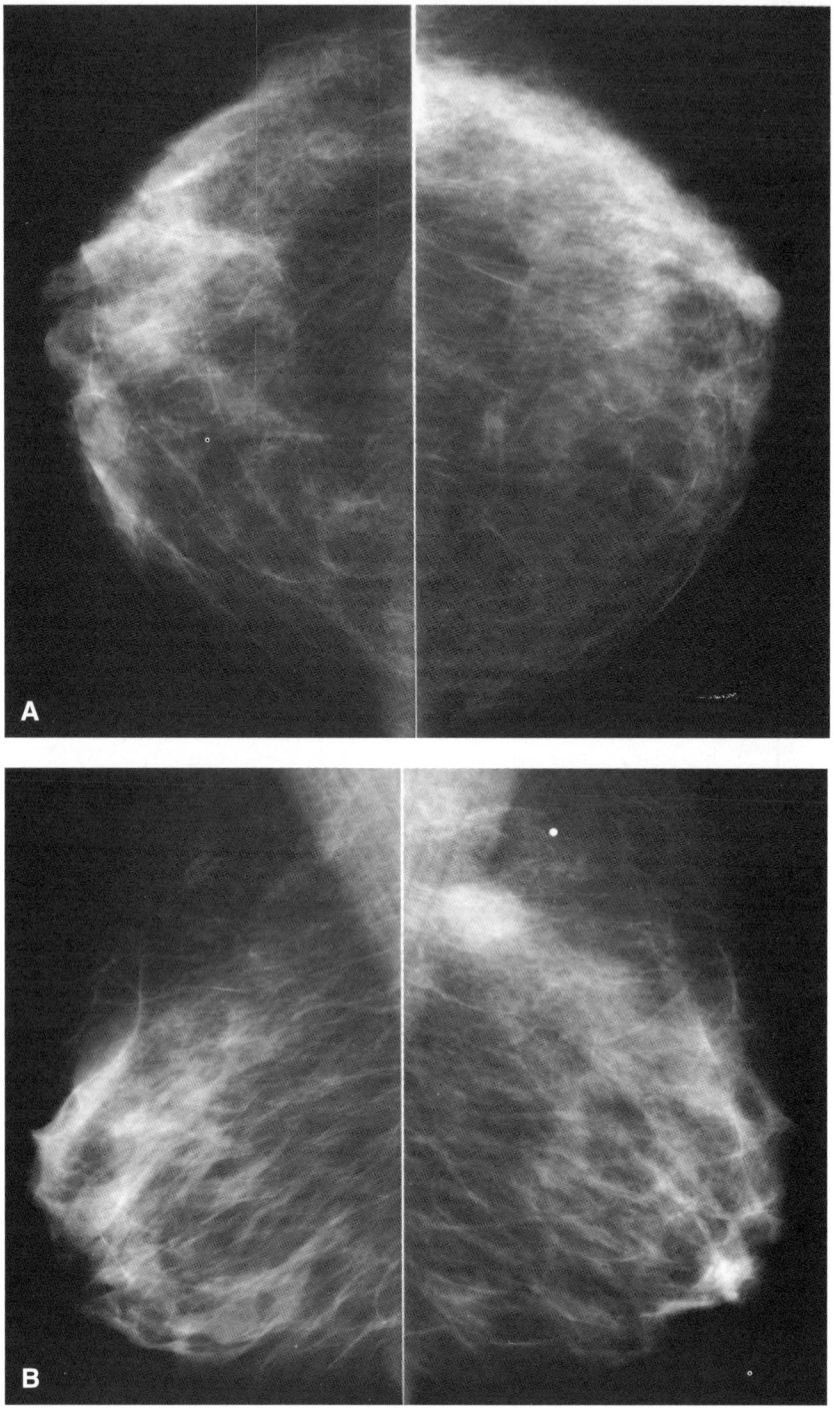


**Figura 4.27.** Avaliação diagnóstica de paciente com 56 anos de idade apresentando-se com um "caroço" no seio esquerdo. Incidências CC **(A)** e MLO **(B)**.

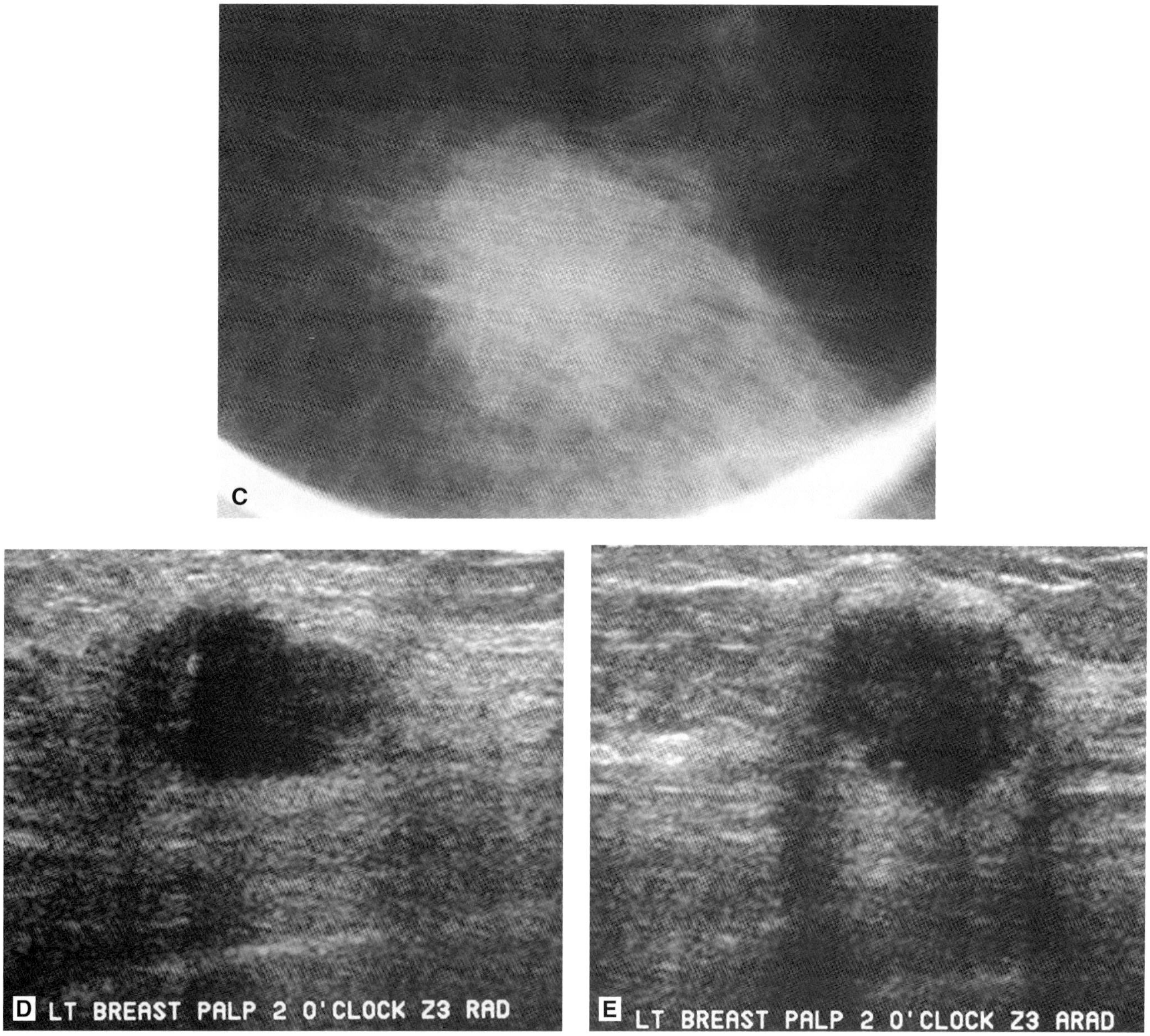


**Figura 4.27.** *(Continuação)* Incidência com compressão seletiva e CC **(C)** exagerada do achado palpável, seio esquerdo. Imagens de US, cortes RAD **(D)** e ARAD **(E)** da massa palpável, na posição de 2 horas, posteriormente (Z3) no seio esquerdo. *(Continua.)*

**Como você descreveria os achados? Qual é a sua recomendação?**

No exame físico, uma massa dura e fixa é palpada no local de preocupação da paciente. Uma massa sólida, com 2 cm, margens indistintas e espiculação, calcificações lineares associadas e áreas de sombra e reforço acústico posterior aparece na imagem correspondendo ao achado palpável. Devido à massa arredondada, com algum reforço acústico posterior e calcificações lineares associadas, o diagnóstico histológico pode ser previsto com bastante precisão. Os achados clínicos e da imagem são consistentes com um carcinoma ductal invasivo pouco diferenciado com DCIS associado a necrose central (provavelmente de alto grau). Em pacientes com alta probabilidade de malignidade, o restante do seio e a axila ipsolateral são examinados para testar e identificar doença multicêntrica ou multifocal e possíveis linfonodos axilares anormais.

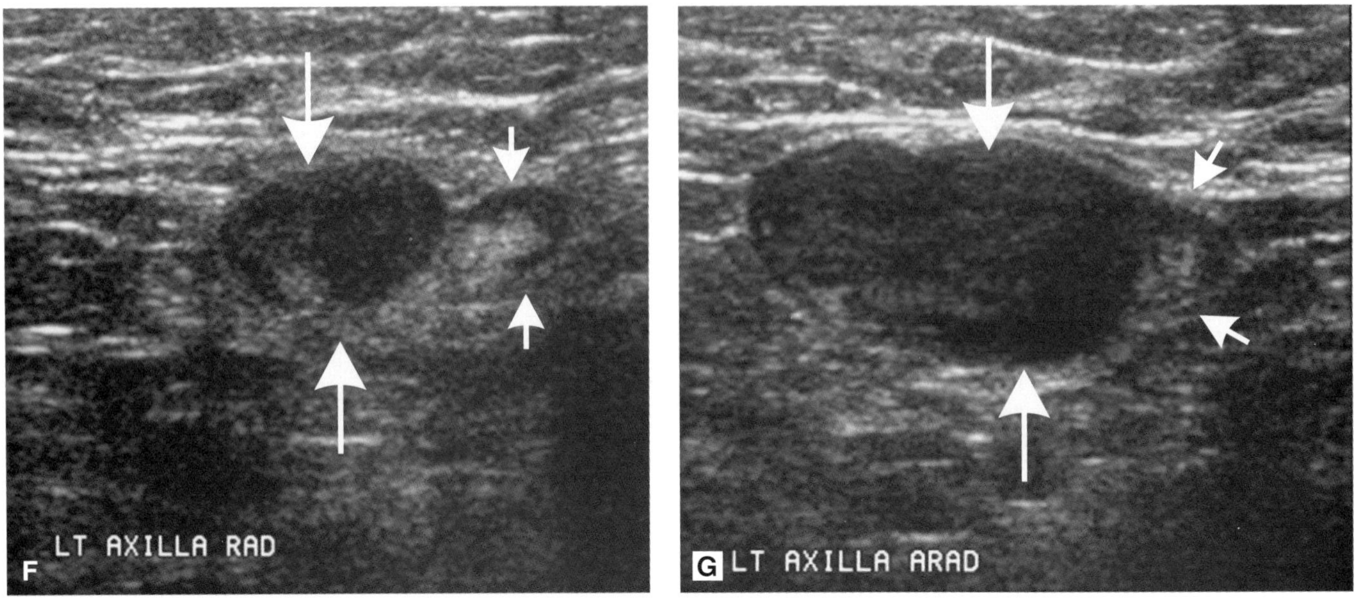


**Figura 4.27.** *(Continuação)* Imagens de US, cortes RAD **(F)** e ARAD **(G)**, axila esquerda.

## Como você descreveria os achados? Qual é a sua recomendação?

Um linfonodo potencialmente anormal é identificado na axila ipsolateral. Um linfonodo adjacente de aparência normal também é observado. Linfonodos potencialmente anormais são caracterizados pela ausência ou pela atenuação marcada da região hilar ecogênica em conjunto com espessamento e saliência do córtex hipoecoico. Em algumas pacientes, linfonodos potencialmente anormais são quase anecoicos e nenhuma região hilar hiperecoica está presente. Quando um linfonodo potencialmente anormal é identificado, recomendamos uma aspiração por agulha fina ou, dependendo do tamanho do linfonodo, uma biópsia de agulha grossa (caso possa ser feita com segurança). Nesta paciente, as biópsias de agulha grossa são feitas na massa do seio e nos linfonodos axilares potencialmente anormais. Um carcinoma ductal invasivo com um DCIS associado e doença metastática no linfonodo axilar são relatados nas biópsias de agulha grossa. Com o diagnóstico de doença metastática no linfonodo axilar, a paciente será submetida a uma dissecação axilar (*i. e.,* biópsia do linfonodo sentinela não é indicada).

As opções de tratamentos discutidas com esta paciente incluem mastectomia e dissecação axilar seguida por quimioterapia; nodulectomia com dissecação axilar seguida por terapia por radiação e quimioterapia; ou, o que está sendo utilizado com frequência, terapia neoadjuvante seguida por mastectomia ou nodulectomia, dissecação axilar e terapia por radiação para aquelas pacientes que estão fazendo nodulectomia. Se uma mastectomia foi feita após a terapia neoadjuvante, terapia por radiação nem sempre é recomendada. A terapia neoadjuvante pode diminuir o tamanho do tumor ou eliminá-lo (*i. e.,* redução do estágio da lesão), possibilitando que algumas pacientes, que podem não ser candidatas à terapia conservadora, submetam-se a nodulectomia. Esta paciente é submetida à terapia neoadjuvante.

Após dois cursos de quimioterapia, a massa diminuiu de tamanho (Fig. 4.17H, I). Em pacientes que se submetem à terapia neoadjuvante, os achados iniciais podem desaparecer completamente. Consequentemente, em pacientes que possam ser escolhidas para fazer uma nodulectomia após a terapia neo-adjuvante, marcar o local da lesão original é importante para que esta área possa ser localizada, excisada e avaliada para doença residual. Devido à resposta significativa nesta paciente após dois cursos de quimioterapia, e com a nodulectomia planejada caso o tumor continue a responder, um grampo de "marcação" é colocado na massa guiada pelo ultrassom (Fig. 4.27J).

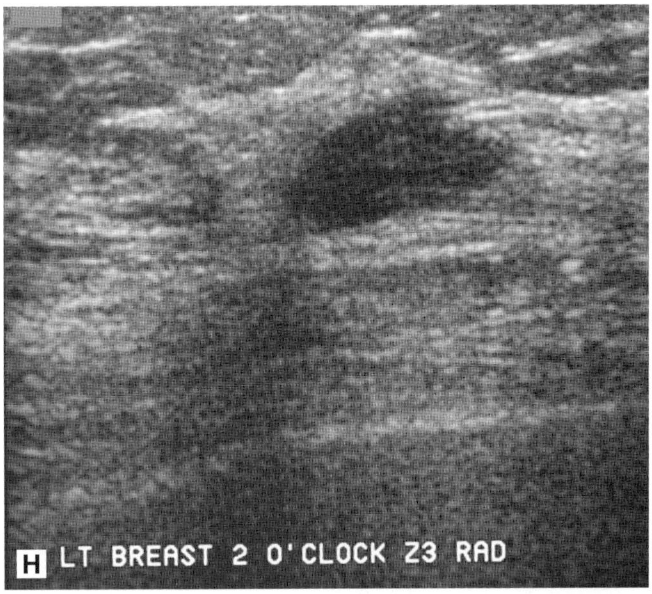


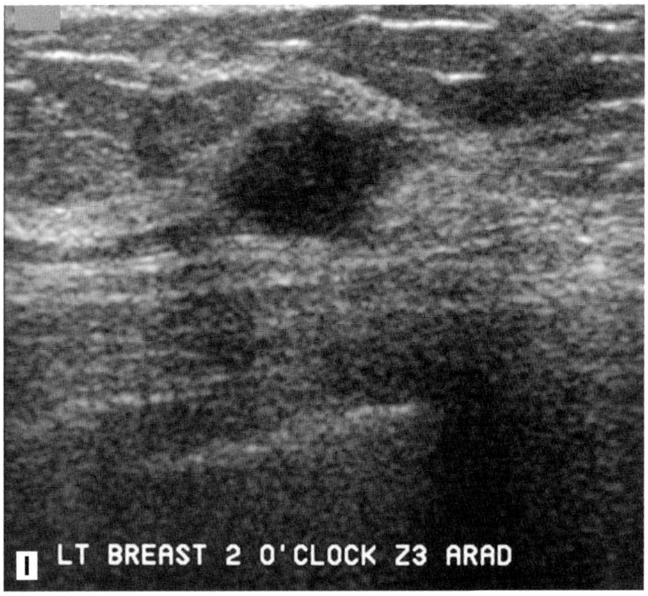


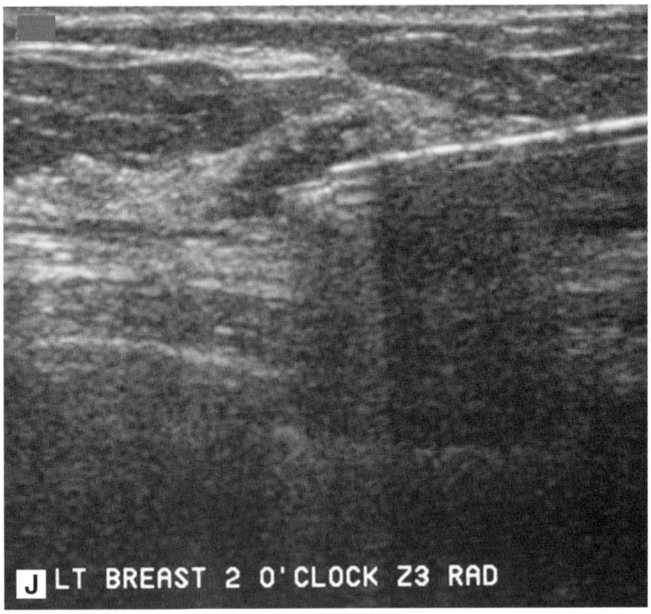


**Figura 4.27.** *(Continuação)* Imagens de US, cortes RAD **(H)** e ARAD **(I)** da massa na posição de 2 horas, posteriormente (Z3) no seio esquerdo. Imagem de US **(J)** documentando o posicionamento da agulha no centro da massa antes da implantação do grampo. *(Continua.)*

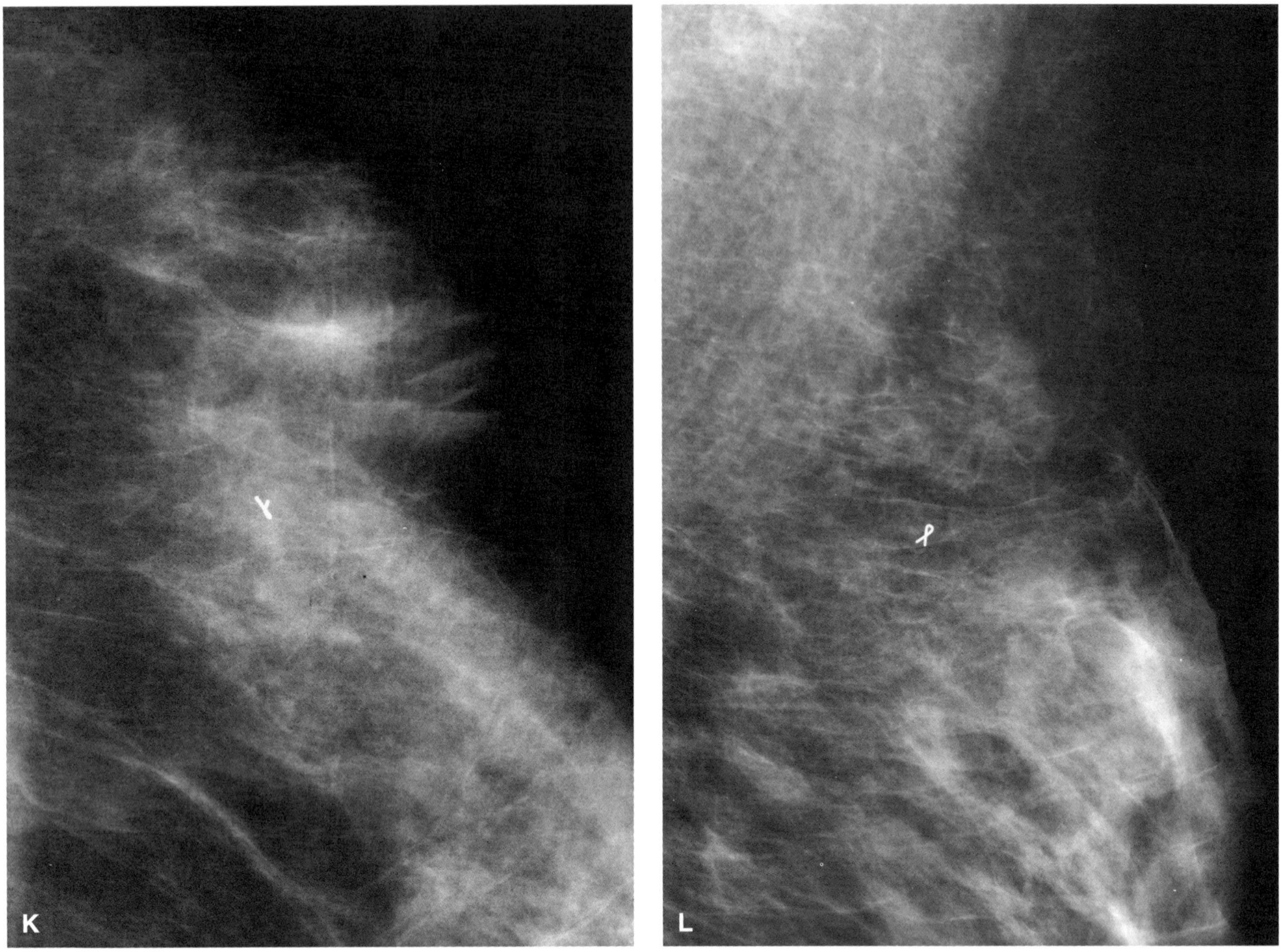


**Figura 4.27.** *(Continuação)* Incidências CC **(K)** e lateral de 90° **(L)** do seio esquerdo, com visão ampliada, documentando a localização do grampo.

Grampos para marcar a localização da lesão são distribuídos no momento das biópsias dirigidas por imagem quando uma lesão (p. ex., um agrupamento de calcificações ou uma pequena massa em que se está fazendo uma biópsia com um dispositivo com agulha 11G assistido por vácuo), que pode ser maligna ou pode ser inteiramente removida como resultado da biópsia. Nestas pacientes, se uma malignidade é diagnosticada e a lesão original foi completamente removida, o grampo implantado no momento da biópsia dirigida por imagem marca o local da lesão. No momento da nodulectomia, o grampo é localizado de modo que o tecido em volta da lesão original pode ser avaliado histologicamente para doença residual. Similarmente, sabe-se que uma paciente será submetida à terapia neoadjuvante, e pelo fato da lesão poder desaparecer como resultado da terapia, um grampo pode ser implantado na lesão no momento da biópsia. Se a lesão responder à terapia, o grampo é localizado pré-operatoriamente naquelas pacientes submetidas à nodulectomia, de modo que o tecido no local da lesão tratada possa ser avaliado histologicamente para doença residual. Alternativamente, nesta paciente (como a histologia nem sempre é previsível no momento da biópsia e o tratamento de escolha nem sempre é conhecido), o grampo pode ser implantado durante a terapia se a lesão original está respondendo e pode desaparecer completamente antes da cirurgia.

Após a conclusão de sua terapia neoadjuvante, a paciente submete-se a nodulectomia e dissecação axilar completa. Uma área com 2 cm de fibrose, consistente com regressão de tumor, é descrita no local do grampo. Nenhum tumor residual é identificado. Nenhuma doença metastática é identificada nos 11 linfonodos axilares excisados. Vários linfonodos demonstram áreas de fibrose consistente com regressão de tumor [ypTX, ypN0, ypMX]. Como ocorre nesta paciente, aproximadamente 15-20% das pacientes que são submetidas à terapia neoadjuvante demonstram resposta completa sem tumor residual identificado histologicamente no momento do procedimento cirúrgico. É relatado que o subgrupo de pacientes com uma resposta patológica completa possui taxas maiores de sobrevivência livre de recaídas e de sobrevivência geral em comparação com aquelas com doença residual na ocasião.

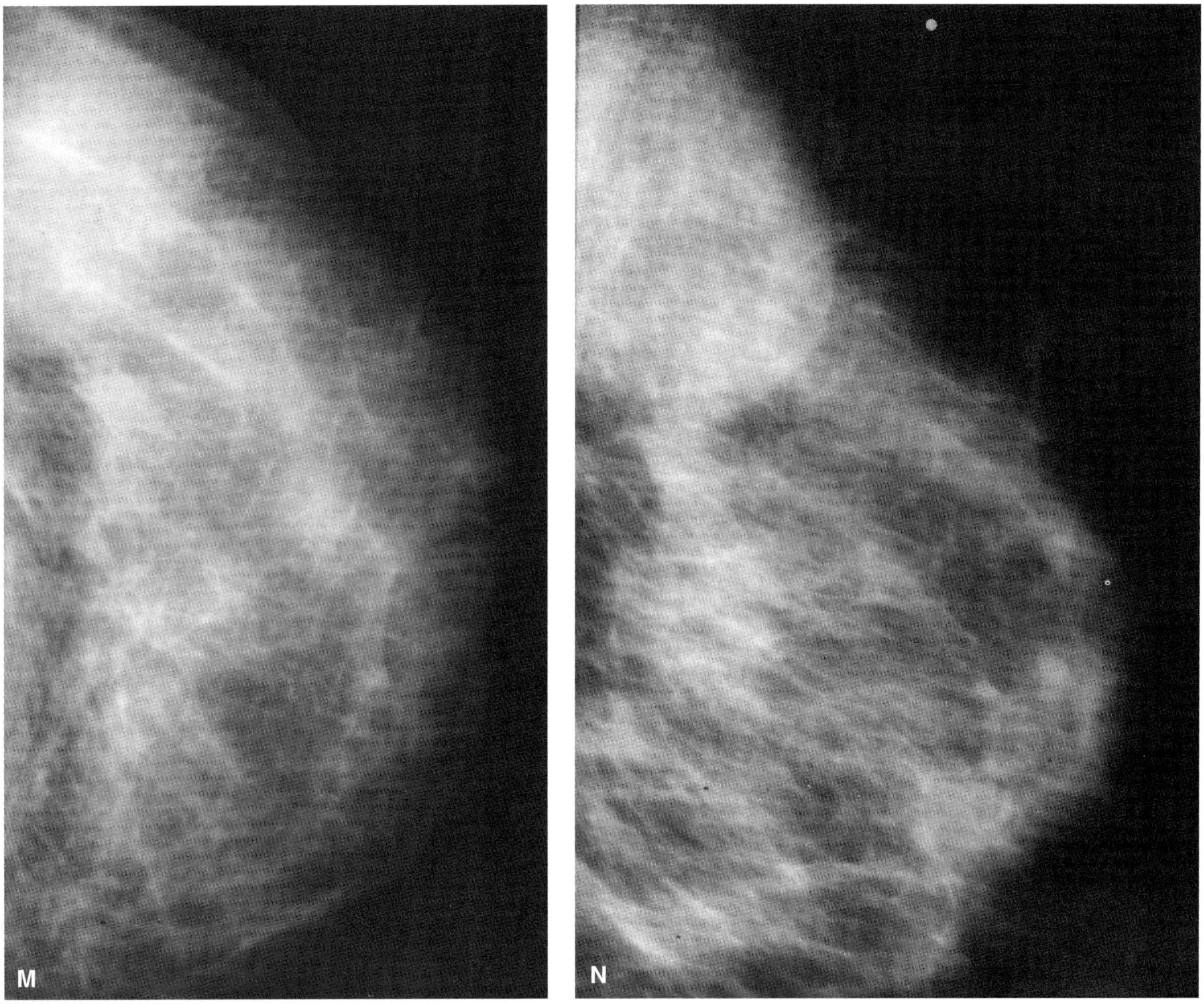


**Figura 4.27.** *(Continuação)* Evolução diagnóstica. A paciente descreve um "caroço" no local da nodulectomia seis meses após a terapia neoadjuvante e, mais recentemente, nodulectomia e terapia por radiação. Incidências CC **(M)** e MLO **(N)**, seio esquerdo.

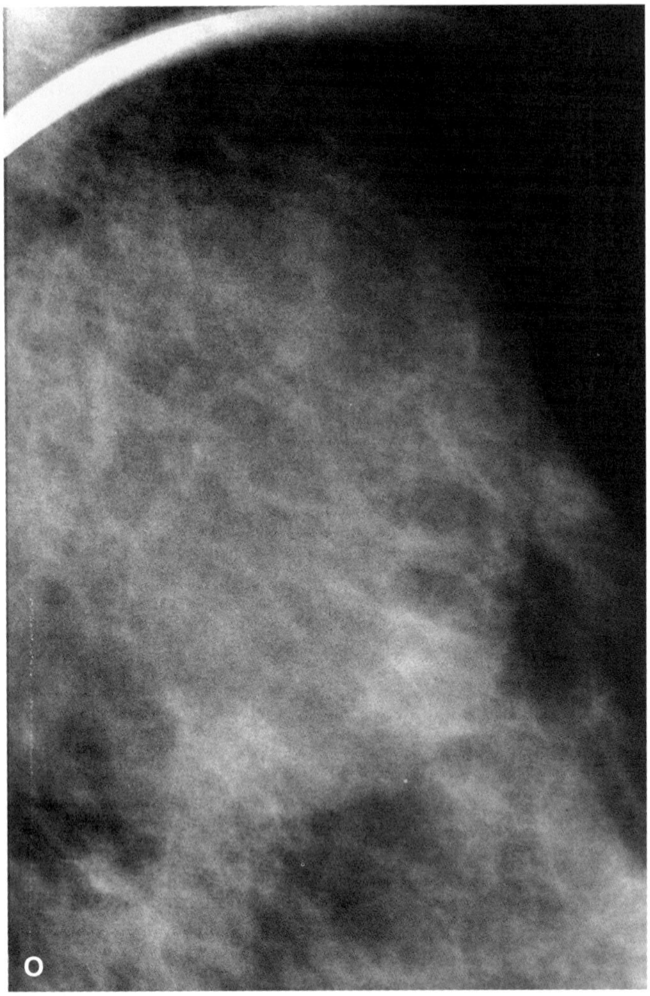


**Figura 4.27.** *(Continuação)* Incidência com compressão seletiva **(O)** do achado palpável.

## Como você descreveria os achados? Qual é sua principal consideração nesta etapa?

A densidade geral do seio está aumentada, o que é consistente com o efeito da terapia por radiação. Uma massa arredondada com margens parcialmente bem limitadas e obscuras aparece na imagem no local da nodulectomia e corresponde ao local de preocupação para a paciente. Embora isso possa representar uma recorrência, devido à resposta patológica completa, à terapia neoadjuvante, ao curto intervalo entre a sua nodulectomia e ao desenvolvimento desta massa, um acúmulo de fluido pós-operatório é a principal consideração. Uma US é feita para avaliação adicional.

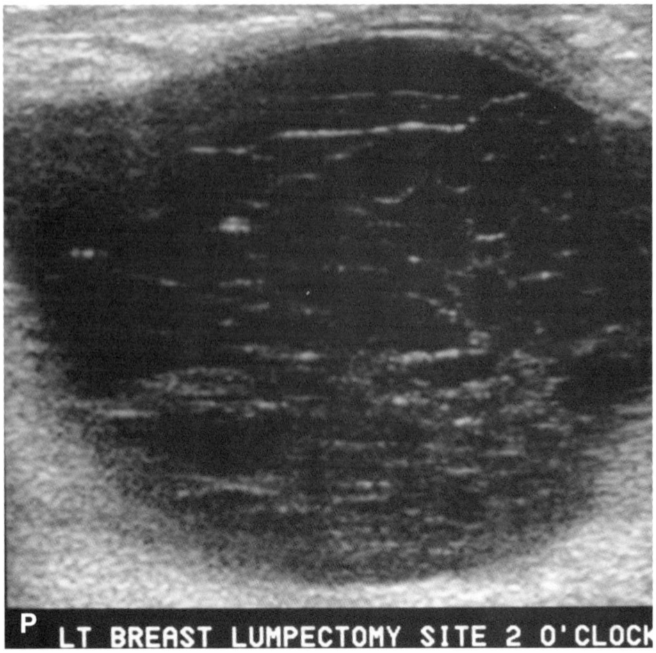


**Figura 4.27.** *(Continuação)* Imagem de US **(P)** da massa no local da nodulectomia, na posição de 2 horas, seio esquerdo.

## Qual é o seu diagnóstico e recomendação?

No exame físico, uma massa dura é palpada no local da nodulectomia. Na US, uma massa cística complexa, bem limitada e com reforço acústico posterior aparece na imagem correspondendo ao achado palpável. Durante o tempo real do estudo, alguns dos ecos espiculares e faixas hiperecoicas na massa trocam de posição e parecem estar "flutuando" na massa, respectivamente. Isso é o acúmulo de fluido pós-operatório que não requer intervenção, a menos que se suspeite de uma infecção imposta ou se estiver causando desconforto significativo. Uma alta taxa de recorrência está associada à aspiração. Contudo, é importante garantir à paciente que isto não é uma recorrência e que acúmulos de fluidos são comuns após a nodulectomia. Podemos esperar que isso diminua de tamanho e estabilize-se ou desapareça completamente com o tempo. Acúmulos de fluido pós-operatório possuem tipicamente uma aparência cística complexa na US. Como ocorre nesta paciente, muitos podem ser caracterizados como predominantemente císticos, com ecos espiculares, septações e nódulos murais, enquanto que outros possuem pequenos espaços císticos no que outrora parecia ser uma matriz sólida.

## PACIENTE 28

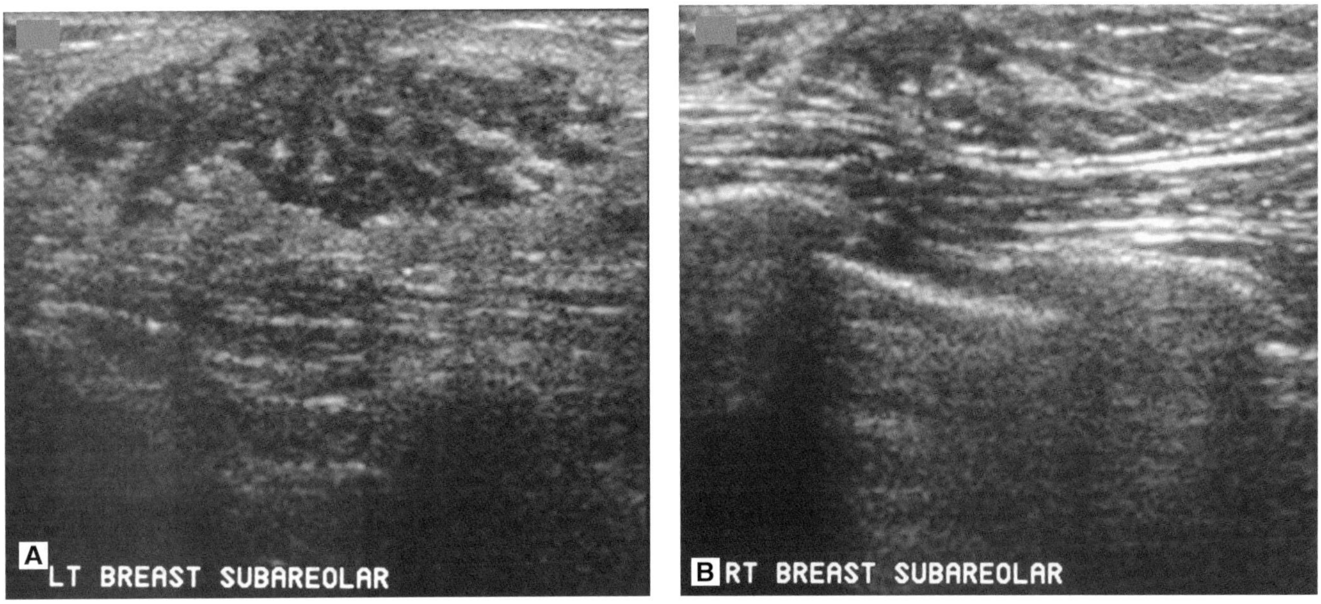


**Figura 4.28.** Avaliação diagnóstica de menina com 8 anos de idade com uma massa na área subareolar esquerda. Imagem de US **(A)** da área subareolar esquerda. Imagem de US **(B)** da área subareolar direita para a comparação.

### Quais são o diagnóstico e as recomendações?

No exame físico, o seio esquerdo é mais proeminente que o direito, e uma massa facilmente móvel é palpada na área subareolar esquerda. Na US, uma área irregular de hipoecogenia com margens indistintas aparece na imagem da área subareolar esquerda. Uma área menor, porém, de aparência similar aparece na imagem da área subareolar direita. Isso é consistente com o desenvolvimento do botão mamário assimétrico e prematuro (uma aparência bastante similar é vista quando um estudo de US é feito em um homem com ginecomastia). Nenhuma intervenção adicional é necessária.

Massas de mama em crianças e adolescentes frequentemente são benignas e incluem doenças inflamatórias, desenvolvimento do botão mamário prematuro, cistos e fibroadenomas. As causas malignas são raras, mas incluem doença metastática (rabdomiossarcoma, neuroblastoma, linfoma) e carcinoma secretor (uma malignidade de mama primária caracterizada por grandes quantidadesde secreção intra e extracelular e células neoplásicas com citoplasma granular eosinofílico). Embora inicialmente chamados de carcinoma juvenil porque estão associados à infância e à adolescência, podem ocorrer em pacientes de todas as idades. São necessários cuidados no tratamento destas pacientes, porque a remoção cirúrgica de um botão mamário em desenvolvimento resulta em deformidade significativa ou falha no desenvolvimento normal do seio. Consequentemente, a aspiração por agulha fina é o procedimento de escolha se um processo neoplásico é uma séria consideração nesta população de pacientes.

## PACIENTE 29

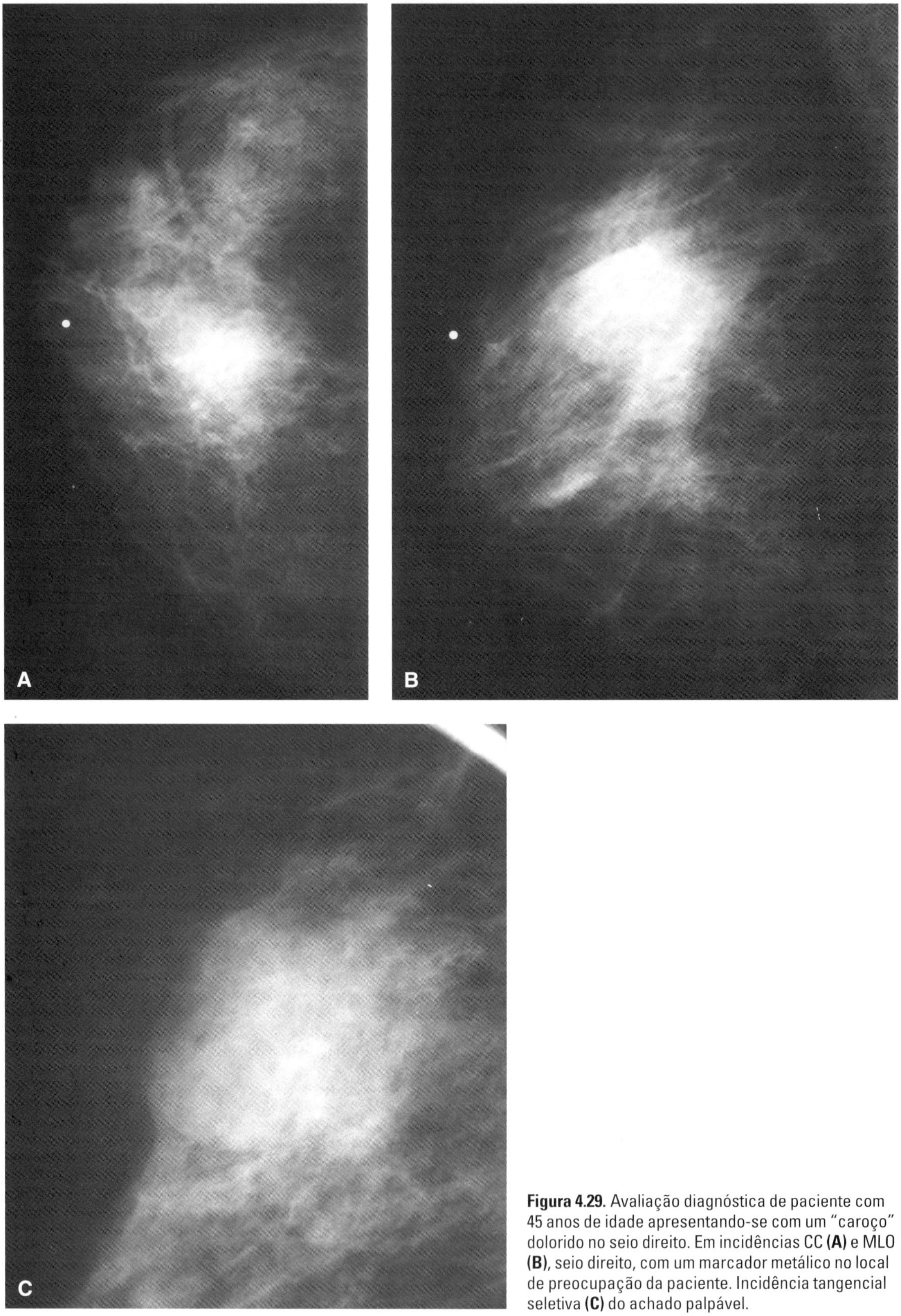

**Figura 4.29.** Avaliação diagnóstica de paciente com 45 anos de idade apresentando-se com um "caroço" dolorido no seio direito. Em incidências CC **(A)** e MLO **(B)**, seio direito, com um marcador metálico no local de preocupação da paciente. Incidência tangencial seletiva **(C)** do achado palpável.

## Como você descreveria os achados? O que recomendaria em seguida?

Nas incidências de rotina, uma massa com margens obscuras aparece na imagem correspondendo ao achado palpável. Na incidência tangencial seletiva, as margens da massa são parcialmente bem limitadas, indistintas e obscuras. As considerações diferenciais incluem cisto, fibroadenoma (fibroadenoma complexo, adenoma tubular), tumor filódio, papiloma, PASH e fibrose focal. Dependendo do histórico e dos achados clínicos, processo inflamatório, acúmulo de fluido pós-traumático/pós-cirúrgico e galactocele também podem estar no diferencial. As considerações malignas incluem carcinoma ductal invasivo não especificado de outra maneira, carcinoma medular ou doença metastática. Embora menos prováveis devido à idade da paciente, carcinomas mucinoso e papilar também estão no diferencial. Exame físico correlativo e US são indicados para caracterização adicional.

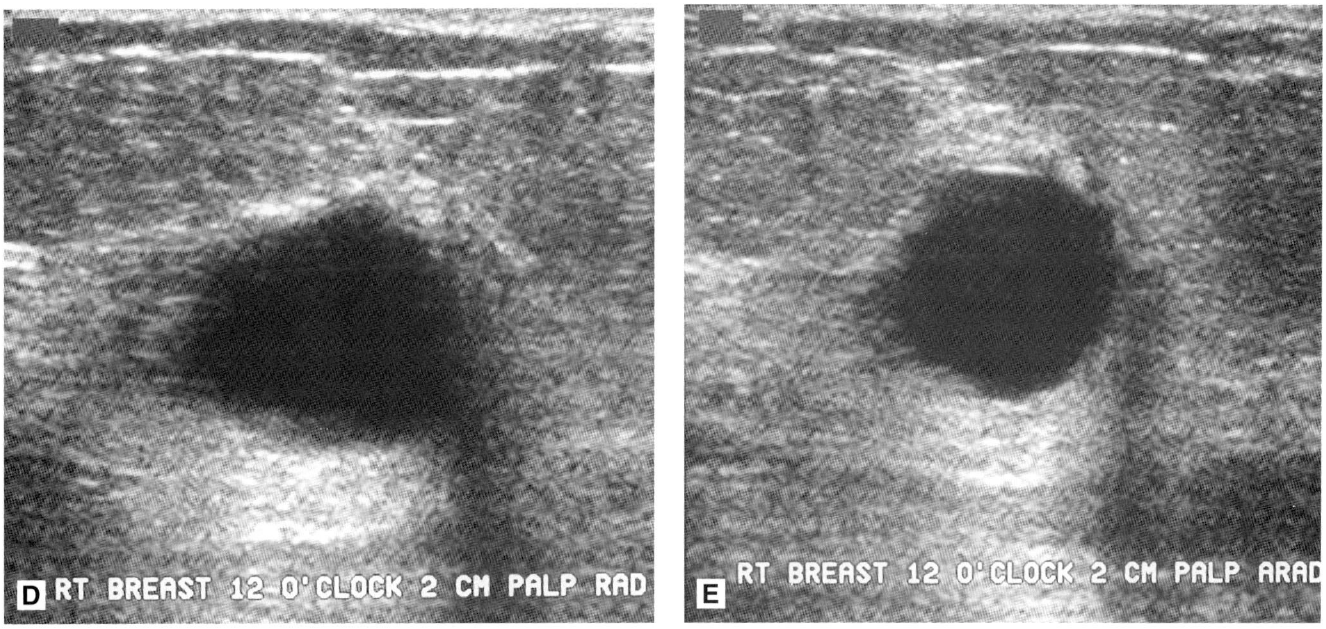


**Figura 4.29.** *(Continuação)* Imagens de US, cortes RAD **(D)** e ARAD **(E)** do achado palpável, seio direito. *(Continua.)*

## Qual é o diagnóstico? O que você recomendaria?

No exame físico, há uma massa hipersensível dura, palpada na posição de 12 horas, a 2 cm do mamilo direito. Na US, isso é uma massa anecoica com reforço acústico posterior consistente com um cisto. Há alguma irregularidade em uma porção da parede. Após discussão com a paciente aspiração é feita, primeiramente para o alívio dos sintomas. Uma pneumocistografia também é planejada para avaliação adicional.

Após estabelecer uma abordagem que me permita avançar a agulha paralelamente ao transdutor, limpo a pele e utilizo lidocaína para anestesiá-la. Em seguida, com a guia da US, injeto lidocaína no tecido que conduz à lesão, mas tendo o cuidado de não a penetrar. Utilizo a guia da US para a administração do anestésico e para a aspiração, mesmo em pacientes em que a massa é palpável. Comumente, a agulha desloca a massa ou corta a parede, mas não penetra nela (acho que isso explica muitas das pacientes que se apresentam para avaliação de uma massa palpável após tentativas de aspirações que não renderam o fluido e ainda assim encontramos um cisto correspondendo ao achado palpável). Através da visualização da trajetória da agulha, posso medir a quantidade de compressão necessária a ser aplicada para imobilizar a massa com eficácia e a quantidade de pressão controlada que preciso aplicar com a agulha para que a parede do cisto seja perfurada. Com a agulha no cisto, puxo a capa para fora da agulha de 20G acoplada a uma seringa de 10 mL e aspiro. Observo em tempo real enquanto aspiro para ter certeza de que não há anormalidade residual após a aspiração. Além disso, em algumas pacientes, a agulha pode precisar ser redirecionada (*i. e.,* a ponta da agulha está posicionada contra a parede do cisto) durante a aspiração para dar certeza de que todo o fluido foi aspirado. Nesta etapa, se estou fazendo uma pneumocistografia, estabilizo a agulha e substituo a seringa cheia de fluido por uma com ar (metade do volume de fluido aspirado), em seguida injeto ar no cisto (Fig. 4.29H). O ar aparece na imagem como uma linha ecogênica (Fig. 4.29I, setas).

Nesta paciente, 4 mL de fluido seroso são aspirados e nenhuma anormalidade residual é vista após a aspiração. Para a pneumocistografia, metade do volume de fluido aspirado é substituída por ar (Fig. 4.29H, I) e incidências com compressão seletiva e magnificação do cisto aspirado são obtidas (Fig. 4.29J, K). Possível irregularidade nas paredes e espessamento ou lesões intracísticas podem ser mais bem avaliados na pneumocistografia. Nesta paciente, a parede do cisto é suave e bem definida. Nenhuma lesão intracística ou anormalidade das paredes é identificada. Recomenda-se exame mamográfico anual.

Categoria 2 no BI-RADS®: achado benigno.

Após a aspiração do cisto, rotineiramente injeto ar na cavidade do cisto. Alguns sugerem que a injeção de ar após a aspiração pode reduzir a incidência de recorrência de cisto. O ar não machuca a paciente e, se é útil para minimizar a probabilidade de recorrência, pode ser benéfico. Para as pacientes com as quais me preocupo com a presença de anormalidade mural ou intracística, incidências com compressão seletiva e magnificação do cisto são feitas após a injeção de ar (*i. e.,* uma pneumocistografia) para melhor avaliar a parede do cisto.

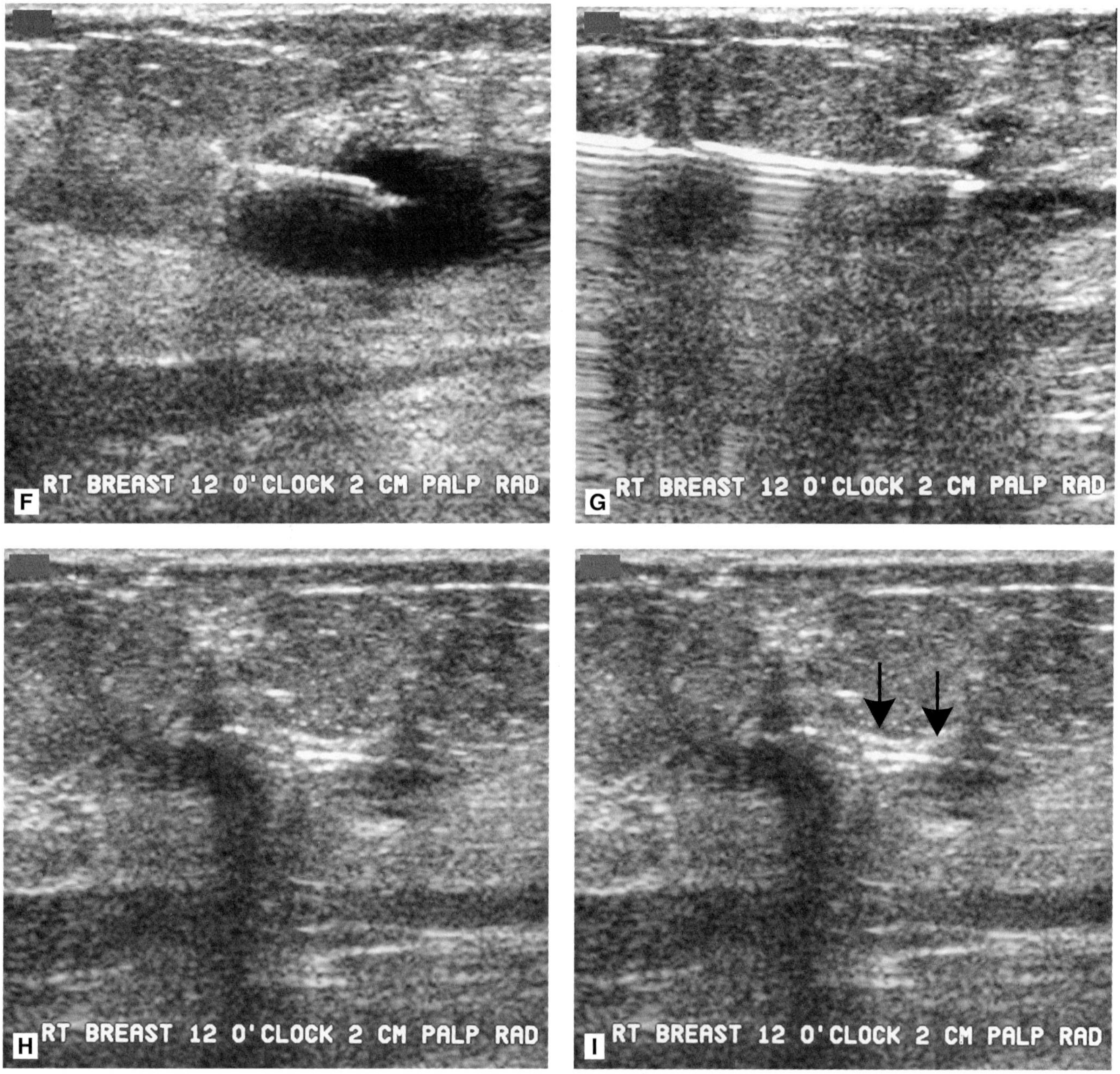


**Figura 4.29.** *(Continuação)* Imagens de US da aspiração. Imagem anterior à aspiração documentando o posicionamento da agulha no cisto **(F)**, imagem posterior à aspiração demonstrando nenhuma anormalidade residual **(G)** agulha e imagem obtida após a injeção de ar **(H)**. Imagem de US após a injeção de ar (I). Ar é visto como uma linha ecogênica *(setas)*. *(Continua.)*

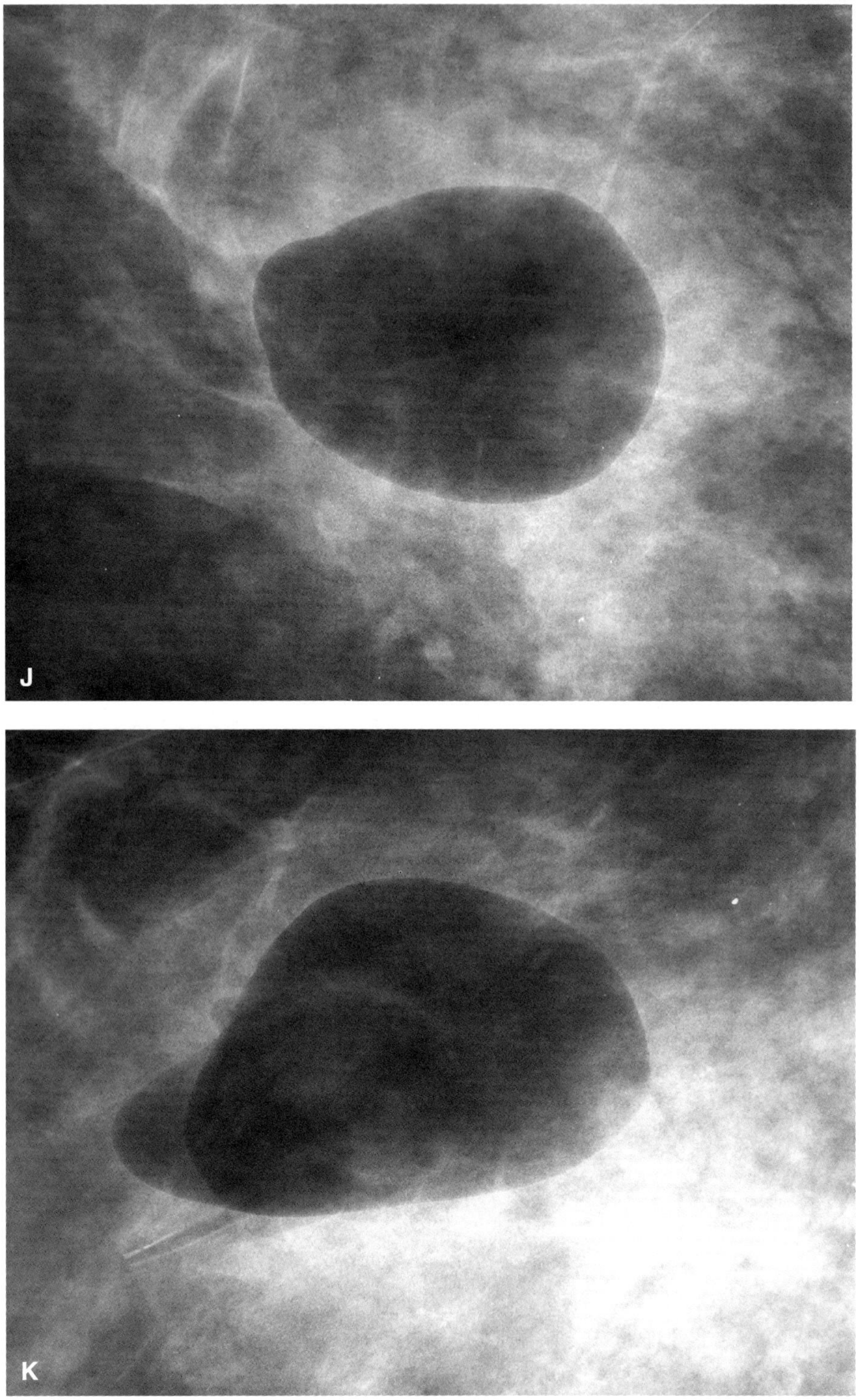


**Figura 4.29.** *(Continuação)* Filmes da pneumocistografia. Incidências com compressão seletiva e magnificação do cisto preenchido por ar, projeções CC **(J)** e MLO **(K)**.

## PACIENTE 30

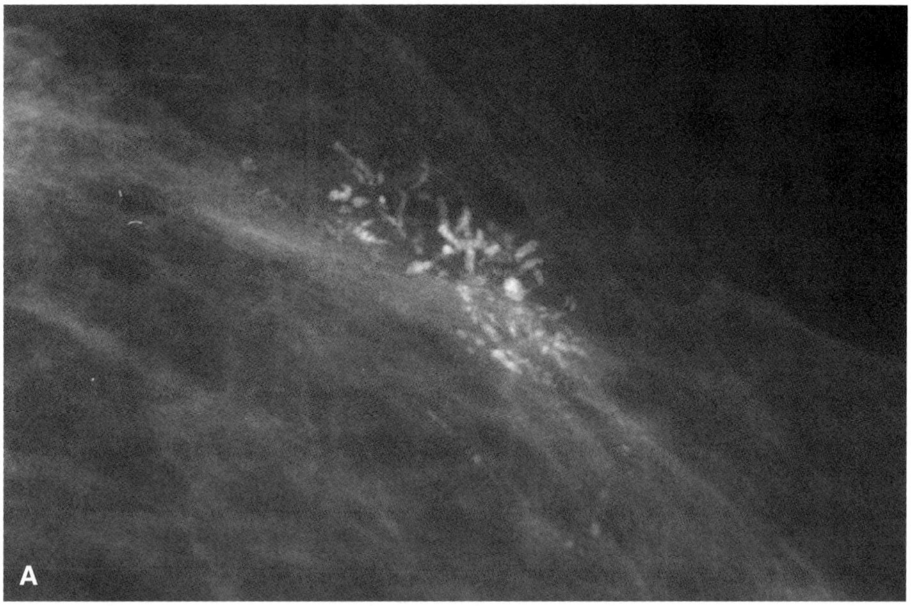

**Figura 4.30.** Avaliação diagnóstica de paciente com 55 anos de idade chamada de volta para avaliação de um agrupamento de calcificações no seio esquerdo detectado em seu exame mamográfico. Incidência com dupla compressão seletiva e magnificação **(A)**, projeção CC.

### Qual é o seu diagnóstico de trabalho? Quais são as suas recomendações?

As incidências com magnificação confirmam um agrupamento de calcificações com formas lineares, margens irregulares, fissuras e orientação linear. A principal consideração para calcificações com estas características é DCIS com necrose central, provavelmente de alto grau. Uma biópsia é indicada.

Conforme descrito anteriormente (consulte as discussões com as Figs. 4.18 e 4.19), esses tipos de calcificações estão associados a células malignas. Marcar as calcificações, marca as células malignas. Se as calcificações forem removidas nas amostras, o diagnóstico é estabelecido. Consequentemente, avalio pacientes com um agrupamento deste tipo de calcificações com US. Embora em algumas destas pacientes uma massa seja identificada sonograficamente associada às calcificações, a primeira razão para se fazer a US não é detectar ou melhor caracterizar as calcificações, mas determinar se posso utilizar a guia do ultrassom para biópsia. Prefiro fazer biópsias de agulha grossa dirigidas por ultrassom porque as pacientes ficam mais confortáveis em uma posição supinada sem compressão do seio e nenhuma radiação é necessária. Se posso ver as calcificações com ultrassom, posso marcá-las.

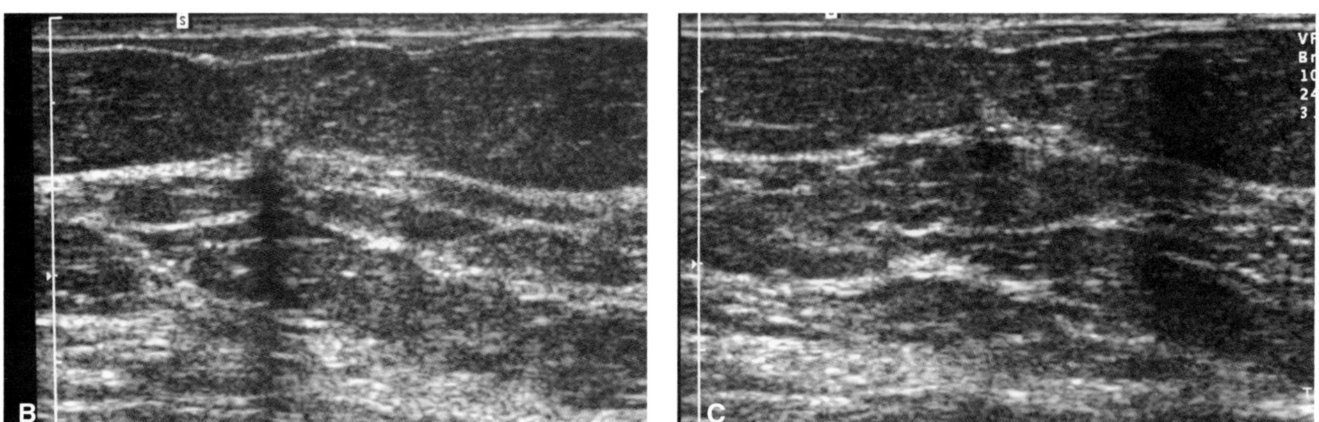

**Figura 4.30.** *(Continuação)* Imagens de US **(B, C)** feitas no quadrante superior externo do seio esquerdo, na localização esperada para as calcificações. *(Continua.)*

## O que você acha?

Ecos espiculares múltiplos (setas grandes, Fig. 4.30D, E), alguns com sombra acústica superior associada (Fig. 4.30D, setas pequenas), aparecem na imagem na localização esperada para as calcificações vistas mamograficamente no quadrante superior externo do seio esquerdo. Três amostras de agulha grossa 14G são feitas nesta área e radiografias de agulha grossa são obtidas. Se as calcificações forem confirmadas nas amostras, mais nada é feito (lembre-se que, com este tipo de calcificação, a remoção das calcificações marca diretamente as células malignas). Se nenhuma calcificação é vista, amostras adicionais são obtidas.

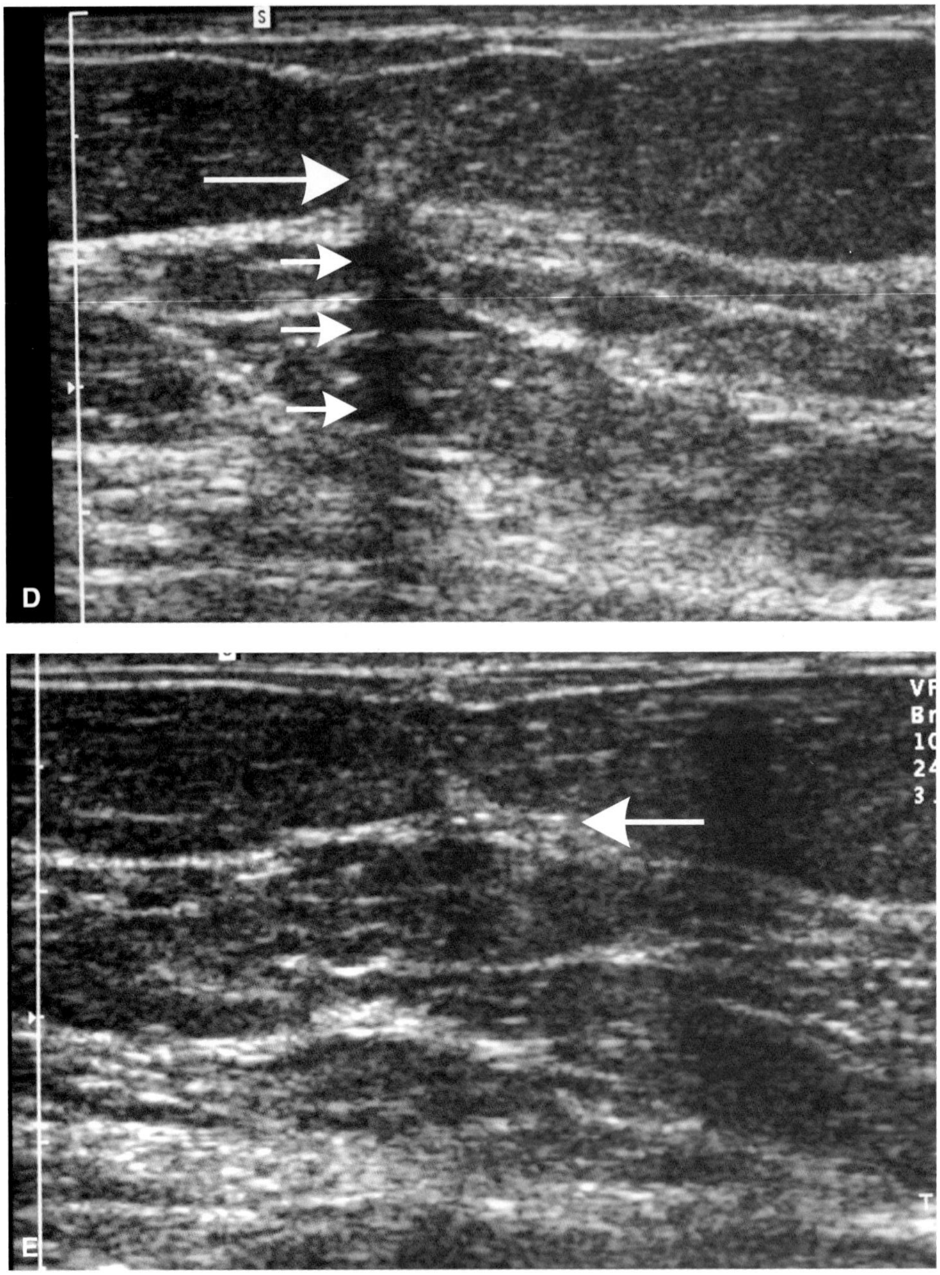


**Figura 4.30.** *(Continuação)* Imagens de US **(D, E)** demonstrando focos ecogênicos *(setas grandes)* no tecido, consistente com a presença de calcificações. Sombra acústica posterior (*setas pequenas*) pode ser vista associada a alguns dos focos ecogênicos.

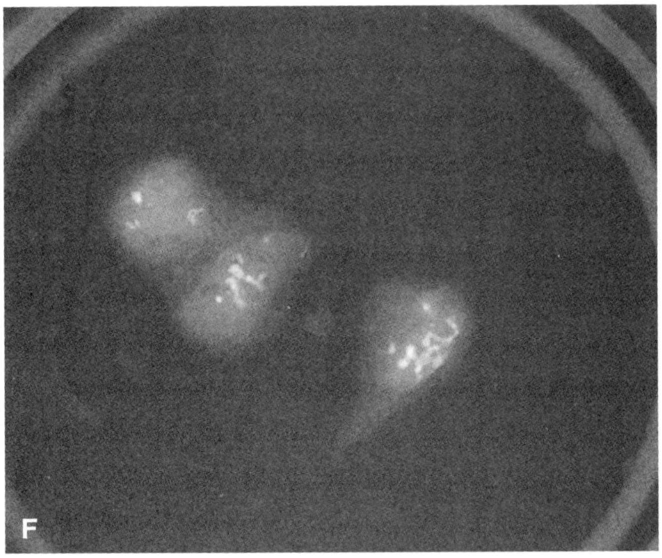


**Figura 4.30.** *(Continuação)* Radiografia das três amostras **(F)** obtidas com a utilização da guia do ultrassom.

## O que você acha?

Calcificações estão presentes em todas as amostras. Um DCIS de alto grau e com necrose central é diagnosticado nas amostras.

Minha abordagem no cuidado das pacientes é fazer o que for necessário para chegar a um diagnóstico correto da forma mais simples, fácil e eficaz possível. Isso está no contexto de exames minuciosos completos e de alta qualidade; não estou sugerindo ou defendendo a facilitação ou aceitando um trabalho subótimo – é totalmente o oposto. Embora esteja certa de que o tratamento percutâneo de pequenos cânceres de mama seja o futuro, desta vez não é o que estou tentando fazer. Quando faço biópsia de mama, estou tentando chegar ao diagnóstico correto da maneira mais fácil, menos invasiva e mais eficiente possível para a minha paciente. Se o diagnóstico correto pode ser estabelecido com uma aspiração por agulha fina ou por uma ou duas amostras utilizando uma agulha 14G, por que fazer mais? Se não houver chance de eu remover completamente a lesão durante a biópsia, por que implantar um grampo? Só porque eu posso? Eu o desafio a pensar metodicamente sobre o que e como você faz as coisas para as pacientes. Faça uma pausa e pergunte-se: o que realmente preciso fazer para cuidar otimamente desta paciente e qual é a maneira mais fácil de atingir meu objetivo? Seja simples!

## PACIENTE 31

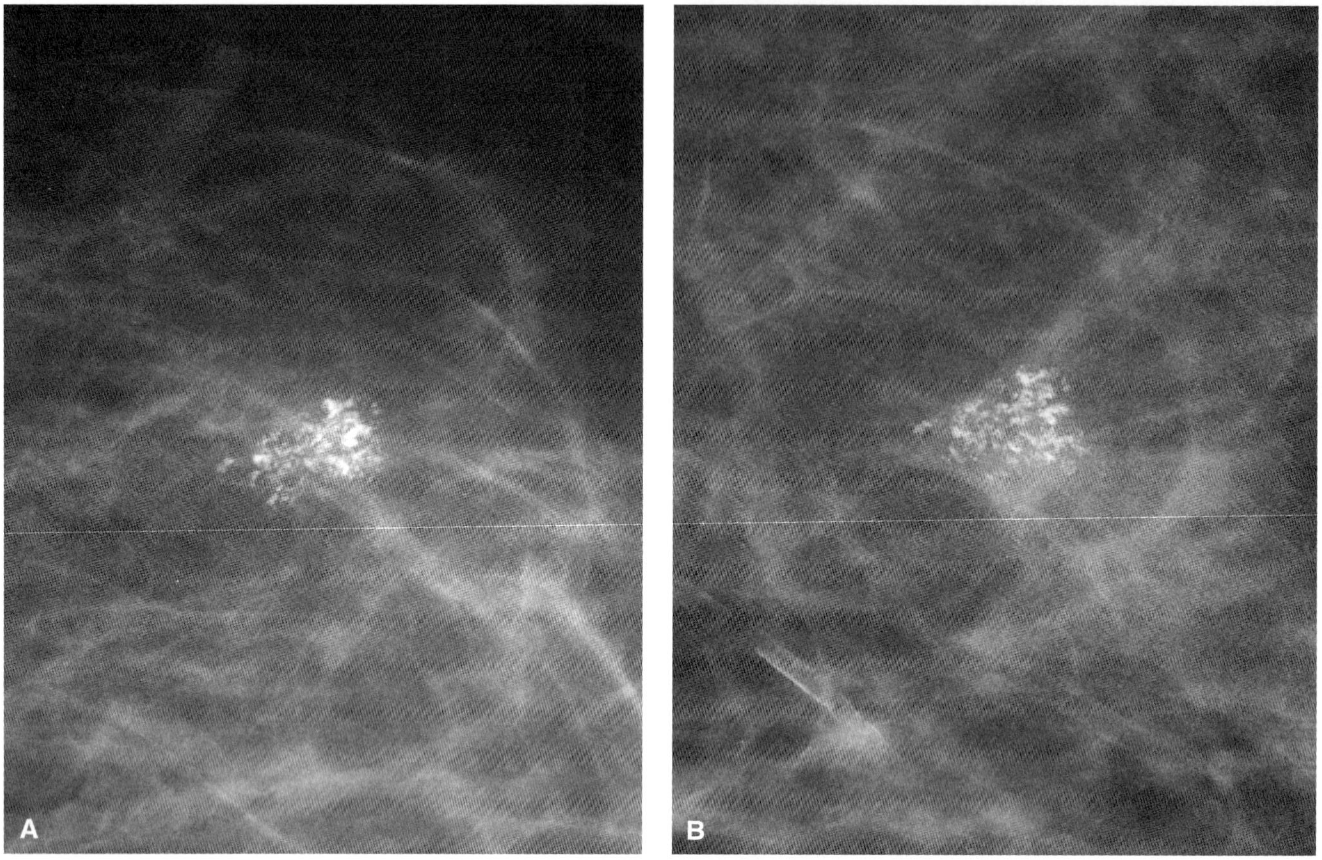


**Figura 4.31.** Exame mamográfico de mulher com 73 anos de idade. Incidências CC (**A**) e MLO (**B**), seio esquerdo, com visão ampliada da área das calcificações.

### O que você acha? Incidências com magnificação são indicadas?

Estas são calcificações densas e grosseiras, provavelmente de etiologia distrófica. Incidências com magnificação não são indicadas. Ao olhar no envelope da paciente, estudos anteriores fornecem uma explicação para as calcificações. Calcificações vasculares também estão presentes.

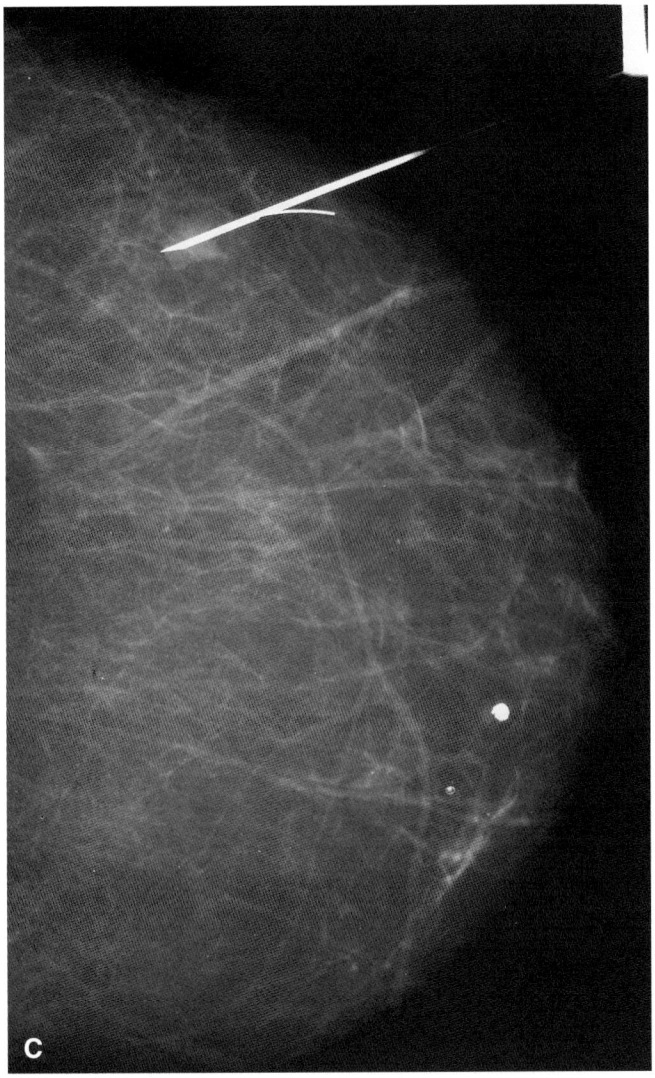


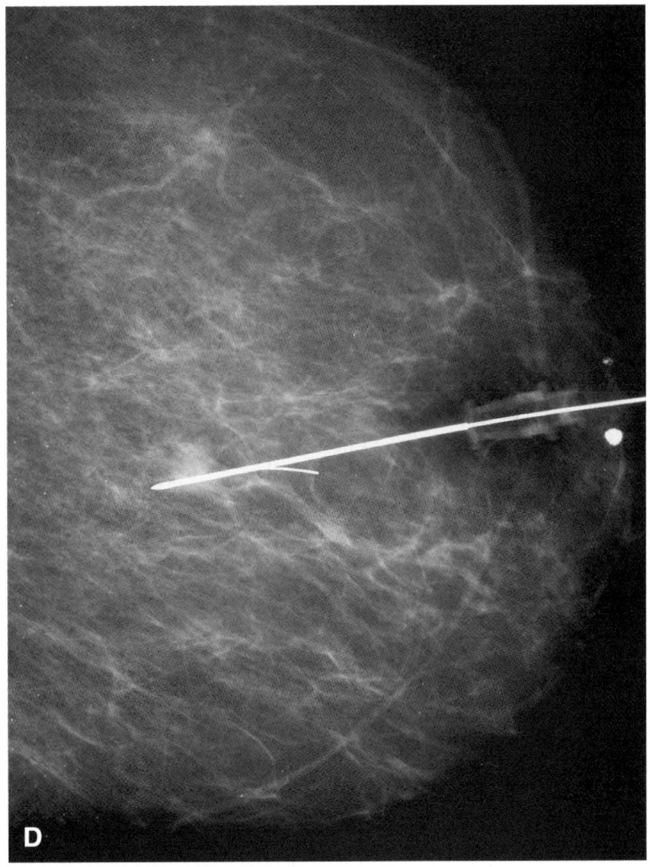


**Figura 4.31.** *(Continuação)* Incidências CC **(C)** e lateral de 90° **(D)** de uma localização pré-operatória feita para uma massa no seio esquerdo, 4 anos antes de **(A)** e **(B)**. *(Continua.)*

### Que abordagem foi utilizada para a localização? Quais são as limitações e possíveis complicações inerentes a esta abordagem? Quais são as alternativas para a colocação do fio-guia de localização pré-operatória?

Nesta paciente, as calcificações são distróficas e localizadas em um sítio prévio. Elas não necessitam de avaliação adicional, intervenção ou acompanhamento a curto prazo. Recomenda-se um exame mamográfico anual para esta paciente.

Uma abordagem ântero-posterior ou frontal a mão livre foi utilizada para localizar a massa no seio esquerdo. Esse é um método aceitável para localizações pré-operatórias; contudo, é um desafio localizar lesões precisamente utilizando essa abordagem. Além disso, como a agulha é introduzida em direção à parede do tórax, deve-se ter cuidado para minimizar a possibilidade de um pneumotórax, principalmente em pacientes magras com seios pequenos.

O principal desafio em utilizar este método é que ele requer que você estabeleça a localização de uma lesão no seio, com base nas imagens com o seio comprimido e puxado para longe do corpo, e transpor isso para um seio que não está comprimido e em sua posição natural quando a agulha é introduzida na mama. Após posicionar a agulha a mão livre, incidências CC (Fig. 4.31C) e lateral de 90° (Fig. 4.31D) são obtidas. Nesta paciente a agulha atravessa a lesão nas duas imagens (Fig. 4.31C, D). Contudo, o grau de precisão é difícil de ser obtido e frequentemente requer várias aproximações. Dependendo do relacionamento da agulha com a lesão nas imagens iniciais, ajustes a mão livre são feitos para posicionar a agulha. As imagens são repetidas e, com base no novo posicionamento da agulha, ajustes adicionais podem ser indicados. Isso é feito tantas vezes quantas forem necessárias para posicionar a agulha o mais próximo da lesão possível (Fig. 4.31E-G). Dependendo do tamanho do seio, do tamanho e da localização da lesão e da experiência e persistência do examinador da mama, colocar agulha consistentemente através ou 5 mm dentro da lesão é difícil de ser conseguido por meio deste método. O problema torna-se o que você está disposto a aceitar como um posicionamento adequado (distância) para o fio-guia com relação à lesão: é aceitável se o fio-guia estiver 1 cm ou 1,5 cm da lesão? Idealmente, você quer o fio-guia dentro de 5 mm na lesão e você não quer que ele penetre pouco na lesão.

Um método mais preciso envolve a utilização de compressão da mama com uma grade alfanumérica e uma abordagem para a colocação da agulha paralela à parede do tórax. Essa é uma abordagem simples e segura que possibilita a localização até das menores lesões. Como a agulha penetra o seio paralela à parede do tórax, a possibilidade de um pneumotórax é eliminada. As possíveis rotas para a entrada da agulha com a utilização desta abordagem incluem CC, caudocranial (*i. e.,* por baixo), látero-medial ou mediolateral. A distância mais curta entre a pele e a lesão é determinada nas incidências CC e lateral de 90° (Fig. 4.31H) da mama, o que determina a trajetória para entrada da agulha. A distância mais curta até a lesão no exemplo fornecido é "s" cm utilizando-se uma abordagem mediolateral para a localização. A agulha, que é longa o suficiente para ultrapassar a lesão em 1 cm, é selecionada (*i. e.,* 1 cm + "s" cm).

O seio é posicionado para uma incidência mediolateral de 90° utilizando a grade alfanumérica para comprimir o aspecto medial do seio (Fig. 4.31I). O seio da paciente é mantido na compressão depois que a imagem é feita. As coordenadas para a lesão são estabelecidas na imagem ("B" e "3") e, utilizando-se a luz do colimator (ou luz *laser*), uma sombra das coordenadas da lesão é lançada no seio. Após anestesiar o local de entrada na pele com lidocaína, a agulha é introduzida em um ponto de cruzamento das coordenadas. Se a paciente não se moveu desde que a imagem inicial foi feita até o momento em que você introduziu a agulha, e você selecionou uma agulha longa o suficiente para ultrapassar a lesão, a lesão será espetada. Nesta etapa, fazemos outra incidência mediolateral de 90° (Fig. 4.31J) para documentar a agulha e, após a implantação, o posicionamento do fio-guia nesta projeção, sendo retirada a compressão. Uma incidência CC utilizando a placa de compressão seletiva (Fig. 4.31J) é feita em seguida e o seio é mantido na compressão depois que esta incidência é obtida. Na incidência mediolateral de 90°, a ponta da agulha deveria estar sobreposta à lesão, e na incidência CC, a agulha deveria estar através ou 5 mm dentro da lesão e estender-se 1 cm além dela. Se a agulha estiver posicionada corretamente nas incidências ortogonais, o fio-guia avança através da agulha e a agulha é puxada para fora. Certifique-se de que você não puxou inadvertidamente o fio-guia para fora juntamente com a agulha. Uma incidência CC é repetida para documentar o posicionamento final. Retira-se a compressão e a porção do fio-guia que está externa no seio é fixada à pele.

Depois que o fio-guia é implantado, não comprimimos o seio na direção perpendicular ao fio-guia porque isso pode resultar em alterações indesejáveis no posicionamento do fio-guia (p. ex., ele pode ser puxado para fora e acabar pouco inserido na lesão, ou pode avançar significativamente para além da lesão). Como o fio-guia é colocado através da agulha, o posicionamento da agulha na projeção inicial (Fig. 4.31J, incidência mediolateral de 90° neste exemplo) descreve a posição final do fio-guia nesta projeção. Portanto não há necessidade de repetir esta projeção (o que requer que você comprima o seio perpendicularmente ao fio-guia) depois que o fio-guia é implantado.

Por fim, os fios-guia de localização pré-operatória podem ser colocados por meio da guia do ultrassom. Minha regra geral é que, se posso ver a lesão com o ultrassom, prefiro utilizar a guia do ultrassom para biópsias e para fios-guia de localização pré-operatória. Para ver a agulha (e subsequentemente o fio-guia) em sua totalidade, estabeleço uma abordagem que me permita avançar a agulha no seio paralela ao transdutor. Utilizo uma agulha 25G, com 1,5 polegada, para injetar lidocaína no local de entrada na pele e na trajetória esperada da agulha até a lesão. Então, introduzo agulha através do seio e para dentro da lesão e verifico se ela atravessou a lesão longitudinal e transversalmente (via imagens ortogonais de US da agulha). De preferência, com a ponta da agulha 1 cm além da lesão, implanto o fio-guia, removo a agulha, certifico-me de que não puxei inadvertidamente o fio-guia para fora com a agulha e obtenho imagens ortogonais de US do fio-guia (Fig. 4.31L). Meço a distância a partir da pele diretamente até a localização da lesão/fio-guia para o cirurgião e marco com um "X" a superfície da pele, diretamente sobre a lesão. Uma única imagem mamográfica é obtida do fio-guia (Fig. 4.31M). A incidência utilizada é selecionada de modo que o seio esteja paralelo (e não perpendicular) a ele. Depois que o fio-guia é implantado, não comprimimos na posição perpendicular a ele porque isso pode resultar em alteração do posicionamento final do fio-guia (Fig. 4.32). Uma radiografia ou US da amostra sempre é obtida após a colocação dos fios-guia de localização pré-operatória para documentar a excisão da anormalidade localizada (Fig. 4.31N).

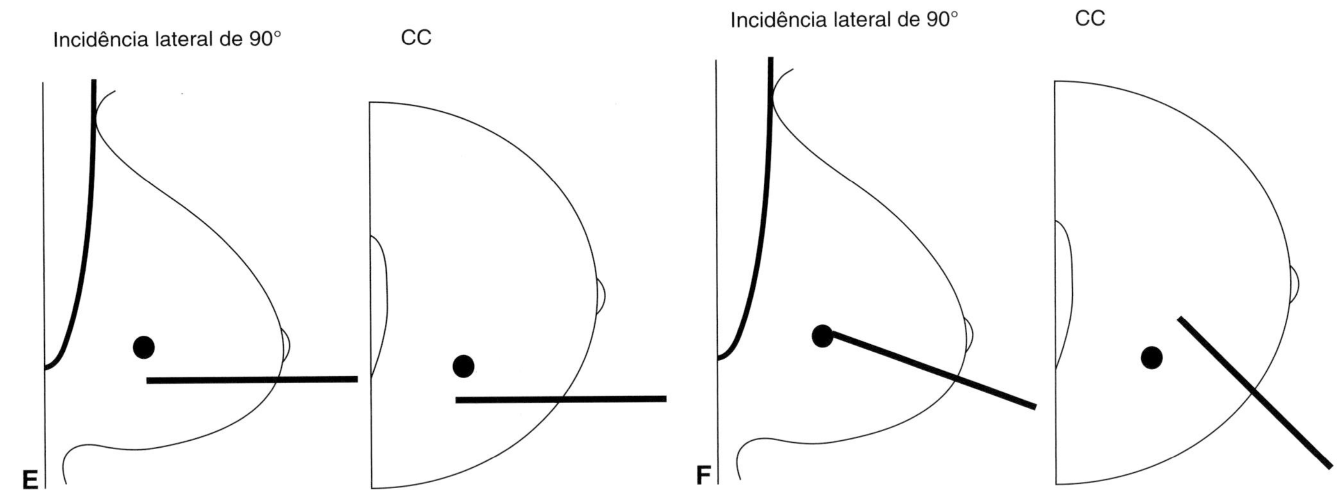


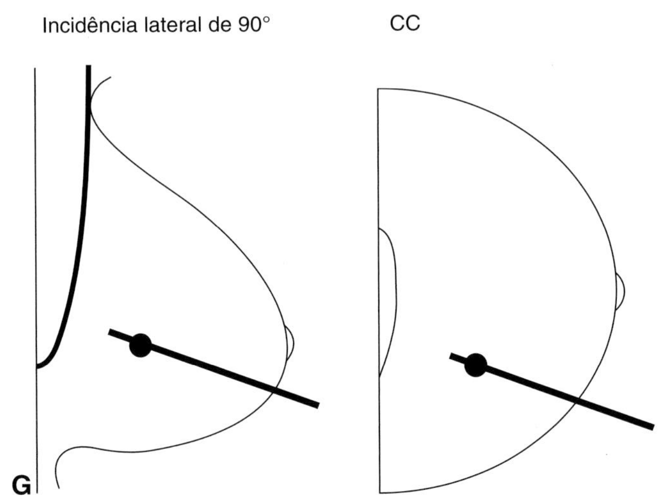


**Figura 4.31.** *(Continuação)* Diagramas ilustrando a localização pré-operatória utilizando a abordagem ântero-posterior a mão livre para a colocação da agulha/fio-guia. Como o seio não-comprimido, a agulha avança para dentro da mama em direção à localização esperada da lesão. Incidências CC e lateral de 90° **(E)** são feitas para estabelecer a relação entre a agulha e a lesão. Com base nestas imagens iniciais, a agulha é reposicionada e as imagens são repetidas **(F)**. Como a agulha ainda não está próxima da lesão nas incidências ortogonais, a agulha é reposicionada e outro conjunto de imagens **(G)** é feito. Dependendo da sua persistência, pode ser que agulha precise ser reposicionada várias vezes até que fique próxima o suficiente da lesão para garantir a localização adequada e a excisão. Depois que o posicionamento da agulha estiver adequado, o fio-guia é implantado. Dependendo do tamanho e da localização da lesão, do tamanho do seio e da experiência do radiologista de mama com esta técnica, localizações precisas utilizando esta abordagem podem ser mais difíceis. *(Continua.)*

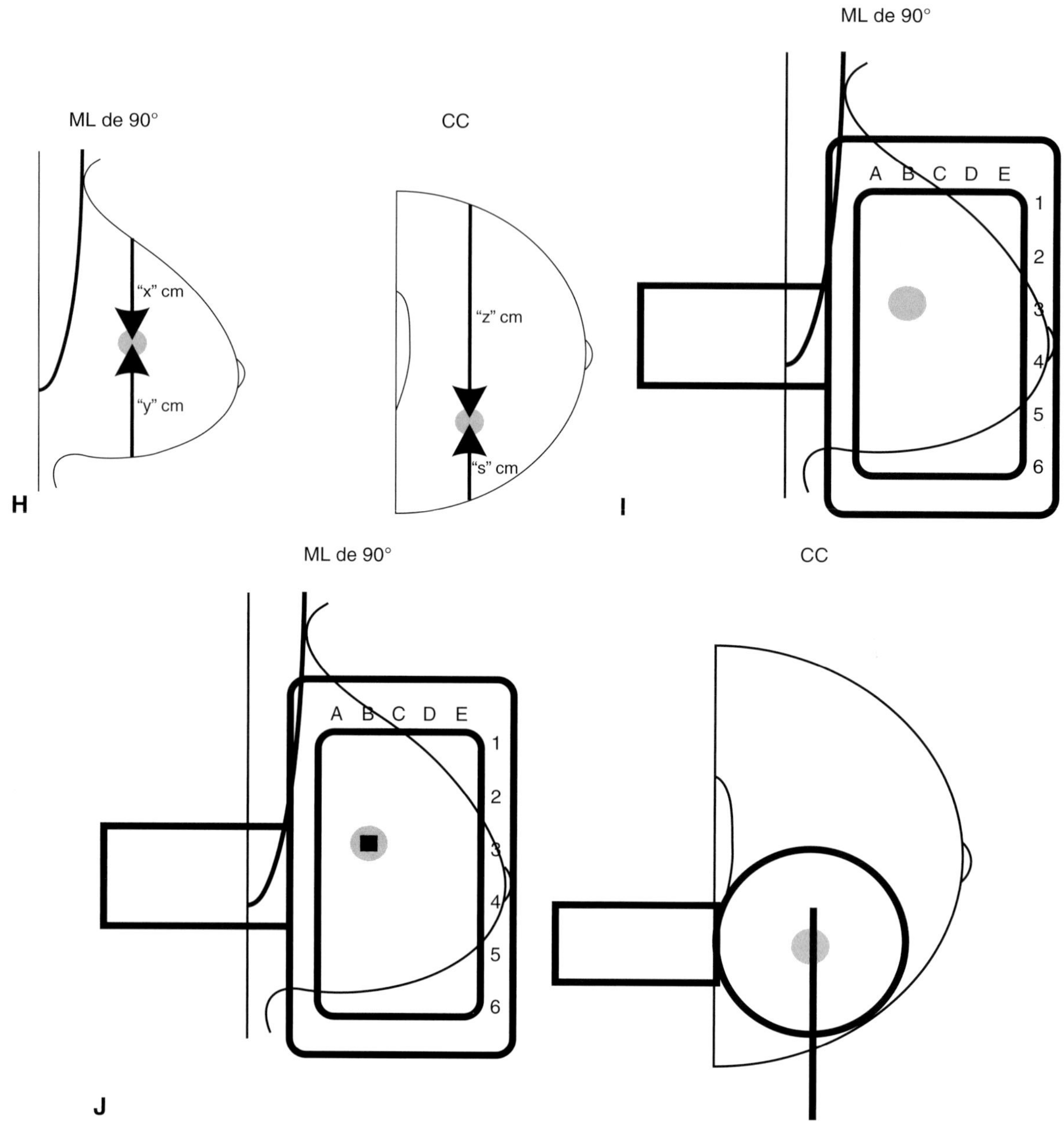


**Figura 4.31.** *(Continuação)* Diagrama ilustrando conceitos de fio-guia de localização pré-operatória utilizando a compressão do seio com uma grade alfanumérica para uma abordagem paralela às paredes do tórax. Incidências de 90° e CC do seio **(H)** são revisadas e as distâncias a partir das várias superfícies da pele até a lesão são medidas. A distância entre o aspecto superior do seio e a lesão neste exemplo é "x" cm; entre o aspecto inferior do seio e a lesão neste exemplo é "y" cm; a distância a partir do aspecto lateral do seio neste exemplo é "z" cm; e a partir do aspecto medial do seio é "s" cm. A distância mais curta entre a pele e a lesão determina a abordagem utilizada para a colocação da agulha. Neste exemplo, a lesão está mais próxima do aspecto medial do seio, portanto uma abordagem mediolateral é utilizada. Uma agulha longa o suficiente para penetrar 1 cm além da lesão é selecionada. Utiliza-se uma placa de compressão que possui uma fenestração central cercada por uma grade alfanumérica, e uma incidência mediolateral de 90° é feita **(I)**. As coordenadas para o centro desta lesão são "B" e "3". Utilizando a luz do colimador, uma sombra dessas coordenadas é lançada no seio da paciente. Lidocaína é utilizada no ponto de interseção dessas coordenadas e a agulha é introduzida no seio. Uma segunda incidência mediolateral de 90° é feita **(J)**. Como o fio-guia é posicionado através da agulha, esta incidência descreve a trajetória final e a relação entre o fio-guia e a lesão neste plano. O cubo da agulha *(quadrado escuro sobreposto à massa)* é sobreposto à lesão. Em seguida, utilizando-se a placa de compressão seletiva, uma incidência CC **(J)** é feita para documentar a relação entre a agulha e a lesão na projeção ortogonal. O seio é mantido na compressão nesta projeção até que o fio-guia seja retirado.

CC

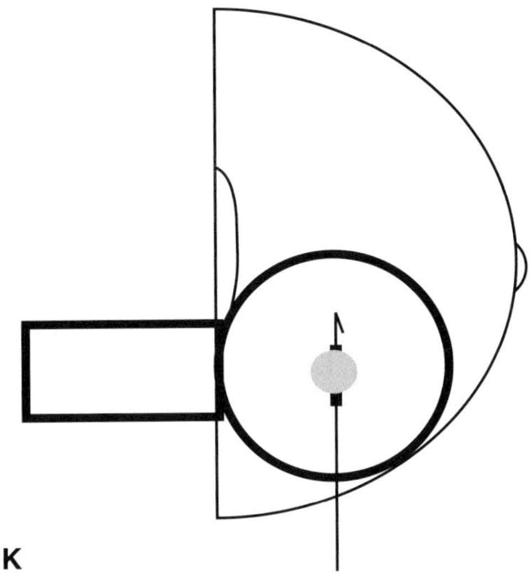

K

**Figura 4.31.** *(Continuação)* A agulha deveria estar atravessada ou 5 mm na massa e 1 cm além da lesão. A ponta da agulha está a mais de 1 cm além da lesão, a agulha é puxada para fora tanto quanto for necessário para que a ponta fique 1 cm além da lesão. Se agulha está associada à lesão nas incidências ortogonais (como neste exemplo), o fio-guia é implantado e outra incidência CC **(K)** é feita para documentar o posicionamento final do fio-guia. Depois que o fio-guia é implantado, o seio não é comprimido novamente em uma projeção que seja perpendicular a ele (a projeção lateral neste exemplo).

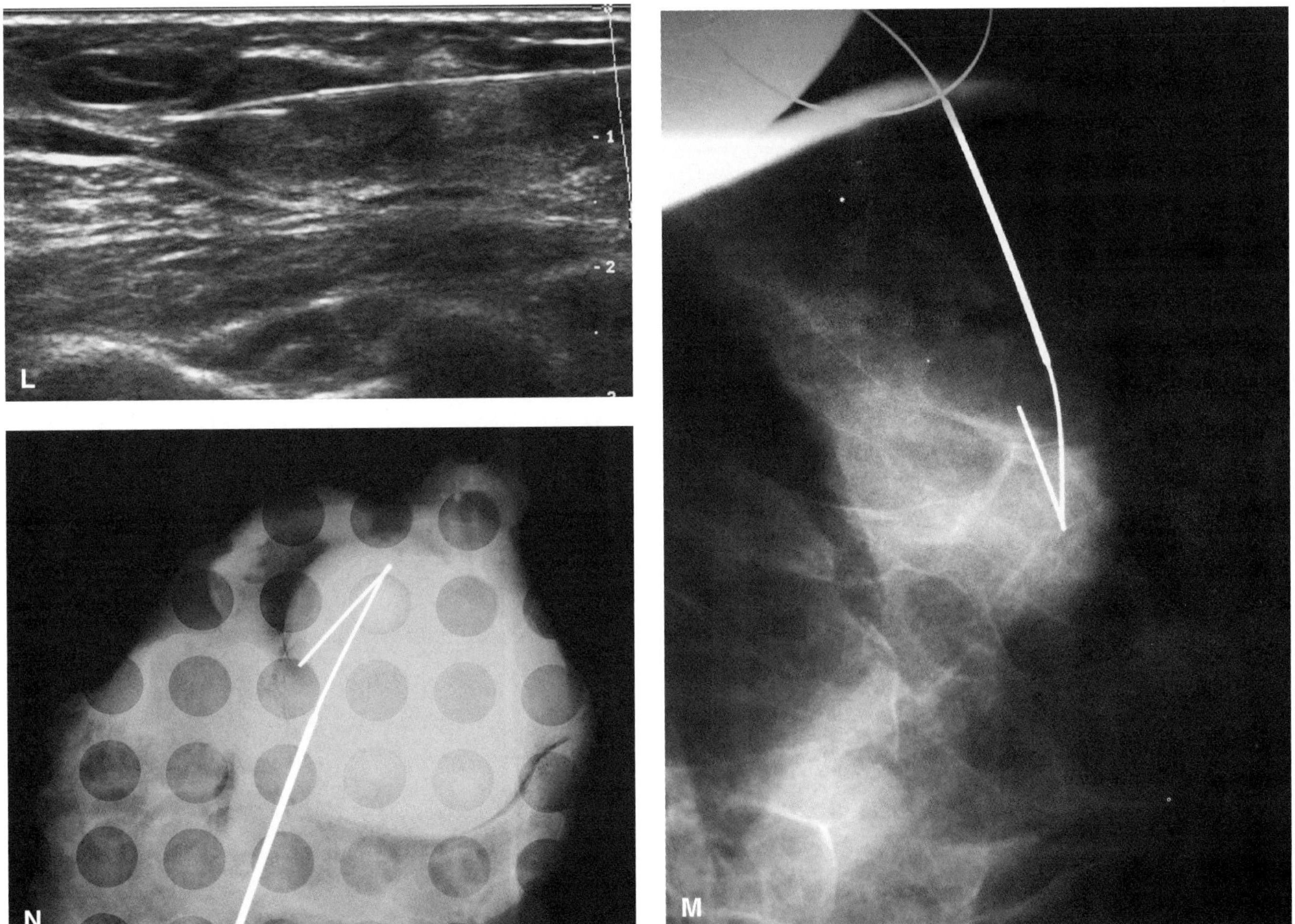


**Figura 4.31.** *(Continuação)* Imagem de US **(L)** obtida depois que o fio-guia foi implantado em uma massa hipoecoica no seio esquerdo. Se a trajetória da agulha (e consequentemente do fio-guia) é paralela à orientação do transdutor, a agulha e o fio-guia podem ser vistos inteiramente. Nesta paciente, você pode ver o gancho do fio-guia e uma porção do segmento do fio-guia na massa. A distância entre a pele e a massa é medida, e com a utilização de um marcador que não possa ser apagado facilmente, um "X" é posicionado na pele diretamente sobre a massa/fio-guia como uma orientação adicional para o cirurgião. A imagem mamográfica **(M)** obtida com a compressão aplicada paralelamente ao curso do fio-guia é obtida para documentar a posição do fio-guia na lesão. Uma radiografia da amostra **(N)** é obtida para verificar a excisão da lesão e a localização do fio-guia e para marcar a localização da lesão para o patologista. Alternativamente, uma ultrassonografia da amostra pode ser feita para documentar a excisão da lesão, sendo indicada quando a lesão é vista apenas na US (*i. e.,* não é vista mamograficamente).

## PACIENTE 32

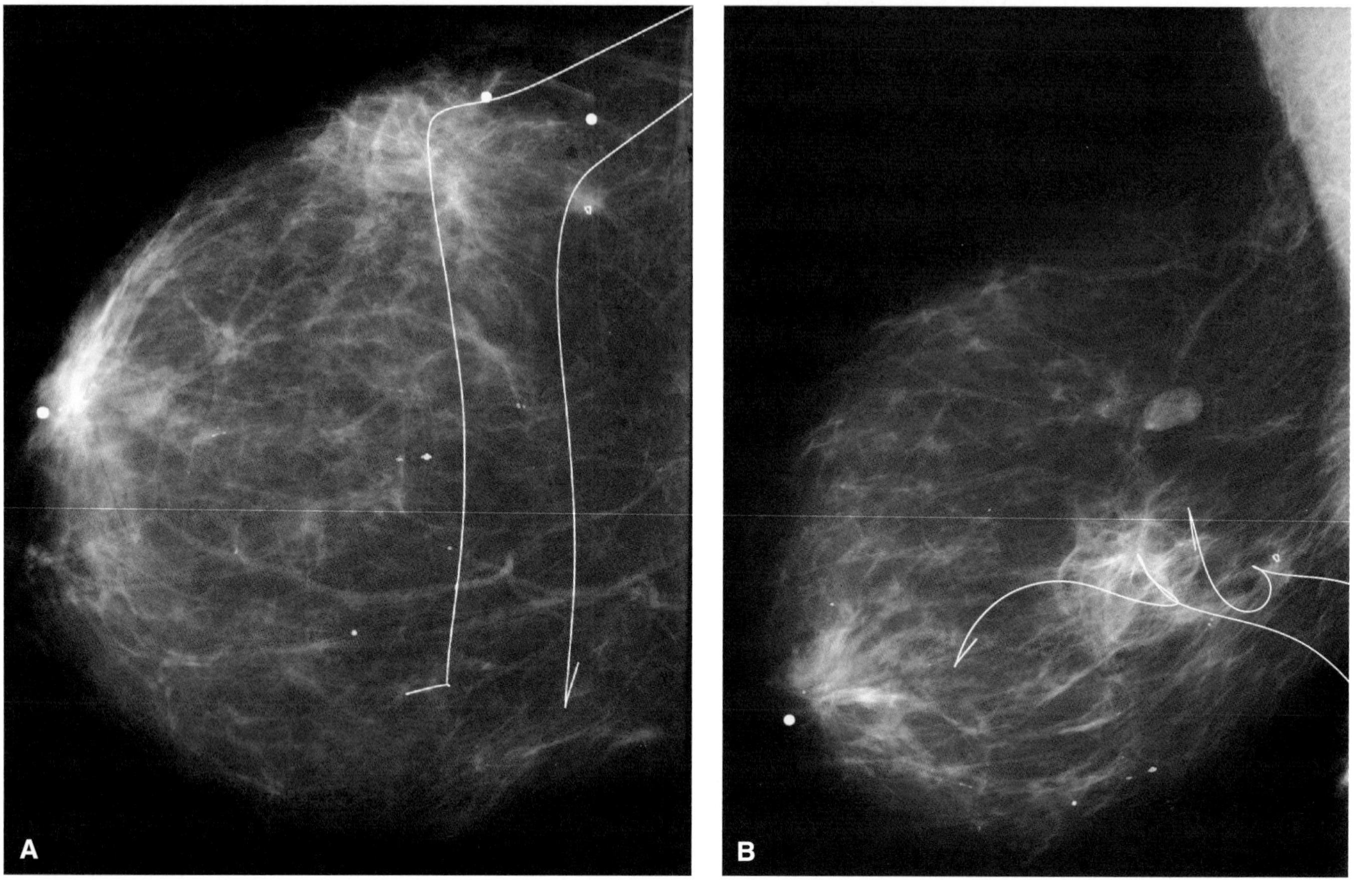


**Figura 4.32.** Fio-guia de localização pré-operatória de paciente com 47 anos de idade. Incidências CC **(A)** e lateral de 90° **(B)**.

### Como esta localização foi abordada? O que você pensa sobre o posicionamento final dos fios-guia?

Nesta paciente, duas lesões no seio direito (um grampo implantado após biópsia dirigida estereotaxicamente é evidente em uma das lesões) são localizadas com a utilização de uma abordagem látero-medial de 90°. A distância mais curta entre a pele e a lesão sendo localizada, medida nas incidências CC e lateral de 90°, determina a direção utilizada quando a abordagem paralela à parede do tórax utilizando uma grade alfanumérica é o método selecionado para o fio-guia de localização pré-operatória. Nesta paciente, as lesões estão mais próximas do aspecto lateral do seio na incidência CC. Consequentemente, agulhas/fios-guia são corretamente colocados no seio utilizando a abordagem látero-medial de 90°.

O problema com este fio-guia de localização é que eles terminaram muito além das lesões, conforme visto na incidência CC. Isso pode ocorrer se, depois que o fio é implantado, o seio é comprimido perpendicularmente à direção na qual o fio-guia está implantado (Fig. 4.32C, D). Nesta paciente a incidência lateral (Fig. 4.32B) foi feita depois que os fios-guia foram implantados, resultando no seu posicionamento inadvertido.

Uma imagem sempre é feita depois que a agulha é colocada na projeção inicial (consulte a Fig. 4.31J). Como o fio-guia é implantado através da agulha, o posicionamento da agulha descreve a posição final do fio-guia na projeção inicial. Portanto, não há necessidade de repetir esta projeção (o que exigiria que você comprimisse o seio perpendicularmente ao fio-guia) depois que o fio-guia for implantado.

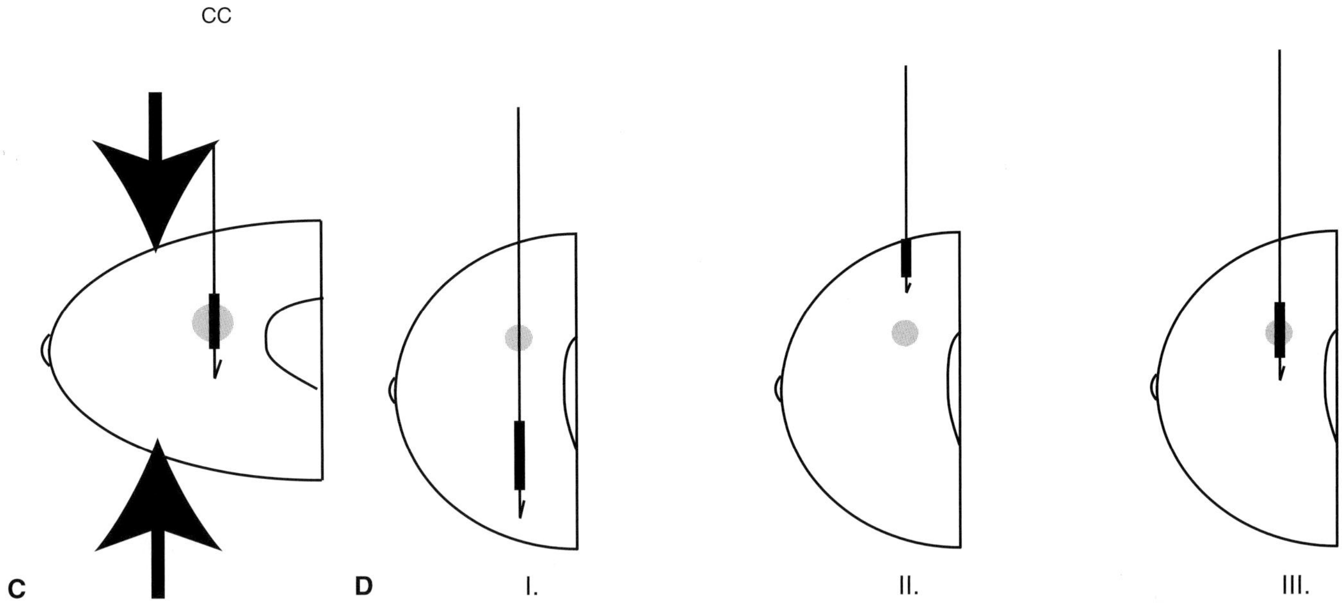


**Figura 4.32.** *(Continuação)* Diagrama ilustrando o reposicionamento inadvertido do fio-guia que pode resultar quando compressão do seio é aplicada perpendicularmente na direção em que fio-guia foi implantado **(C)**. Isso pode ter um efeito sanfona de maneira que o fio-guia avança para dentro ou é puxado para fora do seio. Depois que a compressão é retirada e uma incidência ortogonal é obtida **(D)**, o fio-guia pode ter avançado significativamente além da lesão (I.), ter sido puxado para fora da lesão (II.), ou ter permanecido na posição adequada (III.). É aceitável (mas não desejável) que o fio-guia fique atravessado na lesão, mas não o é caso esteja fora da lesão (II.).

## PACIENTE 33

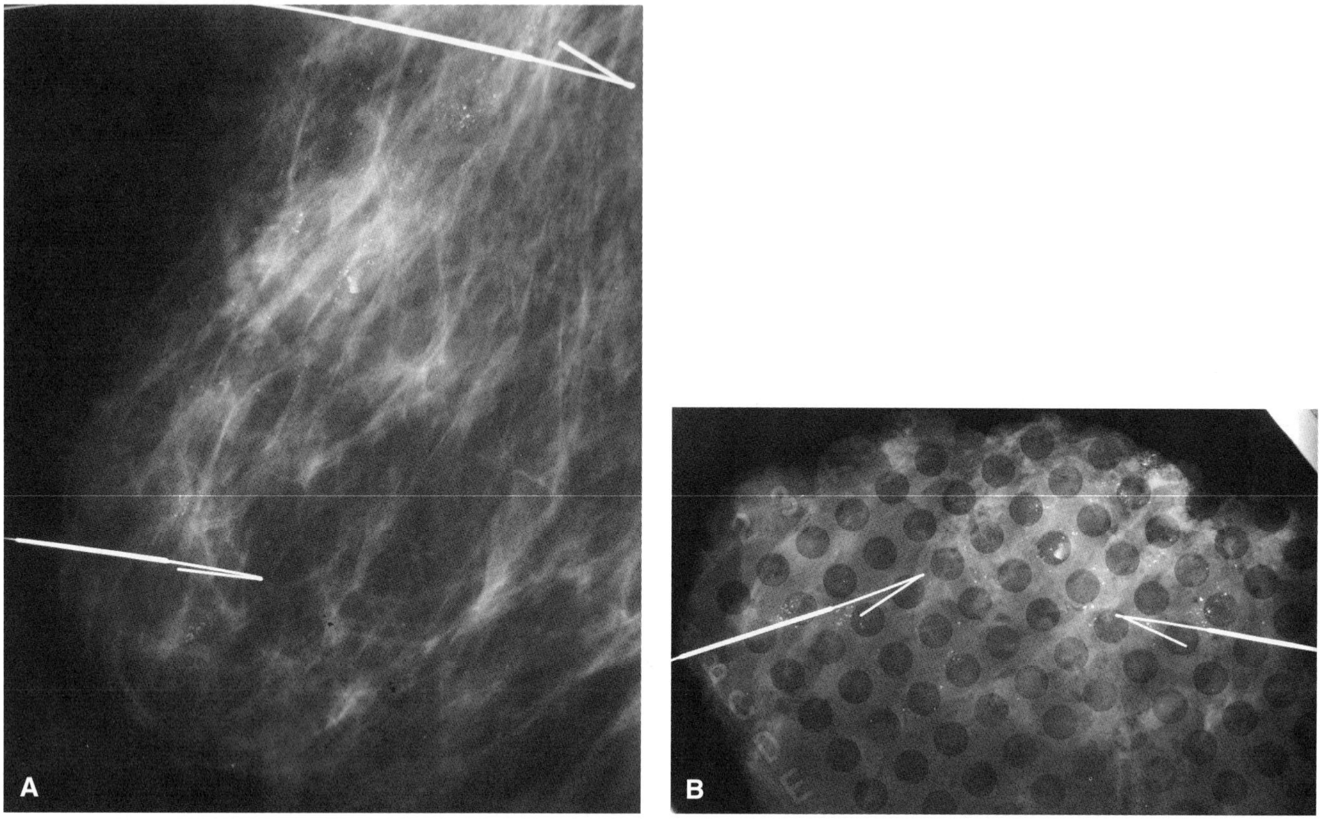


**Figura 4.33.** Fio-guia de localização pré-operatória, paciente com 56 anos de idade. Incidência lateral de 90° **(A)** obtida depois da colocação do fio-guia. Amostra radiográfica **(B)**.

### Como esta localização foi feita? Por que foram utilizados dois fios-guia? Após revisar a amostra radiográfica, o que você dirá ao cirurgião?

A paciente tem calcificações pleomorfas em uma distribuição segmentada por aproximadamente 6 a 7 cm no quadrante superior externo (incidência CC não exibida) do seio direito. Dois fios-guia são utilizados para marcar a localização das calcificações para o cirurgião. Para excisar completamente a lesão, a utilização de dois ou mais fios-guia é recomendada para algumas pacientes quando a lesão se estende por vários centímetros ou quando se está lidando com doença multifocal ou multicêntrica.

Na amostra radiográfica, as calcificações são observadas estendendo-se para as margens da amostra. Isso é discutido diretamente com o cirurgião no momento da cirurgia, de modo que tecido adicional possa ser obtido. Embora a amostra seja a representação bidimensional de uma estrutura tridimensional, se a lesão de interesse se aproxima de uma das margens, isso é discutido com o cirurgião. Com a paciente ainda na sala de operação, tecido adicional pode ser obtido em um esforço para minimizar a probabilidade de um segundo procedimento operatório ser necessário para obter margens nítidas.

Após a colocação dos fios-guia de localização pré-operatória, a amostra é colocada em uma bandeja que permite a compressão da amostra com uma grade alfanumérica. Contudo, com base em relatos recentes na literatura sugerindo que a compressão vigorosa das amostras pode resultar em interpretações histológicas falso-positivas do tumor estendendo-se para as margens, aplicamos apenas uma quantidade mínima de compressão. A amostra radiográfica é feita com a utilização da técnica de magnificação em uma unidade mamográfica ou em uma unidade de amostra radiográfica. A utilização da grade alfanumérica nos possibilita colocar um pino no centro da lesão ou quatro pinos podem ser utilizados para delinear as margens de lesões maiores para o patologista. Isso garante que a área de interesse mamográfico é completamente avaliada histologicamente.

A amostra radiográfica é feita para confirmar se a lesão localizada foi excisada, para avaliar o envolvimento macroscópico da margem, para documentar a remoção do fio-guia de localização, para potencialmente identificar lesões adicionais não suspeitas e para marcar a área de interesse para o patologista.

Devido à extensão (6 a 7 cm) da lesão nesta paciente e à dificuldade de obter margens nítidas com um efeito estético aceitável, ela passou por uma mastectomia simples. Ela também fez uma biópsia do linfonodo sentinela. Embora as biópsias de linfonodos sentinela não sejam feitas rotineiramente em pacientes diagnosticadas com DCIS na biópsia de agulha grossa, elas geralmente são feitas em pacientes nas quais uma extensa área de DCIS é suspeita com base nos achados da imagem. Nessas pacientes, a probabilidade de doença microinvasiva é aumentada e, por causa da extensão da doença, é possível que nem todo o tecido seja avaliado histologicamente. Nesta paciente, um DCIS de alto grau e necrose central é diagnosticado envolvendo extensivamente o quadrante superior externo do seio direito. Nenhuma invasão é identificada no tecido examinado. Os linfonodos sentinela excisados são normais [Tis, pN0(sn)(i-), pMX, estádio 0].

## PACIENTE 34

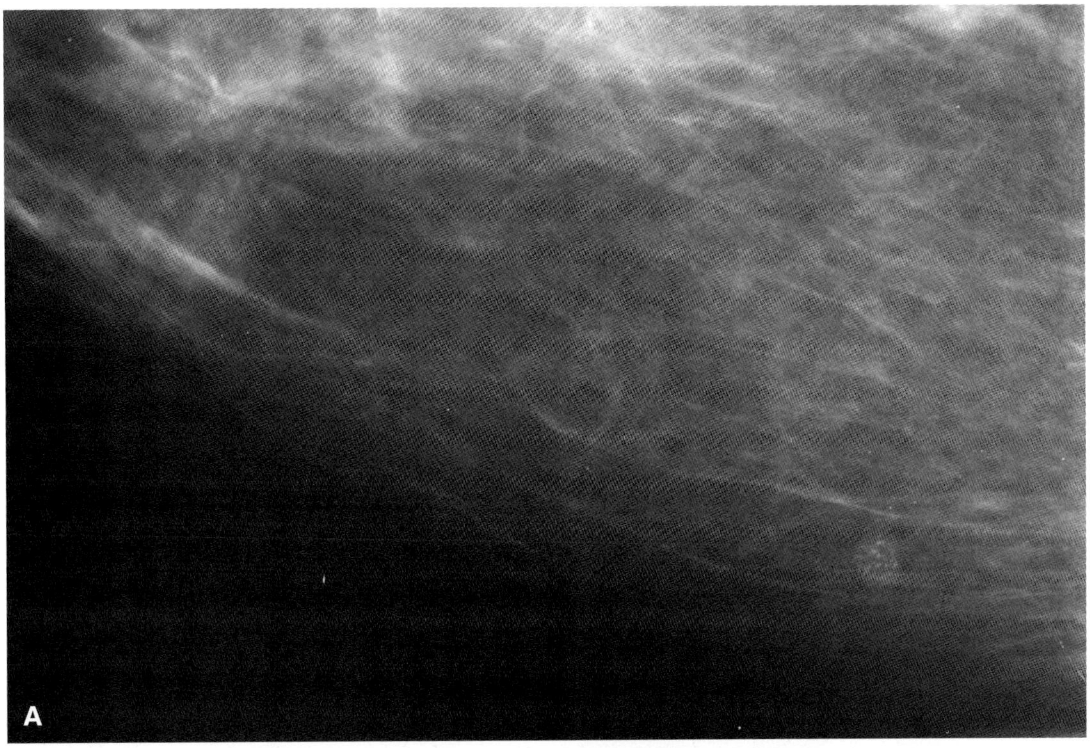

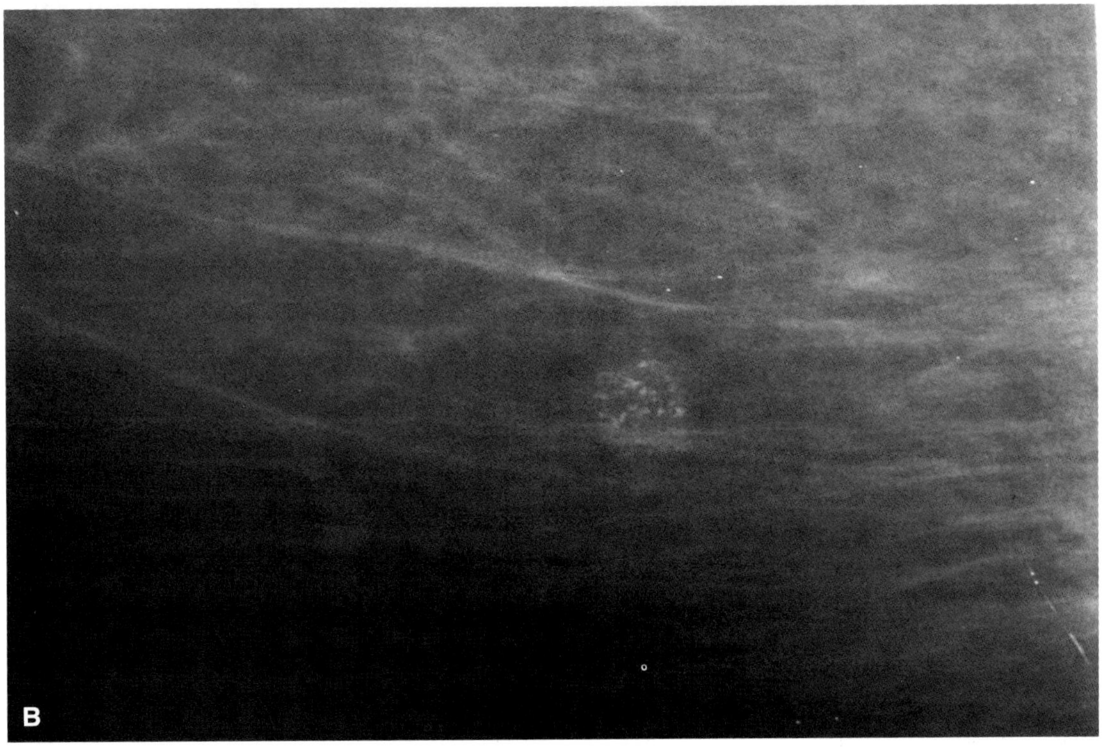

**Figura 4.34.** Avaliação diagnóstica de paciente com 55 anos de idade sendo avaliada devido a um aglomerado de calcificações póstero-medialmente no seio direito. Incidência CC **(A)**, seio direito. Incidência CC **(B)**, visão ampliada do agrupamento do aglomerado de calcificações. *(Continua.)*

Embora nenhuma calcificação de centro transparente seja identificada no agrupamento por causa da proximidade com a pele, uma localização na pele é suspeitada para essas calcificações. O que você pode fazer para provar que essas calcificações estão na pele e que uma biópsia não é necessária?

Se essas calcificações estiverem na pele, uma incidência tangencial da pele contendo as calcificações deverá mostrar que essas são dérmicas. Para obter a incidência tangencial, uma "localização da pele" é feita. Incidências CC e oblíqua são revisadas para estabelecer a menor distância entre a pele e as calcificações. Nesta paciente, as calcificações estão próximas à pele no aspecto medial do seio, portanto uma abordagem mediolateral de 90° é feita. Normalmente, a placa de compressão completa com a grade alfanumérica é utilizada para comprimir o seio para localização. Contudo, ter uma placa de compressão seletiva com uma grade alfanumérica é útil para chegar até as lesões nas localidades de difícil acesso, incluindo a cauda a axilar ou qualquer outro local posteriormente no seio. A placa de compressão seletiva facilita a inclusão de tecido que de outra maneira possa ser difícil de incluír na imagem com uma placa completa.

Uma incidência mediolateral de 90° utilizando a placa de compressão seletiva com a grade alfanumérica é obtida de modo que as coordenadas para as calcificações possam ser determinadas (Fig. 4.34C). A paciente é mantida na compressão até que as coordenadas para as calcificações sejam determinadas. Um marcador metálico é colocado em C.5 e 2.5. A compressão é retirada em uma incidência tangencial do marcador metálico é obtida. Se as calcificações estiverem na pele, elas aparecerão na tangente dos feixes de raios X e em próxima associação ao marcador metálico (Fig. 4.34D). Se elas não estiverem na pele, aparecerão na imagem no parênquima do seio, e não na tangente ao feixe de raios X e distantes do marcador metálico. Nesta paciente, as calcificações são de localização dérmica e intervenção adicional ou acompanhamento a curto prazo não são indicados. Recomenda-se um exame mamográfico anual.

Categoria 2 no BI-RADS®: achado benigno.

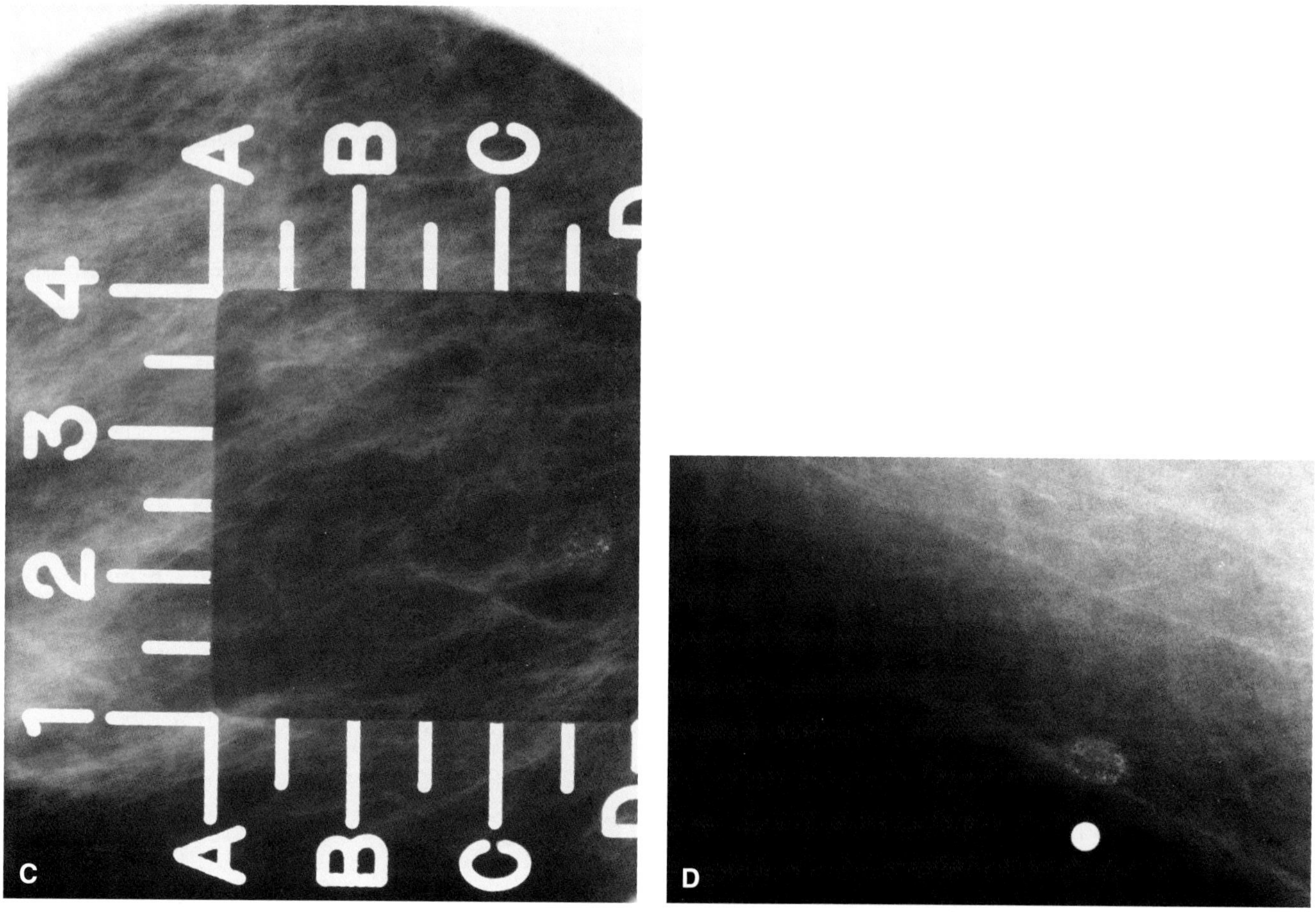


**Figura 4.34.** *(Continuação)* Imagem **(C)** do seio direito utilizando uma placa de compressão seletiva alfanumérica, fenestrada para determinar as coordenadas das calcificações vistas mamograficamente. Incidência com compressão seletiva **(D)** do marcador metálico colocado nas coordenadas para as calcificações confirma que estas são calcificações da pele.

## BIBLIOGRAFIA


Agoff SN, Lawton TJ. Papillary lesions of the breast with and with-out atypical ductal hyperplasia. *Am J Clin Pathol.* 2004;122:440-443.

Asoglu O, Ugurlu MM, Blanchard K, *et al.* Risk factor for recurrence and death after primary surgical treatment of malignant phyllodes tumors. *Ann Surg Oncol.* 2004;11:1011-1017.

Berg WA. Image-guided breast biopsy and management of high-risk lesions. *Radiol Clin N Am.* 2004;42:935-946.

Berg WA, Mrose HE, Ioffe OB. Atypical lobular hyperplasia or lobular carcinoma in situ at core-needle biopsy. *Radiology.* 2001;218:503-509.

Brenner RJ, Jackman RJ, Parker SH, *et al.* Percutaneous core needle biopsy of radial scars of the breast: when is excision necessary? *AJR Am J Roentgenol.* 2002;179:1179-1184.

Carder PJ, Garvican J, Haigh I, Liston JC. Needle core biopsy can reliably distinguish between benign and malignant papillary lesions of the breast. *Histopathology.* 2004;46:320-327.

Carder PJ, Murphy CE, Liston JC. Surgical excision is warranted following a core biopsy diagnosis of mucocele-like lesion of the breast. *Histopathology.* 2004;45:148-154.

Farshid G, Pieterse S, King JM, Robinson J. Mucocele-like lesions of the breast: a benign cause for indeterminate or suspicious mammographic microcalcifications. *Breast J.* 2005;11(l):15-22.

Fasih T, Jain M, Shrimankar J, *et al.* All radial scars/complex sclerosing lesions seen on breast screening mammograms should be excised. *Eur J Surg Oncol.* 2005;31:1125-1128.

Foster MC, Helvie MA, Gregory NE, *et al.* Lobular carcinoma in situ or atypical lobular hyperplasia at core needle biopsy: is excisional biopsy necessary? *Radiology.* 2004;231:813-819.

Gill HK, Ioffe OB, Berg WA. When is a diagnosis of sclerosing adenosis acceptable at core biopsy? *Radiology.* 2003;228:50-57.

Glazebrook K, Reynolds C. Mucocele-like tumors of the breast: mammographic and sonographic appearances. *AJR Am J Roentgenol.* 2003;180:949-954.

Greenstein-Orel S, Evers K, Yeh IT, *et al.* Radial scar with micro-calcifications: radiologic-pathologic correlation. *Radiology.* 1992;183:479-482.

Guerra-Wallace MM, Chistensen WN, White RL. A retrospective study of columnar alteration with prominent apical snouts and secretions and the association with cancer. *Am J Surg.* 2004;188:395-398.

Günhan-Bilgen I, Memis A, Üstün EE, *et al.* Sclerosing adenosis: mammographic and ultrasonographic findings with clinical and histopathological correlation. *Eur J Radiol.* 2002;44:232-238.

Hamele-Bena D, Cranor ML, Rosen PP. Mammary mucocele-like lesions: benign and malignant. *Am J Surg Pathol.* 1996;20:1081-1085.

Ivan D, Selinko V, Sabin AA, *et al.* Accuracy of core needle biopsy diagnosis in assessing papillary breast lesions: histologic predictors of malignancy. *Mod Pathol.* 2004;17:165-171.

Jacobs TW, Byrne C, Colditz G, *et al.* Radial scars in benign breast biopsy specimens and the risk of breast cancer. *N Engl J Med.* 1999;340:430-436.

Jacobs TW, Chen YY, Guinee DG, *et al.* Fibroepithelial lesions with cellular stroma on breast core needle biopsy. *Am J Clin Pathol.* 2005;124:342-354.

Jacobs TW, Connolly JL, Schnitt SJ. Nonmalignant lesions in breast core needle biopsies. *Am J Surg Pathol.* 2002;26:1095-1110.

Jacobs TW, Natasha P, George K, Schnitt SJ. Carcinomas in situ of the breast with indeterminate features: role of E-cadherin staining in categorization. *Am J Surg Pathol.* 2001;25:229-236.

Kim JY, Han BK, Choe YH, Ko YH. Benign and malignant mucocele-like tumors of the breast: mammographic and sonographic appearances. *AJR Am J Roentgenol.* 2005;185:1310-1316.

Komenaka IK, El-Tmaer M, Pile-Spellman E, Hibschoosh H. Core needle biopsy as a diagnotic tool to differentiate phyllodes tumor from fibroadenoma. *Arch Surg.* 1003;138:987-990.

Liberman L. Clinical management issues in percutaneous core breast biopsy. *Radiol Clin North Am.* 2000;38:791-807.

Liberman L, Bracero N, Vuolo MA, *et al.* Percutaneous large-core biopsy of papillary breast lesions. *AJR Am J Roentgenol.* 1999;172:331-337.

Liberman L, Sarna M, Susnik B, *et al.* Lobular carcinoma in situ at percutaneous breast biopsy: surgical biopsy findings. *AJR Am J Roentgenol.* 1999;173:291-299.

Mercado CL, Hamele-Bena D, Oken SM, *et al.* Papillary lesions of the breast at percutaneous core-needle biopsy. *Radiology.* 2006;238:801-808.

Page DL, Schuyler PA, Dupont WD, *et al.* Atypical lobular hyperplasia as a unilateral predictor of breast cancer risk: a retrospective cohort study. *Lancet.* 2003;361:125-129.

Patterson JA, Scott M, Anderson N, Kirk SJ. Radial scar, complex sclerosing lesion and risk of breast cancer. Analysis of 75 cases in Northern Ireland. *Eur J Surg Oncol.* 2004;30:1065-1068.

Ramsaroop R, Greenberg D, Tracey N, Benson-Cooper D. Mucocele-like lesions of the breast: an audit of 2 years at Breast Screen Auckland (New Zealand). *Breast J.* 2005;11(5):321-325.

Renshaw AA, Derhagopian RP, Tizol-Blanco DM, Gould EW. Papillomas and atypical papillomas in breast core needle biopsy specimens. *Am J Clin Pathol.* 2004;122:217-221.

Rosai J. Borderline epithelial lesions of the breast. *Am J Surg Pathol.* 1991;15:209-221.

Rosen EL, Bentley RC, Baker JA, *et al.* Image-guided core needle biopsy of papillary lesions. *AJR Am J Roentgenol.* 2002;179:1185-1192.

Rosen, PP. *Rosen's Breast Pathology.* 2nd ed. Philadelphia: Lippincott Williams & Wilkins; 2001.

Ung OA, Lee WB, Greenberg ML, Bilous M. Complex sclerosing lesion: the lesion is complex, the management is straightforward. *ANZ J Surg.* 2001;71:35-40.

# Apêndice: Classificação do Câncer de Mama pelo Sistema TNM e Estadiamento

## TUMOR PRIMÁRIO (o mesmo para as classificações clínica e patológica)

| | |
|---|---|
| TX | o tumor primário não pode ser avaliado |
| T0 | sem evidência de tumor primário |
| Tis | carcinoma *in situ* |
| Tis (DCIS) | carcinoma ductal *in situ* |
| Tis (LCIS) | carcinoma lobular *in situ* |
| Tis (Paget) | doença de Paget no mamilo sem tumor |
| T1 | tumor com 2 cm ou menos em sua maior dimensão |
| T1 mic | microinvasão com 0,1 cm ou menos em sua maior dimensão |
| T1a | tumor > de 0,1 cm, mas não > de 0,5 cm em sua maior dimensão |
| T1b | tumor > de 0,5 cm, mas não > de 1 cm em sua maior dimensão |
| T1c | tumor > de 1 cm, mas não > de 2 cm em sua maior dimensão |
| T2 | tumor > de 2 cm, mas não > de 5 cm em sua maior dimensão |
| T3 | tumor > de 5 cm em sua maior dimensão |
| T4 | tumor de qualquer tamanho com extensão direta à parede do tórax ou à pele |
| T4a | extensão à parede do tórax, não incluindo o músculo peitoral |
| T4b | edema *em peau d'orange* ou ulceração da pele da mama ou nódulos-satélite cutâneos confinados na mesma mama |
| T4c | T4a e T4b associados |
| T4d | carcinoma inflamatório |

## LINFONODOS REGIONAIS (patológico, pN)

| | |
|---|---|
| pNX | linfonodos regionais não podem ser avaliados (removidos previamente ou não excisados) |
| pN0 | ausência histológica de metástases nos linfonodos regionais; sem exame adicional para células tumorais isoladas (ITC) |
| pN0(i–) | ausência histológica de metástases nos linfonodos regionais, estudos imuno-histoquímicos (IHC) negativos |
| pN0(i+) | ausência histológica de metástases nos linfonodos regionais, IHC positivo, sem aglomerado IHC > de 0,2 mm |
| pN0(mol–) | ausência histológica de metástases nos linfonodos regionais; achados moleculares negativos (transcriptase reversa/reação em cadeia de polimerase, RT-PCR) |
| pN0(mol+) | ausência histológica de metástases nos linfonodos regionais; reação molecular positiva (RT-PCR) |
| pN1 | metástases de um a três linfonodos axilares e/ou linfonodos mamários internos com doença microscópica detectada pela dissecação do linfonodo sentinela, mas não aparente clinicamente (não detectada pelos estudos de imagem ou pelo exame clínico) |
| pN1 mi | micrometástases (> de 0,2 mm, nenhuma > de 2 mm) |
| pN1a | metástases em um a três linfonodos axilares |
| pN1b | metástases em linfonodos mamários internos com doença microscópica detectada pelo linfonodo sentinela, mas não aparente clinicamente (não detectada pelos estudos de imagem ou pelo exame clínico) |
| pN1c | metástases em um a três linfonodos axilares e em linfonodos mamários internos com doença microscópica detectada pela dissecação do linfonodo sentinela, mas não aparente clinicamente (não detectada pelos estudos de imagem ou pelo exame clínico). Se estiver associado a > de três linfonodos axilares positivos, os linfonodos mamários internos são classificados como pN3b |

| | |
|---|---|
| pN2 | metástases em quatro a nove linfonodos axilares ou em linfonodos mamários internos aparentes clinicamente na ausência de metástases de linfonodos axilares |
| pN2a | metástases em quatro a nove linfonodos axilares (pelo menos um depósito tumoral > de 2 mm) |
| pN2b | metástases aparentes clinicamente (detectadas por estudos de imagem, excluindo linfocintigrafia ou exame clínico) em linfonodos mamários internos na ausência de metástases nos linfonodos axilares |
| pN3 | metástases em dez ou mais linfonodos axilares ou nos linfonodos infraclaviculares ou nos linfonodos ipsolaterais mamários internos aparentes clinicamente na presença de um ou mais linfonodos axilares positivos; ou em > de três linfonodos axilares com metástases microscópicas clinicamente negativas nos linfonodos mamários internos; ou nos linfonodos ipsolaterais supraclaviculares |
| pN3a | metástases em dez ou mais linfonodos axilares (pelo menos um depósito de tumor > de 2 mm) ou metástases nos linfonodos infraclaviculares |
| pN3b | metástases em linfonodos ipsolaterais mamários clinicamente aparentes na presença de um ou mais linfonodos axilares positivos; ou em > de três linfonodos axilares e em linfonodos mamários internos com doença microscópica detectada pela dissecção do linfonodo sentinela, mas não aparente clinicamente |
| pN3c | metástases nos linfonodos ipsolaterais supraclaviculares |

(sn) = linfonodo sentinela

Se a cirurgia ocorrer depois que a paciente recebeu a quimioterapia neoadjuvante, terapia hormonal ou terapia por radiação, o prefixo "y" é utilizado com a classificação TNM

## METÁSTASES A DISTÂNCIA

| | |
|---|---|
| MX | presença de metástases a distância não pode ser avaliada |
| M0 | ausência de metástases a distância |
| M1 | metástases a distância |

| | | | |
|---|---|---|---|
| Estádio 0 | Tis | N0 | M0 |
| Estádio I | T1 | N0 | M0 |
| Estádio IIA | T0 | N1 | M0 |
| | T1 | N1 | M0 |
| | T2 | N0 | N0 |
| Estádio IIB | T2 | N1 | M0 |
| | T3 | N0 | M0 |
| Estádio IIIA | T0 | N2 | M0 |
| | T1 | N2 | M0 |
| | T2 | N2 | M0 |
| | T3 | N1 | M0 |
| | T3 | N2 | M0 |
| Estádio IIIB | T4 | N0 | M0 |
| | T4 | N1 | M0 |
| | T4 | N2 | M0 |
| Estádio IIIC | Qualquer T | N3 | M0 |
| Estádio IV | Qualquer T | Qualquer N | M0 |

# Lista de Pacientes

## CAPÍTULO 1: AUNT MINNIE

PACIENTE 1: Neurofibromatose
PACIENTE 2: Ceratose seborreica
PACIENTE 3: Linfonodos
PACIENTE 4: Fibroadenolipomas
PACIENTE 5: Lipomas
PACIENTE 6: Cistos oleosos
PACIENTE 7: Cistos oleosos
PACIENTE 8: Cistos oleosos, mamoplastia de redução
PACIENTE 9: Fibroadenomas, calcificações semelhantes à pipoca
PACIENTE 10: Fibroadenomas, calcificações semelhantes à pipoca
PACIENTE 11: Fibroadenomas, calcificações em desenvolvimento
PACIENTE 12: Fibroadenoma, calcificações grosseiras
PACIENTE 13: Calcificação vascular
PACIENTE 14: Calcificação vascular
PACIENTE 15: Grandes calcificações com formato alongado
PACIENTE 16: Leite de cálcio
PACIENTE 17: Calcificações distróficas
PACIENTE 18: Fibroadenoma, calcificações distróficas, grosseiras
PACIENTE 19: Calcificações da pele
PACIENTE 20: Ruptura de implante
PACIENTE 21: Ruptura de implante
PACIENTE 22: Implante salino colapsado
PACIENTE 23: Ruptura de implante
PACIENTE 24: Cabelo
PACIENTE 25: Artefato, Desitin
PACIENTE 26: Bainha do cateter de Hickman
PACIENTE 27: Fragmento retido de fio-guia
PACIENTE 28: Ponta de agulha retida
PACIENTE 29: Dobras na pele, incidência CC
PACIENTE 30: Dobras na pele, incidência MLO
PACIENTE 31: Músculo externo
PACIENTE 32: Marca de unha
PACIENTE 33: Impressões digitais
PACIENTE 34: Pouco contato tela-filme
PACIENTE 35: *Piercing* no mamilo
PACIENTE 36: Estática
PACIENTE 37: Desodorante
PACIENTE 38: Parasitas calcificados
PACIENTE 39: Lipoma peitoral
PACIENTE 40: Queloide
PACIENTE 41: Estilhaço, fragmentos de bala

## CAPÍTULO 2: EXAME DAS MAMAS

PACIENTE 1: Problemas técnicos, linha posterior do mamilo
PACIENTE 2: Variante normal, assimetria parenquimatosa global
PACIENTE 3: Mamografia normal, pseudolesão
PACIENTE 4: Mamografia normal, pseudolesão
PACIENTE 5: Variante normal, assimetria parenquimatosa focal
PACIENTE 6: Necrose gordurosa, distorção pós-operatória
PACIENTE 7: Carcinoma ductal invasivo não especificado de outra maneira
PACIENTE 8: Carcinoma ductal *in situ*
PACIENTE 9: Carcinoma ductal invasivo com características tubulares
PACIENTE 10: Efeitos da perda de peso
PACIENTE 11: Carcinoma ductal invasivo não especificado de outra maneira
PACIENTE 12: Carcinoma ductal invasivo não especificado de outra maneira
PACIENTE 13: Calcificações grandes com formato alongado e arteriais
PACIENTE 14: Carcinoma mamário invasivo do tipo apócrino
PACIENTE 15: Mamografia normal, pseudolesão
PACIENTE 16: Carcinoma ductal *in situ*
PACIENTE 17: Variante normal, assimetria parenquimatosa focal
PACIENTE 18: Carcinoma lobular invasivo
PACIENTE 19: Carcinoma ductal invasivo não especificado de outra maneira
PACIENTE 20: Carcinoma ductal invasivo com características apócrinas
PACIENTE 21: Mamoplastia redutora
PACIENTE 22: Edema, falência cardíaca congestiva
PACIENTE 23: Calcificações grandes com formato de aro, arteriais e distróficas
PACIENTE 24: Carcinoma tubular, triangulação da lesão

PACIENTE 25: Assimetria parenquimatosa global secundária a cirurgia
PACIENTE 26: Carcinoma lobular invasivo
PACIENTE 27: Carcinoma ductal invasivo de grau I com metástases na axila
PACIENTE 28: Cânceres de mama bilaterais, sincrônicos
PACIENTE 29: Alterações após remoção de implante
PACIENTE 30: Variante normal, assimetria parenquimatosa focal
PACIENTE 31: Carcinoma ductal invasivo com características lobulares proeminentes
PACIENTE 32: Carcinoma ductal invasivo não especificado de outra maneira
PACIENTE 33: Carcinoma lobular invasivo
PACIENTE 34: Mamografia normal, assimetria parenquimatosa global
PACIENTE 35: Carcinoma mamário invasivo do tipo micropapilar
PACIENTE 36: Carcinoma ductal invasivo com características mucinosas
PACIENTE 37: Carcinoma ductal *in situ*
PACIENTE 38: Mamografia normal, assimetria parenquimatosa global
PACIENTE 39: Carcinoma ductal invasivo não especificado de outra maneira
PACIENTE 40: Carcinoma ductal invasivo não especificado de outra maneira
PACIENTE 41: Cânceres de mama bilaterais sincrônicos
PACIENTE 42: Síndrome de Poland
PACIENTE 43: Edema, falência cardíaca congestiva
PACIENTE 44: Doença de Mondor, variz curada
PACIENTE 45: Cistos

## CAPÍTULO 3: IMAGEM DIAGNÓSTICA DA MAMA

PACIENTE 1: Fibroadenoma complexo; utilização de incidências com compressão seletiva e com rolamento
PACIENTE 2: Carcinoma ductal invasivo com características tubulares, utilização de incidência tangencial seletiva
PACIENTE 3: Carcinoma mucinoso, utilização de ultrasonografia
PACIENTE 4: Carcinoma ductal *in situ*; utilização de incidências de dupla compressão seletiva com magnificação
PACIENTE 5: Carcinoma mamário invasivo com diferenciação apócrina, utilização de incidências com compressão seletiva
PACIENTE 6: Fibroadenoma complexo e carcinoma metaplásico, localização da lesão e triangulação
PACIENTE 7: Carcinoma ductal invasivo não especificado de outra maneira, utilização de incidência tangencial seletiva
PACIENTE 8: Carcinoma ductal invasivo não especificado de outra maneira, dissecação do linfonodo axilar e biópsia do linfonodo sentinela
PACIENTE 9: Hematoma, alterações pós-traumáticas
PACIENTE 10: Adenoma lactacional
PACIENTE 11: Tumor de célula granular
PACIENTE 12: Carcinoma mucinoso
PACIENTE 13: Carcinoma papilar
PACIENTE 14: Abscesso (periférico)
PACIENTE 15: Carcinomas lobulares invasivos bilaterais sincrônicos
PACIENTE 16: Carcinoma medular
PACIENTE 17: Mastite
PACIENTE 18: Cisto
PACIENTE 19: Fibromatose (desmoide extra-abdominal)
PACIENTE 20: Carcinoma ductal *in situ*
PACIENTE 21: Carcinoma ductal invasivo não especificado de outra maneira
PACIENTE 22: Ouro nos linfonodos axilares
PACIENTE 23: Ginecomastia
PACIENTE 24: Lesão esclerosante complexa
PACIENTE 25: Complexo fibrocístico com leite de cálcio
PACIENTE 26: Carcinoma lobular invasivo
PACIENTE 27: Alterações relacionadas com cateter portátil (Port – A – Cath)
PACIENTE 28: Doença da arranhadura do gato
PACIENTE 29: Mastopatia fibrosa diabética
PACIENTE 30: Carcinoma ductal invasivo não especificado de outra maneira em paciente do sexo masculino
PACIENTE 31: Trauma
PACIENTE 32: Carcinoma ductal invasivo não especificado de outra maneira, terapia neoadjuvante
PACIENTE 33: Carcinoma tubulolobular
PACIENTE 34: Carcinoma ductal *in situ*
PACIENTE 35: Galactocele
PACIENTE 36: Carcinoma ductal invasivo não especificado de outra maneira
PACIENTE 37: Fibroadenoma
PACIENTE 38: Adenose esclerosante
PACIENTE 39: Lipoma e cisto
PACIENTE 40: Carcinoma ductal invasivo não especificado de outra maneira
PACIENTE 41: Alteração colunar com bico apical proeminente e secreção
PACIENTE 42: Adenoma tubular
PACIENTE 43: Carcinoma metaplásico
PACIENTE 44: Papilomas periféricos múltiplos
PACIENTE 45: Linfoma, axila esquerda
PACIENTE 46: Carcinoma metastático de pulmão
PACIENTE 47: Necrose gordurosa
PACIENTE 48: Cisto sebáceo inflamado

## CAPÍTULO 4: TRATAMENTO

PACIENTE 1: Necrose gordurosa pós-cirúrgica
PACIENTE 2: Carcinoma ductal invasivo não especificado de outra maneira
PACIENTE 3: Doença multicêntrica: carcinoma ductal invasivo não especificado de outra maneira e carcinoma ductal *in situ*
PACIENTE 4: Carcinoma ductal invasivo não especificado de outra maneira, correlação entre achados mamográficos e sonográficos
PACIENTE 5: Abscesso (subareolar)
PACIENTE 6: Cisto
PACIENTE 7: Cisto

PACIENTE 8: Cisto aumentando

PACIENTE 9: Necrose gordurosa

PACIENTE 10: Carcinoma papilar intracístico

PACIENTE 11: Papilomas, descarga papilar

PACIENTE 12: Carcinoma ductal *in situ*, descarga papilar

PACIENTE 13: Doença multicêntrica, utilização de RM

PACIENTE 14: Fibroadenoma aumentando

PACIENTE 15: Tumor filódio

PACIENTE 16: Lesão semelhante à mucocele e à papiloma

PACIENTE 17: Hiperplasia ductal atípica, carcinoma ductal *in situ* do tipo apócrino

PACIENTE 18: Hiperplasia ductal atípica

PACIENTE 19: Carcinoma ductal *in situ*

PACIENTE 20: Alteração colunar com bico apical proeminente e secreção com atipia associada e hiperplasia lobular atípica

PACIENTE 21: Lesão esclerosante complexa

PACIENTE 22: Lesão esclerosante complexa e adenose

PACIENTE 23: Papilomas periféricos múltiplos e carcinoma ductal *in situ*

PACIENTE 24: Hiperplasia ductal atípica

PACIENTE 25: Adenose esclerosante

PACIENTE 26: Recorrência de tumor no seio ipsolateral

PACIENTE 27: Carcinoma ductal invasivo não especificado de outra maneira, metástases na axila, terapia neo-adjuvante e seroma pós-operatório

PACIENTE 28: Desenvolvimento do botão mamário

PACIENTE 29: Cisto, pneumocistografia

PACIENTE 30: Carcinoma ductal *in situ*

PACIENTE 31: Calcificações distróficas; abordagem de fios-guia de localização pré-operatória

PACIENTE 32: Fio-guia de localização pré-operatória, reposicionamento inadvertido dos fios-guia

PACIENTE 33: Fio-guia de localização pré-operatória: enquadramento da lesão

PACIENTE 34: Classificações e localização na pele

# Índice Remissivo

Os números em *itálico* referem-se às Figuras ou Tabelas.


## A

Abscesso(s)
 subareolares, 396
Achado(s)
 da imagem, 298
  descrição dos, 298
 da US, 24, 106, 186, 241, 248, 292
  descrição dos, 106, 186, 241, 248
 descrição dos, 26, 27, 30, 36, 38, 44, 47, 62, 180, 292
  nas imagens, 44, 180
 focais, 228
  na avaliação diagnóstica, 228
   de grávidas, 228
   de lactentes, 228
 histológicos, 429
 localizados, 334
  avaliação de mulheres com, 334
 mamográficos, 24, 136, 265, 277, 341, 391, 429
  considerações diferenciais no, 341
   benignas, 341
  em mulher de 40 anos, 136
 palpável, *8*, *11*, *24*, *25*, 314
  marcador metálico no, *8*, *11*
  US do, 314
Adenoma
 lactantes, 268
  apresentação clínica de, 268
  características, 268
   da US, 268
   histológicas, 268
  curso de, 268
 tubular, 359
  características dos, 359
   de imagem, 259
   histológicas, 359
Adenopatia
 axilar, 292
Adenose
 apócrina, 311
  atípica, 311
 complexa, 443
 esclerosante, 261, 349
  apresentação mamográfica da, 349
ADH (Hiperplasia Ductal Atípica), 434
Aglomerado
 de massa, *45*
  hipoecoica, *45*
Alteração(ões)
 difusas, 110, 145, 147, 206, 221, 291, 317, 329
  considerações diferenciais, 221, 329
  na mama, 110, 317
   diferencial para, 110
 fibrocísticas, 418
 na pele, 236, 294
  focais, 236
 *peau d'orange*, 396
 pós-traumáticas, 92
  hematoma, 92
  necrose gordurosa, 92
Anormalidade
 difusa, 146
 mural, 399
  intracística, 399
 palpável, 236
Artefato(s), 47
 curvilíneo, 55, 56
 de alta densidade, 57
 de estática, 59
 de impressões digitais, 56
 de reverberação, 296
 do equipamento, 84
  de raios X, 84
 por movimento, 243
  minimizar probabilidade de, 243
Assimetria
 com margens irregulares, 210
 no tamanho, 86
 parenquimatosa, 86, 92, 130, 155, 171, 188, *193*, 200, 298, 319
  área focal de, 92, 171, 200, 298
  global, 86, 155, 188, 200
*Aunt* Minnie, 1-70
  para discutir om o paciente, 1
Avaliação
 considerações filosóficas, 229
 de lesões, 241
  excluídas da rotina, 241
   ferramentas para, 241
 diagnóstica, 228
  com achados focais, 228
   em grávidas, 228
   em lactentes, 228
   pacientes com mais de 30 anos, 228
 no BI-RADS, 228
  categorias de, 228
   após avaliações diagnósticas, 228

## B

Biópsia
 anterior, *152*
  assistida, *152*
   por vácuo, *152*
  guiada estereotaxicamente, *152*
 de agulha grossa, 434
  dirigida estereotaxicamente, 434
 do linfonodo, 181, 263, 339
  sentinela, 181, 263, 339
   conceito base para, 263
 guiadas, 216, 238, 263, 292, 336, 390
  estereotaxicamente, 390
  por imagem, 216
  por ultrassom, 238, 263, 292, 336
   com agulha grossa, 292
   no carcinoma ductal invasivo, 263
 para calcificações, 356
 prévia, *67-69*
  marcações de, *67-69*
   fio-guia para, *67-69*
BI-RADS
 avaliação no, 228, 256
  categorias de, 228, 256
   após avaliações diagnósticas, 228
 categoria no, 296

## C


Cabelo, 47
Calcificação(ões), 140, 347
adjacentes, 261
massa espiculada com, 261
aglomerados de, 62
múltiplos, 62
em espiral, 62
agrupamento de, 164, 421, 440, 456
amorfas, 33, 355, 455
agrupamento de, 355
área de, 455
áreas de, *193*
arredondadas, 139, 244, 255, 434
agrupadas, 255
arteriais, 26, 27, 97, 118, 149, 152, 246
bilaterais, 97, 118, 152, 246
biópsia para, 356
cistos com, *34*
com centro transparente, 38, 66, *67-69*, 255, 389, 490
da pele, *67-69*
de tamanho variável, 313
arredondadas, 313
descrição das, 244, 349
distróficas, 22, 36, 37, 94, 220, 265, 334
espalhadas, 94, 265
grosseiras, 37, 334
em pipoca, 19
espalhadas, 255
grandes, 30, 149, 265
em bastonetes, 30, 149, 265
grosseiras, 19, *21*, 24, 223, 255, 434, 480
distróficas, 436
e densas, 19, *21*, 255, 480
massas macrolobuladas com, *21*
lineares, 244
massa com, 449
morfologia das, 102, 128
nas incidências, 338
de rotina, 338
pacientes com, 242
avaliação apropriada de, 242
pleomorfas, 165, 199, 260, 302, 421, 433, 438, 452, 488
agrupamento de, 165, 199, 421, 452
pontilhadas, 237, 244, *247*, 255, 285, *312*
espalhadas, 285
massa irregular e, 285
projeção das, 387
na massa, 387
vasculares, 26, 27, 220, 361
bilaterais, 361
Cálcio
leite de, *34*, 314
Câncer
de mama, 92, 493-494
classificação do, 493-494
pelo estadiamento, 493-494
pelo sistema TNM, 493-494
gravidez e, 268
masculino, 308, 327
diagnóstico histológico, 327
fatores de risco, 327
de próstata, 327
com metástase, 327
para mama, 327
Carcinoma(s)
apócrinos, 122
de mama associado à gravidezz, 268
ductal *in situ*, *ver DCIS*
invasivo, 86, 88, 92, 94, 99, 106, 114, 116, 122, 137, 140, 142, 152, 159, 163, 167, 176, 180, 186, 191, 196, 204, 237, 238, 249, 252, 256, 261, 263, 285, 286, 290, 295, 304, 305, 332, 336, 344, 354, 362, 370, 438
com mucina, 370
extracelular, 370
intracelular, 370
lobular, 86, 88, 92, 94, 176, 186, 237, 256, 261, 285, 286, 304
achados associados ao, 285
extensão de tumor, 286
intraductal, 180
ductal, 92, 94, 99, 106, 114, 137, 140, 152, 163, 176, 180, 204, 249, 256, 261, 263, 290, 295, 305, 332, 354
biópsia em, 263
não especificado, 249, 261
mamário, 116, 122, 140, 142, 159, 167, 191, 196, 238, 249, 252, 336, 344, 362, 438
com calcificação, 167
com diferenciação escamosa, 362
com necrose, 167
lobular *in situ*, *ver LCIS*
medular, 257, 290
achados histológicos, 290
metaplásicos, 362
micropapilar, 191
mucinoso, 241, 257, 274
características dos, 274
clínicas, 274
de imagem, 274
achados histológicos nos, 274
papilar, 257, 278, 411
intracísticos, 411
centrais, 278
periféricos, 278
tubular, 94, 237, 238, 256, 257, 261
glândulas nos, 238
lesões associadas, 238
tubulolobulares, 336
Cateter(es)
venosos, 48
centrais, 48
de Hickman, 48
Célula(s)
epiteliais, 290
grandes, 290
tumores com ninhos de, 290
granular, 261, 269, 270
tumor de, 261, 269, 270
na mama, 270
Ceratose
seborreica, 5
Chassi
carregamento do, 57
e exposição, 57
Cisto(s), 33, 204, 289
aglomerados de, *315*
aspiração do, 474
com calcificações, *34*
epidérmico, 375
oleosos, 14, 188, 352
sebáceos, 369, 375
Clipe
de micromarcação, 152
Componente
intraductal extensivo, *ver EIC*
Comunicação, 230
Cooper
ligamentos de, 248


## D


DCIS (Carcinoma Ductal *in Situ*), 140, 166, 244, 290, 339
de alto grau, 128, 199, 479
extensivo, 249
Densidade
alta, 44, 57, 60
artefato de, 57
glóbulos de, 44
material de, 60
na axila, 60
geral, 291, 332, 470
do parênquima, 332
do seio, 291, 470
mista, *5*, 9, 265, 266, 372
lesão de, 265, 266
massa de, *5*, 9, 372
oval, *5*
Descarga
papilar, 413, 414, 418
espontânea, 414, 418
causas prováveis, 418
pacientes com, 413
avaliação das, 413
Desmoide
extra-abdominal, 261
Dispositivo
de Dubin, 142
Distorção, *312*
áreas de, *193*, 446
arquitetural, *95*
associada à massa irregular, 285
com espiculações, 285
confirmação da, 176
na incidência, 176
de compressão seletiva, 176
percepção de, 174
habilidade para, 174
Documentação, 230
Doença
da arranhadura do gato, 322
de Mondor, 223
incidiosa, 186

metastática, 133, 163, 362, 370
na mama, 370
nos linfonodos, 133, 362
axilares, 133, 362
micrometastática, 263
após biópsia, 263
do linfonodo sentinela, 263
Dor
focal, 294
Dubin
dispositivo de, 142
Ducto
anormal, 414
excisão do, 414
dilatado, *414*
distendidos, 418
opaco, 418
distendido, 418
minimamente, 418
Ductografia, 413
achados comuns na, 414
Ductograma, 413

## E

EIC (Componente Intraductal Extensivo), 249
Eritema, 396
área de, 282
cobrindo a massa, 282
na área, *397*
periareolar, *397*
lateralmente, *397*
Espaço
linfovascular, 133, 305
envolvimento do, 305
Esteatocistoma
múltiplo, 14
Estrutura
tubular, 223, 364
dilatada, 364
serpinginosa, 223
Exame
das mamas, 72-225
chamadas de retorno, 76
taxas de, 76
interpretação, 73
mamografia, 73
incidências em, 73
tratamento, 74
avaliação adicional e, 74
mamográfico, 258
normal, 258

## F

Faixa(s)
fibróticas, 144
Fáscia
peitoral, *248*
profunda, *248*
massa na, *248*
Fibroadenolipoma(s), 9, 92
Fibroadenoma(s), 308, 346, 425
hialinizados, 19, *21*, 22, 24, 36, 37
complexos, 233, 252
Fibromatose
desmoide extra-abdominal, 299
imagem da, 299
características da, 299
tratamento, 299
Fibrose
focal, 92
Fio-guia
de localização, *453*
na lesão da mama, *453*
fragmento de, 50
para marcações, *67-69*
de biópsia prévia, *67-69*
de queloides, *67-69*
Fragmento(s)
de bala, 70

## G

Galactocele
achados associados à, 342
da imagem, 342
Gel
vazamento de, *39*
Ginecomastia
características da, 308
histológica, 308
fases da, 308
principais, 308
fisiológica, 308
homem com, 308, 309
condições consideradas no, 308
tratamentos, 309
Glândula(s)
em carcinomas, 238
tubulares, 238
Glóbulo(s)
de alta densidade, 44
de silicone, 41
Gordura
retroglandular, 82, 86, 88
Grávida(s)
avaliação diagnóstica de, 228
nos achados focais, 228
mamografia em, 267
Gravidez
carcinoma de mama associado à, *ver PABC*
e câncer de mama, 268

## H

Harmatoma, 92
Hematoma
alterações por, 92
evolução clínica de, 266
características na imagem, 266
Hickman
cateteres de, 48
venosos, 48
centrais, 48
Hilo
gorduroso, 104, 190
Hiperplasia
ductal atípica, *ver ADH*
epitelial, 311
estromal pseudoangiomatosa, *ver PASH*
Histórico
como ponto de partida, 311

## I

Imagem(ns)
de tecido, 91
arredondada, 91
assimétrica, 91
de US, 354
características das, 354
associadas a lesões malignas, 354
diagnóstica, 227-375
da mama, 227-375
abordagem com pacientes, 230
avaliação diagnóstica, 228
abordagem com relação à, 228
avaliação no BI-RADS® após, 228
pacientes com mais de 30 anos, 228
pacientes com menos de 30 anos, 228
comunicação, 230
considerações filosóficas, 229
avaliações diagnósticas, 229
cuidados com pacientes, 229
documentação, 230
incidências mamográficas, 228
adicionais, 228
Implante(s)
de silicone, 39
deslocado, *41*
ruptura do, 39, 44
diagnóstico de, 39
extracapsular, 39, 44
intracapsular, 39
tipos de, 39
remoção dos, 169
achados resultantes de, 169
salinos, 42
Incidência(s)
adicionais, 160
com compressão seletiva, 98, 102, 114, 128, 133, 139, 159, 176, *185*, 191, 216, 233, 380
bilateralmente, 216
confirmação com, 191
de massas, 191
distorção confirmada por, 176
dupla, 128
com magnificação, 102, 477
em mamografia, 73
mamográficas, 228
adicionais, 228
tangencial, 240, *256*, *304*, 344, 353, *383*
seletiva, 240, *256*, *304*, 344, 353, *383*
do achado palpável, *383*
tecido glandular denso na, 353

## L


Lactente(s)
  avaliação diagnóstica de, 228
    nos achados focais, 228
  mamografia em, 267
LCIS (Carcinoma Lobular *in Situ*), 440
Lesão(ões)
  benignas, 298
    raras, 298
  bilaterais, 387
  características das, 311
    esclerose central, 311
  com sinal, 421
    de alta intensidade, 421
  da mama, *453*
    fio-guia de localização da, *453*
  de adenose, 443
    complexa, 443
  de densidade mista, 265, 266
  esclerosante, 311, 312, 381, 429, 443, 446
    complexa, 311, 381, 443, 446
    tratamento, 312
  excluídas da rotina, 241
    avaliação de, 241
      ferramentas para, 241
  inflamatórias, 282
    no seio, 282
      cursos clínicos, 282
  localização da, 468
    marcação da, 468
      grampos para, 468
  malignas, 141, 265, 266, 354
    características associadas a, 354
      das imagens de US, 354
  multicêntricas, 387
  multifocais, 216, 387
  na pele, 3, *4*, *172*
    marcador metálico na, *4*, *172*
    projeções bilaterais das, 3
      no parênquima, 3
  potenciais, 127
  presença de, 311
    estabelecimento de, 311
      incidências adicionais no, 311
Lexan
  placa de, *243*
Ligamento(s)
  de Cooper, 248
Linfadenopatia
  eritematosa, 322
Linfoma, 92
  de mama, 367
    primário, 367
Linfonodo(s), 24, 88, 224
  anormal, 466
    potencialmente, 466
  axilares, 133, 291, *306*, 362, 388, 417
    avaliação adicional dos, *306*
    doença metastáticas nos, 133, 362
      características de imagem, 362
  do pescoço, 388
  espalhados, 298, 367
    bilateralmente, 298
    de aparência benigna, 367
  intramamários, 5, 104
  mamários, 388
    internos, 388
  múltiplos, 64
    intramamários, 64
    nas axilas, 64
  oval, *6*
  regionais, 493
    no câncer de mama, 493
  sentinela, 181, 249, 263, 339
    biópsia do, 181, 249, 263, 339
      doença micrometastática após, 263
    palpação do, 249
  supraclaviculares, 388
Lipoma(s), 11, 352
  no músculo, *64*
    peitoral, *64*


## M


Magnificação
  como obter, 243
  efeitos resultantes, 243
  incidência com, 102
Mama(s)
  alterações na, 110
    difusas, 110
      diferencial para, 110
  câncer de, 92, 493-494
    classificação do, 493-494
      pelo estadiamento, 493-494
      pelo sistema TNM, 493-494
    gravidez e, 268
    masculino, 308, 327
      diagnóstico histológico, 327
      fatores de risco, 327
  doença na, 370
    metastática, 370
  exame das, 72-225
    chamadas de retorno, 76
      taxas de, 76
    interpretação, 73
    mamografia, 73
      incidências em, 73
    tratamento, 74
      avaliação adicional e, 74
  grampo metálico na, 425
  imagem diagnóstica da, 227-375
    abordagem com pacientes, 230
    avaliação diagnóstica, 228
      abordagem com relação à, 228
      avaliação no BI-RADS® após, 228
        categorias de, 228
      pacientes com mais de 30 anos, 228
        com achados focais, 228
      pacientes com menos de 30 anos, 228
        grávidas, 228
        lactantes, 228
    comunicação, 230
    considerações filosóficas, 229
      avaliações diagnósticas, 229
      cuidados com pacientes, 229
    documentação, 230
    incidências mamográficas, 228
      adicionais, 228
  mucocele na, 430
    lesões semelhantes a, 430
      tratamento, 430
Mamilo
  *piercings* de, 58, 396,
    linha posterior do, 80
Mamografia
  achados nas, 33
  digital, *32*
  indicação de, 267
    em grávidas, 267
    em lactentes, 267
  instruções ao paciente, 60
  normal, 198, 309, 445
  potencialmente anormal, 445
Marca(s)
  trabeculares, 319
Marcador
  metálico, *4*, *8*, *11*, *23*, 236, 255, *291*, 294
    na lesão da pele, *4*
    no achado palpável, *8*, *11*
    no "caroço", *23*
Marca-Passo, 220
Massa(s)
  aglomerado de, 450
  arredondada, *25*, 138, 139, 140, 241, 269, 273, 289, 295, 327, 402, 409
    com halo ecogênico, 140
    com margens, 139, 140, 241, 273, 289
      espiculadas, 139
      indistintas, 139, 140, 241, 273, 289
      microlobuladas, 139
    espiculada, 269
    hipoecoica, 241
  bilaterais, 169
    espiculadas, 169
    simétricas, 169
  císticas, 365, 400
    complexas, 365, 400
  com calcificações, 449
  de densidade, 9, 372
    mista, 9, 372
  de mama, 471
    em adolescentes, 471
    em crianças, 471
  discreta, 278, 406
    dura, 278, 406
    móvel, 278, 406
  dura, 325, 465
    e fixa, 465
  espiculada, 105, 116, 162, 208, 237, 256, 260, 261, 317, 335
    com calcificações adjacentes, 261
  hipersensível, *321*, *397*, 474
    dura, 474
    na axila, *321*
  hipoecoica, *6*, *25*, *45*, 261, 346, 354, 383, 391

aglomerado de, *45*
com margens, 261
angulares, 261
espiculadas, 261
irregulares, 261
oval, 383
palpável, *6*
irregular, 98-99, 106, 114, 137, 141, 159, 163, 186, 248, 260, 285, 302, 336
áreas de lobulaçao, 302
com calcificações pontilhadas, 285
espalhadas, 285
com espiculações, 285
com margens, 98-99, 141, 159, 163, 248, 302
angulares, 99, 163, 248
espiculadas, 98, 159, 248
indistintas, 163, 248, 302
irregulares, 141
com realce heterogêneo, 141
com sombra acústica, 163
posterior, 163
distorção associada, 285
hipoecoica, 99, 106, 114, 137, 186, 336
lobulada, *67*
macrolobuladas, *21*, 398
com calcificações grosseiras, 21
e densas, *21*
margens da, 122, 180, 191, 196, 235, *246*, 281, 473
espiculadas, *246*
indistintas, 122, 180, 191, 196, 235, *246*, 281
e obscuras, 122, 180
mal definidas, 281
obscuras, 473
múltiplas, 225, 364
bilaterais, 225
tratamento, 225
na área subareolar, 177
na fáscia peitoral, *248*
profunda, *248*
oval, *5-6*, *7*, 233, 251, 267, 277, 304, 322, 359, 400, 445
bem limitada, 277, 322, 400
com margens, 304
indistintas, 304
de densidade mista, *5*
macrolobulada, 322, 359
palpável, *10*, 251, 267, *353*
potencial, 124, 157, 158
na área subareolar, 158
radiotransparentes, 11, 12, 18, 350, 380
arredondada, 350
com calcificação, 18
curvilínea, 18
mural, 18
sólida, 386
com margens espiculadas, 376
indistintas, 386
Mastite, 92, 261
granulomatosa, 147
periférica, 396
puerperal, 396
severa, 292
Mastopatia
fibrosa, 325
diabética, 325
achados histológicos, 325
pacientes com, 325
Material
de alta densidade, 60
na axila, 60
Metástase(s)
a distância, 494
no câncer de mama, 494
linfonodal, 163
axilar, 163
Micromarcação
clipe de, 152
Mondor
doença de, 223
Multicêntrico, 216
Multifocal, 216
Músculo(s)
esternal, *54*
peitoral, 51, 52, *64*, *79*, 86, 120, 135, 224, *247*
delineado, 51
por radiotransparência, 51
e tecido glandular, 120
insuficiência de, 135
lipoma no, *64*
faixa adiposa entre, 120
menores, 224


## N


Necrose
gordurosa, 18, 92, 94, 373, 381
Neoplasia
lobular, 440
Nodulectomia, 450


## P


Padrão
fibroglandular, 308, 313
denso, 308, 313
Papiloma(s), 261, 278, 369, 418
características dos, 365
histológicas básicas, 365
múltiplos, 365
periféricos,365
solitários, 365
tratamento de, 450
Parasita(s)
calcificados, *62*
PASH (Hiperplasia Estromal Pseudoangiomatosa), 92
Pele
alterações na, 236, 292
focais, 236
calcificações da, *67-69*
lesões na, 3, *4*, *172*
marcador metálico na, *4*, *172*
projeções bilaterais das, 3
no parênquima, 3
*Piercing*(s)
de mamilo, 58, 396
Placa
de compressão, 208, *232*, 232
seletiva, 208, *232*, 232
utilização da, 233
de Lexan, *243*
Poland
síndrome de, 218
Prega
inframamária, 213


## Q


Queloide(s)
formação de, 66
marcações de, *67-69*
fio-guia para, *67-69*


## R


Reposição
hormonal
terapia de, *ver TRH*
Ruptura
do implante, 39
diagnóstico de, 39
extracapsular, 39
intracapsular, 39
tipos de, 39


## S


*Screens*
limpeza dos, 57
Seio
difusamente anormal, 317
lesões no, 282
inflamatórias, 282
cursos clínicos, 282
Silicone
extravasado, *45*
glóbulos de, 41
implante de, 39


## T


Tecido
fibroglandular, 358, 383
denso, 358, 383
glandular, 83, 88, 120, 126, 324, 353, 426
denso, 353, 426
com calcificações grosseiras, 426
na incidência tangencial, 353
e músculo peitoral, 120
faixa adiposa entre, 120
normal, 126
hipercoico, 330
sonograficamente, 330
lateral, 213
visualização do, 213
maximizar a, 213
Terapia
de reposição hormonal, *ver TRH*
Trabécula
visualização da, 83
Tratamento, 377-490
auditoria médica, 378
correlação, 377
mama, 378

consultas da, 378
da mama, 378
TRH (Terapia de Reposição Hormonal), 92
efeitos da, 171
Tromboflebite
autolimitante, 223
incomum, 223
Tumor(es)
células de, 263
isoladas, 263
após biópsia do linfonodo sentinela, 263
com ninhos de grandes células, 290
epiteliais, 290
de alto grau nuclear, 290
de célula granular, 261, 269, 270
na mama, 270
achados de imagem, 270
características histológicas, 270
manifestações clínicas dos, 270
tratamento, 270
filódios, 425, 428
primário, 493
no câncer de mama, 493


## U


US (Ultrassonografia)
achados da, 24, 106, 186, 241, 248, 256, 292
descrição dos, 106, 186, 241, 248, 256, 292
características da, 268
de adenomas lactantes, 268
imagens de, 354
associadas a lesões malignas, 354
características das, 354
indicação de, 256


## V


Vazamento
de gel, *39*
Veia(s)
torácica, 223
lateral, 223
toracoepigástricas, 223